宫颈癌手术
难点与技巧图解 第**2**版

林仲秋　张三元　编著

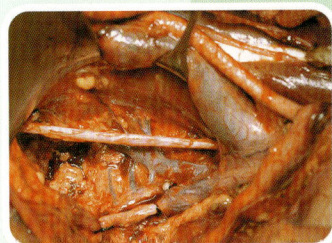

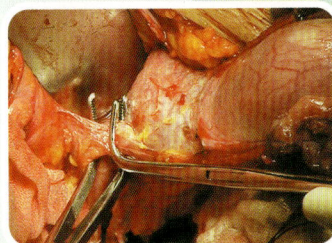

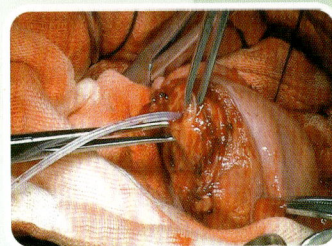

人民卫生出版社
·北京·

图书在版编目（CIP）数据

宫颈癌手术难点与技巧图解 / 林仲秋，张三元编著．
2版．-- 北京 ：人民卫生出版社，2024.12（2025.5 重印）．
ISBN 978-7-117-37360-9

Ⅰ. R737.330.5-64

中国国家版本馆 CIP 数据核字第 2024W9W249 号

人卫智网	www.ipmph.com	医学教育、学术、考试、健康， 购书智慧智能综合服务平台
人卫官网	www.pmph.com	人卫官方资讯发布平台

宫颈癌手术难点与技巧图解
Gongjing'ai Shoushu Nandian yu Jiqiao Tujie
第 2 版

编　　著：林仲秋　张三元
出版发行：人民卫生出版社（中继线 010-59780011）
地　　址：北京市朝阳区潘家园南里 19 号
邮　　编：100021
E - mail：pmph @ pmph.com
购书热线：010-59787592　010-59787584　010-65264830
印　　刷：北京华联印刷有限公司
经　　销：新华书店
开　　本：889×1194　1/16　　印张：21
字　　数：607 千字
版　　次：2014 年 8 月第 1 版　　2024 年 12 月第 2 版
印　　次：2025 年 5 月第 2 次印刷
标准书号：ISBN 978-7-117-37360-9
定　　价：268.00 元

打击盗版举报电话：010-59787491　E-mail：WQ @ pmph.com
质量问题联系电话：010-59787234　E-mail：zhiliang @ pmph.com
数字融合服务电话：4001118166　　E-mail：zengzhi @ pmph.com

作者简介

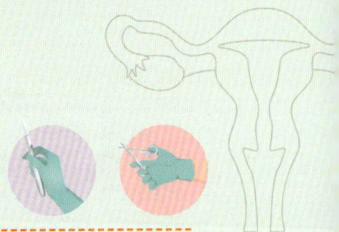

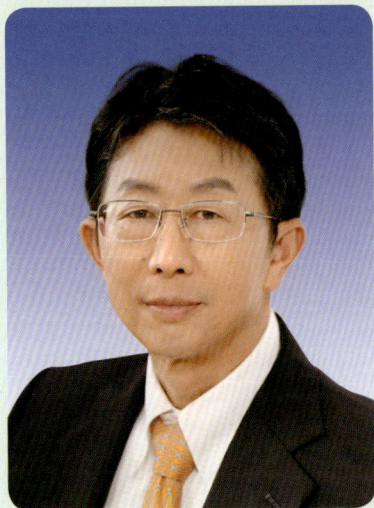

林仲秋　教授，主任医师，博士研究生导师，中山大学孙逸仙纪念医院妇产科教授，澳门镜湖医院妇产科顾问医师，中山大学首届名医，全国著名妇科肿瘤专家和妇科手术专家。

现任中国抗癌协会宫颈癌专业委员会主任委员，中国抗癌协会腹膜癌专业委员会副主任委员，中国医师协会整合医学分会妇产科专业委员会副主任委员，中国初级卫生保健基金会妇科专业委员会副主任委员，中国医药教育协会妇科肿瘤医学教育委员会副主任委员。全国高等教育本科国家级规划教材临床医学专业《妇产科学》第6、10版编委、第7~9版副主编，全国高等学校医学规划教材（成人教育）《妇产科学》及30多部医学专著主编，国内多种学术杂志常务编委或编委。

从事临床教学工作40余年。对各种妇产科疾病尤其是妇科肿瘤、子宫脱垂和生殖道瘘等盆底疾病的诊疗有深入研究，擅长妇科肿瘤手术、输卵管再通整形、女性生殖道畸形矫治等各种妇科手术，手术精良。

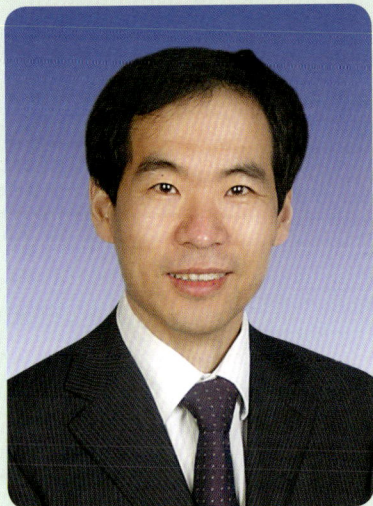

张三元　教授，主任医师，医学博士，博士研究生导师，山西医科大学第一医院妇科主任，山西省学科技术带头人，"三晋英才"支持计划拔尖骨干人才。2006年曾赴中山大学孙逸仙纪念医院做博士后，师从全国著名妇科肿瘤专家林仲秋教授。

现任中国人体健康科技促进会妇产科智慧医疗专业委员会副主任委员，中华预防医学会妇女保健分会妇女常见病防治学组委员，山西省妇幼保健协会宫颈癌防控委员会会长，山西省老年医学会妇科分会委员会会长，山西省医师学会妇产科专业委员会副会长，山西省医学会第一届妇科肿瘤学专业委员会副主任委员等。

从医30余载，致力于妇科肿瘤的临床和基础研究，熟练掌握妇科肿瘤的综合治疗方法，临床经验丰富，手术技巧熟练。在腹腔镜手术治疗妇科疾病等方面积累了丰富的经验，为山西省妇科达·芬奇机器人手术的先行者。

第 2 版前言

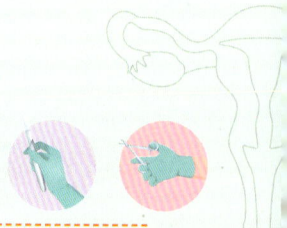

本书问世十年，库存早已清空，然而寻书者众，需求旺盛。

十年来，同行对本书评价颇高，纷纷反馈有几个没想到："没想到开腹手术也可以做到无血""没想到开腹手术图片也可以这么清晰""没想到手术步骤可以这么简洁"，还有解剖清晰、倾囊相授等等，坦言本书已成为他们手术前必读的参考书。

十年过去了，虽然经典术式手术技巧永不过时，但也要和宫颈癌近年相关的进展相匹配，有再版之必要。

本次修订遵循"与时俱进，实用性强，物超所值"原则，主要修订内容如下。

其一，FIGO 于 2018 年公布了的宫颈癌新分期。分期与手术范围密切相关，本书与分期相关的内容均按照 FIGO 2018 年宫颈癌分期进行修订。

其二，Q-M 分型的推广让我们对膀胱宫颈韧带有了更深的认识，在第二章中对膀胱宫颈韧带的切除有了更清晰的表述；对第四章中相关内容进行了修订。

其三，按照 2024 NCCN 指南更新了 Q-M 分型手术范围的推荐。

其四，虽然"早期低危宫颈癌的保守性手术"主要涉及手术范围的改变，和本书介绍的手术技巧无关，但本书仍在第一章中简要介绍了这一理念。

其五，增加了手术视频与授课视频，在介绍每一术式之后插入由本人主刀、编辑和配音的相关手术视频与授课视频二维码，使图、文、音、像完美结合。手术视频几乎涵盖了所有初治宫颈癌经腹术式。

微创和经腹手术各有优缺点，适应证各不相同。LACC 试验强化了经腹手术在宫颈癌根治术中的主导地位，编写本书的目的，就是把我们多年来摸索、总结出来的宫颈癌经腹手术技巧和经验奉献给大家，让更多的同行把经腹手术做得更好，提高我国妇科医师的宫颈癌经腹手术水平。希望本书再版后能发挥更大的作用，特别是在微创手术主导、经腹手术基础薄弱的当下。

感谢张三元、吴妙芳、凌小婷、谢庆生、谢玲玲和程傲霜等医师在本书再版过程中再次通读全书，并提出修订建议。

本书出版之际，恳切希望广大读者在阅读过程中将发现的问题及时反馈，欢迎发送邮件至邮箱 renweifuer@pmph.com，或扫描下方二维码，关注"人卫妇产科学"，对我们的工作予以批评指正，以期再版修订时修正，更好地服务读者。

林仲秋

2024 年 12 月 18 日于中山大学

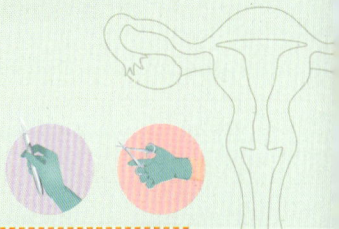

第1版前言

马 上 有 书

本书写了五年,有点个性。

第一,作者只有两人:我和张三元。

我从医30多年,足迹遍布全国各地,手术例数过万,以宫颈癌居多,日积月累,多少有一点体会。

一年一度的"宫颈癌手术技巧学习班",传道已十载,解惑数千,颇受欢迎。学员来自四面八方,屡求把经验汇成书当教材。无奈事务繁忙,一拖再拖。

直至遇到张三元,心动才变成行动。

三元是我的一个博士后,现在当地已小有名气。在博士后期间,他除了努力完成研究工作外,还对手术情有独钟,常去观摩我手术。我在术中提到的片言只语,也铭记在心,两年下来,居然形成了一本厚厚的手术笔记。我灵机一动,列出一个编写目录,欲将三元的笔记转化成书。

三元回太原后,花了很多时间和心血,在三年前就完成了本书的初稿。

原以为初稿到手稍加整理就可成书,却发现和我的初衷有很大的距离。突然感悟手术技巧之类的东西,根本无法捉刀代笔。所以,除了保留解剖等基础内容外,其他部分几乎推倒重来,从头到尾重新选图、码字。书中的照片,均出自本人主刀的手术,文字也是自己亲自敲打。当然,有些内容是从三元的初稿中复制、粘贴、修改。

正是因为身单力薄,拖到马年春节方完稿,却也保证了本书的单纯。

第二,写法与众不同。

本书按照每一术式的实际操作步骤顺序来编写,读者按图索骥,当能顺利完成这些困难手术。并充分利用了网络技术,在人民卫生出版社人卫医学网"网络增值服务"平台上(zengzhi.pmph.com)实现了与读者互动,读者可随时在该平台观看每一术式的手术视频。所以,本书实用。

第三,把手术变简单。

把手术变简单是我一贯的理念。细读本书,您会体会到再困难、再复杂的手术,只要纲举目张,最终都会殊途同归。本书希望能够消除初学者对高难度手术的恐惧感,树立"妇科手术就这么简单"的自信。当然需谨记"把手术变复杂很简单,把手术变简单很复杂"的道理,千锤百炼才能到达巅峰。

第四,内容略有欠缺。

我非全才,对于腔镜、经阴道根治性子宫切除术等不是我强项,只好宁缺毋滥。盆腔脏器去除术则因没有拍到合适的照片,只能留点遗憾。

饮水思源。成书之际要感谢各位前辈和同事对我的指导和关爱。书中介绍的手术方法和技巧,源于曹泽毅教授的广泛全子宫切除、李孟达教授的淋巴结切除、潘国权教授的经阴道手术和邝健全教授精准、细腻的手术风格的糅合。同时要感谢孙逸仙纪念医院妇瘤科全体同事和医院电教中心黄乐然、梁兆宏先生,他们在临床和采集手术照片的过程中付出了艰辛的劳动。

2014 年 7 月 20 日于中山大学

获取图书配套增值内容步骤说明

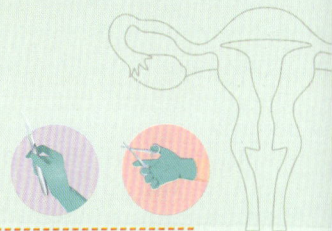

第①步：扫描封底蓝色二维码

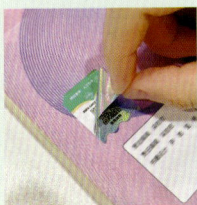

1. 找到图书封底的蓝色二维码贴标
2. 揭开第一层，扫描底层二维码

第②步：微信扫一扫，点击"立即领取"

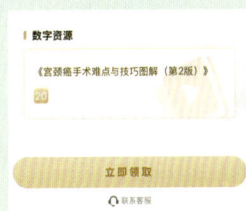

1. 微信"扫一扫"扫描二维码
2. 在新页面点击"立即领取"

第③步：授权并登录

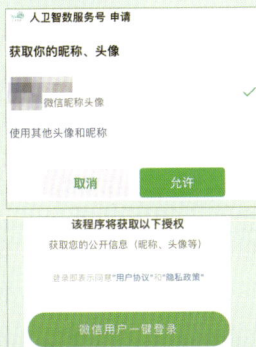

1. 根据页面提示，选择"允许"，允许人卫智数服务号获取相应信息
2. 在新页面点击"微信用户一键登录"
3. 新用户需要输入手机号、验证码进行手机号绑定

第④步：点击"查看"开始阅读

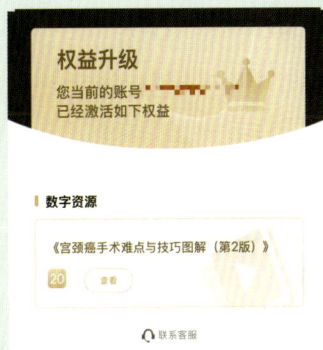

1. 点击"查看"即可查看增值资源
2. 再次查看增值资源可通过"人卫助手"微信公众号、微信小程序、App，在"我的图书"查看

目 录

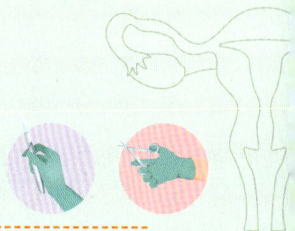

二维码资源目录

（扫码方法见目录前说明）

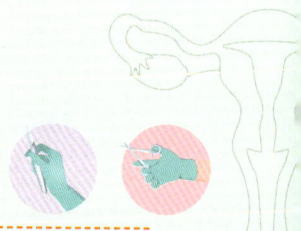

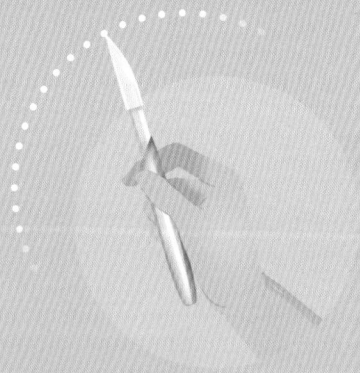

第一章

宫颈癌治疗概述

第一节　宫颈癌分期

癌症分期是治疗的基础,宫颈癌也不例外,其分期是治疗方法选择的主要依据。宫颈癌分期是最早被描述的女性生殖道恶性肿瘤分期,从 1928 年开始,当时就已根据肿瘤生长的范围,首次将宫颈癌分成不同的期别。1950 年至 1994 年,世界妇产科联盟(The International Federation of Gynecology and Obstetrics,FIGO)先后对宫颈癌的临床分期进行了 7 次修改,主要都是针对 Ⅰ 期并再细分亚期。2009 年,FIGO 又对宫颈癌的分期进行了细微修订,将侵犯阴道的肿瘤直径以 4cm 为界,将 ⅡA 期细分为 ⅡA₁ 期和 ⅡA₂ 期两个亚期。2014 年,FIGO 官网又把当时临床使用的所有 FIGO 肿瘤分期重新发布,其中包括了 2009 宫颈癌分期,故 2009 宫颈癌分期又被引用为 2014 宫颈癌分期。实际上,2014 宫颈癌分期并没有对 2009 宫颈癌分期内容进行修订,只对文字表述进行了细微更改。之后的 2018 宫颈癌分期又将肿瘤直径 ≤4cm 的 ⅠB₁ 期再以 2cm 为界,分为 ⅠB₁ 期和 IB₂ 期,肿瘤直径超过 4cm 者为 ⅠB₃ 期,所以,FIGO 2018 宫颈癌分期就有 ⅠB₁ 期、ⅠB₂ 期和 ⅠB₃ 期(表 1-1-1,图 1-1-1~图 1-1-10)。

FIGO 2018 宫颈癌分期最大的变化是结合了影像学和手术病理结果,故可认为是手术-病理分期。患者的淋巴结转移状态影响预后,该分期将淋巴结转移归为 Ⅲ 期,盆腔淋巴结转移为 ⅢC₁ 期,主动脉旁淋巴结转移为 ⅢC₂ 期。若单独采用放射治疗,无手术病理样本的患者,分期需结合影像学结果,但需标明。结合手术病理和影像学检查结果是该分期的进步,但是该分期并不完善。如淋巴脉管间隙浸润、肿瘤病理类型也是影响预后的重要因素,是评估术后是否需要补充治疗的重要指标,但在该分期中并无体现。另外,同样有淋巴结转移的患者,若宫颈局部肿瘤的大小和扩散范围不同,其预后也有很大的差别,该分期笼统都归为 Ⅲ 期,造成了临床应用时一定的困惑。

尽管 FIGO 2018 宫颈癌分期尚需完善,但该分期目前已被临床广泛采纳。

表 1-1-1　FIGO 2018 宫颈癌分期 [a]

分期	描述
Ⅰ 期	肿瘤局限在宫颈(扩散至宫体将忽略)
ⅠA 期	仅在显微镜下可见浸润癌,最大浸润深度 ≤5mm [a]
ⅠA₁ 期	间质浸润深度 ≤3mm
ⅠA₂ 期	间质浸润深度 >3mm,≤5mm
ⅠB 期	浸润癌浸润深度 >5mm,肿瘤仍局限在宫颈 [b]
ⅠB₁ 期	间质浸润深度 >5mm,肿瘤最大径线 ≤2cm
ⅠB₂ 期	肿瘤最大径线 >2cm,≤4cm
ⅠB₃ 期	肿瘤最大径线 >4cm
Ⅱ 期	肿瘤超越子宫,但未达阴道下 1/3 或未达骨盆壁
ⅡA 期	侵犯上 2/3 阴道,无宫旁浸润
ⅡA₁ 期	肿瘤最大径线 ≤4cm
ⅡA₂ 期	肿瘤最大径线 >4cm
ⅡB 期	有宫旁浸润,未达盆壁
Ⅲ 期	肿瘤累及阴道下 1/3 和 / 或扩展到骨盆壁和 / 或引起肾盂积水或肾无功能和 / 或累及盆腔和 / 或主动脉旁淋巴结 [c]
ⅢA 期	肿瘤累及阴道下 1/3,没有扩展到骨盆壁
ⅢB 期	肿瘤扩展到骨盆壁和 / 或引起肾盂积水或肾无功能
ⅢC 期	不论肿瘤大小和扩散程度,累及盆腔和 / 或主动脉旁淋巴结 [注明 r(影像学)或 p(病理)证据] [c]
ⅢC₁ 期	仅累及盆腔淋巴结
ⅢC₂ 期	主动脉旁淋巴结转移
Ⅳ 期	肿瘤侵犯膀胱黏膜或直肠黏膜(活检证实)和 / 或超出真骨盆(泡状水肿不分为Ⅳ期)
ⅣA 期	转移至邻近器官
ⅣB 期	转移到远处器官

注:如分期存在争议,应归于更早的期别。

[a] 可利用影像学和病理学结果,对临床检查的肿瘤大小和扩展程度进行补充调整分期。

[b] 淋巴脉管间隙(LVSI)浸润不改变分期,不再考虑病灶浸润宽度。

[c] 需注明 Ⅲ C 期的影像和病理发现。例如:影像学发现盆腔淋巴结转移,则分期为 ⅢC₁r,病理学证实淋巴结转移,则分期为 ⅢC₁p。需记录影像和病理技术的类型。

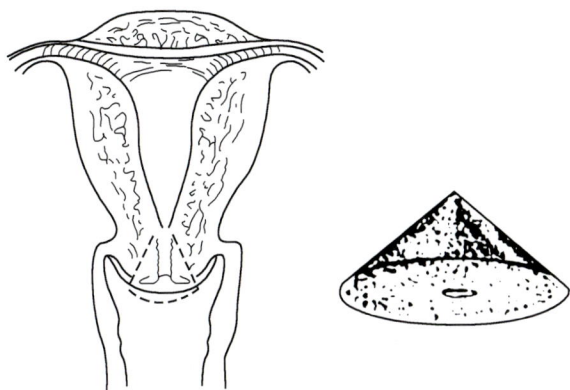

图 1-1-1 镜下浸润癌ⅠA 期

间质浸润≤5 mm。

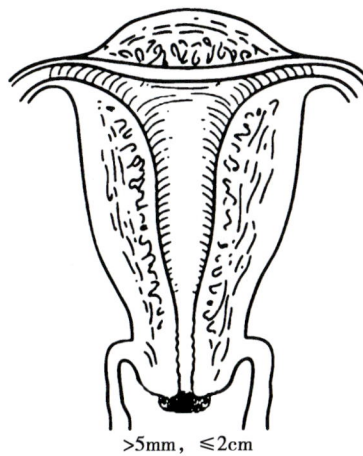

>5mm，≤2cm

图 1-1-4 浸润癌ⅠB₁ 期

间质浸润深度>5mm，肿瘤最大径线≤2cm。

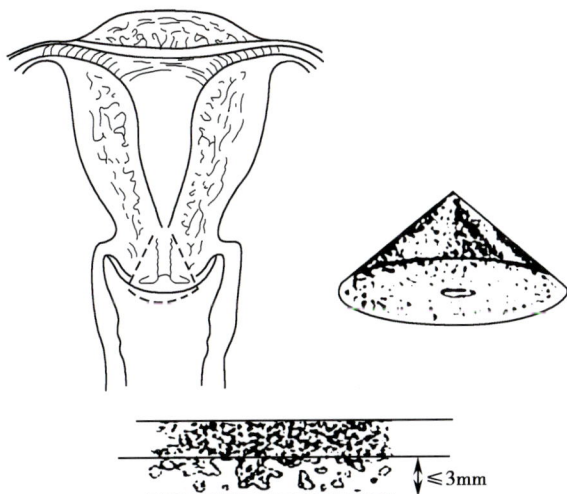

≤3mm

图 1-1-2 镜下浸润癌ⅠA₁ 期

间质浸润≤3mm。

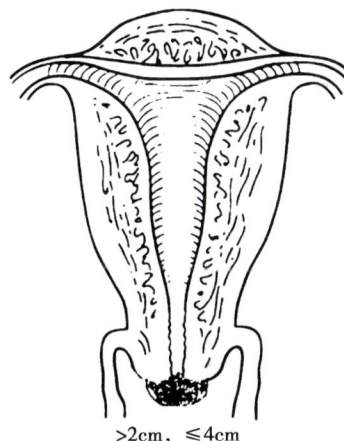

>2cm，≤4cm

图 1-1-5 浸润癌ⅠB₂ 期

肿瘤最大径线>2cm，≤4cm。

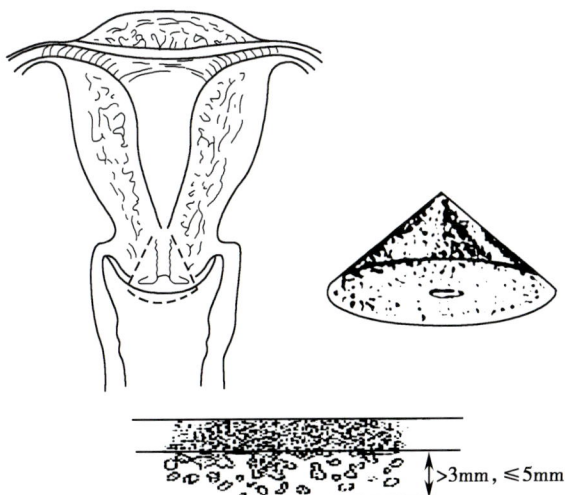

>3mm，≤5mm

图 1-1-3 镜下浸润癌ⅠA₂ 期

间质浸润>3mm，≤5mm。

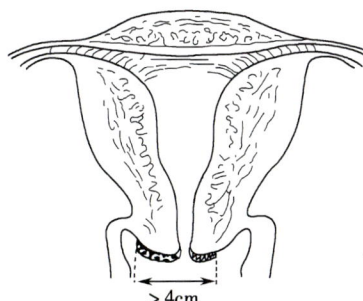

>4cm

图 1-1-6 浸润癌ⅠB₃ 期

肿瘤最大径线>4cm。

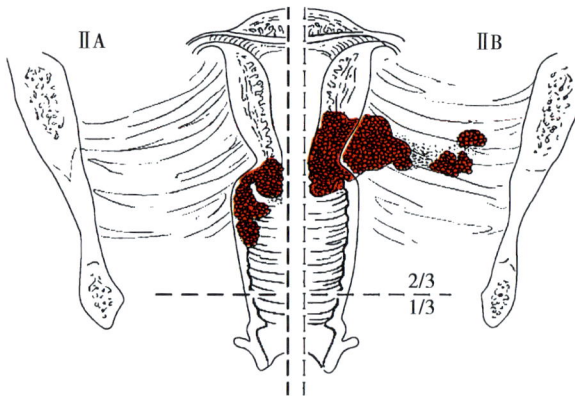

图 1-1-7　Ⅱ期

ⅡA：侵犯上 2/3 阴道，无宫旁浸润；ⅡA₁：肿瘤最大径
线 ≤4cm；ⅡA₂：肿瘤最大径线>4cm；ⅡB：有宫旁浸润，
未达盆壁。

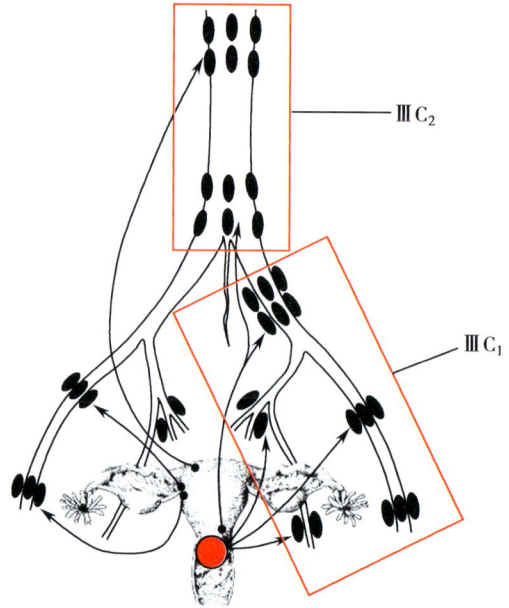

图 1-1-9　ⅢC 期

ⅢC：肿瘤累及盆腔和 / 或主动脉旁淋巴结；ⅢC₁：仅盆腔
淋巴结转移；ⅢC₂：主动脉旁淋巴结转移。

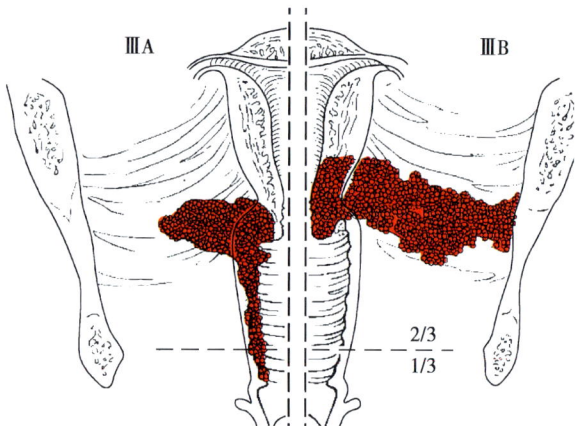

图 1-1-8　ⅢA-ⅢB 期

ⅢA：肿瘤累及阴道下 1/3，没有扩展到骨盆壁；ⅢB：肿瘤
扩展到骨盆壁和 / 或引起肾盂积水或肾无功能。

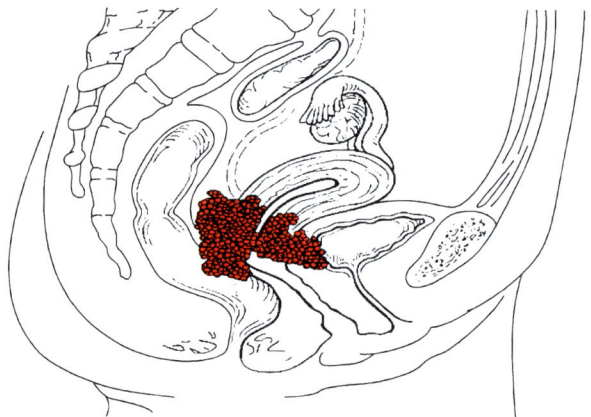

图 1-1-10　Ⅳ期

ⅣA：肿瘤播散至邻近器官；ⅣB：远处转移（未显示）。

▶ 第二节　宫颈癌手术的发展

治疗宫颈癌应根据其临床分期、患者年龄、生育要求、全身情况、医疗水平及设备条件等综合考虑制订适当的个体化治疗方案，采用以手术和放疗为主、化疗及免疫靶向治疗为辅的综合治疗方案。宫颈癌手术治疗是以患者损伤最小、治愈机会最大为原则，既不盲目扩大，也不无原则地缩小手术范围。根据每个患者的治疗需要选择一种合适的手术方式，这样才能既提高疗效，又减少并发症，提高生活质量。相对于放射治疗而言，对早期宫颈癌（ⅠA～ⅡA期）患者来说，采用手术治疗可以达到与放射治疗相同的疗效。理论上讲，初始治疗采用手术的优点包括：①能提供更准确的分期信息；②切除了原发瘤灶，因此避免了腔内近距离放疗；③放疗对直径超过2~3cm的转移淋巴结效果可能不理想，手术切除了增大的转移淋巴结可能有益；④从病理上明确淋巴结是否有转移，直接决定了辅助治疗方法的选择。手术同时具有保留年轻患者卵巢及阴道功能的优点，并可避免放射治疗带来的并发症，特别是放射治疗不可逆的远期并发症。

1898年，Wertheim施行了世界上第1例宫颈癌经腹子宫广泛切除术及部分盆腔淋巴结切除术。1930年，Meigs对Wertheim的手术进行改良，扩大了子宫旁组织切除的范围，并常规行盆腔淋巴结切除术，其治愈率提高了30%，围手术期患者存活率为100%，Meigs的手术范围相当于当今的Piver Rutledge Ⅲ型子宫切除术。目前，Ⅲ型子宫切除术和盆腔淋巴结切除术［或前哨淋巴结（sentinel lymph node，SLN）显影活检术］已成为宫颈癌根治术的基本术式。

近年来，有许多手术专家在保证广泛切除宫旁组织以及彻底切除盆腔淋巴结的基础上，在宫颈癌手术路径和手术方式方面又做了一些尝试。如经阴道或腹腔镜下完成宫颈癌根治性手术，或者采用腹腔镜切除淋巴结、腹腔镜辅助下经阴道广泛性子宫切除术。在保留早期宫颈癌患者生育功能和提高生活质量方面也产生了新的术式。如对于迫切希望保留生育功能的年轻患者，如果分期在ⅠA$_1$期伴有脉管浸润、ⅠA$_2$期和病灶<2cm的ⅠB$_1$期患者，可选择锥切或根治性宫颈切除术和盆腔淋巴结切除术（或SLN显影活检术）并进行功能重建。如经阴道行广泛宫颈切除，需结合腹腔镜或经腹膜外行盆腔淋巴结切除和主动脉旁淋巴结取样；经腹行广泛宫颈切除，可同时行盆腔淋巴结切除和主动脉旁淋巴结取样。对于意外发现为宫颈浸润癌又不采用放疗者，可选择宫旁组织广泛切除术。另外，妊娠合并宫颈癌并不是手术禁忌证，可在剖宫产手术同时根据FIGO临床分期行Ⅱ型或Ⅲ型子宫广泛切除术及盆腔淋巴结切除和主动脉旁淋巴结取样。保留神经的根治性宫颈癌手术也渐趋普及。根据现有的资料，以上新的术式在临床上是可行的，但仍缺乏循证医学一级证据，目前还不是标准的治疗方法。下面介绍常用的宫颈癌的术式。

一、根治性子宫切除术

根治性子宫切除术（广泛性子宫切除术）是临床分期为ⅠA$_1$（脉管阳性）/ⅠA$_2$/ⅠB$_{1-2}$/ⅡA$_1$期和部分ⅠB$_3$/ⅡA$_2$期患者的常用手术方法。包括Piver Rutledge Ⅱ型（改良根治）和Ⅲ型（根治性）子宫切除术。Ⅱ型子宫切除术比Ⅰ型子宫切除术切除较多的宫颈旁组织，但仍保留远段输尿管和膀胱的大部分血供，将输尿管游离但未到达膀胱宫颈韧带之外，确保远段输尿管的血供，将宫骶韧带和主韧带在中1/2处切断，切除阴道上1/3，这一手术通常同时行盆腔淋巴结切除术。Ⅲ型子宫切除术是广泛切除宫颈旁和阴道旁组织，并行盆腔淋巴组织切除术。于子宫动脉自髂内动脉发出处结扎子宫动脉或从与输尿管交叉处上方切断，将输尿管从膀胱宫颈韧带分离，保留耻骨膀胱韧带，以维持远端输尿管另外的血供，保留膀胱上动脉及其邻近的部分耻骨膀胱韧带可减少瘘的发生，贴骨盆壁切除宫骶韧带和主韧带，切除阴道上1/3，常规行盆腔淋巴结切除术。

二、根治性宫颈切除术

根治性宫颈切除术（广泛宫颈切除术）是指对于浸润性宫颈癌，在不降低治愈率的前提下，广泛切除病变的宫颈和宫旁组织，保留子宫体和附件，从而保留患者的生育功能。因为宫颈癌转移至子宫体的发生率非常低（0.33%），故对于迫切希望保留生育功能的ⅠA$_1$期并有淋巴脉管间隙浸润、ⅠA$_2$期和肿瘤直径<2cm（或<4cm，详见第五章第一节）的ⅠB期患者，可考虑保留子宫体部分。手术时从子宫下段横断宫颈，切除阴道上段2~3cm，如果肿瘤直径<2cm，切除1/2主韧带和1/2骶骨韧带，宫颈成形并进行功能重建。如果肿瘤直径在2~4cm，贴近骨盆壁切除主韧带和宫骶韧带，最后将阴道断端和子宫下段相接。经阴道进行宫颈广泛切除者可结合腹腔镜或经腹膜外进行盆腔淋巴结切除和主动脉旁淋巴结取样。

三、宫旁组织广泛切除术

宫旁组织广泛切除适用于全宫切除后意外发现为宫颈浸润癌又不采用放疗者。手术时根据FIGO临床分期，切除1/2或接近骨盆壁切除主韧带和宫骶韧带,以及相应的宫旁组织、阴道上段 1/3,并进行盆腔淋巴结切除、主动脉旁淋巴结取样和卵巢移位。有宫旁、骶骨韧带、阴道广泛浸润,侵犯直肠和膀胱者为手术禁忌证。若发现淋巴结阳性、宫旁浸润、切缘阳性,术后需加放疗和化疗。分离膀胱阴道间隙是手术的难点。

四、残端宫颈癌根治术

残端宫颈癌指以前做了子宫次全切除术,目前在残留的宫颈发现了宫颈癌。其临床分期与一般宫颈癌相同,手术范围也和一般宫颈癌相同。虽然子宫体已切除并多数有程度不一的盆腔粘连,但由于有宫颈的存在,手术难度介于一般的广泛性子宫切除术和宫旁广泛切除术之间。分离膀胱宫颈间隙仍是手术的难点。

五、妊娠合并宫颈癌手术

一般认为,妊娠期、产褥期和产后 6~12 个月内发现的宫颈癌都归为"妊娠合并宫颈癌"。妊娠合并宫颈癌患者的预后与同期别不合并妊娠的宫颈癌患者相比较无明显差异。产褥期和产后 6~12个月内发现的宫颈癌与非妊娠期的手术无异,手术时根据 FIGO 临床分期行 Ⅱ 型或 Ⅲ 型子宫切除术。即切除 1/2 或接近骨盆壁切除主韧带和宫骶韧带和相应的宫旁组织、阴道上段 1/3 并进行盆腔淋巴结切除、主动脉旁淋巴结取样和卵巢移位。妊娠早、中期合并宫颈癌者可按广泛全宫切除的方式将妊娠子宫及胎儿一并切除。妊娠晚期合并宫颈癌,可在剖宫产的同时,娩出胎儿之后行广泛性子宫切除术和盆腔淋巴结切除术。妊娠期宫颈癌的诊治涉及产科、肿瘤、新生儿科等多学科的问题。

六、保留神经的宫颈癌根治术

在进行根治性子宫切除术特别是 Ⅲ 型根治性子宫切除术时,因术中切断了盆腔神经丛,导致了术后膀胱、直肠、阴道等功能受到不同程度的影响。如 Ⅲ 型根治性子宫切除术后导尿管往往需停留 2~3 周才能拔除。拔出导尿管后尚有部分患者的膀胱功能不能完全恢复,而有较多残余尿。近年来有学者开展了保留盆腔神经丛的宫颈癌根治术。据报道对术后患者的膀胱功能的恢复有一定的好处。

七、卵巢移位和阴道延长术

由于宫颈癌的年轻化趋势,卵巢功能的保留和术后性功能的恢复逐步受到重视。宫颈癌转移至卵巢者,鳞癌较低,腺癌较高。综合多篇文献报道,ⅠA~ⅢB 期宫颈鳞癌的卵巢转移率为 0~2.5%,腺癌则为 1.7%~28.6%。故除特殊类型宫颈腺癌外,早期宫颈鳞癌和普通型腺癌 45 岁以下者只要卵巢外观正常,可保留一侧或两侧卵巢。ⅡB 期以上采用放疗者,如患者年轻,放疗前可先用腹腔镜进行卵巢移位后再放疗。保留之卵巢需移至结肠旁沟中部并用银夹或钛夹标记。另外,进行 Ⅲ 型及 Ⅲ 型以上子宫切除术者,术后阴道较短,将对性生活造成一定的影响。对年轻患者可在手术的同时进行阴道延长术,可采用腹膜反折阴道延长术或乙状结肠阴道延长术,前者较简单,后者效果较好。

▶ 第三节 各期宫颈癌治疗原则

手术和放疗是宫颈癌的主要治疗方法。下面主要根据 FIGO 2021 宫颈癌治疗指南和 2024 年美国国家综合癌症网络(National Comprehensive Cancer Network,NCCN)宫颈癌治疗指南对各期宫颈癌的治疗方法做一简要介绍。

一、需保留生育功能患者的首次治疗方法

详见表 1-3-1~ 表 1-3-3。

表 1-3-1 ⅠA₁期

	FIGO	NCCN
无淋巴脉管间隙浸润	锥切,锥切切缘阴性者可观察	锥切,锥切切缘阴性者(正常切缘>1mm)可观察,若锥切切缘阳性,需再次锥切或行根治性宫颈切除术
有淋巴脉管间隙浸润	同上	锥切加盆腔淋巴结切除术(或SLN),锥切切缘阴性者(正常切缘>1mm)可观察或采用根治性宫颈切除术加盆腔淋巴结切除术(或SLN),必要时行主动脉旁淋巴结取样

表 1-3-2 ⅠA₂期

FIGO	NCCN
大范围宫颈锥切加腹膜外或腹腔镜下淋巴结切除术 或根治性宫颈切除术加腹腔镜下淋巴结切除术	锥切加盆腔淋巴结切除术(或SLN),锥切切缘阴性者(正常切缘>1mm)可观察 或采用根治性宫颈切除术加盆腔淋巴结切除术(或SLN),必要时行主动脉旁淋巴结取样

表 1-3-3 ⅠB₁₋₂期

FIGO	NCCN
肿瘤直径<2cm,采用根治性宫颈切除术和盆腔淋巴结切除术,肿瘤直径>2cm 不推荐	原则推荐选择肿瘤直径<2cm 患者,采用根治性宫颈切除术加盆腔淋巴结切除术(或SLN),必要时行主动脉旁淋巴结取样 若采用经腹手术,肿瘤直径可放宽到4cm

二、不需保留生育功能患者的首次治疗方法

详见表 1-3-4 ~ 表 1-3-9。

表 1-3-4 ⅠA₁期

	FIGO	NCCN
无淋巴脉管间隙浸润	经腹或经阴道或经腹腔镜行筋膜外子宫全切术。如果同时存在阴道上皮内病变,同时切除相应的阴道段	锥切切缘阴性者,若患者有手术禁忌证,可观察;可手术者推荐筋膜外子宫全切术 锥切切缘阳性者,包括切缘为CIN或癌,行筋膜外子宫全切术或改良根治性子宫切除术和盆腔淋巴结切除术(或SLN)

续表 1-3-4

	FIGO	NCCN
有淋巴脉管间隙浸润	同上	改良根治性子宫切除术加盆腔淋巴结切除术(或SLN),必要时行主动脉旁淋巴结取样 或采用盆腔外照射放疗加阴道近距离放疗

表 1-3-5 ⅠA₂期

	FIGO	NCCN
无淋巴脉管间隙浸润	筋膜外子宫全切术和盆腔淋巴结切除术(或SLN)	改良根治性子宫切除术和盆腔淋巴结切除术(或SLN),必要时行主动脉旁淋巴结取样
有淋巴脉管间隙浸润	改良根治性子宫切除术和盆腔淋巴结切除术(或SLN)	或采用盆腔外照射放疗加阴道近距离放疗

表 1-3-6 ⅠB₁₋₂和ⅡA₁期

FIGO	NCCN
改良根治性(ⅠB₁)或根治性子宫切除术和盆腔淋巴结切除术(ⅠB₂和ⅡA₁)或放疗	根治性子宫切除术和盆腔淋巴结切除术(或SLN),必要时行主动脉旁淋巴结取样 或采用盆腔外照射放疗加阴道近距离放疗,必要时加含顺铂等药物的同期化疗

表 1-3-7 ⅠB₃和ⅡA₂期

FIGO	NCCN
标准治疗方法是同期放化疗	盆腔放疗加含顺铂等药物的同期化疗加阴道腔内近距离放疗 或根治性子宫切除和盆腔淋巴结切除术,必要时主动脉旁淋巴结取样 或盆腔放疗加顺铂同期化疗加近距离放疗,完成放疗后行辅助性子宫切除术

以上各期经手术治疗的患者,术后根据病理结果再做相应的处理。

(1)淋巴结阳性、宫旁阳性:盆腔外照射+顺铂周期化疗。

(2)原发肿瘤大、有深层间质浸润和/或淋巴血管腔隙侵犯:盆腔放疗(1类)±顺铂同期化疗。

(3)阴道切缘阳性:经阴道近距离放疗 ± 顺铂同期化疗 ± 盆腔放疗。

（4）主动脉旁淋巴结阳性，先做胸部 CT 或 PET。无远处转移者行主动脉旁淋巴结放疗＋顺铂同期化疗＋盆腔放疗 ± 近距离放疗。有远处转移者在可疑处活检，若活检阴性，行主动脉旁淋巴结放疗＋顺铂同期化疗＋盆腔放疗 ± 近距离放疗；活检阳性者行全身治疗或个体化放疗。

表 1-3-8　ⅡB~ⅣA 期

FIGO	NCCN
同期放化疗 ⅣA 期若未侵犯到盆壁，尤其是合并膀胱阴道瘘或直肠阴道瘘者可考虑行盆腔脏器廓清术	先行影像学评估，淋巴结阴性者行盆腔放疗加含顺铂等药物的同期化疗加阴道腔内近距离放疗。淋巴结阳性者根据不同部位的转移采用不同的处理 或采用手术分期，先腹膜外或腹腔镜下切除淋巴结，若淋巴结阴性行盆腔放疗加含顺铂等药物的同期化疗加阴道腔内近距离放疗。淋巴结阳性者根据不同部位的转移采用不同的处理

这类患者的治疗可选择先进行手术分期，然后根据手术分期情况再做进一步处理，也可在进行影像学检查后，直接进行放射治疗加化疗。

采用手术分期者，有下列几种情况：先腹膜外或腹腔镜下切除淋巴结，若淋巴结阴性行盆腔放疗＋顺铂同期化疗（1 类）＋近距离放疗。盆腔淋巴结阳性、主动脉旁阴性，行盆腔放疗＋顺铂同期化疗＋近距离放疗；若主动脉旁淋巴结阴性，行盆腔放疗＋近距离放疗＋顺铂同期化疗；若主动脉旁淋巴结阳性，行延伸野放疗＋近距离放疗＋顺铂同期化疗。

采用影像学检查者，若影像学未发现淋巴结转移，行盆腔放疗＋顺铂同期化疗＋近距离放疗；发现盆腔淋巴结阳性/主动脉旁阴性，行盆腔放疗＋近距离放疗＋顺铂同期化疗 ± 主动脉旁放疗。影像学检查发现主动脉旁淋巴结阳性但无远处转移者，行盆腔放疗＋主动脉旁放疗＋顺铂同期化疗＋近距离放疗。有远处转移者在可疑处活检，活检阴性者行盆腔放疗＋主动脉旁放疗＋顺铂同期化疗＋近距离放疗，活检阳性者行全身治疗或个体化放疗。影像学发现盆腔淋巴结阳性或主动脉旁阳性者，也可以考虑行腹膜后淋巴结切除，术后延伸野放疗＋顺铂同期化疗＋近距离放疗。有远处转移者，在可疑处活检并行全身治疗或个体化放疗。

表 1-3-9　ⅣB 期

FIGO	NCCN
全身静脉化疗 局部放疗缓解症状 支持治疗	对多发病灶或不可切除病灶，全身静脉化疗及支持治疗 若病灶可切除，可考虑切除病灶加术后放疗，术后同期放化疗或化疗

远处转移的情况少见。目前尚没有随机试验对比化疗和最好的支持治疗对ⅣB 期患者的疗效。有一些研究评价了全身治疗在缓解症状以及改善生活质量方面的作用。制定治疗计划时应考虑到远处转移患者的中位生存期只有大约 7 个月。

尽管作用有限，顺铂仍然是治疗远处转移宫颈癌的标准化疗药物。考虑到同期放化疗后单用顺铂的反应率较低，尽管好处不多，但最近的证据支持以顺铂类为基础的双药化疗较顺铂单药化疗要好。顺铂可以和紫杉醇、拓扑替康、吉西他滨或者长春瑞滨联用。

三、复发宫颈癌的治疗方法

绝大多数宫颈癌复发在疾病诊断后 2 年内，复发患者预后不良，大多数死于疾病未控。复发可发生在盆腔、主动脉旁、远处或者多处复发。随着巨块型肿瘤病例的增加，盆腔和远处疾病复发的风险也增加。对于复发患者的治疗，应根据患者的体力状态、复发或转移部位、转移病灶的程度以及初始治疗的方法来确定。

对于大范围的局部复发或者远处转移患者，治疗的目的是姑息性的，通常采用支持治疗。对于不能通过手术或放疗挽救的局部复发患者，对全身化疗的反应差。在患者及家属充分理解化疗药物作用有限，化疗延长无进展生存期的作用也有限的前提下，可选择体力状态好且转移病灶局限的患者，行含铂双药加贝伐珠单抗全身化疗。

1. **局部复发**　初始治疗（手术或放疗）后局部复发的患者，有一部分有治愈的可能。预后好的因素包括：孤立的中心性盆腔复发且未累及到盆壁，无瘤间歇期长，复发病灶直径<3cm。

初始手术治疗后盆腔复发的患者可以选择根治性放疗或盆腔脏器廓清术。根治性放疗（加或不加同期化疗）对于初始手术治疗后的孤立盆腔复发患者，5 年无瘤生存可达 45%~75%。复发疾病的扩散程度和盆腔淋巴结累及状况是影响生存的预后指标。

根据不同的复发疾病范围制定放疗剂量和照射区域。微小病变可给予 45~50Gy,按 180cGy 分次给予。大块肿瘤应用区域缩减量,总剂量增至 64~66Gy。放疗同期应用顺铂和 / 或 5-FU 的化疗方案可以提高放疗效果。

对部分经过选择的放疗后复发患者,盆腔脏器廓清术是一种可行的治疗选择。初始治疗为手术或放疗的复发者,如果没有腹腔内或骨盆外扩散的证据,在盆壁与肿瘤间有可以分离的空间,是适合做盆腔脏器廓清术的潜在患者。

由于盆腔脏器廓清术有一定的死亡率,故仅用于那些有治愈可能的患者,且患者身体状况允许和心理上要求进行手术者。在进行盆腔脏器廓清术前必须通过活检取得病理标本以确认复发。PET/CT 是一种最敏感的无侵入性检查,可检测任何部位的远处转移,如有可能,应当在盆腔脏器廓清术前进行此项检查。术前应对患者进行认真评估,并向患者详细解释手术及造瘘口相关的并发症及处理。通过仔细挑选进行手术的患者,接受盆腔脏器廓清术的 5 年存活率为 30%~60%,手术死亡率<10%。

2. 主动脉旁淋巴结复发 主动旁淋巴结是仅次于盆腔的常见复发部位。对于孤立主动脉旁淋巴结复发者,采用根治性局部放疗或放化疗后约 30% 的患者可以获得长期生存。初始治疗 2 年后出现的无症状、小病灶复发者治疗效果较好。

▶ 第四节 早期、低危宫颈癌保守性手术

传统观念认为,恶性肿瘤切除范围越广,预后越好。切除范围越大意味着手术越彻底,患者的生存率就越高。宫颈癌手术也是如此,一直以来,我们都在追求根治性(广泛)切除。

从治疗肿瘤的角度,切除范围大确实会起到比较好的治疗效果。但是,切除范围的加大导致周围组织的损伤也随之加大,从而增加手术的并发症,导致器官功能的减退,降低术后的生活质量。

能不能在不降低肿瘤治疗效果的前提下,把手术做小一点?因此,保守性手术概念应运而生,减少手术对器官功能的影响成为近年来的研究热点。

对于高危、晚期肿瘤而言,须把彻底治疗肿瘤放在首要地位,保守性手术并不适用。只有早期、低危肿瘤,才是保守性手术的潜在适用对象。近年来公布了两个宫颈癌保守性手术的临床研究,其入组条件见表 1-4-1。

表 1-4-1 宫颈癌保守性手术临床研究入组标准

ConCerv 研究 (发表于 2021, *Gynecological Cancer*)	SHAPE 研究 (发表于 2024, *NEJM*)
1. FIGO 2009 宫颈癌分期 IA_2~ IB_1 期 2. 鳞状细胞癌(任何级别)或腺癌(仅 G_1 或 G_2) 3. 肿瘤大小 ≤2cm 4. LVSI(−) 5. 宫颈浸润深度 ≤10mm 6. 影像学无转移 7. 锥切阴性边缘>1mm(可重复一次锥切达切缘阴性)	1. 鳞状细胞癌、腺癌、腺鳞癌 2. IA_2 期和 IB_1 期 3. 宫颈间质浸润<10mm(LEEP/ 锥切) 4. 宫颈间质浸润<50%(MRI) 5. 肿瘤最大直径 ≤2cm 6. $G_{1~3}$ 级或不可评估

在 ConCerv 研究中,研究对象包括三类人群:保留生育功能的保育手术、不保留生育功能的根治性手术和意外发现的宫颈癌(详见第五章第二节)的补充手术。对于需要保留生育功能、符合上述条件的患者,采用锥切(阴性切缘>1mm)+前哨淋巴结显影活检或系统性盆腔淋巴结切除术。对于不保留生育功能、符合上述 ConCerv 入组标准的患者采用筋膜外全宫切除术(而不是传统的根治性子宫切除术)+前哨淋巴结显影活检或系统性盆腔淋巴结切除术。对于意外发现的宫颈癌、符合上述 ConCerv 入组标准的患者,因之前已行筋膜外子宫切除术,现在只需要进行系统性盆腔淋巴结切除术,而不是传统补充宫旁广泛切除术。通过以锥切代替根治性宫颈切除术,以筋膜外子宫切除术代替根治性子宫切除术,省略宫旁广泛切除术,从而达到缩小手术范围、减少手术并发症、提高术后生活质量的目的。

ConCerv 研究结果提示,在 100 例入组患者中,5 例患者(5%)盆腔淋巴结阳性。1 例在子宫全切术标本中发现残余肿瘤,立即失败率 2.5%。该研究中位随访 36.3 个月。3 例手术后 2 年内复发,两年累计复发率为 3.5%。保留生育功能锥切组的复发率为 2.4%(1/40)。不保留生育功能行筋膜外子宫切除术组无复发。意外发现宫颈癌组复发率 12.5%(2/16),2016 年停止入组。3 例患者的复发部位均不是子宫旁。ConCerv 研究结论是:早期、低风险宫颈癌患者可进行保守性手术。2023—2024 NCCN 指南采纳并按照 ConCerv 研究结果推荐符合 ConCerv 研究标准者可行保守性手术。

SHAPE 研究是前瞻性随机对照研究,患者均不保留生育功能。将符合入组条件患者随机分组。实验组采用筋膜外全宫切除术 + 前哨淋巴结显影活检或系统性盆腔淋巴结切除术,对照组采用根治性全宫切除术 + 前哨淋巴结显影活检或系统性盆腔淋巴结切除术。研究结果显示,两组在手术后病理及术后辅助治疗,复发和死亡,次要疗效终点(ITT)和手术并发症方面均无显著差别。单纯筋膜外子宫切除组术后尿失禁和尿潴留更少、术后性健康指标更好。研究结论是保守性手术可成为符合入组标准宫颈癌患者的手术新标准,而不是传统的根治性子宫切除术。

2023 NCCN 采纳了 ConCerv 研究结果,对于保留生育功能的患者,ⅠA₁ 期无 LVSI 者,推荐先行锥切。若切缘阴性且有至少 1mm 的阴性距离,术后可随访观察。切缘阳性者,建议再次锥切或行宫颈切除术。该期淋巴结转移率<1%,不需要切除淋巴结。对于经锥切确诊的ⅠA₂~ⅠB₁期满足所有 ConCerv 标准者,锥切阴性切缘至少达 1mm 者可补充盆腔淋巴结切除或前哨淋巴结显影活检;阴性切缘未达 1mm 者,建议再次锥切达阴性切缘至少达 1mm + 盆腔淋巴结切除或前哨淋巴结显影活检。不符合全部 ConCerv 标准者按原来推荐。

对于不保留生育功能的患者,ⅠA₂~ⅠB₁期经锥切确诊满足全部 ConCerv 标准者,NCCN 推荐可行筋膜外子宫切除 + 盆腔淋巴结切除前哨淋巴结显影活检。不符合全部 ConCerv 标准的ⅠB₁处理和ⅠB₂、ⅡA₁相同,按原来推荐。即行根治性子宫切除术 + 盆腔淋巴结切除(证据等级 1)± 主动脉旁淋巴结切除(证据等级 2B),可考虑前哨淋巴结显影活检。有手术禁忌证或拒绝手术者,给予盆腔外照射(± 顺铂同期化疗,不能耐受顺铂用卡铂)+ 近距离放疗。

意外发现宫颈癌满足全部 ConCerv 标准者,推荐行筋膜外子宫切除术 + 盆腔淋巴结切除或前哨淋巴结显影活检。不符合全部 ConCerv 标准者仍按 2022 指南推荐行宫旁广泛和阴道上段切除术。

NCCN 指南未明确采纳 SHAPE 研究结果。实际上,SHAPE 研究和 ConCerv 研究的入组标准大同小异,也可视为 NCCN 基本上采纳了 SHAPE 研究结论。

保守性手术省略了宫旁和阴道上段切除,降低了手术难度、手术并发症和后遗症,提高患者术后的生活质量,有积极的临床意义。

但是,两个临床试验的设计并不完善,如 ConCerv 研究只有 100 例入组,是单臂临床试验,没有对照组,指标的设置主观性较强。SHAPE 研究入组条件无考虑 LVSI 因素,根治性手术经腹途径仅 28.8%,而经腹根治性子宫切除术是目前推荐的"金标准"。所以,单凭两项临床试验就改变沿用了 100 多年的临床实践略显仓促。

对于保留生育功能患者,保守性手术可能带来提高妊娠率、降低流产率和早产率的益处,尚值得一搏。对于非保留生育功能的患者,保守性手术只是带来了短期泌尿系功能和长期性功能的改善。中国患者发病年龄较晚,老年患者较多,保留性功能实际意义并不大。我们还不能忽视根治性手术的推广应用,毕竟生存比生活质量更重要。

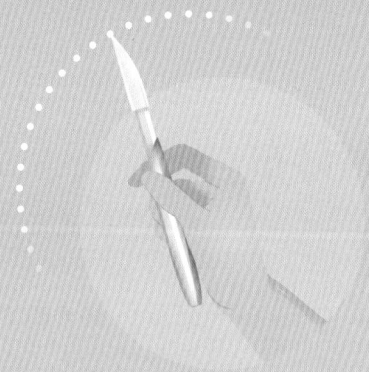

第二章

宫颈癌手术相关解剖

第一节 盆腹腔血管分布

一、动脉

盆腹腔部的动脉主要有腹主动脉、髂总动脉、髂外动脉、髂内动脉及骶正中动脉等。

(一) 腹主动脉

腹主动脉又称主动脉腹部,自膈的主动脉裂孔处续主动脉胸部,在第 12 胸椎下缘经膈的主动脉裂孔进入腹膜后隙,沿脊柱的左前方下行,至第 4 腰椎下缘水平分为左、右髂总动脉。

腹主动脉的前面为胰、十二指肠水平部及小肠系膜根等,后面为第 1~4 腰椎及椎间盘,右侧为下腔静脉,左侧为左交感干腰部。腹主动脉周围还有腰淋巴结、腹腔淋巴结和神经丛等。

腹主动脉的分支按供血的分布区域分为脏支和壁支(图 2-1-1)。

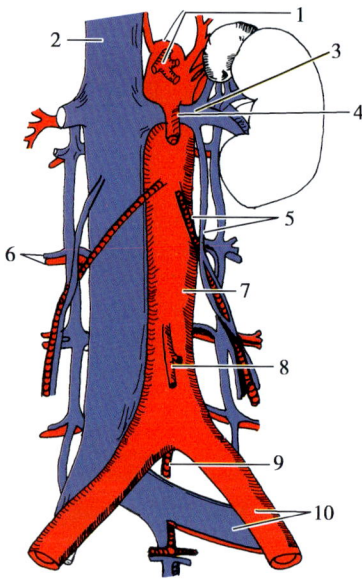

图 2-1-1 腹膜后隙的血管

1.腹腔干；2.下腔静脉；3.左肾静脉；4.肠系膜上动脉；5.卵巢动静脉；6.腰动静脉；7.腹主动脉；8.肠系膜下动脉；9.骶正中动脉；10.髂总动静脉。

1. 肠系膜上动脉 在第 1 腰椎水平腹腔干的稍下方发自腹主动脉前壁,经胰颈与十二指肠水平部之间进入小肠系膜根,呈弓状行至右髂窝。临床上宫颈癌行广泛性子宫切除术时,其上界经常做到肠系膜上动脉水平。

2. 肠系膜下动脉 在第 3 腰椎水平发自腹主动脉的前壁,在后腹壁腹膜深面行向左下方,至左髂窝进入乙状结肠系膜根内,并沿其下降至盆腔,最后移行为直肠上动脉。肠系膜下动脉有三条分支,即左结肠动脉、乙状结肠动脉及直肠上动脉。

3. 肾动脉 多在第 2 腰椎平面、肠系膜上动脉起点稍下方发自腹主动脉的侧壁,左肾动脉较右肾动脉短。

4. 卵巢动脉 于肾动脉起点平面稍下方,起自腹主动脉的前外侧壁,下行一段距离后与同名静脉伴行,在腹膜后隙斜向外下方,于盆缘处跨过输尿管和右髂总动脉下段,经卵巢悬韧带,分布于卵巢。并发出分支供应输卵管,内达子宫角旁,并与子宫动脉的卵巢支相吻合。常见的变异可起始于肾动脉,成双或出现 3 支,路径在腔静脉后或肾后方。

5. 腰动脉 通常为 4 对,由腹主动脉后壁的两侧发出,垂直向外横行,分别经第 1~4 腰椎体中部的前面或侧面,与腰静脉伴行。在腰大肌的内侧缘分为背侧支和腹侧支。背侧支分布到背部诸肌、皮肤以及脊柱；腹侧支分布至腹壁,与腹前外侧壁其他的血管吻合。

6. 骶正中动脉 为 1 支,多起自腹主动脉分叉处的后上方处,经第 4~5 腰椎、骶骨及尾骨的前面下行,并向两侧发出腰最下动脉(又称第 5 腰动脉),贴第 5 腰椎体走向外侧,供血到邻近组织。

(二) 髂总动脉

髂总动脉是腹主动脉于第 4 腰椎或第 4~5 腰椎之间稍左侧延向左右两侧形成的两大终末支,后行向外下方,至骶髂关节分出髂内、外动脉。但左、右髂总动脉分为两终支的高度有差别,右侧高于左侧者较多。髂总动脉还发出分支至腹膜、腹膜外组织、输尿管及腰大肌等(图 2-1-2)。

左髂总动脉较右侧稍长稍细。其前方有腹下丛、左输尿管、乙状结肠及其系膜根和直肠上动、静脉等经过,卵巢血管从输尿管外侧越过入盆；其后方为第 4、5 腰椎体,同名静脉及交感干行于动脉与椎体之间；内侧及内后与同名静脉伴行；外侧与腰大肌相邻。

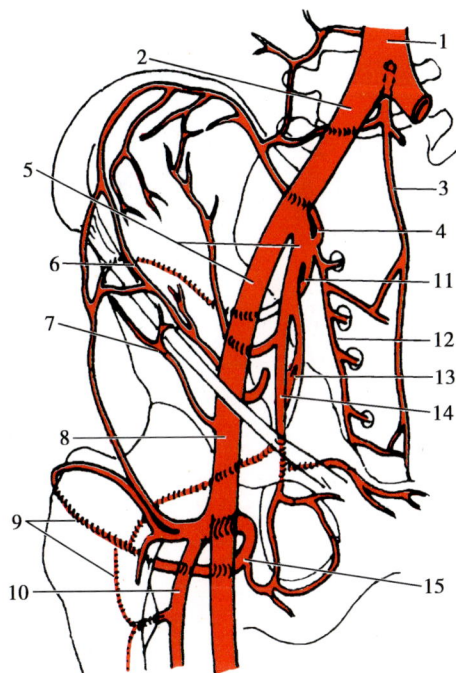

图 2-1-2 髂总动脉及髂内、外动脉的分支

1. 腹主动脉；2. 髂总动脉；3. 骶正中动脉；4. 髂腰动脉；5. 髂内外动脉；6. 旋髂深动脉；7. 旋髂浅动脉；8. 股动脉；9. 十字吻合；10. 股深动脉；11. 臀上动脉；12. 骶外侧动脉；13. 臀下动脉；14. 闭孔动脉；15. 旋股内侧动脉。

右髂总动脉较左侧稍短、略粗。前方有腹下丛、右输尿管；后方邻接第 4、5 腰椎体，还与左、右髂总静脉末端、右交感神经干、下腔静脉起始部等毗邻；内侧的上部与左髂总静脉末端相邻，下部与同名静脉伴行；外侧的上部与下腔静脉起端和同名静脉末端相邻接，外侧下部有腰大肌。

（三）髂内动脉

髂内动脉又名腹下动脉，位于腰大肌内侧，是一短干，长约 4cm，是盆腔内脏及盆壁的主要血供来源。于骶髂关节前方由髂总动脉分出，斜向内下进入盆腔。

髂内动脉前外侧方有输尿管越过，女性借腹膜与输卵管和卵巢相接；后方有腰骶干、腰骶椎间盘及同名静脉伴行；内侧与腹膜之间有输尿管越过，在输尿管外侧有卵巢悬韧带及其中的卵巢血管经过；外侧隔髂外静脉末端，髂总静脉起始部与腰大肌相邻；下部与闭孔神经邻接。

髂内动脉在坐骨大切迹水平上分成前干和后干，前干主要分出脏器血管分支，主要分支有脐动脉、膀胱上动脉、膀胱下动脉、直肠上动脉等，终末支为臀下动脉和阴部内动脉；后干发出壁支及下支与会阴分支，即髂腰动脉、骶外侧动脉、臀上动脉等。

1. **脐动脉** 分出 2~5 支膀胱上动脉。其远端闭合形成脐侧韧带，可被看做手术的标志点和子宫动脉的起始点。

2. **子宫动脉** 分布于子宫，也有附属支分布到阴道穹窿、膀胱和附件。

3. **阴道动脉** 常成对存在，沿着子宫后方行走，并在子宫动脉袢下方跨越。常见的变异是起始于子宫动脉或直肠中动脉。

4. **闭孔动脉** 紧贴盆壁向前朝闭孔方向走行。常见的变异可起始于阴部内动脉、腹壁下动脉、臀动脉或髂外动脉，也可见闭孔动脉缺如。直接或间接起自髂外动脉或股动脉者，均为副闭孔动脉。

5. **直肠中动脉** 体积大，分布于会阴。其穿越梨状肌下孔，位于坐骨棘后方，内侧与阴部神经、直肠上神经和臀下血管伴行，外侧则是坐骨神经、臀下神经、闭孔内肌神经和股方肌神经。

6. **阴部内动脉** 多与臀下动脉共干起于髂内动脉前干，也可单干起始，偶与臀上动脉共干起始。阴部内动脉分出后，朝向后方下行，至坐骨大孔下缘，经梨状肌及尾骨肌之间，行经梨状肌下孔、坐骨小孔至坐骨直肠窝外侧壁，行至阴部管向前，在管内与阴部神经的分支及同名静脉伴行；上方有阴蒂背神经，下方有会阴神经，穿会阴深隙、会阴浅隙后，分为阴蒂背动脉和阴蒂深动脉两个终支。

7. **膀胱上动脉** 1~6 支不等，起于脐动脉根部（脐动脉为髂内动脉前干的延续），其向内上方沿腹前壁内面至膀胱侧缘，分为上、下支分布于膀胱顶和体。膀胱上动脉的分支在膀胱壁表面与对侧同名动脉分支及膀胱下、中动脉支吻合。膀胱上动脉经过膀胱侧窝，是广泛性子宫切除术中打开膀胱侧窝的标志。

8. **膀胱下动脉** 多起于髂内动脉的前干或阴部内动脉，其分支在膀胱上与相邻动脉的分支吻合成丛。由于血供丰富，在膀胱病变中常易发生出血。

9. **直肠下动脉** 是髂内动脉的二级分支，在骨盆直肠间隙沿直肠侧韧带下行，穿出盆丛至肛提肌与肠壁相连，终支进入肠壁，沿途与直肠上动脉、骶正中动脉的分支吻合。其分支供应直肠壶腹部及两侧部的肠壁肌层。

10. 血管的侧支循环 髂内动脉的分支主要供应盆腔脏器,还可营养盆壁、盆底、臀部肌肉及下肢等。两侧髂内动脉分支除在脏器上相互对称、吻合,还与髂外动脉及腹主动脉之间有侧支吻合。临床上,当术中出现严重子宫出血或盆腔出血,可结扎髂内动脉,减少盆腔血流量,盆腔脏器间可借侧支循环供应血运。

(四)髂外动脉

髂外动脉在骶髂关节前面,起自髂总动脉分叉处,沿腰大肌内侧行向下外至腹股沟韧带中点后方的血管腔隙续于股动脉。左髂外血管腹侧有乙状结肠,右髂外动脉起始端前面有右输尿管和回肠末端经过;髂外血管的前方有卵巢动、静脉、子宫圆韧带、生殖股神经的生殖支;髂外动脉后方与髂外静脉上段、腰大肌内缘相邻,下段的内侧与髂外静脉伴行。旋髂深静脉经过髂外动脉末端注入髂外静脉。髂外血管的内外侧及前方有各组淋巴结和淋巴管排列,其主要分支如下。

1. 腹壁下动脉 多起于髂外动脉远端的前壁,少数可起于股动脉。经子宫圆韧带及腹股沟管腹环内侧行向内上方,入腹直肌鞘后层与腹直肌之间,升至脐部,分支进入该肌内,与腹壁上动脉、下部肋间动脉的分支吻合,是腹前壁深层动脉间侧支循环途径之一。腹壁下动脉发出子宫圆韧带动脉和耻骨支:子宫圆韧带动脉与子宫圆韧带伴行,并与阴部外动脉分支相吻合:耻骨支分布至耻骨联合后面,并与闭孔动脉的耻骨支吻合。

2. 旋髂深动脉 多在腹股沟韧带下方起自髂外动脉,后沿腹股沟韧带外侧深面上行,达髂前上棘内侧,沿髂嵴行于腹直肌与腹内斜肌之间,其分支与髂腰动脉支吻合。旋髂深动脉的小分支与旋髂浅动脉、臀上动脉、旋股外侧动脉分支之间也有丰富的吻合。

(五)动脉吻合体系

分为4个体系,详见图2-1-3。

1. 脏器间动脉吻合体系 连接左、右动脉系统,尤其在子宫和阴道上。

2. 髂腹主动脉吻合体系 通过子宫动脉和卵巢动脉、髂腰动脉和腰动脉、骶动脉和直肠动脉的吻合,连通髂内动脉和主动脉。尤其是肠系膜下动脉,当髂腰动脉网供血不足时,其发出的直肠上动脉是股动脉血供的主要补充。

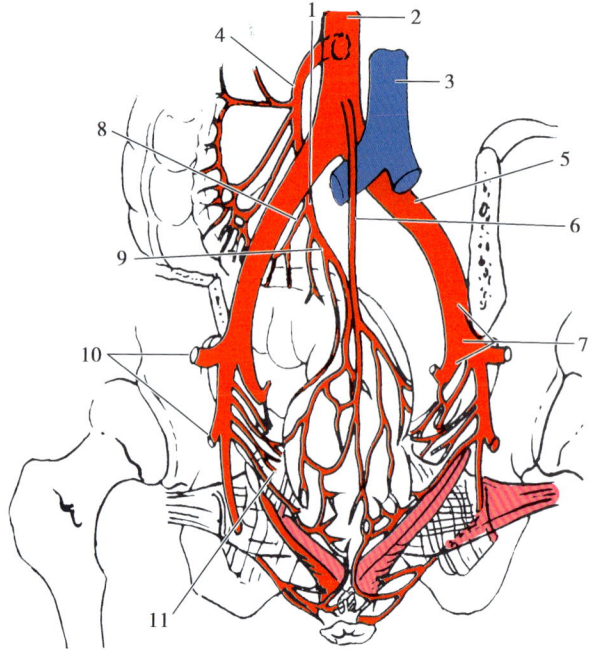

图 2-1-3 盆腔主要血管的吻合
1. "Sudeck"危险点;2. 腹主动脉;3. 下腔静脉;4. 肠系膜下动脉;5. 左髂总动脉;6. 骶正中动脉;7. 左髂内、外动脉;8. 乙状结肠动脉;9. 直肠上动脉;10. 臀上下动脉;11. 直肠下动脉。

3. 髂动脉间吻合体系 通过髂腰动脉和旋髂动脉、闭孔动脉和髂外动脉的吻合,连接髂内外动脉。

4. 髂股动脉吻合体系 通过股深动脉和臀下动脉、闭孔动脉和臀上动脉间的吻合,连接髂内动脉和股动脉。

二、静脉

盆腔器官血液通过静脉丛汇入同侧髂内静脉、卵巢静脉和直肠上静脉。

(一)下腔静脉

下腔静脉由左、右髂总静脉汇合而成,汇合部位多平第5腰椎,收集下肢、盆部和腹部的静脉血。下腔静脉在脊柱的右前方,沿腹主动脉的右侧上行,经肝的腔静脉沟、穿膈的腔静脉孔,最后开口于右心房。

下腔静脉的前面有肝、胰头、十二指肠水平部以及右卵巢动脉和肠系膜根,后面有右膈脚、第1~4腰椎、右腰交感干和腹主动脉的壁支,右侧与腰大肌、右肾和右肾上腺相邻,左侧是腹主动脉。

下腔静脉的属支有髂总静脉、右卵巢静脉、肾静脉、右肾上腺静脉、肝静脉、膈下静脉和腰静脉，大部分属支与同名动脉伴行(图 2-1-4)。

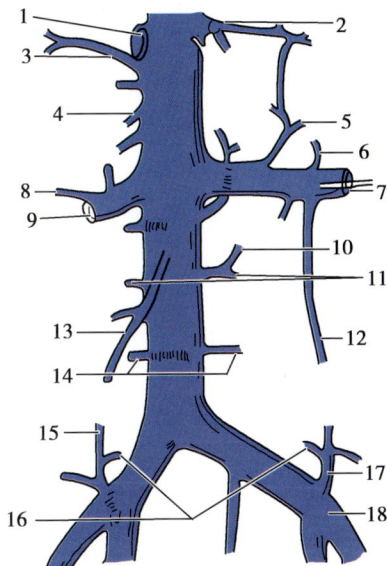

图 2-1-4　下腔静脉及其属支

1. 肝右静脉；2. 肝左静脉；3. 膈下静脉；4. 右肾上腺静脉；5. 左肾上腺静脉；6. 第 1 腰静脉；7. 左肾静脉；8. 第 1 腰静脉；9. 右肾静脉；10. 第 2 腰静脉；11. 第 3 腰静脉；12. 左卵巢静脉；13. 右卵巢静脉；14. 第 4 腰静脉；15. 腰升静脉；16. 第 5 腰静脉；17. 髂腰静脉；18. 左髂总静脉。

下腔静脉的变异类型包括双下腔静脉、左下腔静脉和下腔静脉肝后段缺如等，临床上行手术时，应注意防止其损伤。

(二)髂总静脉

髂总静脉由髂外静脉和髂内静脉在骶髂关节前方汇合而成。左髂总静脉较长，于同名动脉内侧伴行，上行至右髂总动脉后方，与右髂总静脉汇合。右髂总静脉较短，在同名动脉后方，上行至第 5 腰椎体、右髂总动脉的外侧，与左髂总静脉汇合成下腔静脉。髂总静脉收纳下肢和盆部静脉的回流，主要接受髂腰静脉，左髂总静脉，还收纳骶正中静脉的血流。临床上行宫颈癌根治性手术，切除髂总静脉上的淋巴结时，切不可钝力撕拉，以免损伤髂总静脉壁，引起大出血。

(三)髂内静脉

髂内静脉是较短的静脉干，其前后壁上有静脉瓣。髂内静脉在坐骨大孔的上缘，由盆部的小静脉汇合而成。髂内静脉紧贴小骨盆侧壁，沿同名动脉后内侧上行，至骶髂关节前方与髂外静脉汇合成髂总静脉。髂内静脉的属支可分为脏支和壁支。脏支包括膀胱静脉、子宫静脉、阴道静脉、直肠下静脉及阴部内静脉，均源于盆腔脏器周围静脉丛，后汇合成静脉干，最后汇入髂内静脉。壁支中有髂腰静脉、臀上静脉、臀下静脉、闭孔静脉及骶外侧静脉，除髂腰静脉可汇入髂总静脉末段或髂内静脉外，其余属支均入髂内静脉。

(四)髂外静脉

髂外静脉在腹股沟韧带下缘水平续接股静脉，沿小骨盆上口外缘与同名动脉伴行向上：右髂外静脉最初在同名动脉内侧，上行逐渐转向动脉的后方，左髂外静脉全程行经动脉的内侧，在骶髂关节之前与髂内静脉汇合成左、右髂总静脉。髂总静脉交叉处较髂外动脉交叉处低 2~3cm。髂外静脉在上行中有子宫圆韧带和卵巢血管跨过，且全长被腹膜覆盖。其属支主要有腹壁下静脉、旋髂深静脉和耻骨静脉。在髂外静脉的下方、脂肪层中埋藏有闭孔动、静脉、阴道静脉及变异的许多小静脉，因此剥离髂外静脉壁上的淋巴组织时，切不可钝力撕拉。

(五)骶正中静脉

骶正中静脉在骶骨前面由骶外侧静脉汇合而成，并与同名动脉伴行上升，汇入左髂总静脉，有的注入髂内静脉。其属支有直肠支、骶骨支及骶外侧支。骶正中静脉与骶外侧静脉属支间吻合为骶前静脉丛，并与直肠静脉丛及椎静脉丛相交通。这些静脉内多无瓣膜，所以骶正中静脉或其属支损伤，可引起骶前出血及椎内静脉丛出血。

第二节　盆腹部淋巴的分布与流向

一、腹腔淋巴结分布

腰淋巴结群位于腹膜后间隙内,沿腹主动脉及下腔静脉周围排列,约30~50个,按其位置可分为三群,即:左腰淋巴结群、中间腰淋巴结群及右腰淋巴结群,各群之间借淋巴管相交通(图2-2-1)。

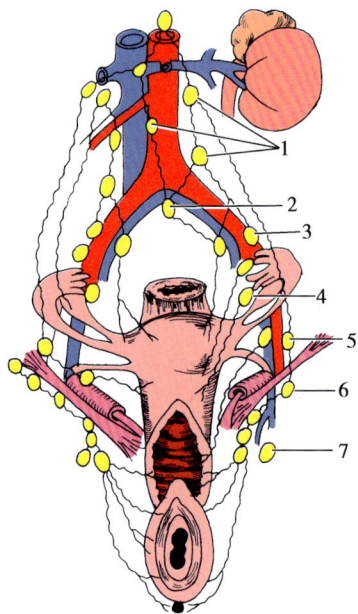

图 2-2-1　女性生殖器的淋巴引流
1.腰淋巴结;2.骶岬淋巴结;3.髂总淋巴结;4.髂内淋巴结;5.髂外淋巴结;6.腹股沟深淋巴结;7.腹股沟浅淋巴结。

(一)左腰淋巴结

左腰淋巴结位于腹主动脉的周围,可分为三组。

1. **主动脉前淋巴结**　沿腹主动脉前方排列,可分为上、下两群,其分界标志是卵巢动脉的分出处,手术中应避免损伤该动脉。该组淋巴结接受主动脉下及左髂总淋巴结的输出淋巴管,收纳左侧卵巢、输卵管、子宫、肾、肾上腺及输尿管等的集合淋巴管,其输出淋巴管注入主动脉外侧及主动脉腔静脉间淋巴结。

2. **主动脉后淋巴结**　位于腹主动脉的后方,多位于第1、2腰椎前面。接受腹壁深淋巴管及主动脉外侧淋巴结的输出淋巴管,其输出淋巴管形成左腰淋巴干,或直接注入胸导管。

3. **主动脉外侧淋巴结**　沿腹主动脉左侧排列,又名腹主动脉左侧淋巴结,有 2~14 个,平均6~7 个,借淋巴结间淋巴管彼此连接成淋巴结链,上达主动脉裂孔,下至腹主动脉分叉处。以左肾蒂为界又分为上、中、下三群。接受左髂总淋巴结的输出管,收纳左肾、肾上腺、子宫上部、输卵管、卵巢等的淋巴,其输出淋巴管形成左腰淋巴干,有时可直接注入胸导管。

(二)中间腰淋巴结

中间腰淋巴结又名主动脉腔静脉间淋巴结,位于腹主动脉与下腔静脉之间,主要分布在右肾动脉起始平面以下,多有 1~2 个。接受右侧肾、肾上腺、子宫、输卵管及卵巢等的集合淋巴管以及髂总淋巴结的输出淋巴管,并借淋巴管与左、右腰淋巴结相连,其输出淋巴管注入右腰干,部分可注入腔静脉后淋巴结。

(三)右腰淋巴结

右腰淋巴结沿下腔静脉排列,也称为腔静脉淋巴结,可分为 3 群。

1. **腔静脉前淋巴结**　位于右肾动脉起始处下方,下腔静脉前方,多为 2~3 个。接受右侧卵巢、肾及肾上腺等的集合淋巴管和髂总淋巴结的输出管,其输出淋巴管注入主动脉腔静脉间及腔静脉外侧淋巴结。

2. **腔静脉后淋巴结**　位于下腔静脉的后方,多为 2~4 个,上至右肾静脉平面,下至腹主动脉分叉处。接受中间腰淋巴结,主动脉和腔静脉前淋巴结的输出淋巴管,收纳右侧卵巢、肾及肾上腺的集合淋巴管,其输出淋巴管多入右腰淋巴干。

3. **腔静脉外侧淋巴结**　位于下腔静脉右侧,腰椎体的前方,多数为 3~5 个。上至膈肌右内侧脚,下至右髂总静脉与下腔静脉交角处的髂总淋巴结,接受右髂总淋巴结的输出淋巴管,收纳右侧卵巢、输卵管、子宫、肾及肾上腺等的集合淋巴管,其输出淋巴结注入右腰干,也可直接入主动脉腔静脉间淋巴结。

二、盆腔淋巴结分布

盆腔淋巴结多沿血管或脏器周围分布,生殖

器官的恶性肿瘤或炎症,均可沿着淋巴流向转移或扩散,相应的淋巴结就会发生病理改变。因此了解淋巴结的分布及流向,显得至关重要。现将主要的盆腔淋巴结分述如下(图 2-2-2)。

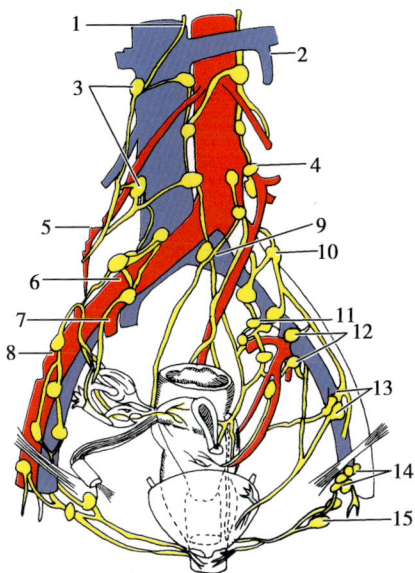

图 2-2-2 盆腔器官的淋巴分布

1. 右腰干;2. 左卵巢静脉;3. 右腰淋巴结;4. 肠系膜下淋巴结;5. 卵巢动脉;6. 髂总动脉;7. 髂内动脉;8. 髂外动脉;9. 主动脉下淋巴结;10. 髂总淋巴结;11. 骶淋巴结;12. 髂内淋巴结;13. 髂外淋巴结;14. 腹股沟深淋巴结;15. 腹股沟浅淋巴结。

(一)腹股沟深淋巴结

腹股沟深淋巴结又称髂外血管下部淋巴结。位于阔筋膜深侧,上方常有腹股沟韧带覆盖,在股管内沿股血管内侧分布。在腹股沟韧带及旋髂深静脉交叉的三角区内侧的股环内有股管淋巴结,外阴部的淋巴在注入髂外淋巴结之前多先经此淋巴结。临床上,宫颈癌行盆腔淋巴结切除术时,必须清除该淋巴结。

腹股沟深淋巴结收纳阴蒂、股静脉区淋巴及腹股沟浅淋巴。其输出管分别注入髂内、髂外及闭孔淋巴结,再汇入髂总淋巴结。

(二)髂总淋巴结

髂总淋巴结位于髂总动脉的周围,可分为髂总动脉内侧、中间、外侧及主动脉下淋巴结。

1. 髂总内侧淋巴结 位于髂总动脉前内侧,或髂总静脉前方,淋巴结较小,数目不定,每侧 0~5 个,少数缺如。接受髂外内侧、髂间、髂内、骶及臀上、下淋巴结的输出淋巴管,收纳宫颈下部、子宫

体及阴道后部的淋巴,其输出淋巴管注入主动脉外侧、主动脉前、主动脉腔静脉间、主动脉后及肠系膜下淋巴结。

2. 髂总中间淋巴结 又名髂总后淋巴结,位于髂总动、静脉的后方,位置较深在腰骶凹内,有无不定。接受髂外中间及髂间淋巴结的输出淋巴管,其输出淋巴管注入主动脉后、主动脉外侧及主动脉腔静脉间淋巴结。

3. 髂总外侧淋巴结 沿髂总动脉外侧排列,每侧有 1~3 个。左侧位于左髂总动脉与腰大肌之间;右侧位于右髂总动脉的外侧与髂总静脉之间或前方。接受髂外外侧、髂外中间及髂间淋巴结的输出淋巴管,其输出淋巴管主要注入左腰淋巴结。

4. 主动脉下淋巴结 位于左、右髂总动脉分叉处以下,第 5 腰椎与骶椎前面,形体较大,只有 1个。接受髂总内侧淋巴结、臀上淋巴结、骶淋巴结的输出淋巴管,收纳宫颈、盆腔脏器、外阴及下肢的淋巴,其输出淋巴管注入主动脉前、主动脉旁或主动脉腔静脉间淋巴结。

髂总淋巴结收纳髂内、髂外、髂间及骶淋巴结的输出淋巴管,还可收纳膀胱、输尿管、子宫及阴道的集合淋巴管。右髂总淋巴结的输出淋巴管多注入主动脉腔静脉间淋巴结,少部分还可注入腔静脉外侧淋巴结;左髂总淋巴结的输出淋巴管,主要注入主动脉外侧和主动脉前淋巴结,部分尚可注入主动脉腔静脉间淋巴结。髂总淋巴结在上述部位发生癌肿时较易受到侵犯,故临床上,一旦上述器官发生癌肿,行器官切除时,必须进行盆腔淋巴结的彻底清除,以达到根治的效果,但注意避免损伤髂总静脉。临床上宫颈癌行根治性手术时,除保留一侧卵巢(年轻妇女)外,全子宫、子宫的韧带、部分阴道、髂内、髂外、闭孔、髂总各组及腹股沟深淋巴结以及相互连接的软组织应一并切除。

(三)髂外淋巴结

髂外淋巴结位于髂外血管周围,有 3~10 个,按所在位置可分为三组。

1. 髂外内侧淋巴结 位于髂外静脉前内侧,有 2~5 个,与下肢腹股沟深淋巴结相延续。其收纳腹股沟淋巴结、阴蒂、膀胱颈、尿道、宫颈及子宫体等处的集合淋巴管,该组的输出淋巴管注入髂总内侧淋巴结和髂间淋巴结。

2. 髂外中间淋巴结 位于髂外动静脉后方与腰大肌之间,有 1~3 个。接受髂外内侧淋巴结输出

淋巴管,且与髂外外侧淋巴结之间的淋巴管有交通,该组淋巴结的输出淋巴管多注入髂总外侧淋巴结。

3. **髂外外侧淋巴结** 有 1~3 个,沿髂外动脉外侧排列。收纳阴蒂头淋巴、脐以下腹前侧壁深淋巴,经腹股沟淋巴结注入髂外外侧淋巴结;还可经股部的淋巴结直接注入髂外外侧淋巴结。

髂外淋巴结接受腹股沟淋巴结的输出淋巴管,收纳下肢、会阴、肛门、外生殖器及腹前壁的淋巴,其输出淋巴管向上注入髂总淋巴结,一部分尚可注入髂间淋巴结。

（四）髂内淋巴结

髂内淋巴结也称为腹下淋巴结,其沿髂内动脉干及其分支排列,有 4~12 个淋巴结。髂内淋巴结由闭孔、臀上、下及骶淋巴结组成。

1. **闭孔淋巴结** 沿闭孔动脉排列,多位于小骨盆侧壁,闭孔神经、血管出入闭膜管内口处,有 1~3 个,较集中。收纳宫颈、阴道上部、膀胱以及阴蒂的集合淋巴管,其输出淋巴管注入髂间、髂内、外淋巴结。因此,子宫、阴道或膀胱任何部位的癌肿,淋巴转移最先都会侵犯闭孔淋巴结。临床上宫颈癌行盆腔淋巴结清除术时,闭孔淋巴结是首先应去除的淋巴结。术中应熟悉闭孔淋巴结、血管及神经的解剖关系,以免损伤血管和神经。

2. **臀上淋巴结** 沿臀上动脉的内后方排列,有 1~3 个;另外,沿该动脉浅、深两支尚可有 2~5 个小淋巴结。接受宫颈、阴道中部及臀部深层的集合淋巴管;其输出淋巴管注入髂间、髂外内侧及髂总内侧淋巴结。

3. **臀下淋巴结** 位于臀下动脉和阴部内动脉周围,有 1~4 个,又可分为内外两组,内组收纳宫颈、阴道中部及直肠的集合淋巴管;外组收纳臀部及阴部的淋巴管。其输出淋巴管注入髂总淋巴结。故临床上宫颈癌行盆腔淋巴结清除术时,臀上、臀下淋巴结也应是被清除的淋巴结。

4. **骶淋巴结** 沿骶正中动脉和骶外侧动脉之间排列,有 1~4 个。收纳盆后壁、直肠肛管黏膜部、子宫体下部、宫颈及阴道上部等处的集合淋巴管;其输出淋巴管注入主动脉下及髂总淋巴结。

（五）髂间淋巴结

髂间淋巴结位于髂总发出髂内、外动脉的分叉处,有 1~2 个淋巴结。接受髂外、髂内淋巴结及盆腔器官旁淋巴结的输出淋巴管,收纳来自下肢、会阴、外生殖器、肛门及腹壁下半部、腰背部及

盆腔脏器的淋巴,其集合淋巴管注入髂总淋巴结。临床上,盆腔脏器发生癌肿行器官切除加淋巴清除时,该组淋巴结是被切除的主要淋巴群之一。

三、盆腔脏器旁淋巴结分布与流向

位于盆腔脏器周围,多沿髂内血管的脏支排列,淋巴结的数目、大小、位置都不恒定。

（一）子宫旁淋巴结分布与流向

子宫旁淋巴结位于宫颈两侧,子宫动脉与输卵管交叉处。淋巴结较小,收纳子宫体下部、宫颈的淋巴,其输出淋巴管注入髂间和髂内淋巴结。

1. **子宫的器官内淋巴管** 子宫内膜间质的毛细淋巴管网,在性成熟期后分为浅、深两层,与肌层内的毛细淋巴管网相通。肌层内的毛细淋巴管位于平滑肌纤维束间的结缔组织内,各肌层内的毛细淋巴管网的管径与网眼大小不同,但相互吻合并汇合成集合淋巴管。浆膜层毛细淋巴管在浆膜间皮下的纤维组织内,注入其深面的淋巴管丛,由此发出的集合淋巴管,伴行于动、静脉的分支注入局部淋巴结。肌层与浆膜层的集合淋巴管相互吻合交通。

2. **子宫的淋巴流向** 子宫底与子宫体上 2/3 的淋巴流向基本相同,而子宫颈与子宫体下 1/3 的淋巴流向大体一致（图 2-2-3）。

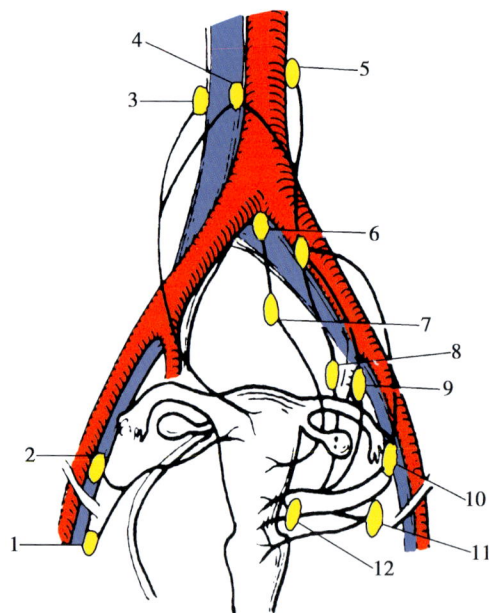

图 2-2-3 子宫的淋巴引流

1. 腹股沟深淋巴结; 2. 髂外淋巴结; 3. 腔静脉右侧淋巴结; 4. 主动脉腔静脉间淋巴结; 5. 主动脉左侧淋巴结; 6. 主动脉下淋巴结; 7. 骶淋巴结; 8. 髂间淋巴结; 9. 髂内淋巴结; 10. 髂外淋巴结; 11. 闭孔淋巴结; 12. 子宫旁淋巴结。

子宫底与子宫体上 2/3 的淋巴管：子宫底与子宫体上部位发出 2~5 条集合淋巴管，在阔韧带上部沿卵巢固有韧带走向卵巢门，在卵巢系膜内与卵巢的淋巴管汇合，经卵巢悬韧带，沿卵巢血管上行，至肾下极平面，转向内注入腰淋巴结。其中，子宫左侧的淋巴管注入主动脉旁淋巴结，少数注入主动脉前淋巴结；右侧的淋巴管主要注入主动脉腔静脉间淋巴结，一部分注入腔静脉旁、腔静脉前及主动脉前淋巴结。子宫底部发出的集合淋巴管，沿子宫圆韧带向前上方走行，经腹股沟管腹环处，一部分淋巴管转向内下，注入腹股沟深或髂外淋巴结；其余的经过腹股沟管的浅环，注入腹股沟浅淋巴结。所以，临床上在行宫颈癌根治术时，应清除上述淋巴结。

子宫颈与子宫体下 1/3 的淋巴管：子宫颈与子宫体下部发出 3~5 条集合淋巴管，向外穿经阔韧带基底部沿子宫动脉走行，多越过脐动脉索注入髂外淋巴结，一部分注入髂间或髂内淋巴结，或直接注入腰淋巴结。髂内与髂外淋巴结为宫颈癌的主要转移淋巴结，因此行宫颈癌根治术时，必须沿髂内、外动脉将这些淋巴结全部清除。

宫颈下部的集合淋巴管穿过子宫主韧带行向外侧，注入闭膜管内口处的闭孔淋巴结。宫颈癌淋巴结转移至该处淋巴结的概率，仅次于髂外淋巴结。

宫颈部发出的集合淋巴管有 1~2 条绕过直肠，经宫骶韧带入骶淋巴结或主动脉下淋巴结。骶淋巴结的输出管注入主动脉下或髂总淋巴结。宫颈癌转移至骶淋巴结的占 1.9%。

子宫的淋巴管与膀胱、直肠的淋巴管相互交通，故行宫颈癌手术时，清除淋巴结应该足够广泛。

（二）输卵管淋巴分布与流向

在输卵管的黏膜层、肌层和浆膜层内均有毛细淋巴管网，且各层之间毛细淋巴管网相互交通（图 2-2-4）。

输卵管的淋巴管主要与卵巢动、静脉伴行。从输卵管浆膜层淋巴管丛发出的集合淋巴管，走行于输卵管系膜内，与卵巢的集合淋巴管汇合后沿卵巢动脉走行，至肾下极水平，转向内侧注入腰淋巴结。左侧输卵管的集合淋巴管越过输卵管前方注入主动脉外侧及主动脉前淋巴结；右侧输卵管的集合淋巴管注入主动脉腔静脉间、腔静脉前及外侧淋巴结。输卵管壶腹部的部分集合淋巴管，穿经阔韧带后注入髂内淋巴结；输卵管的集合部分淋巴管穿过阔韧带，跨越脐动脉索注入髂间淋巴结。输卵管与

子宫体、卵巢的部分集合淋巴管相互吻合。

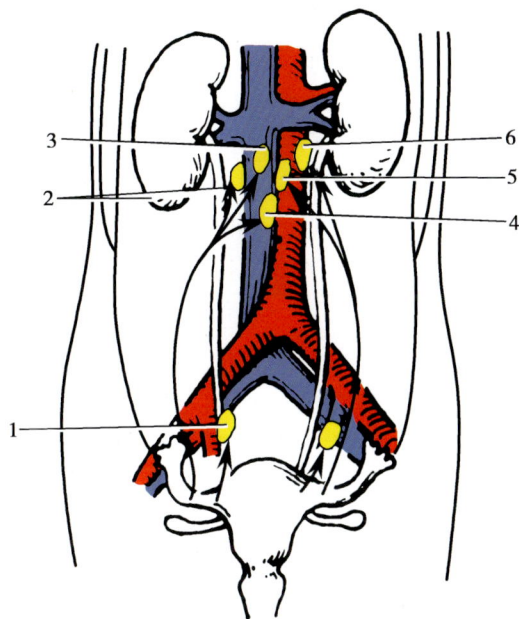

图 2-2-4　输卵管的淋巴引流
1. 髂内淋巴结；2. 腔静脉右侧淋巴结；3. 腔静脉前淋巴结；4. 主动脉腔静脉间淋巴结；5. 主动脉前淋巴结；6. 主动脉左侧淋巴结。

（三）卵巢旁淋巴管分布与流向

卵巢皮质内黄体中有毛细淋巴管，它随着黄体的发育和退化而变化，而在白体内则不存在毛细淋巴管。皮质与髓质内的毛细淋巴管网相通。髓质内淋巴管伴随血管走出卵巢门，在卵巢系膜内与子宫、输卵管发出的集合淋巴管相吻合（图 2-2-5）。

右侧卵巢的集合淋巴管，沿卵巢动、静脉上行，注入主动脉和下腔静脉、下腔静脉外侧和下腔静脉前淋巴结。左侧卵巢的集合淋巴管，向上注入主动脉外侧和主动脉前淋巴结。卵巢的淋巴管除主要注入腰淋巴结外，还可经卵巢门注入髂内、髂外及髂总淋巴结，或经圆韧带注入闭孔及腹股沟淋巴结。当集合淋巴管受阻时，一个器官的淋巴有可能通过集合淋巴管网间的吻合逆流至另一器官，所以，盆腔器官炎症或肿瘤可以逆行侵犯另一个器官。

（四）膀胱旁淋巴结分布与流向

位于膀胱前面及两侧面，分别为膀胱外侧和膀胱前淋巴结。膀胱外侧淋巴结沿脐动脉索排列，收纳膀胱上部和外侧部的淋巴，其输出淋巴管注入髂内和髂间淋巴结。膀胱前淋巴结沿膀胱上动脉前支排列，收纳膀胱前部的淋巴，其输出管注入膀胱外侧或髂内淋巴结。

行,注入肠系膜下淋巴结,下群的输出淋巴管注入髂内淋巴结(图 2-2-7)。

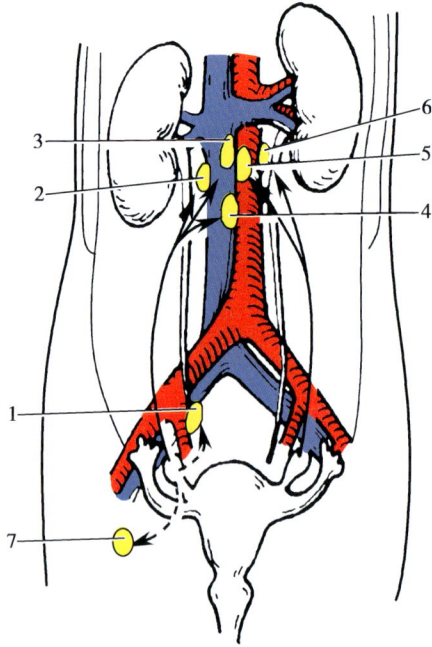

图 2-2-5 卵巢的淋巴引流

1. 髂内淋巴结;2. 腔静脉右侧淋巴结;3. 腔静脉前淋巴结;4. 主动脉腔静脉间淋巴结;5. 主动脉前淋巴结;6. 主动脉左侧淋巴结;7. 腹股沟浅淋巴结。

膀胱三角区的淋巴管注入髂外淋巴结,部分注入髂内淋巴结;上面的淋巴管注入髂外、髂内、髂总及骶岬淋巴结;下面外侧的淋巴管注入髂外淋巴结,有的注入髂内或髂间淋巴结;膀胱前面发出的集合淋巴管注入髂内或髂间淋巴结;后壁的淋巴管与宫颈间淋巴管相交通。

(五)阴道旁淋巴结分布与流向

位于阴道上部两侧,沿子宫动、静脉的阴道支分布,有 1~3 个小淋巴结,接受宫颈和阴道上部的集合淋巴管,其输出淋巴管注入髂间淋巴结。

阴道上部的淋巴管起自阴道前壁,一部分与子宫血管阴道支伴行,注入子宫旁或阴道旁淋巴结,另一部分与子宫血管伴行,注入髂内、髂外及闭孔淋巴结。中部前壁的淋巴管注入髂内淋巴结;中部后壁的淋巴管,注入骶淋巴管和主动脉下淋巴结。阴道下部的淋巴管与外阴部的淋巴管汇合注入腹股沟浅淋巴结。

阴道的淋巴管与宫颈、阴唇及直肠的淋巴管相互吻合(图 2-2-6)。

(六)直肠旁淋巴分布与流向

位于直肠壶腹部的两侧及后面,多在直肠上动脉的分支处,有 1~5 个淋巴结,收纳直肠壶腹部的淋巴。直肠上群的输出淋巴管沿直肠上动脉走

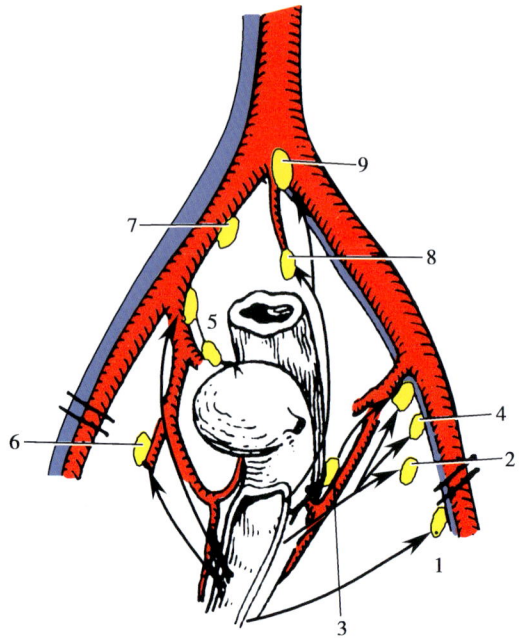

图 2-2-6 阴道的淋巴流向

1. 腹股沟深淋巴结;2. 闭孔淋巴结;3. 子宫旁淋巴结;4. 髂外淋巴结;5. 髂内淋巴结;6. 臀下淋巴结;7. 髂总淋巴结;8. 骶淋巴结;9. 主动脉下淋巴结。

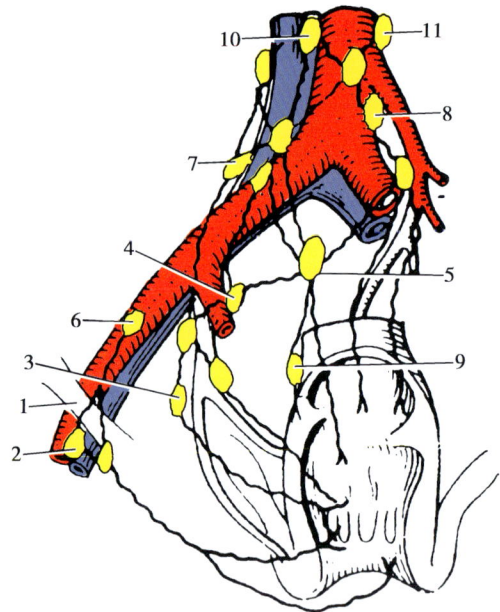

图 2-2-7 直肠淋巴引流

1. 腹股沟韧带;2. 腹股沟浅淋巴结;3. 臀下淋巴结;4. 髂内淋巴结;5. 骶淋巴结;6. 髂外淋巴结;7. 髂总淋巴结;8. 肠系膜下淋巴结;9. 直肠旁淋巴结;10. 主动脉腔静脉间淋巴结;11. 主动脉旁淋巴结。

直肠黏膜下层、肌层及直肠腹膜下的淋巴管网互相吻合,汇入直肠周围淋巴结,其输出管多注入腹主动脉周围的淋巴结或髂内淋巴结。

直肠壶腹部的淋巴管,沿直肠上静脉走行,注入直肠旁淋巴结,或直肠上淋巴结,其输出管均注入肠系膜下淋巴结,是直肠淋巴引流的主要路径。

直肠外淋巴丛的部分集合淋巴管注入骶淋巴结,其输出管注入主动脉旁及髂总淋巴结。直肠下段的一些淋巴管沿直肠下血管,注入臀下淋巴结,其输出管注入髂内淋巴结。齿状线以上的集合淋巴管沿直肠下静脉注入髂内或髂总淋巴结;齿状线以下的集合淋巴管沿阴部静脉注入腹股沟浅淋巴结。

▶ ⫶ 第三节　子宫韧带、血管与子宫周围间隙

一、子宫形态

子宫是女性产生月经、孕育胎儿的中空器官,如前后略扁的倒置梨形,其大小与年龄及生育有关,未产者约长 7~8cm、宽 4~5cm、厚 2~3cm,宫腔容积约 5ml。

子宫位于小骨盆腔中央,宫底在小骨盆入口平面以下,宫口在坐骨棘平面稍下方。子宫正常呈前倾前屈位,前方借膀胱子宫陷凹与膀胱相邻,后方借直肠子宫陷凹与直肠相邻,上方游离与肠袢相邻,两侧有输卵管、卵巢,并借子宫阔韧带与盆侧壁相连,向下与阴道相接,其位置可随膀胱、直肠充盈程度的不同而改变。

子宫根据解剖学位置可分为子宫底、子宫体、子宫峡及子宫颈四部分(图 2-3-1,图 2-3-2)。

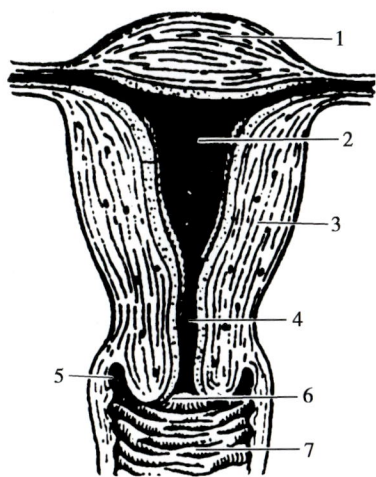

图 2-3-1　子宫的分部(冠状面)
1. 子宫底;2. 子宫腔;3. 子宫体;4. 子宫颈管;
5. 阴道穹窿;6. 子宫颈外口;7. 阴道。

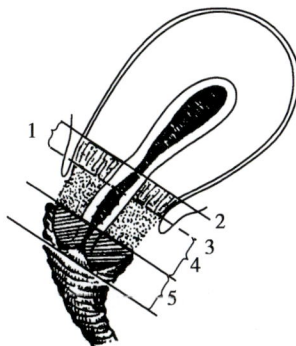

图 2-3-2　子宫的分部(矢状面)
1. 峡部;2. 解剖学内口;3. 组织学内口;
4. 子宫颈阴道上部;5. 子宫颈阴道部。

子宫体的上部两侧输卵管间质部以上稍隆突部为子宫底部,与回肠袢和乙状结肠相接触。子宫底的两侧为子宫角,与输卵管相通。

子宫最宽大的上 2/3 部为子宫体部,上宽下窄,前面较平,后面隆突,下端延续为较细的子宫峡部,两侧缘有子宫阔韧带附着。宫体与宫颈比例因年龄而异,婴儿期为 1:2,青春期为 1:1,生育期为 2:1。

宫颈与宫体的移行部为子宫峡部,向下与宫颈管相通,长约 1cm,在孕期形成子宫下段可达 7~10cm。上界与宫颈上端相接,因解剖上较狭窄,称为解剖学内口,下界由子宫内膜转变为宫颈黏膜,称为组织学内口。

子宫的下 1/3 部为宫颈部,长约 2~3cm,呈圆柱状,宫颈下半部伸入阴道内的部分,为宫颈阴道段,两侧与子宫主韧带相连接。输尿管由上向下在距宫颈侧仅约 2~2.5cm,子宫动脉的后方与之交

叉,再向下经阴道侧穹窿顶端绕向前方进入膀胱壁。在此处行妇科手术时,须防止损伤输尿管。

子宫壁由内向外分别为黏膜层(即内膜)、肌层及浆膜层三层。①黏膜层可分为功能层和基底层两部分。青春期开始,受卵巢性激素的影响,功能层发生周期性变化(增殖、分泌及脱落),而基底层无周期性变化。宫颈鳞、柱状上皮交接处为宫颈癌的好发部位,也是行宫颈活检的重要部位。②肌层分为内、中、外三层。外层纵行,内层环行,中层肌纤维交织如网,分娩后收缩可压迫贯穿其间的血管,起止血作用。③浆膜层紧紧覆盖宫底及宫体,在前方于峡部下界处反折向膀胱,形成子宫膀胱陷凹。后方浆膜则向下掩盖宫颈上段及阴道后壁上段,反折向直肠,形成直肠子宫陷凹,此为腹腔最低部分。仅借阴道壁、少量结缔组织及一层腹膜与阴道后穹窿相隔。临床上,当腹腔内出血或感染化脓时,血液或脓液多积于此,可从阴道后穹窿进行穿刺抽吸或切开引流。

二、子宫韧带

(一) 子宫阔韧带

子宫阔韧带是子宫浆膜前后叶在子宫两侧汇合后形成的腹膜皱襞,将盆腔分为前、后两部:前部有膀胱,后部有直肠和乙状结肠。子宫阔韧带的上缘游离,内侧2/3包裹输尿管(伞端无腹膜遮盖),外侧1/3移行于卵巢悬韧带(suspensory ligament of ovary),也称骨盆漏斗韧带(infundibulopelvic ligament),卵巢动、静脉由此韧带穿过,下缘与盆底腹膜相连,两侧向盆壁伸展,与腹膜壁层相延续。子宫阔韧带内含有丰富的血管、神经和淋巴管及大量的疏松结缔组织,统称为宫旁组织。手术处理宫旁组织时,一次钳夹不宜过多,以免引起出血。子宫动、静脉和输尿管均从子宫阔韧带基底部穿过,故手术时应注意其解剖位置,以免误伤。子宫阔韧带可限制子宫向两侧移动,保持子宫在盆腔中处于正中位置(图2-3-3)。

(二) 子宫圆韧带

子宫圆韧带为一对近圆形的肌纤维束,长约12~14cm,有腹膜覆盖。起自两侧子宫角输卵管附着部位的稍下方,在子宫阔韧带前叶的覆盖下向前外伸展连于两侧骨盆壁,后沿侧壁向前,越过膀胱血管、闭孔血管和神经、脐动脉索及髂外血管等结构的上方进入腹股沟管,分散成许多纤维束,止

于阴阜及大小阴唇的皮下。子宫圆韧带内有一条卵巢动脉和一条卵巢静脉丛的小分支及神经,故子宫切除时切断子宫圆韧带会影响卵巢的血运。子宫圆韧带有维持子宫前倾的作用。

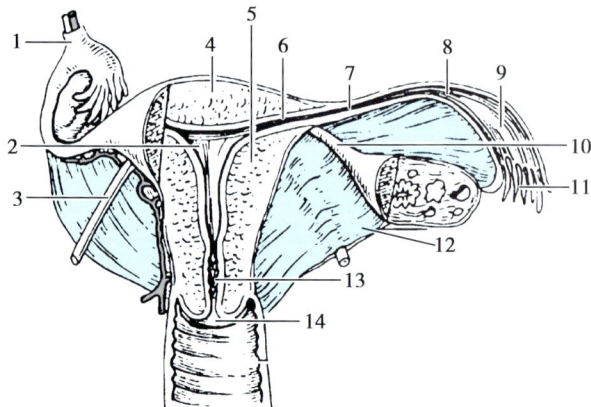

图 2-3-3　子宫阔韧带

1. 卵巢悬韧带; 2. 子宫腔; 3. 子宫圆韧带; 4. 子宫底; 5. 子宫体; 6. 输卵管间质部; 7. 输卵管峡部; 8. 输卵管壶腹部; 9. 输卵管漏斗; 10. 卵巢固有韧带; 11. 输卵管伞端; 12. 子宫阔韧带; 13. 宫颈管; 14. 宫颈口。

(三) 子宫主韧带

子宫主韧带又称宫颈横韧带(transverse cervical ligament),呈扇形,位于子宫阔韧带下部、子宫峡部下方,横行于宫颈两侧和骨盆侧壁之间,向下与盆膈上筋膜相接,是一对坚韧的平滑肌与结缔组织纤维束,位于膀胱侧间隙的后界。

子宫主韧带的上半部为血管部,包含有结缔组织纤维,脂肪组织,子宫深、浅静脉及膀胱下动脉等;下半部为索状部,由纤维结缔组织组成,腹下神经下段和下腹下丛从其基底部穿过进入膀胱宫颈阴道韧带的深层。输尿管末端与子宫动脉交叉行于其中,术中应注意。子宫主韧带上方与子宫阔韧带内的腹膜外组织相连,下移行于盆膈上筋膜,是固定宫颈,维持子宫于坐骨棘平面以上的主要结构。临床上,宫颈癌行根治性子宫切除术,切除子宫深静脉周围淋巴结及直肠中动脉下方的子宫主韧带时,易损伤盆内脏神经,须警惕(图2-3-4)。

(四) 子宫骶韧带

子宫骶韧带又称骶子宫韧带,由结缔组织和平滑肌构成。起自宫颈后上侧方,相当于宫颈内口处,向后绕过直肠两侧,呈扇形展开止于第2、3骶椎前面的筋膜,下方延续为直肠阴道韧带,内侧

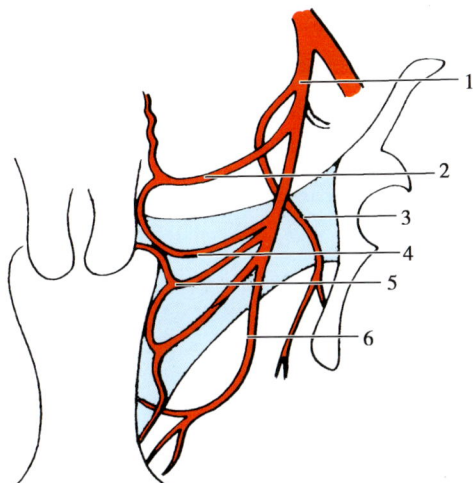

图 2-3-4　子宫主韧带内的动脉走行
1. 髂内动脉；2. 子宫动脉；3. 臀上动脉；4. 阔韧带动脉；
5. 阴道动脉；6. 阴部内动脉。

为直肠，外侧为输尿管，是术中的重要标志。子宫骶韧带又可分为神经部和纤维结缔组织部，神经部位于外侧，由腹下神经和疏松的纤维结缔组织组成；内侧的纤维结缔组织部由致密的纤维结缔组织和血管组成。子宫骶韧带将宫颈向后上方牵引，有间接维持子宫前倾的作用。临床上，宫颈癌行子宫根治性切除术时，若子宫骶韧带和直肠阴道韧带在盆壁处切除过深，会切断腹下神经和盆神经，从而影响膀胱功能，应需警惕。

（五）耻骨膀胱宫颈韧带

膀胱宫颈韧带起于宫颈前面，向前呈弓形绕过膀胱外侧，附着于耻骨盆面。韧带表面的腹膜为膀胱子宫襞，可限制子宫后倾后屈。

在根治性子宫切除术的 Q-M 分型（详见第四章第一节）中，提出了"膀胱宫颈韧带切除"这一重要概念。Piver 分型重视了主韧带、宫骶韧带和阴道上段的切除，忽略了宫颈肿瘤向膀胱方向的扩散，未关注宫颈前方膀胱宫颈韧带的切除。

膀胱宫颈韧带是连接膀胱和宫颈的一束结缔组织（图 2-3-5，图 2-3-6），内含子宫动静脉等血管，输尿管从其下方穿过进入膀胱。故可以输尿管水平为界，将膀胱宫颈韧带分为前叶和后叶两部分。前叶组织较多，其中包含子宫动静脉等血管通过，后叶组织较少。切除膀胱宫颈韧带时，需先游离输尿管，也就是俗称的"打隧道"。通过"打隧道"将输尿管和膀胱宫颈韧带前叶充分游离，然后沿输尿管水平切断膀胱宫颈韧带前叶。Q-M 分型将子宫切除术分为 A、B、C、D 四类。初治宫颈

癌手术一般限于 A、B、C 三类。这三类手术膀胱宫颈韧带有所不同，A 类为筋膜外子宫切除术，紧贴宫颈旁切除膀胱宫颈韧带，不需要游离输尿管。B 类为改良根治性子宫切除术，沿输尿管水平切除膀胱宫颈韧带，需要先游离输尿管。C 类为根治性子宫切除术，紧贴膀胱切除膀胱宫颈韧带，也需要先游离输尿管（图 2-3-7）。膀胱宫颈韧带后叶组织较少、较疏松，当打通输尿管隧道、切断膀胱宫颈韧带前叶后，用电刀或超声刀就可以轻易切断。

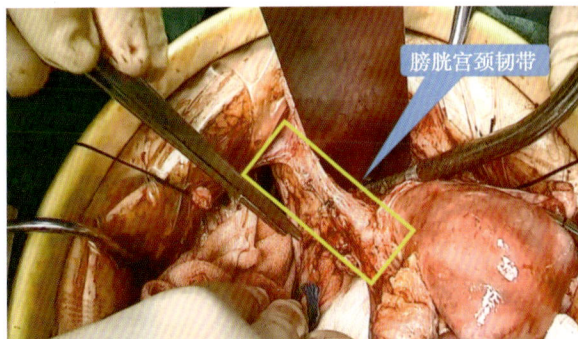

图 2-3-5　左侧膀胱宫颈韧带

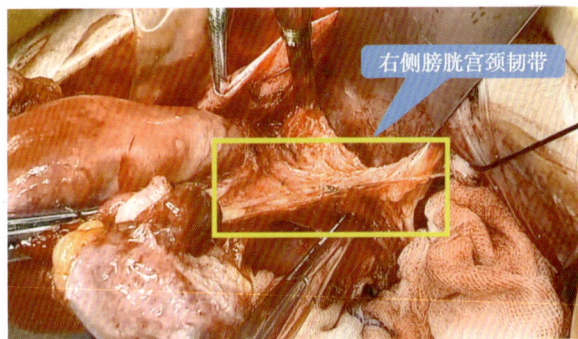

图 2-3-6　右侧膀胱宫颈韧带

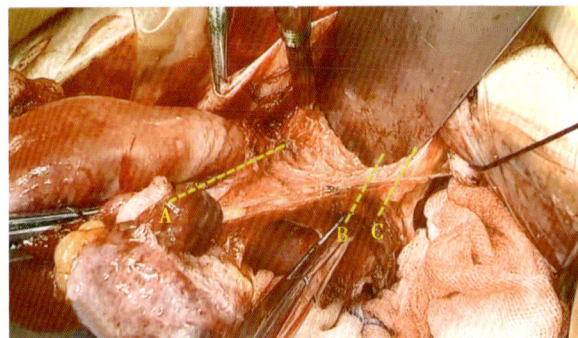

图 2-3-7　Q-M 分型的膀胱宫颈韧带切除范围
A：紧贴宫颈切除；B：沿输尿管水平切除；
C：紧贴膀胱切除。

耻骨膀胱韧带位于耻骨后方，靠近耻骨联合和膀胱颈之间，内有含平滑肌纤维的耻骨膀胱肌；膀胱子宫韧带位于宫颈阴道连接处的侧前方和膀胱底部之间，膀胱后输尿管的上方，向前延伸至主韧带子宫旁段，内含宫颈阴道动脉和静脉的分支以及含平滑肌纤维的膀胱子宫肌；膀胱宫颈韧带为一对结缔组织平滑肌束，连接于宫颈前外侧壁、阴道前壁和膀胱后壁之间，内有隧道通行输尿管。根据韧带的附着部位不同，进一步把该韧带分为膀胱宫颈韧带子宫部和膀胱宫颈韧带阴道部（图 2-3-8）。

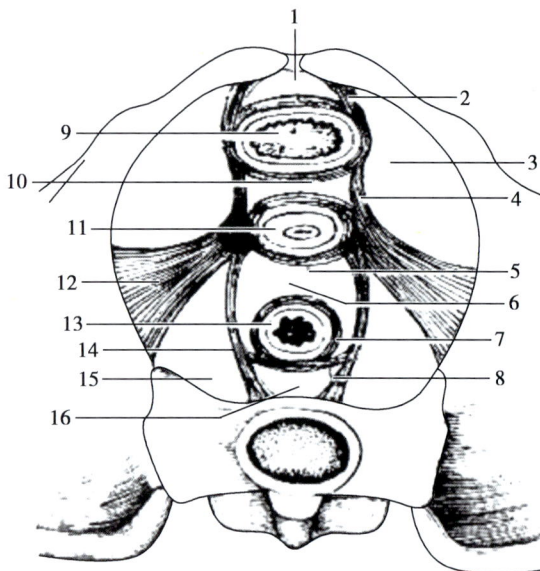

图 2-3-8　耻骨膀胱宫颈韧带

1. 耻骨后隙；2. 耻骨膀胱韧带；3. 膀胱侧间隙；4. 耻骨子宫韧带；5. 子宫筋膜；6. 阴道直肠间隙；7. 直肠筋膜；8. 直肠侧韧带；9. 膀胱；10. 膀胱筋膜；11. 宫颈；12. 子宫主韧带；13. 直肠；14. 子宫骶骨韧带；15. 骨盆直肠间隙；16. 直肠后间隙。

三、子宫血管

（一）子宫的动脉

1. 子宫的血供　主要来自子宫动脉，起自髂内动脉的前支，在腹膜后沿盆侧壁下行，然后穿阔韧带基底部、子宫旁组织，在距宫颈内口约 2cm 处，从输尿管内侧到达子宫外侧缘，在阴道宫颈部分为子宫体支和宫颈 - 阴道支。前者较粗为主干，沿子宫侧缘上行，至子宫角处又分为子宫底支、输卵管支和卵巢支（与卵巢动脉分支吻合）；后者较细，分布于宫颈、阴道上部及部分膀胱，与阴

道动脉吻合。子宫动脉第 2 级分支进入子宫壁后，再分支行于肌层的血管层中，其再分支进入子宫内膜动脉中。弯曲的螺旋动脉从基底层直达内膜表层。螺旋动脉随月经周期变化，弯曲程度增加。但它发自基底层的短直支，仅营养基底膜，不参与月经周期的变化。临床上行妇科手术时，注意子宫动脉、输尿管及宫颈之间的解剖关系，以免发生出血或损伤输尿管（图 2-3-9）。

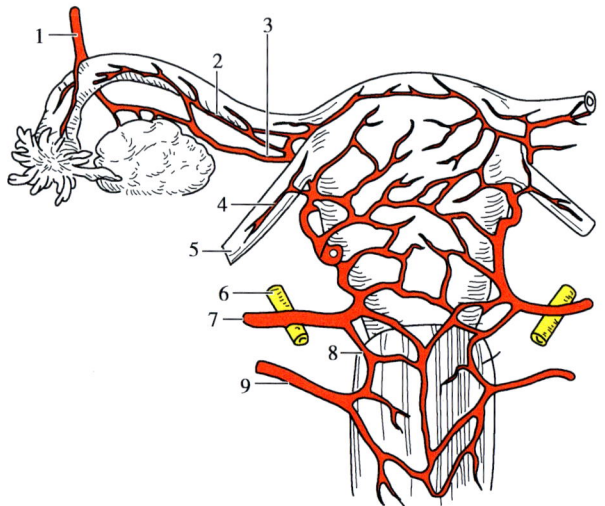

图 2-3-9　子宫动脉的分支

1. 卵巢动脉；2. 输卵管支；3. 卵巢支；4. 子宫圆韧带支；5. 子宫圆韧带；6. 输尿管；7. 子宫动脉；8. 阴道支；9. 阴道动脉。

2. 子宫动脉在宫颈峡部段的分支　子宫动脉在宫颈峡部水平发出壁腹膜段、主韧带子宫旁段、子宫系膜段。

（1）壁腹膜段：紧贴盆壁向前下降，直至坐骨棘水平。与之相伴行的前方有脐动脉和闭孔动脉、子宫前静脉和子宫淋巴管；后方有子宫后静脉丛、阴道动静脉和子宫阴道淋巴管；中间有输尿管。

（2）主韧带子宫旁段：在主韧带子宫旁段下横向内，于输尿管前形成一动脉襻，约距子宫峡部 20mm，阴道穹窿 15mm。子宫动脉襻周围有静脉丛和淋巴管。变异：子宫动脉襻能与阴道侧穹窿相连。

（3）子宫系膜段：位于子宫侧壁子宫系膜内。它迂曲并与子宫静脉丛、子宫淋巴管、易变的子宫旁淋巴结、神经束尤其是位于动脉后的子宫侧神经相连，有时发出前庭支。

3. 子宫动脉在宫颈峡部段的侧分支

（1）膀胱阴道支：细长，5~6支。起始于输尿管交叉前，在主韧带宫颈段内，沿终末段的输尿管侧缘延伸至膀胱底和阴道侧穹窿。

（2）宫颈阴道支：粗大，起始于输尿管交叉后，并分成前、后两支，供应宫颈、阴道前穹窿、膀胱底和膀胱颈的血运。前支又分出膀胱子宫韧带支。变异：它可起始于子宫动脉袢交叉前，或为多个分支，形成主韧带子宫旁段前的膨胀轴，参与膀胱子宫韧带的血供。

（3）宫颈支：5~6支，屈曲，起始点远离宫颈。每个分支都分成两支供应宫颈的前面和后面。宫颈支的第一支粗大，供应阴道血运，有时发出阴道后奇动脉支。

（4）子宫体支：8~10支，成对或主干支分两支发出，供应每个子宫体面血运。

（二）子宫的静脉

子宫静脉比较发达。起自内膜中的小静脉，注入肌层中较大的静脉，经子宫静脉离开子宫，在子宫下部两侧形成子宫静脉丛。发出小静脉后，再汇合成2支子宫静脉主干，一条为子宫浅静脉，另一条为子宫深静脉，分别伴随动脉向上、下外行，一同越过输尿管前上方，注入髂内静脉。该静脉丛分别与阴道、直肠静脉丛相交通；子宫与阴道静脉丛吻合称为子宫阴道静脉丛，在输尿管周围结缔组织与静脉共同组成了输尿管隧道，该丛的静脉无瓣膜，故可彼此逆流。

四、子宫周围间隙

盆腔内的腹膜外组织、盆壁、脏筋膜之间形成许多筋膜间隙，这些潜在的间隙有利于盆腔内空腔脏器的扩张与收缩，也是感染和渗出液贮蓄扩散的空间，且在手术中对分离或剥离各脏器也起着重要的作用（图2-3-10~图2-3-13）。

1. **耻骨后间隙** 又称膀胱前间隙（Retzius间隙），位于耻骨联合与膀胱下外侧面之间，其前界为腹横筋膜；后界为膀胱侧韧带；两侧为脐内侧韧带在盆壁的附着处，内含疏松结缔组织及静脉丛等；上界为膀胱上面至腹前壁的腹膜移行部；下界为耻骨膀胱韧带及盆膈上筋膜。耻骨骨折合并膀胱或尿道损伤时，常引起耻骨后隙出血、尿外渗或感染等。经此隙亦可完成腹膜外剖宫产术。

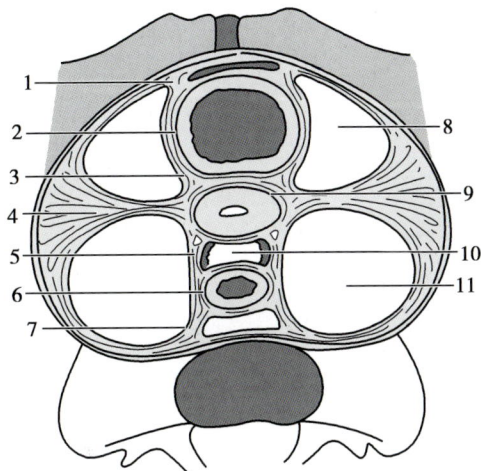
图 2-3-10 盆筋膜间隙
1. 耻骨膀胱韧带；2. 膀胱筋膜；3. 膀胱宫颈韧带；4. 子宫主韧带；5. 子宫骶韧带直肠子宫部；6. 直肠筋膜；7. 子宫骶韧带骶直肠部；8. 膀胱侧间隙；9. 宫颈筋膜；10. 直肠阴道间隙；11. 直肠侧间隙。

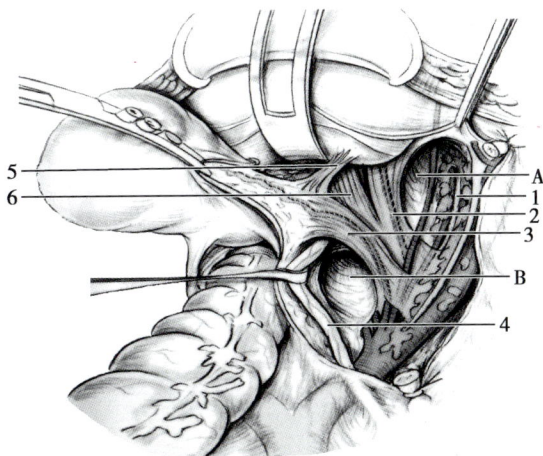
图 2-3-11 骨盆腹膜外间隙
1. 闭孔神经；2. 脐侧韧带；3. 主韧带；4. 输尿管；5. 膀胱宫颈制带前叶；6. 膀胱宫颈韧带后叶；A. 膀胱侧间隙；B. 直肠侧间隙。

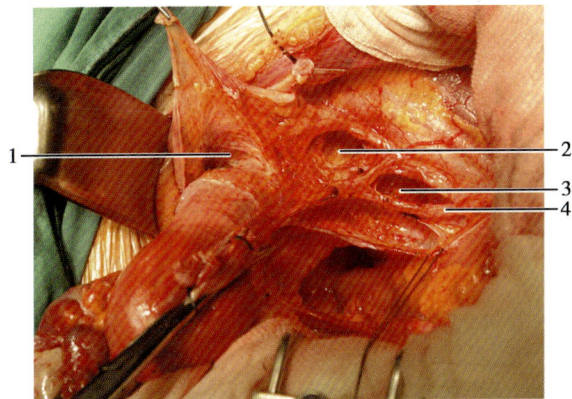
图 2-3-12 子宫周围间隙
1. 膀胱阴道间隙；2. 膀胱侧间隙；3. 直肠侧间隙；4. 输尿管。

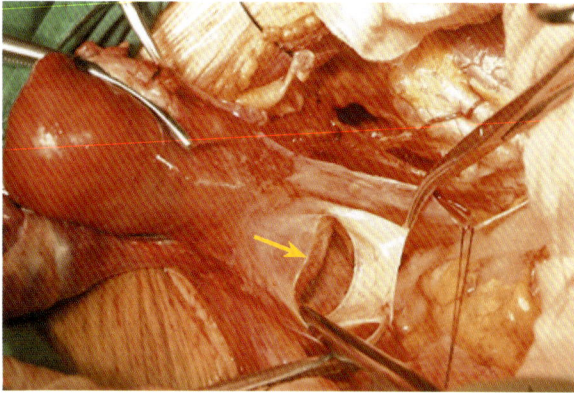

图 2-3-13　直肠阴道间隙

耻骨后隙有广泛的交通关系：沿子宫圆韧带可与子宫旁组织、股沟管相连；沿髂外血管可与股鞘相交通；沿腹壁下血管可与腹直肌鞘相接；沿闭孔血管与闭膜管相连通。

2. **直肠侧间隙**　位于骶韧带外侧，其四周边界为：前方是子宫动静脉，后方是骶骨的一部分，侧后方是髂内静脉，外侧是髂内动脉，内侧壁是输尿管系膜和直肠、乙状结肠壁，底部有一些迂曲的静脉。

解剖直肠侧间隙后，即可暴露宫旁组织，特别是宫骶韧带外侧，它是盆内筋膜的向后延伸，位于输尿管及其系膜与阔韧带之间的间隙称为Okabayashi 间隙，在此间隙内可见到由上腹下神经丛分出的腹下神经，它为支配膀胱的交感神经。Okabayshi 间隙可在宫颈与宫旁组织之间连续分离扩大，到达输尿管进入隧道的平面，膀胱子宫韧带与膀胱下筋膜在此处融合在一起。

3. **直肠后间隙**　又称骶前间隙，位于直肠后筋膜与骶前筋膜之间。其前界为直肠外侧韧带；后界为骶尾骨；两侧借直肠侧韧带与骨盆直肠间隙相隔；上界在骶岬处与腹膜后隙相通；下界为盆膈上筋膜。此隙内有骶丛、奇神经节、直肠下血管、骶淋巴结等。若间隙内发生感染，可向上蔓延至腹膜后隙。

4. **膀胱侧间隙**　位于膀胱侧窝的腹膜下方。顶为膀胱旁窝的腹膜及脐内侧韧带；其底为盆膈上筋膜；内侧为膀胱宫颈阴道韧带；外界为闭孔内肌的筋膜及髂内血管、神经、淋巴管及输尿管等。临床上在行根治性子宫切除术中，该间隙是保证切除韧带达 3cm 以上，且失血少的关键。

5. **直肠阴道间隙**　是一潜在性较易分离的间隙。前界为直肠阴道隔；后界为直肠前面的外膜；两侧为直肠柱和宫骶韧带；顶为直肠子宫陷凹底部的腹膜；下界为肛提肌纤维，附着于会阴体。宫颈癌行根治性子宫切除时该间隙是避免直肠损伤的重要间隙。

6. **膀胱与阴道和宫颈间的间隙**　膀胱底部筋膜鞘同阴道、宫颈前壁筋膜鞘之间，为疏松结缔组织相隔，包括膀胱宫颈间隙、膀胱阴道间隙和阴道上中隔。

（1）膀胱宫颈间隙：是位于膀胱和宫颈之间的潜在间隙，富含疏松结缔组织，血管较少，易于分离。前方为膀胱后壁，后方为宫颈前壁，两侧为膀胱宫颈阴道韧带；上界为膀胱子宫反折腹膜，下界为阴道上中隔。

（2）膀胱阴道间隙：位于膀胱下段和阴道前壁之间的潜在间隙，含致密结缔组织，血管较多，分离有时困难。前壁为膀胱顶，后壁为阴道前壁，上界为阴道上中隔。

（3）阴道上中隔：是宫颈和阴道之间的一层筋膜。该隔有时较薄，钝性分离即可，有时较为致密，需锐性分离。

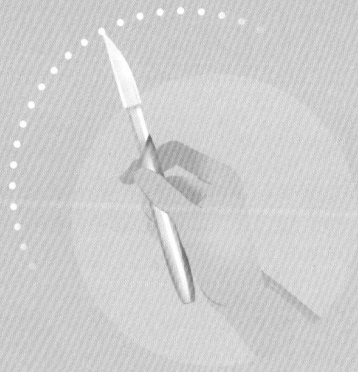

第三章

腹膜后淋巴结切除术

▶ 第一节　概述

腹膜后淋巴结切除术包括盆腔淋巴结、主动脉旁淋巴结和骶前淋巴结切除。手术途径可经腹腔内或腹膜外进行,手术方法可通过经腹开放手术、腹腔镜或机器人辅助腹腔镜手术进行。下面主要介绍经腹腹膜后淋巴结切除术。

2008 年,Querleu 和 Morrow 提出淋巴结切除术以血管为标志,分四级水平(图 3-1-1)。

1、2 级以髂总血管的交叉为分界,2、3 级以腹主动脉的分叉处为界,3、4 级以肠系膜下动脉为界。按此分级,宫颈癌的盆腔淋巴结切除术应达第 2 级水平,主动脉旁淋巴结取样术则应达第 3 级水平,而卵巢癌和子宫内膜癌的分期手术则淋巴结切除术至少应达第 3 级水平,最好达第 4 级水平。

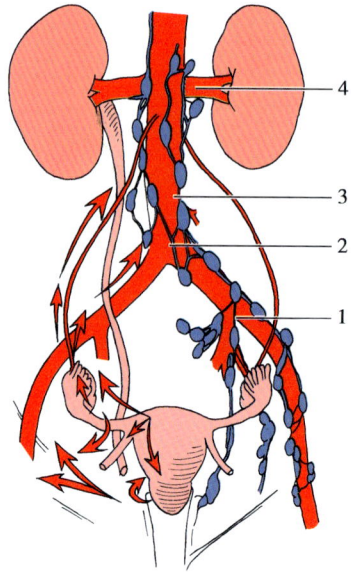

图 3-1-1　腹膜后淋巴结切除术 QM 四级分类法

1. 第 1 级:髂内外动脉分叉处; 2. 第 2 级:髂总动脉分叉处; 3. 第 3 级:肠系膜下动脉水平; 4. 第 4 级:肾血管水平。

▶ 第二节　盆腔淋巴结切除术

盆腔淋巴结切除术有助于进行足够的围绕宫颈癌的中心性解剖,这是宫颈癌手术的重要组成部分,尤其在清除髂血管、闭孔窝及必要时骶前部分等周围组织淋巴结时。FIGO 宫颈癌 2018 年分期将淋巴结转移归入ⅢC 期,手术时行腹膜后淋巴结切除明确有无转移,对明确分期、确定患者术后辅助治疗方案,有重要的作用。据文献报道,FIGO 2009 宫颈癌分期的ⅠB$_1$ 期患者发生淋巴结转移风险大概为 16%。盆腔淋巴结转移率随着肿瘤大小的增加而上升,从 6%(肿瘤<2cm)到 36%(肿瘤>4cm)不等。如果这些患者先行盆腔淋巴结切除术,术后选择性加用放疗,其效果比不切淋巴结术后单纯加用放疗要好。另有文献报道,处于相同期别的宫颈癌病例,接受广泛性子宫切除术加盆腔淋巴结切除术者,与没有接受盆腔淋巴结切除术者相比,其死亡率和复发率明显降低。根据国内外许多专家的实践经验及宫颈癌治疗指南,认为宫颈浸润癌ⅠA$_1$ 期伴淋巴血管腔隙浸润及ⅠA$_2$、ⅠB 和ⅡA 期患者在行广泛性子宫切除术时,应同时行盆腔淋巴结切除术。ⅡB 期以上宫颈癌患者如选择手术分期加放化疗,也需行盆腔淋巴结切除术和主动脉旁淋巴结取样。所以,淋巴结切除是否彻底与复发和预后密切相关。

宫颈癌淋巴转移的特点是渐进性阶梯式的。即从宫旁、髂内动脉淋巴结、髂外动脉淋巴结和闭孔等淋巴结转移到骶前、髂总淋巴结,然后再到主动脉旁淋巴结。因此,盆腔淋巴结切除术是宫颈癌最基本的淋巴切除术式。

一、手术范围

盆腔淋巴结的切除范围并没有明确一致的意见。但是,起码应包括髂总淋巴结是公认的。图 3-2-1 中标出的腹股沟深(或称髂外血管下段)、髂外、髂内、闭孔、髂总和宫旁淋巴结是必须切除的。宫旁淋巴结包含在宫旁组织如主韧带周围中,一般在行广泛子宫切除时已和宫旁组织一起切除,如要了解该处有没有转移,建议单独送检。宫颈癌转移到骶前淋巴结的概率并不高,只约 1%。在早期病例并不需要常规切除骶前淋巴结,如果术中探查发现骶前淋巴结有增大,则必须切除。

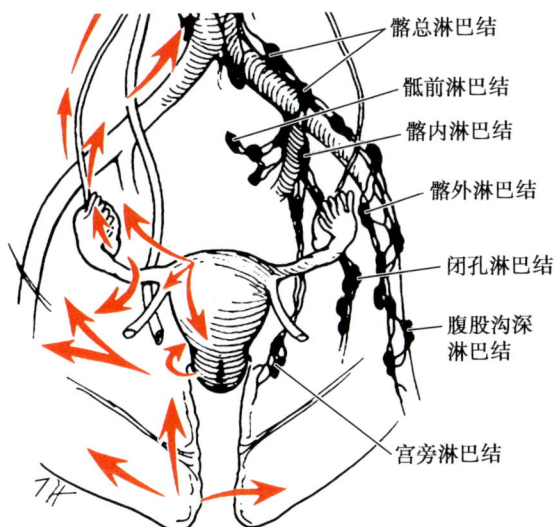

图 3-2-1　盆腔淋巴结切除范围

目前,比较公认的盆腔淋巴结切除范围是:上界:髂内、外动脉交叉处上 3cm 处,切除髂总血管周围的髂总淋巴结;下界:旋髂深静脉横跨髂外动脉处,此处表面为腹股沟深淋巴结或称髂外动脉下段淋巴结;外界:髂腰肌表面;内界:输尿管外侧;底部:闭孔神经。该范围内的所有淋巴脂肪组织均须全部切除(图 3-2-2~ 图 3-2-6)。

二、手术方法

盆腔淋巴结切除术一般有两种方法,即分组切除和连续整块切除。手法有钝性或锐性,也有所谓的"撕拉法"等。当然,在手术的过程中,各种手法并不能截然分开,往往是根据术中的不同情况灵活运用。

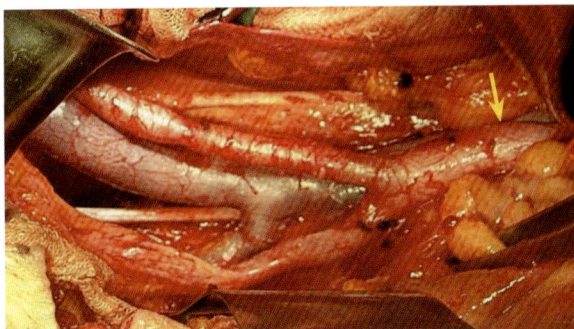

图 3-2-2　上界:髂内、外动脉交叉上 3~4cm(右侧)

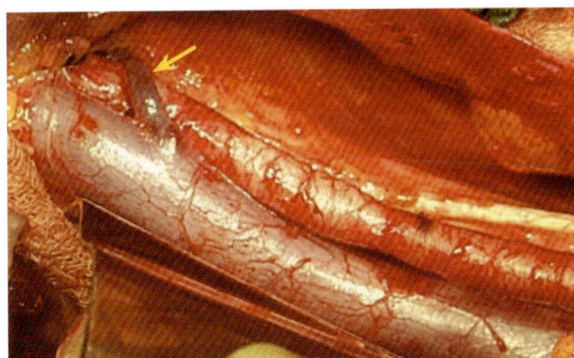

图 3-2-3　下界:旋髂深静脉(右侧)

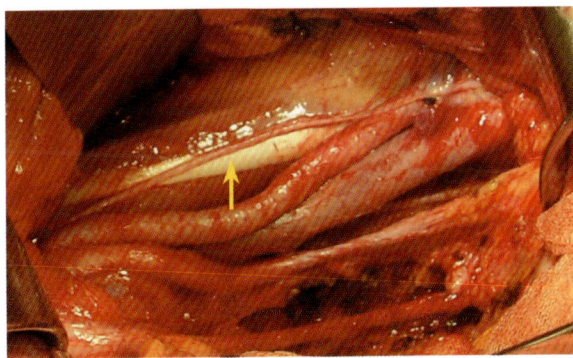

图 3-2-4　外界:髂腰肌表面,上有生殖股神经(左侧)

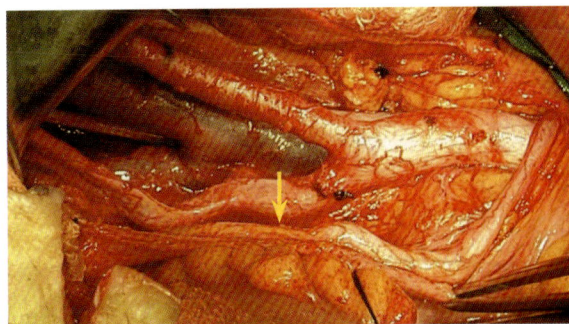

图 3-2-5　内界:输尿管外侧(右侧)

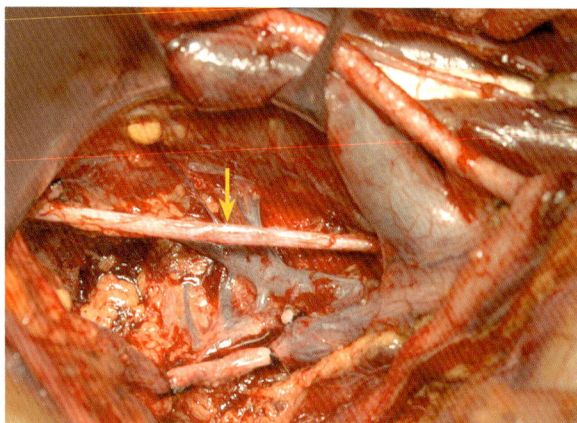

图 3-2-6 底部：闭孔神经（右侧）

（一）分组钝性剥离法

该法在暴露术野后，在髂总动静脉中段水平钳夹切断其表面的淋巴结及脂肪组织后，自上而下，由内向外，将髂总、髂外、髂内血管周围和闭孔的淋巴脂肪组织，钝性分离分段撕拉。对于早期癌、肥胖者血管周围脂肪层厚、淋巴组织丰富，组织间分层疏松，容易剥离。但在撕剥过程中容易造成术野中的淋巴脂肪组织遗漏，若淋巴管内有癌栓，即有癌细胞残留或溢于术野的可能。另若遇有盆腔淋巴结转移粘连或体型较瘦脂肪层薄者，使用此法有撕拉血管破裂的危险。

（二）锐性连续整块切除法

整个操作过程使用剪刀或者电刀，将髂血管周围、闭孔窝、闭孔淋巴脂肪组织锐性切除。应用此法在分离淋巴脂肪组织时，应在各组织间无血管区进行，具有术野清楚、出血少、遗漏组织少的优点，即使对有转移的淋巴结，甚至与神经血管有粘连者，亦大多能切除。该法对操作者要求较高，要求能够熟练掌握剪刀、电刀的使用技巧和准确辨认组织间的分层。

从手术的彻底性来考虑，腹膜后淋巴结切除以连续整块切除为好。行腹膜后淋巴切除术，难免要和盆腔血管、神经、输尿管打交道。手术者常常因为担心在切除淋巴结时损伤这些组织，不敢"太岁头上动土"，东一块、西一块地把组织切下来就草草收兵，待术后病理回报后才证实该切的淋巴组织没有切除，取出来的大多是脂肪组织。鉴于此，我们的提议是：对腹膜后淋巴结切除术，别把眼睛老盯在淋巴结上，应把注意力集中在盆腔血管和神经上，沿着血管平行切开血管鞘，沿神经周围分离神经，把血管和神经解剖游离出来予以

保留，并尽可能避免损伤它们，而把其余的淋巴脂肪组织统统拿走；只要在游离血管和神经的过程中，不切断淋巴管和脂肪组织，就能将其整块地拿下来，安全、快捷、干净地切除全部淋巴脂肪组织，也就是所谓的"连续整块切除"（图 3-2-7）。

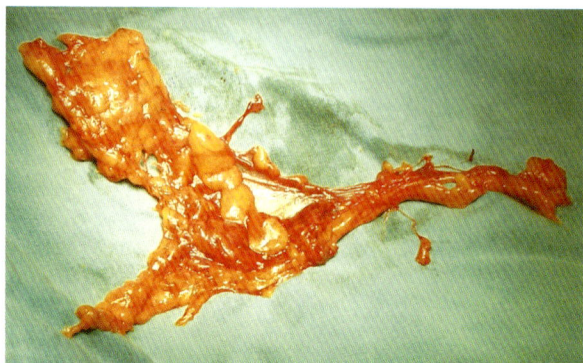

图 3-2-7 盆腔淋巴结连续整块切除（右侧）

三、手术步骤

在切除盆腔淋巴结的过程中，为了减少出血和避免淋巴囊肿的形成，最好对髂总、腹股沟深、髂内外动脉交叉、闭孔窝上、闭孔窝下等 5 处的淋巴管进行结扎或电凝。手术顺序和方法如下。

（一）器械

除了一般的子宫全切术所用器械外，还需要增加的手术器械有：长薄剪刀、长镊子、长小直角钳、肾盂拉钩等。当然，如对盆腔解剖谙熟于心，对血管和神经的走向和变异早已了然于胸，能够游刃有余地使用电刀的话，最便捷的方法当然就是使用电刀了。

（二）麻醉

最好用气管内麻醉，这样可以保证肌松，利于排垫肠管，也方便切口的延长。如无条件，也可以选用连续硬膜外麻醉，或腰硬联合麻醉。

（三）体位

取平卧位或头低脚高位，患者不需腰桥，也不需垫高腰部。切除右侧盆腔淋巴结时，手术者站在患者左侧。切除左侧时，手术者仍可站在患者的左侧，但要摇摆手术床，将患者体位摆为右高左低位。

（四）切口（视频 3-2-1）

视频 3-2-1
腹部切口选择原则和技巧

取下腹正中切口(图 3-2-8)。一般需从耻骨联合上缘至绕脐上,长约 16~18cm,下界应达耻骨联合上缘,为切除腹股沟深淋巴结创造条件,上界达脐上 1~2cm 即可,在此平面完全可以切除髂总淋巴结,甚至有些平脐水平的切口都可以切除髂总淋巴结。这视患者胖瘦而定,体瘦者切口可较短,体胖者则应较长。麻醉效果好、肌松好者切口可较短,反之亦然。用冷刀切开皮肤后,从皮下组织开始可用电刀逐层切开,可减少切口的出血(图 3-2-9~图 3-2-11)。因腹股沟深淋巴结位置较低,腹部切口两侧腹直肌肌腱须分离到耻骨联合后才方便暴露盆腔下方,为切除腹股沟深淋巴结和广泛全宫切除术时切除阴道做准备(图 3-2-12)。切开腹膜时需注意保护肠管和膀胱不受损伤(图 3-2-13~图 3-2-15)。开腹后将腹膜与皮肤表层缝合,覆盖皮肤全层,一般为 3 针。

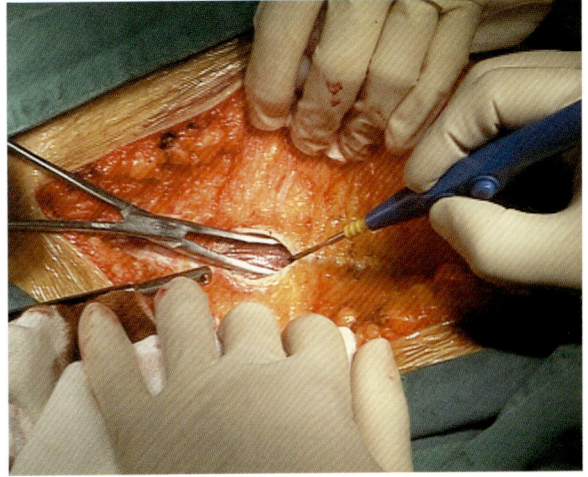

图 3-2-10　切开腹直肌前鞘

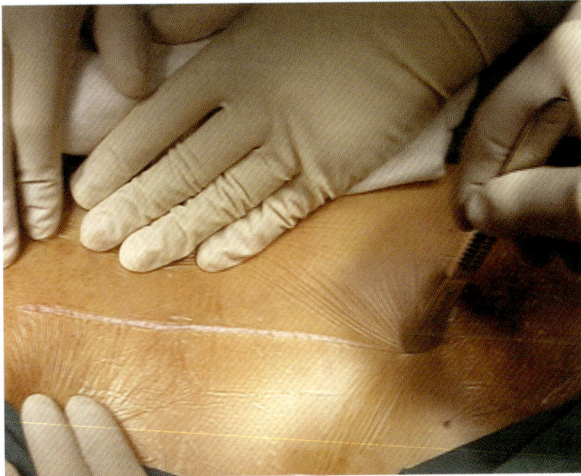

图 3-2-8　下腹直切口

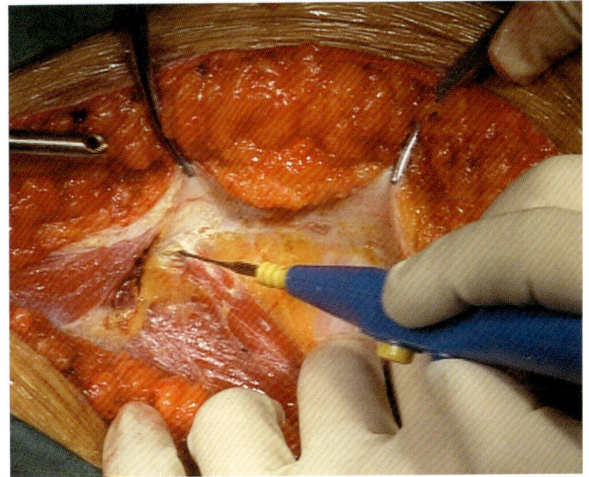

图 3-2-11　腹直线左侧锐性分离腹直肌

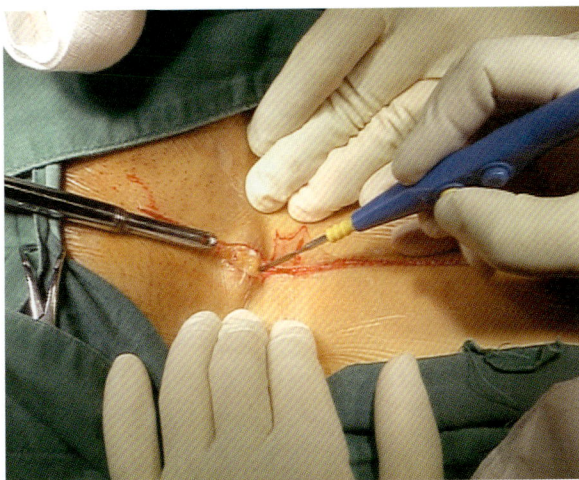

图 3-2-9　电刀切开皮下组织

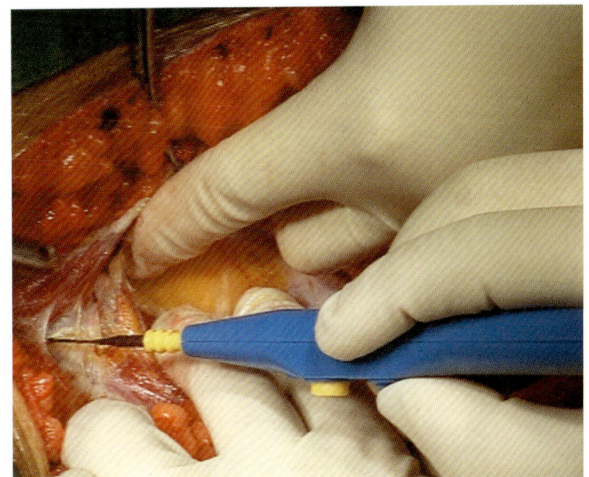

图 3-2-12　分离腹直肌肌腱至耻骨联合后方

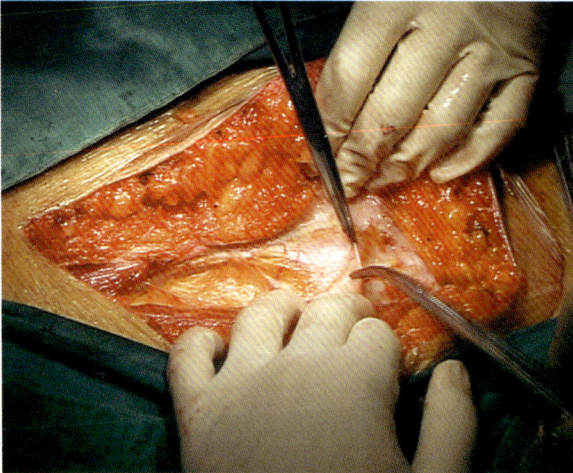

图 3-2-13 提起腹膜

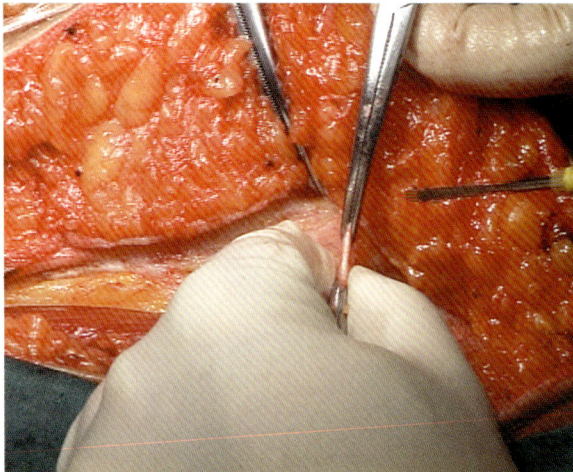

图 3-2-14 手指保护肠管下切开腹膜

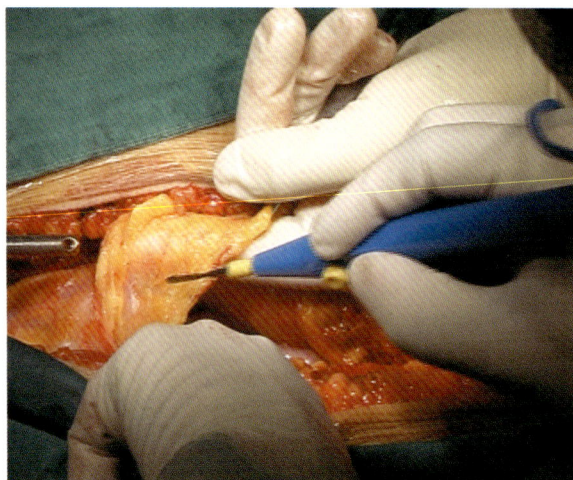

图 3-2-15 切开下方腹膜时避免损伤膀胱

(五) 探查

进腹后应先探查,对盆腹腔进行全面评估。首先检查子宫及附件,包括有无粘连、子宫活动度及其与膀胱、直肠的关系,特别要注意宫旁组织有无增厚,是否有癌组织浸润,宫颈与膀胱间隙有无硬块,排除膀胱受累。随后检查盆腔各组淋巴结及腹主动脉旁淋巴结有无增大转移及与血管神经的关系。转移的淋巴结一般肿大、质硬、活动度差。最后还要探查肝、脾等部位的情况。当发现探查情况与术前分期不一致,特别是已有宫旁转移及淋巴结转移时,要冷静判断手术是否有必要、是继续手术还是终止手术等。

一般来说,只要技术娴熟,转移的盆腔淋巴结不论有多大,大多数都可以安全、完整、干净地切除下来。但若宫旁有转移,特别是肿瘤病灶接近骨盆壁时,即使手术者的技术很高,也难以达到手术切缘离开肿瘤病灶边缘 1cm 的最低要求。此时,把增大的淋巴结切除,不切除子宫,术后及时开始放化疗无疑是一个明智的选择。

(六) 暴露

用腹壁牵开器拉开腹部,用 2 把大血管钳钳夹两侧宫角,提起子宫,分离乙状结肠左侧系膜与左侧骨盆漏斗韧带的粘连,注意避免损伤输尿管和漏斗韧带的血管。排垫肠管的方法有多种,常用三叶拉钩。我们则用几块大纱布卷成腊肠样,俗称"腊肠卷"(图 3-2-16),把它横放在约脐水平下腹腔内,像一条大坝把肠管挡在腹腔上部(图 3-2-17),可以很好地暴露盆腔手术野。"腊肠卷"不能过粗,因过粗会把腹壁顶起,无形中把盆腔变深;"腊肠卷"也不能过细,过细会挡不住肠管,肠管老往盆腔滑下来。

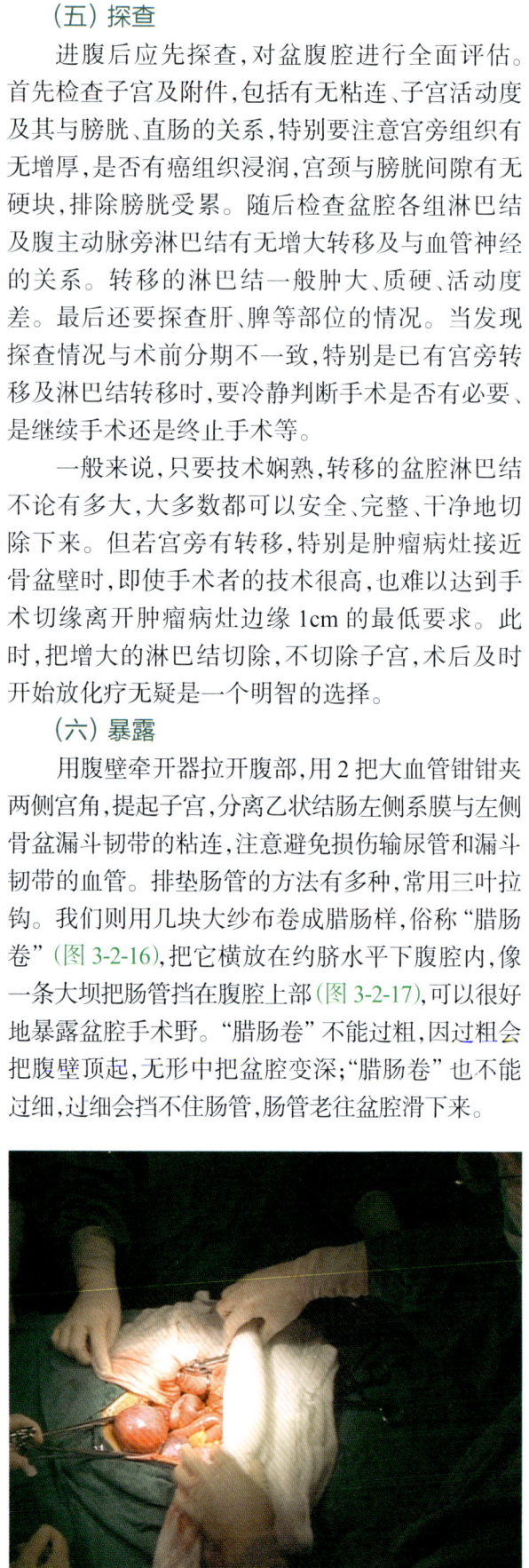

图 3-2-16 纱布卷成腊肠样

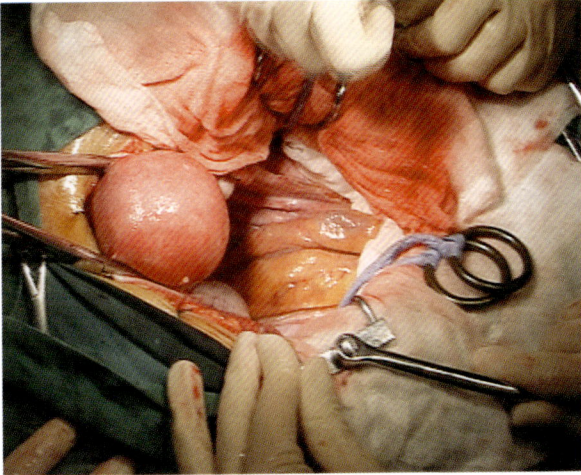
图 3-2-17　"腊肠卷"排垫肠管

（七）切除或保留附件

盆腔淋巴结切除往往和根治性子宫切除术同时进行，一般先切除盆腔淋巴结后再切除子宫，其手术步骤按如下步骤进行。如先切除子宫后切除盆腔淋巴结，手术步骤则直接从以下（八）开始。

根据患者的年龄、病理类型和临床分期，确定切除附件或保留卵巢。以下分别介绍切除附件和保留卵巢的不同手术方法。本例患者切除左侧附件、保留右侧卵巢。

1. 切除左侧附件　排垫好肠管后，将子宫向右侧牵拉，钳起左侧输卵管伞端并向右侧牵拉，暴露左侧阔韧带前叶（图 3-2-18）。在髂腰肌表面阔韧带前叶腹膜的无血管区切开腹膜（图 3-2-19），向下至圆韧带处，钳夹、切断圆韧带（图 3-2-20），结扎圆韧带近盆壁处断端（图 3-2-21），该缝线暂不剪断，作为牵拉利于暴露腹膜后术野。继续向宫颈方向切开阔韧带前叶（图 3-2-22），至膀胱腹膜反折中点处（图 3-2-23）。向患者头侧方向切开阔韧带前叶至骨盆漏斗韧带外侧缘（图 3-2-24）。进入腹膜后间隙，暴露髂血管和输尿管中下段（图 3-2-25）（确认输尿管的方法见"2. 处理右侧附件"）。示指和中指顶起阔韧带后叶腹膜（图 3-2-26），在距离输尿管上方约 2cm 处的无血管区切开阔韧带后叶（图 3-2-27），并向上扩大切口至骨盆漏斗韧带内侧缘。不保留卵巢者，再次确认骨盆漏斗韧带与输尿管已完全分开，钳夹、切断、结扎左侧骨盆漏斗韧带（图 3-2-28、图 3-2-29）。继续平行输尿管向下切开阔韧带后叶腹膜至宫骶韧带处（图 3-2-30），分别结扎骨盆漏斗韧带和圆韧带的断端及输卵

管伞端，并将这些组织绑在钳宫角的血管钳上（图 3-2-31）。

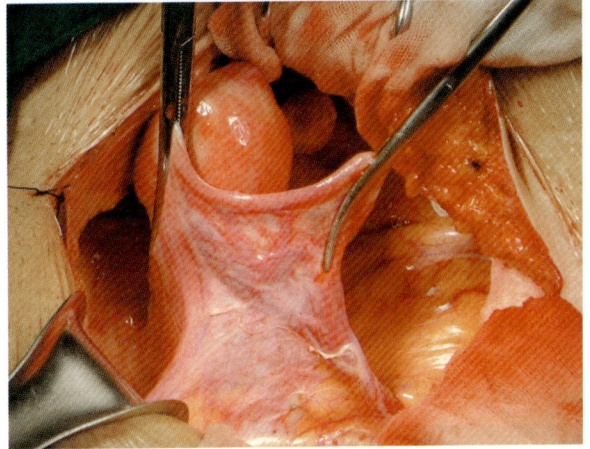
图 3-2-18　暴露左侧阔韧带前叶

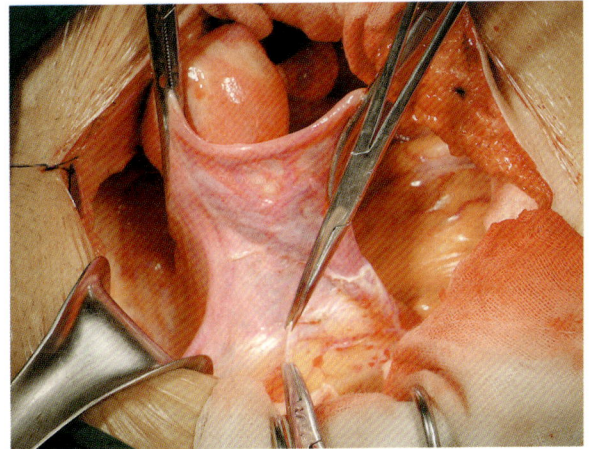
图 3-2-19　切开阔韧带前叶腹膜

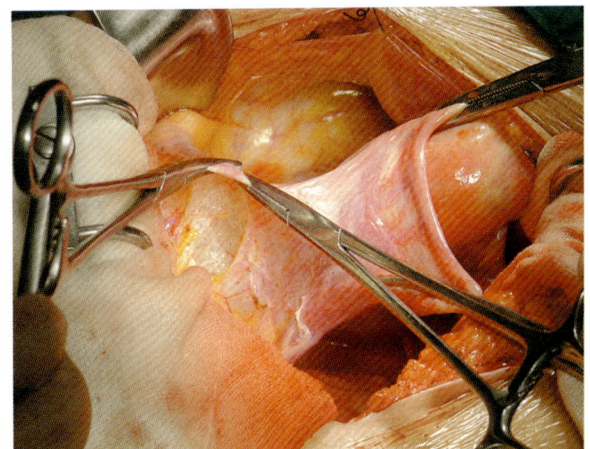
图 3-2-20　钳夹切断左侧圆韧带

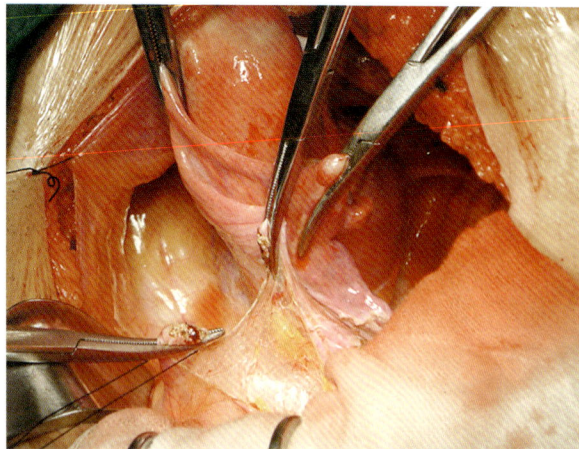

图 3-2-21 切断结扎左侧圆韧带

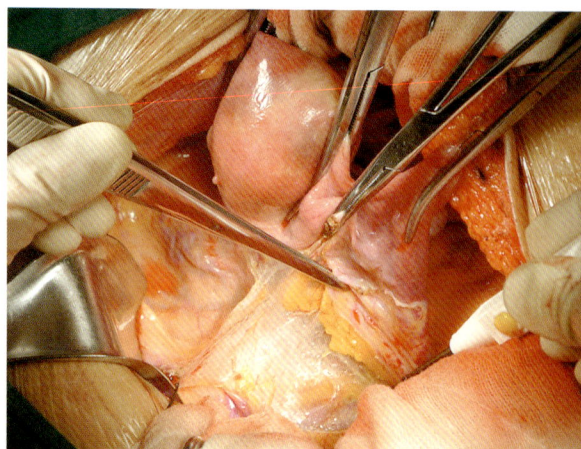

图 3-2-24 向上切开阔韧带前叶腹膜至骨盆漏斗韧带边缘

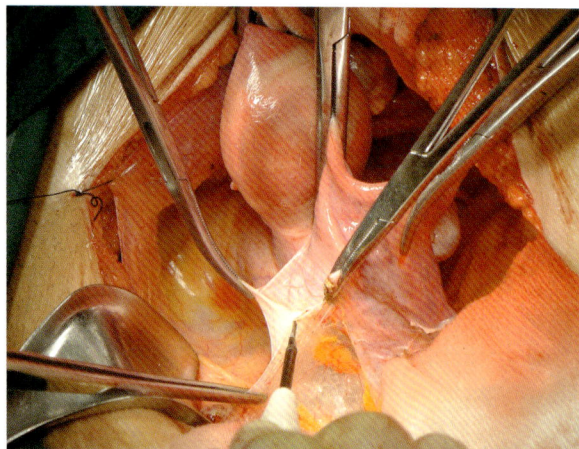

图 3-2-22 切开阔韧带前叶腹膜

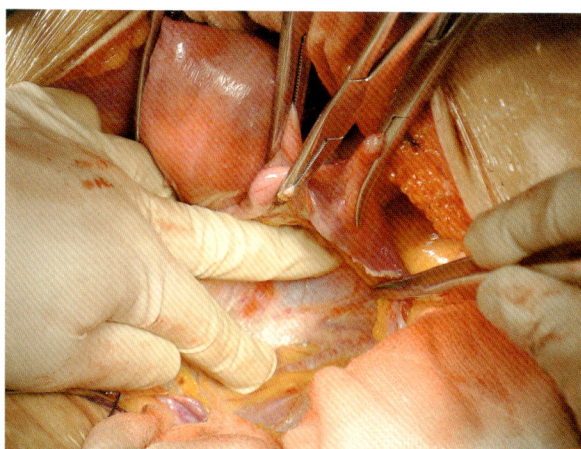

图 3-2-25 暴露髂血管和输尿管中段

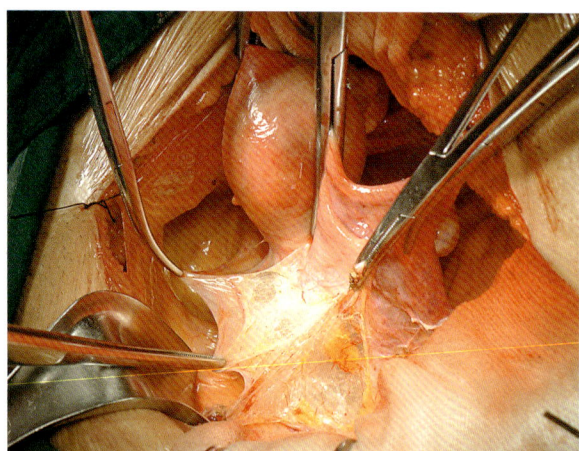

图 3-2-23 切开膀胱腹膜反折

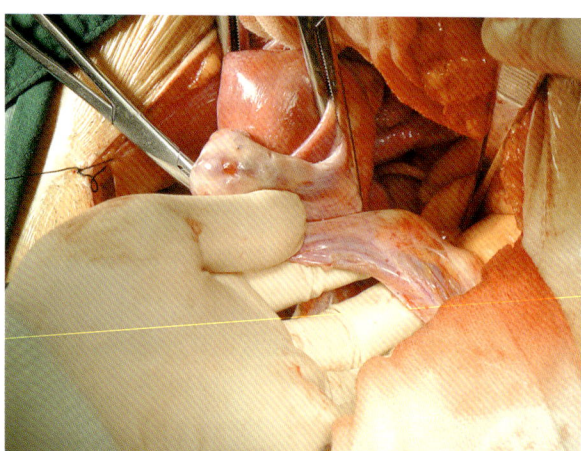

图 3-2-26 顶起阔韧带后叶腹膜

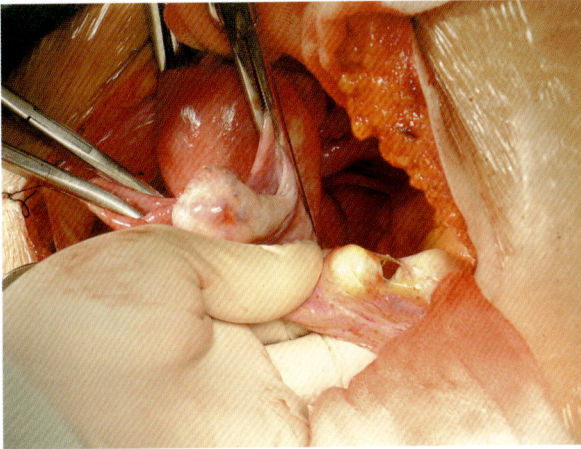

图 3-2-27　在阔韧带后叶无血管区打洞

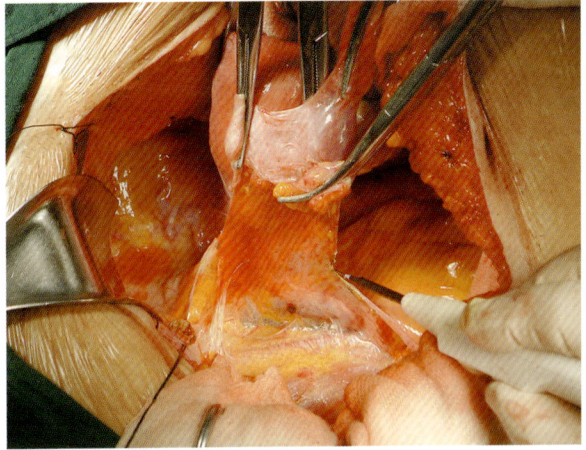

图 3-2-30　平行输尿管上方切断阔韧带后叶
腹膜至宫骶韧带处

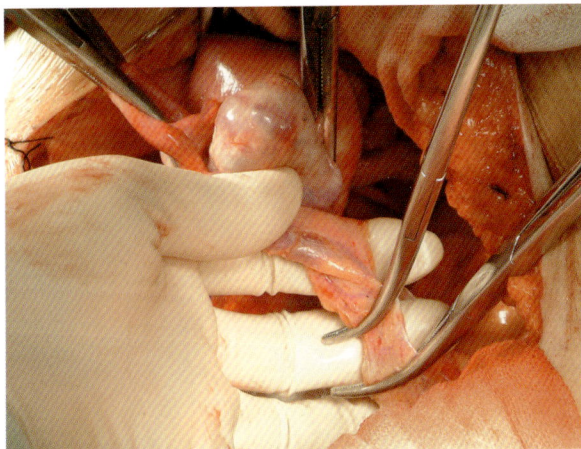

图 3-2-28　钳夹左侧骨盆漏斗韧带

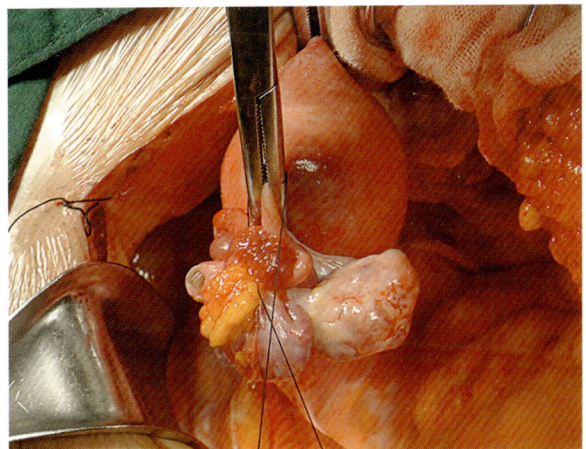

图 3-2-31　将切除的附件绑在子宫角

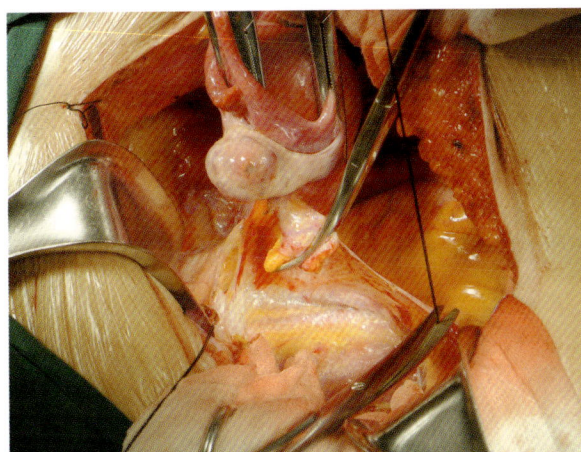

图 3-2-29　结扎左侧骨盆漏斗韧带断端

2. 处理右侧附件　如保留卵巢，一般将输卵管切除，只保留卵巢和骨盆漏斗韧带。手术步骤和切除附件略有不同。首先在髂腰肌表面阔韧带

前叶的无血管区打开阔韧带（图 3-2-32），然后扩大切开至圆韧带，钳夹、切除、结扎圆韧带（图 3-2-33）。切开阔韧带前叶腹膜和膀胱腹膜反折，与左侧切口相接（图 3-2-34）。平行圆韧带，切开圆韧带系膜至子宫角处（图 3-2-35、图 3-2-36）。向患者头侧与骨盆漏斗韧带平行切开阔韧带前叶腹膜（图 3-2-37），切开时注意不要横过骨盆漏斗韧带切开腹膜，因需在骨盆漏斗韧带表面保留一片完整的腹膜，以保护骨盆漏斗韧带的血管不因牵拉等方式而损伤。暴露输尿管并加以确认（图 3-2-38），在腹膜后间隙，从外向内依次排列有髂外动脉、髂内动脉和输尿管三条白色管状样结构（图 3-2-39）。在输尿管上方约 2cm 处顶起阔韧带后叶（图 3-2-40），在腹膜的无血管区打洞（图 3-2-41），然后扩大切口并再次确认输尿管与骨盆漏斗韧带已完全分离（图 3-2-42，图 3-2-43）。钳

夹、切断输卵管伞端系膜组织(图3-2-44)并结扎(图3-2-45)。继续向宫角方向切断输卵管系膜至宫角处(图3-2-46)。在切除输卵管的过程中,注意在输卵管和卵巢的血管交通支上方切断输卵管系膜,以减少对卵巢血供的影响。向患者足侧切开阔韧带后叶至宫角部(图3-2-47)。钳夹、切断、卵巢固有韧带及输卵管近子宫端(图3-2-48、图3-2-49)。至此,右侧卵巢和骨盆漏斗韧带已保留(图3-2-50)。将保留的卵巢放在腹腔内。切除盆腔淋巴结的手术野已完全暴露。

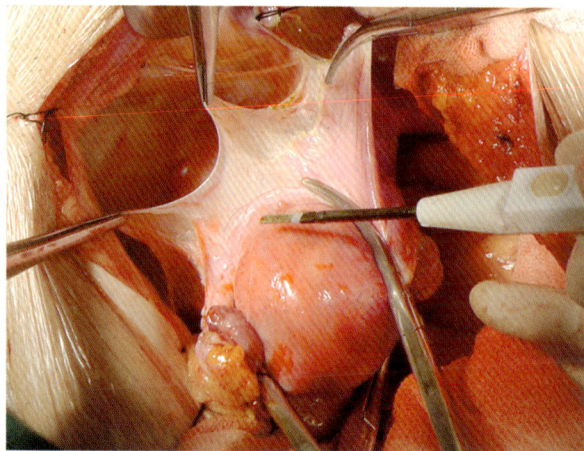

图 3-2-34　切开阔韧带前叶和膀胱腹膜反折

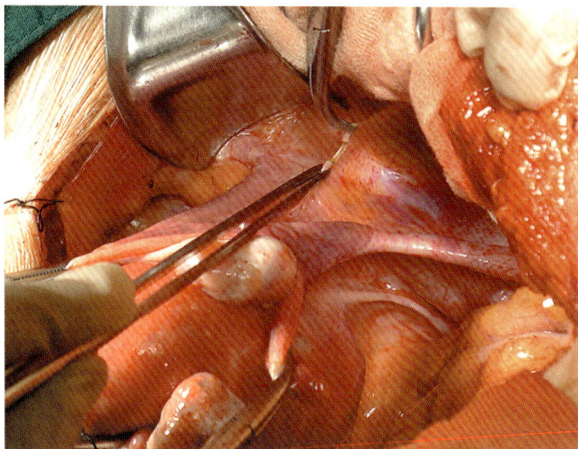

图 3-2-32　提起右侧髂腰肌表面腹膜

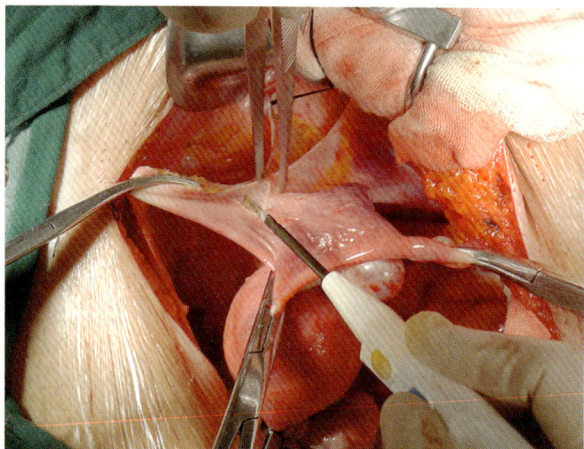

图 3-2-35　平行圆韧带切开圆韧带系膜

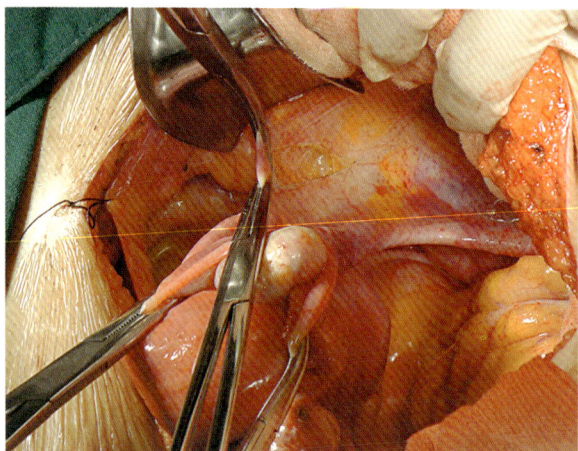

图 3-2-33　钳夹切断右侧圆韧带

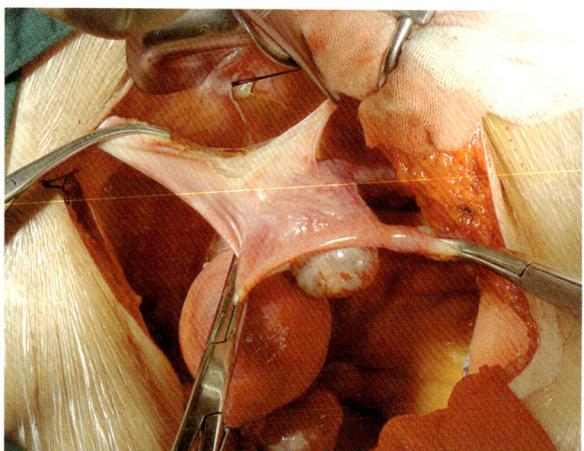

图 3-2-36　切开圆韧带系膜至宫角

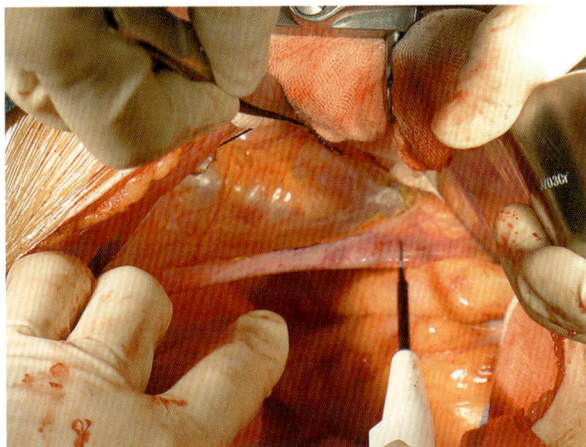

图 3-2-37　平行骨盆漏斗韧带向患者头侧切开阔韧带前叶

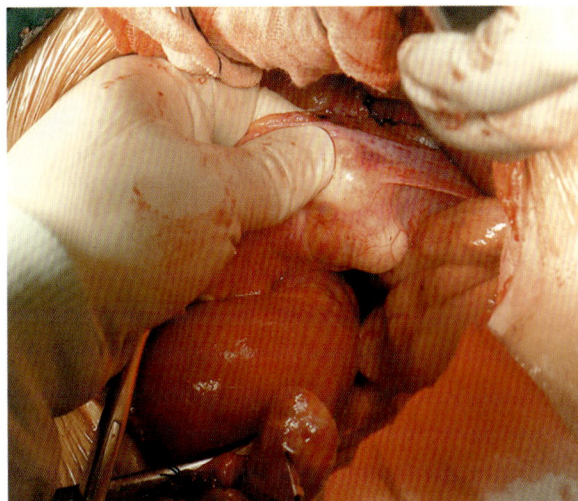

图 3-2-40　在输尿管上方顶起阔韧带后叶腹膜

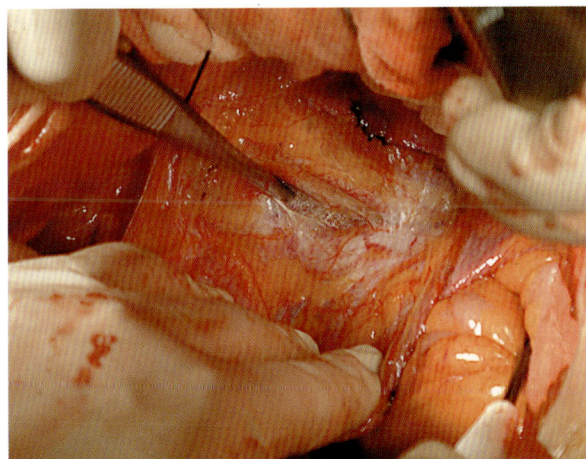

图 3-2-38　暴露右侧输尿管

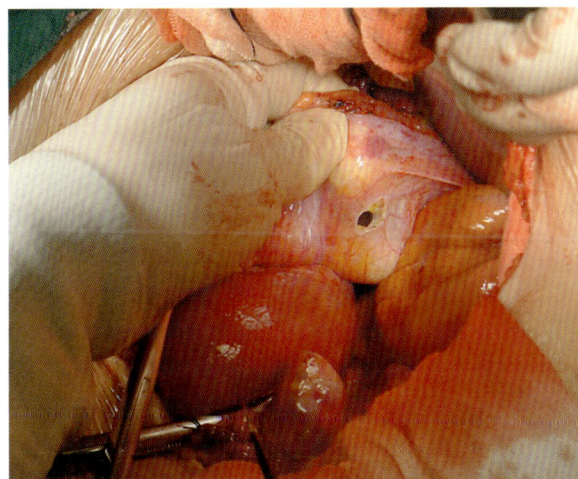

图 3-2-41　阔韧带后叶无血管区打洞

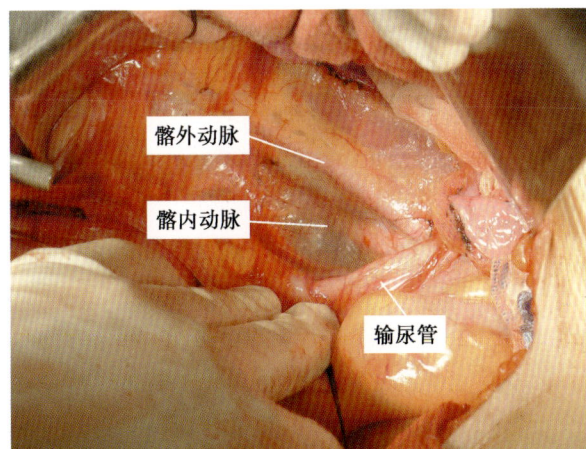

髂外动脉

髂内动脉

输尿管

图 3-2-39　确认右侧输尿管

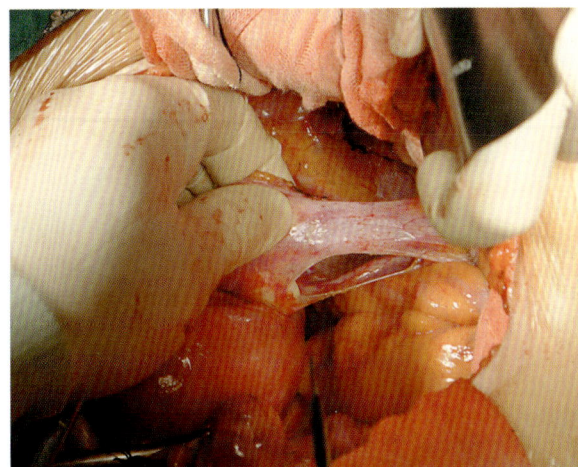

图 3-2-42　向患者头侧扩大阔韧带后叶切口

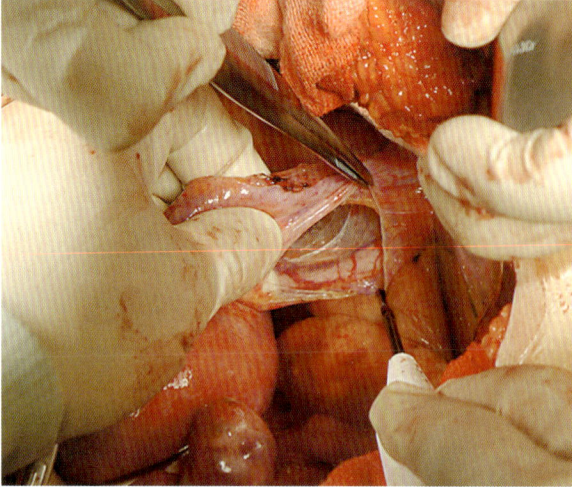

图 3-2-43 再次确认输尿管,骨盆漏斗韧带表面已保留一片完整的腹膜

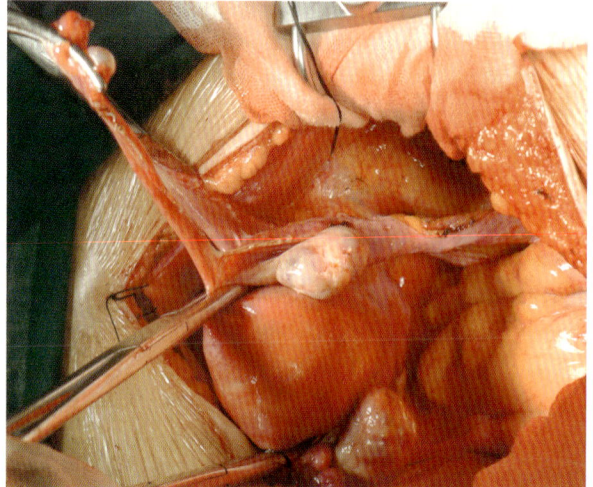

图 3-2-46 继续切断输卵管系膜至宫角处

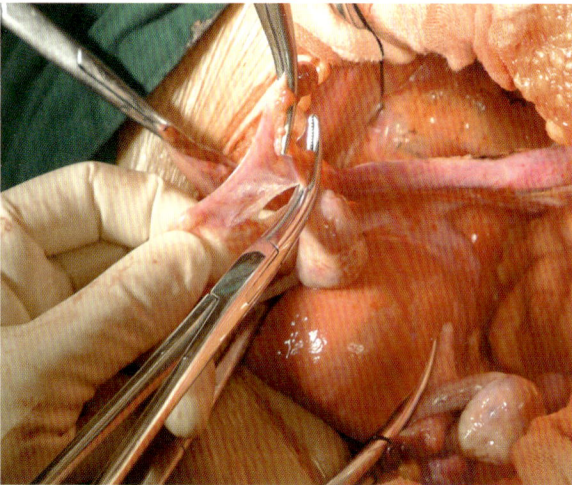

图 3-2-44 钳夹、切断输卵管伞端系膜

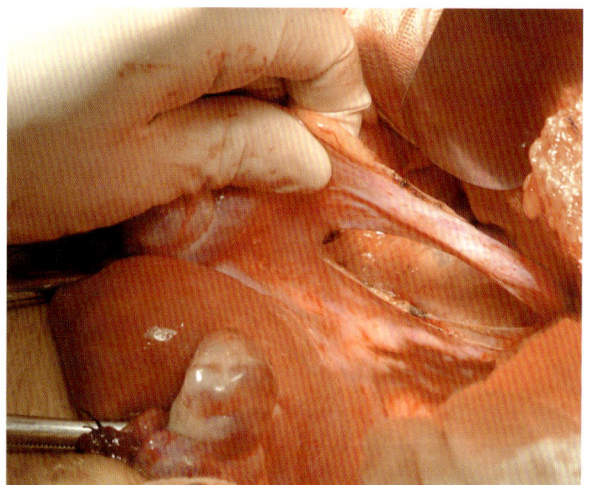

图 3-2-47 向患者足侧切开阔韧带后叶腹膜至宫角

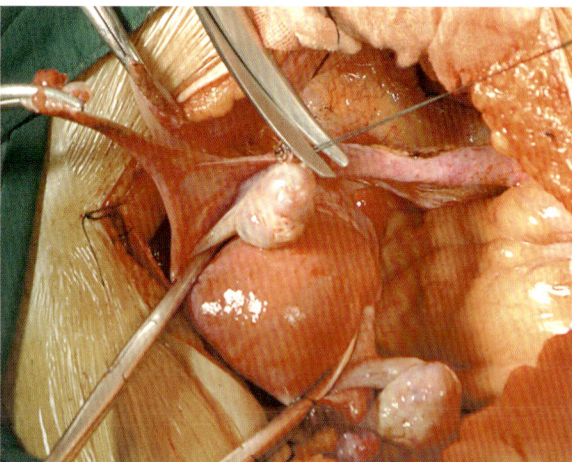

图 3-2-45 结扎输卵管系膜断端

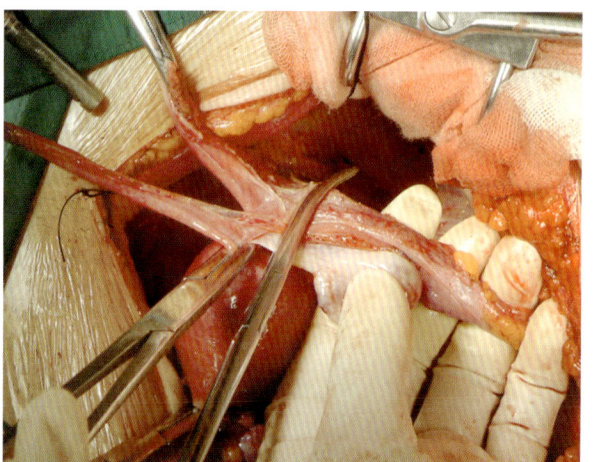

图 3-2-48 钳夹卵巢固有韧带和子宫卵巢血管交通支

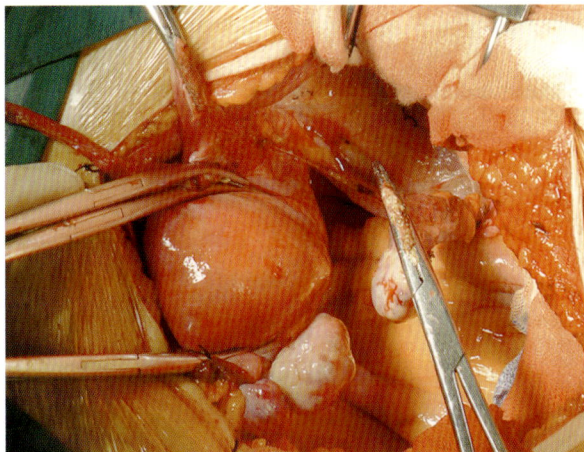

图 3-2-49　切断、结扎断端

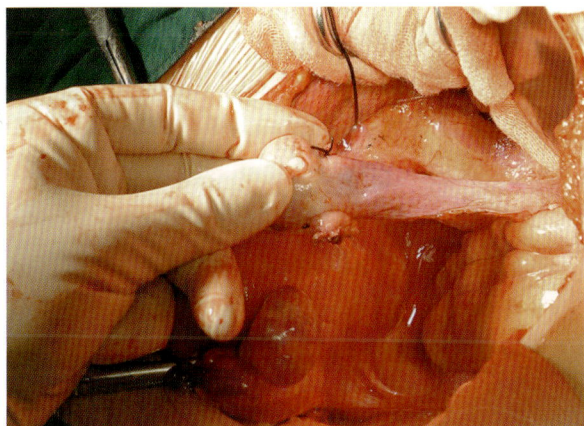

图 3-2-50　保留之右侧卵巢

（八）右侧盆腔淋巴结切除手术步骤（视频3-2-2）

视频 3-2-2
双侧盆腔淋巴结切除术

在进行盆腔淋巴结切除术时，可以先把拟切除组织的术野的四周分离出来，向中间汇合，把穿过术野的血管和神经保留，其他的组织切除，这些其余的组织即为淋巴和脂肪组织。我们的习惯是先分离内侧和部分底部，接着分离外侧和部分底部，然后分离足侧，接着分离头侧，最后在中间汇合。用这种方法，切下来的淋巴组织就是按照血管的走行连成一块，也就是所谓的"连续整块切除"。

根据不同术者的手术习惯，切除盆腔淋巴结可采用不同的顺序，如自上而下或自下而上。我们习惯采用如下顺序：提起侧脐韧带→分离侧脐韧带外侧缘→在髂外静脉下段内侧和侧脐韧带外侧之间寻找闭孔神经→游离闭孔神经中下段→切除髂腰肌表面组织→紧贴髂腰肌分离髂外动、静脉和髂腰肌之间间隙→分离闭孔神经上段→切除髂外血管下段至中段表面淋巴组织（即腹股沟深淋巴结）→髂外静脉中段下方打洞→切除闭孔窝下段（患者足侧）组织→分离髂腰肌和髂总静脉外侧之间的间隙→侧入法切除髂总淋巴结→向下切除髂外血管上段并与原已切除的中段组织沟通→切除髂外、髂内动脉交叉处淋巴组织→切除髂内、外静脉分叉处淋巴组织→切除闭孔窝上部淋巴组织。按此顺序操作，可较彻底切除盆腔各组淋巴结并呈"连续整块"切除。

1. 分离切除的淋巴组织内侧缘，暴露闭孔神经下、中段　用压肠板压开输尿管，在其外侧盆底部可见到与输尿管平行的髂内动脉起始部（图3-2-51）。沿髂内动脉向患者足侧追踪，即可见到侧脐韧带。用鼠齿钳提起侧脐韧带（图3-2-52），两把鼠齿钳交替向下钳夹侧脐韧带，直至鼠齿钳能绕过子宫下方进行牵拉（图3-2-53）。输尿管位于侧脐韧带内侧，沿着侧脐韧带外侧向头侧分离至髂内动脉起始部就可以避免损伤输尿管，此为清除闭孔窝淋巴结的内侧界。注意髂内动脉起始部的外侧紧贴髂外静脉内侧血管壁，不要在此处损伤髂外静脉。

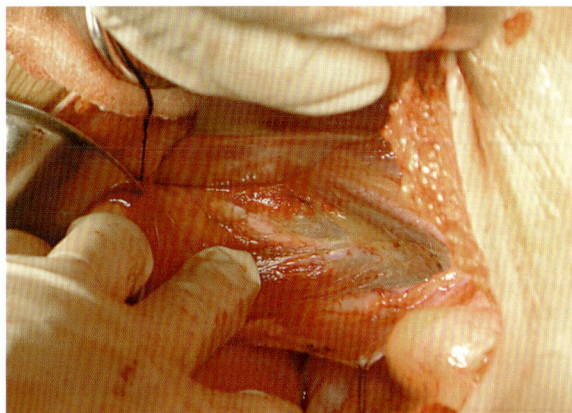

图 3-2-51　暴露右侧髂内动脉

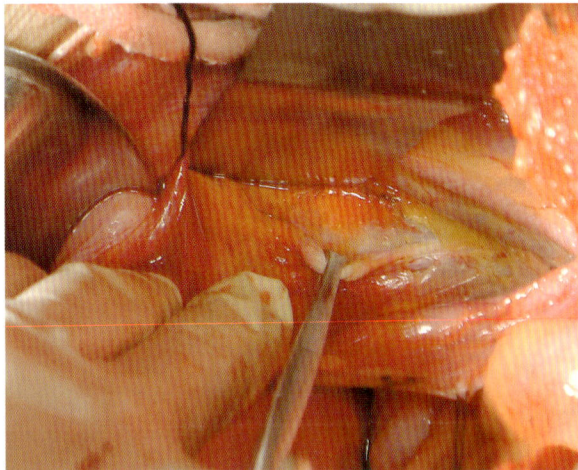

图 3-2-52　提起右侧侧脐韧带

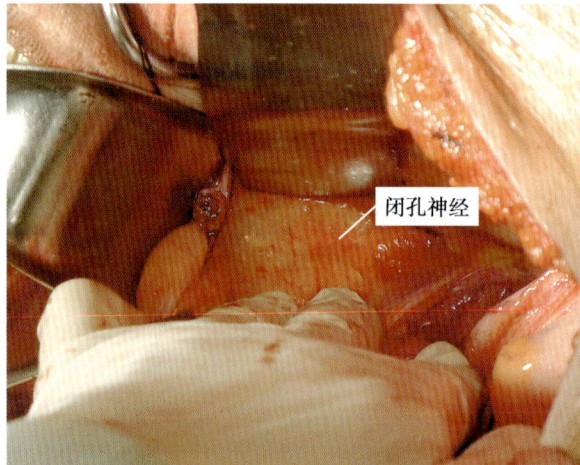

图 3-2-54　暴露闭孔神经

闭孔神经

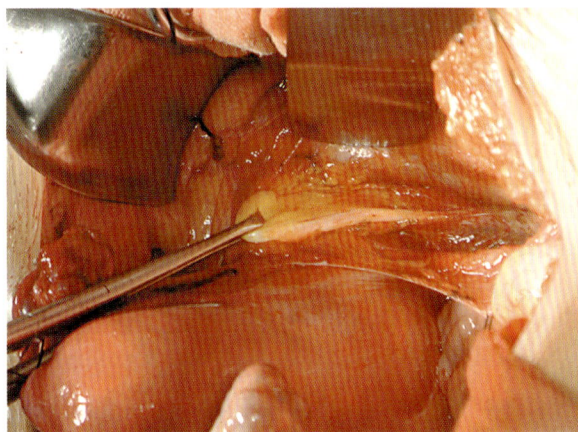

图 3-2-53　继续向下钳夹侧脐韧带

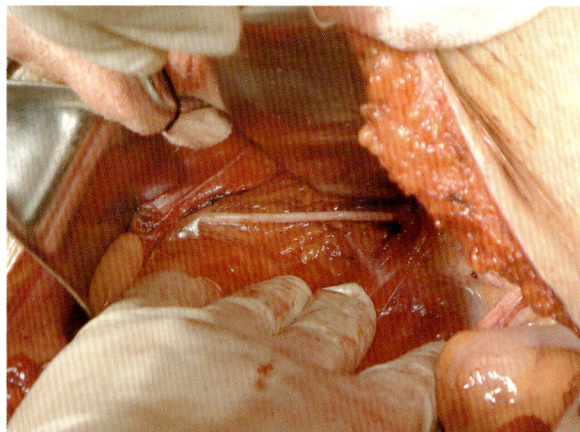

图 3-2-55　闭孔神经中下段已完全游离

压肠板向外压开髂外动、静脉,在闭孔窝底部可隐约见到闭孔神经中下段(图 3-2-54)。如碰到肥胖或者有炎症粘连的患者,闭孔神经不易看到,可用手指进行触摸,在闭孔窝底部可触到条索物。用钝性和锐性相结合的方法,沿着闭孔神经周围将闭孔神经中、下段完全分离出来(图 3-2-55)。向上游离闭孔神经时需注意避免损伤髂外、内静脉交叉处。至此,闭孔淋巴结和髂内淋巴结的内侧和底部已基本游离。

另一种分离闭孔神经中、下段的方法是先用直角拉钩与髂外血管平行向下拉开暴露手术野(图 3-2-56),直接在髂外静脉内侧和侧脐韧带之间用手指向闭孔窝底部钝性分离(图 3-2-57)。在其下方即可见闭孔神经下段(图 3-2-58)。然后钳起侧脐韧带并沿着其外侧缘向头侧分离至髂内动脉起始部(图 3-2-59)。

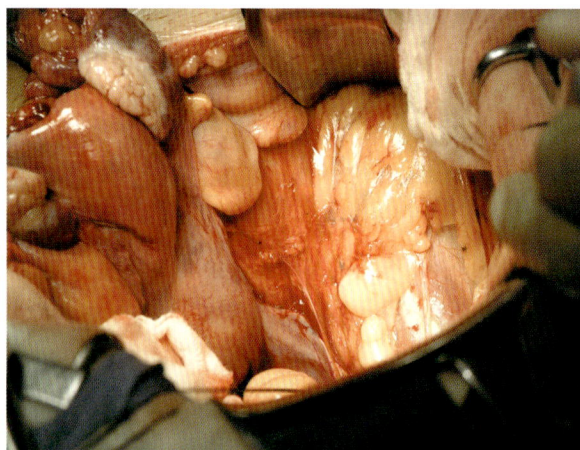

图 3-2-56　暴露髂外血管下部手术野

2. **分离切除腹股沟深淋巴结的外侧缘、暴露闭孔神经上段** 从腹股沟深淋巴结的外侧分离淋巴结外侧和前腹壁之间的间隙至髂腰肌表面（图 3-2-60），并向患者头侧继续分离（图 3-2-61）。贴近盆腔侧壁由外向内清除髂腰肌表面淋巴脂肪组织（图 3-2-62）。紧贴髂腰肌表面分离髂腰肌和髂外动静脉外侧间隙，用左手手指在靠患者足侧的位置向下分离较易找到这个间隙。然后把左手示指和中指伸入这个间隙，两手指分开，撑开暴露髂腰肌和髂外动静脉的间隙，配合电刀向上、向下充分分离。在分离过程中，尽量保留位于髂腰肌表面的生殖股神经（图 3-2-63）。

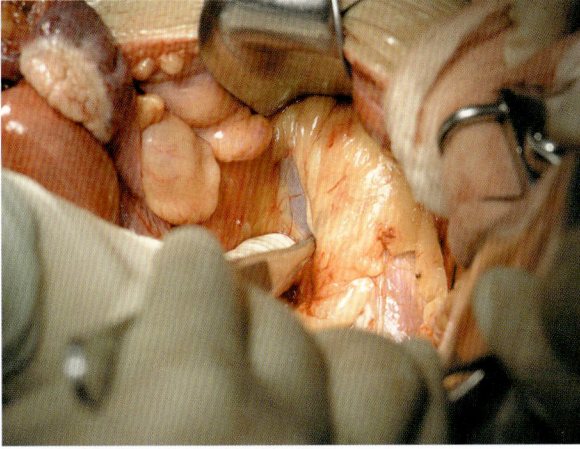

图 3-2-57　钝性分离髂外静脉内侧间隙

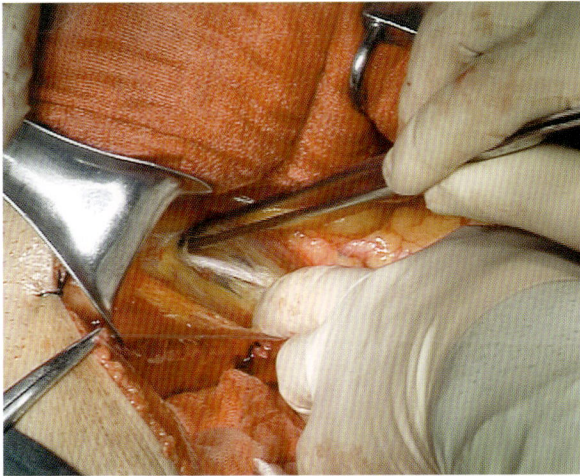

图 3-2-58　暴露闭孔神经下段

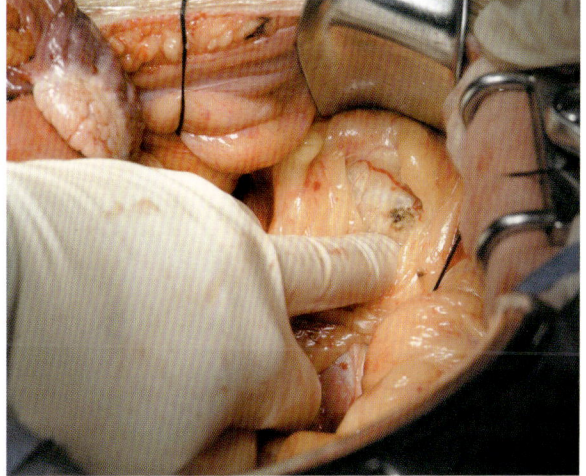

图 3-2-59　紧贴侧脐韧带外侧缘向患者头侧分离至髂内动脉起始部

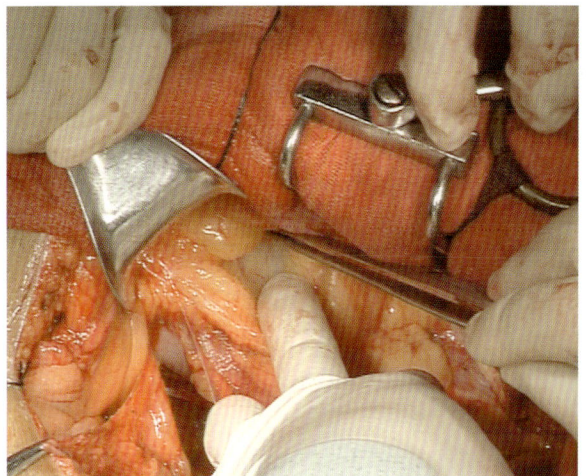

图 3-2-60　分离腹股沟深淋巴结外侧间隙

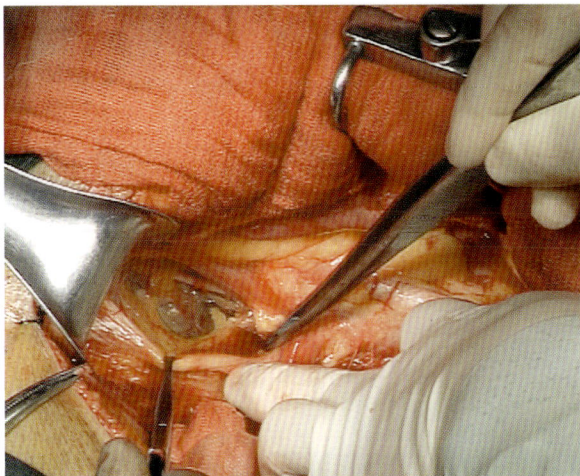

图 3-2-61　继续向患者头侧分离髂腰肌表面组织

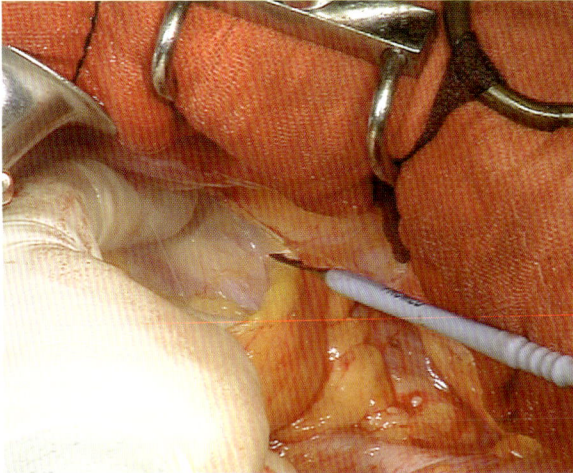

图 3-2-62 清除髂腰肌表面脂肪组织

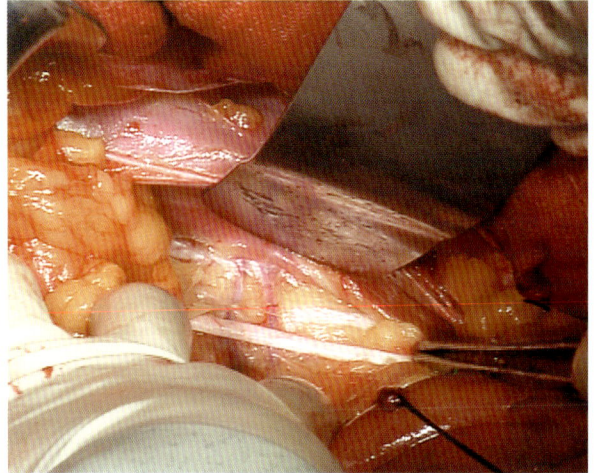

图 3-2-64 分离闭孔神经上段

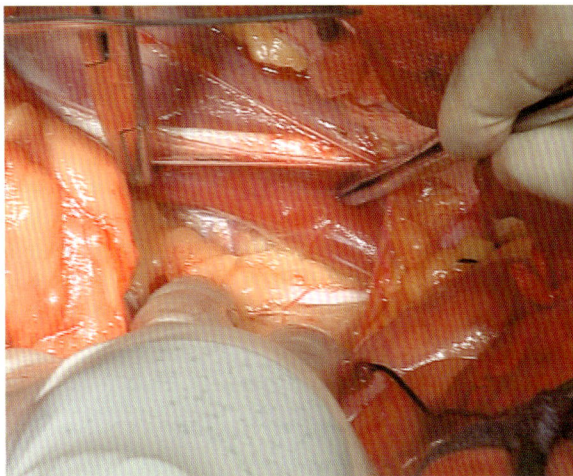

图 3-2-63 紧贴髂腰肌表面分离髂腰肌和髂外血管间隙

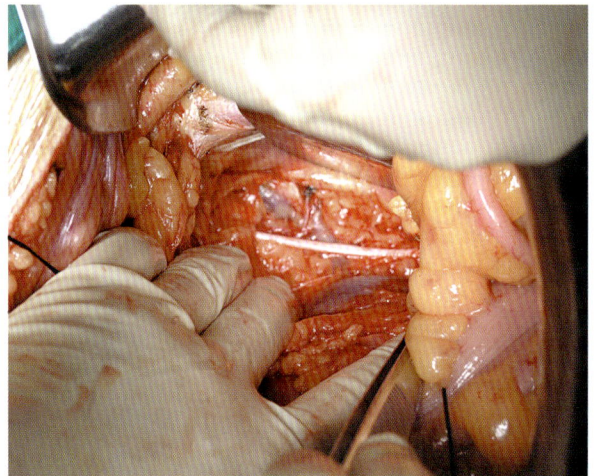

图 3-2-65 闭孔神经下方有丰富的静脉丛

在髂腰肌和髂外静脉之间正下方的脂肪淋巴组织中寻找闭孔神经上段，向足侧分离和已分离出的闭孔神经中、下段汇合（图 3-2-64），分离过程中注意分离界面不超过闭孔神经平面，因其下方有丰富的静脉丛（图 3-2-65）。至此闭孔神经已完全暴露，拟切除的淋巴组织外侧缘也已分离。

3. 切除腹股沟深（髂外血管下部）淋巴结 腹股沟深淋巴结位于髂外血管下部，故有人提出应称为髂外血管下部淋巴结。轻轻提起腹股沟深淋巴结群，电凝切断该淋巴结群靠患者的足侧端的淋巴管（图 3-2-66）。注意该淋巴结群下方的三个重要结构，即髂外动脉、髂外静脉和旋髂深静脉（图 3-2-67）。在髂外动静脉表面将该淋巴结群继续向患者头侧分离（图 3-2-68）。顺着髂外动、静脉表面继续向上分离至近髂外、髂内动脉交叉处（图 3-2-69）。

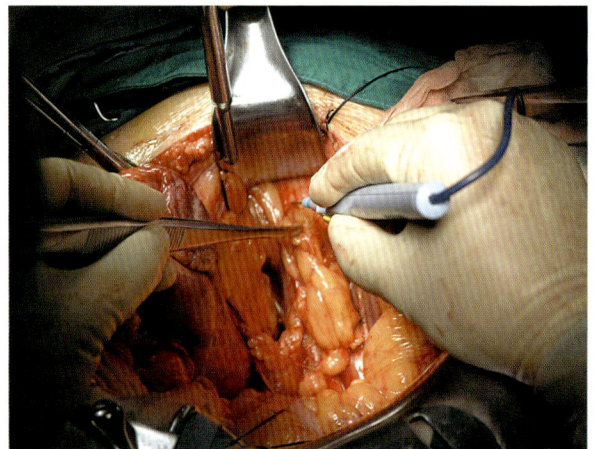

图 3-2-66 切断腹股沟深淋巴结患者足侧方淋巴管

4. 切除髂外动静脉之间淋巴脂肪组织 如果髂外动静脉之间有淋巴脂肪组织，可用肾盂拉钩提起髂外动脉下缘，紧贴髂外动脉下方无血管区打洞，在动脉下方向头、足侧分离。分离打开髂外静脉上方静脉鞘的内侧缘和外侧缘。将动静脉之间的淋巴结切除（手术方法详见"（九）4."）。如果动静脉之间没有淋巴结，也可以不分开动静脉，直接进入下一步骤。

5. 切除闭孔窝淋巴组织　肾盂拉钩轻轻提起髂外静脉下缘（图 3-2-70），在静脉下缘疏松组织中打洞（图 3-2-71），注意有时肾盂拉钩会把静脉压得很薄，误以为是疏松组织而误伤，故需先用不通电的电刀头或剪刀轻轻拨动，拨出间隙后用肾盂拉钩把血管完全勾起，然后才开始分离静脉下间隙（图 3-2-72）。向患者足侧分离时注意避免损伤髂外静脉下方的旋髂后静脉（图 3-2-73）。然后清除闭孔窝淋巴组织（图 3-2-74）。

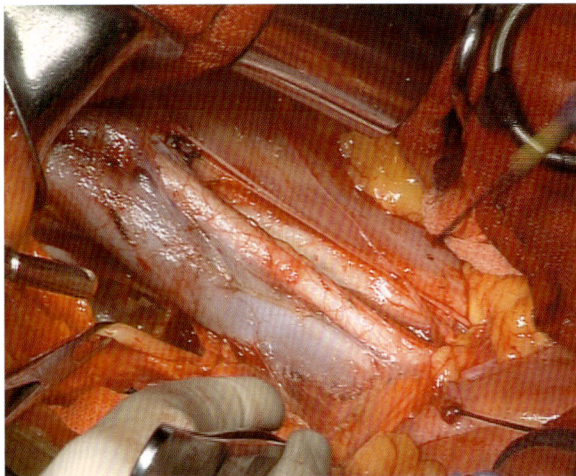

图 3-2-69　切除髂外动、静脉中上段淋巴结

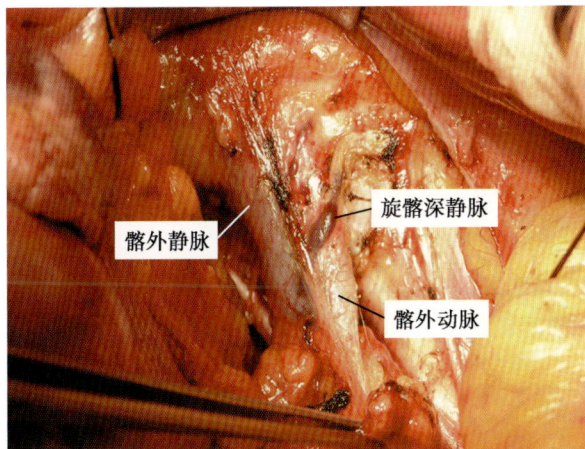

图 3-2-67　淋巴结群下方三个重要结构：髂外动脉、髂外静脉和旋髂深静脉

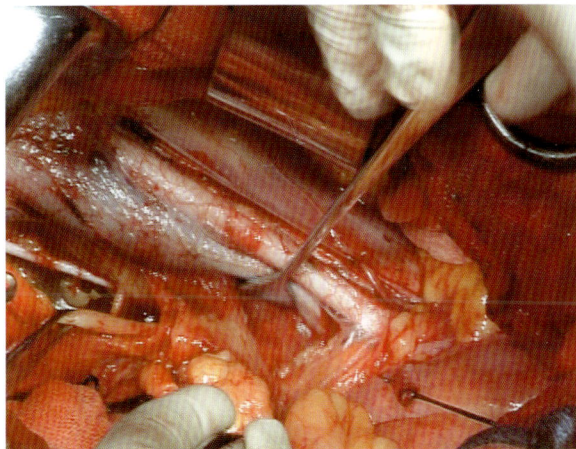

图 3-2-70　提起髂外静脉下缘

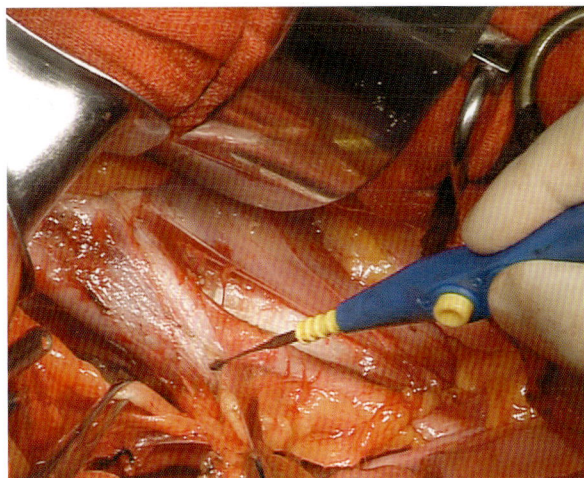

图 3-2-68　继续向患者头侧切除髂外淋巴结群

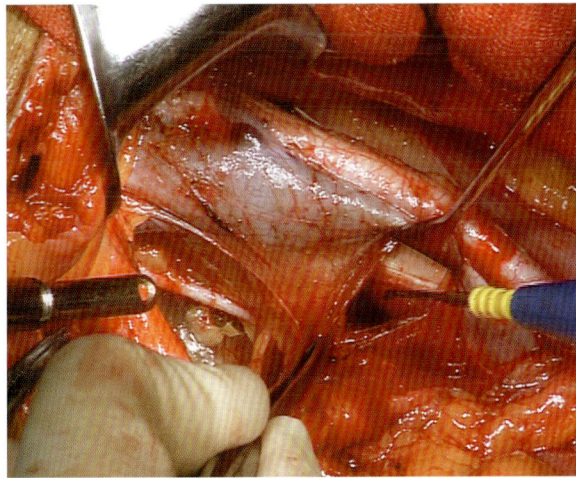

图 3-2-71　髂外静脉下方打洞

6. 切除旋髂后三角淋巴结 若旋髂后静脉开口较高,在该静脉的患者足侧方、髂外静脉下方和骨盆壁之间形成一个三角区,我们称之为"旋髂后三角"(图 3-2-75)。该处增大的淋巴结应予切除(图 3-2-76、图 3-2-77)。

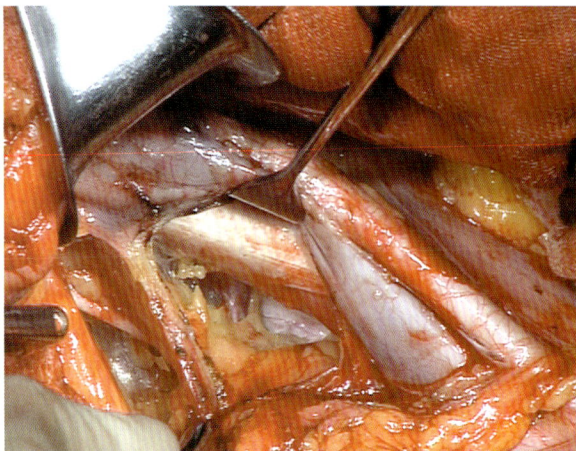

图 3-2-72 游离髂外静脉下缘

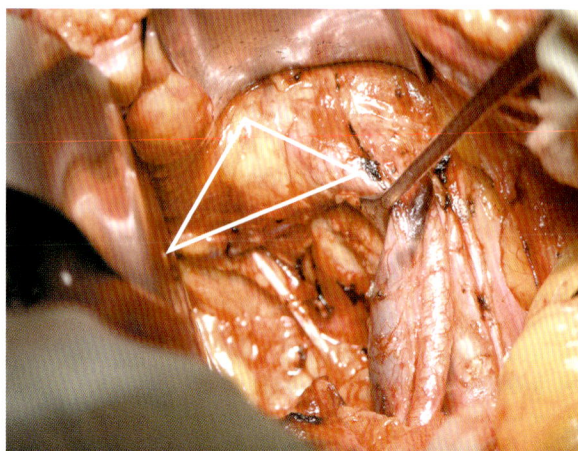

图 3-2-75 旋髂后三角

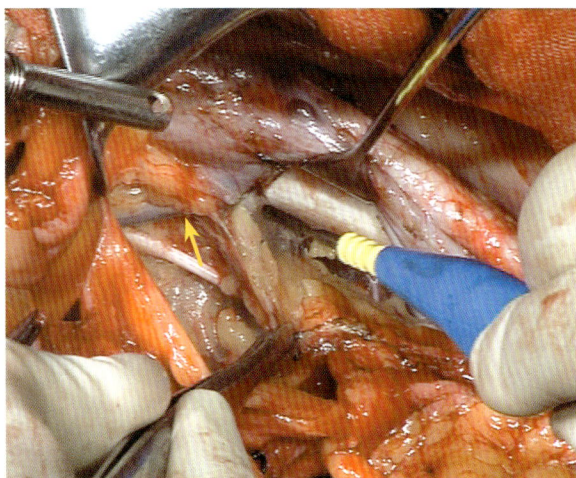

图 3-2-73 避免损伤旋髂后静脉

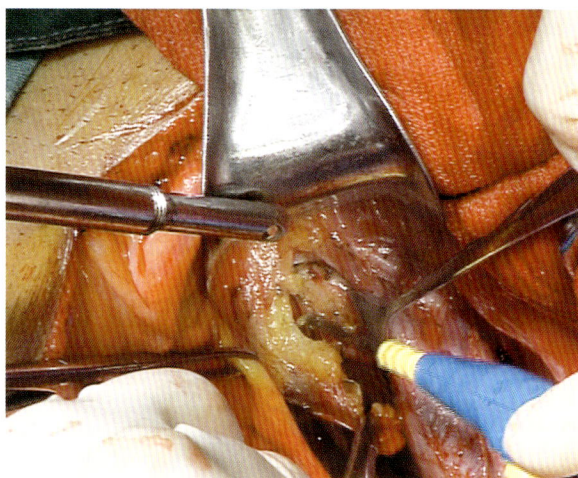

图 3-2-76 切除旋髂后三角淋巴结

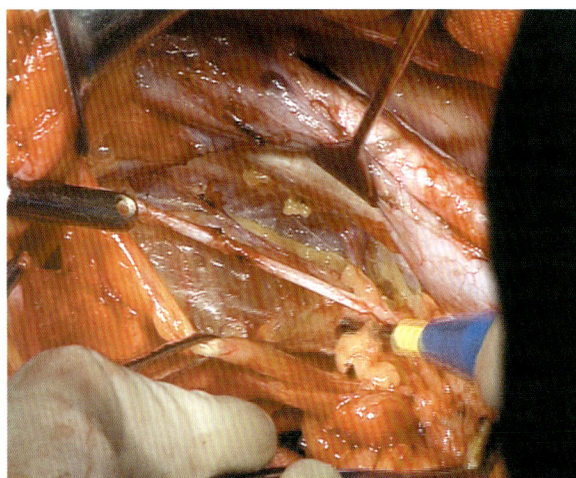

图 3-2-74 闭孔窝淋巴结已切除

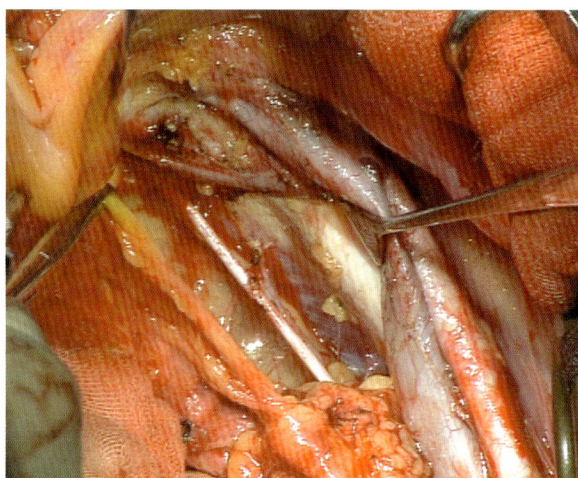

图 3-2-77 旋髂后三角淋巴结已切除

7. 切除髂总淋巴结　用"S"形拉钩在髂总动脉上方、与髂总动脉平行,向患者头侧拉开横跨髂总动脉表面的输尿管。压肠板在髂腰肌表面向外侧压开,即可见到位于髂总动脉外侧、髂总静脉表面的黄色的髂总淋巴结(图 3-2-78)。沿着原已分离至髂内外动脉交叉处的髂腰肌和髂外血管间隙,继续紧贴髂腰肌内侧缘向头侧分离髂总静脉外侧与髂腰肌之间的间隙(图 3-2-79)。用左手示指和拇指贴近髂总动脉外侧缘处把髂总淋巴结提起(图 3-2-80)。将示指顶端向内侧顶起,在示指顶端,即髂总动脉外侧、髂总淋巴结内侧下方打洞,形成淋巴脂肪组织桥(图 3-2-81)。在左手示指的保护下钳夹、切断、结扎髂总淋巴结头侧方的淋巴管和结缔组织(图 3-2-82~图 3-2-84)。轻轻提起髂总淋巴结,沿髂总动脉表面向患者足侧切除髂总淋巴结,并与原下方切缘汇合(图 3-2-85)。

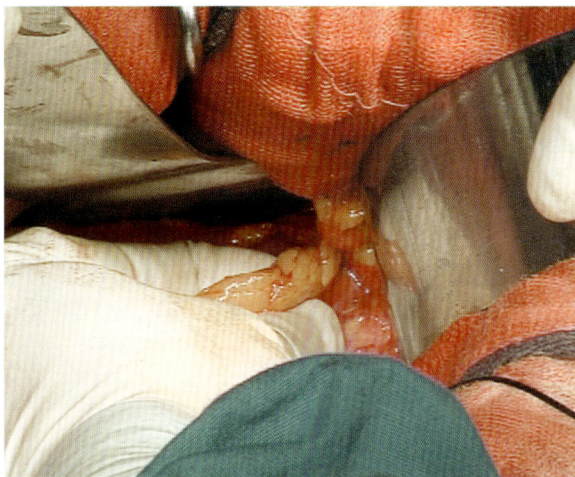

图 3-2-80　手指提起髂总淋巴结

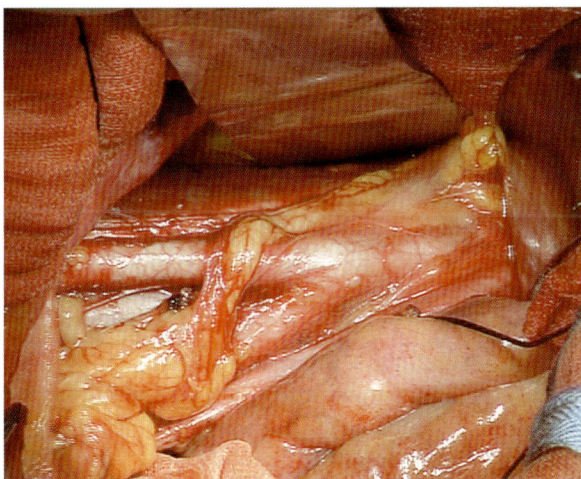

图 3-2-78　暴露髂总区术野

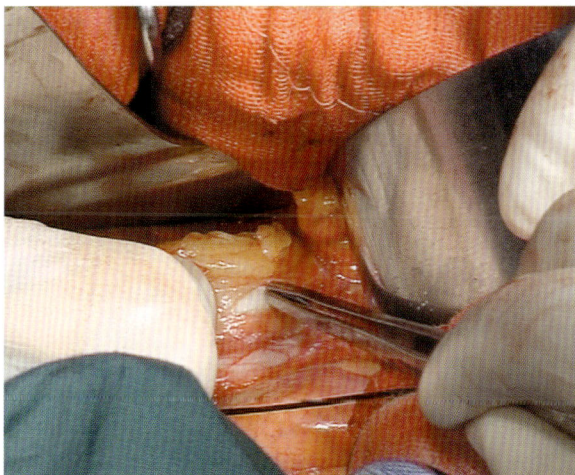

图 3-2-81　髂总动脉外侧打洞形成淋巴组织桥

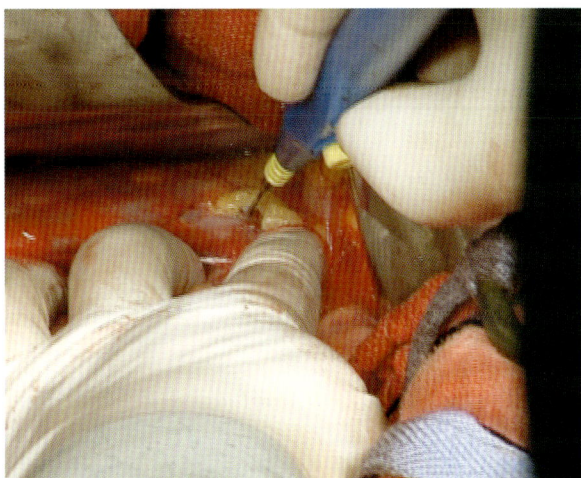

图 3-2-79　分离髂总静脉外侧与髂腰肌之间的间隙

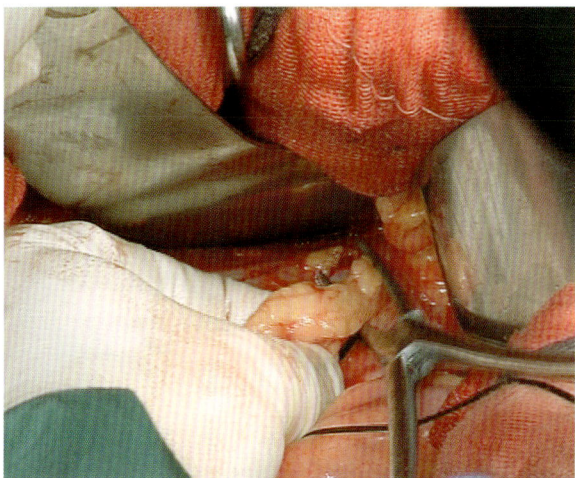

图 3-2-82　钳夹髂总淋巴结头端淋巴管

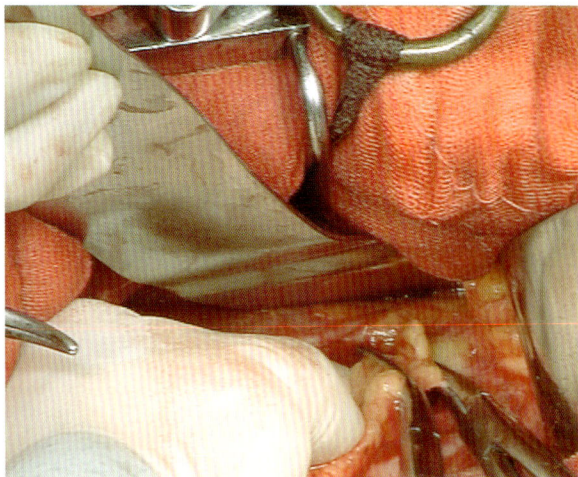

图 3-2-83 继续钳夹髂总淋巴结头端淋巴管

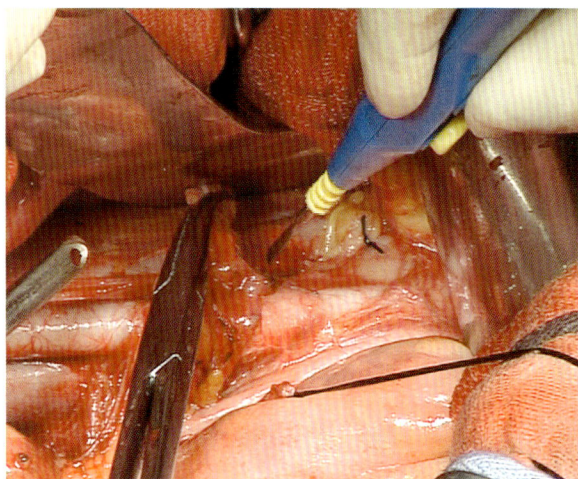

图 3-2-84 切断髂总淋巴结头端淋巴管

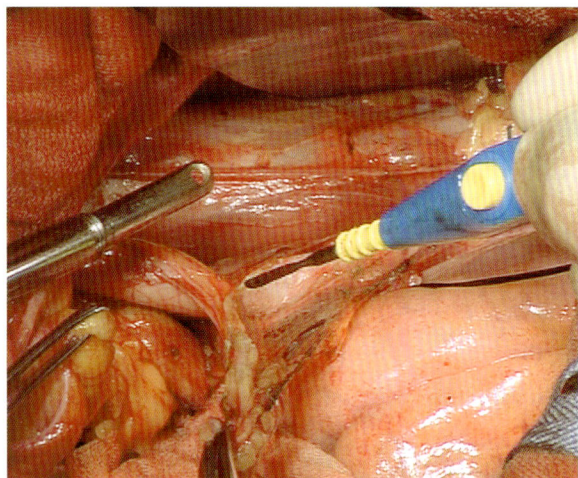

图 3-2-85 切除髂总淋巴结

8. 切除闭孔窝淋巴组织 提起侧脐韧带,向患者头侧分离髂内动脉外缘(图 3-2-86)。分离髂内动脉头端时需注意髂内动脉呈斜行向上,与髂外静脉呈斜行走向,故两者在约距离髂动脉交叉 1~2cm 处有邻近。故分离髂内动脉上缘时,注意避免损伤髂外静脉。

肾盂拉钩拉起髂外静脉上段,沿髂外静脉上段下缘向患者头侧分离至髂静脉交叉处,转向患者足侧在髂内静脉上方切断闭孔窝头侧淋巴管(图 3-2-87)。绝大多数患者髂内静脉从闭孔神经下方穿行分散于盆底,在切断闭孔窝头侧淋巴管时,只要直视下看清楚闭孔神经,在闭孔神经平面以上切除淋巴结,就不会损伤到髂内静脉。

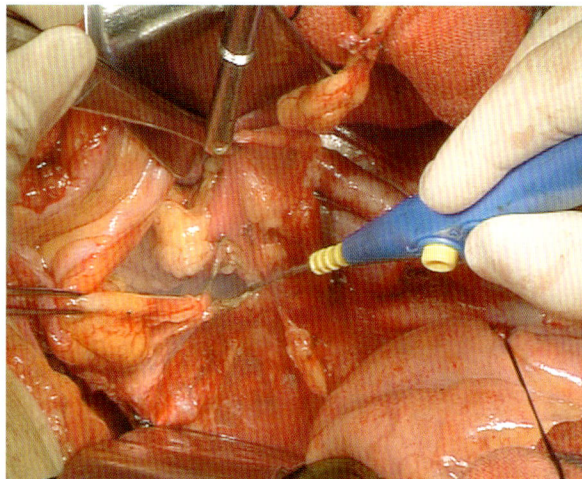

图 3-2-86 沿侧脐韧带向头侧分离至髂内、外静脉交叉处

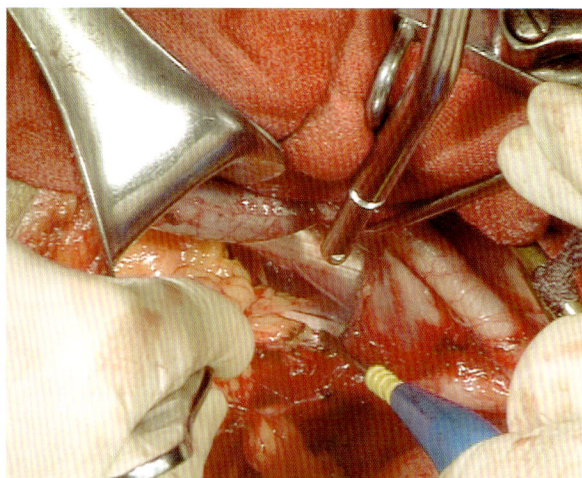

图 3-2-87 切断静脉分叉处闭孔窝淋巴结头侧淋巴管

沿闭孔神经表面向患者足侧分离切除闭孔神经之上的淋巴组织(图3-2-88)。闭孔神经下方的脂肪组织可在直视下用镊子提起后用吸管吸干净,注意吸管头不要直接接触盆底静脉,因为一旦损伤闭孔神经底部丰富的静脉丛,止血将很困难。至此,右侧盆腔淋巴结已连续整块切除(图3-2-89、图3-2-90)。

(九) 左侧盆腔淋巴结切除手术步骤

左侧盆腔淋巴结的切除方法与右侧基本相同。要特别注意的是,虽然多数患者的左侧髂总静脉位于左侧髂总动脉内侧,但也有变异。有的患者髂总静脉就在髂总动脉的下方和外侧。左侧髂总淋巴结多数位于左髂总动脉外侧和髂腰肌之间,故切除左侧髂总淋巴结比切除右侧髂总淋巴结相对安全。但同样强调要直视下操作,防止血管变异时误伤。

切除左侧盆腔淋巴结时,如果主刀仍站在患者的左侧,可把手术床摆成左低右高位。主刀也可以移到患者右侧以利于操作。

1. 分离淋巴组织内侧缘,暴露闭孔神经下、中段　在已打开后腹膜、暴露左侧盆腔术野的前提下,先用鼠齿钳提起左侧侧脐韧带(图3-2-91),在髂外静脉下段内侧和侧脐韧带外侧之间向下钝性分离、暴露闭孔神经下段(图3-2-92、图3-2-93)。输尿管位于侧脐韧带内侧,故沿着侧脐韧带外侧向头侧分离至髂内动脉上段就可以避免损伤输尿管(图3-2-94),此为清除闭孔窝淋巴结的内侧界。注意髂内动脉根部的外侧紧贴髂外静脉的内侧血管壁,不要在此处损伤髂外静脉。

沿已暴露的闭孔神经下段,在其表面水平向头侧分离出闭孔神经中段。此时,闭孔淋巴结和髂内淋巴结的内侧和底部已基本游离(图3-2-95、图3-2-96)。

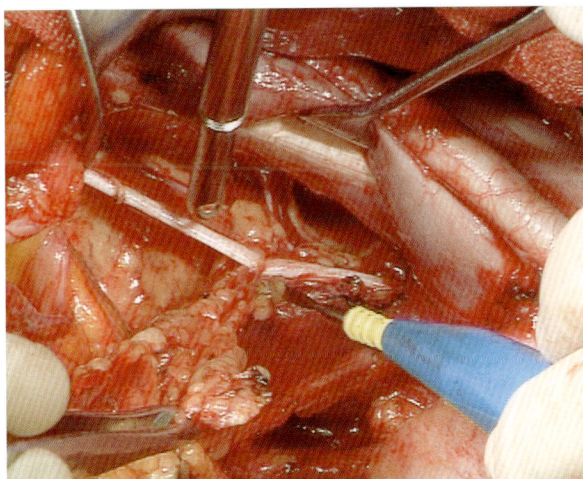
图 3-2-88　切除闭孔窝淋巴结

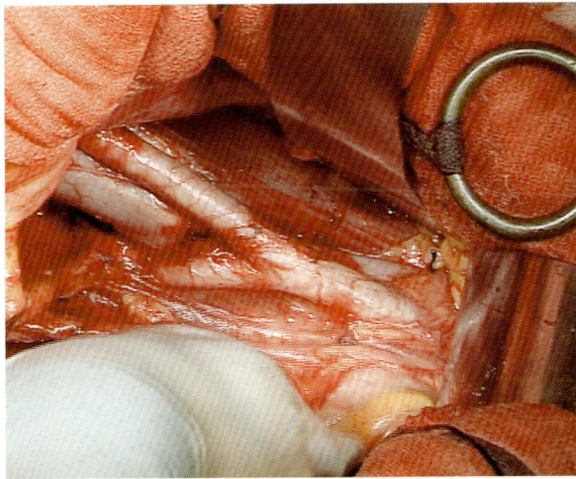
图 3-2-90　髂总淋巴结区术后术野

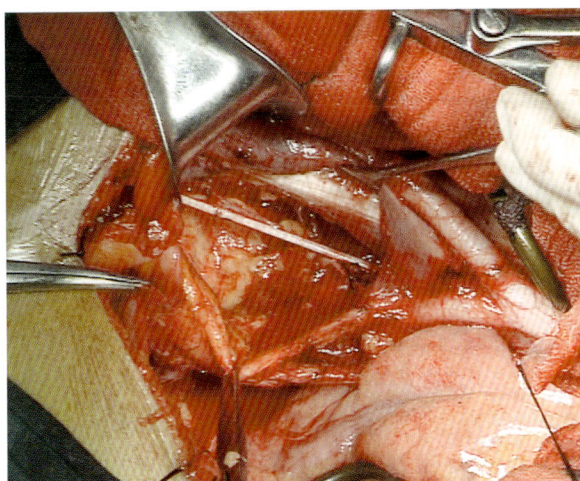
图 3-2-89　清除闭孔窝淋巴组织后术野

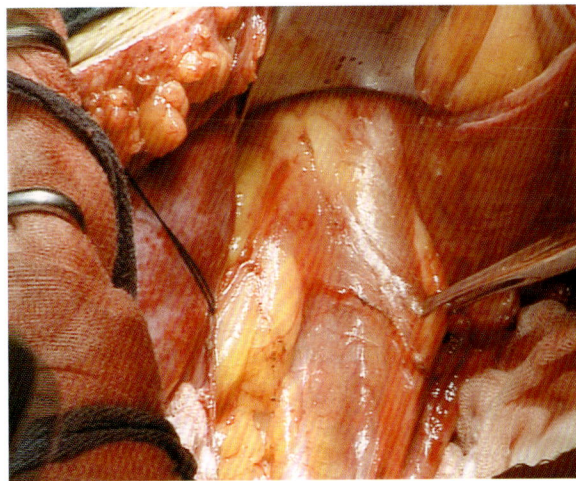
图 3-2-91　提起左侧侧脐韧带

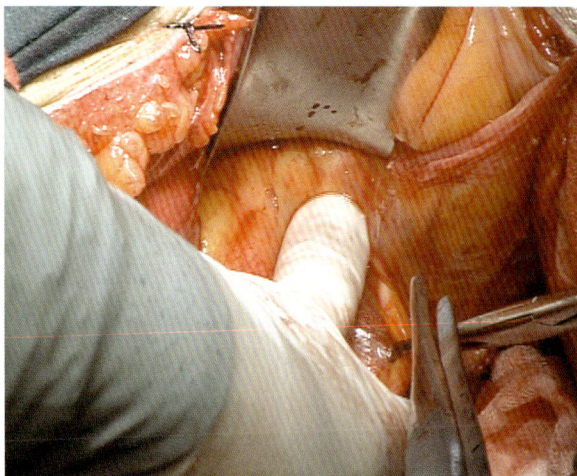

图 3-2-92 在髂外静脉和侧脐韧带之间向下钝性分离

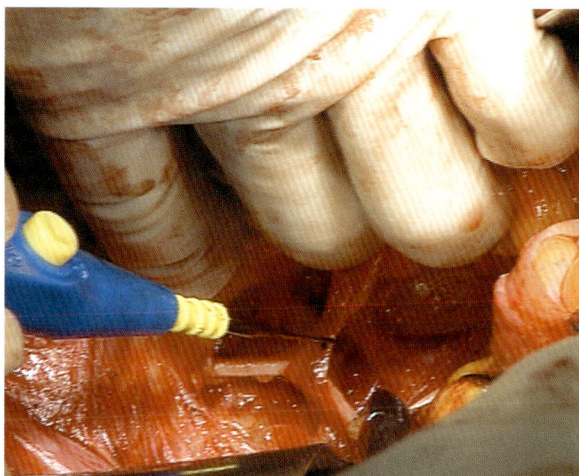

图 3-2-95 分离闭孔神经中下段

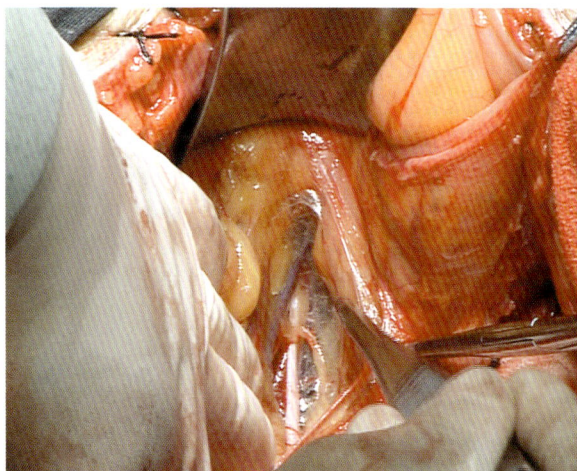

图 3-2-93 分离暴露闭孔神经下段

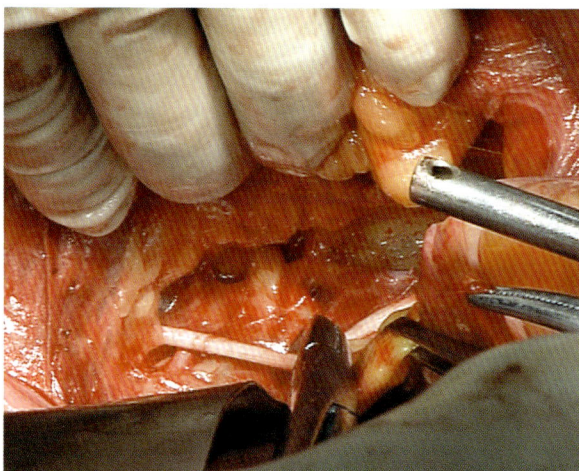

图 3-2-96 分离闭孔神经中段

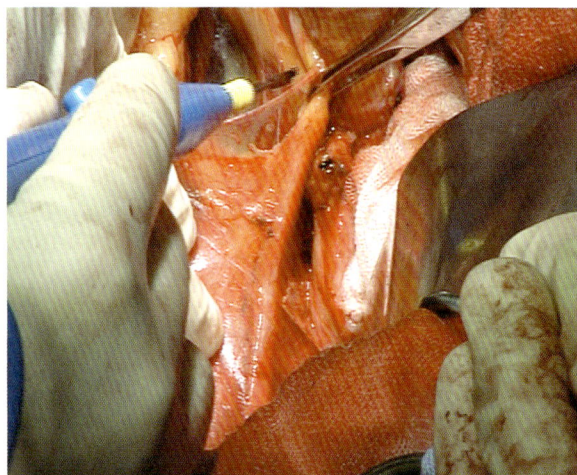

图 3-2-94 分离闭孔窝淋巴结的内侧界

2. **分离淋巴组织外侧缘、暴露闭孔神经上段** 从腹股沟深淋巴结的外侧分离淋巴结外侧和前腹壁之间的间隙至髂腰肌表面(图 3-2-97)。贴近盆腔侧壁由外向内清除髂腰肌表面淋巴脂肪组织(图 3-2-98、图 3-2-99)。尽量游离保留位于髂腰肌表面的生殖股神经。再紧贴髂腰肌表面分离髂腰肌和髂外动静脉外侧间隙(图 3-2-100),用右手手指在靠患者足侧的位置向下分离较易找到这个间隙。然后换左手示指和中指进入这个间隙,两手指分开,撑开暴露髂腰肌和髂外静脉的间隙,配合电刀向头、足侧充分分离(图 3-2-101)。

在髂腰肌和髂外静脉之间正下方的脂肪淋巴组织中寻找闭孔神经上段,向足侧分离至与已分离出的闭孔神经中、下段汇合(图 3-2-102),至此闭孔神经已完全暴露,拟切除的淋巴组织外侧缘也已分离。

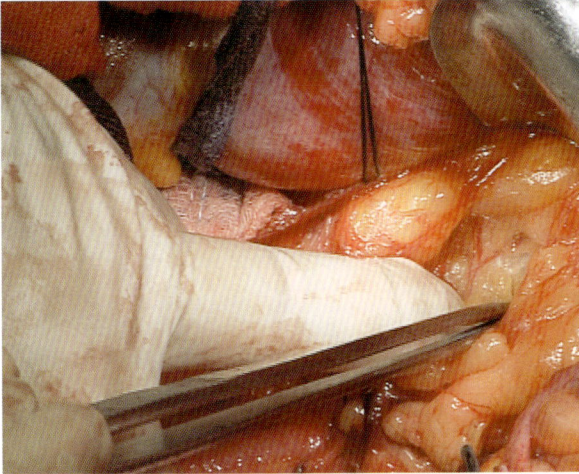
图 3-2-97 分离腹股沟深淋巴结外侧间隙

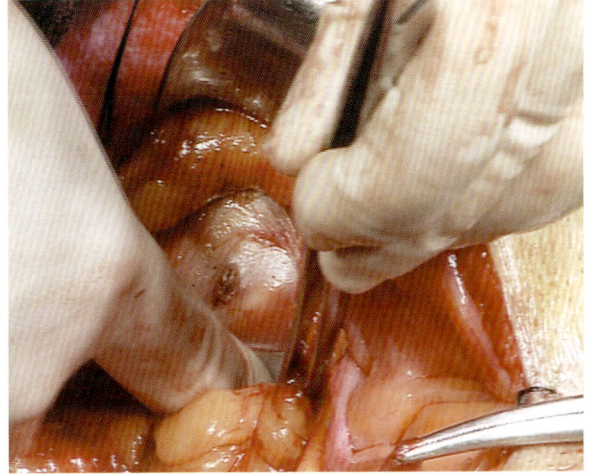
图 3-2-100 紧贴髂腰肌表面分离髂腰肌和髂外血管间隙

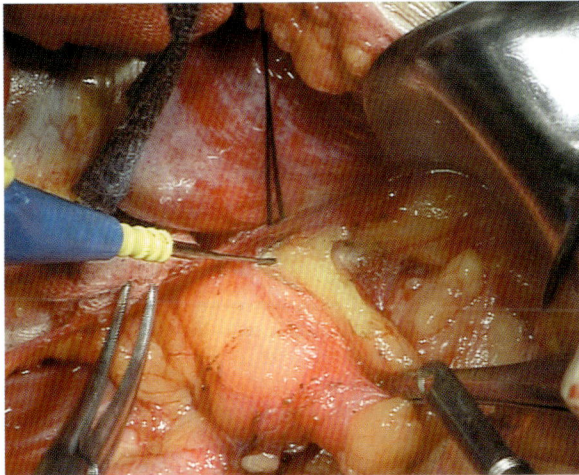
图 3-2-98 开始清除髂腰肌表面脂肪组织

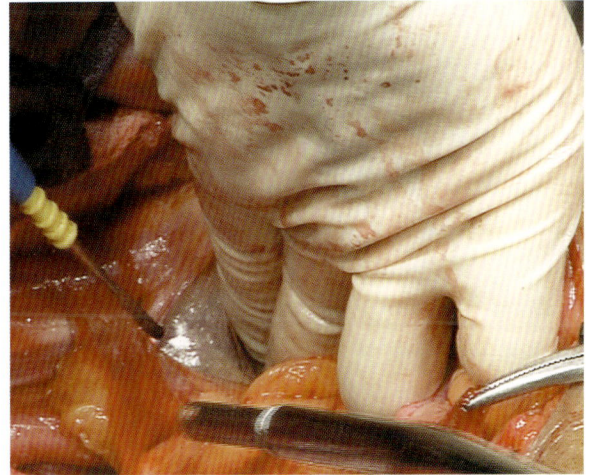
图 3-2-101 充分分离髂腰肌和髂外血管间隙

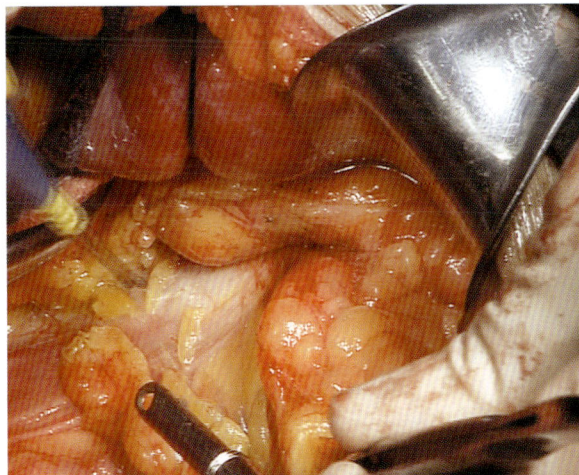
图 3-2-99 继续清除髂腰肌表面脂肪组织

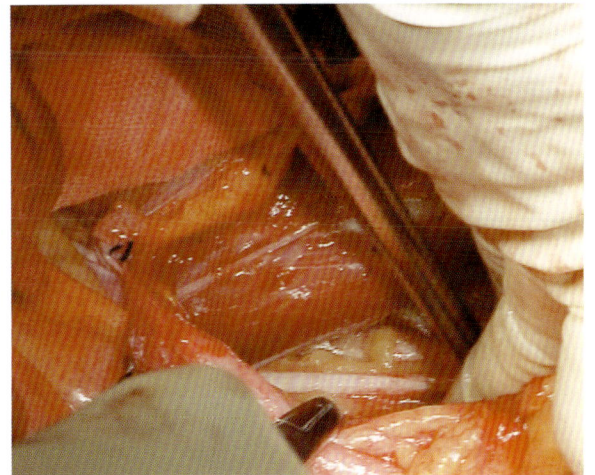
图 3-2-102 分离暴露闭孔神经上段

3. **切除腹股沟深淋巴结** 轻轻提起腹股沟深淋巴结,电凝切断该淋巴结靠患者足侧端的淋巴管(图 3-2-103)。注意该淋巴结下方的三个重要结构,即髂外动脉、髂外静脉和旋髂深静脉(图 3-2-104)。在髂外动静脉表面将该淋巴结向患者头侧分离(图 3-2-105)。顺着髂外动脉表面继续向头侧分离至近髂外、髂内动脉交叉处(图 3-2-106)。

4. **切除髂外动静脉之间淋巴脂肪组织** 分离髂外动脉、静脉之间的间隙,肾盂拉钩提起髂外动脉下缘(图 3-2-107),紧贴髂外动脉下方无血管区打洞(图 3-2-108),在动脉的下方,向头、足侧分离(图 3-2-109,图 3-2-110)。沿髂外动脉下缘向足侧切除,至旋髂深静脉处应及时转向,沿髂外静脉上缘向头侧分离淋巴脂肪组织。分离打开髂外静脉上方静脉鞘的外侧缘(图 3-2-111)和内侧缘(图 3-2-112)。在切开过程中,注意电刀或剪刀需与血管平行且远离髂外静脉壁,向头侧分离时尤其要注意避免损伤上段的髂外动脉和髂内动脉的血管分叉。

5. **游离髂外静脉下缘** 肾盂拉钩轻轻提起髂外静脉下缘(图 3-2-113),在静脉下缘疏松组织中打洞(图 3-2-114),注意有时肾盂拉钩会把静脉压得很薄,误以为是疏松组织而误伤,故需先用不通电的电刀头或剪刀轻轻拨动,拨出间隙后用肾盂拉钩把血管完全勾起,然后才开始分离静脉下间隙。向患者足侧分离时注意避免损伤髂外静脉下方的旋髂后静脉(图 3-2-115)。

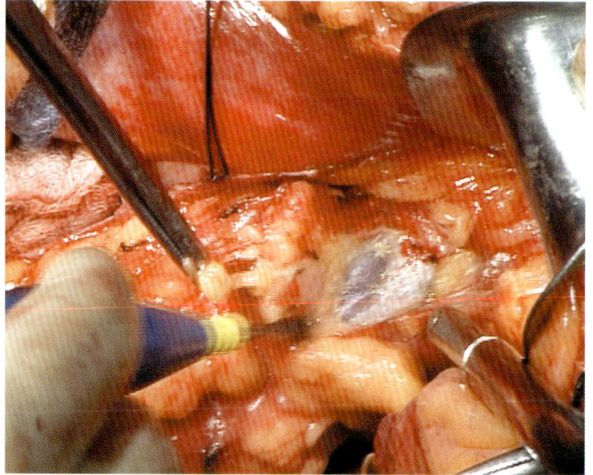

图 3-2-104 左侧旋髂深静脉

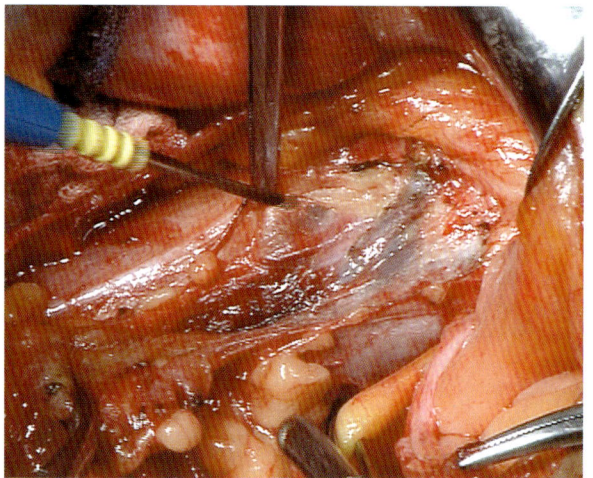

图 3-2-105 继续切除髂外血管下淋巴结

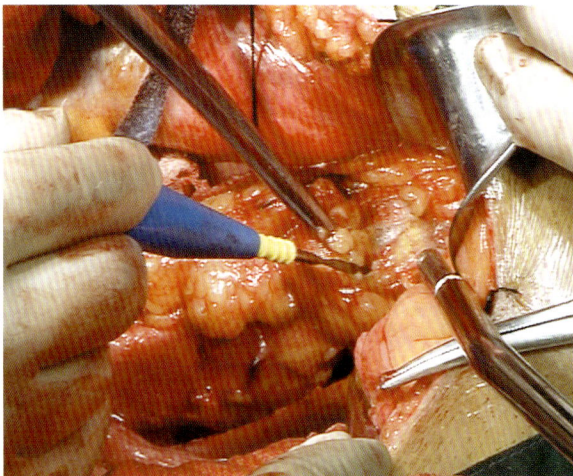

图 3-2-103 切除腹股沟深淋巴结下方淋巴管

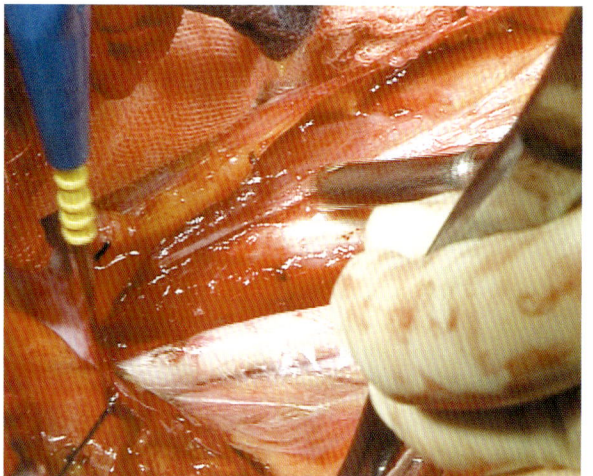

图 3-2-106 切除髂外动脉中上段淋巴结

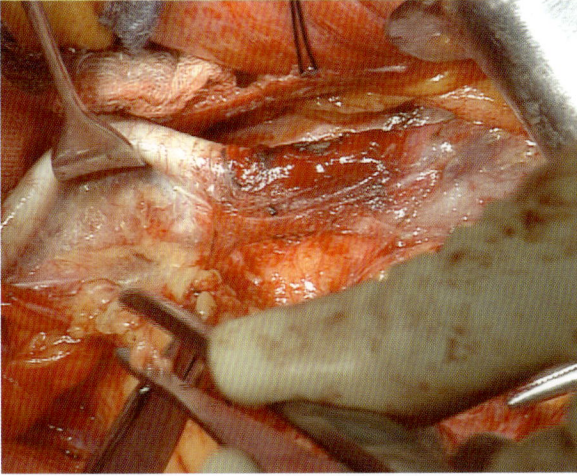

图 3-2-107 拉起髂外动脉

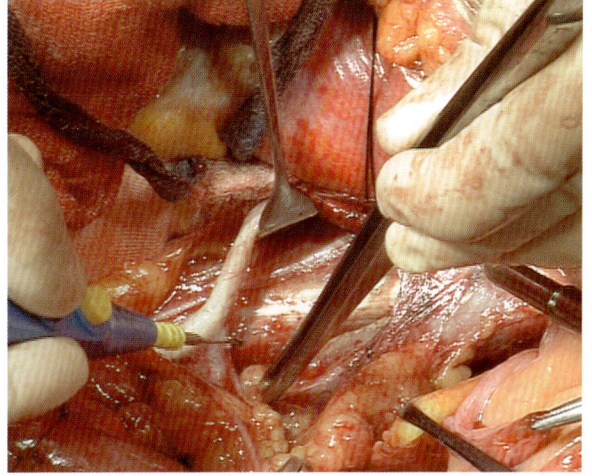

图 3-2-110 向头侧分离髂外动脉下方组织

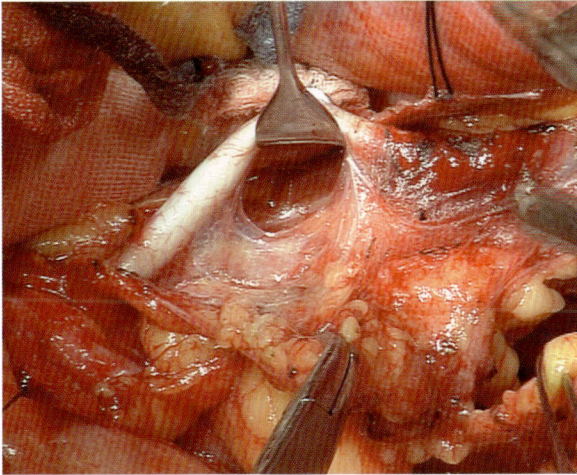

图 3-2-108 在髂外动脉卜方打洞

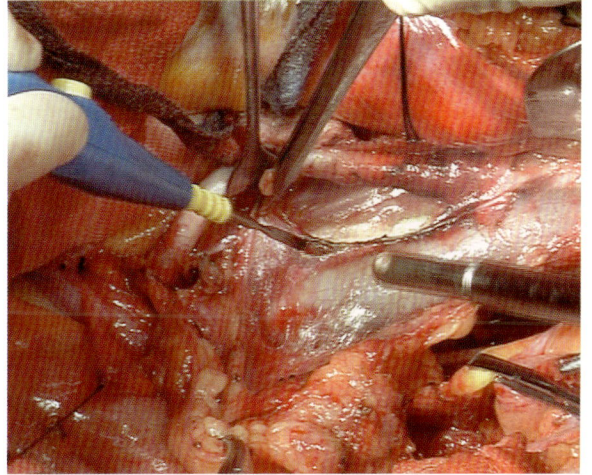

图 3-2-111 打开髂外静脉外侧静脉鞘

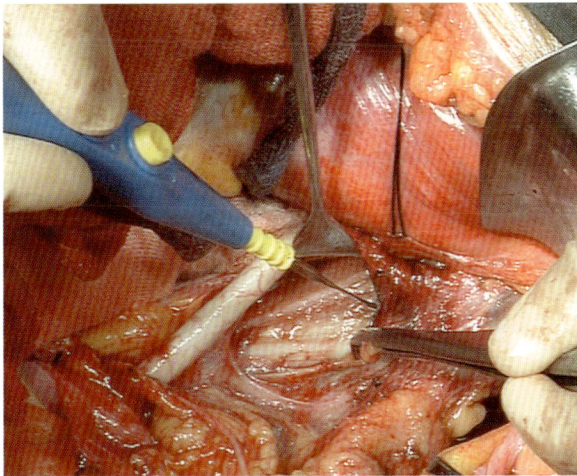

图 3-2-109 向足侧分离髂外动脉下方组织

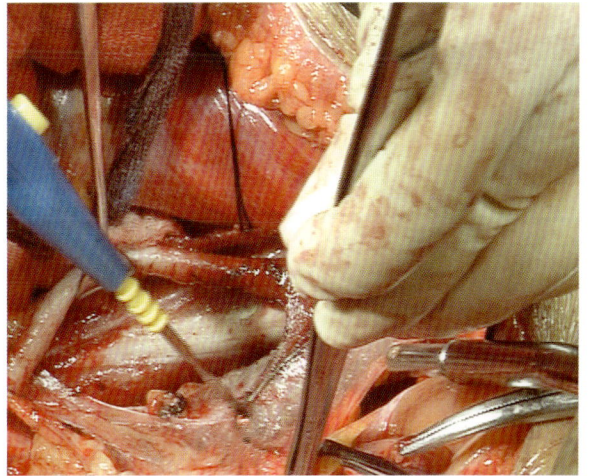

图 3-2-112 打开髂外静脉内侧静脉鞘

6. 切除旋髂后三角淋巴结 若旋髂后静脉开口较高,在该静脉的患者足侧方和髂外静脉的下方常常可见增大的淋巴结,应予切除(图3-2-116~图3-2-120)。

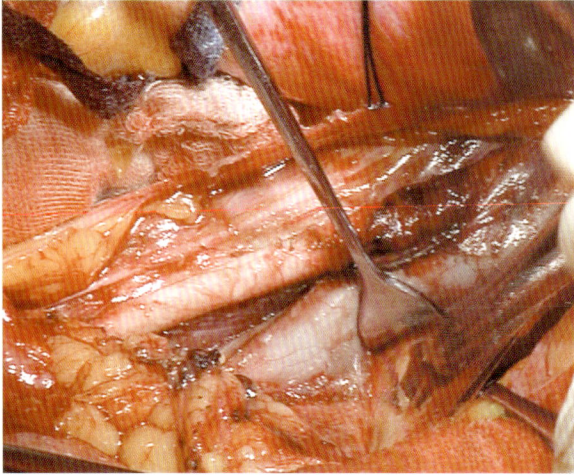

图 3-2-113　提起髂外静脉下缘

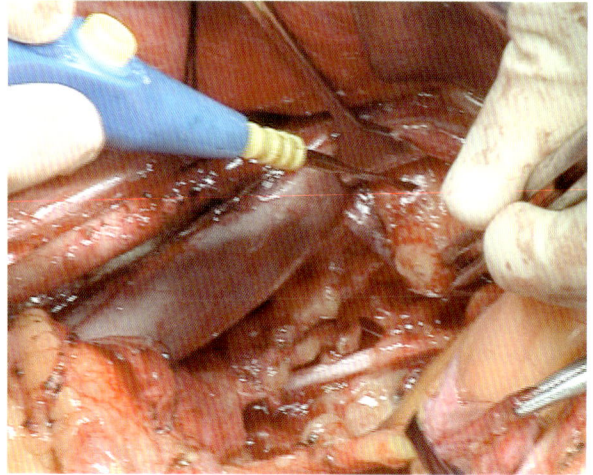

图 3-2-116　切除旋髂后三角淋巴结 1

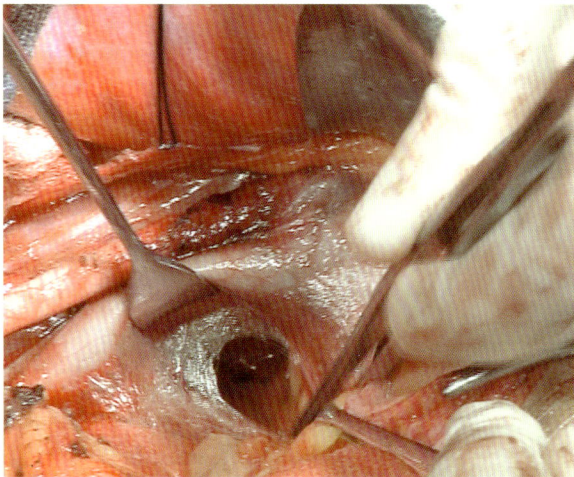

图 3-2-114　髂外静脉下方打洞

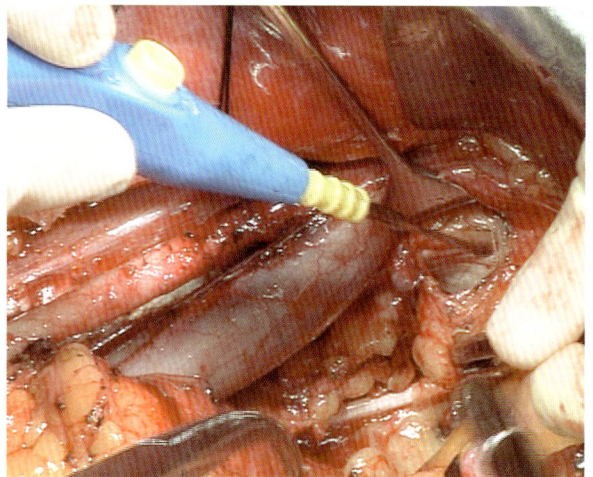

图 3-2-117　切除旋髂后三角淋巴结 2

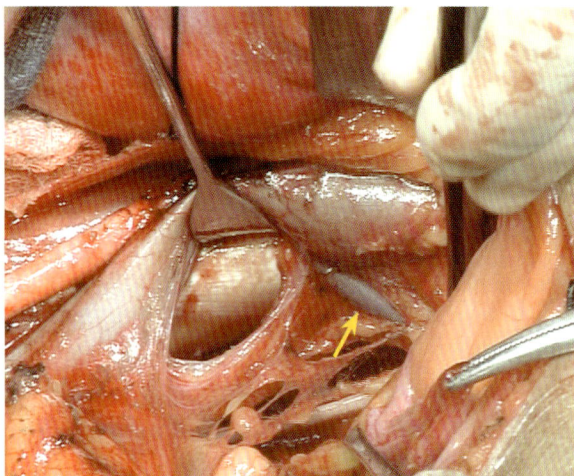

图 3-2-115　避免损伤旋髂后静脉

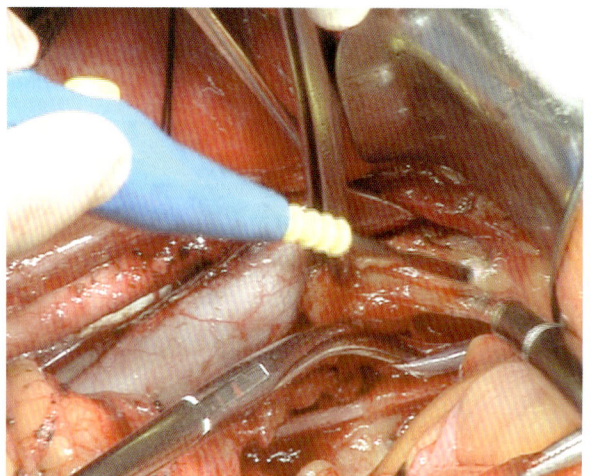

图 3-2-118　切除旋髂后三角淋巴结 3

7. 切除闭孔窝淋巴组织 沿闭孔神经表面向患者头侧分离切除闭孔神经之上的淋巴组织（图 3-2-121）。沿髂外静脉下方向患者头侧分离髂外静脉下缘（图 3-2-122）。闭孔神经下方的脂肪组织可在直视下用镊子提起后用吸管吸干净（图 3-2-123、图 3-2-124），注意吸管头不要直接接触盆底静脉，因为一旦损伤闭孔神经底部丰富的静脉丛，止血将很困难。

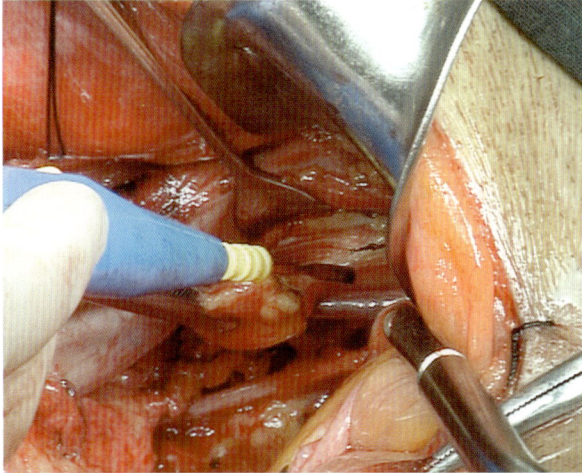

图 3-2-119 切除旋髂后三角淋巴结 4

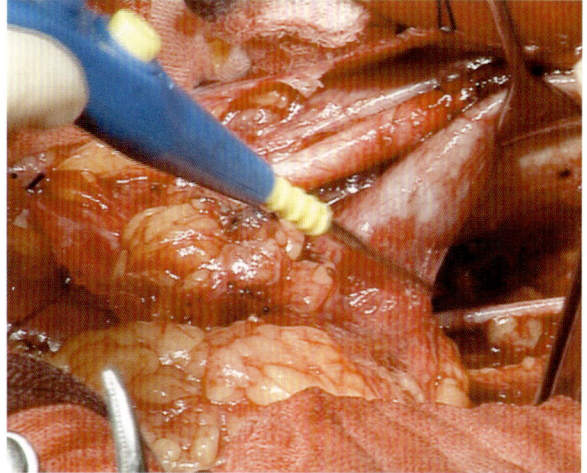

图 3-2-122 游离髂外静脉头侧下缘

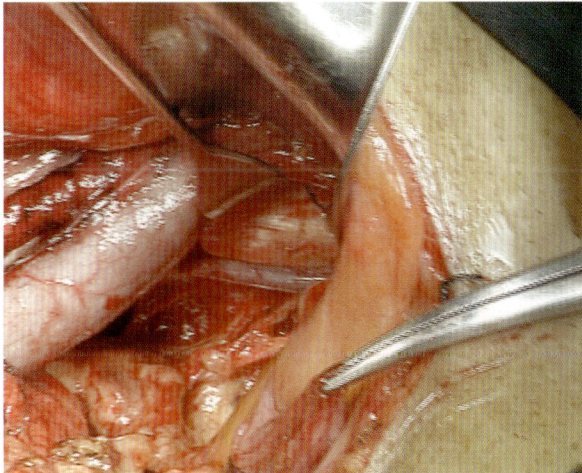

图 3-2-120 旋髂后三角淋巴结切除后术野

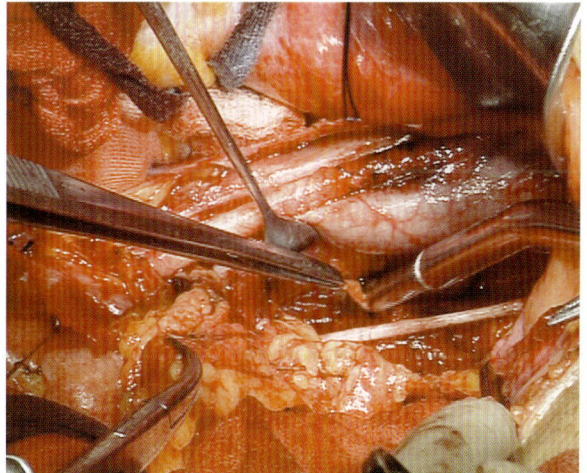

图 3-2-123 吸除闭孔神经下方组织

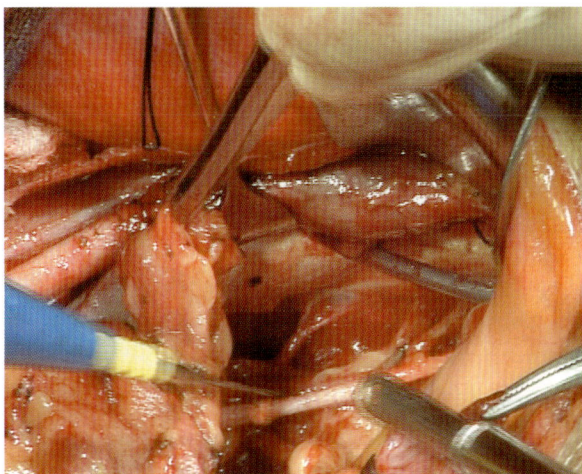

图 3-2-121 分离闭孔窝中部淋巴组织

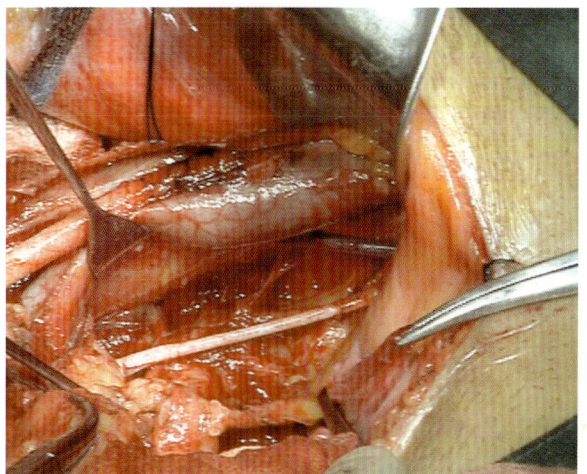

图 3-2-124 清除闭孔窝淋巴组织后术野

8. **切除髂总淋巴结** 用"S"形拉钩在髂总动脉上方、与髂总动脉平行,向患者头侧拉开横跨髂总动脉表面的输尿管。压肠板在髂腰肌表面向外侧压开,即可见到位于髂总动脉外侧、表面呈黄色的髂总淋巴结(图3-2-125)。沿着原已分离至髂动脉交叉处髂腰肌和髂外血管间隙,继续紧贴髂腰肌内侧缘向头侧分离髂总动脉外侧与髂腰肌之间的间隙(图3-2-126)。用左手示指和拇指贴近髂总动脉外侧缘处把髂总淋巴结提起(图3-2-127)。在示指顶端,即髂总动脉外侧、髂总淋巴结内侧下方打洞,形成淋巴脂肪组织桥(图3-2-128)。在左手示指的保护下钳夹、切断、结扎髂总淋巴结头侧的淋巴管和结缔组织(图3-2-129~图3-2-132)。轻轻提起髂总淋巴结,沿髂总动脉表面向患者足侧切除髂总淋巴结(图3-2-133)。

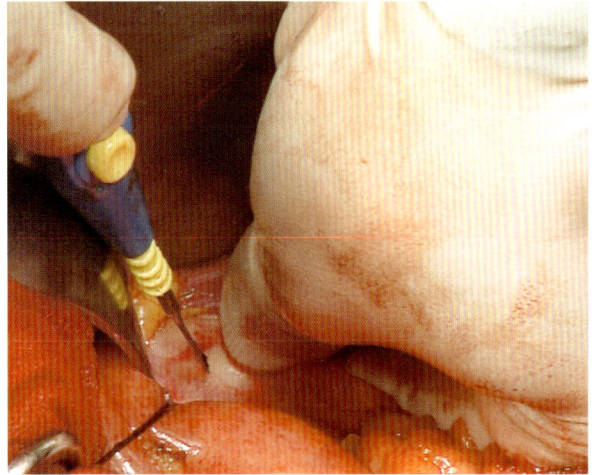

图 3-2-127　提起髂总淋巴结

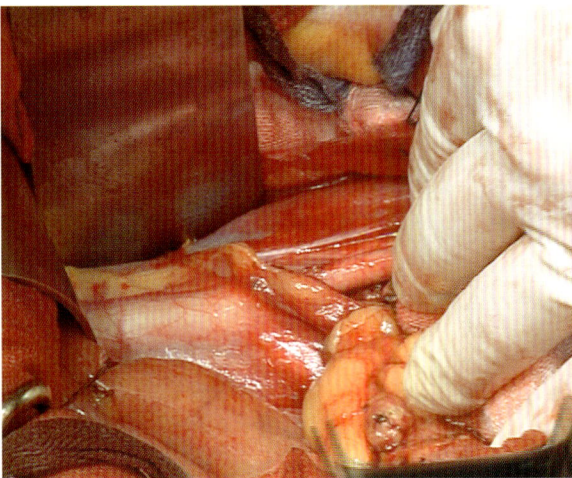

图 3-2-125　暴露髂总区术野

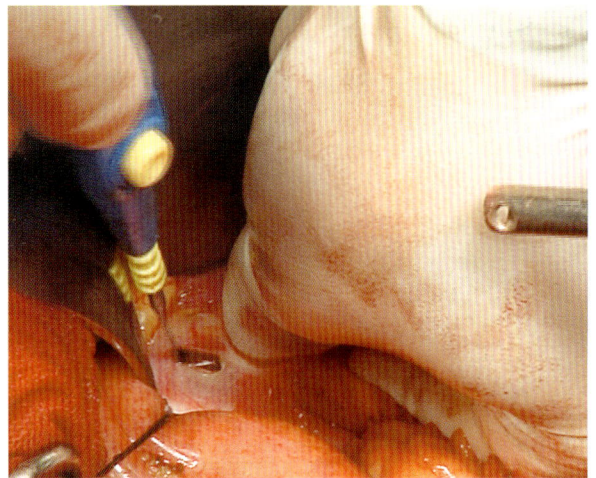

图 3-2-128　髂总动脉外侧打洞形成淋巴组织桥

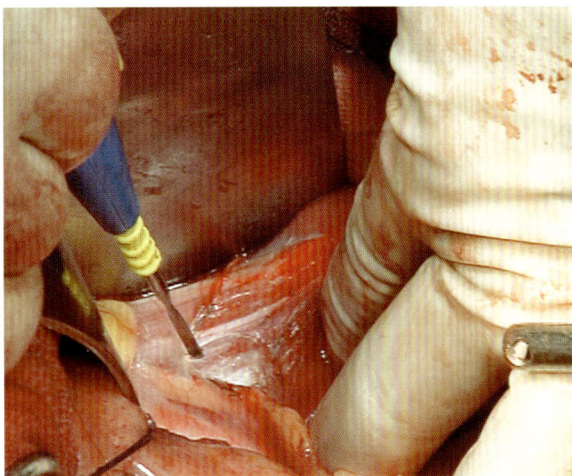

图 3-2-126　分离髂总动脉外侧髂腰肌内侧缘

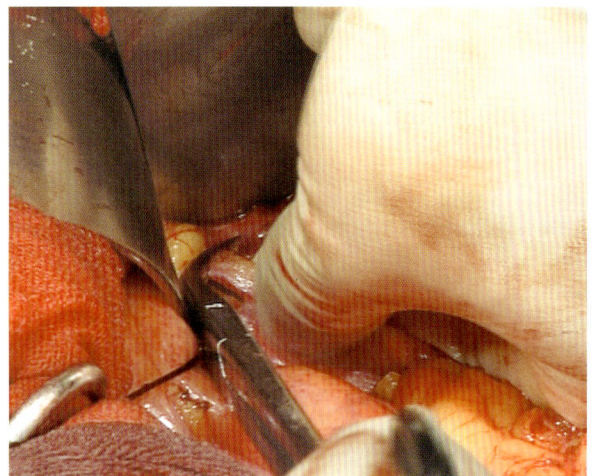

图 3-2-129　钳夹髂总淋巴结头端淋巴管

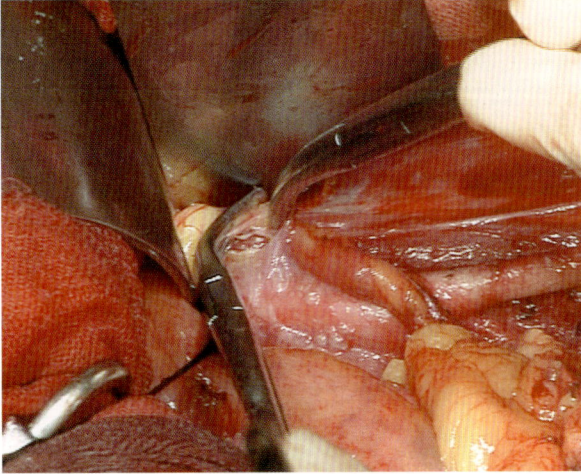

图 3-2-130 继续钳夹髂总淋巴结头端淋巴管

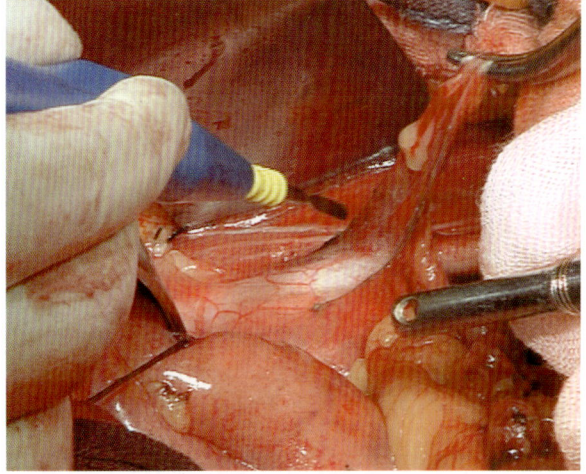

图 3-2-133 切除髂总淋巴结

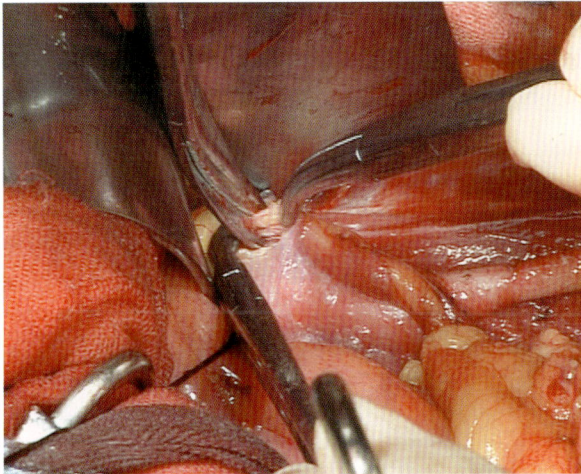

图 3-2-131 切断髂总淋巴结头端淋巴管

9. 切除髂内、外动静脉交叉淋巴组织 肾盂拉钩拉起髂外动脉,向患者头侧分离髂外动脉下缘(图 3-2-134),至动脉交叉处转向患者足侧分离髂内动脉上缘(图 3-2-135)。分离髂内动脉上缘时需注意髂内动脉呈斜行向下,而髂外静脉呈水平走向,两者在约距离髂动脉交叉 1~2cm 处有交叉。故在向患者足侧分离髂内动脉上缘时,注意避免损伤髂外静脉上段前壁。分离至此处时,应转向与髂外静脉表面平行的方向,清除髂外静脉上缘的淋巴组织(图 3-2-136)。

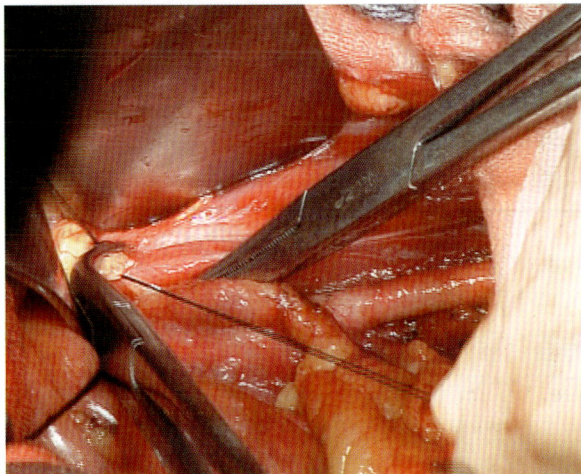

图 3-2-132 结扎髂总淋巴结头端淋巴管

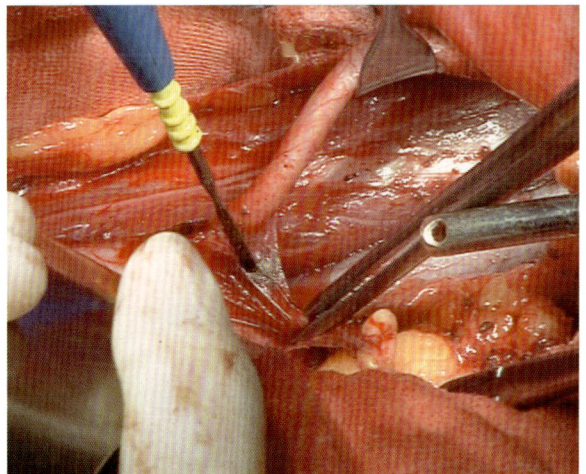

图 3-2-134 分离髂动脉交叉处髂外动脉下缘

肾盂拉钩拉起髂外静脉上段，沿髂外静脉上段下缘向患者头侧分离至髂静脉交叉处(图3-2-137)，转向患者足侧在髂内静脉上方切断闭孔窝淋巴结头侧的淋巴管(图3-2-138、图3-2-139)。绝大多数

患者髂内静脉从闭孔神经下方穿行分散于盆底，在切断闭孔窝头侧淋巴管时，只要直视下看清楚闭孔神经，在闭孔神经以上平面切断淋巴结，就不会损伤到髂内静脉分支。

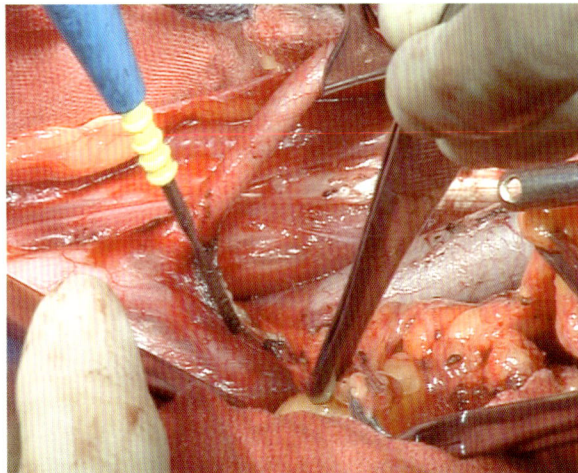
图3-2-135　分离髂动脉交叉处髂内动脉上缘

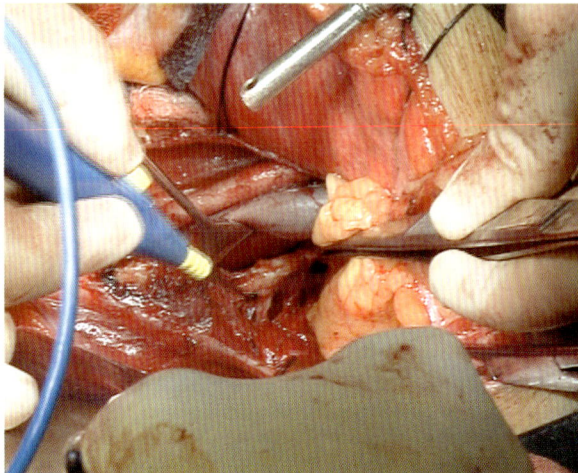
图3-2-138　分离髂静脉交叉处的髂内静脉上缘

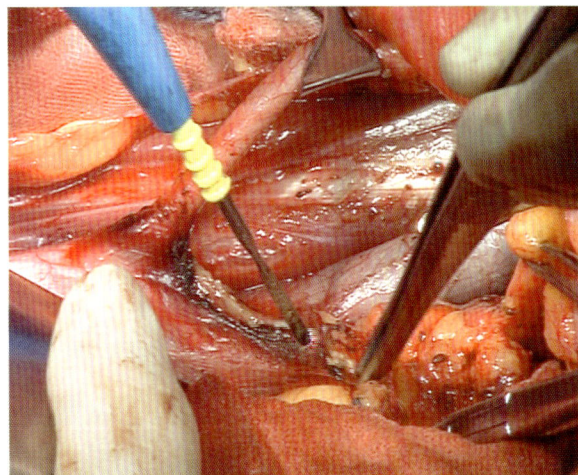
图3-2-136　清除髂外静脉上段表面淋巴组织

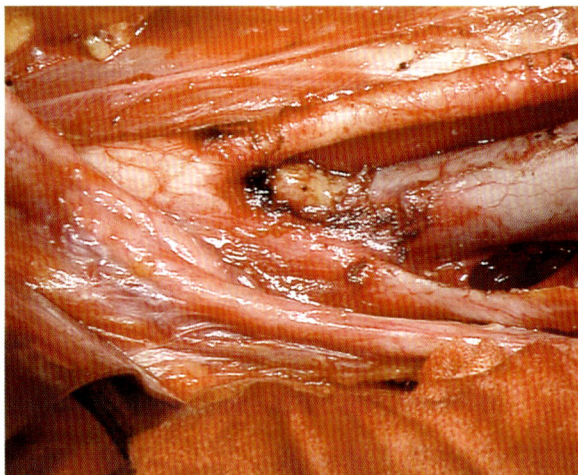
图3-2-139　髂内、外动静脉交叉处淋巴组织切除后术野

(十) 放置腹腔引流管

左右两侧盆腔淋巴结及广泛子宫切除后，可用大量蒸馏水冲洗盆腹腔(图3-2-140)，手术创面仔细止血(图3-2-141)。放置腹腔引流管，引流管尖端指向盆底原直肠子宫陷凹处(图3-2-142)然后缝合、关闭腹壁各层。

(十一) 标本分组送检

两侧盆腔淋巴结连续整块切除后，可按解剖顺序每一侧分髂总、髂外、髂内、闭孔、腹股沟深5组分别送病理检查(图3-2-143)。

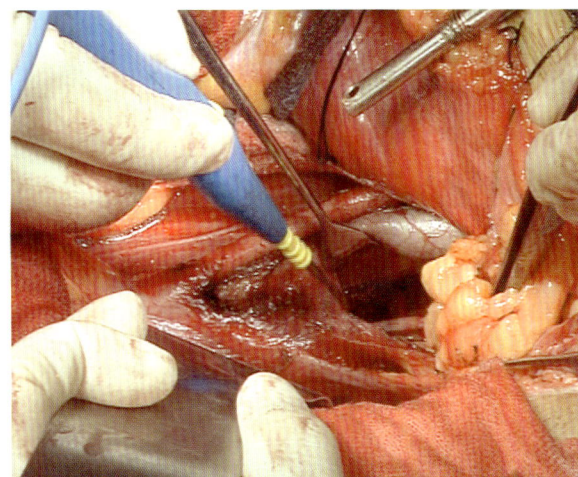
图3-2-137　分离髂静脉交叉处的髂外静脉下缘

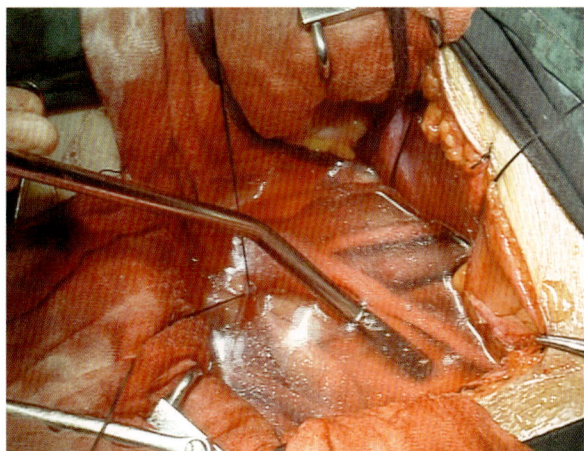

图 3-2-140　冲洗盆腹腔

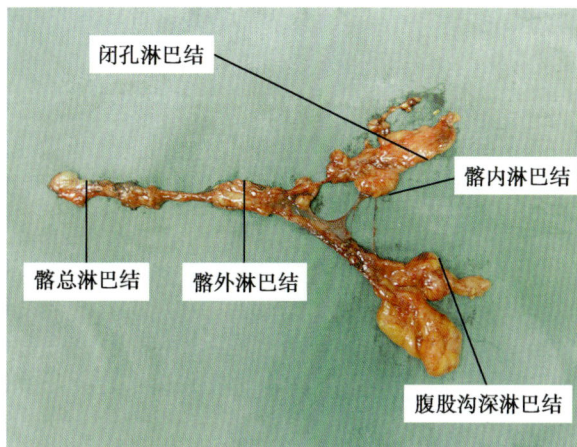

图 3-2-143　盆腔淋巴结连续整块切除标本（左侧）

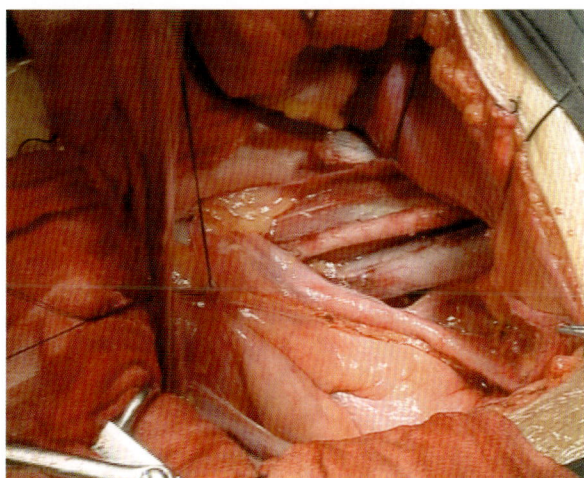

标注：闭孔淋巴结、髂内淋巴结、髂总淋巴结、髂外淋巴结、腹股沟深淋巴结

图 3-2-141　冲洗止血后术野

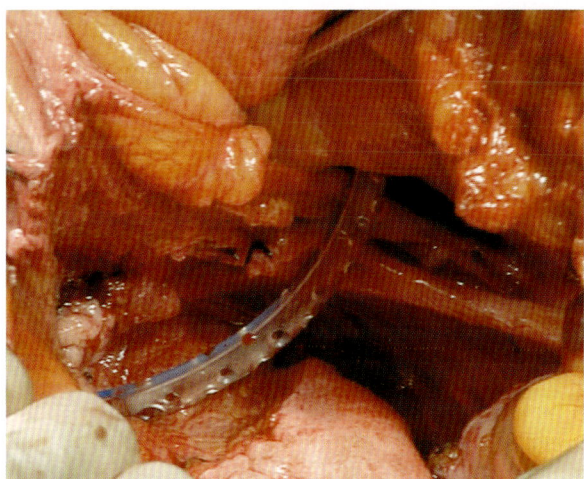

图 3-2-142　放置腹腔引流管（图左方为患者足侧）

四、手术难点和手术技巧

（一）手术难点

盆腔淋巴结切除术的手术难点在于预防出血。由于右侧髂总淋巴结位于髂总静脉的表面，两者关系密切。髂总静脉又是盆腔最粗大的血管，如损伤该血管易造成难以控制的大出血。故切除右侧髂总淋巴结是难中之难。

（二）手术要点（视频 3-2-3，视频 3-2-4）

视频 3-2-3
盆腔淋巴结切除术

视频 3-2-4
困难盆腔淋巴结切除术

1. **熟悉解剖**　盆腔淋巴结位于盆腔血管旁和神经周围间隙，进行切除术时免不了要和血管、神经、输尿管等打交道。熟悉盆腔的解剖非常重要，只要术者对盆腔解剖了然于胸、术中就能游刃有余。在行淋巴结切除术时，沿着血管平行分开血管鞘，沿神经周围分离神经，把血管和神经解剖游离出来予以保留,尽可能避免损伤它们,把其余的淋巴脂肪组织统统拿走,就能安全、快捷、干净地切除全部淋巴脂肪组织。

2. **直视下操作**　盆腔血管特别是静脉的变异较多,动脉常常也有一些不知名的细小分支,甚至输尿管也有"双管齐下"畸形的,如盲目拉、扯、扣,运气好者可获得操作的愉悦,遗憾的是多数情况是不理想的,常常血肉模糊,造成难以控制的出血!唯有直视下操作,看清血管和神经走向,把它们解剖游离出来,方能减少创伤。

3. **脉管化**　脉管化的意思就是切除术后的术野只剩下血管、神经和输尿管,把其余的淋巴脂肪组织统统拿走。其关键点是要打开血管鞘,沿神经分离周围。脉管化的目的有两个:一是可以减少血管、神经的损伤,二是达到彻底清除淋巴结的目的。

4. **胸有成竹、处变不惊**　不管解剖多熟悉、手术多熟练,手术当中难免会有一些意外。特别是碰到大出血时千万不可慌张、随意钳夹!先用纱布压住,逐步缩小范围,直到最后找到出血点,再予准确钳夹,根据不同情况采取结扎、缝合等方法,定能止血!

(三)手术技巧

对于盆腔淋巴结切除术的各个手术步骤,我们总结了相应的口诀,帮助大家记忆。

A. 感觉神经,尽量保留(生殖股神经);

B. X 形交叉,分段分离(闭孔神经);

C. 钝锐结合,结扎防囊(腹股沟深);

D. 三种方法,灵活使用(髂总淋巴);

E. 内外交叉,旋髂即止(髂外动脉);

F. 常有变异,尤其旋后(髂外静脉);

G. 表面清除,不超神经(闭孔窝)。

下面分别介绍手术各个步骤的手术技巧。

1. **生殖股神经(感觉神经、尽量保留)**　生殖股神经位于髂腰肌表面,可有一支或几支,是感觉神经(见图 3-2-4,图 3-2-144~图 3-2-147)。术中尽量保留,如不慎切断,术后患者会阴部可能感觉麻木,一般影响不大。

2. **闭孔神经(X 形交叉、分段分离)**　闭孔神经是盆腔淋巴结底部切除范围的解剖标志。该神经也是运动神经,如受损伤将导致患者术后行走异常。手术时先分离出该神经既可避免损伤该神经,又能以该神经作为切除闭孔淋巴结的底部标志,避免损伤闭孔神经下方的闭孔窝血管。闭孔神经与

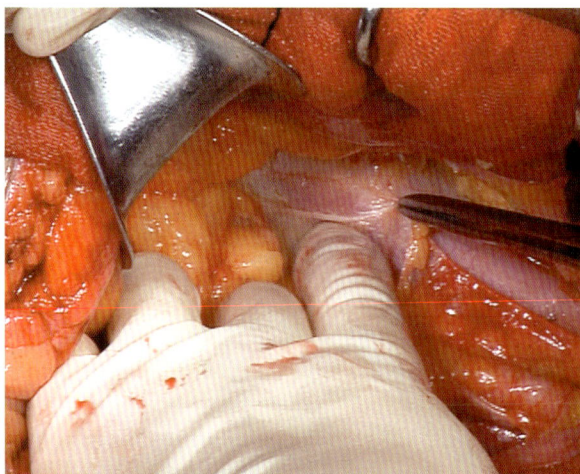

图 3-2-144　保留右侧生殖股神经 1

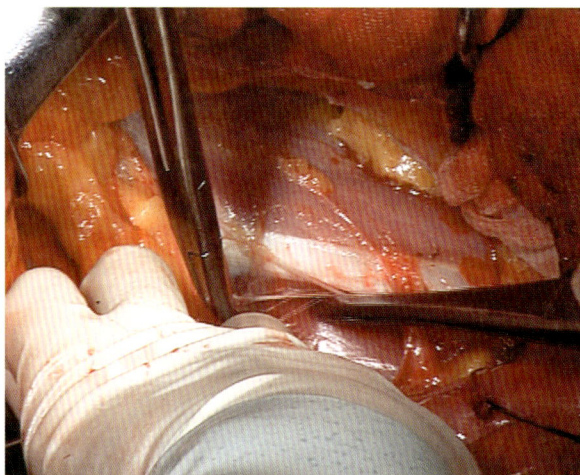

图 3-2-145　保留右侧生殖股神经 2

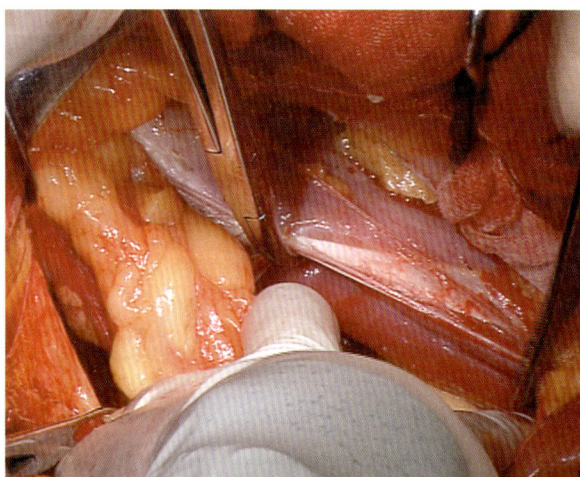

图 3-2-146　保留右侧生殖股神经 3

髂外静脉并非平行走向,而是呈"X"形交叉,即闭孔神经的下段位于髂外静脉的内侧(见图 3-2-55)、闭孔神经上段位于髂外静脉的外侧(见图 3-2-65),

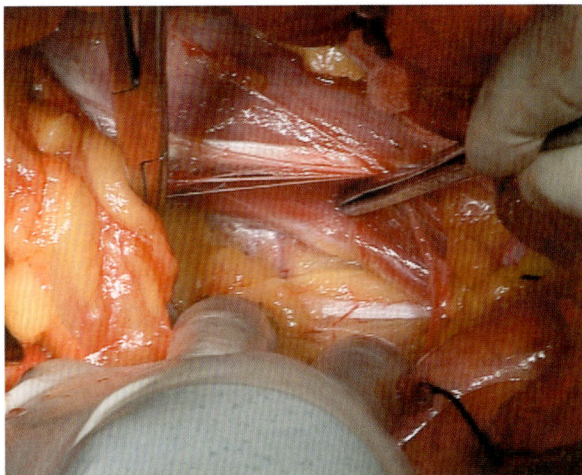

图 3-2-147　保留右侧生殖股神经 4

所以我们就可以分段分离闭孔神经,分别在髂外静脉的内、外侧分离出闭孔神经的下、上段。最后在中间汇合。在髂外静脉下段的内侧和侧脐韧带之间分离出闭孔神经的下段,在髂外静脉上段的外侧和髂腰肌之间分离出闭孔神经的上段。用腹部拉钩平行髂外血管向患者足侧牵拉,向耻骨联合左侧方向提拉子宫和附件。术者用左手示指和中指配合右手镊子在髂外静脉的下内侧和侧脐韧带之间寻找间隙,分离疏松组织间隙,闭孔神经下段即位于此处的下方,要注意在闭孔神经周围的伴行血管,特别是在其上方和下方常有伴行静脉存在,应避免损伤。为避免损伤髂外静脉,可用左手的示指向外侧推开髂外静脉,中指向内侧推开侧脐韧带,右手执镊子向下寻找闭孔神经下段(见图 3-2-56~ 图 3-2-58)。

暴露闭孔神经下段的另一种方法是先用压肠板向内侧压开输尿管中下段,找到其外侧的髂内动脉起始部,追踪动脉向足侧的走向,其末端即为侧脐韧带。用鼠齿钳钳夹提起侧脐制带下段,在侧脐韧带和髂外静脉下段内侧之间的间隙下方即可找到闭孔神经下段(见图 3-2-51~ 图 3-2-55)。

继续向患者头侧分离闭孔神经中段。在闭孔神经下方,有时可以看到闭孔静脉、动脉,但变异较大,分离淋巴结组织时动作要轻柔,防止损伤闭孔神经下面的髂内静脉分支而出血。

分离闭孔神经上段:紧贴髂腰肌表面分离髂腰肌和髂外动静脉外侧间隙,暴露髂腰肌和髂外静脉的间隙后,向患者头侧、足侧充分分离,在髂腰肌和髂外静脉之间正下方的组织中寻找闭孔神经上段(见图 3-2-63、图 3-2-64)。若患者较肥胖,

暴露闭孔神经上段有困难,术者可用左手示指或中指向下(闭孔窝底部)触摸,可感觉到有一条质地较韧的条索状物,用镊子在其周围轻轻拨开,就可看到白色的闭孔神经。

电凝凝断营养髂腰肌的小血管,注意避免损伤穿过闭孔神经下方的髂内静脉及其大的分支(见图 3-2-65),髂内、外静脉的分叉及髂内静脉的分支变异很大(18%),无规律可循。因此整个操作过程中必须在直视下进行,才能防止损伤静脉出血,保证闭孔区域不出血或少出血。一旦出现闭孔窝出血,止血将非常困难。出血使得术野模糊,盲目钳夹将会导致闭孔神经损伤或夹破静脉壁而造成更大的出血。继续向头侧分离,用左手示指配合压肠板暴露闭孔神经上段,接近髂总静脉处有营养髂腰肌的血管,此血管划分髂外静脉与髂总静脉的解剖标记,容易损伤出血。我们的经验是可以预处理,预先将之钳夹结扎止血。分离出闭孔神经上段后,沿闭孔神经表面向足侧分离至与闭孔神经下段连接,这样就将闭孔淋巴结的内、外、底侧面完全分离出来。

3. **腹股沟深淋巴结(钝锐结合、结扎防囊)** 也称髂外血管下部淋巴结,切除此处淋巴结时,可以用钝性和锐性相结合的方法,将此处淋巴结切除。为了减少术后淋巴囊肿的形成,可对该处淋巴管予以结扎。

用腹壁拉钩与髂外血管平行向足侧牵拉暴露髂外血管下段表面的腹股沟深淋巴结区域,用镊子提起腹股沟深淋巴结,在其近患者足侧端用剪刀或电刀轻轻分拨,看到疏松组织中没有血管和神经(生殖股神经)结构后再剪断或凝断(见图 3-2-66)。暴露出淋巴结下方的髂外静脉、旋髂深静脉和髂外动脉三个结构(见图 3-2-67)。髂外静脉位于内侧,其外上方为髂外动脉,旋髂深静脉起于髂外静脉,绕过髂外动脉从腹股沟韧带的下方穿出。患者年龄不同,动脉粗细有别,年轻人的动脉相对较细、有弹性,年纪大的患者动脉较粗且弹性较差。清楚暴露出这三个结构后,沿着髂血管表面自下而上,切开髂外动、静脉血管鞘,就可既省时又安全将髂外血管下段表面的腹股沟深淋巴结整块向头侧掀起。

4. **髂总淋巴结(三种方法、灵活使用)** 右侧髂总静脉位于右侧髂总动脉的外侧,髂总淋巴结位于髂总动脉外侧的髂总静脉表面(图 3-2-148)。

切除此淋巴结时容易损伤右侧髂总静脉壁,容易造成大出血。所以,切除右侧髂总淋巴结是盆腔淋巴结切除术中最关键的步骤。而重点保护髂总静脉是该手术步骤关键中的关键。

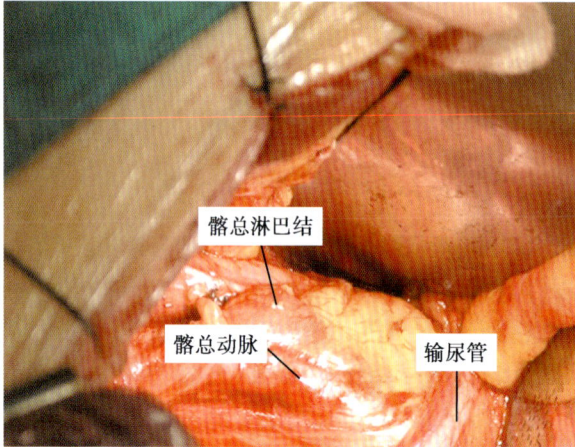

图 3-2-148 髂总淋巴结

暴露髂总淋巴结区可用中 S 拉钩与髂总动脉平行(拉钩中点在髂总动脉表面)向患者头侧拉开输尿管并稍向下压,以防输尿管滑出。用压肠板向外侧压开升结肠回盲部,即可看到髂总动脉外侧的一片脂肪淋巴组织(图 3-2-149)。

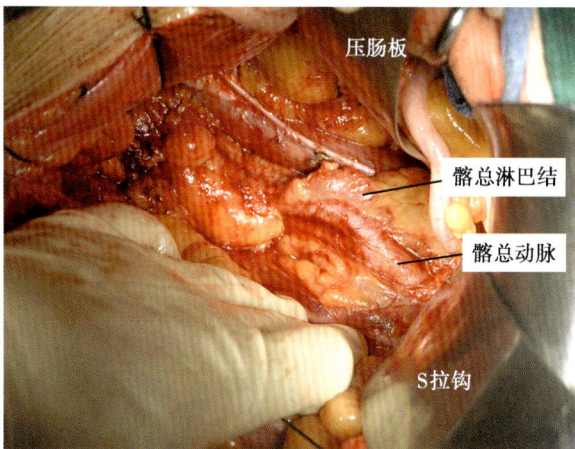

图 3-2-149 暴露髂总淋巴结

切除髂总淋巴结有三种方法,下面分别予以介绍。

(1)侧入钝性分离法:切除右侧髂总淋巴结时,首先分离出相对安全的一侧间隙,即髂总静脉外侧缘和髂腰肌内侧缘之间的间隙。方法是用左手示指向内侧压开并保护髂总静脉壁,中指向外撑开髂腰肌内侧缘,电刀切开此处疏松组织即可分离出髂总静脉外侧缘间隙,分离出髂总淋巴结

的外界(图 3-2-150)。沿此间隙继续向上分离达拟切除的淋巴结上界水平,左手示指在髂总静脉壁表面的静脉鞘内,从外向内,向髂总动脉外侧缘方向,钝性分离静脉鞘和淋巴结后方之间隙,左手拇指与左手示指汇合,在髂总静脉壁上方轻拉捏起髂总淋巴结(图 3-2-151),沿髂总动脉外侧、髂总静脉上方,左手示指尖上方打洞(图 3-2-152),分离出淋巴结后方和髂总静脉壁之间的间隙,形成"淋巴组织桥"(图 3-2-153)。左手示指下压髂总静脉壁,在示指上方用两把长弯血管钳平行钳夹髂总淋巴结患者头侧方的组织,在两钳之间切断髂总淋巴结患者头侧方的淋巴管(图 3-2-154)。断端上方结扎。轻轻提起下方之血管钳,沿髂总、髂外动静脉表面,将髂总淋巴结患者足侧方与髂总动静脉表面之间的小血管用电刀凝断,连续向患者足侧切除髂总、髂外淋巴结(图 3-2-155、图 3-2-156),直至与前述从下向上切除之下段髂外淋巴结会合。

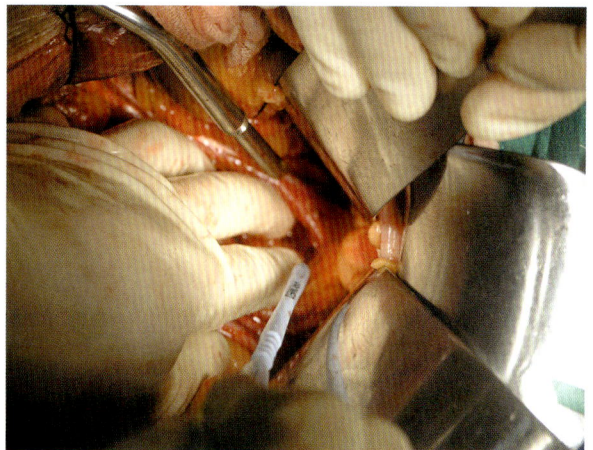

图 3-2-150 分离髂总静脉外侧缘和髂腰肌内侧缘之间的间隙

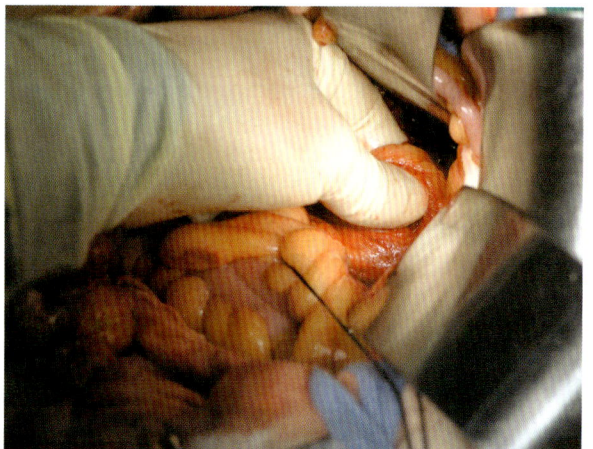

图 3-2-151 捏起髂总淋巴结

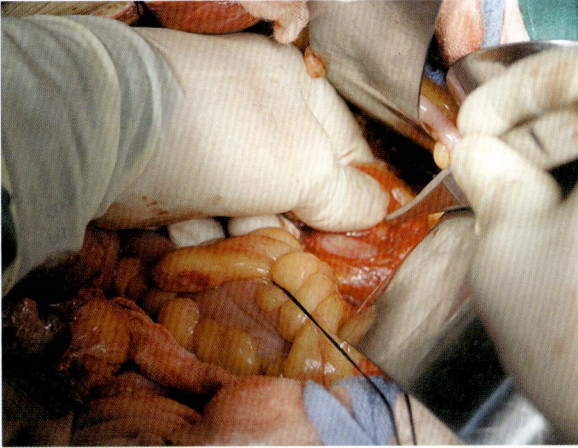

图 3-2-152　在左手示指尖上方打洞

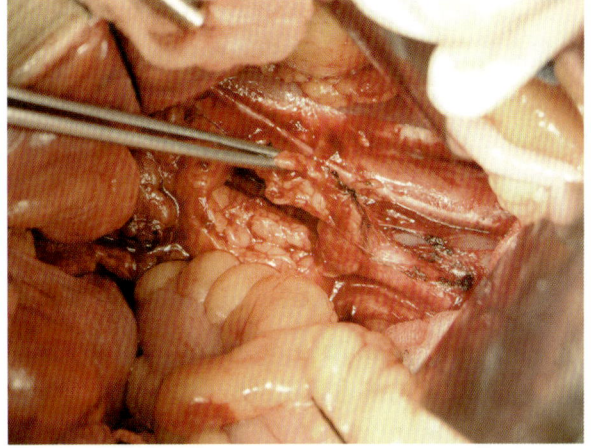

图 3-2-155　沿髂总血管表面向患者足侧切除髂总淋巴结

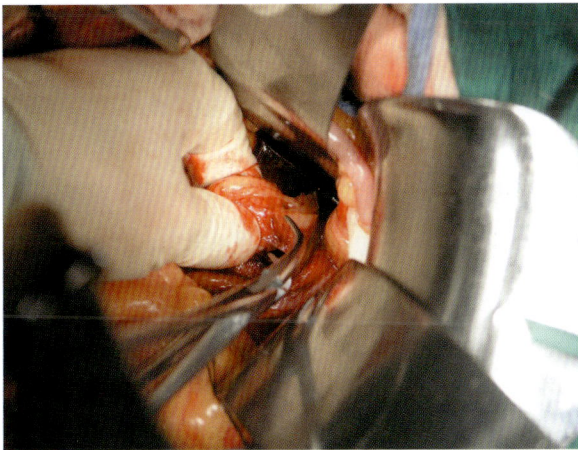

图 3-2-153　形成"髂总淋巴组织桥"

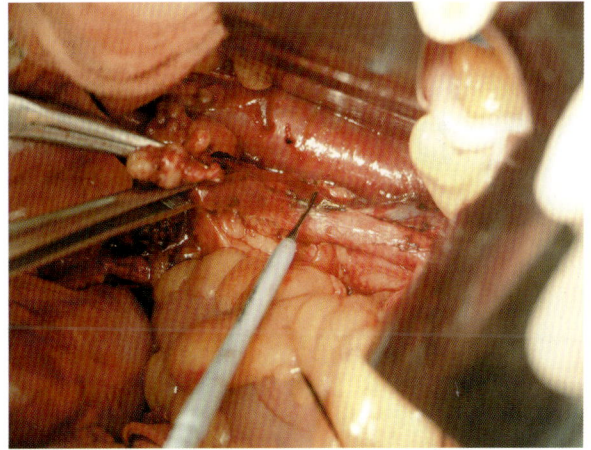

图 3-2-156　沿髂外血管表面继续向患者足侧
切除髂总、髂外淋巴结

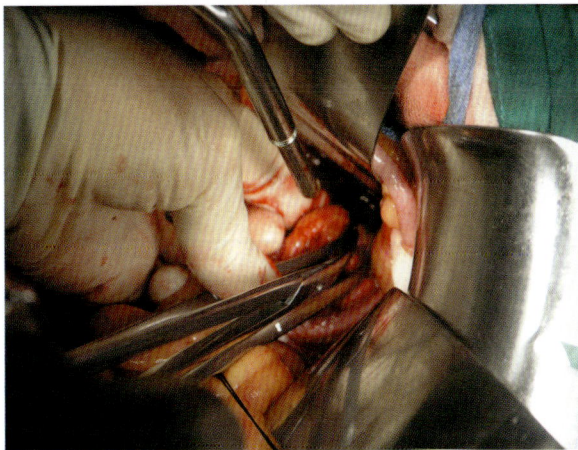

图 3-2-154　钳夹、切断髂总淋巴结头侧淋巴管

"侧入钝性分离法"的亮点是运用手指对髂总静脉壁的保护。如分离髂总淋巴结后方与髂总静脉壁之间的间隙时,利用左手示指的触觉寻找静脉鞘与静脉壁之间的间隙,找对间隙时应感觉很疏松。形成髂总"淋巴组织桥"时需先在淋巴组织的内下方打洞,此方向正对髂总静脉壁,如没有保护极易损伤静脉壁。此时,将左手示指向内上方顶出,在示指尖上打洞,就避开了髂总静脉壁。形成淋巴组织桥之后要钳夹、切断髂总淋巴结头侧方的淋巴管,下钳时也易损伤髂总静脉壁。此时用示指将静脉壁下压后留出一个供下钳的空间,在示指上方下钳,也就比较安全。

（2）顺行切除法：提起髂总静脉表面的组织，在髂总静脉上方小心分离髂总淋巴结与髂总静脉壁之间的间隙。看到髂总静脉壁后用直角钳钳夹髂总淋巴结头侧方淋巴管并切断、结扎，然后沿髂总、髂外血管向足侧清除髂总、髂外组淋巴结，特别要注意髂总静脉表面的一些细小静脉分支，可用电凝凝断、止血。

（3）逆行切除法：切除髂总淋巴结的第三种方法为"逆行切除法"，即先清除闭孔、髂内、髂外动脉交叉处以下的淋巴组织，髂总淋巴结留至最后清除。因此时血管鞘已打开，向上翻起在其下方可清楚看到髂总静脉壁，自下而上分离可较安全地切除髂总淋巴结。

切除髂总淋巴结三种方法各有不同的适应证。胖的患者较适合用侧入钝性分离法，瘦的患者较适合用顺行切除法，医生本身自信心不够、操作不熟练者较适合用逆行切除法。在这三种方法中，侧入钝性分离法相对安全、快捷，因在髂总静脉和淋巴组织之间有手指隔开，在手指上方操作可保护髂总静脉壁不受损伤。手指钝性分离的部位恰好位于髂总静脉表面小静脉的分支处之上，这样可以避免损伤这些细小的静脉分支。但是，在实际操作过程中，三种方法不能截然分开，可灵活掌握、结合运用。

5. **髂外动脉（内外交叉、旋髂即止）** 髂外动脉很少有解剖变异，也没有什么大的分支。只需注意在解剖其下段时，有从髂外静脉分出的旋髂深静脉跨过髂外动脉下段，以及向头侧分离髂外动脉下方时，注意髂内、外动脉的交叉，避免损伤即可。髂外动脉上段没有血管分支，提拉髂总淋巴结，沿着髂总动脉及髂外动脉上方、平行髂外血管，自上而下打开血管鞘并与下段血管鞘连接，即可完成髂外、髂总淋巴结的切除。

6. **髂外静脉（常有变异、尤其旋后）** 与髂外动脉不同，髂外静脉常有较多变异（图 3-2-157），特别是其后方经常有分支，而且发出的分支位置不固定，尤其是旋髂后静脉，时有时无，有时一支有时多支，位置有高有低，故分离髂外静脉后方时一定要在直视下操作。要清楚地看到静脉后壁、在无血管分支处的疏松组织中分离，遇到分支最好保留，只把淋巴脂肪组织切除。如果确实妨碍操作，把小的分支切断结扎也是可以的。

在髂外静脉下方打洞之前，应先将内、外间隙分开，才方便分离静脉的下方间隙（图 3-2-158）。

分离髂外静脉下方应直视下操作，注意避免损伤下段下缘的旋髂后静脉。旋髂后静脉常有变异，多数患者有 1 支，有的患者有 2~3 支，粗细不一，从髂外静脉下段后方开口也有高有低，如不直视下操作，极易损伤（图 3-2-159，图 3-2-160）。

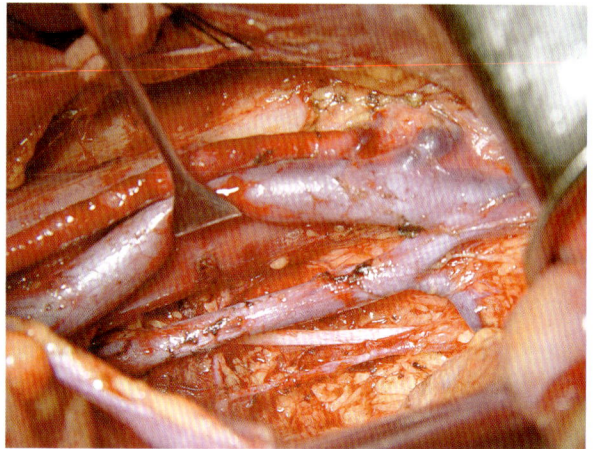

图 3-2-157　髂静脉变异

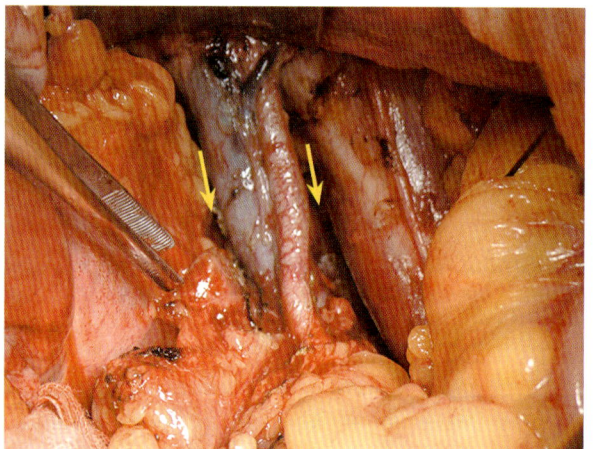

图 3-2-158　先分离髂外血管内、外侧间隙后再分离髂外静脉下方间隙

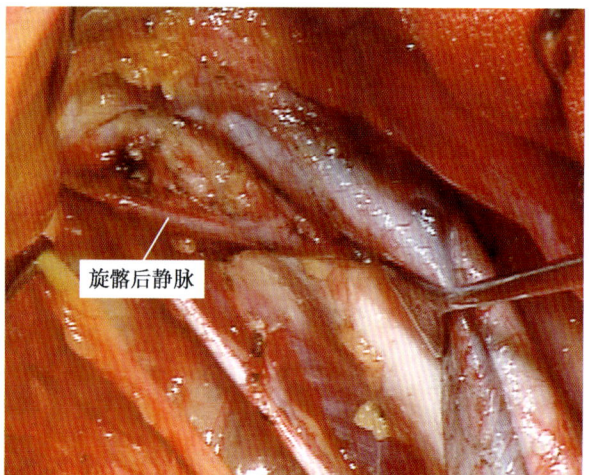

旋髂后静脉

图 3-2-159　右侧旋髂后静脉

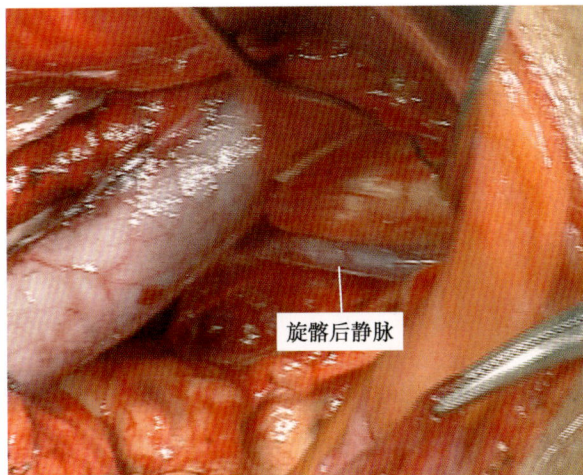

图 3-2-160 左侧旋髂后静脉

7. 闭孔窝（表面清除、不超神经） 闭孔窝静脉丛由髂内静脉分出，呈蚯蚓状，无规律可循（图 3-2-161）。静脉丛下方为盆骨，如果血管破裂很难止血。聪明的做法是不去碰这些地雷，在切除闭孔窝淋巴结时，以闭孔神经为界，只在神经的表面清除，不超过闭孔神经就不会伤及神经下方的闭孔窝静脉丛。

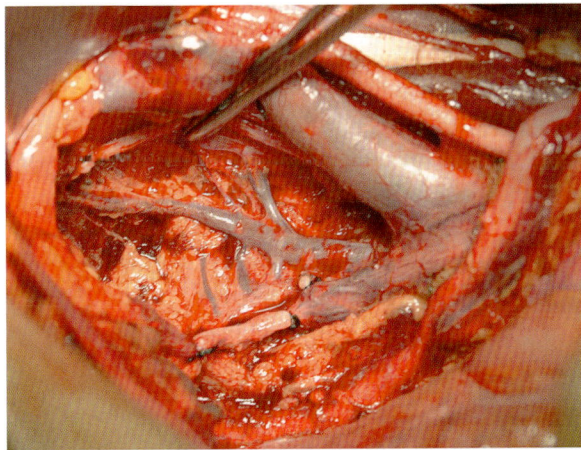

图 3-2-161 闭孔窝血管

分离闭孔窝内侧缘：肾盂拉钩拉起髂血管，压肠板压开输尿管，鼠齿钳提起侧脐韧带，沿着侧脐韧带外侧缘向头侧分离达髂内动脉上段。注意髂内、外静脉分叉要比髂内、外动脉分叉处低 2~3cm（见图 3-2-2）。应及时转向，平行髂外动脉水平下方自上而下将淋巴脂肪组织切除。在髂内动脉外侧有髂内静脉伴行，在分离过程中要掌握切除平面，注意分叉，特别是髂内外静脉分叉变异较多，直视下操作。

切除闭孔窝下段淋巴结的方法常用的有两种，一种是用右手示指沿闭孔内肌内侧，于髂外静脉后下方，注意旋髂后静脉，从外向内推挤淋巴脂肪组织，将淋巴血管组织推至内侧，便于切除。另一种是不做上述"推"的操作，直接用镊子轻提淋巴脂肪组织，分离出闭孔内肌内侧缘，沿着旋髂后静脉下缘将闭孔内肌内侧的淋巴结切除。处理此处淋巴结要注意避免损伤髂外静脉和旋髂后静脉。旋髂后静脉收集的是外阴及下肢的静脉血，手术中尽量不切断，切断后可能出现外阴或下肢水肿。如果淋巴结大，觉得该静脉影响手术操作需要切断此静脉时，应在远离髂外静脉处钳夹、切断，防止血管回缩发生难以止血的髂外静脉壁出血。

如果旋髂后静脉在髂外静脉开口位置较高，在髂外静脉下段主干下缘、旋髂后静脉足侧上缘和耻骨联合外侧上方三者之间形成一个"旋髂后三角"（见图 3-2-75）。

术中应视旋髂后三角淋巴结的大小决定是否需要切除旋髂后三角内的淋巴结。切除旋髂后三角内的淋巴结可用电凝或结扎的方法。如果淋巴管较细，可以用电凝来完成，如果有明显肿大的淋巴结，可以在近耻骨处钳夹淋巴管，钳夹过程中一定要注意避免损伤上方的髂外静脉，也要看清下方的旋髂后静脉和闭孔神经。

以闭孔神经为界，从下向上切除闭孔窝下段淋巴结。此时，闭孔窝下段淋巴结的内、外侧面及下方出口均已完全游离，用镊子轻轻提拉淋巴结，注意避免大力撕拉拉断血管，避免闭孔静脉丛出血。可以在闭孔神经上方边电凝边上提，这样操作避免了损伤闭孔神经下面的静脉丛。因为有提拉的作用，看似在闭孔神经上方操作，实际上也已清除部分闭孔神经下方的淋巴组织。将闭孔神经周围的淋巴脂肪组织游离至闭孔神经中段。此时先不继续向上游离，可从髂外静脉外侧分离出闭孔神经上段，从上而下分离，最后在闭孔神经中段汇合沟通，一起将淋巴结整块切除。

闭孔淋巴结是宫颈癌最常见的转移部位，切除转移、增大的闭孔淋巴结是手术的重点和难点（图 3-2-162）。放疗对直径超过 2cm 的转移淋巴结作用有限，切除了大的淋巴结，术后再加放疗可提高疗效。闭孔窝下方有丰富的血管和闭孔神经，增大的淋巴结常常与血管和神经粘连，有的淋巴结将闭孔神经包裹，有的和髂外、髂内静脉粘连，极易损伤,损伤后不易止血,损伤神经也不易修复。所以,在切除淋巴结之前,首先要评估淋巴结和静脉、神经的解剖关系,以及淋巴结的活动度,采用适当的技巧和策略,才能既彻底又安全地把增大的淋巴结切除。

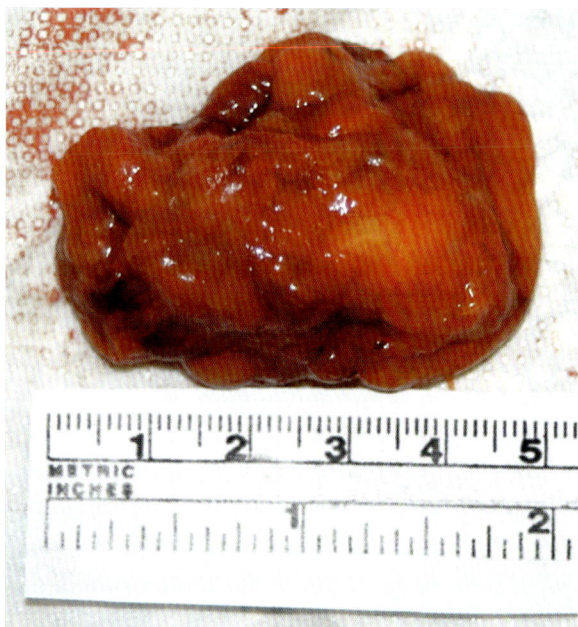

图 3-2-162 增大的闭孔窝淋巴结

手术的基本原则:从解剖间隙入手,由易到难。闭孔窝周围的重要结构有神经(闭孔神经)、动脉(髂内、外动脉和闭孔动脉)和静脉(髂外静脉和髂内静脉及其分支)。在这三类结构中,最容易受损伤的是静脉,特别是闭孔神经下方的髂内静脉分支和静脉丛,动脉次之,神经则质地较韧,如非切割,一般不会损伤。一般来说,转移的淋巴结多位于闭孔神经之上,最多包绕于闭孔神经的周围。所以,视淋巴结的位置及其与周围组织的粘连情况,先分离暴露出闭孔神经,在闭孔神经的上方,把淋巴结和闭孔神经分离开来,也即先分离淋巴结的底部。在分离淋巴结和闭孔神经的过程中,特别要注意避免损伤闭孔神经下方的静脉丛。

髂内静脉及其分支位于闭孔神经的下方,若能把淋巴结与闭孔神经分离开,也就已经把淋巴结和髂内静脉及其分支分离开。这时候,在闭孔神经的上方,分别切断淋巴结头侧和足侧的淋巴管,淋巴结就只剩下与髂外静脉下缘的附着面。由于上、下及底部已游离,已可以把淋巴结抓在左手中,翻到髂外静脉的上方,现在,再来分离淋巴结与髂外静脉的粘连就易如反掌了。

尽管增大的淋巴结与髂外静脉壁有粘连,甚至是致密的粘连,但一般都是与髂外静脉鞘外方的粘连。而静脉鞘与髂外静脉壁之间多数有疏松的间隙。所以,首先应尝试打开髂外静脉鞘!若静脉鞘能顺利打开,从静脉鞘内把髂外静脉游离出来,淋巴结也就能顺利切除了。当粘连非常致密导致无法打开静脉鞘时,则可以在粘连的对侧,即淋巴结的游离缘切开淋巴结包膜,取出部分淋巴组织,减压后在淋巴结包膜外与静脉壁之间可能会出现间隙,在此间隙进行分离也可把淋巴结和静脉壁分开。当淋巴结特别大,向上推压髂外静脉,向下推压闭孔神经,无法分离神经淋巴间隙和静脉淋巴间隙时,也可以先在淋巴结最突出处切开淋巴结包膜,将包膜内淋巴组织尽量清除,淋巴结体积缩小后就容易分离淋巴与神经或淋巴与血管之间的间隙。若淋巴结已经包裹了闭孔神经,可以先从神经上方把淋巴结劈开,先切除闭孔神经上方的淋巴组织,再来切除闭孔神经下方的淋巴组织。

▶ 第三节 腹主动脉淋巴结取样术

一、腹主动脉淋巴结"切除"和"取样"的区别

腹主动脉旁淋巴结切除是腹膜后淋巴结切除术的一个部分,主要应用于卵巢癌和子宫内膜癌的分期手术中,手术既是分期手术的一部分,也是减灭术的内容之一。也就是说,对于卵巢癌和子宫内膜癌来说,腹主动脉旁淋巴结切除既有诊断

作用,也有治疗价值。所以,对于此类患者,要强调手术的彻底性和足够的手术范围。

宫颈癌大多数是鳞癌,对放疗相对比较敏感,故在宫颈癌的手术治疗中,并不强调进行全面、系统的腹主动脉旁淋巴结切除术。手术的目的是"取样",以确定该患者有无腹主动脉旁的淋巴结转移,为术后是否增加辅助腹主动脉区放疗提供直接证据。

"切除"和"取样"是两个不同的概念。"切除"是指将规定的切除范围内的淋巴结尽可能全部、干净、彻底予以清除,所以强调"全面""系统"。根据不同的淋巴结切除范围,设计不同的腹膜后切口。如上界拟达肾静脉水平,一般需切开升结肠外侧的结肠旁沟的腹膜,把升结肠、横结肠和小肠均往左侧翻开,暴露主动脉、下腔静脉、左右肾动脉和肾静脉,把血管周围的淋巴结切除。如上界拟达肠系膜下动脉水平,则可沿切除右侧盆腔淋巴结的腹膜切口,沿髂总动脉、腹主动脉的上方继续向患者头侧切开后腹膜,至十二指肠根部,向上游离右侧输尿管和骨盆漏斗韧带,把血管周围的淋巴结整块切除。该法也可切除淋巴结至肾静脉水平。"取样"是指在主动脉旁区域,将可疑转移或增大的淋巴结取出送病理检查,并不强调整个主动脉旁区域全部淋巴结的完整切除。若术中触摸到增大的淋巴结,将这些淋巴结个别切除即可。若术中没有触摸到增大的淋巴结,而该患者的分期又在指南推荐的腹主动脉旁淋巴结"取样"范围内(如宫颈癌 I B$_2$ 期以上),则可把下腔静脉表面和下腔静脉和腹主动脉之间的淋巴结予以切除即可,而不需要切除腹主动脉左侧组淋巴结和腹主动脉和下腔静脉后方的淋巴结。因为前者容易切除,后两者切除较难,手术风险较大。

二、腹主动脉旁淋巴结"切除"和"取样"范围

腹主动脉旁淋巴结切除范围如下(图 3-3-1)。

上界:腹主动脉旁淋巴结切除有两个切除范围,主要是对于上界有两个不同的推荐平面,分别为肠系膜下动脉水平或肾血管水平。在 NCCN 的《卵巢癌临床实践指南》中,对于腹主动脉旁淋巴结切除范围的推荐是:最好达肾血管水平,至少达肠系膜下动脉水平。我们可据此灵活掌握。

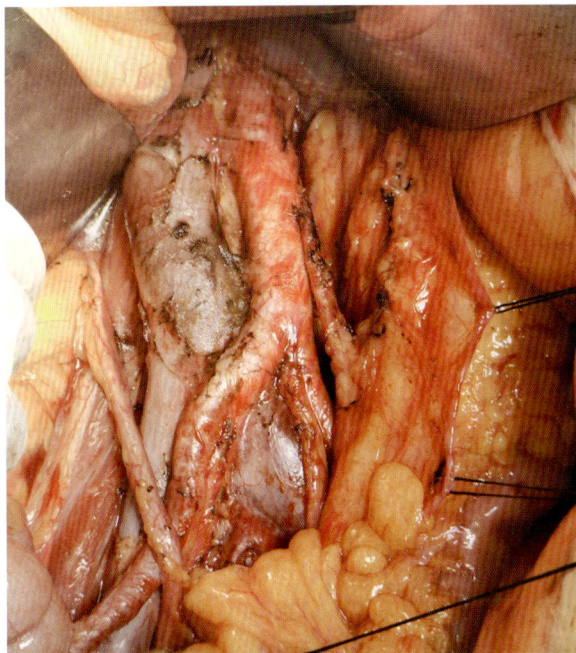

图 3-3-1 主动脉旁淋巴结切除范围

肠系膜下动脉水平:腹主动脉于第 4~5 腰椎间处分为左右髂总动脉。在主动脉末段头端,位于第 3 腰椎下部主动脉前方有一分支为肠系膜下动脉,通常位于腹主动脉分叉处上方 4cm 左右。

肾动脉水平:约在第 2 腰椎水平,可见成对的卵巢动脉及肾动脉,在肾动脉上方即第 1 腰椎水平即为肠系膜上动脉。切除腹主动脉旁淋巴结,一般不会超过肠系膜上动脉水平,达左肾静脉水平即可。

下界:主动脉旁淋巴结的下界正中与骶前淋巴结连在一起,骶前淋巴结属于盆腔淋巴结范畴,但手术时往往和主动脉旁淋巴结一起进行切除。主动脉旁淋巴结的下界两侧分别与两侧髂总淋巴结相接,即为两侧髂总动脉中段。

左、右界及底部:全面、完整的腹主动脉旁淋巴结切除需要切除左腰淋巴结(包括:主动脉前淋巴结、主动脉后淋巴结、主动脉外侧淋巴结)、中间腰淋巴结和右腰淋巴结(包括:腔静脉前淋巴结、腔静脉后淋巴结、腔静脉外侧淋巴结)。选择性腹主动脉淋巴结切除范围一般包括腹主动脉、下腔静脉前及动静脉间淋巴结,不需要切除血管后方的淋巴结。

腹主动脉旁淋巴结"取样"术的切除范围如下(图 3-3-2)。

上界:为肠系膜下动脉。

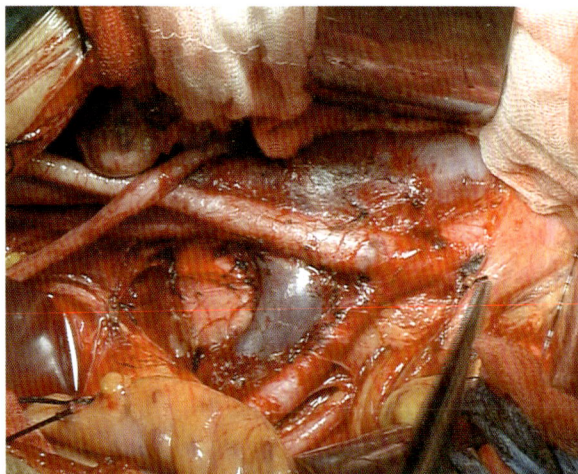

图 3-3-2 主动脉旁淋巴结取样范围

下界:和切除术的范围相同。
右侧:一般为下腔静脉的右侧缘。
左侧:一般为腹主动脉的左侧缘。
底部:一般为下腔静脉和腹主动脉表面。

三、腹主动脉旁淋巴结取样术手术步骤(视频 3-3-1)

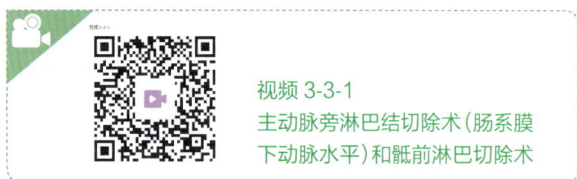

视频 3-3-1
主动脉旁淋巴结切除术(肠系膜下动脉水平)和骶前淋巴切除术

1. **暴露术野** 从右侧盆腔淋巴结切除术原腹膜切口上方的腹膜一直向头侧切开后腹膜(图 3-3-3),即沿着下腔静脉的表面切开后腹膜(图 3-3-4),暴露下腔静脉和主动脉。在切开腹膜过程中,注意识别和推开附着于腹膜下的输尿管及卵巢血管,切勿损伤。用 7 号丝线缝吊后腹膜,以便更好地暴露术野(图 3-3-5)。然后用大 S 拉钩从下腔静脉右侧拉开暴露术野(图 3-3-6)。如果要切除至肾动脉水平,经侧方切除右腹主动脉淋巴结时,需切开右结肠旁沟腹膜,将腹膜与腰大肌分开,切口向上方延至结肠肝曲。用锐性和钝性解剖右结肠向中线反转,注意勿损伤右侧输尿管及卵巢动脉。

2. **探查评估** 识别主要解剖结构后(见图 3-3-6),探查评估腹主动脉旁淋巴结的大小、部位及活动度,特别要注意淋巴结和下腔静脉及肠系膜下动脉的关系及其活动度。如果淋巴结在下

腔静脉表面且活动度好,手术相对容易,如果淋巴结在下腔静脉表面且活动度差,手术切除就困难;手术中一定要确认肠系膜下动脉,避免损伤之。

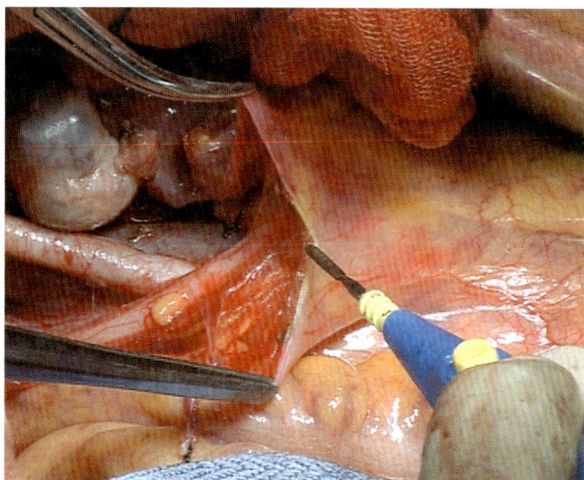

图 3-3-3 沿着盆腔血管向头侧切开后腹膜

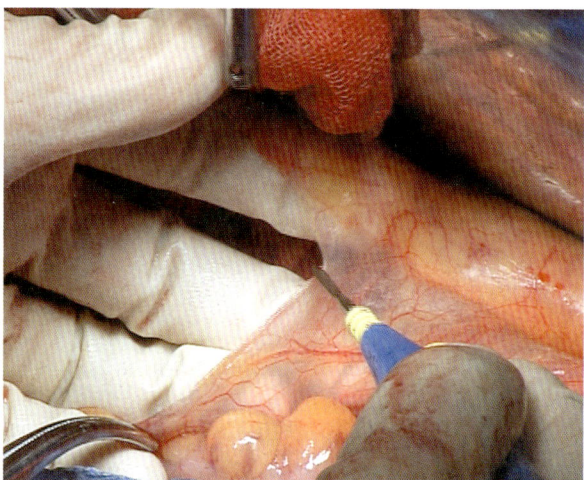

图 3-3-4 继续向头侧切开下腔静脉表面后腹膜

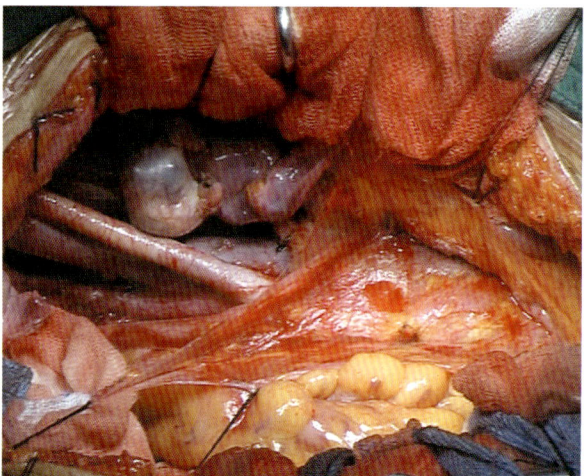

图 3-3-5 缝线悬吊腹膜拉开暴露腹主动脉淋巴结区域

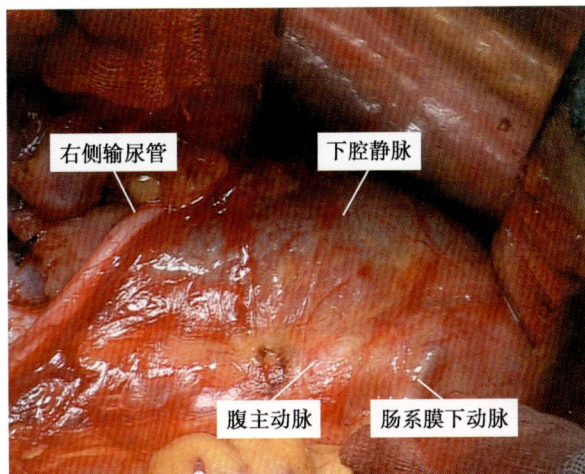

图 3-3-6　辨认腹主动脉旁解剖

确认淋巴结和血管的解剖关系后，寻找切除淋巴结的界面即淋巴结和血管之间的间隙。可用手适当活动淋巴结，使淋巴结和血管的间隙分离，为切除淋巴结创造条件。若淋巴结难以用手固定，可用鼠齿钳钳夹，或者 7 号丝线缝扎作牵引。但是如果淋巴结紧贴下腔静脉，缝扎牵拉一定要谨慎，避免损伤下腔静脉。操作均应轻柔灵活，避免撕拉出血。

3. **分离切除区域右侧缘**　右侧输尿管横跨右侧髂总动脉，沿着输尿管的方向平行分离其周围的疏松结缔组织，向头侧分离至结肠静脉水平（图 3-3-7）。游离输尿管之后，下腔静脉的右侧缘自然显露出来，即可看到下腔静脉和腰大肌之间的间隙。暴露右侧腰大肌内侧，紧贴右侧腰大肌内侧缘分离腰大肌内侧与下腔静脉右侧缘之间的间隙，此为切除范围的右界（图 3-3-8）。

4. **切断切除区域上界**　如同切除右侧髂总淋巴结的侧入钝性分离法，分别在下腔静脉表面、下腔静脉和腹主动脉中间和腹主动脉表面，分三次先用示指在淋巴结右侧找入口，用拇指和示指捏起淋巴结，再在淋巴结的左侧面及示指尖表面找出口，使淋巴结后方与血管之间形成间隙。在淋巴结后方和血管前方的间隙做一通道形成淋巴组织桥。用两把血管钳避开下腔静脉和腹主动脉的前壁，钳夹淋巴结头侧淋巴管，两钳之间切断，上端结扎。电凝凝断淋巴结与血管之间的细小血管和结缔组织，将整块淋巴结向足侧掀开（图 3-3-9～图 3-3-19）。

5. **分离淋巴组织两侧缘**　分离出拟切除区域右侧缘（图 3-3-20）和上缘后，以肠系膜下动脉为

标记，在腹主动脉的左侧，肠系膜下动脉的右侧之间分离淋巴组织的左侧缘。分离时要注意其下方的动脉和静脉（图 3-3-21）。

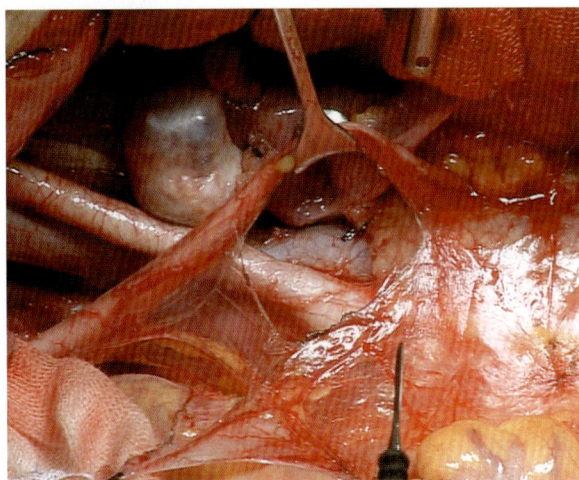

图 3-3-7　游离右侧输尿管

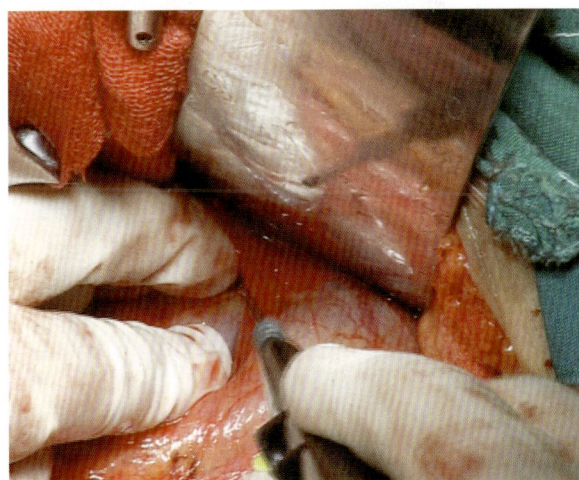

图 3-3-8　紧贴腰大肌内侧缘分离下腔静脉的右侧缘

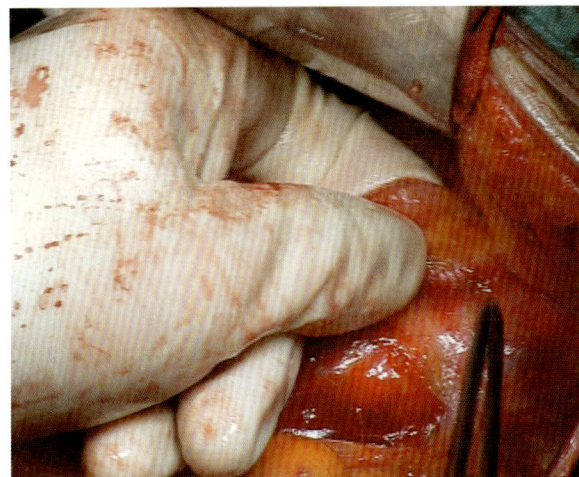

图 3-3-9　手指捏起下腔静脉表面淋巴结

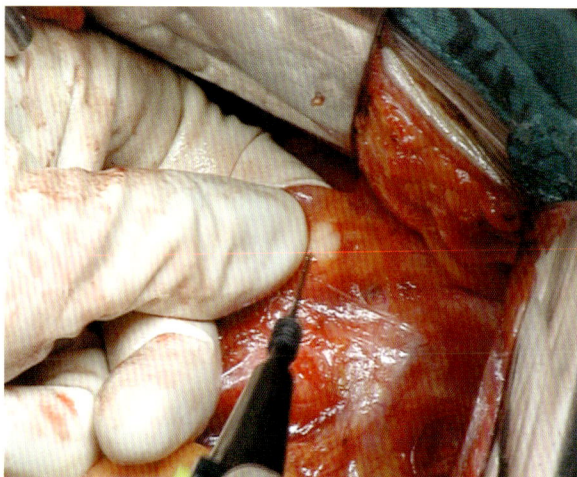
图 3-3-10 手指尖打洞

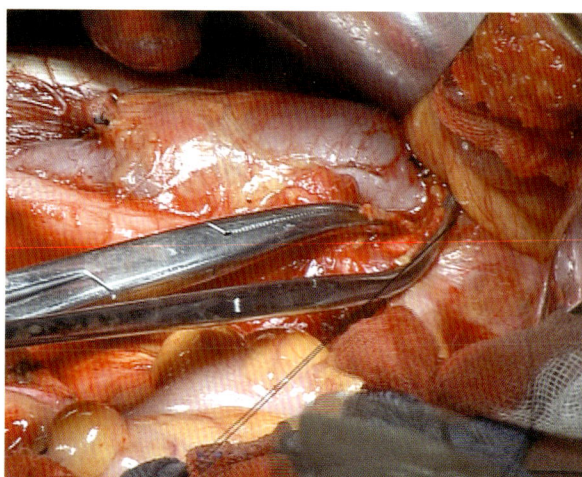
图 3-3-13 切断、结扎头侧淋巴管

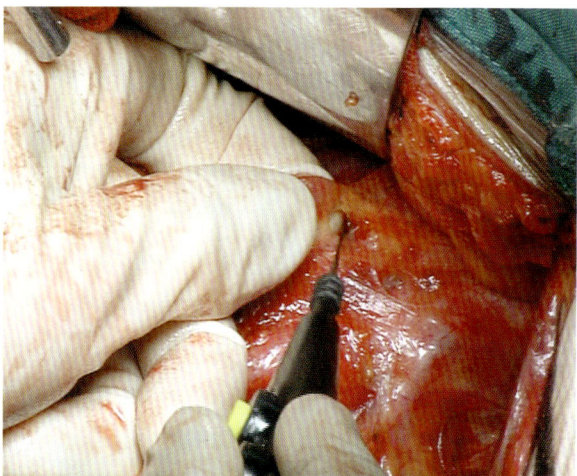
图 3-3-11 分离下腔静脉和淋巴结后方间隙

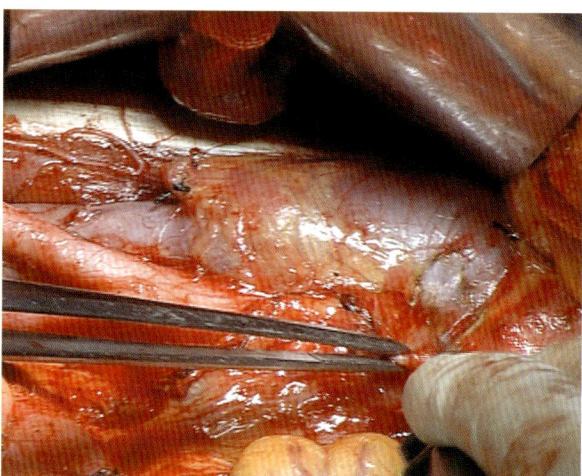
图 3-3-14 将下腔静脉表面淋巴结向左侧分离

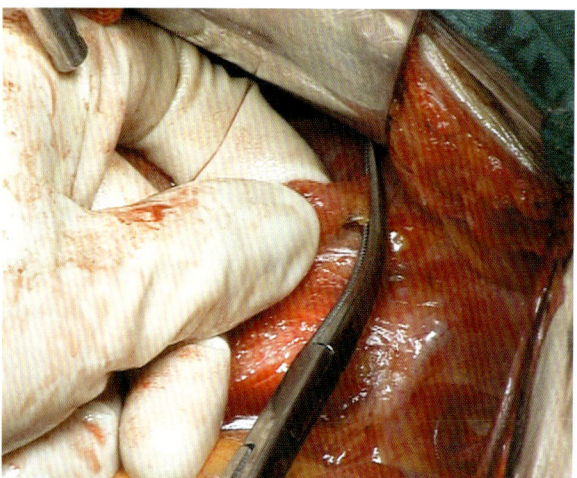
图 3-3-12 钳夹下腔静脉表面淋巴结头侧淋巴管

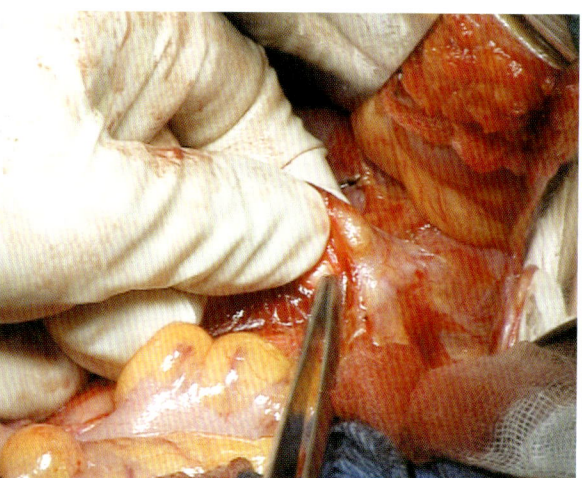
图 3-3-15 捏起腹主动脉表面淋巴结

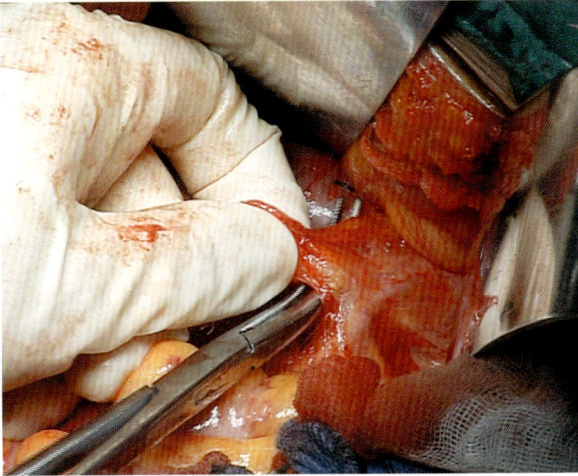

图 3-3-16　分离腹主动脉和淋巴结后方间隙

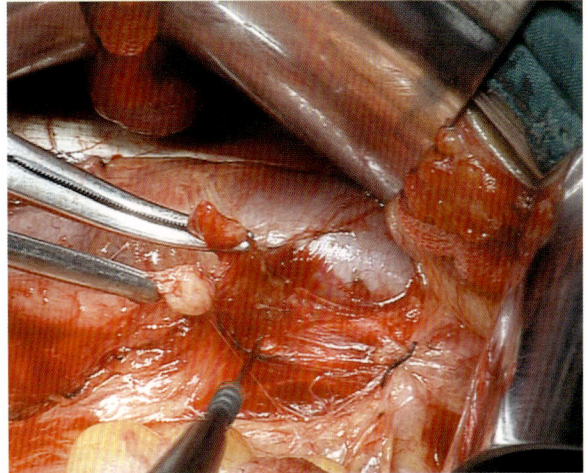

图 3-3-19　淋巴结整块向足侧掀开

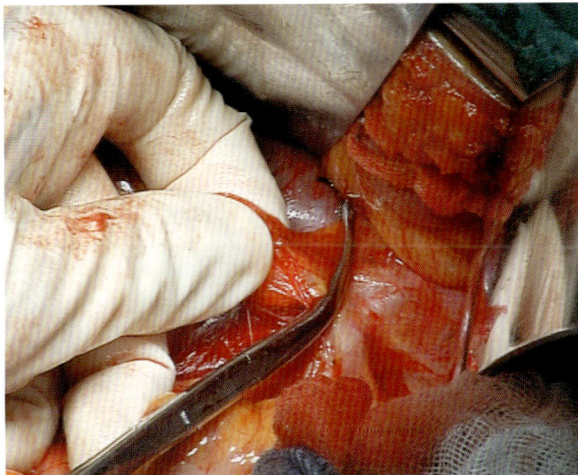

图 3-3-17　钳夹主动脉表面淋巴结头侧淋巴管

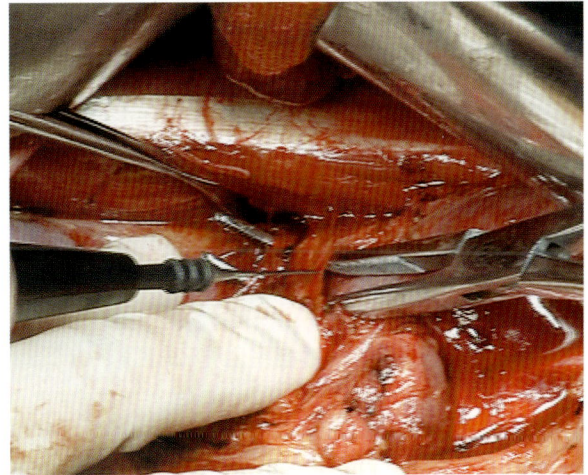

图 3-3-20　分离淋巴组织右侧缘

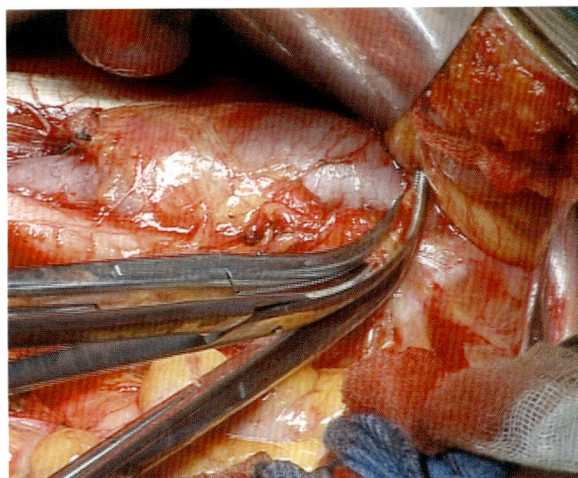

图 3-3-18　切断、结扎头侧淋巴管

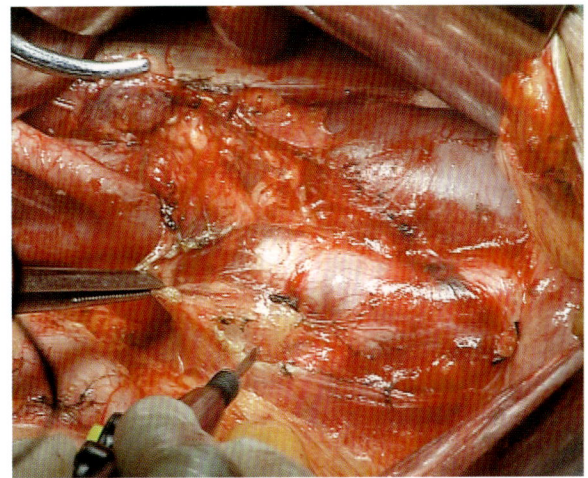

图 3-3-21　分离淋巴组织左侧缘

6. 清除切除区域内淋巴结 拟切除区域的右、上、左侧缘均分离出来后，用血管钳轻轻提起淋巴结，沿血管走行，在两血管表面，分离出淋巴结后方与腹主动脉与下腔静脉间的淋巴组织。提起淋巴脂肪组织时不要太过用力，以免拉断其下方的小血管而造成出血。一般于疏松组织处电凝离断，避免电刀碰到血管壁。淋巴组织内有一条恒定的小静脉于淋巴结后方进入下腔静脉，可切断结扎。把腹主动脉和下腔静脉的表面淋巴组织向足侧整块掀开，一直至两侧髂总血管表面，把腹主动脉淋巴结整块切除(图 3-3-22)。

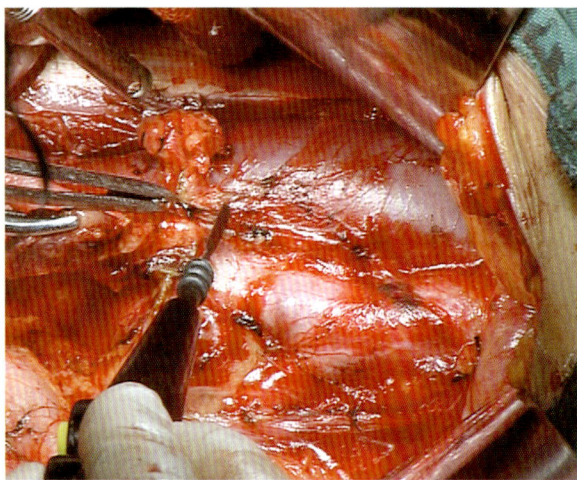

图 3-3-22　切除区域四周已分离

肠系膜下动脉起于腹主动脉分叉处上 4cm，在分离左侧淋巴结时应注意避免损伤。一旦发生损伤，应注意观察左半结肠的血供是否受到影响。如果出现结肠颜色变暗或者坏死，应及时修复血管或者行肠段切除、肠吻合。

主动脉旁淋巴结切除往往和骶前淋巴结切除术同时进行。后腹膜的处理可留待骶前淋巴结切除后进行。

四、手术难点和手术技巧

腹主动脉旁淋巴结切除术和取样术的难点在于不熟悉解剖而造成出血，初学者往往有惧怕心理。熟悉解剖、多加实践是降低手术风险的主要途径。手术中需注意如下手术技巧。

1. 避免损伤血管 在行主动脉旁淋巴结切除时，一定要熟悉腹主动脉分出的脏支和壁支。第 1 腰椎第一平面前面分出肠系膜上动脉，该动脉

供应小肠、结肠升部及结肠横部。宫颈癌淋巴结取样术不需要达肠系膜上动脉，一般不会伤及肠系膜上动脉。于第 2 腰椎水平分出成对的卵巢动脉和肾动脉，术中应注意避免损伤肾动脉、肾静脉。于第 3 腰椎下部，主动脉前方，是肠系膜下动脉，该动脉供应降结肠、乙状结肠及直肠上段。宫颈癌根治术中，淋巴"取样"一般至此水平，即腹主动脉分叉处上方约 4cm，术中要避免损伤肠系膜下动脉。如果损伤了肠系膜下动脉，要观察结肠降部及乙状结肠的血运，做必要的处理。在近肾动脉近、远侧有 5 对腰动脉，上方 4 对从主动脉后方发出，经过腰椎体外侧椎弓后面位于交感神经及腰大肌内侧。右腰动脉经过下腔静脉背后。宫颈癌淋巴结取样一般不需要在腹主动脉后方操作，一般不易损伤。但如果左侧大的淋巴结移至侧方，应注意腰动脉，必要时予结扎处理。肾动脉以下的腰动脉可以结扎。在切除腹主动脉旁淋巴脂肪组织时，遵循由四周到中央的原则，并在切除淋巴脂肪组织时，应距血管有一定距离予以电凝或结扎，防止血管损伤。

2. 避免"取样"假阴性 在宫颈癌根治术中，ⅠA$_2$～ⅠB$_2$/ⅡA$_1$ 期首次治疗可选择性行腹主动脉淋巴结取样。ⅠB$_3$/ⅡA$_2$ 期以上则推荐常规行腹主动脉旁淋巴结取样。在一般临床实践中，髂总淋巴结阳性是术后主动脉旁淋巴结区放疗的指征。如果转移淋巴结直径>2cm，仅给予放疗其治疗效果不理想。因此，建议在保证安全的前提下，应尽可能切除增大的淋巴结，包括腹主动脉旁淋巴结，术后再补充放射治疗，这样会收到较好的效果。

术后腹主动脉淋巴结区是否放疗取决于取出来的淋巴结是否阳性。因此在腹主动脉淋巴结取样时，尤其要注意避免假阴性的发生。导致假阴性的原因可能是术者因担心损伤下腔静脉，有意避开贴在下腔静脉上活动度差的淋巴结，而选择性地切除活动度好的淋巴组织，结果切除下来的只是脂肪组织和阴性的淋巴组织，病理检查为阴性，事实上真正阳性的淋巴组织未被切除，造成了术后存在高危因素者却没有进行补充放疗，降低了治愈率。因此，术中一定要取转移可能性最大的腹主动脉旁淋巴结，将最有可能阳性的淋巴结送病理，才能为术后补充治疗提供可靠依据。

第四节　骶前淋巴结切除术

一、骶前淋巴结切除范围

骶前淋巴结属于盆腔淋巴结,因宫颈癌患者骶前淋巴结的转移率<1%,故在切除盆腔淋巴结时常被忽略,常在切除主动脉旁淋巴结时一并切除骶前淋巴结。其切除范围是两侧髂总静脉交叉下缘以下至骶岬表面,即图 3-4-1 中方框内的淋巴组织。

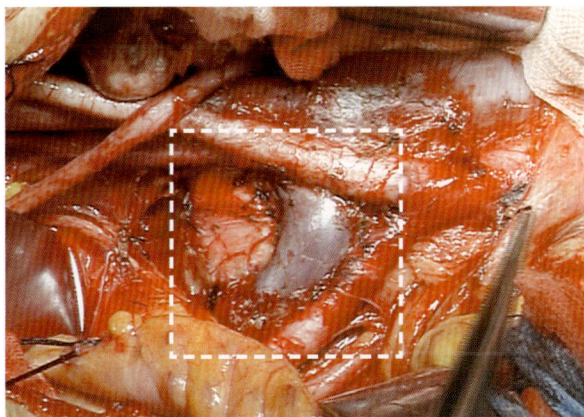

图 3-4-1　骶前淋巴结切除范围

二、骶前淋巴结切除方法(见视频 3-3-1)

骶前淋巴区解剖复杂,左侧髂总静脉偏中间在主动脉分叉下后方,骶正中动脉起自腹主动脉分叉后壁处,行于腹下丛,上端两侧发出第 5 对腰动脉;骶前筋膜的表面走行着骶正中动、静脉及静脉丛,静脉丛紧贴骨膜,周围无组织,术中一旦出血不易控制。因此在切除骶前淋巴结时,一定要探查评估。视淋巴结的大小及其与动、静脉的关系,来寻找分离界面。常用的是直视血管下,从头侧向足侧分离,将骶前淋巴结切除。

1. **骶前区的暴露**　S 拉钩将两侧输尿管拉开,暴露好术野(图 3-4-2)。用电刀将左髂总动脉的血管鞘打开(图 3-4-3)。再从腹主动脉分叉处

下方,把左侧髂总静脉表面的淋巴脂肪组织清除(图 3-4-4)。腹主动脉分叉处下方即为左侧髂总静脉壁,再往下即骶前淋巴结,应避免损伤该静脉(图 3-4-5)。直视左髂总静脉下,确定淋巴分离界面,向足侧游离。在分离过程中,除避免损伤左髂总静脉外,还要辨认骶正中动脉,骶前静脉,乙状结肠系膜血管,骶前淋巴组织中丰富的侧支循环,以及不易暴露的神经丛。

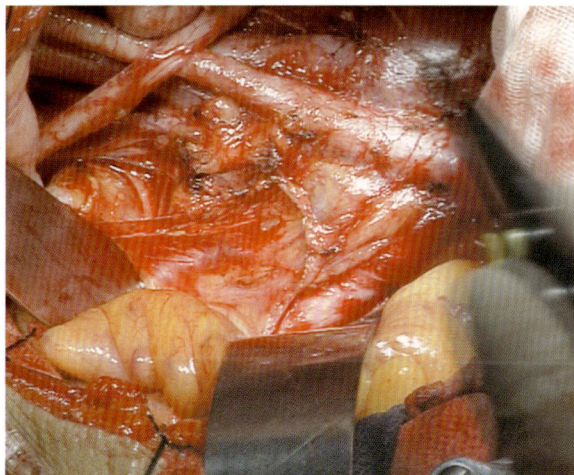

图 3-4-2　暴露手术野

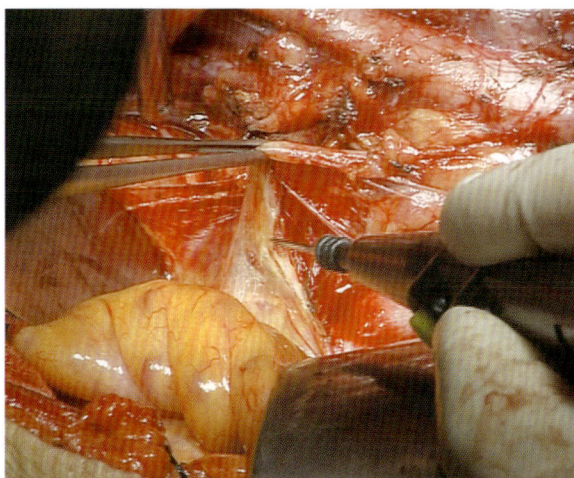

图 3-4-3　分离拟切除左侧界

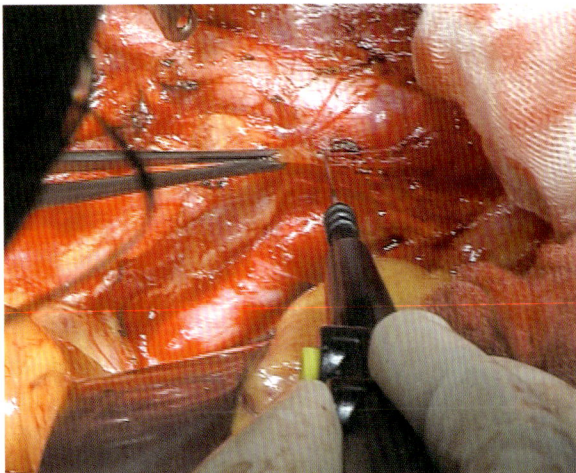

图 3-4-4 从腹主动脉分叉处开始分离

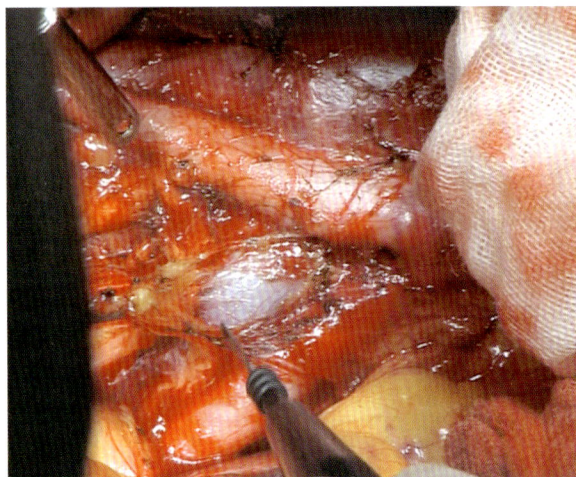

图 3-4-5 切除左髂总静脉表面淋巴结

2. 切除骶前淋巴结 切除骶前淋巴结最关键的手术步骤是分离左侧髂总静脉表面淋巴结及髂总静脉下缘。要时刻提醒自己两侧髂总动脉交叉下方即为左侧髂总静脉,此处切莫向深处分离。应轻轻提起静脉表面的淋巴组织,分离出淋巴结后方的疏松组织后,在看清楚静脉表面的情况下,向足侧分离淋巴结后方至暴露出两侧髂总静脉交叉的下缘。此处以下即为骶岬,将其表面淋巴结切除即可(图 3-4-6)。切除骶前淋巴结要边分离边观察其中重要的组织结构和血管,且分离到疏松的组织后再用电凝断开。如果遇到大的静脉血管,如骶前静脉,视需要做必要的预处理。可用血管钳钳夹结扎,但钳夹时应远离大的静脉(图 3-4-7)。结扎时不可打张力结,以免把血管扯断。如果没有大的血管最好采用电凝分离以减少出血。对骶

前区由骶骨孔进入盆腔的静脉更应注意认真、细致地对待,一旦损伤,血管退缩进入骶孔,将很难止血。有用明胶海绵或腹直肌填塞骶骨孔内压迫止血成功的报道。到达骶前淋巴结根部时,最好钳夹、切断、结扎(图 3-4-8、图 3-4-9)。切除骶前淋巴结时,操作要轻柔仔细,切勿损伤骶前神经丛。小的渗血用纱布压迫止血。术毕,再次观察各个重要血管、神经解剖关系,力求达到无损伤、无渗血、手术野利落的技术要求(图 3-4-10)。

3. 缝合关闭后腹膜 清除腹主动脉旁淋巴结和骶前淋巴结后,建议间断缝合后腹膜关闭创面术野,特别是发现可疑转移淋巴结,估计术后主动脉区需补充放疗时。缝合后腹膜的目的是减少该处发生小肠粘连的机会。小肠对放疗耐受性差,如果发生粘连,该段小肠在放疗后容易发生坏死(图 3-4-11)。

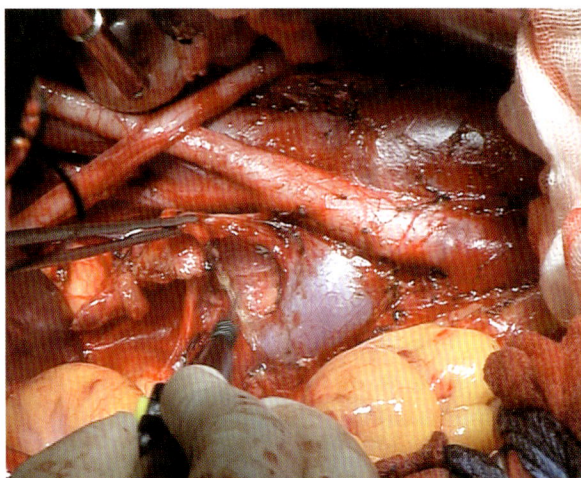

图 3-4-6 切除骶前淋巴结

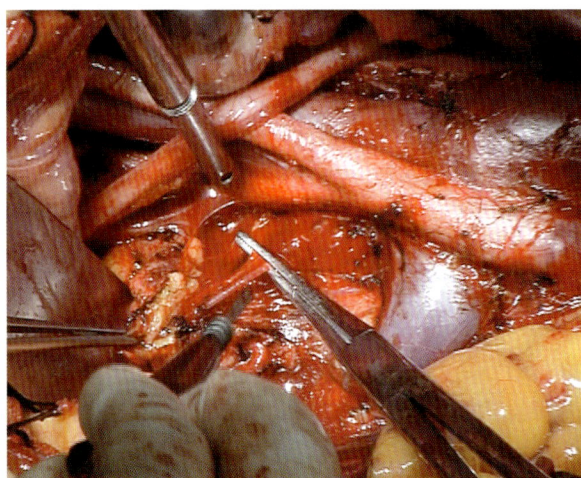

图 3-4-7 结扎骶前血管

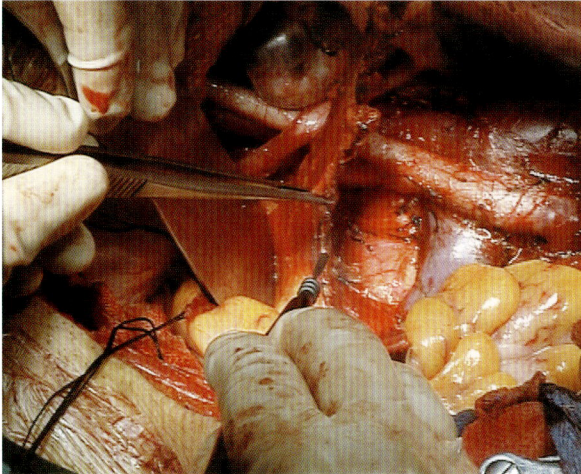

图 3-4-8　分离骶前淋巴结根部

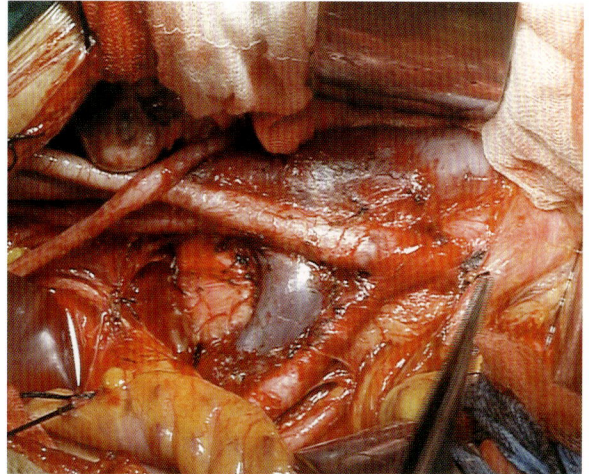

图 3-4-10　骶前淋巴结已切除

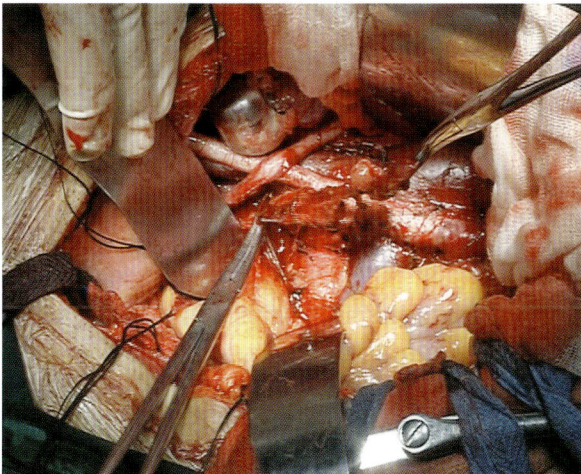

图 3-4-9　钳夹、结扎骶前淋巴结根部

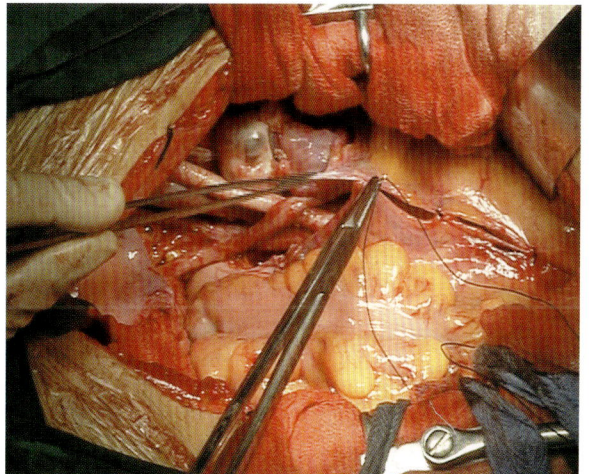

图 3-4-11　关闭腹腔后腹膜

第五节　腹主动脉旁淋巴结切除术

腹主动脉旁淋巴结切除术指达肾血管水平的腹主动脉旁淋巴结系统性切除术。上界为肾血管，一般以左肾静脉为标记。该手术为卵巢癌和子宫内膜癌全面分期手术的一部分。当宫颈癌主动脉旁淋巴结转移至肠系膜下动脉以上时，也可切除左肾静脉水平以下的腹主动脉旁淋巴结（视频 3-5-1）。

视频 3-5-1
主动脉旁淋巴结切除术（左肾静脉水平）

一、手术步骤

1. **延长腹部切口**　宫颈癌根治性手术一般先

切除两侧盆腔淋巴结,然后行广泛子宫切除,最后再切除主动脉旁淋巴结。此时需向头侧延长切口到脐上 10cm 左右,接近剑突下位置(图 3-5-1)。

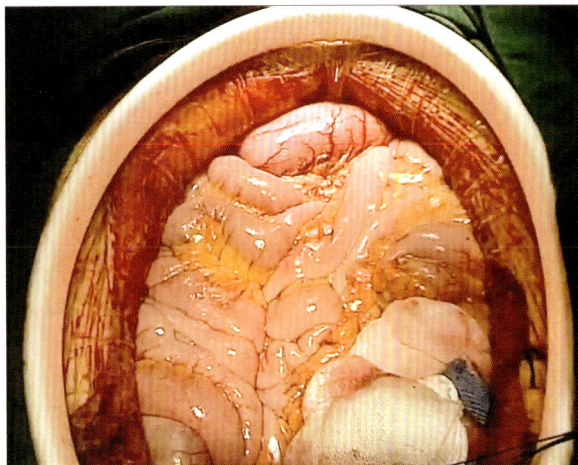

图 3-5-1 延长腹部切口

2. **暴露腹腔术野** 把升结肠、横结肠、空肠和回肠等肠管取出到腹腔外(图 3-5-2),并用湿纱布包裹保护,助手用手按压、固定,充分暴露术野(图 3-5-3)。

3. **暴露腹膜后术野** 在右侧髂总动脉前方,沿髂总动脉和腹主动脉走向、向头侧切开后腹膜(图 3-5-4),直到肠系膜下静脉位置(图 3-5-5)。在切开的后腹膜两侧缝吊,充分暴露腹膜后术野(图 3-5-6,图 3-5-7)。

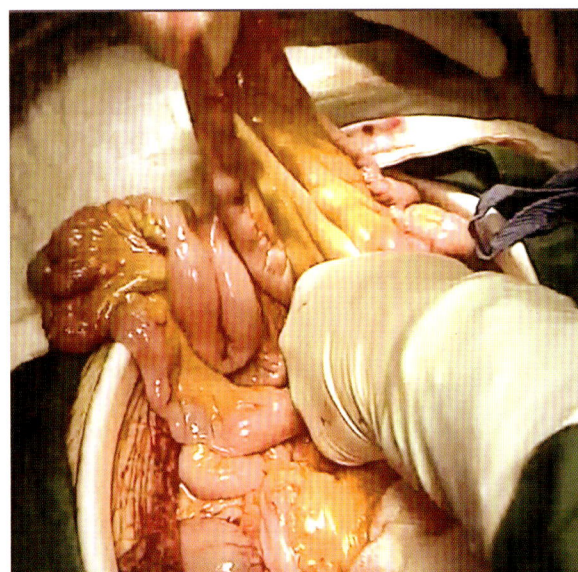

图 3-5-2 肠管移至腹腔外

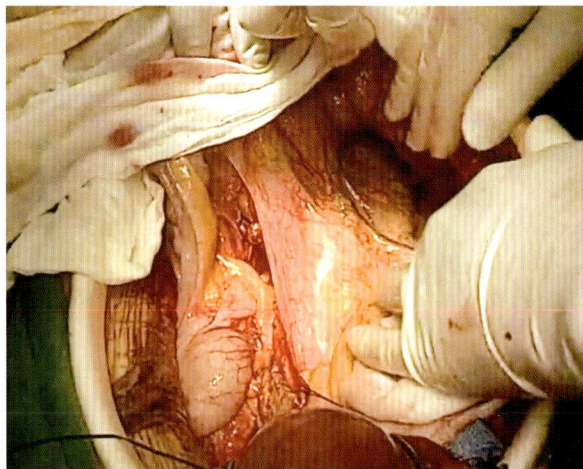

图 3-5-3 充分暴露腹腔术野

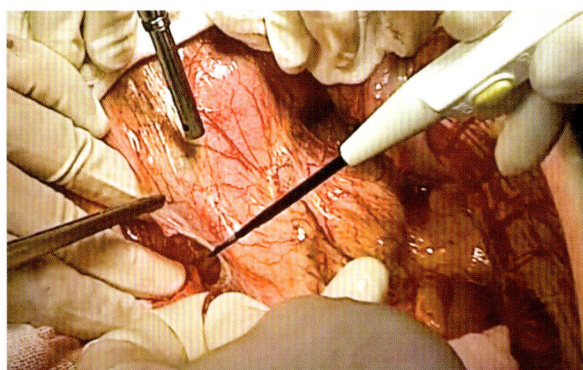

图 3-5-4 从髂总动脉前方开始向头侧切开后腹膜

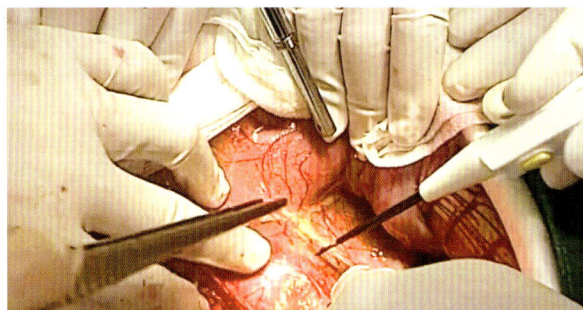

图 3-5-5 继续向头侧切开后腹膜至肠系膜下静脉水平

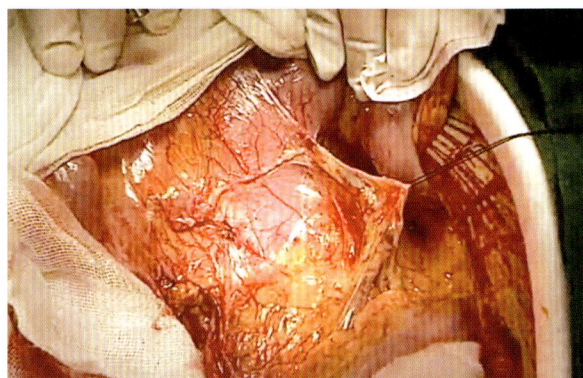

图 3-5-6 缝吊后腹膜 1

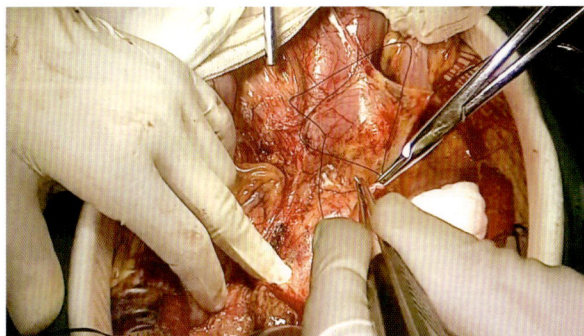

图 3-5-7　缝吊后腹膜 2

4. 游离右侧输尿管、暴露右侧腰大肌　从盆腔段开始向头侧游离右侧输尿管(图 3-5-8),直至暴露右侧卵巢静脉(图 3-5-9),游离输尿管时须在离开输尿管约 2cm 处平行输尿管游离,以保护其伴行血管,避免损伤输尿管及其血供。用两个大 S 拉钩向右侧拉开输尿管,向头侧拉开十二指肠,即可暴露右侧腰大肌,右侧组淋巴结上、下、左、右和底部边界已清晰显露(图 3-5-10)。

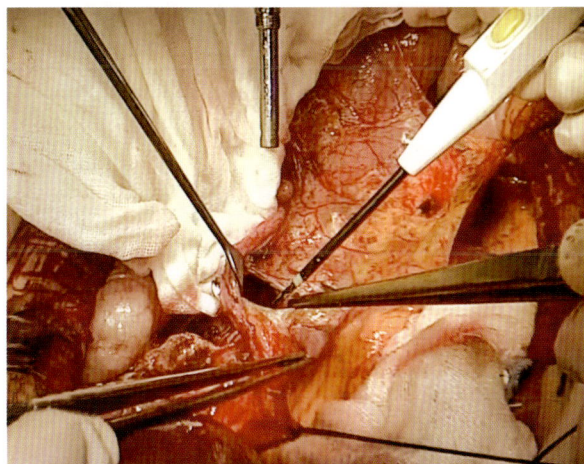

图 3-5-8　游离右侧输尿管

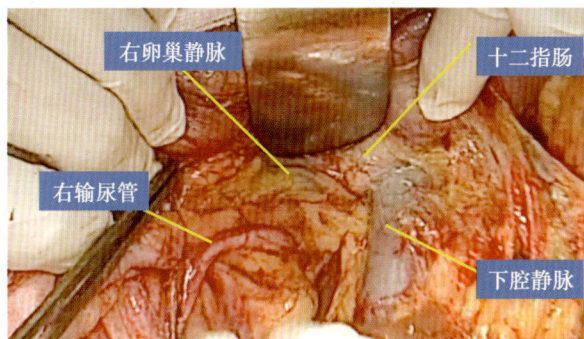

右卵巢静脉　　　十二指肠

右输尿管

下腔静脉

图 3-5-9　辨认下腔静脉周围解剖

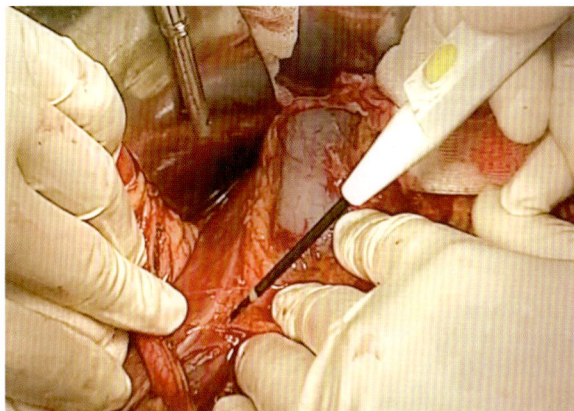

图 3-5-10　暴露右侧组淋巴结边界

5. 切除右侧组淋巴结　沿腰大肌表面、自下而上分离右侧组淋巴结的右界(图 3-5-11),沿下腔静脉右侧缘分离右侧组左界(图 3-5-12)。此时主刀可站在患者右侧,方便自下而上切除。助手用手指将下腔静脉压向左侧,保证不误伤下腔静脉,此手法也方便切除下腔静脉后方的淋巴结。沿腰椎前方分离右侧组后界,依次交替分离左、右、后界,即可将右侧组淋巴结完整切除(图 3-5-13,图 3-5-14)。分离过程中须避免损伤紧贴腰椎的横向走行的腰静脉(图 3-5-15)。

6. 切除前组和中间组淋巴结　下腔静脉表面淋巴结为前组、下腔静脉和腹主动脉之间为中间组淋巴结,这两组淋巴结可分开切除或一并整块切除。先沿右侧髂总动脉和腹主动脉表面,自下而上打开动脉鞘至左肾静脉下缘(图 3-5-16,图 3-5-17)。依次交替分离淋巴结左、右、上、下、底部各界,完整切除前组和中间组淋巴结(图 3-5-18~ 图 3-5-27)。

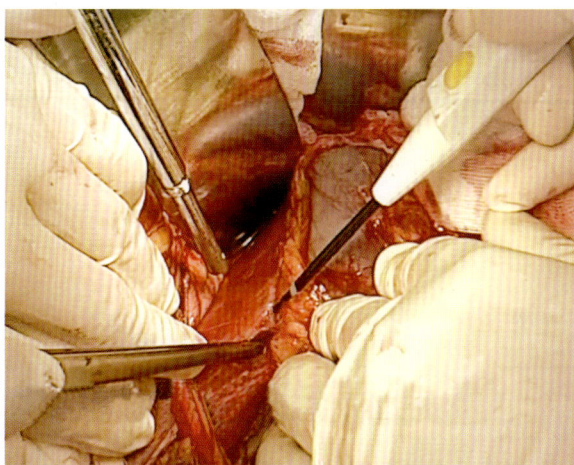

图 3-5-11　分离右侧组淋巴结右界

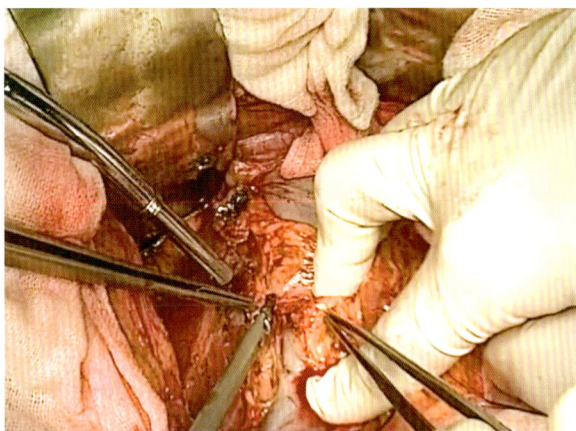

图 3-5-12 分离右侧组淋巴结左界

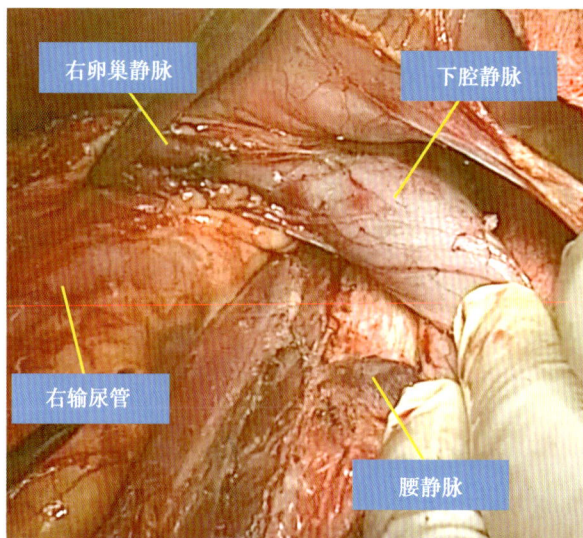

图 3-5-15 下腔静脉周围解剖标记

右卵巢静脉

下腔静脉

右输尿管

腰静脉

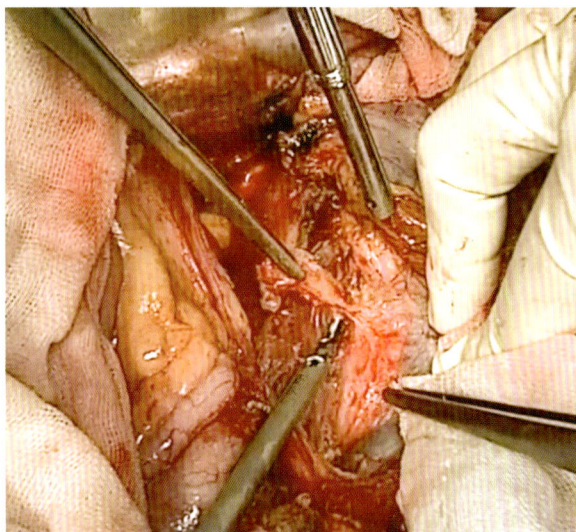

图 3-5-13 切除右侧组淋巴结步骤 1

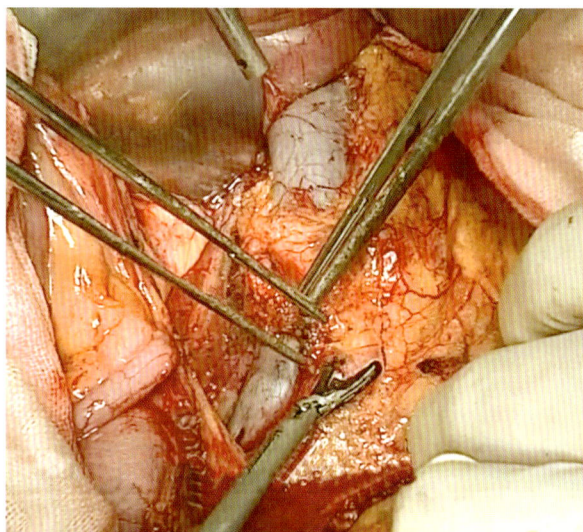

图 3-5-16 打开腹主动脉血管鞘步骤 1

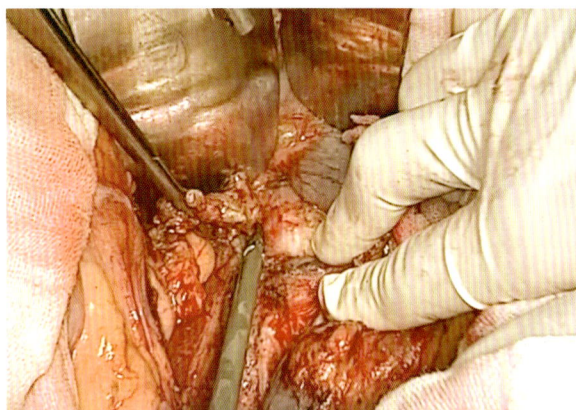

图 3-5-14 切除右侧组淋巴结步骤 2

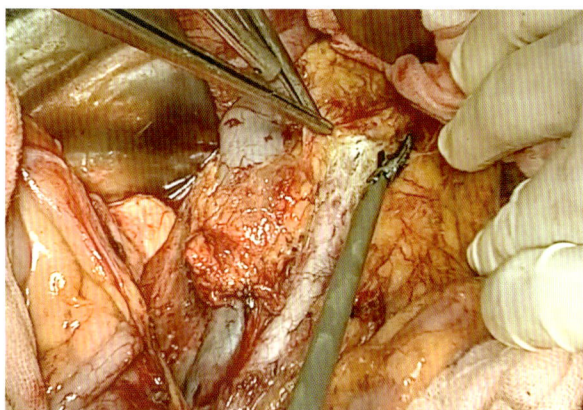

图 3-5-17 打开腹主动脉血管鞘步骤 2

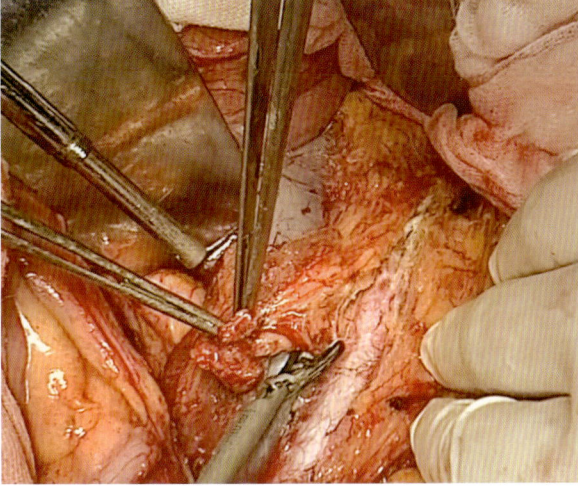

图 3-5-18　切除中间组和前组淋巴结步骤 1

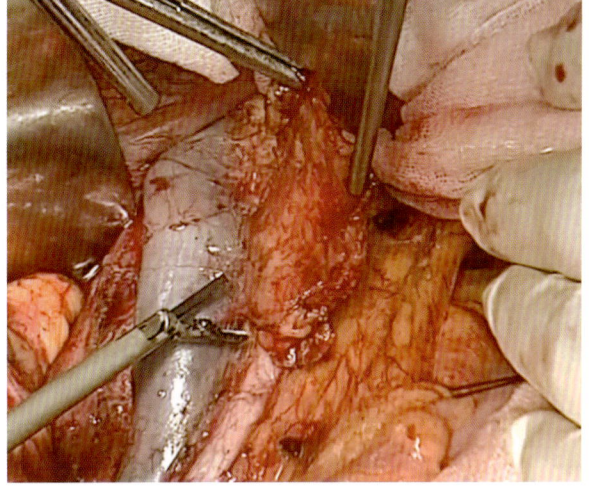

图 3-5-21　切除中间组和前组淋巴结步骤 4

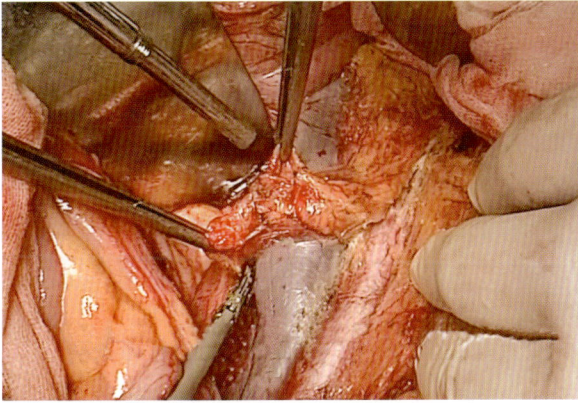

图 3-5-19　切除中间组和前组淋巴结步骤 2

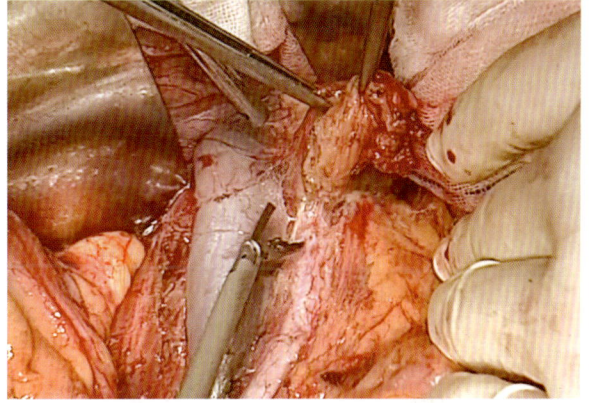

图 3-5-22　切除中间组和前组淋巴结步骤 5

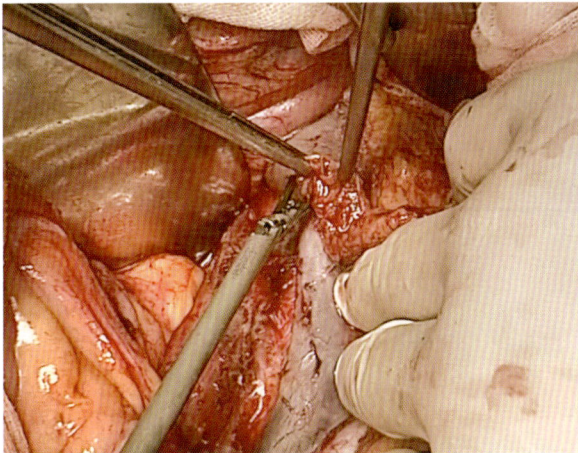

图 3-5-20　切除中间组和前组淋巴结步骤 3

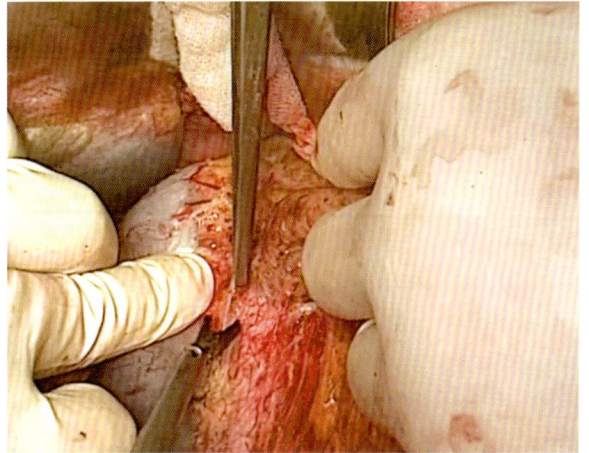

图 3-5-23　切除中间组和前组淋巴结步骤 6

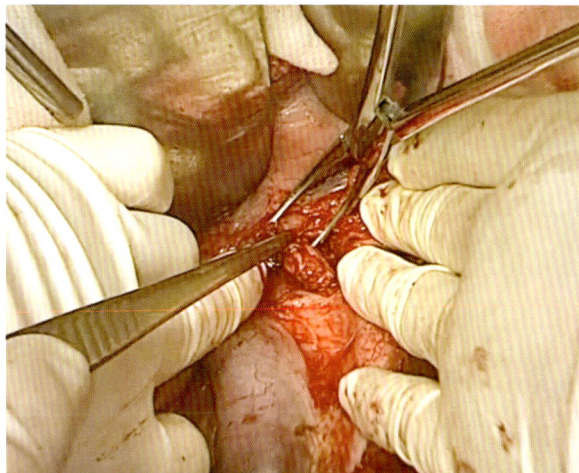

图 3-5-24　钳夹中间组头侧淋巴管

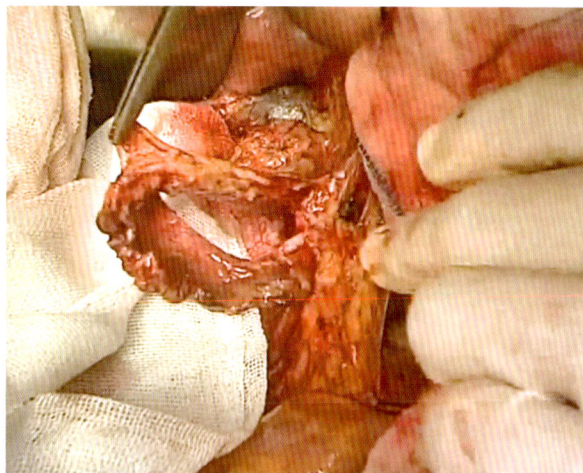

图 3-5-27　前组、中间组淋巴结留待和
左侧组整块切除

7. 切除左侧组淋巴结　左侧组淋巴结位于腹主动脉左侧,以肠系膜下动脉为界,肠系膜下动脉和左肾静脉之间的淋巴结为左上组,肠系膜下动脉和左侧髂总动脉左上方中间的淋巴结为左下组。可分别切除,最好做到整块切除,技术熟练者,甚至可以做到前组、中间组和左侧组整块切除。

术中先沿左髂总动脉表面打开血管鞘,分离左侧髂总动脉前方间隙(图 3-5-28),向至先前已切除的左侧髂总淋巴结区域(图 3-5-29)。在腹膜后寻找左侧输尿管(图 3-5-30),用 S 拉钩沿腰大肌表面向外拉开输尿管并暴露腰大肌(图 3-5-31)。

(1)切除左下组淋巴结。以腰大肌表面,左髂总动脉左上缘、腹主动脉下段左侧缘、肠系膜下动脉下缘为标记,完整切除该范围内的左下组淋巴结(图 3-5-32~图 3-5-37)。操作时需特别注意避免损伤紧贴腰大肌和脊柱表面、横行走向的多对

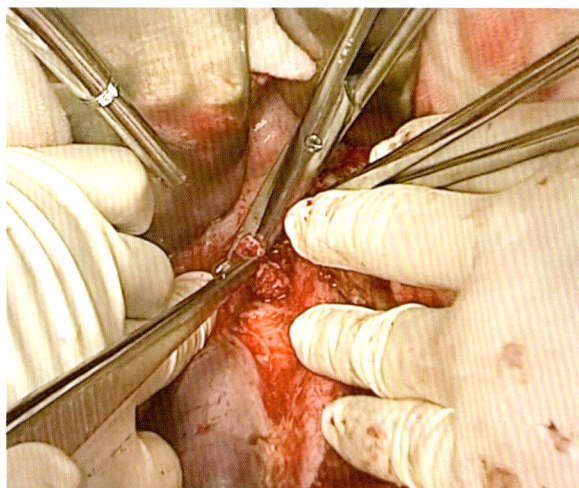

图 3-5-25　切除中间组淋巴结

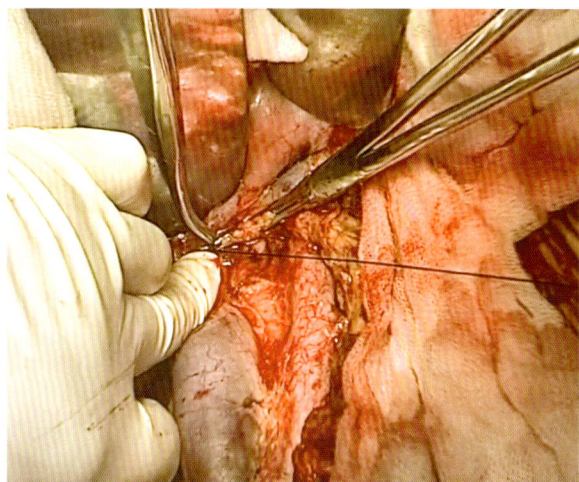

图 3-5-26　结扎中间组头侧淋巴管

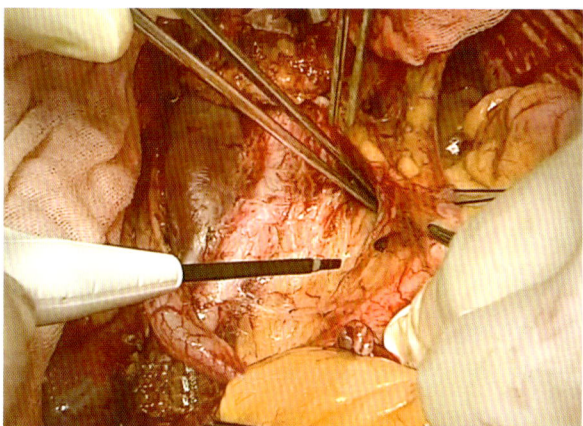

图 3-5-28　分离左侧髂总动脉前方间隙

腰静脉。左、右、下、底分次分离、切断后，近头侧端可在肠系膜下动脉下缘水平切断，或不切断向头侧分离，和左上组淋巴结整块切除。

（2）切除左上组淋巴结。左上组淋巴结切除范围为：足侧为肠系膜下动脉上缘，头侧为左肾静脉下缘，左侧为左卵巢静脉右缘，因为术中需拉开左卵巢静脉和左输尿管上段，拉开后看到的是腰大肌。右侧为腹主动脉上段左侧缘。

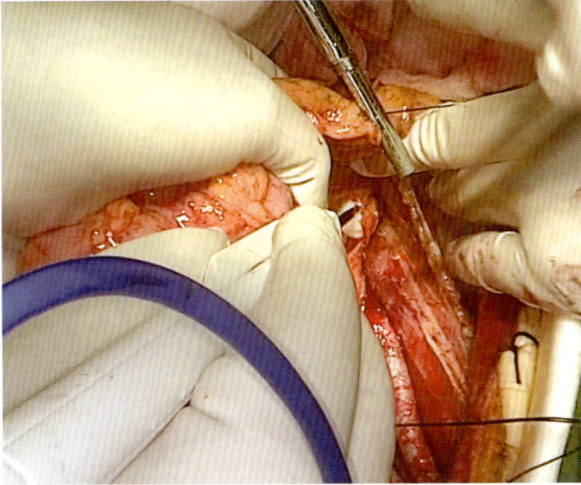

图 3-5-29　打通左侧髂总间隙

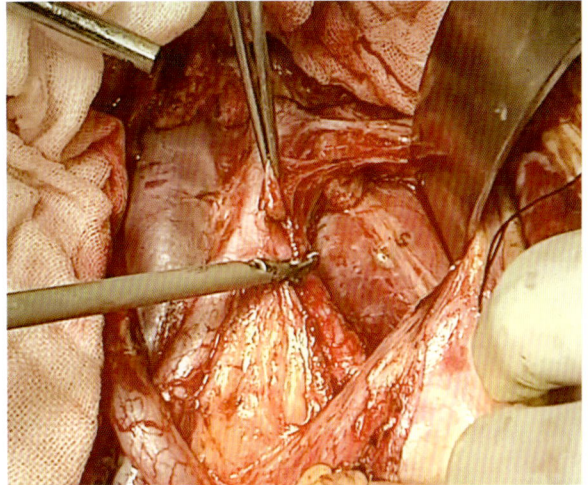

图 3-5-32　切除左下组淋巴结步骤 1

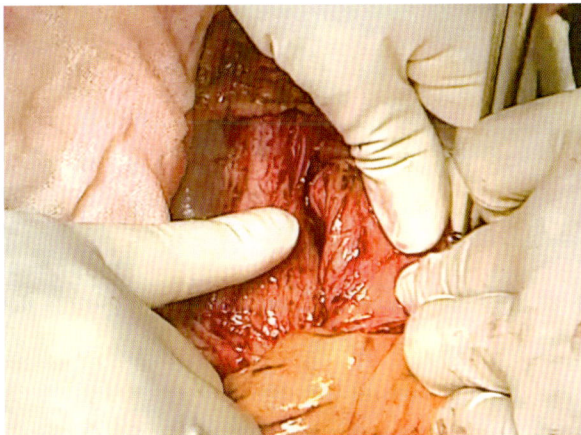

图 3-5-30　寻找左侧输尿管

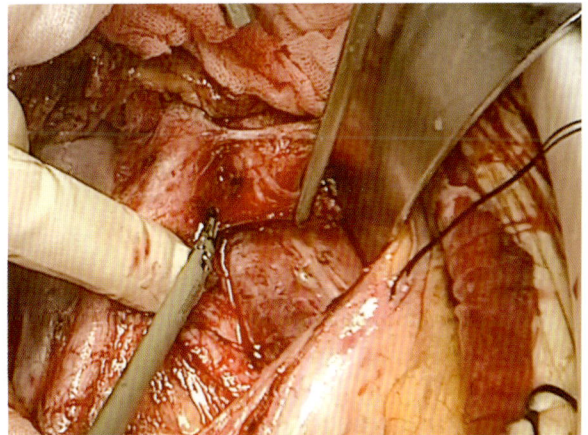

图 3-5-33　切除左下组淋巴结步骤 2

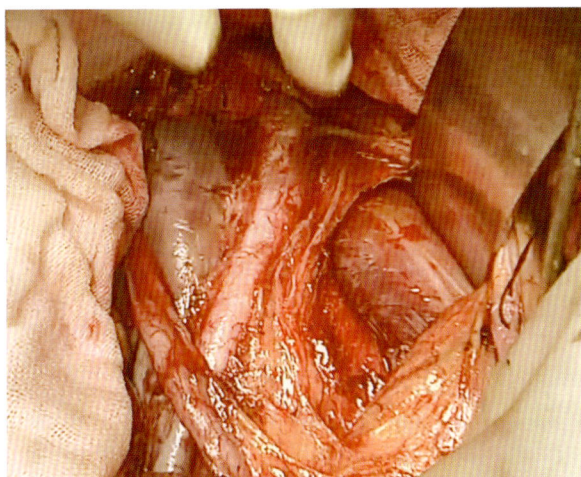

图 3-5-31　拉开输尿管、暴露腰大肌

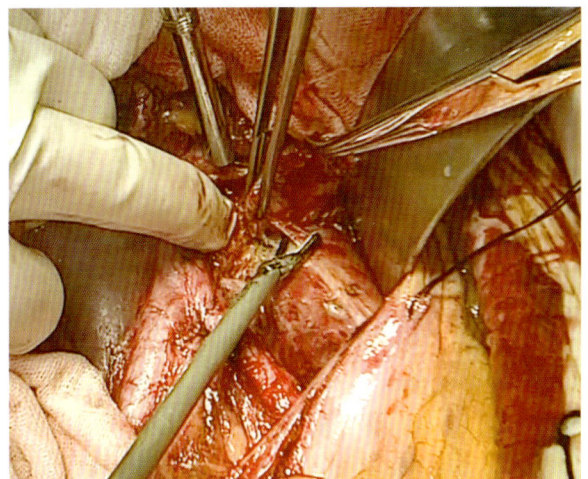

图 3-5-34　切除左下组淋巴结步骤 3

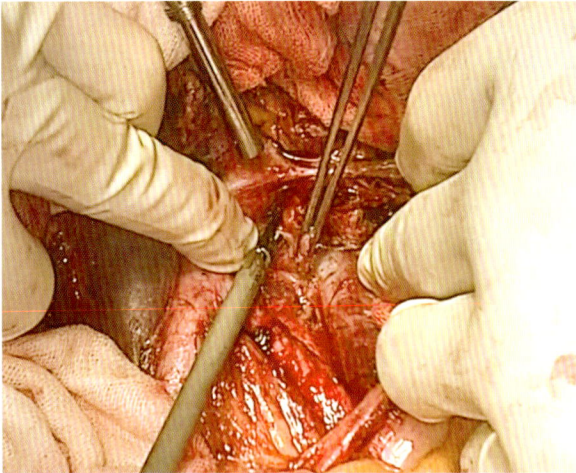

图 3-5-35　切除左下组淋巴结步骤 4

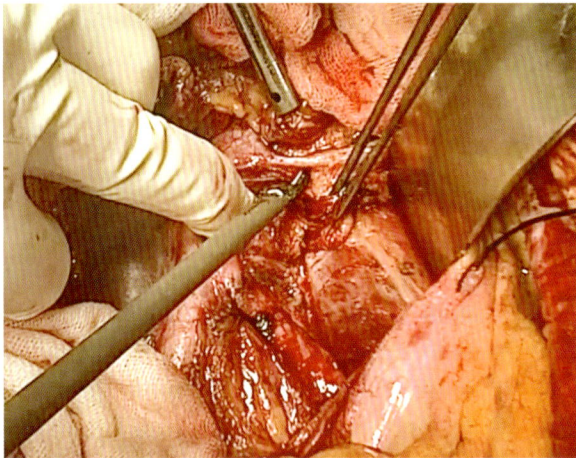

图 3-5-36　切除左下组淋巴结步骤 5

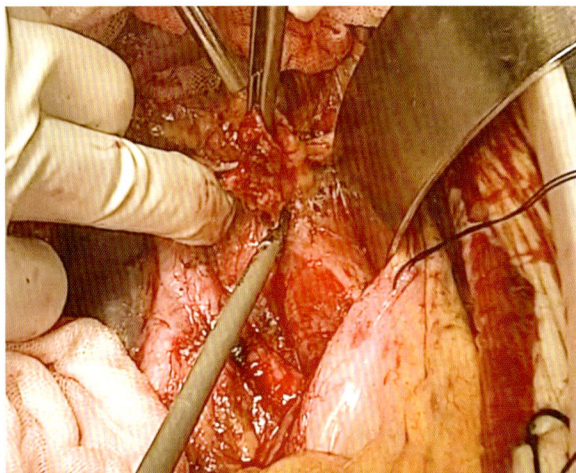

图 3-5-37　切除左下组淋巴结步骤 6

系膜下动脉下方,提到肠系膜下动脉上方,与左上组淋巴结整块切除。然后以左卵巢静脉为标记,分离左上组淋巴结左侧缘并分离左卵巢静脉(图 3-5-39~图 3-5-41)。暴露左输尿管上段并向左侧拉开,此时即可见到左侧腰大肌(图 3-5-42~图 3-5-43)。

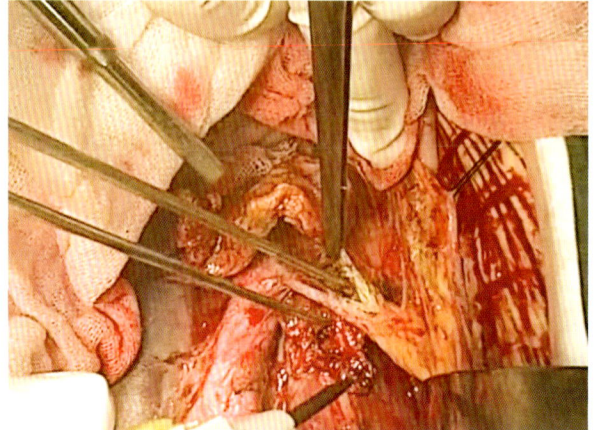

图 3-5-38　游离肠系膜下动脉

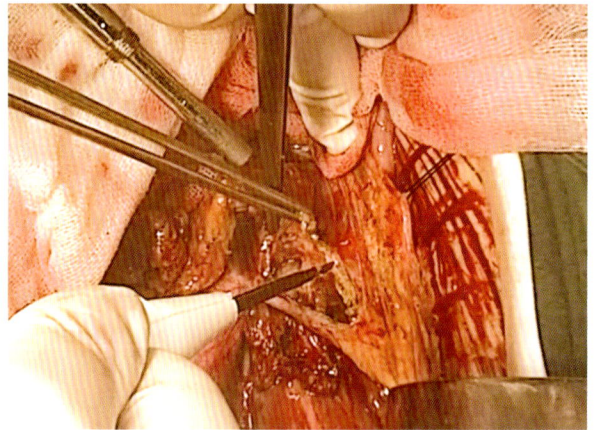

图 3-5-39　分离左上组淋巴结左缘

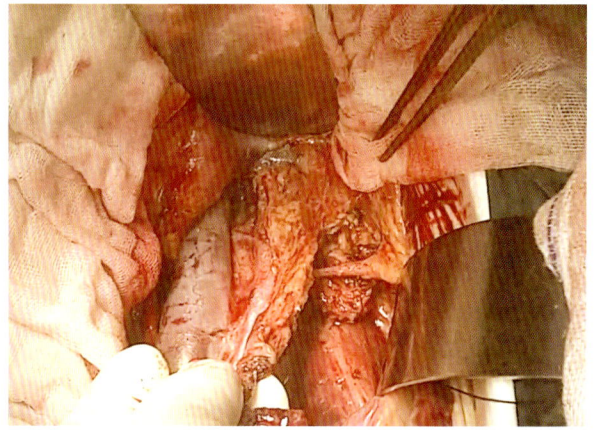

图 3-5-40　暴露左上组淋巴结切除术野

首先游离肠系膜下动脉(图 3-5-38),若之前未单独切除左下组淋巴结,可将左下组淋巴结穿过肠

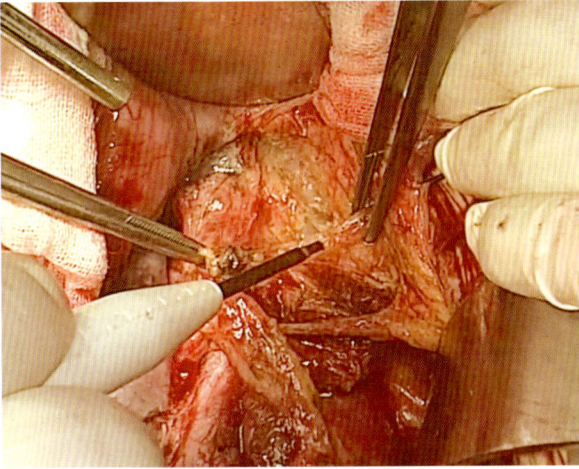

图 3-5-41 分离左侧卵巢静脉

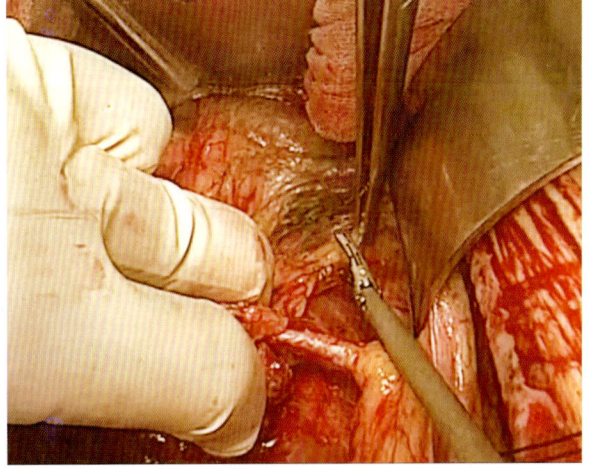

图 3-5-44 分离、切断左上组淋巴结左侧缘 1

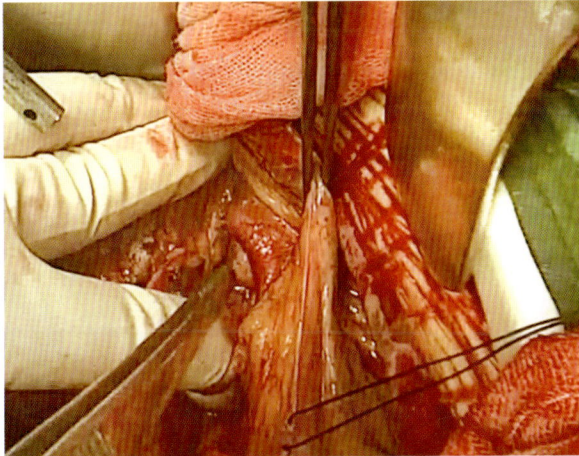

图 3-5-42 分离、暴露左侧输尿管上段

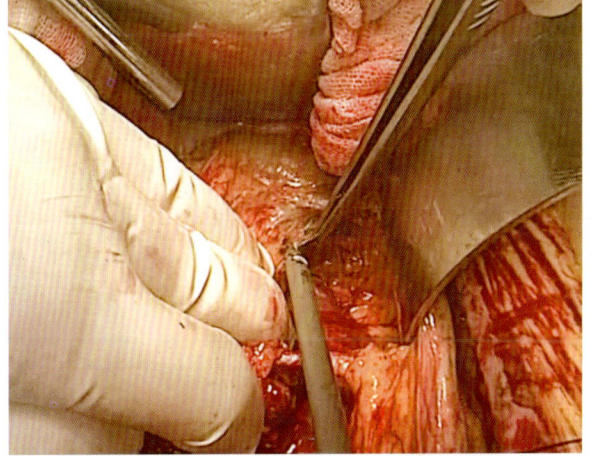

图 3-5-45 分离、切断左上组淋巴结左侧缘 2

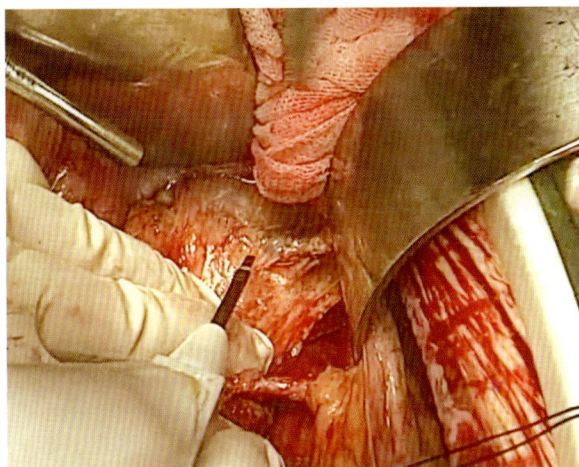

图 3-5-43 暴露左侧腰大肌

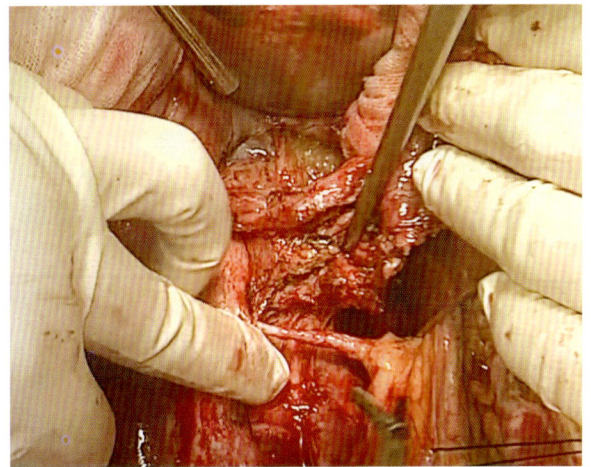

图 3-5-46 暴露左上组淋巴结右缘和下缘

按照确定的切除边界，分次分离、切断左上组淋巴结的左侧缘和右侧缘，并沿腰大肌表面分离底部边界（图 3-5-44~图 3-5-51）。

以左肾静脉下缘为标记，分离、切断左上组淋巴结头端，将淋巴结整块切除。为了减少术后淋巴漏的发生，头侧断端尽可能钳夹、结扎（图 3-5-52~图 3-5-58）。

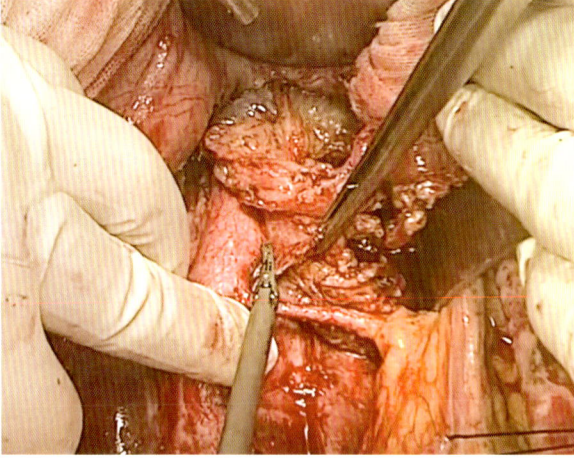

图 3-5-47　分离、切断左上组淋巴结右侧缘 1

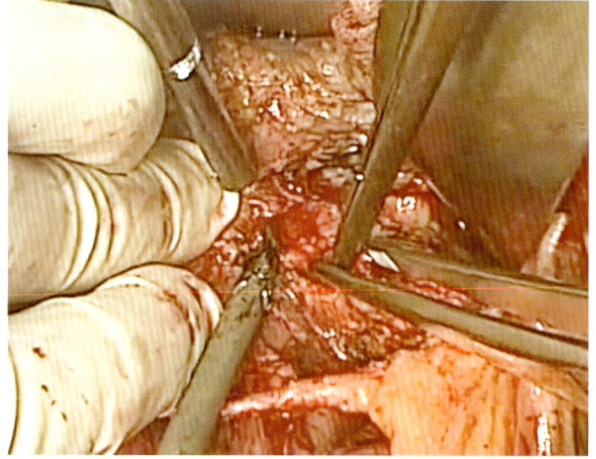

图 3-5-50　分离、切断左上组淋巴结右侧缘 4

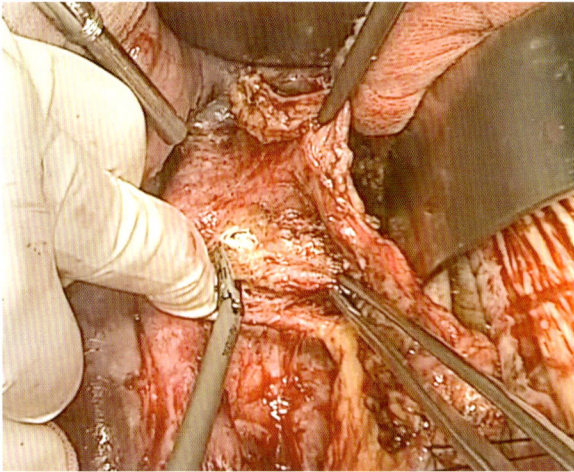

图 3-5-48　分离、切断左上组淋巴结右侧缘 2

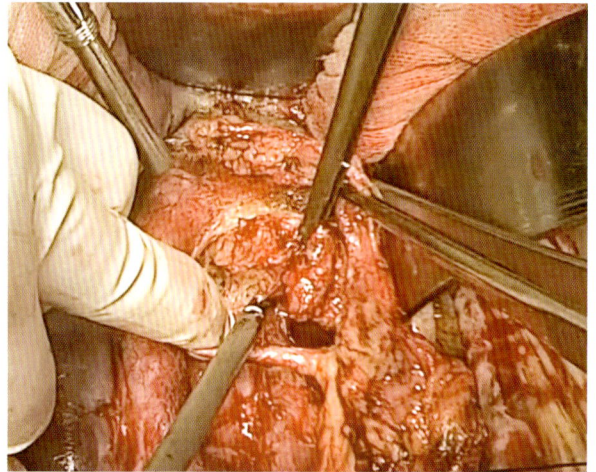

图 3-5-51　分离、切断左上组淋巴结底部

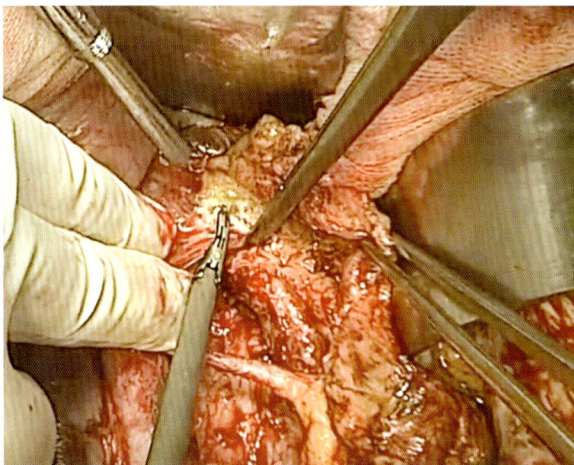

图 3-5-49　分离、切断左上组淋巴结右侧缘 3

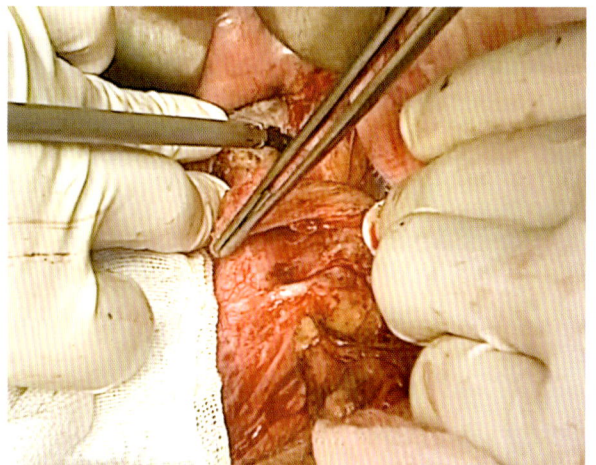

图 3-5-52　分离左上组淋巴结上界 1

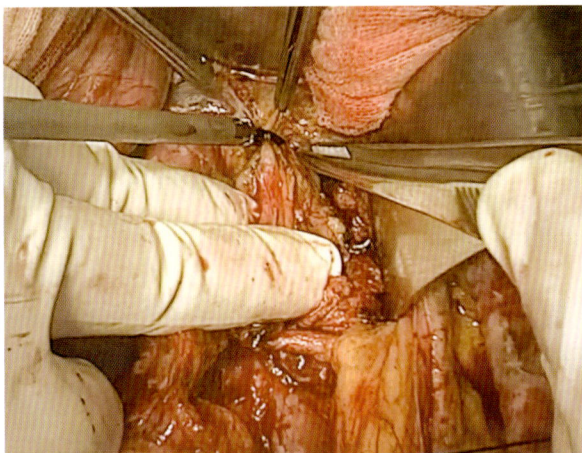

图 3-5-53　分离左上组淋巴结上界 2

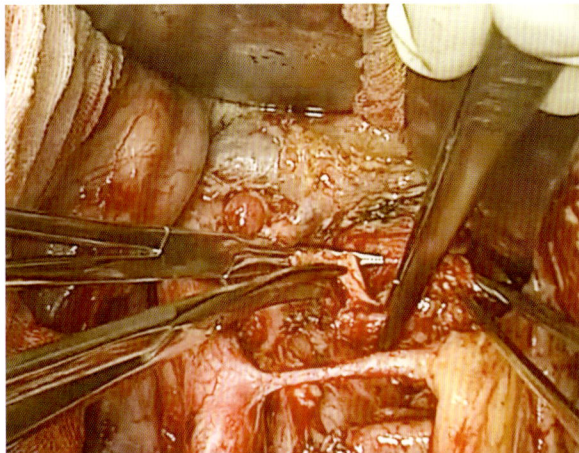

图 3-5-56　剪断左上组淋巴结头侧淋巴管

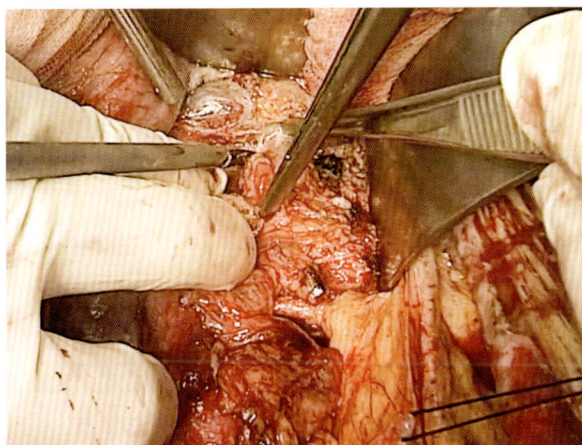

图 3-5-54　分离左上组淋巴结上缘

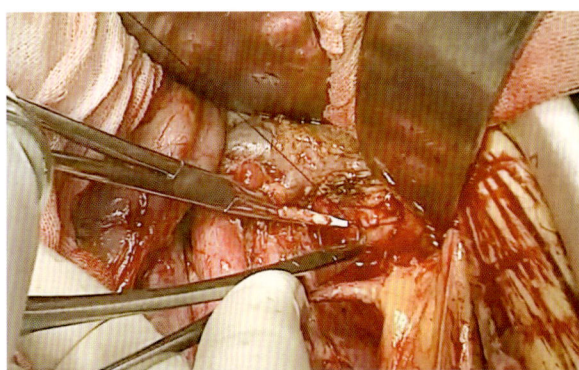

图 3-5-57　结扎左上组淋巴结头侧淋巴管

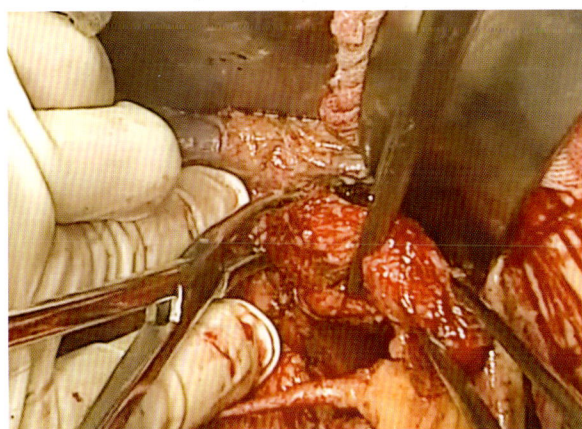

图 3-5-55　钳夹左上组淋巴结头侧淋巴管

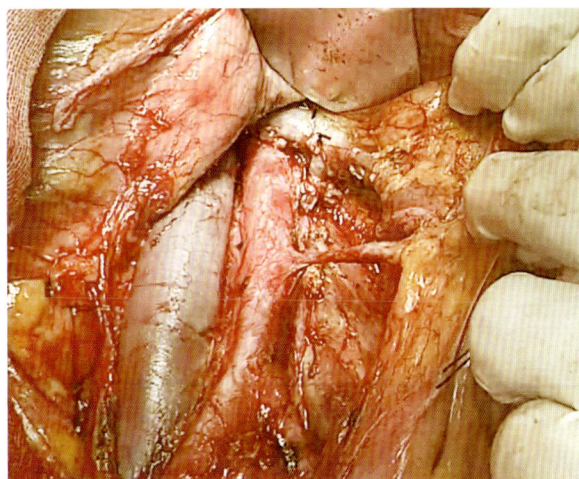

图 3-5-58　主动脉旁淋巴结切除后解剖

二、手术难点和手术技巧

(一) 手术难点

主动脉旁淋巴结因为位置较高,涉及大血管、输尿管、十二指肠等重要器官,血管特别是静脉系统变异较多,手术难度较大,容易出现手术并发症。

(二) 手术要点

熟悉解剖、先把重要器官组织暴露分离,如先分离出输尿管和拉开十二指肠,避免损伤。确定切除范围并分出切除边界,在直视下切除淋巴结并尽量做到脉管化。

（三）手术技巧

切除主动脉旁淋巴结时，由于术区血管粗大，解剖复杂，不慎损伤容易造成致命的大出血。邻近输尿管和十二指肠，也易误伤。手术的重点是避免损伤，尽量减少术后淋巴漏的发生。

1. 良好暴露 术者常常为了减少手术对患者的创伤，腹部切口不愿向头侧延长太高，造成不能很好地暴露左肾静脉，切除范围达不到左肾静脉水平。所以，一个足够长的纵切口是顺利完成手术的保证。切口上延的最低要求是在不牵拉的条件下，在切口下方可以看到部分胃大弯（见图 3-5-1）。

腹膜后术野的暴露同样重要，包括把肠管搬出到腹腔外，足够高的后腹膜切口达肠系膜下静脉位置，缝合悬吊后腹膜切口边缘等（见图 3-5-2~ 图 3-5-7）。

2. 避免损伤

（1）输尿管损伤：避免输尿管损伤的最好方法是先把输尿管找出来并向外拉开。因为一般手术顺序是先切除盆腔淋巴结，再切除主动脉旁淋巴结。在切除盆腔淋巴结时已经把输尿管中下段游离。寻找输尿管上段的方法可以自下而上。找到输尿管后可以用大 S 拉钩把输尿管和骨盆漏斗韧带贴着腰大肌表面向外拉开，在拉开过程同时暴露腰大肌，也就可以暴露淋巴结切除范围的左右外侧界。左侧输尿管可以分次暴露，以肠系膜下动脉为界，在切除左下组淋巴结时暴露拉开该处输尿管，切除完左下组淋巴结后，再暴露拉开左上组淋巴结外侧的输尿管。

（2）十二指肠损伤：切除下腔静脉表面前组淋巴结时需要把十二指肠向头侧拉开。用 S 拉钩拉开十二指肠时避免暴力，并在拉钩和肠管之间用湿纱布隔开。

（3）血管损伤：相对而言，由于动脉壁较厚，静脉更容易被损伤，下腔静脉是容易被损伤造成大出血的主要部位。位于腰大肌和脊柱表面的腰静脉、腰升静脉和髂腰静脉及其分子，因为位于术野的后方也容易误伤。血管解剖变异也是误伤的重要原因，如双下腔静脉、左肾动脉位于左上组淋巴结后方、双肾动脉等。

避免下腔静脉损伤首先要避免暴力拉扯淋巴组织，因为在淋巴组织中，可能包含一些小的静脉分支，用力拉扯容易在静脉壁表面拉出一个洞。正确的方法是先打开静脉鞘，主刀亲自提起组织，保持适度张力，用超声刀或剪刀、电刀切断。其次，使用超声刀时，注意刀尖可视。当刀尖不能

看到时，刀头不能向下，至少要和静脉壁平行，最好向上。再者，右卵巢静脉直接汇入下腔静脉上段，在向右侧拉开输尿管和肠管等组织的过程中，也容易在右卵巢静脉汇入下腔静脉处拉出一个缺口。先将右卵巢静脉在近下腔静脉入口 1~2cm 处切断、结扎，可避免汇入处静脉壁损伤。

静脉解剖变异不可预测，直视下操作是避免误伤的重要保证。腰静脉等小静脉位于腹主动脉和下腔静脉后方或侧后方，紧贴腰大肌或脊柱表面，暴露较难，分离时注意刀头和腰大肌和脊柱平行，并和腰大肌、脊柱之间留有一定的间隔，避免刀头向下。

腹主动脉较粗大，也是术者关注的重点，一般不会损伤主干，动脉损伤一般在于其分支。术中将腹主动脉作为标记，沿其动脉走向，切开动脉鞘，可将主动脉旁淋巴结分为左右两半分别切除。肠系膜下动脉是被关注的解剖标记，一般也不易损伤。若妨碍操作，将其切断一般对肠管的血供影响也不大。容易损伤的是从腹主动脉分出的两侧卵巢动脉，因为卵巢动脉管径很细，有时被切断还不被觉察到。在沿腹主动脉两旁分离时，接近其分支位置留意这些细小动脉的存在，最好在其主动脉旁根部分出处进行结扎或细针缝扎。这些小动脉用电凝或超声刀切断可能暂时能够止血，但因为主动脉腔内压力较高，经过一段时间动脉搏动后，万一闭合处张开可能会造成大出血。

左肾动脉一般位于左肾静脉头侧，以左肾静脉为标记从左肾静脉下方切除左上组淋巴结一般不会损伤到左肾动脉。当解剖发生变异时，如动脉变异到静脉的足侧，也即左肾动脉位于左肾静脉的下方，在切除左上组淋巴结分离后方组织时，就有可能损伤或切断左肾动脉从而造成很严重的后果。直视下操作、超声刀刀头可视，刀头平行腰大肌或朝上翘是避免误伤左肾动脉的重要手术技巧。

（4）减少术后淋巴漏：腹主动脉旁淋巴结邻近乳糜池，切除前组、中间组、左上组淋巴结时，尽量结扎头侧淋巴管，以减少淋巴渗出。游离左肾静脉下界时，左肾静脉表面不需要裸露，这些疏松组织看起来很薄，但切断时会明显看到淋巴液渗出。多结扎头端淋巴管或使用夹子是减少术后乳糜漏的唯一方法。因为淋巴管不像血管里面有凝血因子可以启动凝血系统形成血管内凝血，单用超声刀或电凝可以临时闭合淋巴管，但是当淋巴液集聚到形成一定压力时，又会把淋巴管闭合口冲开，再次出现淋巴漏。

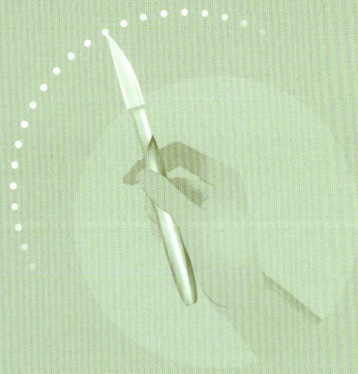

第四章

根治性子宫切除术

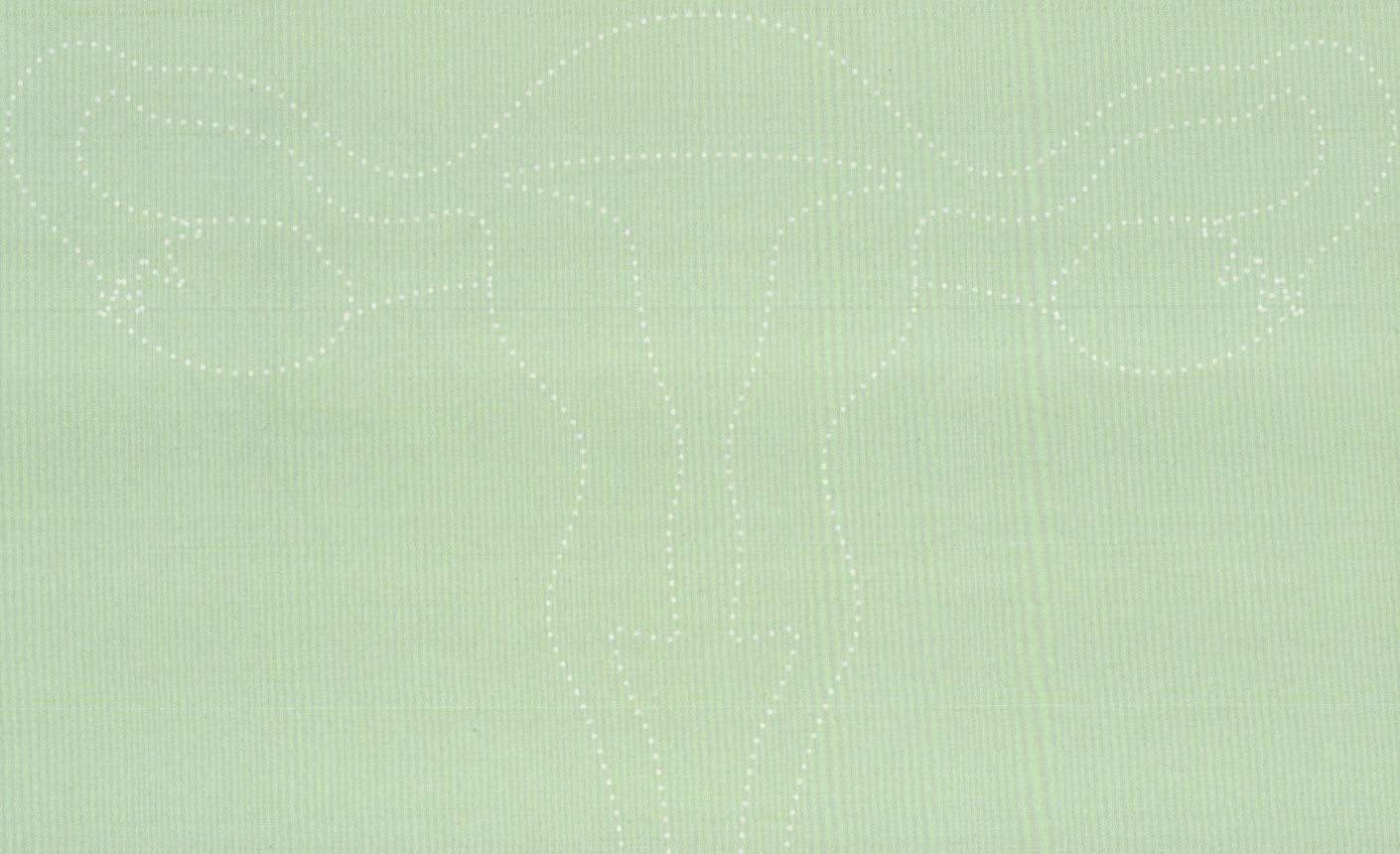

第一节 根治性子宫切除术分型及适应证

一、根治性子宫切除术分型

根治性子宫切除术有两种主要的分型方法，Piver Rutledge 分型是经典的分类方法，目前较多采用，其优点是简单明了，容易掌握。Q-M 分型则结合了近年来的手术进展，如保留神经的根治性子宫切除术等，体现精准和个体化处理特点。

（一）Piver-Rutledge-Smith 分型（简称 Piver 分型）

根治性子宫切除术的手术范围国内常用"广泛性子宫切除术"和"次广泛性子宫切除术"的名称。这名称的概念和手术范围不太明确。目前，国际上普遍采用 1974 年 Piver-Rutledge-Smith 提出的根治性子宫切除术 5 型分类法（图 4-1-1~图 4-1-3）。

Piver 分型将根治性子宫切除术分为 5 种类型。

Ⅰ型：筋膜外子宫切除术（extrafascial hysterectomy），即一般的子宫全切术，紧贴宫旁切断主韧带和宫骶韧带，紧贴宫颈切开阴道穹窿部。Ⅰ型子宫切除术可经腹、经阴道或经腹腔镜切除子宫（图 4-1-4）。

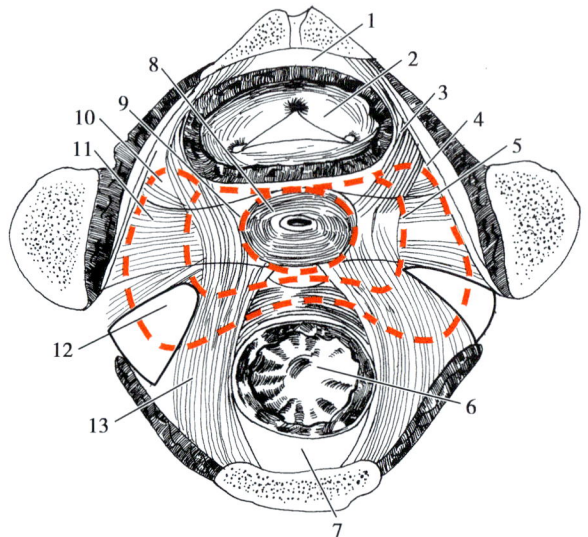

图 4-1-2 Piver 子宫切除术分型示意图 2

1. 耻骨后间隙；2. 膀胱；3. 膀胱子宫韧带；4. Ⅲ型（根治性）子宫切除术范围；5. Ⅱ型（改良根治性）子宫切除术范围；6. 直肠；7. 直肠后间隙；8. 宫颈；9. Ⅰ型（筋膜外）子宫切除术范围；10. 膀胱侧间隙；11. 子宫主韧带；12. 直肠侧间隙；13. 宫骶韧带。

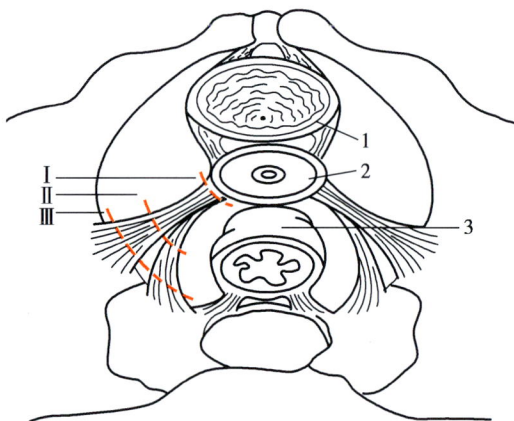

图 4-1-1 Piver 子宫切除术分型示意图 1

1. 膀胱；2. 宫颈；3. 直肠；Ⅰ. Ⅰ型筋膜外子宫切除术范围；Ⅱ. Ⅱ型改良根治性子宫切除术范围；Ⅲ. Ⅲ型根治性子宫切除术范围。

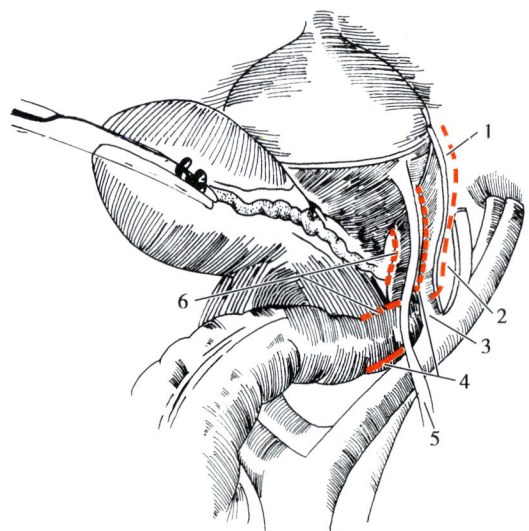

图 4-1-3 Piver 子宫切除术分型示意图 3

1. 膀胱上动脉；2. Ⅳ型子宫切除术范围；3. 髂内动脉；4. Ⅲ型（根治性）子宫切除术范围；5. 输尿管；6. Ⅱ型（改良根治性）子宫切除术范围。

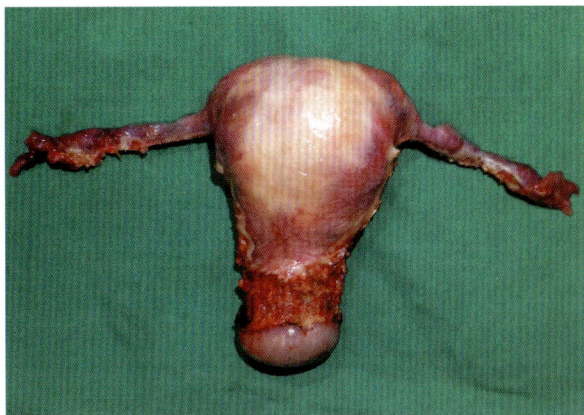

图 4-1-4　Ⅰ型筋膜外子宫切除术

Ⅱ型：改良根治性子宫切除术（modified radical hysterectomy，相当于传统的 Wertheim 手术），其切除范围与俗称的"次广泛全宫切除术"相近。Ⅱ型子宫切除术比Ⅰ型子宫切除术切除更多的宫旁组织，保留远端输尿管及膀胱的血供。输尿管从输尿管隧道分离，在输尿管水平切除膀胱宫颈韧带，切除 1/2 宫骶韧带及主韧带和 2~3cm 阴道，一般同时切除盆腔淋巴结（图 4-1-5）。

Ⅲ型：根治性子宫切除术（radical hysterectomy，即 Meigs 手术），其切除范围与俗称的"广泛全宫切除术"相近。该型手术切除广泛的阴道旁、宫旁组织及盆腔淋巴结，子宫动脉在髂内动脉处结扎，输尿管完全从输尿管隧道游离，膀胱宫颈韧带完全切除，保留远端输尿管与膀胱上动脉之间小部分的侧部组织，以减少输尿管瘘的发生。宫骶韧带在靠近骶骨处切除，主韧带在靠近骨盆侧壁处切除，切除阴道上 1/3 及盆腔淋巴结（图 4-1-5）。

Ⅳ型：扩大根治性子宫切除术（extended

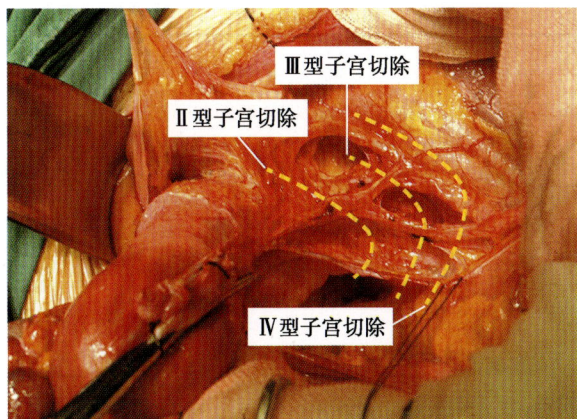

图 4-1-5　Ⅱ~Ⅳ型根治性子宫切除术范围

radical hysterectomy），切除更广泛的阴道旁组织和宫旁组织，必要时切除髂内动脉和输尿管壁上的所有组织。与Ⅲ型广泛性子宫切除术的区别在于：输尿管从膀胱宫颈韧带完全游离，切除膀胱上动脉周围的组织，切除 3/4 的阴道。适用于放疗后中央型复发的病例（图 4-1-5）。

Ⅴ型：部分盆腔脏器去除术（partial exenteration），包括前盆腔脏器清除术（图 4-1-6）、后盆腔脏器清除术（图 4-1-7）和全盆腔脏器清除术（图 4-1-8）。前盆腔脏器清除术包括切除子宫、宫

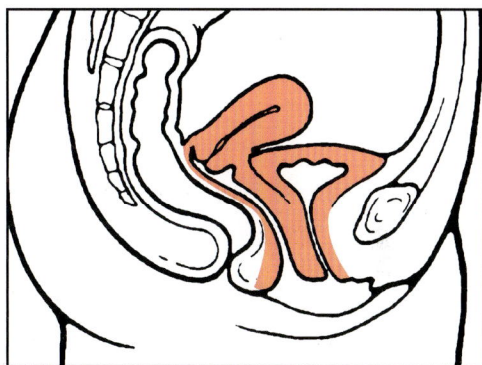

图 4-1-6　前盆腔脏器清除术

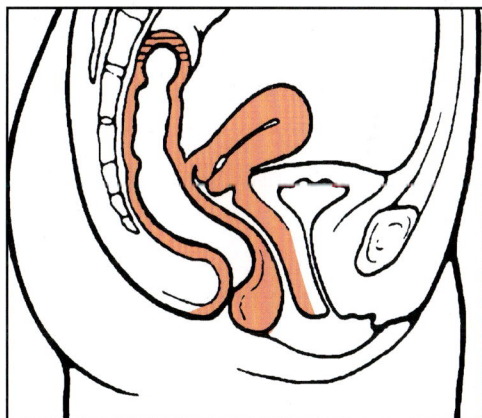

图 4-1-7　后盆腔脏器清除术

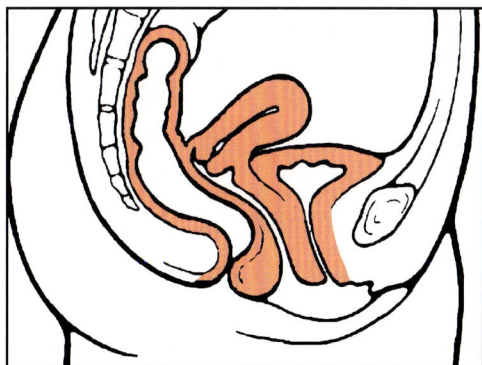

图 4-1-8　全盆腔脏器清除术

颈、阴道、膀胱和尿道。后盆腔脏器清除术包括切除子宫、宫颈、阴道、直肠。全盆腔脏器清除术包括切除子宫、宫颈、阴道、尿道、直肠、膀胱。有些病例还需切除远端输尿管并进行输尿管改道和结肠造瘘等。Ⅴ型手术适用于中央型复发或肿瘤包绕输尿管远端或合并膀胱阴道瘘或直肠阴道瘘病例。现在一般以放疗来代替。

不管是哪一类型的子宫切除术，手术的基本要求是切除标本的正常组织边缘距离肿瘤病灶达1cm 以上。

表 4-1-1 总结了 Piver 分型的筋膜内和Ⅰ~Ⅲ型子宫切除术的切除范围。

表 4-1-1　根治性子宫切除术 Piver 分型的手术范围

项目	筋膜内	Ⅰ型	Ⅱ型	Ⅲ型
宫颈筋膜	部分切除	完全切除		
阴道切除长度	无	少量环形切除	1~2cm	切除阴道上 1/3 或 1/2
膀胱	部分推开			完全推开
直肠	不推开	不推开或部分推开		完全推开
输尿管	不推开		打开输尿管隧道	完全游离输尿管直至膀胱入口
主韧带切除长度	紧贴子宫切断		在输尿管水平切断	紧贴骨盆壁切断
宫骶韧带切除长度	紧贴宫颈切断		切除 1/2	紧贴骨盆壁切断
宫体	全部切除			
宫颈	部分切除	完全切除		

（二）Q-M 分型

2008 年,Querleu 和 Morrow 提出了另一种根治性子宫切除术分类方法,分 A~D 四型。

A 型:宫旁切除范围最小的筋膜外全宫切除术。

B 型:以切除部分宫骶韧带及膀胱宫颈韧带为标志,切除范围为输尿管水平的宫颈旁组织。该型又再分 2 型:B_1 型只切除闭孔神经内侧的宫旁淋巴结,B_2 型还切除包括闭孔神经外侧的盆腔淋巴结。

C 型:需切除直肠旁的宫骶韧带及贴近膀胱切除膀胱宫颈韧带,切除范围为宫旁组织与髂内血管的交叉处,该型细分为:C_1 型保留盆腔自主神经和 C_2 型不保留盆腔自主神经。

D 型:指超根治术,多指盆腔脏器清除术,D_1 型指沿髂内血管紧贴骨盆壁切除所有宫旁组织,术中暴露坐骨神经根部。D_2 型在此范围上切除髂内血管在内的宫旁组织及邻近的筋膜和血管组织。

表 4-1-2 总结了 Q-M 分型各型根治性子宫切除术的手术范围。

二、根治性子宫切除术的适应证

手术与放射治疗为早期宫颈浸润癌的主要治疗手段,两者治疗效果相当,其 5 年生存率、死亡率与并发症概率皆约相等。

理论上讲,初始治疗采用手术的优点包括:①能提供更准确的分期信息;②切除了原发瘤灶,因此避免了腔内近距离放疗或减少放疗的剂量;③放疗对直径 2~3cm 的转移淋巴结作用有限,手术切除了增大的转移淋巴结可能有益;④从病理上明确淋巴结是否有转移,准确选择辅助治疗方法;⑤对尚未绝经的年轻患者,手术时可保留卵巢,以维持其内分泌功能;⑥相对于放疗,手术对阴道硬度和黏膜的影响较小,对性功能的影响较小。

手术治疗的缺点在于有些病例存在高危因素,如切缘阳性或宫旁浸润或淋巴结转移,以及淋巴脉管间隙和宫颈间质深层浸润等因素,术后为了降低局部复发的风险,可能需要增加辅助治疗。如经过初始手术治疗后,50%~85% 的ⅠB_3/ⅡA_2期患者术后需要行辅助放疗或同期放化疗。而如

表 4-1-2 Q-M 根治性子宫切除术切除范围

项目	宫旁组织	宫骶韧带	膀胱宫颈韧带	阴道及阴道旁组织	输尿管
A 型：最小切除宫旁组织	在输尿管内侧、宫颈外部横断	近子宫段切除	近子宫段切除	尽量少，一般在 1cm 以内，不切除阴道旁组织	不游离输尿管，以直视或触诊方式确定其位置及走行
B 型：宫颈旁组织在输尿管隧道水平被切除	输尿管水平切除	部分切除	部分切除	阴道切缘距肿瘤至少 10mm	切开输尿管隧道，暴露输尿管，向外侧牵拉
B_1		只切除闭孔神经内侧的宫旁淋巴结			
B_2		切除包括闭孔神经外侧的盆腔淋巴结			
C 型：髂血管系统旁横断宫颈旁组织	切除至输尿管外侧	直肠旁切断	膀胱旁切断	切除距肿瘤 1.5~2cm 阴道及阴道旁组织	完全游离
C_1		保留子宫深静脉下的盆腔内脏神经			
C_2		不保留神经			
D 型：外周扩大根治术	向盆壁延伸切除范围	必要时切除部分肠段	必要时切断输尿管远端，再植入膀胱	根据病变累及阴道情况，保证切缘阴性	完全游离
D_1		结扎髂内系统分出所有血管，暴露至坐骨神经根部			
D_2		相当于 LEER，切除需要的肌肉及筋膜			

果联合采用手术和放疗，患者的并发症更高，治疗后的生活质量也较差。

对于宫颈浸润癌患者，是否适合手术需要做全面的评估，主要如下：①已有病埋确诊为宫颈浸润癌。②患者的全身情况能耐受手术，无严重的内、外科合并症。如合并严重内外科疾病不宜手术者，应改用其他方法治疗；目前认为年龄超过 70 岁不是手术禁忌证，但须根据患者全身情况能否耐受手术而定。③手术主要适用于宫颈浸润癌 ⅠA~ⅡA 期，但也有学者提出部分 ⅡB 期也可以手术治疗。④手术也适用于合并妊娠的患者，以往认为妊娠期手术会增加手术的并发症，但通过实践，现认为妊娠不是手术禁忌证。⑤放疗后复发者，局限的孤立病灶，能够切除者也可考虑手术切除。

根据临床分期确定手术范围。目前主要参照 FIGO 指南和 NCCN 指南推荐的手术范围，两个指南原则相同，略有差异。总的来讲，对于同一临床分期，FIGO 指南推荐的范围小于 NCCN 推荐的手术范围。表 4-1-3 列出了 FIGO 和 NCCN 指

南根据 2018 年分期推荐的相对应的 Piver 分型子宫切除术的手术范围。

表 4-1-3 早期宫颈癌的推荐手术范围

临床分期	FIGO 指南	NCCN 指南
ⅠA$_1$ 无 LVSI	Ⅰ 型	Ⅰ 型或 Ⅱ 型
ⅠA$_1$ 有 LVSI	Ⅰ 型	Ⅱ 型
ⅠA$_2$ 无 LVSI	Ⅱ 型或 Ⅰ 型	Ⅱ 型
ⅠA$_2$ 有 LVSI	Ⅱ 型	Ⅱ 型
ⅠB$_{1-2}$，ⅡA$_1$<4cm	Ⅱ 型或 Ⅲ 型	Ⅲ 型
ⅠB$_3$，ⅡA$_2$>4cm	Ⅲ 型	Ⅲ 型

注：LVSI. 淋巴血管间隙浸润。分型指 Piver Rutledge 子宫切除术分型。

从 2015 年开始，NCCN 指南建议采用 QM 分型，结合 2018 年分期初治宫颈癌手术切除范围如表 4-1-4。本书按国内医生习惯，仍采用 Piver 分型描述手术范围。

表 4-1-4 2024.4《NCCN 宫颈癌诊治指南》宫颈癌初始手术范围

项目	子宫切除术类型比较			保留生育功能宫颈切除术类型比较	
术式	筋膜外子宫切除术（A 型）	改良根治性子宫切除术（B 型）	根治性子宫切除术（C_1 型）	单纯宫颈切除术	根治性宫颈切除术
适应证	ⅠA₁ 期	IA₁+LVSI 和 ⅠA₂ 期	ⅠB₁~ⅠB₂ 期和选择性 ⅠB₃~ⅡA₁ 期	原位癌和 ⅠA₁ 期	ⅠA₂~ⅠB₁ 期选择性 ⅠB₂
目的	治疗微小浸润	治疗小病灶	治疗大病灶	治疗微小浸润，保留生育功能	治疗选择性 ⅠB 和 ⅠA₂ 期，保留生育功能
子宫体	切除	切除	切除	保留	保留
卵巢	选择性切除	选择性切除	选择性切除	保留	保留
宫颈	切除	切除	切除	切除大部分宫颈，保留 5mm 宫颈管备环扎	切除大部分宫颈，保留 5mm 宫颈管备环扎
阴道切缘	少许	切除 1~2cm	切除阴道上 1/4~1/3	少许	切除阴道上 1/4~1/3
输尿管	不涉及	打开输尿管隧道，与宫颈分离	打开输尿管隧道，与宫颈和子宫旁侧方分离	不涉及	打开输尿管隧道，与宫颈分离
子宫旁切除	无	输尿管床水平切除（宫旁切除 1~2cm）	髂内血管内侧切除，深部切缘为子宫深静脉	沿宫颈边缘切除	输尿管床水平切除（宫旁切除 1~2cm）
直肠子宫韧带（宫骶韧带）	沿宫颈边缘切除	切除 1~2cm（保留下腹下神经丛）	C_1 型保留神经，至少切除 2cm 宫骶韧带	沿宫颈边缘切除	切除 1~2cm（保留下腹下神经丛）
膀胱	分离至宫颈外口	分离至阴道上段	分离至阴道中段	分离至腹膜反折	分离至阴道上段
直肠	不涉及	分离至宫颈下	分离至阴道中段下	分离至腹膜反折	分离至宫颈下
手术途径	经阴道或经腹或微创	经腹	经腹	经阴道 [a]	经阴道或经腹或微创 [b]

注：[a].NCCN 原文为"经阴道或开腹或微创"有误，应删去开腹或微创；[b]. 微创无生存数据。

▶ 第二节　Ⅰ(A)型子宫切除术

　　Ⅰ型子宫切除术又称筋膜外子宫切除术（extrafascial hysterectomy），即一般的全宫切除术，目的在于保证切除全部宫颈，手术时需紧贴宫旁切断主韧带和宫骶韧带，紧贴（但不切及）宫颈切开阴道穹窿部。Ⅰ型子宫切除术可经腹、经阴道或经腹腔镜切除子宫，本节重点介绍经腹和经阴道筋膜外子宫全切术。

　　手术适应证见表 4-1-3。具体而言，该术式适用于：①经锥切确诊的 HSIL，无生育要求的中老年患者；② HSIL，经宫颈锥切而切缘阳性者；③宫颈癌 ⅠA₁ 期无脉管浸润者。

　　临床诊断思路是决定宫颈癌治疗方式的关

键,临床分期一定要尽可能准确,对于Ⅱ期以上的患者,三合诊评估宫旁、主韧带和宫骶韧带是否短缩增厚,是否触及结节是分期的主要步骤。当诊断有困难时,必要时行 MRI 检查,明确宫旁是否有转移,特别是对于子宫活动度差伴主韧带增厚者尤为重要。但对于ⅠA 期的临床分期,事实上也融合着病理组织学的镜下分期,经常存在着临床和病理脱节问题,原因是施行锥切的宫颈往往在不久前刚刚接受过阴道镜活检,病理科很难将同一部位的两次宫颈组织叠加起来,评价判断病变的深度。这样,就需要临床医师和病理医师的充分沟通,尽量达到准确分期,以决定手术切除的范围,尤其对年轻需要保留生育的患者意义更大。如果是年轻女性,经锥切后病理确诊为ⅠA₁期,无脉管浸润,切缘阴性>3mm,如果患者有生育要求,锥切后可以观察随访;如果无生育要求,可行筋膜外子宫切除术。ⅠA₁期有脉管浸润和ⅠA₂期及以上的患者,其手术范围应是改良根治性或根治性子宫切除术或广泛性宫颈切除术加盆腔淋巴结切除术。对于活检为 HSIL 的患者,不宜直接做子宫全切术,必须先经诊断性锥切,了解有无浸润以及浸润的深度,为选择恰当的手术类型提供依据。

关于卵巢的去留问题,要根据宫颈癌不同的病理类型、患者的年龄和不同的临床分期而定。对于 HSIL,卵巢可以保留到绝经前。对于宫颈浸润性鳞癌,ⅠB₁₋₂、ⅡA₁期以前、45 岁之前都可以保留双侧卵巢。ⅠB₃和ⅡA₂期以上患者一般不保留卵巢。对于宫颈浸润性腺癌,保留卵巢要慎重。因为宫颈腺癌转移至卵巢较宫颈鳞癌高,腺癌患者原则上不保留卵巢,如果患者特别年轻且

要求保留卵巢,需在和患者充分沟通的前提下,保留外观相对较正常的一侧卵巢,且保留侧卵巢应楔形切除送冰冻病理检查。其他少见的病理类型,如宫颈小细胞神经内分泌癌或透明细胞癌和胃型腺癌,原则上不保留卵巢,即使是年轻患者也应切除卵巢。

一、经腹筋膜外子宫切除术

经腹筋膜外子宫切除术是妇科最常见的手术方式,手术相对简单,难度不大。但是如果注意一些操作技巧,该手术可能会进行得流畅一些、出血少一些、并发症少一些。特别是分离膀胱宫颈间隙时可减少出血和创伤。

(一) 切口的选择

经腹筋膜外子宫切除术可以选择直切口或横切口。一般来说,横切口张力较小、术后疼痛较轻,愈合较好,继发肠粘连的机会较小,术后伤口也比较美观,其缺点是术野暴露较差,如需扩大手术范围特别是需要切除盆腔或主动脉旁淋巴结时切口就不能延长。直切口则与之相反。两种切口各有优缺点,需根据患者的不同情况选择适当的切口。

如果患者术前诊断明确,需扩大手术范围的可能性很小,子宫较小无粘连,特别是肥胖患者,宜选择横切口。相反,如果术前诊断不太明确,子宫较大或有粘连,有延长切口的可能,以选择直切口为好(图 4-2-1)。当然,患者的年龄、以往的手术史、本身对腹部美观的要求等也是需要考虑的因素。

(二) 切开腹壁

开腹时应评估盆腹腔是否粘连,切开腹膜时应注意避免损伤膀胱和肠管。常规用手提捏腹

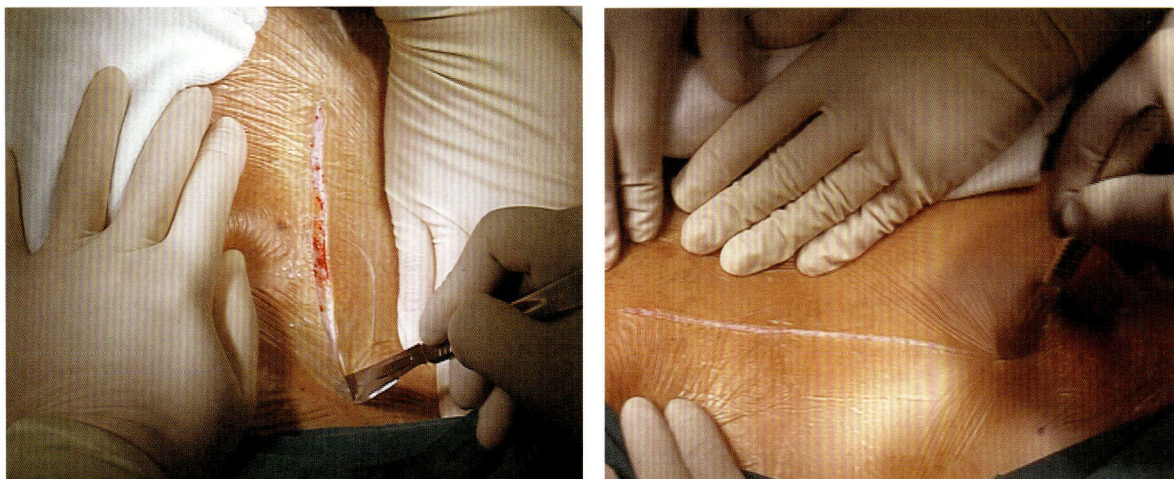

图 4-2-1　下腹横(左图)和直(右图)切口

膜,确认无肠管膀胱组织再切开。术中可以通过三种方法来避免膀胱损伤:一是从腹膜内看膀胱反折腹膜,界限较清楚;二是从腹膜外侧分离膀胱前的筋膜,近耻骨联合处如果渗血明显,要考虑膀胱壁肌层的损伤;三是可以通过触及膀胱内气囊了解膀胱顶的位置。对于有盆腔炎症病史及手术史的患者,更要注意避免损伤膀胱及肠管。可将腹壁切口向上腹延长,在原手术切口的上方无粘连处将腹膜切开,进入腹腔再向下紧靠腹壁分离粘连。分离粘连时,可用手指进入腹腔探查,确认无膀胱、肠管后再电凝分离,切勿盲目分离,造成损伤。分离的技巧是从正常腹膜向粘连移进,先分离粘连较轻,解剖相对清楚的地方。最后在视野清楚的情况下,分离粘连程度较重的组织结构。

(三)探查

患者虽然术前已确定行全宫切除术,但不应忘记这些患者仍然是癌症病例,只不过是比较早期而已。所以开腹后需探查腹腔脏器,触诊盆腔和主动脉旁淋巴结,才可以选择适当的手术方式并对预后进行正确的评估。进腹后首先检查子宫及附件是否正常,有无粘连,子宫活动度以及与膀胱、直肠的关系,宫旁组织有无增厚,是否有肿瘤浸润,特别要注意宫颈与膀胱间隙有无硬块,排除膀胱受累。随后检查盆腔各区淋巴结及腹主动脉旁淋巴结有无转移病灶。转移的淋巴结一般表现为肿大、质硬、活动度差,严重者可彼此融合成块状。再检查大网膜及肝、胆、肾、胃等脏器。如果探查结果与术前评估一致,则按原计划拟定的手术范围进行手术。如果需改变手术范围和手术方式,或者发现术前未发现的病灶,在与患者的授权委托人沟通、签字后改变手术方式。

(四)暴露术野及分离粘连

一般用两把大弯血管钳分别于两侧宫角部一并钳夹圆韧带、输卵管、卵巢固有韧带上提子宫,最好能把子宫提出至腹腔外,这样操作比较方便。如果切口较小、子宫较大难以一下子把子宫提出至腹腔外,可先钳夹一侧宫角,在腹腔内把该侧的圆韧带和靠近子宫角的输卵管和卵巢固有韧带或骨盆漏斗韧带切断(图 4-2-2),再用同样的方法切断对侧相应的组织。这时因为宫底部两侧均已游离,子宫就容易提出至腹腔外(图 4-2-3)。

钳夹宫角后用肠垫将肠管推入上腹,充分暴露手术野。在手术过程中,助手用拉钩充分暴露

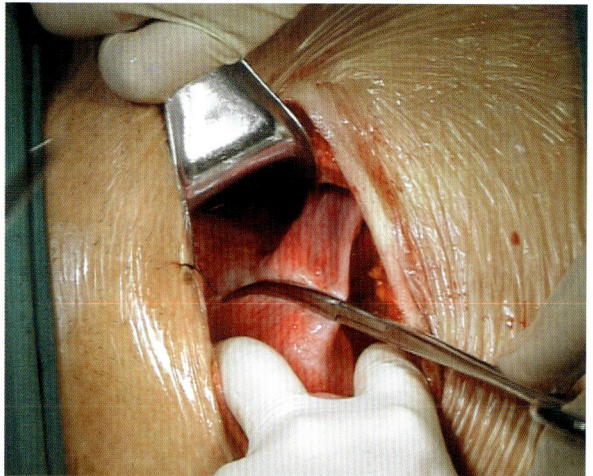

图 4-2-2 钳夹右侧子宫角

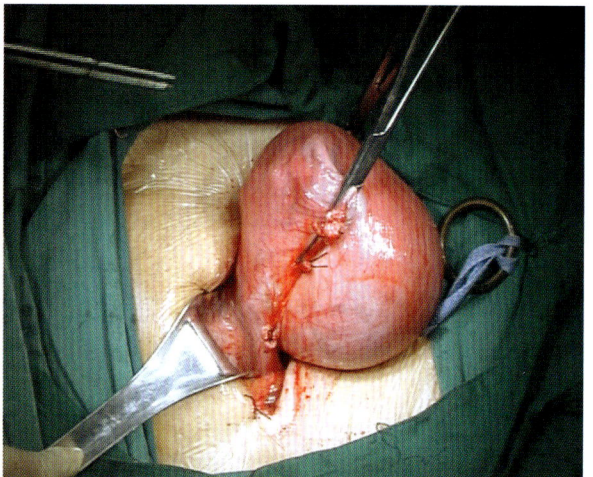

图 4-2-3 两侧宫旁离断后再把子宫提出腹腔外

手术野,保证手术步骤安全进行。如果盆腔器官粘连,应先分离粘连,视粘连程度采取不同的分离方式。解剖层次不清时,多采用直视下用剪刀或电刀锐性分离的方法。一旦明确了解剖层次后,钝性分离更加有效,钝性分离适用粘连比较疏松、位置较深的部位。分离时应体现由易而难的原则,应从解剖层次清楚的部位开始,不要伤及周围正常组织与器官,尤其肠管、膀胱或输尿管。只有在恢复盆腔生殖器官解剖结构后,进行切断性手术操作才安全。

(五)手术顺序和手术步骤(视频 4-2-1)

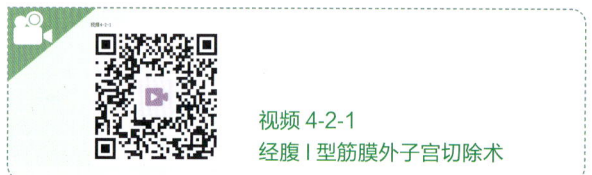

视频 4-2-1
经腹 I 型筋膜外子宫切除术

行筋膜外子宫切除时,一般先处理附件。子宫附件分布在子宫左右两侧,切除顺序依手术者的习惯而定,一般先做右侧后做左侧,也有先操作左侧者。下面按照我们的操作习惯介绍手术步骤。

1. **切断右侧圆韧带**　如拟保留附件,可在圆韧带内侧 1/3 处钳夹、切断、结扎右侧圆韧带(图 4-2-4)。如切除附件,则可在圆韧带中间切断。

2. **切断右侧卵巢固有韧带和输卵管近端**　将子宫向左侧偏前上方牵引,用右手示指或弯钳从阔韧带后叶向圆韧带断端处分离贯通打洞(图 4-2-5)。如保留附件,用两把血管钳靠近子宫角部钳夹输卵管峡部及卵巢固有韧带,钳间切断,7 号丝线或 2/0 可吸收线"8"字缝扎断端(图 4-2-6、图 4-2-7)。钳夹、缝扎血管必须牢靠,"8"字缝扎方法可以保证断端两侧不遗漏及滑脱。

3. **切断左侧圆韧带**　先用血管钳钳夹左侧子宫角部(图 4-2-8),然后钳夹切断(图 4-2-9)、结扎(图 4-2-10、图 4-2-11)左侧圆韧带。

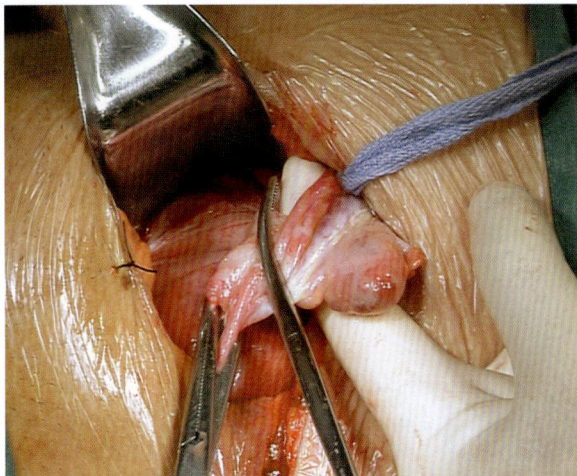

图 4-2-6　钳夹右侧输卵管峡部及卵巢固有韧带

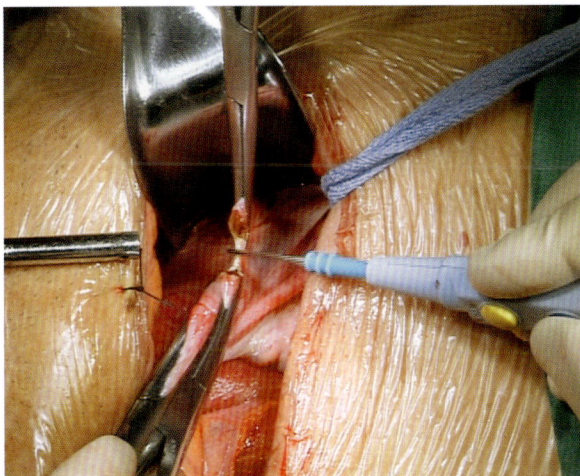

图 4-2-4　钳夹、切断右侧圆韧带

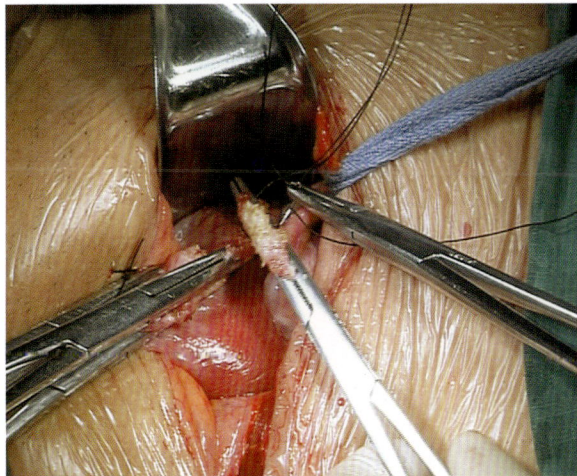

图 4-2-7　"8"字缝扎卵巢固有韧带和输卵管断端

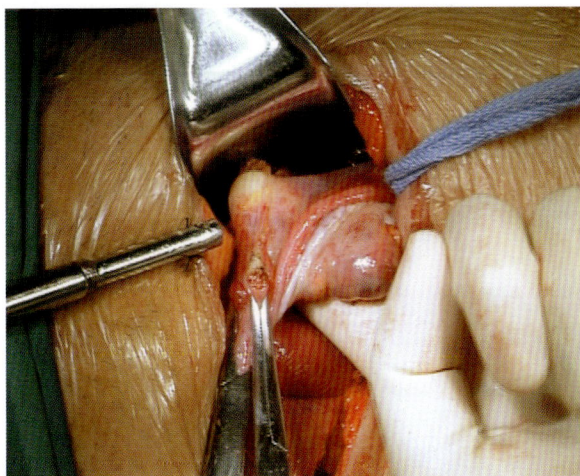

图 4-2-5　在右侧圆韧带断端处打洞

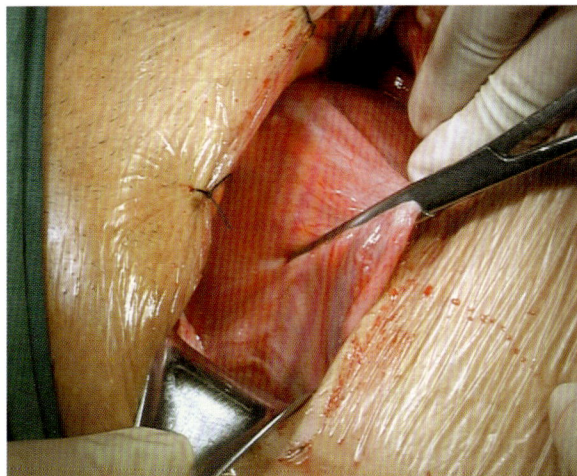

图 4-2-8　钳夹左侧子宫角

4. 切断左侧卵巢固有韧带和输卵管近端　用手指从左侧圆韧带断端处自后向前打洞（图 4-2-12），然后靠近子宫角部钳夹输卵管峡部及卵巢固有韧带（图 4-2-13、图 4-2-14），钳间切断，7 号丝线"8"字缝扎断端（图 4-2-15、图 4-2-16）。

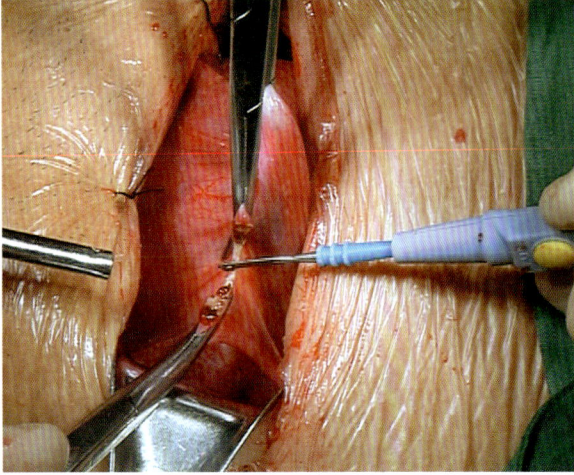

图 4-2-9　切断左侧圆韧带

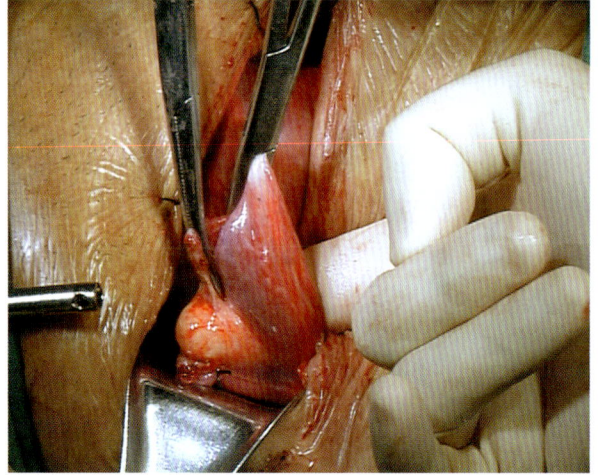

图 4-2-12　左侧圆韧带断端处打洞

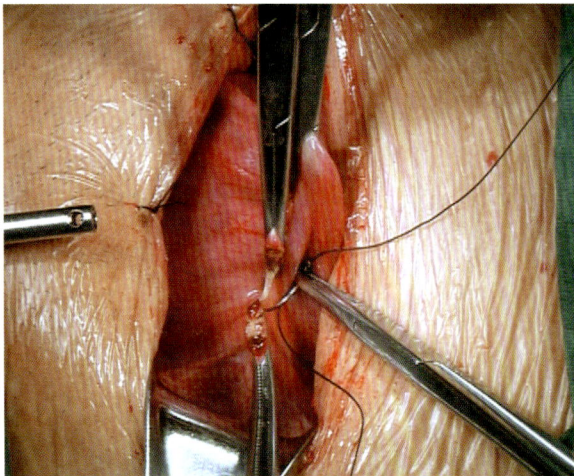

图 4-2-10　缝扎左侧圆韧带

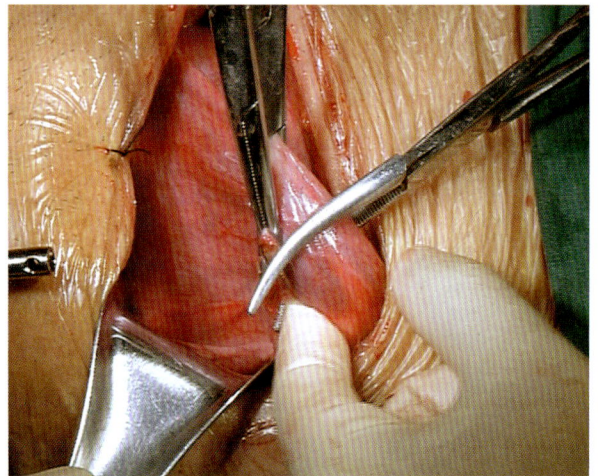

图 4-2-13　钳夹左侧输卵管峡部及卵巢固有韧带 1

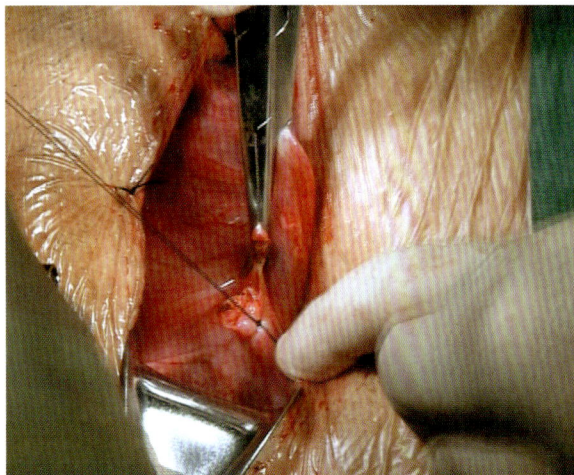

图 4-2-11　结扎左侧圆韧带

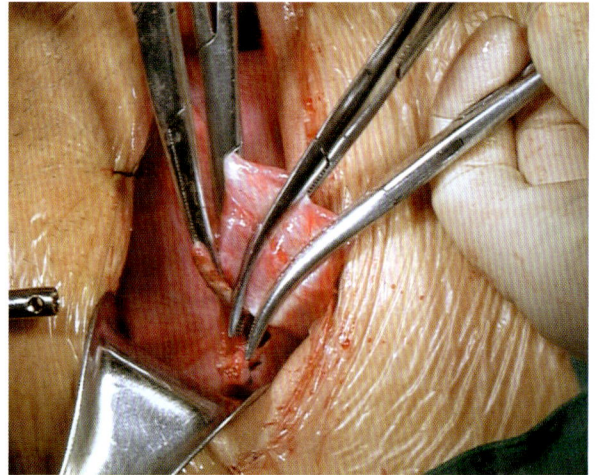

图 4-2-14　钳夹左侧输卵管峡部及卵巢固有韧带 2

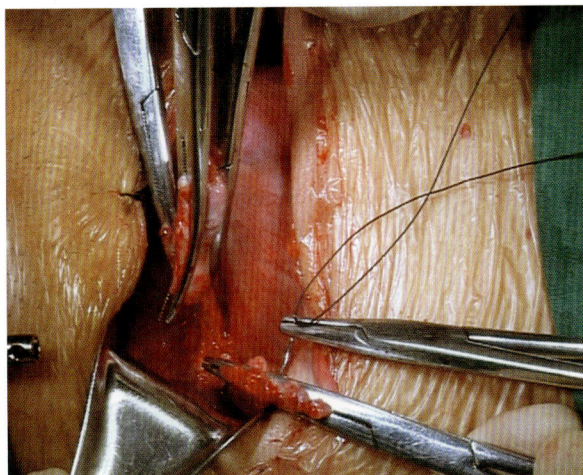

图 4-2-15 缝扎左侧卵巢固有韧带和输卵管断端

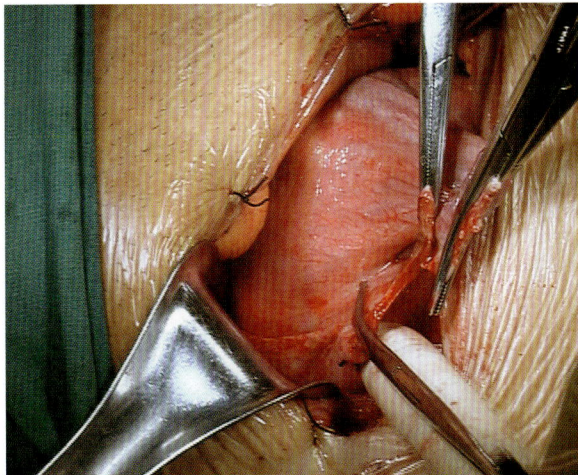

图 4-2-17 钳夹宫旁阔韧带组织

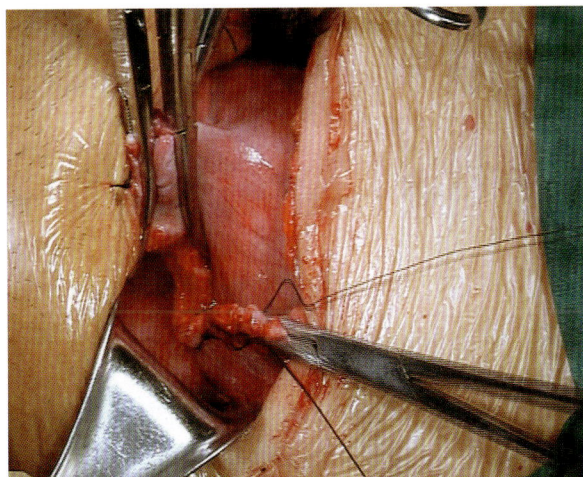

图 4-2-16 "8" 字缝合缝扎断端

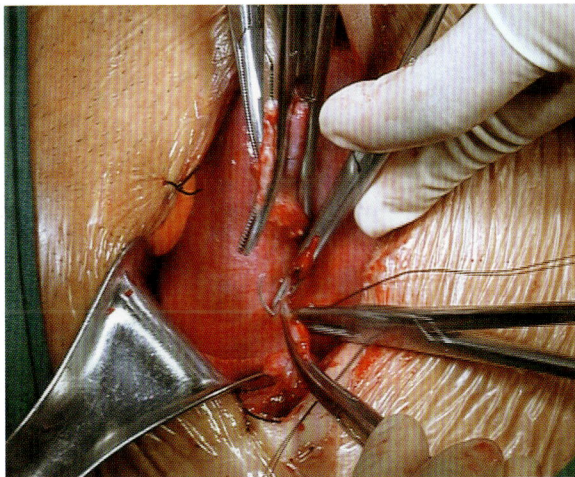

图 4-2-18 缝扎宫旁阔韧带组织

5. **钳夹切断宫旁组织** 至此时,可以开始打开膀胱腹膜反折。但如果圆韧带断端距离子宫侧壁较远,也可以在打开膀胱腹膜反折之前先钳夹、切断、缝扎宫旁阔韧带组织,血管钳钳尖的方向应指向子宫体(图 4-2-17、图 4-2-18)。两侧同法操作后即可打开膀胱腹膜反折。

6. **分离膀胱宫颈间隙** 膀胱可分为膀胱顶和膀胱底两部分。前腹壁下部腹膜遮盖膀胱顶,并向后遮盖到子宫前壁,前后两者之间形成膀胱子宫陷凹,又称子宫膀胱腹膜反折。反折腹膜的内层是疏松组织,膀胱和宫颈之间的潜在间隙,称膀胱宫颈间隙。反折腹膜被切开后很容易和子宫下段分开。

分离膀胱是手术的重要一环,分离技巧的基础是在切开膀胱反折腹膜之后,分离膀胱宫颈间隙。分离膀胱宫颈间隙有锐性和钝性两种分离方法,对初学者而言,先采用钝性手指分离法较安全。术者将膀胱反折腹膜提起,先用剪刀或电刀沿着一侧子宫圆韧带的断端,剪开子宫膀胱反折腹膜,横行延至对侧子宫圆韧带的断端,向头侧提起子宫,向足侧用钳提起反折腹膜,一手的示指紧贴着子宫下段前壁正中向下推移膀胱,使之和子宫前壁(包括子宫峡部前壁在内)及部分宫颈前壁和阴道前壁的疏松组织分开,完全游离,手指尽量不向两侧分离,否则会引起出血。下推膀胱至相当于阴道前穹窿处。锐性分离法是将子宫向头侧牵拉,用剪刀或电刀,从左到右或从右到左分段切开子宫膀胱反折处腹膜(图 4-2-19~图 4-2-22)。

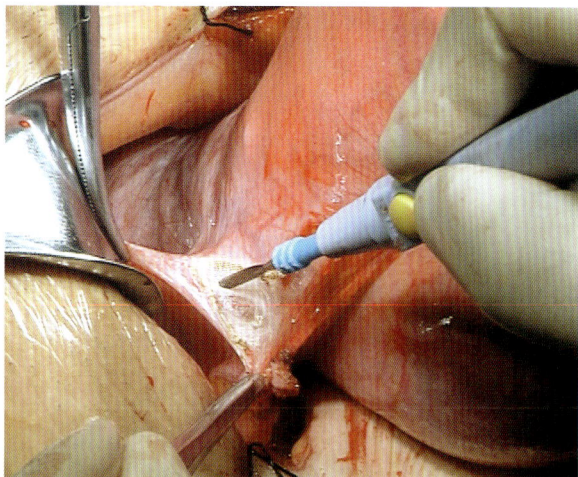

图 4-2-19 从左到右电刀分段切开膀胱腹膜反折 1

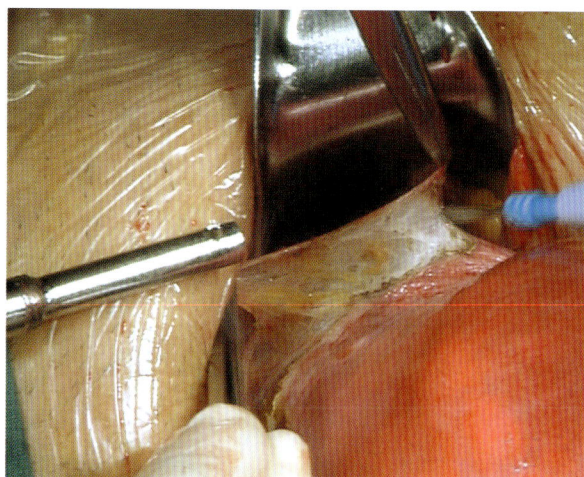

图 4-2-22 从左到右电刀分段切开膀胱腹膜反折 4

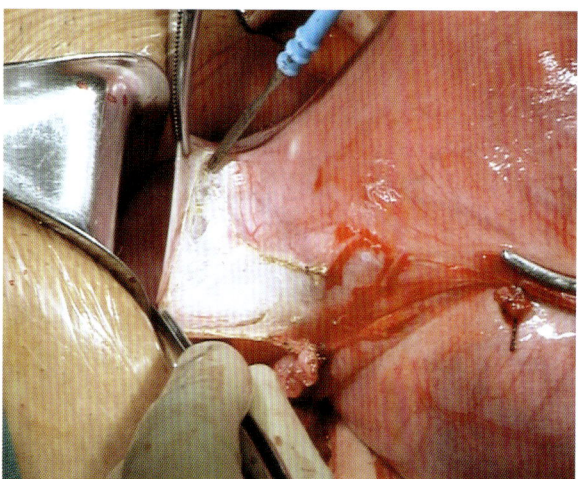

图 4-2-20 从左到右电刀分段切开膀胱腹膜反折 2

将膀胱腹膜切口用三把弯钳提起,当提起膀胱腹膜反折或下压宫体下端时,即可见发白的疏松组织,用电刀电凝分离这些疏松组织(图 4-2-23),即可将膀胱宫颈间隙分离至前穹窿下,膀胱即与宫颈分开。也可以在锐性分离出膀胱宫颈间隙、清楚看到膀胱和宫颈的分界后,用手指紧贴宫颈下推膀胱(图 4-2-24、图 4-2-25)。

预防出血及避免膀胱损伤是手术的难点。当分离部分膀胱后,显出了膀胱两侧半圆形的带状物,它们就是左右两侧的膀胱宫颈韧带或称膀胱柱。膀胱柱内有丰富的静脉丛,因此在分离下推膀胱时一定要找准间隙,向两侧的分离要适度,

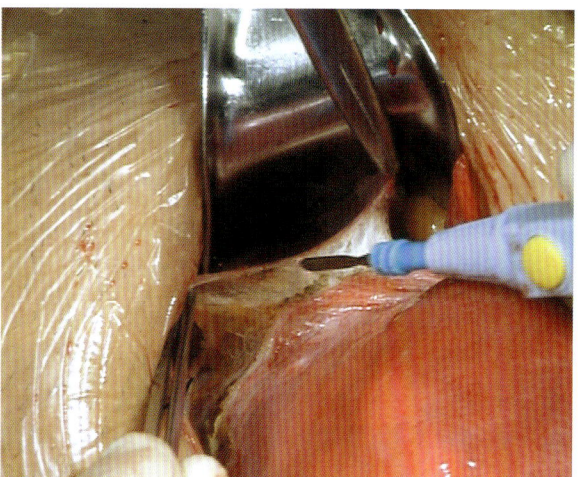

图 4-2-21 从左到右电刀分段切开膀胱腹膜反折 3

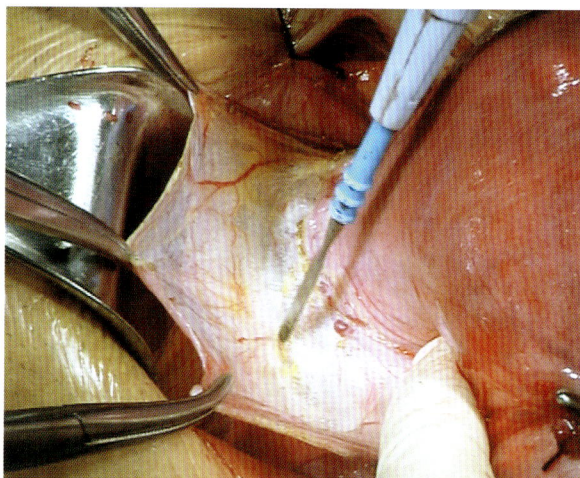

图 4-2-23 电刀分离膀胱宫颈间隙疏松组织

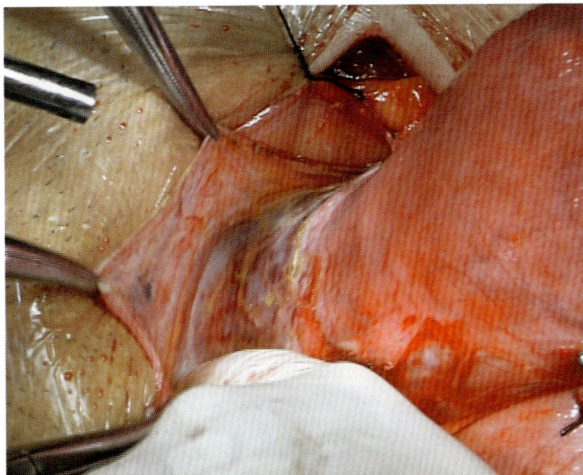
图 4-2-24 钝性分离膀胱宫颈间隙

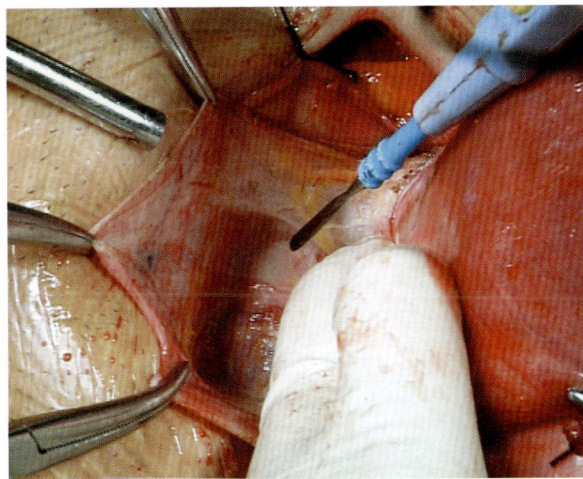
图 4-2-25 钝性和锐性结合分离膀胱宫颈间隙

否则会引起多量出血。在无粘连情况下,选择间隙变白的地方进行分离。用镊子和电刀配合找准间隙,锐性分离膀胱,解剖时把静脉分向膀胱一侧,有的静脉可予钳夹缝扎处理,遇到小的出血可以电凝处理。使用电刀有两个技巧,一是组织要形成一定的张力;二是快慢适中,起到止血作用。

如果存在粘连,膀胱宫颈间隙不清,膀胱壁靠下的部位较薄,若反折间隙找得不准,下推膀胱可能会损伤膀胱筋膜而渗血,应钳夹止血,或用 4 号线缝合加固膀胱筋膜,必要时出血的一侧可先压迫止血,接着分离另一侧。尤其应注意避免电凝引起的膀胱损伤。

7. 切断左侧子宫血管 子宫动脉起自髂内动脉的前支,在腹膜后沿盆侧壁下行,然后穿阔韧

带基底部、子宫旁组织,在距宫颈内口水平宫旁外侧约 2cm 处,从输尿管内侧到达子宫外侧缘,在宫颈处分为子宫体支和宫颈阴道支。宫体支较粗为主干,沿子宫侧缘上行。子宫全切术中钳夹的子宫血管就是子宫体支,其位置相当于宫颈内口水平。

下推膀胱、保护膀胱和子宫后方肠管等组织不受损伤是切断子宫血管的前提,可用纱布垫开膀胱后再用拉钩拉开,用压肠板置于子宫后方,把肠管推开,充分暴露手术野(图 4-2-26)。膀胱分离后,助手将子宫向右侧牵拉,以伸展显露左侧子宫血管,在相当于宫颈内口水平处,用两把止血钳以与子宫血管垂直的方向钳夹子宫血管,若血管钳夹方向与血管平行,断端血管断面较大,结扎时易滑脱。钳夹时钳尖要紧贴宫旁,不要将血管遗漏,当然也不能钳夹宫颈组织,否则容易引起宫颈筋膜渗血,紧贴宫体将其钳夹、切断(图 4-2-27),切断时子宫血管断端要留有足够长度以保证缝扎线不滑脱。切断后用 7 号丝线缝扎,进针时可将血管钳向外稍稍用力牵拉,进针点要超过钳尖,以防遗漏血管(图 4-2-28)。打结时子宫放松,使组织处于松弛状态线结才能打得牢固(图 4-2-29)。

处理子宫动脉时,注意子宫动脉、输尿管及宫颈之间的解剖关系,以免发生出血或输尿管损伤。特别是输尿管与子宫动脉交叉处,此处是手术出血的危险区,也是输尿管损伤的危险区,其损伤多系操作不当所致。

8. 切断右侧子宫血管 用同样的方法处理右侧子宫血管(图 4-2-30~图 4-2-33)。

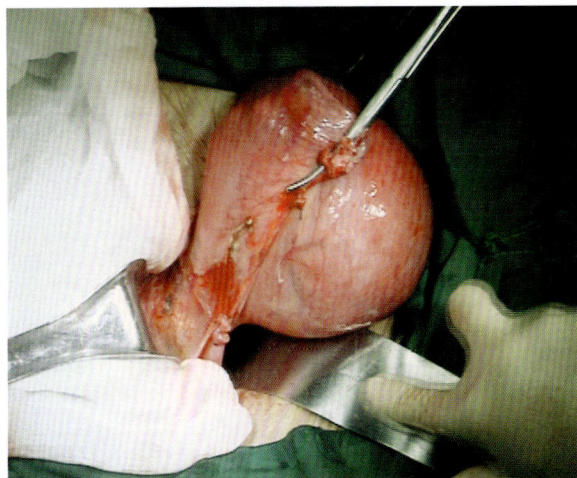
图 4-2-26 保护组织暴露术野

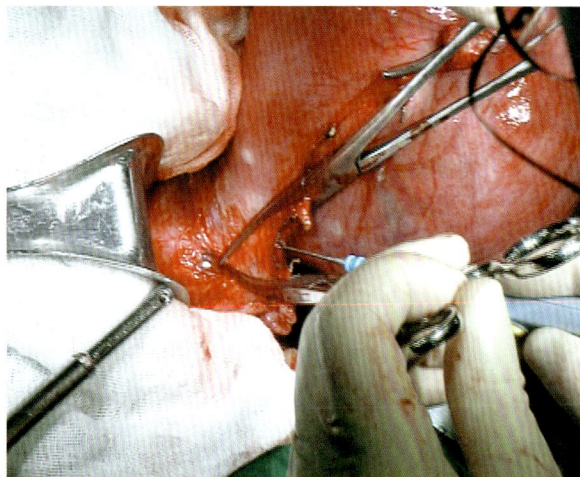
图 4-2-27 钳夹、切断左侧子宫血管

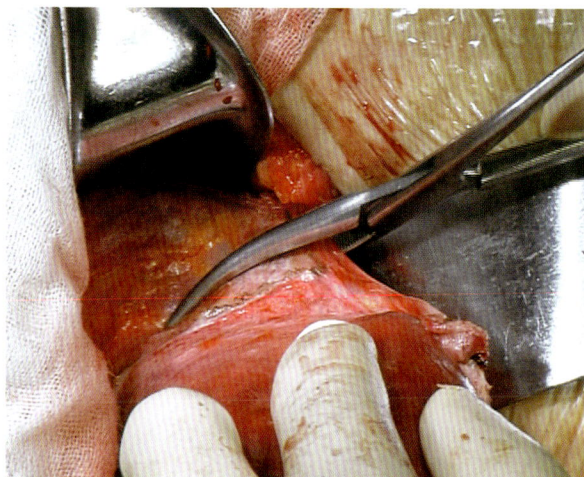
图 4-2-30 与子宫血管垂直钳夹右侧子宫血管

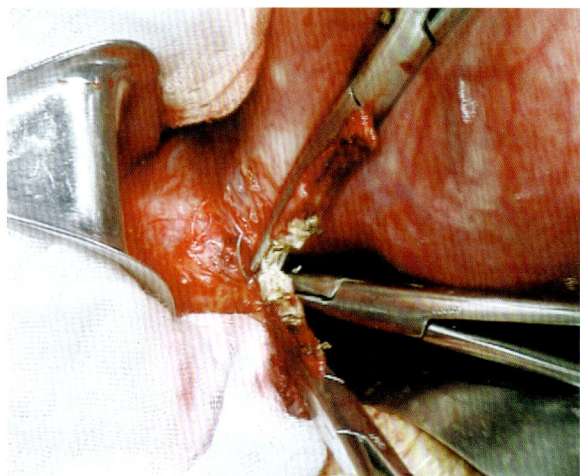
图 4-2-28 缝扎左侧子宫血管

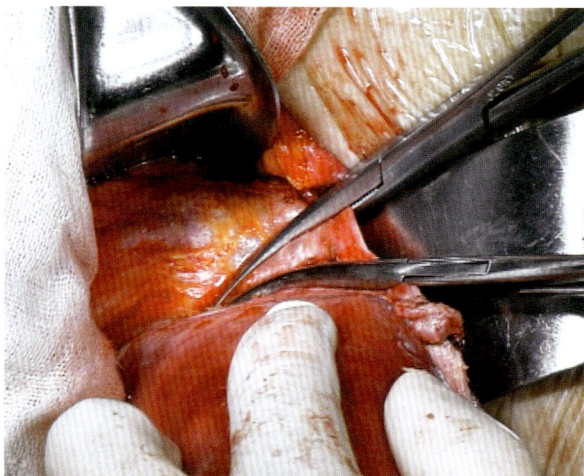
图 4-2-31 两把血管钳钳夹右侧子宫血管

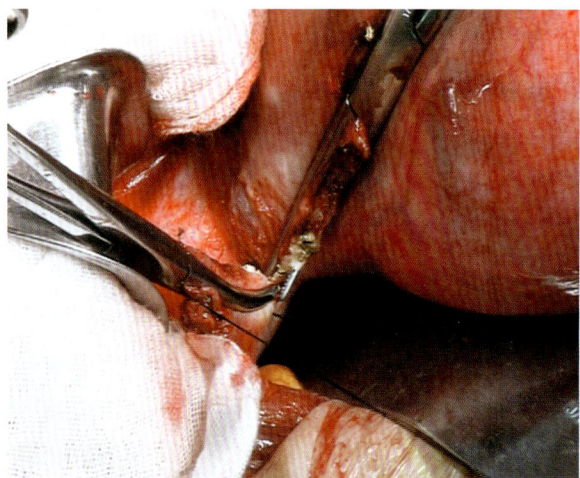
图 4-2-29 结扎左侧子宫血管

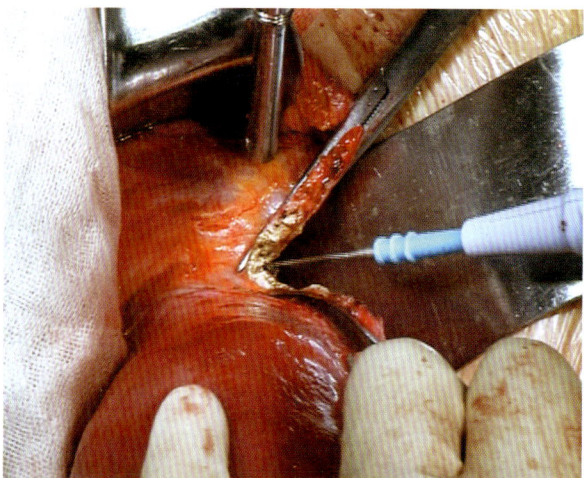
图 4-2-32 切断右侧子宫血管

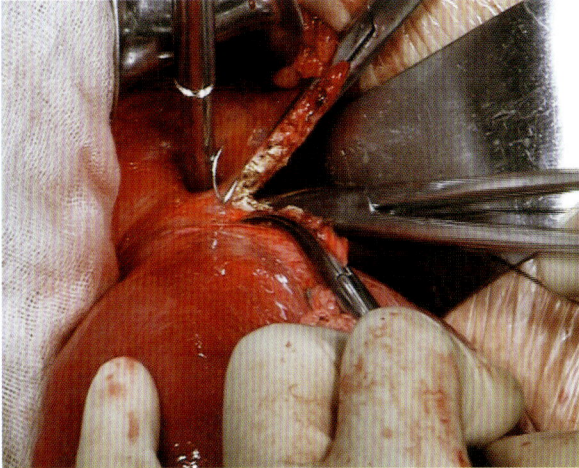

图 4-2-33　缝扎右侧子宫血管

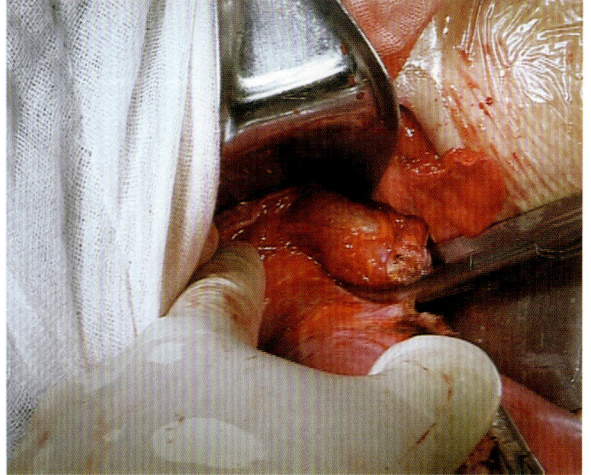

图 4-2-34　钳夹右侧主韧带

9. 切断右侧主韧带　主韧带属于子宫阔韧带的下边缘,内含丰富的纤维组织和血管。它的一侧与宫颈及其峡部的侧面相连,另一侧呈翼状或折扇状散出并固定于盆壁,以维持宫颈正常位置。子宫动、静脉和输尿管均从阔韧带基底部穿过,故手术时应注意其解剖位置,以免误伤。

由于主韧带外侧有输尿管经过,输尿管位于主韧带外侧约 20mm,从阔韧带基底部穿过,故手术时应注意紧贴宫颈钳夹主韧带,避免误伤输尿管。另外,钳夹主韧带时,应结合宫颈的形态特点,用一把血管钳,于宫颈侧旁主韧带内缘钳夹,钳的弯形拱顶向内侧,以使钳远离输尿管(图 4-2-34)。此时因两侧的子宫血管都已切断,沿宫颈旁切割很少出血,故近宫颈旁这边不必再上一把血管钳(图 4-2-35),因为并排置钳越多,越靠近外侧的输尿管,越容易造成输尿管损伤。分离膀胱时,中间部分可能推到位,但两侧没有分离到位,这时如果提拉子宫,膀胱两侧会随阴道一并被上提而不易被发现。此时若于宫颈侧旁主韧带内缘钳夹,特别要注意避免钳尖钳夹到膀胱组织,以防损伤膀胱。注意钳尖需抵达阴道侧穹窿,如宫颈过长,主韧带较宽,可分两次或多次钳夹。注意避免钳及前后侧其他组织。沿血管钳内侧缘、宫颈筋膜外切断主韧带,7 号丝线缝扎断端,在断端的上方最好倒针小 "8" 字缝扎,因为如果不倒针缝扎,线结往往会把前面已缝扎的子宫血管断端一起扎住,而由于线结过大,造成滑脱,主韧带断端回缩而造成出血。

10. 切断左侧主韧带　用同样的方法钳夹、切断、缝扎左侧主韧带(图 4-2-36~ 图 4-2-41)。

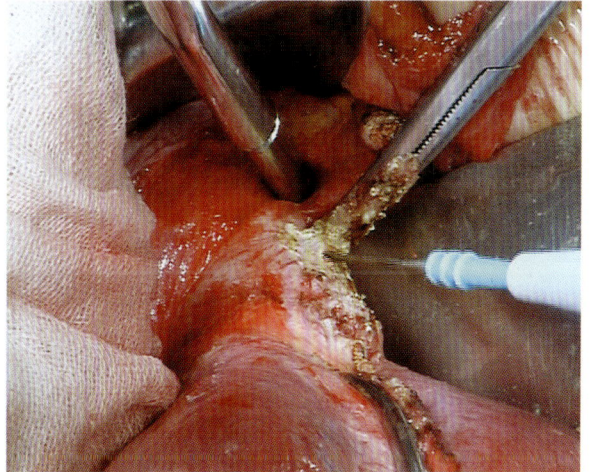

图 4-2-35　切断右侧主韧带

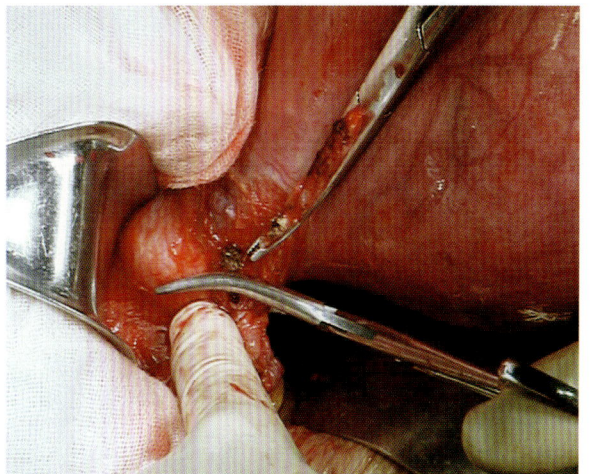

图 4-2-36　钳夹左侧主韧带

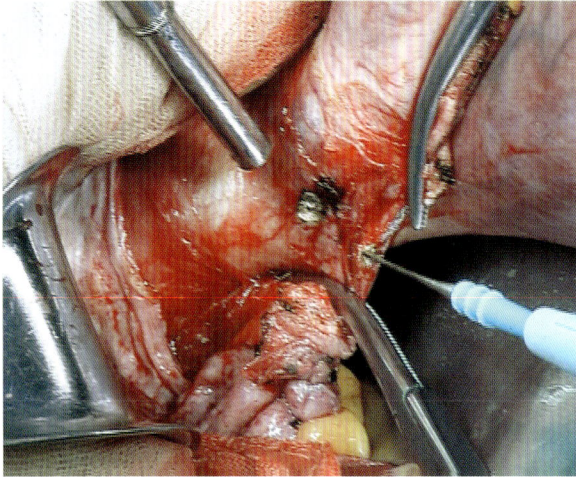
图 4-2-37 开始切断左侧主韧带

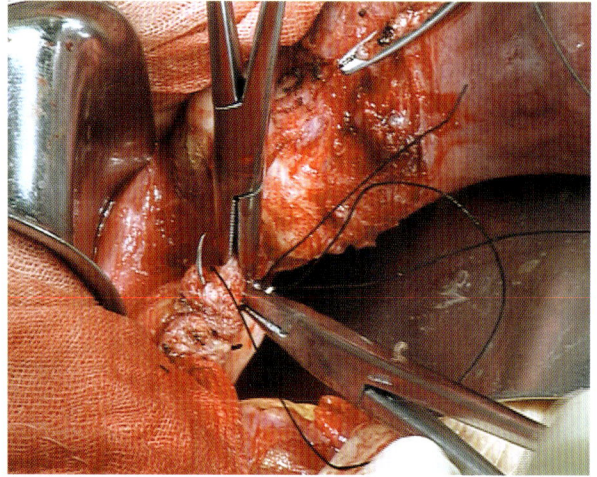
图 4-2-40 主韧带倒针小"8"字缝扎

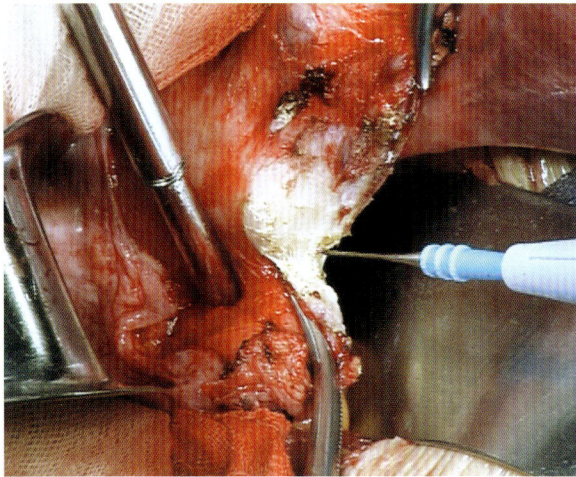
图 4-2-38 切断左侧主韧带

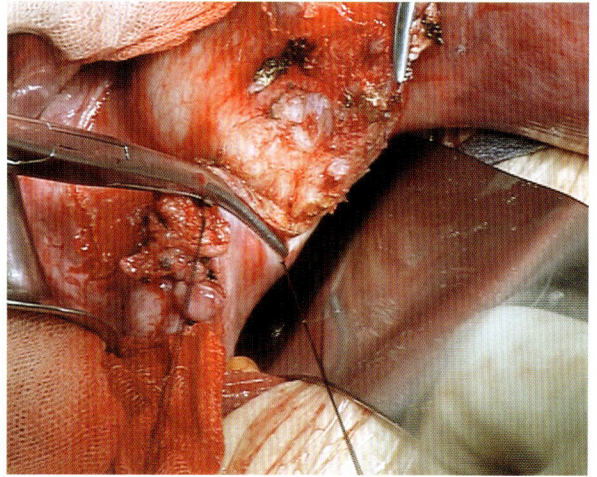
图 4-2-41 结扎左侧主韧带断端

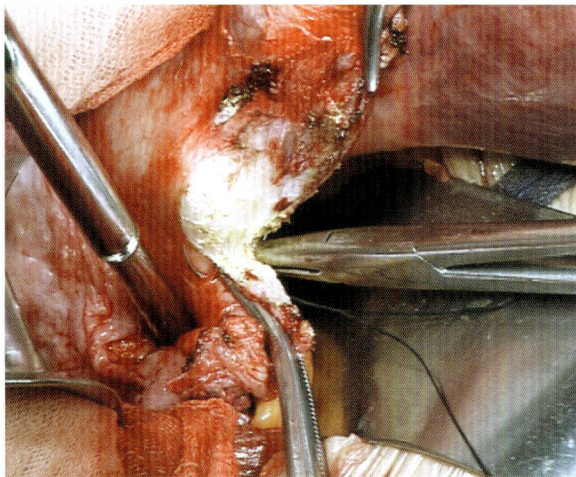
图 4-2-39 缝扎左侧主韧带

11. 切断左侧宫骶韧带 宫骶韧带起自宫颈后上部,向后绕过直肠,终于第二和第三骶椎骨筋膜上。宫骶韧带含有肌组织和结缔组织,外表被盆腔腹膜覆盖,以维持子宫正常的前位。下方延续为直肠阴道韧带,内侧为直肠,外侧为输尿管,是根治术中的重要标志。宫骶韧带又可分为神经部和纤维结缔组织部,神经部位于外侧,由腹下神经和疏松的纤维结缔组织组成;纤维结缔组织部位于内侧,由致密的纤维结缔组织和血管组成。子宫全切术中宫骶韧带宫颈起始部是判断宫颈和阴道穹窿连接的解剖标志,对切除阴道平面有指导意义。

手术时向足侧牵提子宫,暴露阔韧带后叶腹膜,可用示指触摸确认宫骶韧带内侧,如上述原因,用一把血管钳紧贴主韧带切缘与宫骶韧带垂直钳夹、切断、缝扎(图 4-2-42~ 图 4-2-46)。由于宫骶韧带组织较硬,线结容易滑脱,也须倒针"8"字缝合。切断宫骶韧带之后,宫颈外口外形就显露出来了,为钳夹阴道创造了条件。

处理宫骶韧带时,输尿管损伤主要发生在宫骶韧带旁有粘连的情况下,应在直视下打开直肠侧腹膜,分离宫骶韧带外侧腹膜,使可能把贴近宫骶韧带外侧缘的输尿管分离开。另外,存在粘连时需下推直肠,在充分暴露的前提下,确认直肠阴道腹膜反折,切开反折腹膜后再用手下推直肠。若不打开反折腹膜就用力下推,有损伤直肠前壁的危险。

也有人将主韧带和宫骶韧带同时钳夹、切断、缝扎。但笔者个人意见是分开处理好,特别是两韧带相距较远时,更适合分开钳夹、切断。处理宫骶韧带可在处理主韧带之前或之后处理,而筋膜外全宫切除术一般的程序是先处理主韧带,后处理宫骶韧带。

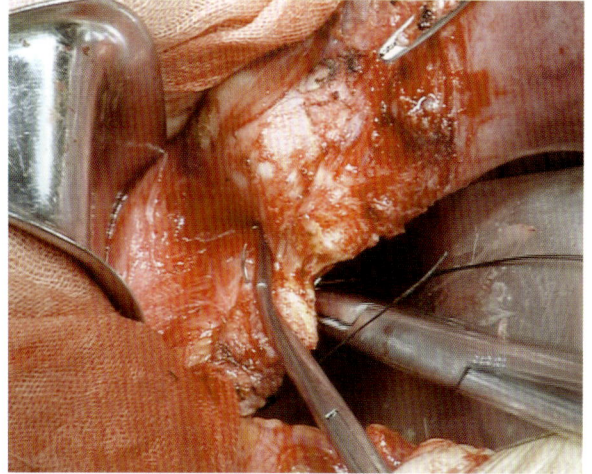

图 4-2-44 缝扎左侧宫骶韧带

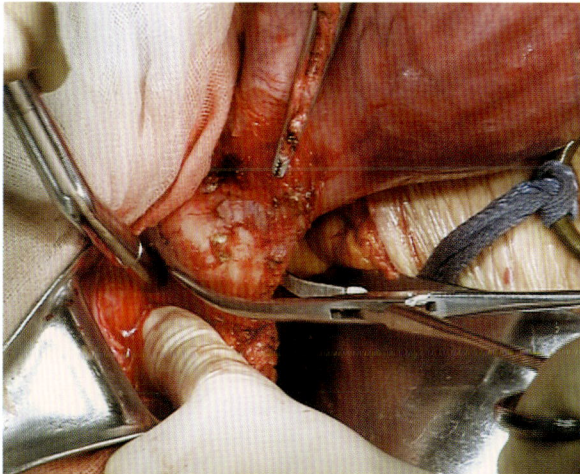

图 4-2-42 钳夹左侧宫骶韧带

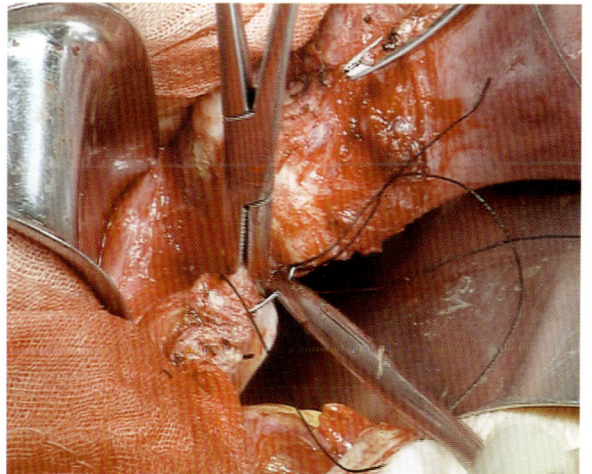

图 4-2-45 倒针小"8"字缝扎

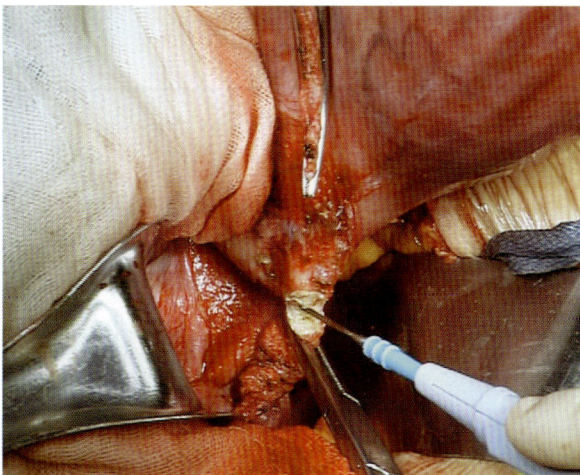

图 4-2-43 切断左侧宫骶韧带

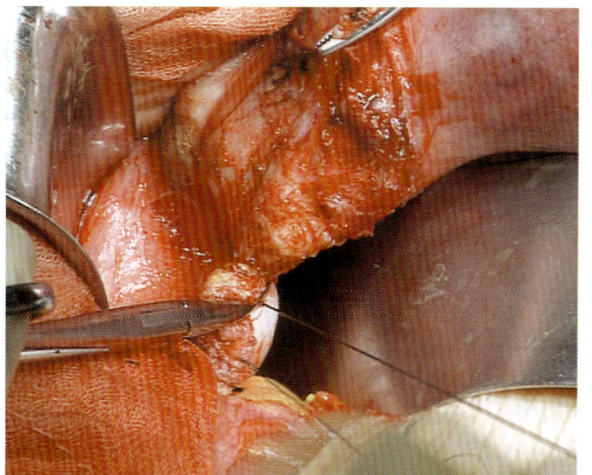

图 4-2-46 结扎左侧宫骶韧带

12. 切断右侧宫骶韧带 同法切断右侧宫骶韧带(图4-2-47~图4-2-51)。

13. 切断及缝合阴道 有时下推膀胱不一定能一次到位,可边做边推。在钳夹、切断宫旁组织时,如发现膀胱尚有附着在宫颈上,应随时继续下推膀胱(图4-2-52)。

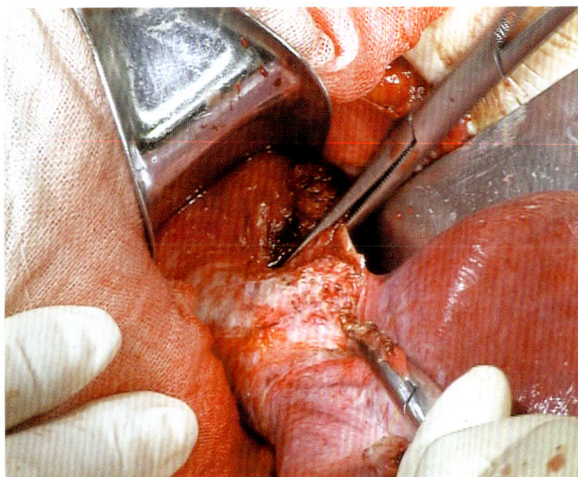

图 4-2-47 钳夹右侧宫骶韧带

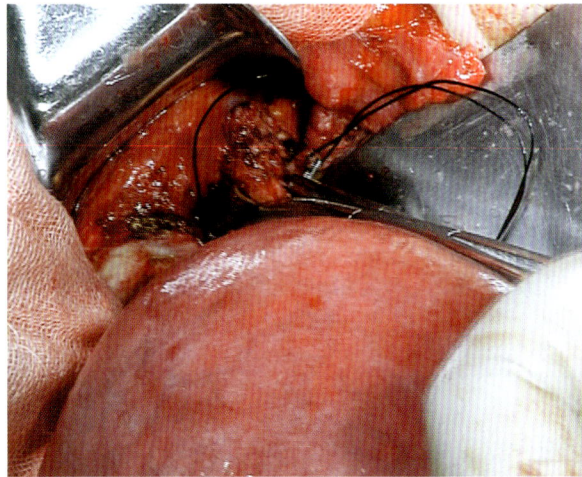

图 4-2-50 倒针小"8"字缝扎右侧宫骶韧带(外侧缘进针)

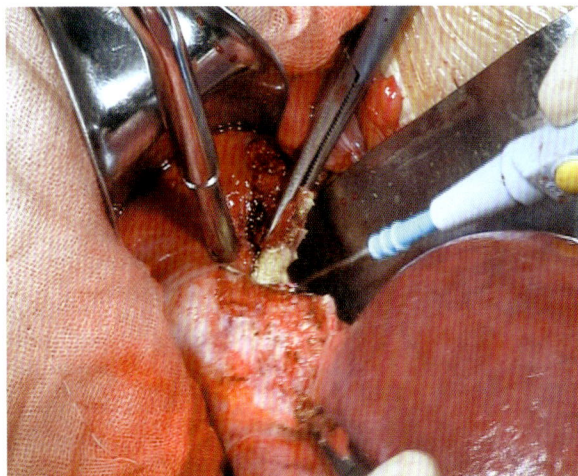

图 4-2-48 切断右侧宫骶韧带

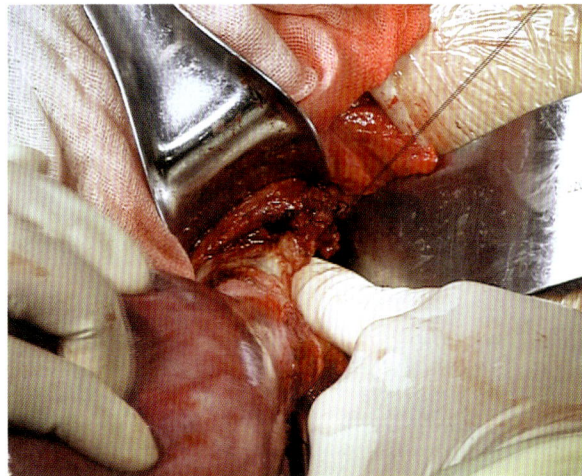

图 4-2-51 结扎右侧宫骶韧带

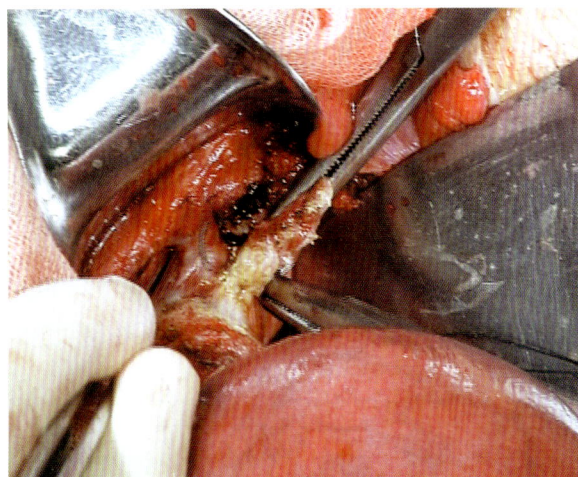

图 4-2-49 倒针小"8"字缝扎右侧宫骶韧带(内侧缘进针)

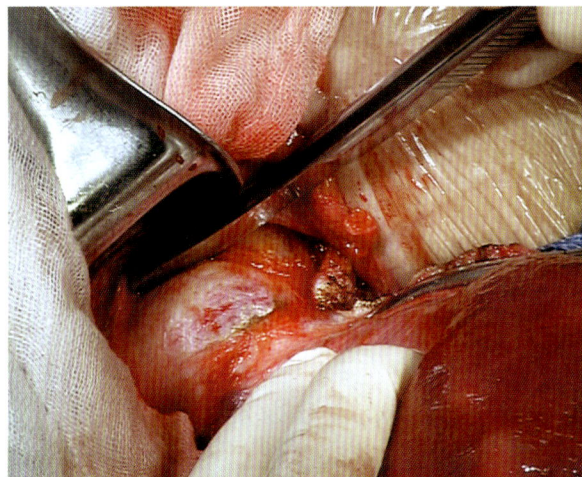

图 4-2-52 继续下推膀胱

阴道穹窿位于宫颈外口水平下方,判断该位置可以结合术前评估宫颈的长度,术中双手分别置于宫颈下方前、后方触摸,感觉两手指能否紧贴,以及根据宫骶韧带的位置来判断宫颈外口水平,并须确认膀胱分离已超过阴道前穹窿,确定宫旁外侧输尿管走行。如输尿管距离宫颈及穹窿较近者,还需要向外前方下推膀胱。

切开阴道常用两种方法。一种是沿着阴道穹窿环形切开阴道:向上牵拉子宫,暴露阴道壁上段,用干纱布环绕宫颈周围,于阴道前穹窿处用刀做横切口打开阴道前穹窿。Allis 钳夹提阴道切口下缘,自穹窿部环形切下子宫,用四把 Allis 钳提起切缘。消毒阴道断端及相邻上部阴道黏膜后缝合。另一种切开阴道的方法是先用弯钳闭合阴道两侧角,两钳在阴道中间交汇,沿着血管钳的上方切开阴道穹窿(图 4-2-53~图 4-2-56)。具体方法是将阴道旁组织切除至预定平面后,在预定切除的位置用弯钳垂直钳夹阴道两侧角,在血管钳上方,用冷刀或者电刀于穹窿部切开阴道。这种方法可防止阴道和主、骶韧带形成台阶,撕拉成缝隙而渗血;而且对于肥胖不易暴露术野更适用。当然,操作过程中应掌握切除阴道的平面,如果平面太低,则要注意避免损伤膀胱宫颈韧带内的输尿管。

用碘酒、酒精或碘伏消毒阴道断端(图 4-2-57)。缝合阴道断端有两种方法,一种是连续锁边缝合,如需通过阴道放置引流管,可以把阴道前后壁分开缝合,中间留空放置引流管。另一种缝合方法是"U"形缝合,在不影响阴道长度的前提下,减少阴道断端渗血和息肉的发生。用 2/0 可吸收线于阴道中间"U"字贯穿,暂不打结(图 4-2-58~图 4-2-60)。再缝扎左右阴道两侧角,针与针中间最好有一点扣锁重叠,每缝一针就打结(图 4-2-61~图 4-2-66)。中间"U"字留待最后打结,打结前可用 Allis 钳分别钳夹阴道前后切缘(图 4-2-67、图 4-2-68)。"U"形缝合法缝线与阴道血管呈垂直关系,打结后止血效果好,避免了术后断端渗血,同时由于阴道前后壁对合较好,减少了术后阴道顶端肉芽组织的形成。

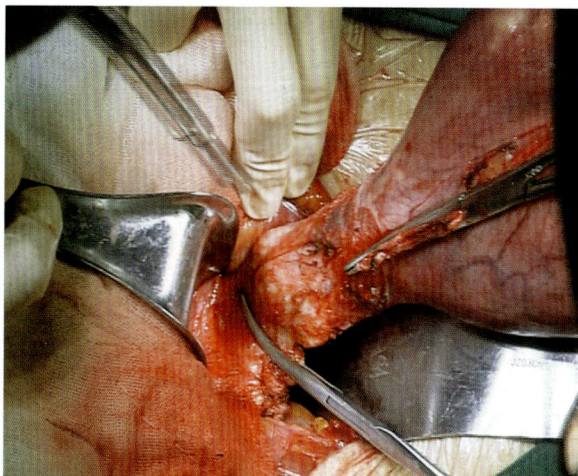

图 4-2-53 钳夹左侧阴道穹窿

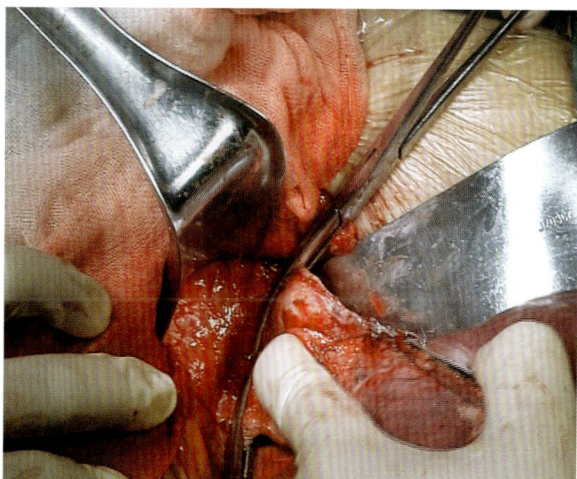

图 4-2-54 钳夹右侧阴道穹窿

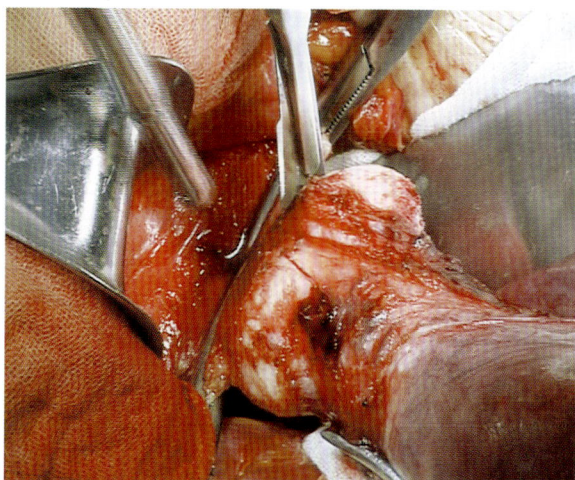

图 4-2-55 从右向左横断阴道

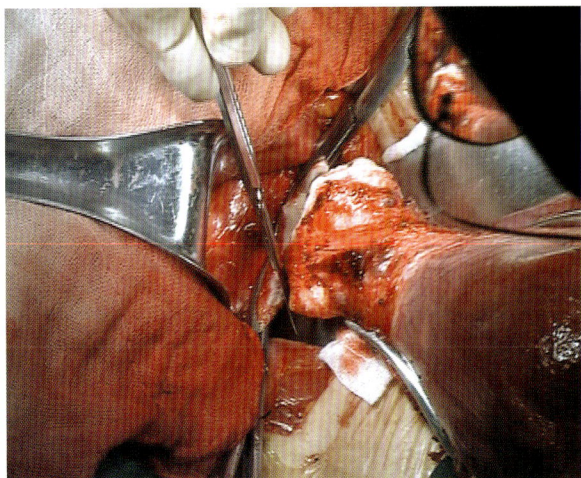

图 4-2-56　从左向右横断阴道

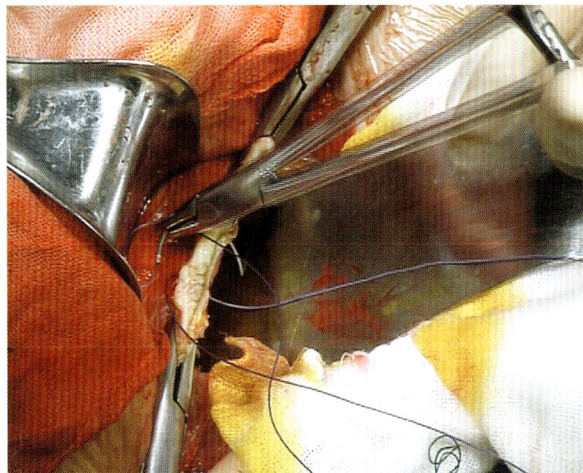

图 4-2-59　缝合阴道断端中段（出针）

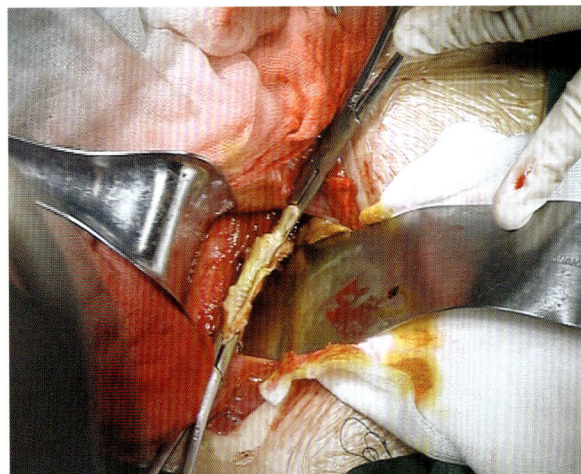

图 4-2-57　消毒阴道断端

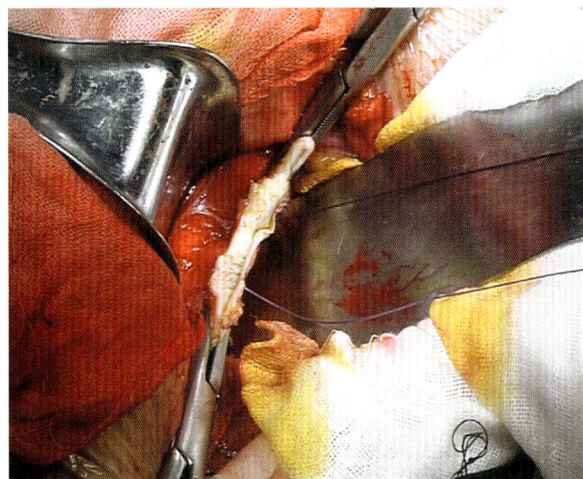

图 4-2-60　阴道断端中段缝线暂不打结

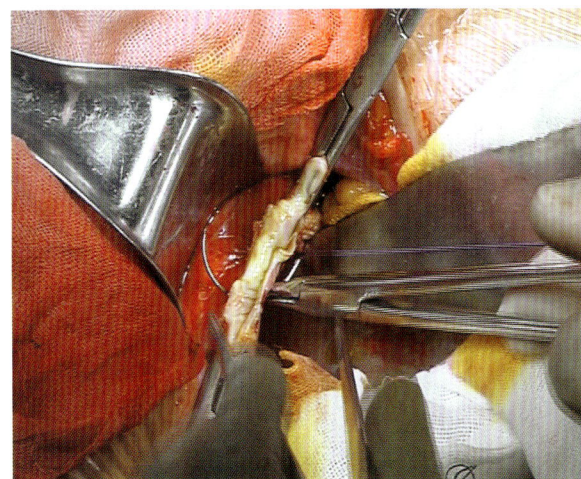

图 4-2-58　缝合阴道断端中段（进针）

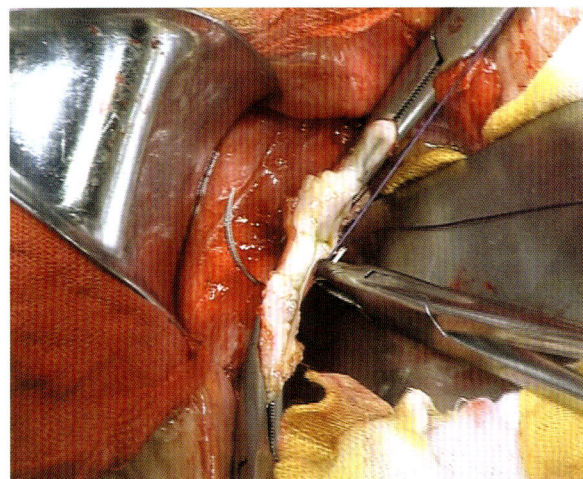

图 4-2-61　缝合左侧阴道断端（进针）

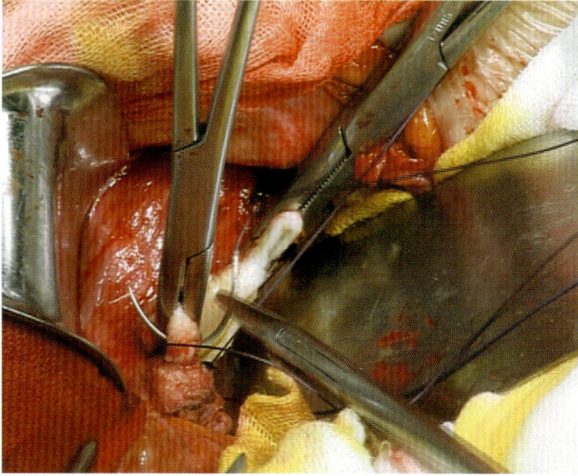

图 4-2-62　"8"字缝合左侧阴道断端外侧缘（出针）

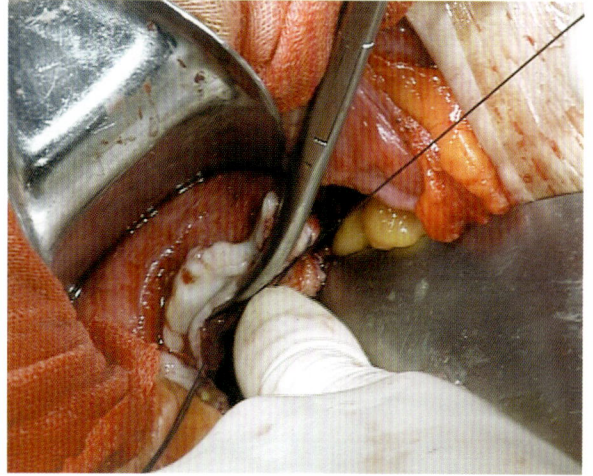

图 4-2-65　结扎右侧阴道断端

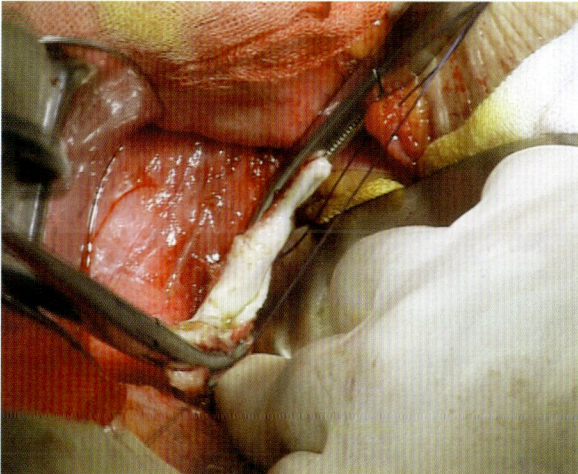

图 4-2-63　结扎左侧阴道断端

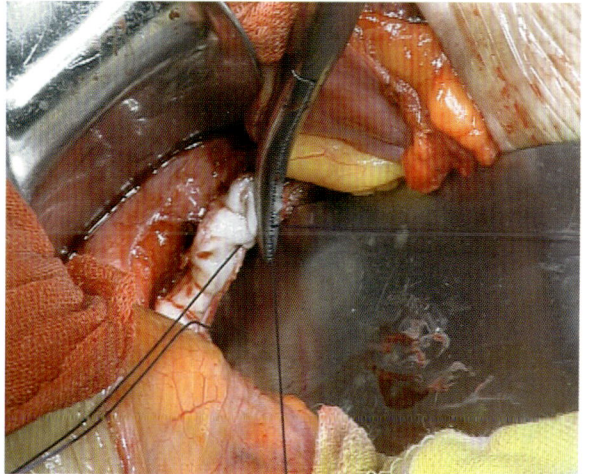

图 4-2-66　右侧阴道断端打结

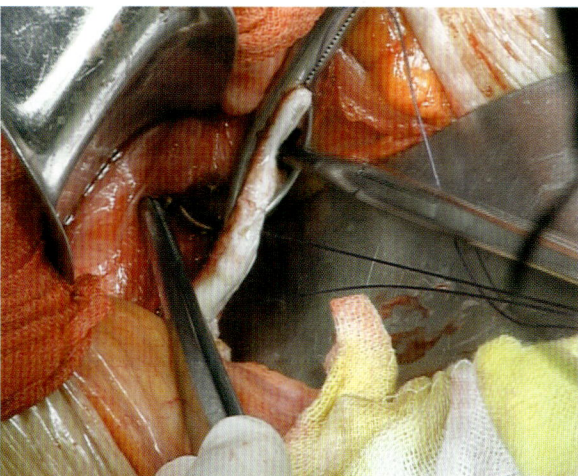

图 4-2-64　缝合右侧阴道断端（进针）

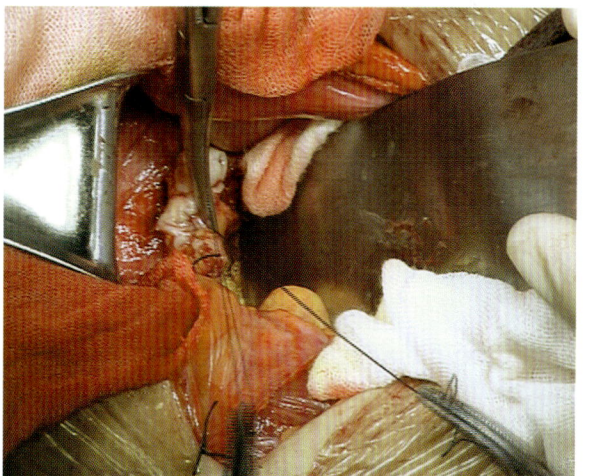

图 4-2-67　阴道断端中段缝线打结

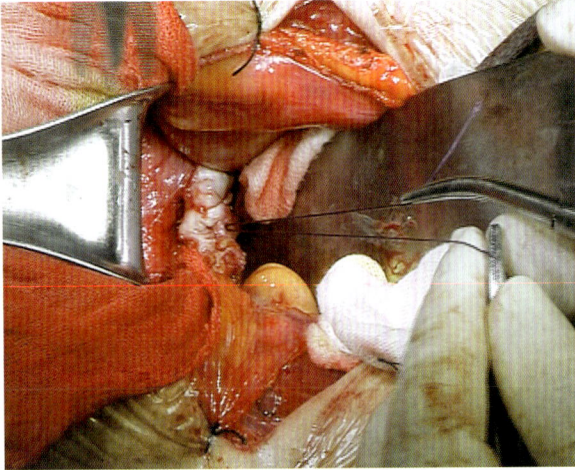

图 4-2-68 阴道断端缝合完毕

二、经阴道筋膜外子宫切除术

经阴道筋膜外子宫切除术除了与经腹子宫切除术有相同的适应证外，还需符合下列条件：①盆腔无粘连；②子宫活动度好；③子宫体积不宜过大，一般以<孕12周子宫大小为宜；④阴道较松，最好有经阴道分娩史；⑤附件无病变。子宫下段剖宫产史是相对禁忌证，因手术时曾推开膀胱，膀胱可能与子宫下段切口有粘连。如果有腹腔镜辅助分离粘连和处理附件病变，则可放宽相应的手术指征。

手术器械除了增加3个小"S"拉钩外，其他和经腹子宫切除术使用的器械相同。其他的拉钩，包括一些所谓的专用拉钩用途都不大。

合适的体位便于手术的暴露及操作。患者取膀胱截石位，臀部超出床沿5cm，便于放置阴道后壁拉钩，头低臀高位便于手术灯光射进阴道内。调整腿架的合适高度，架起来的两大腿要充分外展，两膝关节位置要比臀部水平更近患者头侧。腿架下放置棉垫预防长时间压迫造成神经损伤、血栓形成等。

常规消毒外阴、阴道、下腹下部和大腿的上1/3。同时，术中及术后消毒也很重要，可防止术后感染。常有手术者为了暴露术野，将小阴唇缝合固定在大阴唇上，其实这一步骤没有必要，而且还常常造成小阴唇针眼出血。但在会阴后联合处缝合布巾是必要的，因缝合后可覆盖肛门，防止粪便污染术野。目前也有用黏附性塑料薄膜隔离手术野的。宫颈钳钳夹宫颈向外牵拉。用金属导尿管导尿，排空膀胱，并探查膀胱在宫颈前唇的附着点。

（一）手术难点和手术技巧

经阴道子宫切除术的手术难点在于打开膀胱腹膜反折和直肠腹膜反折。往往因为术者惧怕损伤膀胱和直肠，在分离这两个间隙时偏向子宫侧分离，以至于没有找到正确的解剖间隙。手术的关键是要顺利寻找正确的解剖间隙，相关的手术技巧将在以下的手术步骤里详细介绍。当然如果子宫较大，在取出子宫时可能有一定难度。可以采用把子宫切成小块的方法取出。

（二）手术步骤（视频4-2-2）

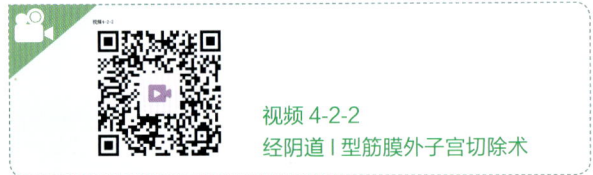

视频 4-2-2
经阴道I型筋膜外子宫切除术

1. **半环形切开阴道前、侧穹窿** 在切开阴道黏膜之前，先行水压分离。水压分离可以减少出血，保持术野干净，使解剖层次清晰，减少膀胱、直肠损伤。注射药品可选择垂体后叶素2支+60ml生理盐水或含有1:1 000去甲肾上腺素液进行水压分离（高血压禁用）。可在宫颈四周12点、3点、6点、9点的宫颈阴道交界处注射，通过水压将膀胱宫颈间隙和阴道直肠间隙充分分离。注射时可以打到宫颈周围阴道黏膜发白。如果在注水过程中阻力很大，说明层次不准，针尖可能在宫颈组织内，需重新调整（图4-2-69～图4-2-73）。

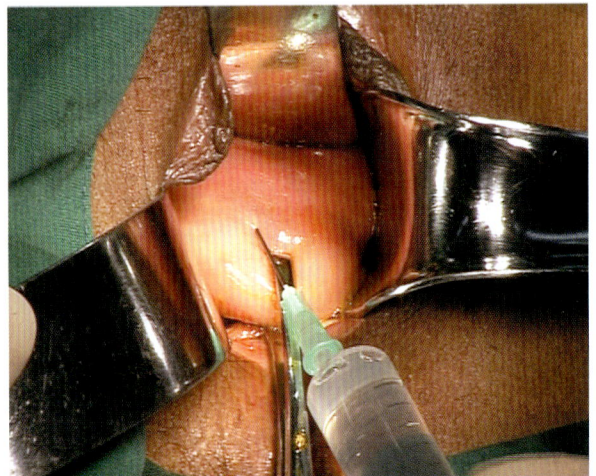

图 4-2-69 宫颈前唇注射去甲肾上腺素稀释液

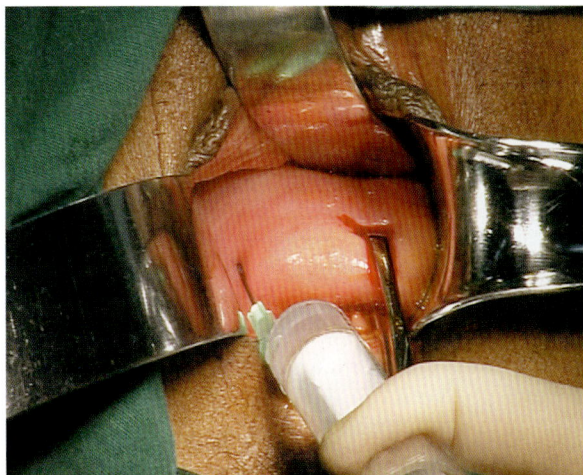
图 4-2-70　患者宫颈右侧注射去甲肾上腺素稀释液

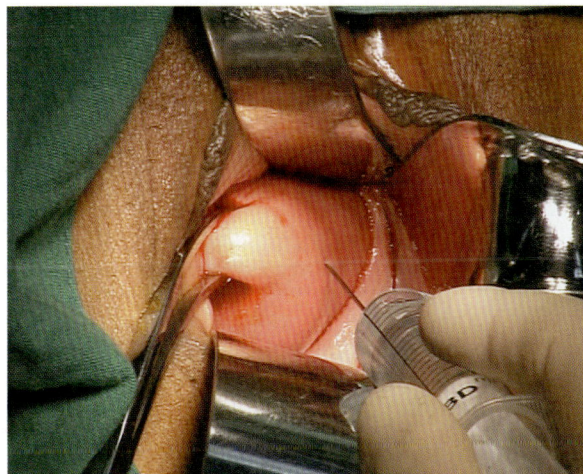
图 4-2-71　患者宫颈左侧注射去甲肾上腺素稀释液

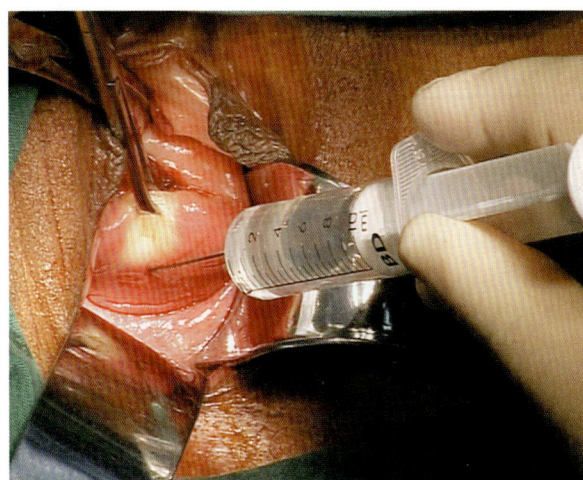
图 4-2-72　宫颈后唇注射去甲肾上腺素稀释液

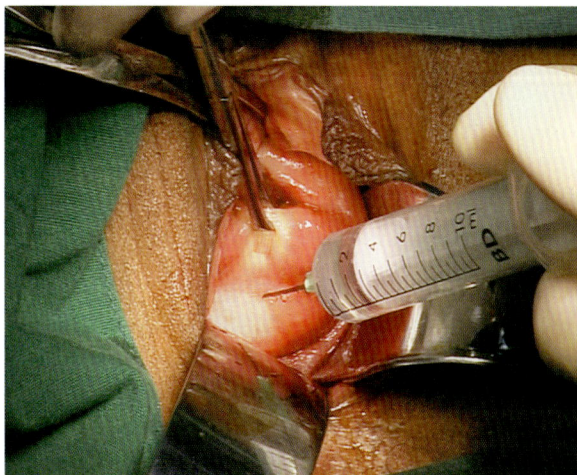
图 4-2-73　注射至阴道黏膜"发白"

辨认膀胱及直肠在宫颈前后唇的附着点，准确判断阴道穹窿的切开位置是本手术的关键步骤之一。

初学者常常有害怕损伤膀胱和直肠的心理，担心切口过高伤到膀胱底部或直肠。选择的阴道切口位置往往偏向宫颈外口。结果在前方切到宫颈间质，后方也切到了宫颈后壁，造成了出血和上推膀胱和直肠的困难。

可用宫颈钳钳夹宫颈，前后上下晃动宫颈，可以看到宫颈阴道附着处，在宫颈前唇该附着处以上0.3~0.5cm处切开阴道壁（图 4-2-74，图 4-2-75），电切的方向要与阴道壁垂直。然后向两侧穹窿延伸（图 4-2-76），阴道壁必须全层切开（图 4-2-77），否则就难以找到膀胱宫颈间隙。若用力上推则容易损伤膀胱。

2. 分离膀胱宫颈间隙并打开子宫膀胱腹膜反折　先下拉宫颈前唇形成张力，手指紧贴宫颈前唇上推膀胱，显露一小段宫颈前壁筋膜层（图 4-2-78）。用组织剪，剪尖朝向宫颈，紧贴宫颈筋膜层以"撑开"的动作分离膀胱宫颈间隙（图 4-2-79）。这里有几个关键步骤：剪刀尖紧贴宫颈用力，保证不损伤膀胱；不是剪开而是撑开，不会分离过深到宫颈间质。如果分离位置正确，剪刀下方可见发白的宫颈筋膜层。

继续用手指紧贴宫颈前方向上钝性分离，当推到子宫膀胱腹膜反折时，手指触摸感觉有薄膜滑动感（图 4-2-80）。确认是反折腹膜后，用两把血管钳钳夹腹膜，钳间剪开，打开膀胱腹膜反折腹膜进入腹腔（图 4-2-81，图 4-2-82）。继续向两侧剪开膀胱腹膜反折，暴露子宫前方手术野（图 4-2-83）。

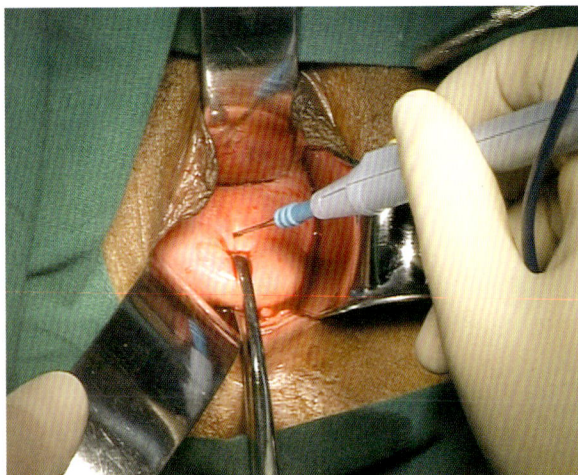

图 4-2-74 阴道前穹窿切开点

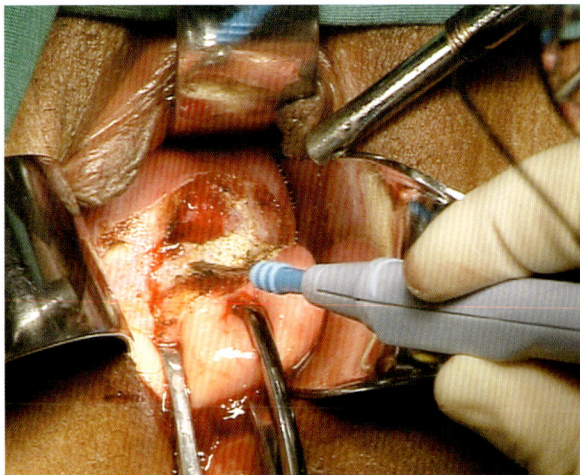

图 4-2-77 切开阴道壁全层

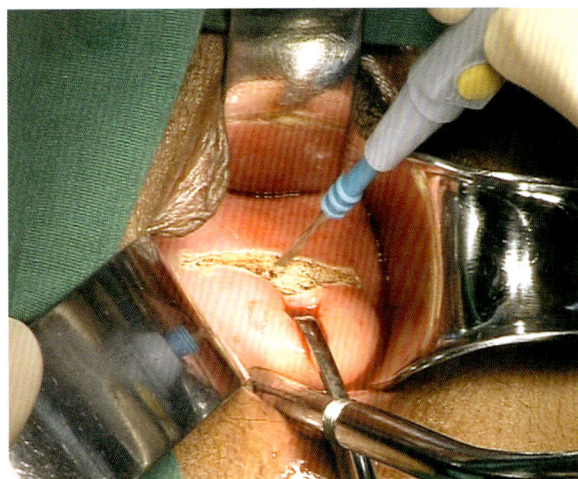

图 4-2-75 切开阴道前穹窿

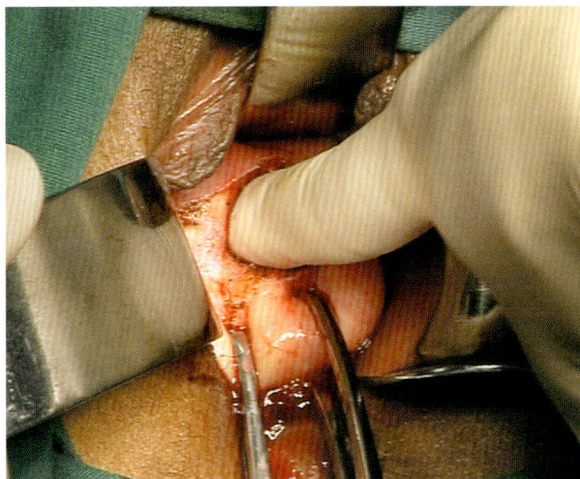

图 4-2-78 推开膀胱

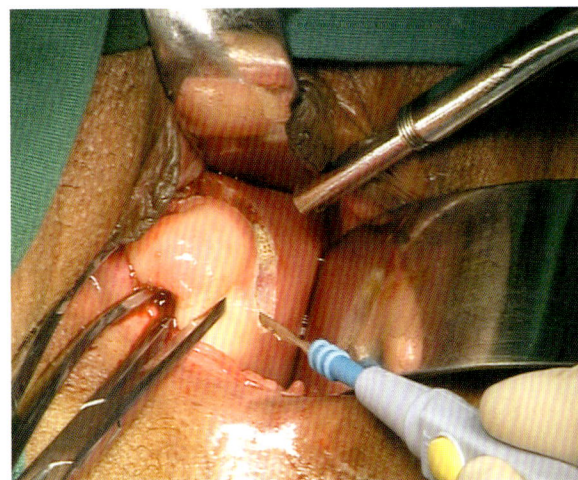

图 4-2-76 切开患者阴道左穹窿

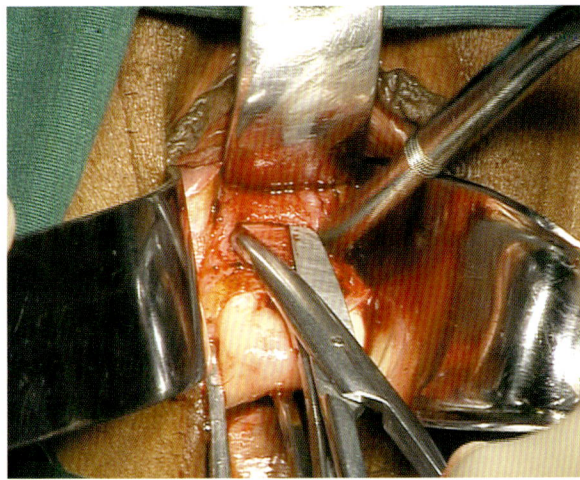

图 4-2-79 寻找膀胱宫颈间隙

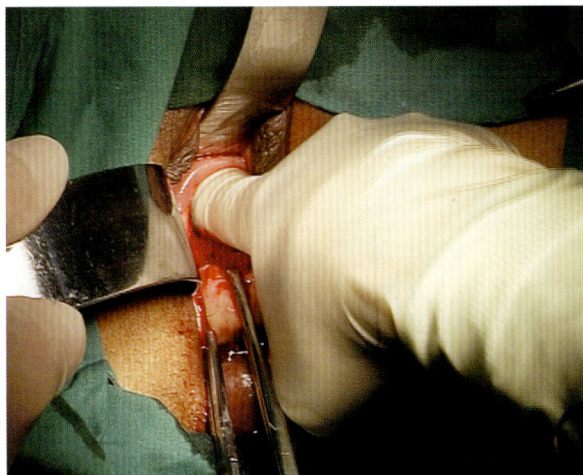
图 4-2-80　分离膀胱宫颈间隙

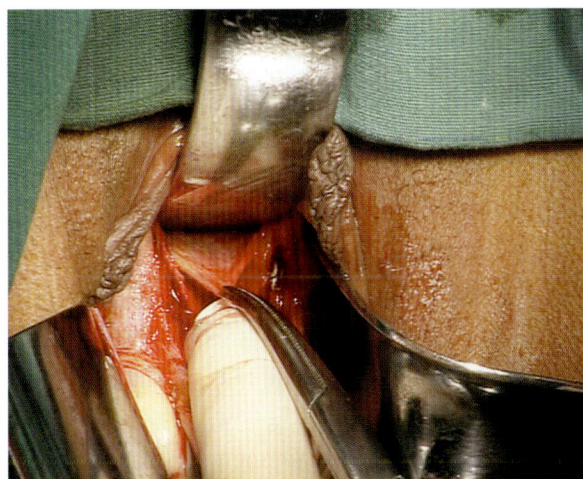
图 4-2-81　提起膀胱腹膜反折腹膜

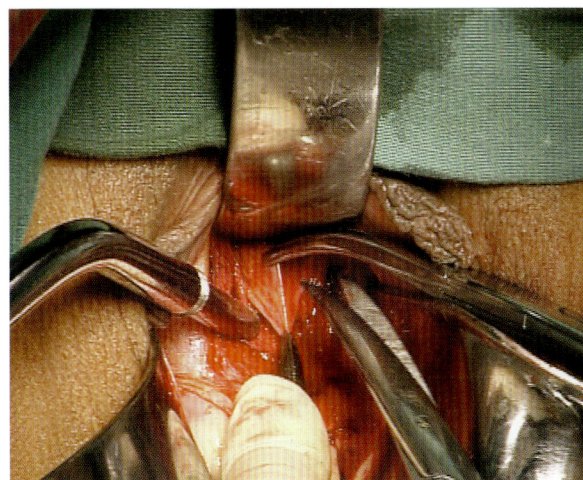
图 4-2-82　剪开膀胱腹膜反折腹膜

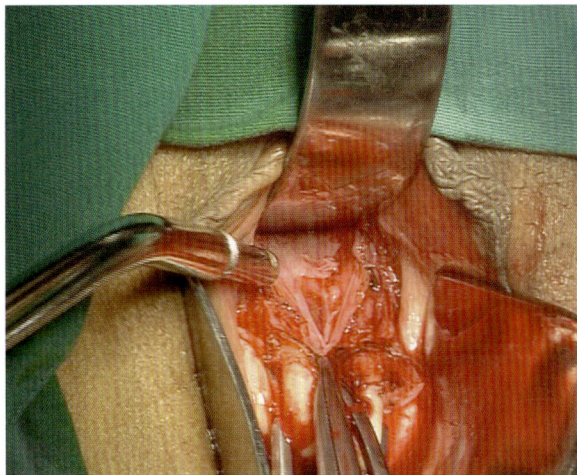
图 4-2-83　暴露子宫前方术野

3. 切开阴道后穹窿　阴道后穹窿实际上就是直肠子宫陷凹的底部，也就是子宫直肠反折腹膜的最低点。该处辨认方法如下：以宫颈钳钳夹宫颈后唇并向上牵拉，用阴道拉钩拉开阴道后，形成张力，将宫颈钳轻轻向深部送，可见在阴道后穹窿和宫颈后唇之间有一横沟，此横沟的下方即为直肠子宫陷凹的底部。

打开直肠子宫陷凹腹膜反折有两种办法：①直接切开法：宫颈钳向上提起宫颈，暴露阴道后穹窿，两把 Allis 钳在直肠下横沟的下方处上下平行钳夹，在两钳间横行切开阴道壁及直肠子宫陷凹反折腹膜直接进入腹腔（图 4-2-84）。这种方法的优点是快捷，阴道后壁剥离创面小，出血少。缺点是技术和经验要求较高，如果切开位置不对，易误伤直肠前壁。一般在阴道后壁附着宫颈后方处横沟的下方下第一把 Allis 钳并提起，平行其下方再下第二把钳，第二把钳应该比第一把钳钳夹更多的组织，然后把第一把钳放开，再向深处钳夹。两钳反复交替钳夹足够深的组织，才能把子宫直肠反折腹膜一并钳起，一次切穿阴道后穹窿。正因为如此，有时钳夹过多就会误伤直肠。预防误伤直肠的方法是在钳夹之后，切开之前做直肠指检，触摸直肠前壁有无被夹住，并感觉钳尖与直肠前壁的距离，确认安全之后才切开。②间接切开法：在阴道后壁附着点之下约 0.3~0.5cm 处半环形全层切开阴道后、侧穹窿阴道壁，与前、侧穹窿切口相接（图 4-2-85、图 4-2-86）。手指紧贴宫颈后方下推阴道后壁和直肠前壁（图 4-2-87）。此时一般未能进入腹腔直肠子宫陷凹。不须急于打开直肠反折腹膜，可先分次切断双侧宫骶韧带和主韧

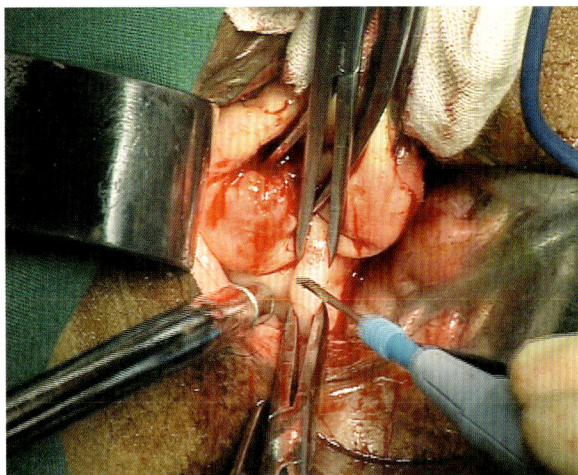

图 4-2-84　切开阴道后穹窿、直肠子宫陷凹
反折腹膜方法 1

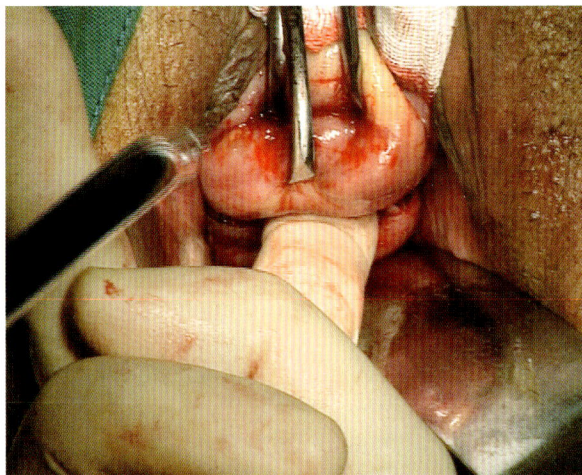

图 4-2-85　切开阴道后穹窿、直肠子宫陷凹
反折腹膜方法 2

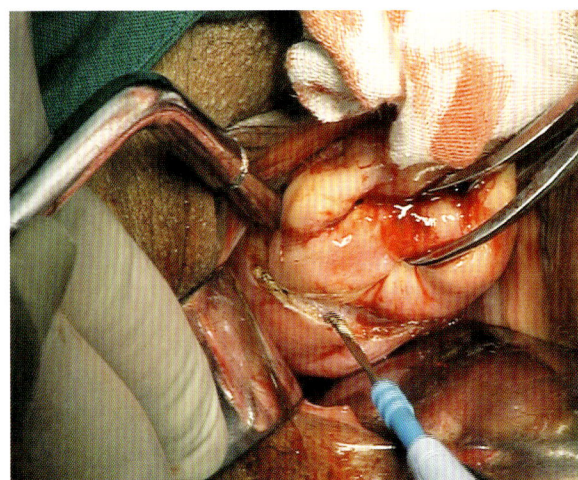

图 4-2-86　切开患者右侧阴道穹窿

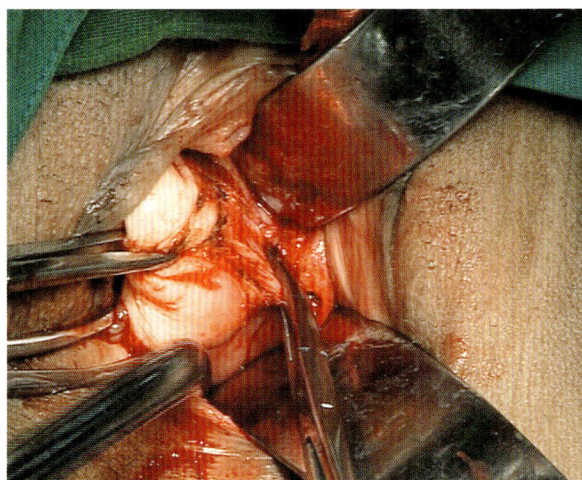

图 4-2-87　推开阴道后壁和直肠

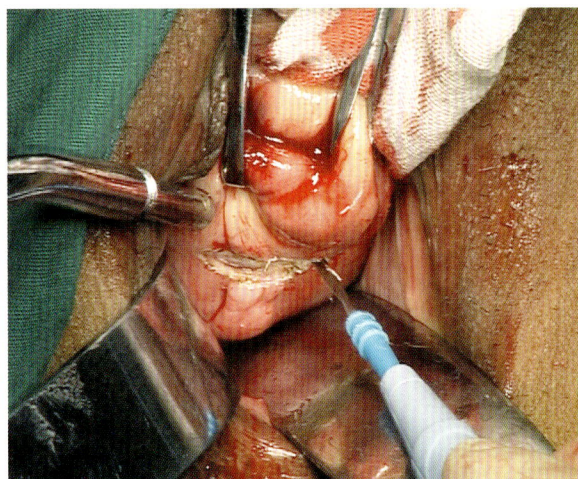

带。有时候在切断这些韧带的过程中，直肠腹膜
反折自己就开了。选择准确的切口是预防出血及
避免直肠损伤的关键，如果切口太高靠近宫颈，难
以找到直肠宫颈间隙，易出血；如切口过低，则容
易伤到直肠。另外环形切开阴道穹窿阴道壁，一
定要全层切透，电切的方向要与阴道壁垂直，切的
深度视阴道壁的厚薄而定，过浅则切不透阴道壁
全层，过深则切破宫颈筋膜进入宫颈间质。

4. 切断宫骶韧带　宫骶韧带由平滑肌和结缔
组织构成。从宫颈后侧方，宫颈内口水平开始向
后绕过直肠两侧，呈扇形展开止于第 2、3 骶椎前
面的筋膜，下方延续为直肠阴道韧带。内侧为直
肠，外侧为输尿管，此为重要的手术标志。

在经阴道子宫切除术中，宫骶韧带更接近阴道
口，切除较为容易。切除的要点是：通过触觉摸到
宫骶韧带，弯血管钳钳尖指向宫颈，垂直骶骨钳夹
韧带，切断后用 7 号丝线缝扎（图 4-2-88～图 4-2-93）。

图 4-2-88　钳夹患者左侧宫骶韧带

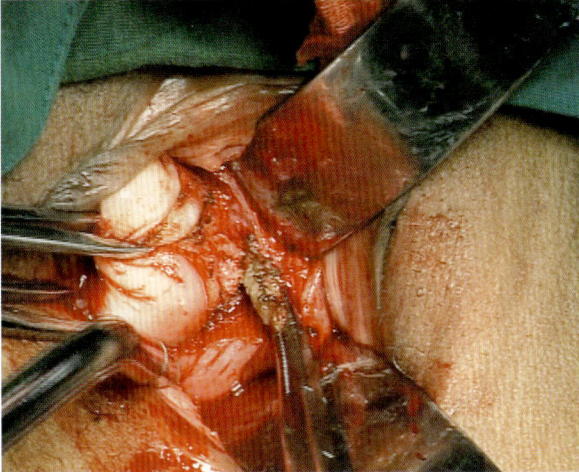

图 4-2-89　切断患者左侧宫骶韧带

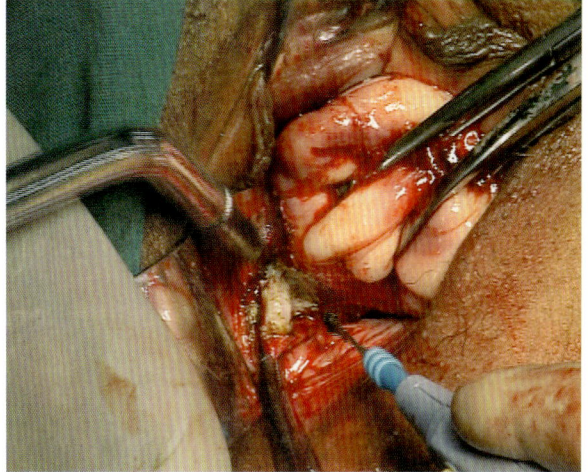

图 4-2-92　钳夹、切断患者右侧宫骶韧带

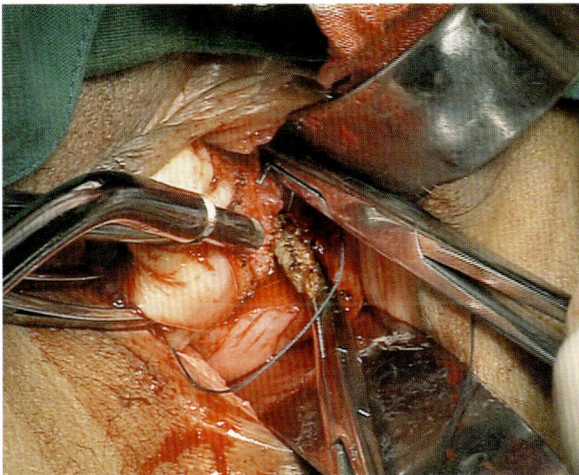

图 4-2-90　缝扎患者左侧宫骶韧带

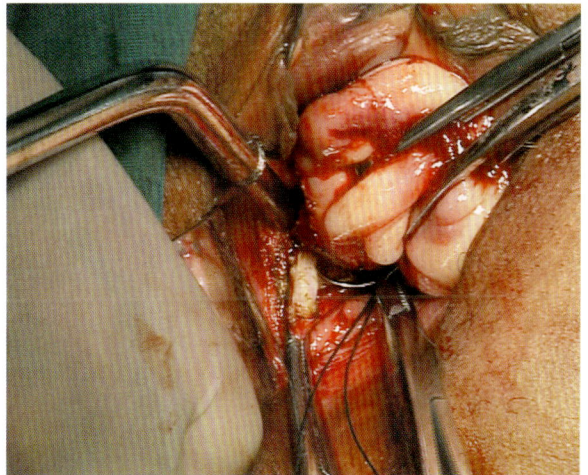

图 4-2-93　缝扎患者右侧宫骶韧带

5. 切断主韧带和子宫血管　子宫主韧带位于子宫峡部下方的宫颈两侧和骨盆侧壁之间,其前方为膀胱侧间隙,后方为直肠侧间隙,为一对比较坚韧的平滑肌与纤维结缔组织束。在经阴道子宫切除术中,主韧带一般需分次紧贴宫颈钳夹、切断。

将"S"拉钩分别放于前后腹膜反折处并向上、向下拉开,将宫颈向对侧牵拉,用手指分别推开子宫后侧方组织和子宫前侧方组织,紧贴宫颈侧方分次钳夹主韧带。注意钳尖方向指向宫颈,避免前侧损伤膀胱,后侧累及直肠,紧贴宫颈预防损伤输尿管,沿血管钳内侧缘、宫颈旁切断主韧带,留足断端,7号丝线缝扎断端(图 4-2-94~图 4-2-104)。

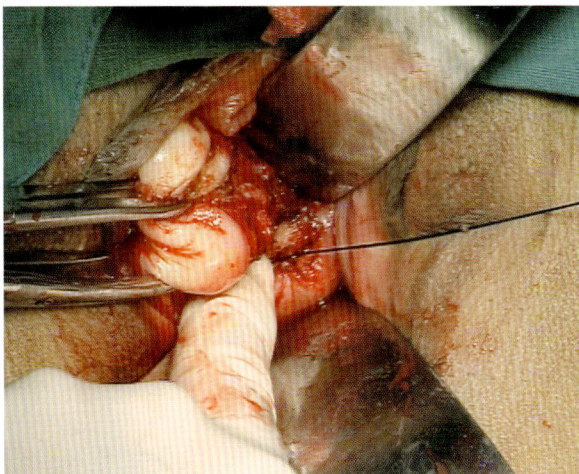

图 4-2-91　结扎患者左侧宫骶韧带

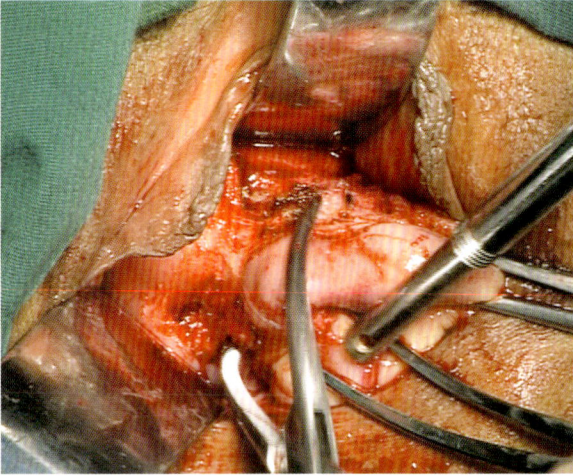

图 4-2-94 准备钳夹患者右侧主韧带

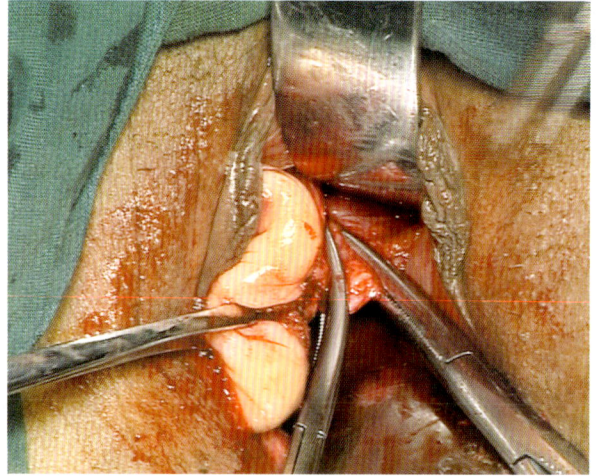

图 4-2-97 钳夹患者左侧主韧带 2

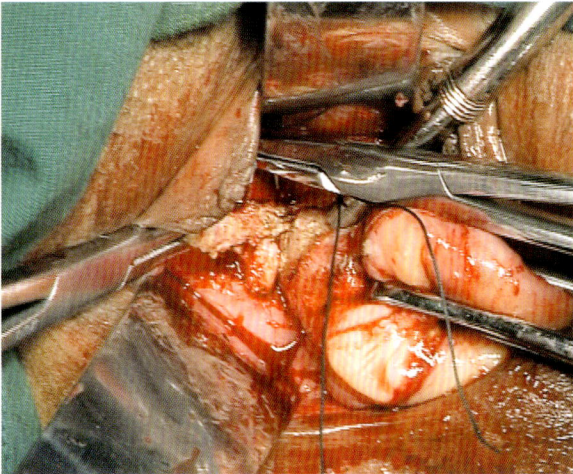

图 4-2-95 切断、缝扎患者右侧主韧带

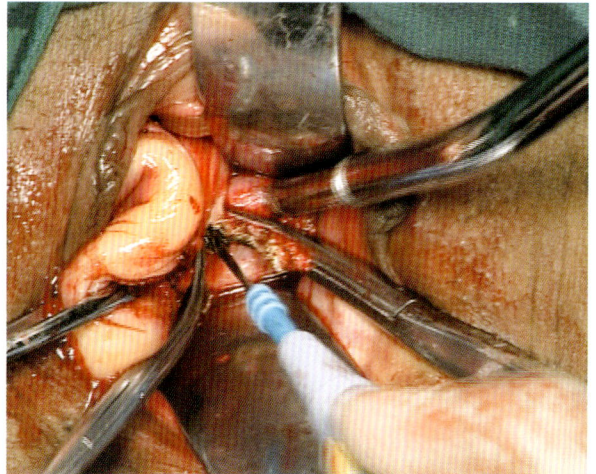

图 4-2-98 切断患者左侧主韧带

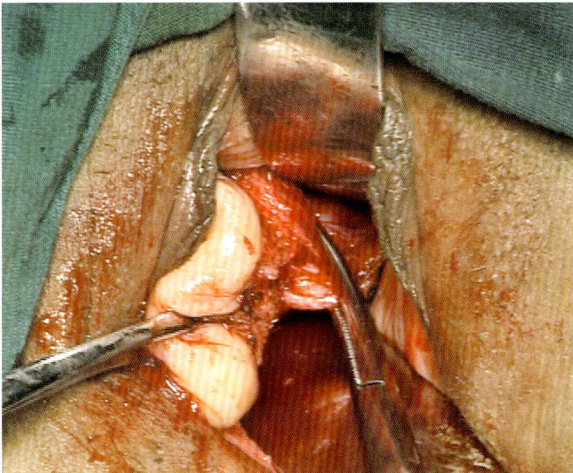

图 4-2-96 钳夹患者左侧主韧带 1

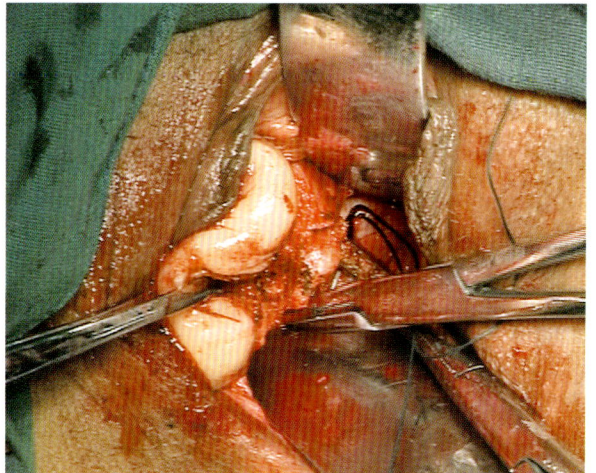

图 4-2-99 缝扎患者左侧主韧带

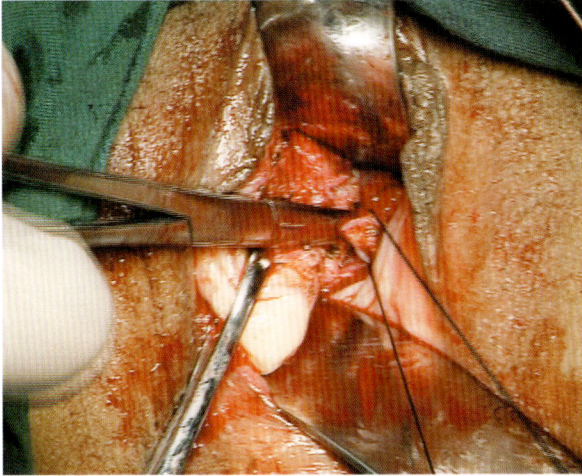
图 4-2-100　结扎患者左侧主韧带

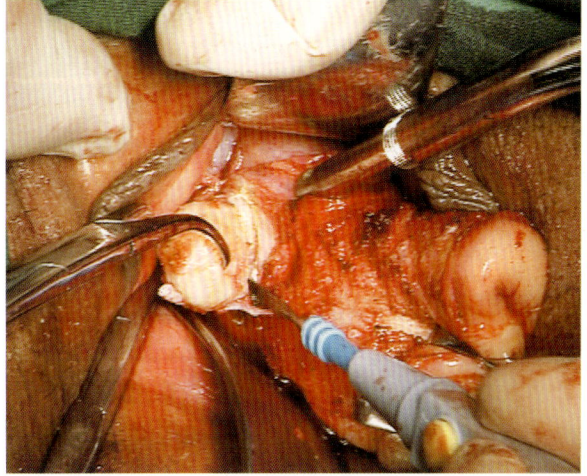
图 4-2-103　剔除妨碍操作的子宫肌瘤

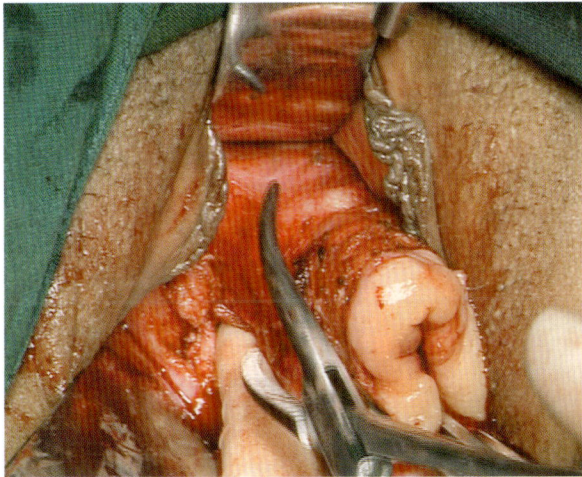
图 4-2-101　准备钳夹患者右侧主韧带上部

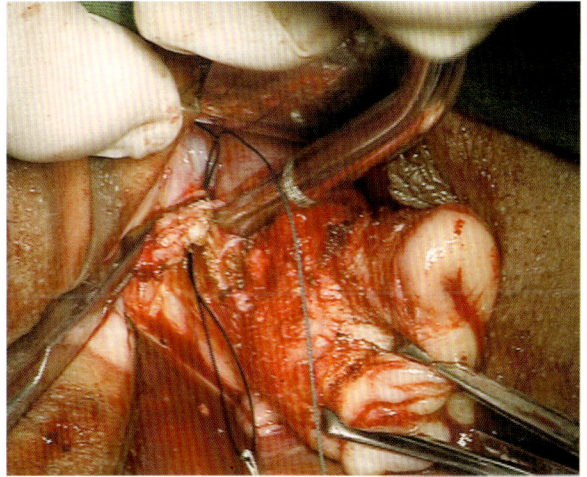
图 4-2-104　缝扎患者右侧主韧带上部

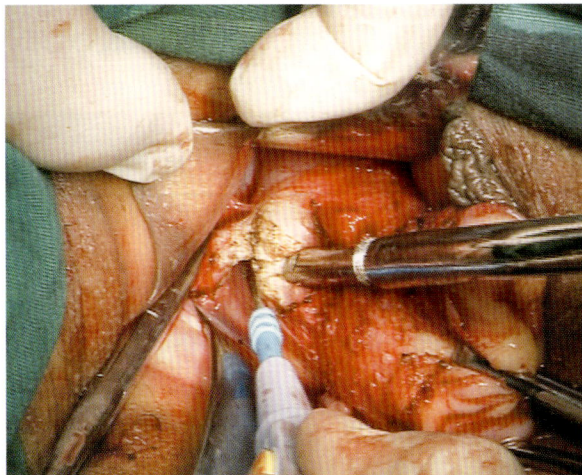
图 4-2-102　切断患者右侧主韧带上部

子宫动脉是髂内动脉的分支,距宫颈内口水平外侧约 2cm 处,从输尿管内侧到达子宫外侧缘,分子宫体支和宫颈阴道支。主干指的是宫体支,其位置相当于宫颈峡部内口水平。经阴道子宫切术中钳夹的子宫血管就是子宫体支。一般用血管钳紧贴子宫体峡部水平,垂直钳夹子宫血管及其周围组织,切开组织时最好能够看到子宫动静脉,避免血管漏钳,7 号丝线缝扎。

术中出血多系因钳夹或结扎线滑脱所致。手术时避免血管漏钳的方法是垂直钳夹子宫血管,预防结扎线滑脱,用 7 号丝线双重缝扎,打结时使组织处于松弛状态,留足断端保证缝扎线不滑脱。术中遇到出血不要盲目钳夹,以免伤及深层组织中的输尿管及膀胱。应充分暴露术野找到出血的血管结扎。输尿管损伤多系因子宫动脉出血，多次盲目钳夹所致，特别是输尿管与子宫动脉交叉处，此处是手术出血的危险区，也是输尿管损伤的危险区。一定要注意子宫动脉、输尿管及宫颈之间的解剖关系，以免发生出血或输尿管损伤。

6. **打开子宫直肠腹膜反折** 切断宫骶韧带、主韧带及子宫血管后，子宫下半部分两旁已游离，子宫容易下拉，子宫直肠腹膜反折的位置会随之降低，这时候再来打开子宫直肠腹膜反折就很容易。可用宫颈钳钳夹宫颈后唇，将宫颈向上提起，阴道后壁切缘向下拉，就可暴露宫颈后方薄薄的直肠腹膜反折，将其切开就可进入直肠子宫陷凹（图 4-2-105、图 4-2-106）。确认腹膜反折打开后，可向左右两侧切开腹膜，扩大切口。至此，子宫后方术野已完全暴露（图 4-2-107、图 4-2-108）。

7. **切断圆韧带及宫旁组织** 继续向上分别钳夹、切断、缝扎两侧圆韧带（图 4-2-109～图 4-2-114）和圆韧带上方宫旁组织（图 4-2-115～图 4-2-117）。

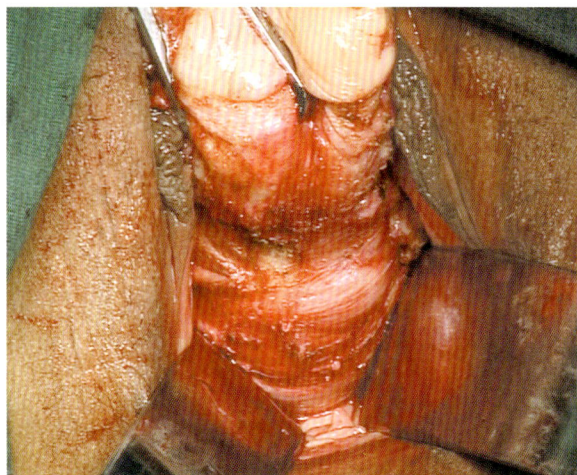

图 4-2-107 向患者左侧扩大子宫直肠腹膜反折切口

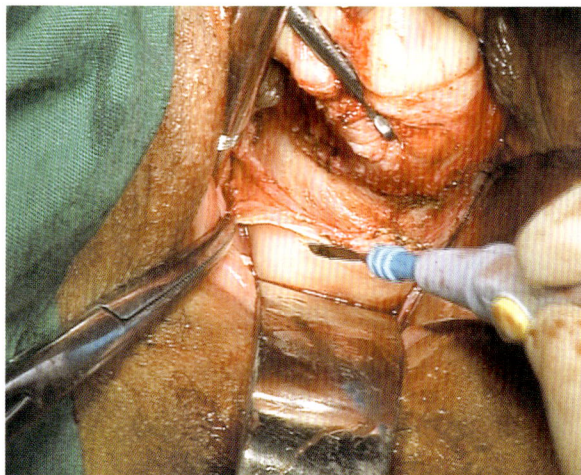

图 4-2-105 准备打开子宫直肠反折腹膜

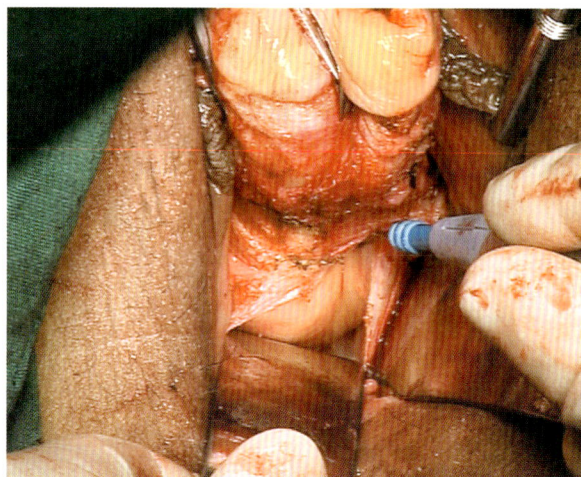

图 4-2-108 向患者右侧扩大子宫直肠腹膜反折切口

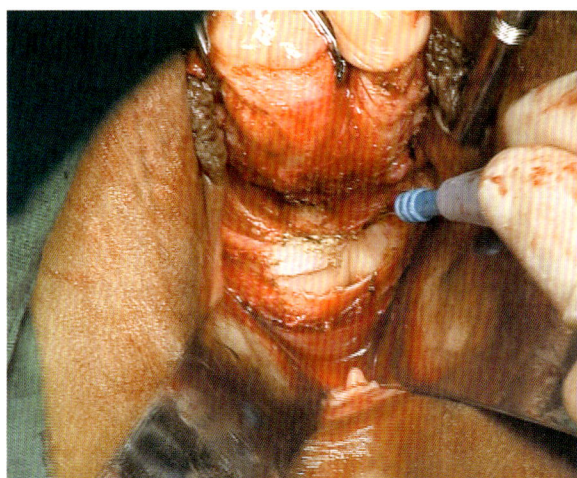

图 4-2-106 切开子宫直肠腹膜反折

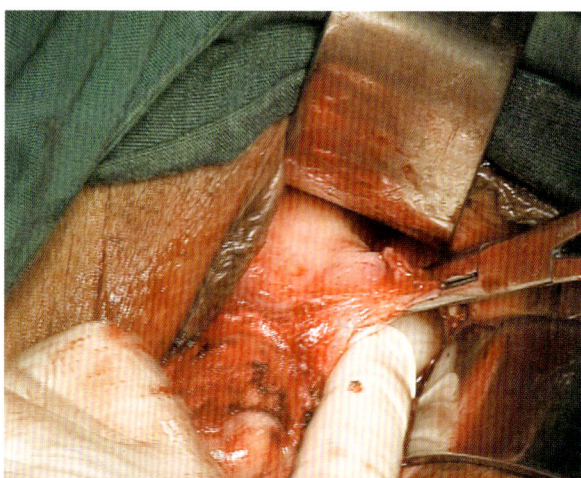

图 4-2-109 钳夹患者左侧圆韧带

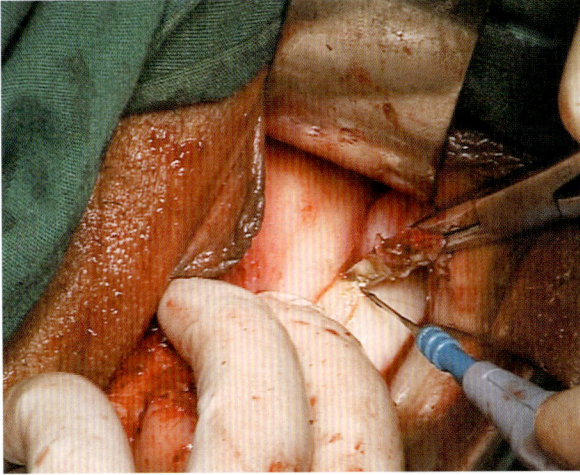
图 4-2-110　切断患者左侧圆韧带

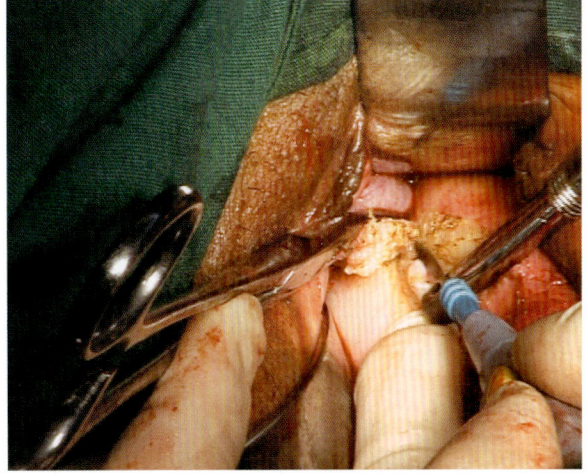
图 4-2-113　切断患者右侧圆韧带

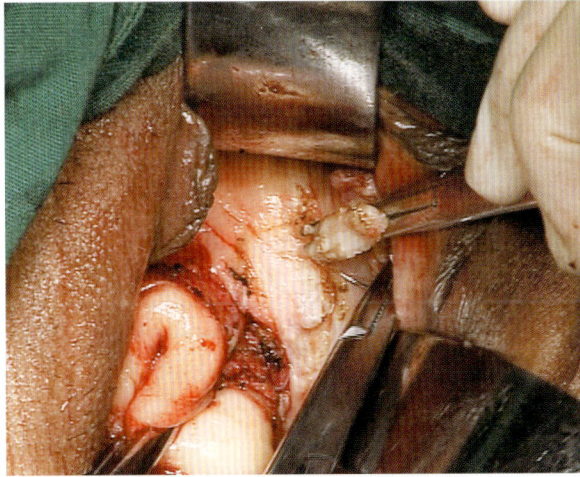
图 4-2-111　缝扎患者左侧圆韧带

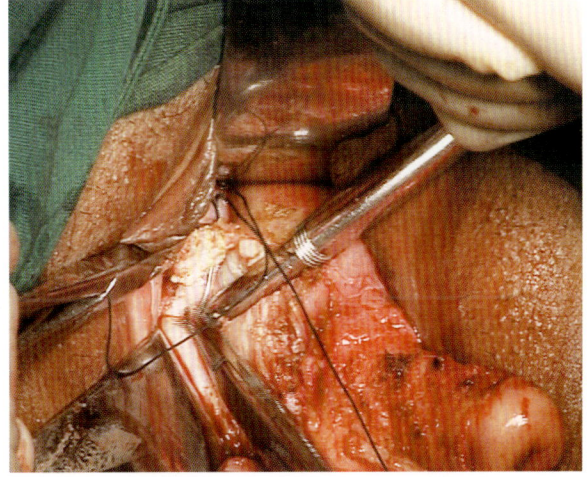
图 4-2-114　缝扎患者右侧圆韧带

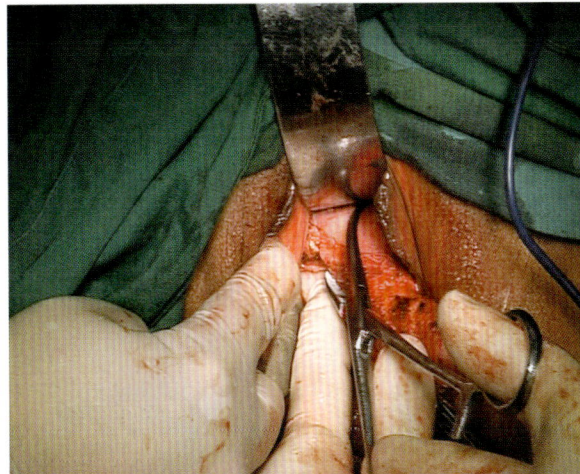
图 4-2-112　钳夹患者右侧圆韧带

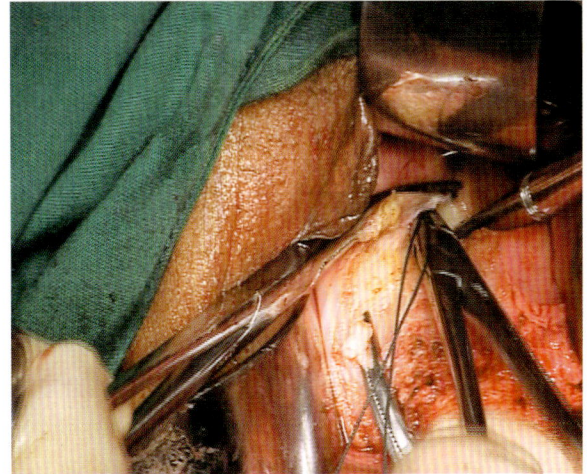
图 4-2-115　切断、缝扎患者右侧圆韧带上方宫旁组织

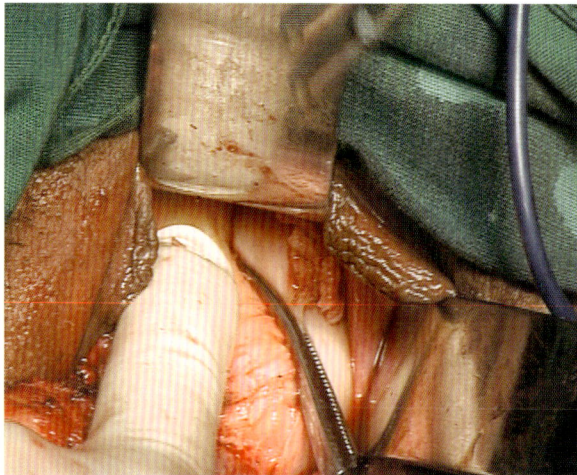
图 4-2-116　钳夹患者左侧圆韧带上方宫旁组织

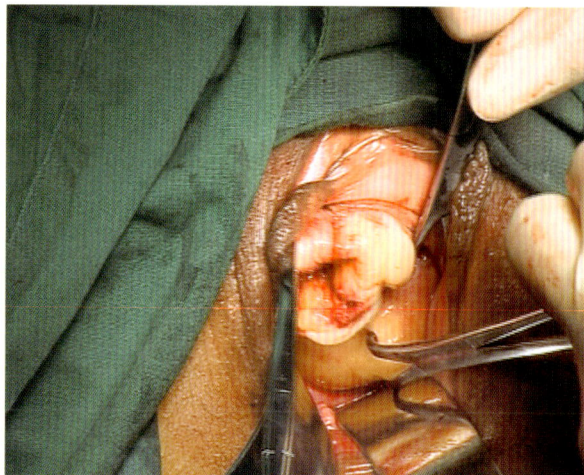
图 4-2-118　把子宫底部逐步从后穹窿翻出 1

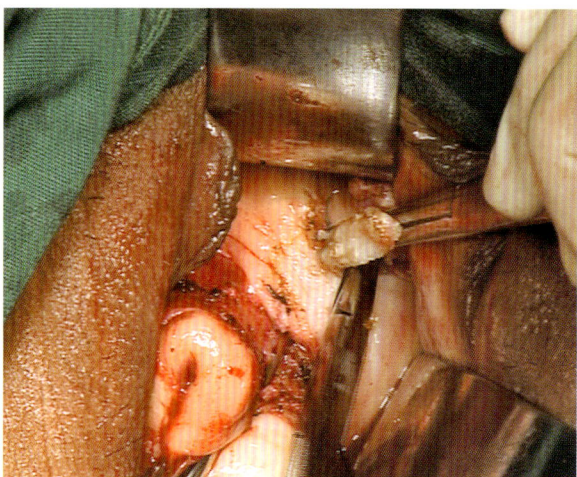
图 4-2-117　缝扎患者左侧圆韧带上方宫旁组织

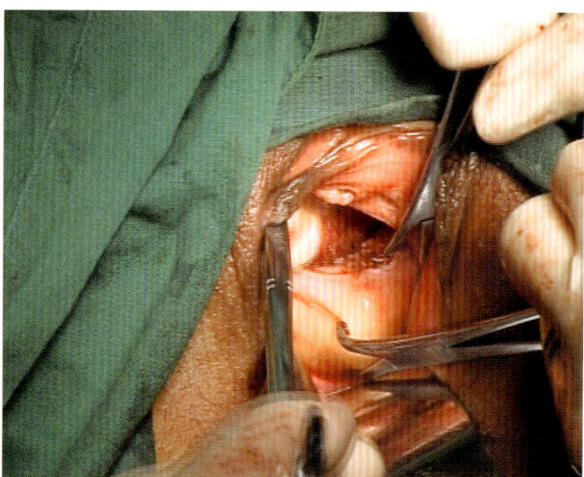
图 4-2-119　把子宫底部逐步从后穹窿翻出 2

8. **翻出子宫底部**　前后腹膜反折打开之后，如果子宫能顺利向下牵拉，有足够的空间能够钳夹切断两侧宫旁组织，就不必把子宫底翻出，一直逆行向上切除。一边切断宫旁组织，一边将子宫向下牵拉，然后继续向上切断宫旁组织。如果子宫比较大，或周围韧带较紧，宫旁已经没有操作的空间，可以把子宫底翻出阴道口外，再进行钳夹、切断等操作。前倾屈子宫可从阴道前穹窿翻出，后倾屈子宫则从阴道后穹窿翻出。翻转子宫方法：布巾钳钳夹子宫前（或后）壁，使用接力的方法把子宫底拉出来，将宫颈推进盆腔，顺势往里翻，整个子宫跟翻跟斗一样，把子宫底翻出阴道口外（图 4-2-118~图 4-2-122）。

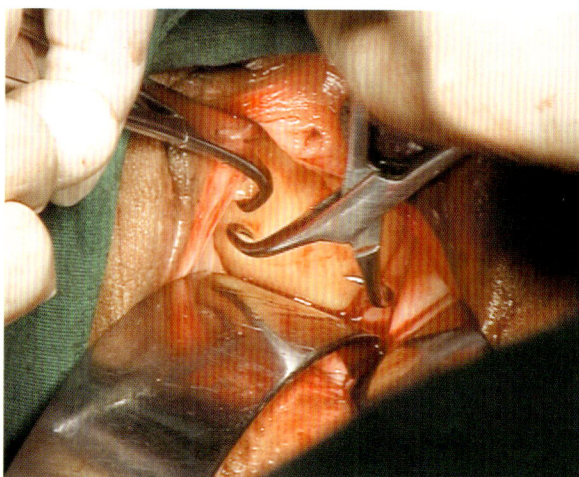
图 4-2-120　把子宫底部逐步从后穹窿翻出 3

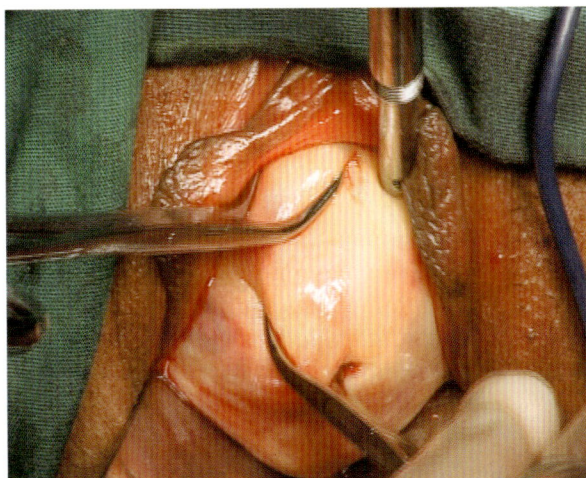

图 4-2-121 把子宫底部逐步从后穹窿翻出 4

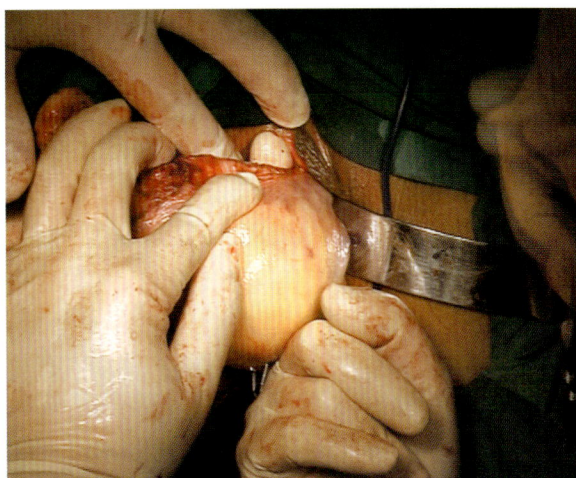

图 4-2-123 暴露患者左侧宫底旁组织

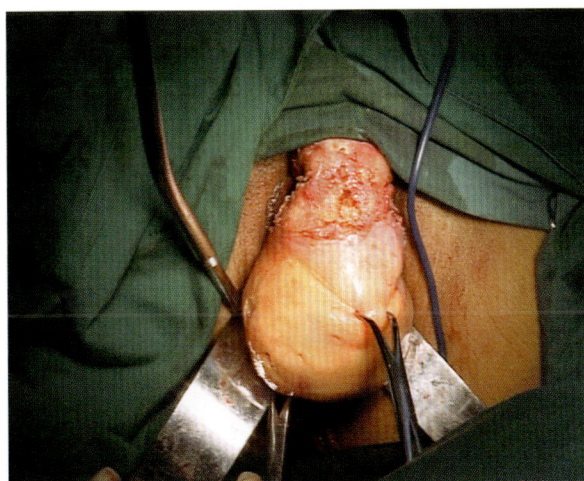

图 4-2-122 把子宫底部逐步从后穹窿翻出 5

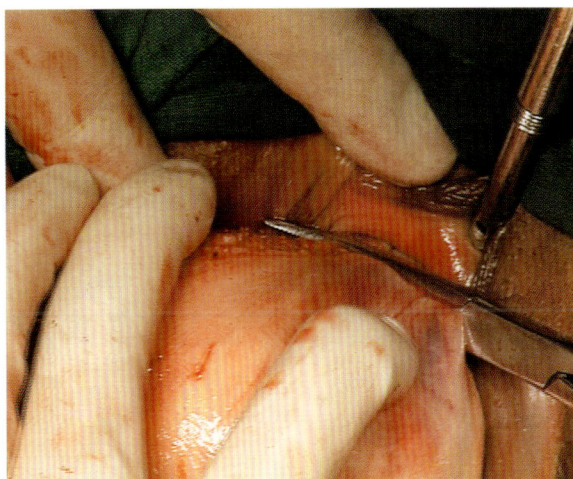

图 4-2-124 钳夹患者左侧宫底旁组织

9. **切断卵巢固有韧带和输卵管** 子宫翻出至阴道外之后,切断输卵管和卵巢固有韧带的操作就变得容易。用手指暴露术野(图 4-2-123),在手指的保护下,暴露输卵管、卵巢固有韧带之后,视宫旁组织及韧带的粗细,选择一钳还是分次钳夹、切断输卵管、卵巢固有韧带。如果宫旁组织及韧带较细,可以一钳钳夹组织,反之则分次钳夹、切断,防止残端过粗、打结不紧而出血(图 4-2-124~图 4-2-127)。子宫切下来之后,要养成及时剖开子宫的习惯,观察宫颈、宫腔和子宫壁病变情况,必要时送快速冰冻切片检查,以避免出现遗漏术前没有诊断的病变,造成了不全手术或不规范手术(图 4-2-128)。剖视子宫之后,还须检查双侧附

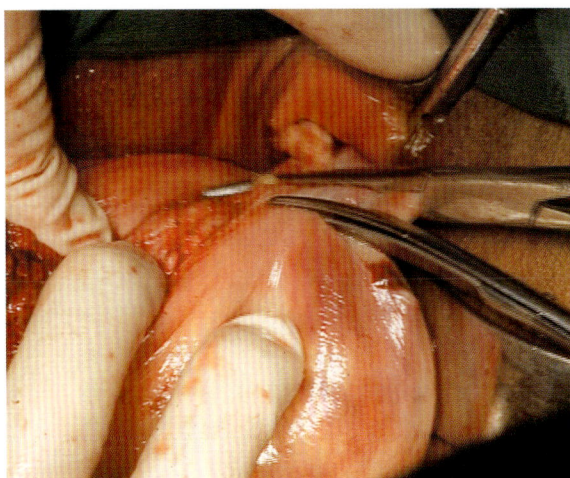

图 4-2-125 剪断患者左侧宫底旁组织

件是否正常,如果附件有病变需同时处理,可视病变的程度和术者的技术水平,确定是否可以通过经阴道处理或需用腹腔镜甚至开腹处理。一般来说,如果只是小的卵巢囊肿或输卵管积液,可以通过阴道行附件切除术,但要确保骨盆漏斗韧带缝扎牢固不滑脱,因为一旦滑脱,骨盆漏斗韧带断端回缩出血,通过阴道很难找到出血点,止血非常困难。

　　检查子宫和附件后缝合输卵管和卵巢固有韧带断端,断端的缝合一般采用"8"字缝合法,可避免断端滑脱和遗漏(图 4-2-129~图 4-2-134)。

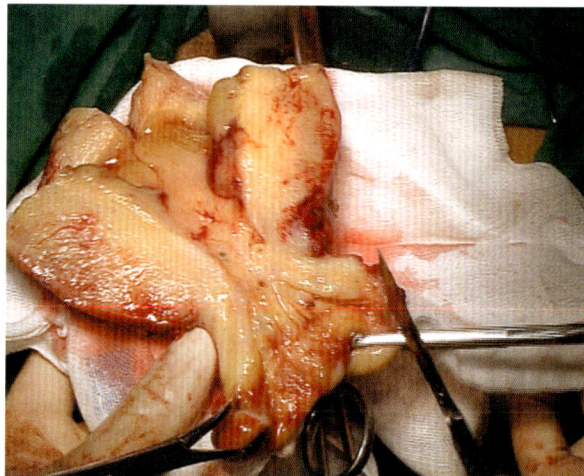

图 4-2-128　切除并剖开子宫了解宫颈及宫腔病变

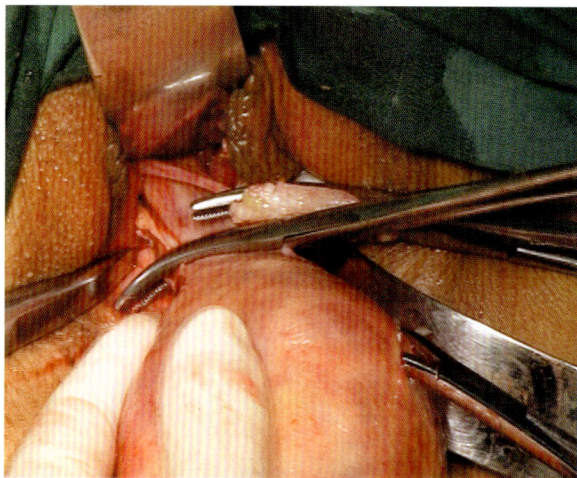

图 4-2-126　钳夹患者右侧宫底旁组织

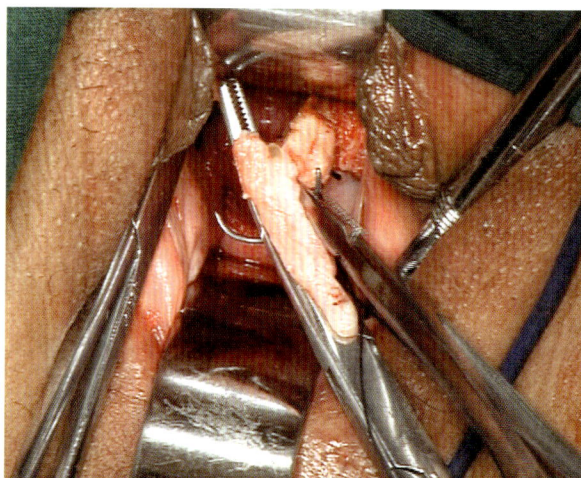

图 4-2-129　"8"字缝扎患者左侧宫底旁组织 1

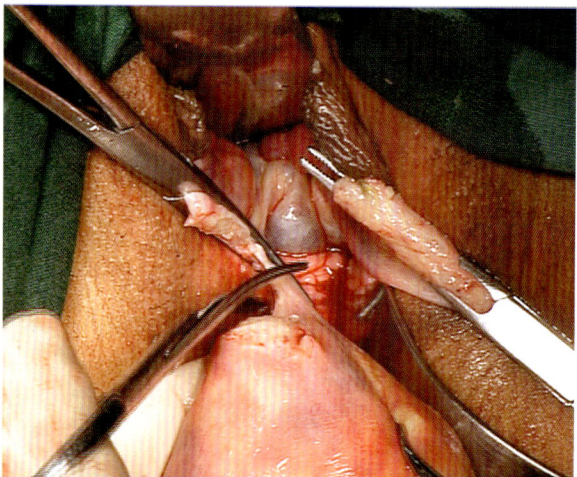

图 4-2-127　钳夹、剪断患者右侧宫底旁组织

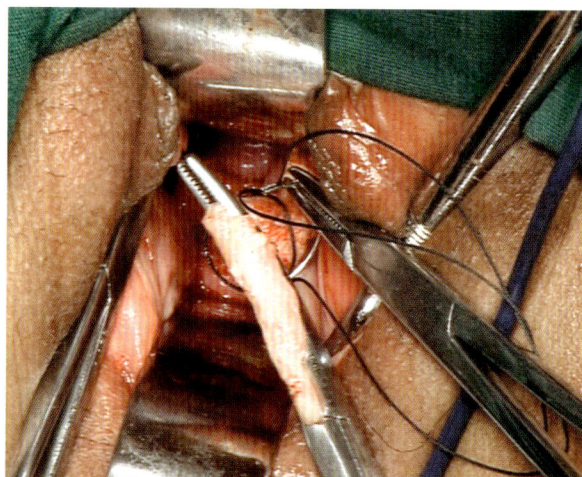

图 4-2-130　"8"字缝扎患者左侧宫底旁组织 2

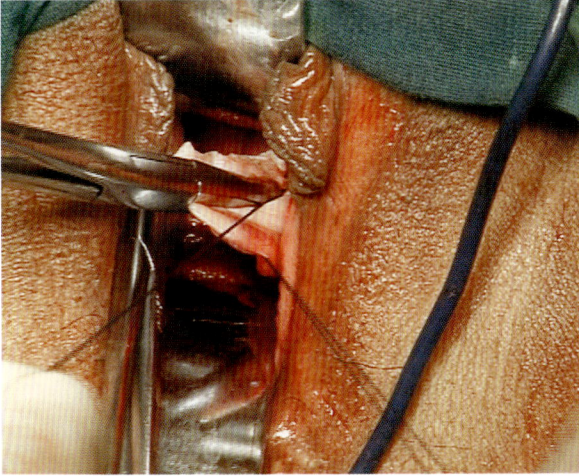

图 4-2-131 "8"字缝扎患者左侧宫底旁组织 3

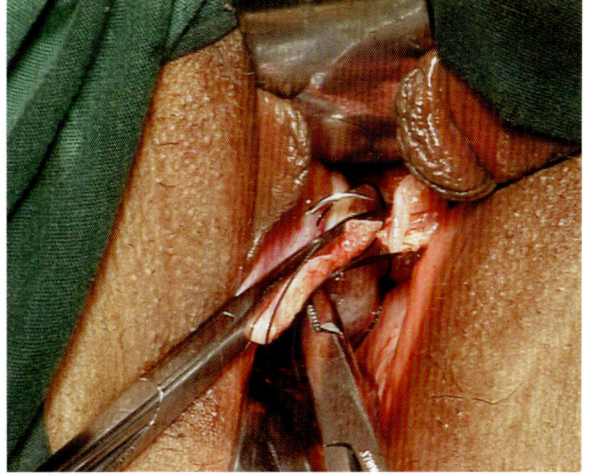

图 4-2-134 "8"字缝扎患者右侧宫底旁组织 2

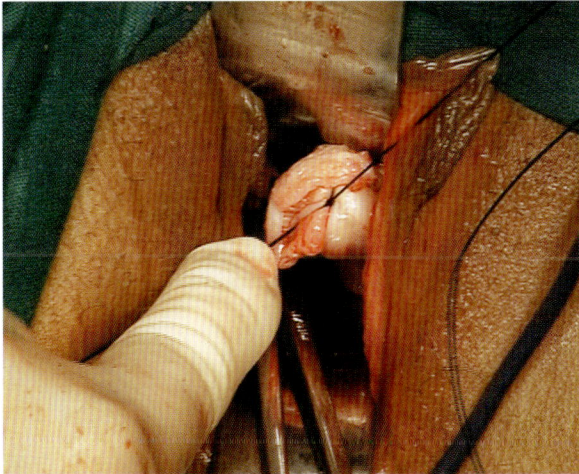

图 4-2-132 "8"字缝扎患者左侧宫底旁组织 4

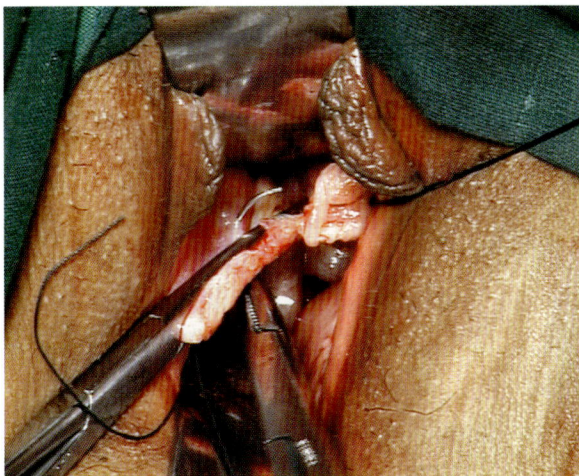

图 4-2-133 "8"字缝扎患者右侧宫底旁组织 1

10. 缝合阴道顶端 经阴道脱垂子宫和非脱垂子宫切除术缝合阴道顶端的方法各不相同。脱垂子宫因为要把子宫两侧各条韧带在中间对接缝合以加固盆底,而这些韧带断端最好置于腹膜外,故一般腹膜和阴道断端分开缝合。即先把子宫膀胱腹膜反折和子宫直肠腹膜反折的断端缝在一起,关闭腹腔,然后把子宫两侧各韧带断端在中间对接缝合或打结,最后缝合阴道断端。这样,在腹膜和阴道断端之间隔有子宫各韧带对接的断端,若有韧带断端等出血可造成该间隙血肿,故可以在该间隙放置引流管。非脱垂子宫切除术可省略子宫韧带断端中间对接这一步骤,故可采用反折腹膜和阴道断端四层一起缝合的方法。这种缝合方法既可以节省手术步骤,又可避免出现盆底腹膜和阴道顶端之间的间隙,止血效果好,预防血肿形成,一般不需放置引流管。

缝合阴道断端之前,先要仔细检查各断端无出血,然后提起直肠腹膜反折和阴道后壁断端,三把 Allis 钳在 3、6、9 点处把腹膜和阴道壁钳在一起(图 4-2-135~ 图 4-2-139)。用同样的方法钳夹子宫膀胱腹膜反折和阴道前壁断端(图 4-2-140、图 4-2-141)。如果手术时间较长或术中补液较多,患者膀胱较胀时,膀胱腹膜反折位置较高,将造成寻找膀胱腹膜反折困难。此时应该先导尿,一来通过观察尿液颜色和尿量可初步判断有无损伤膀胱,二来导尿后膀胱空虚,腹膜反折自然下垂,容易发现。

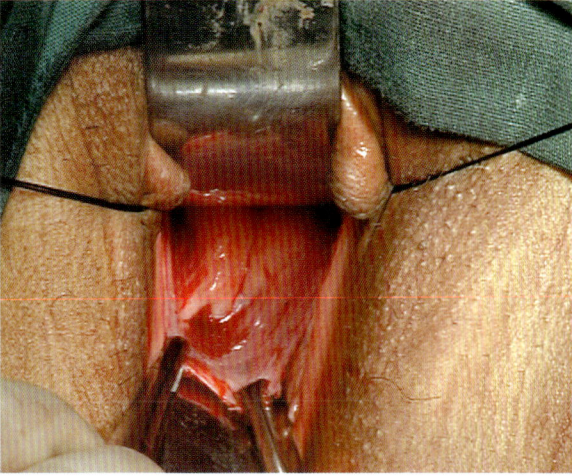

图 4-2-135 钳夹子宫直肠反折腹膜和阴道后壁 1

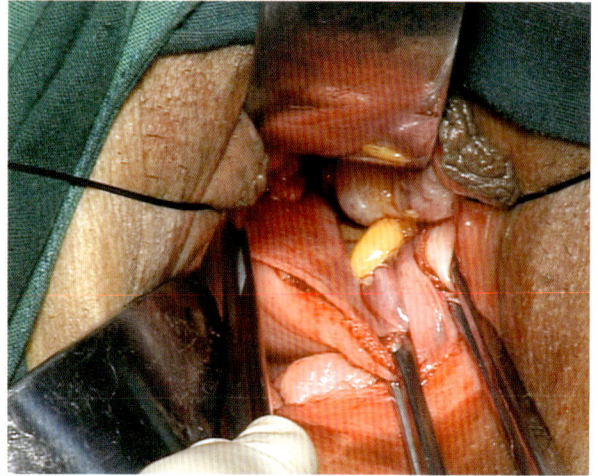

图 4-2-138 钳夹子宫直肠反折腹膜和阴道后壁 4（右侧）

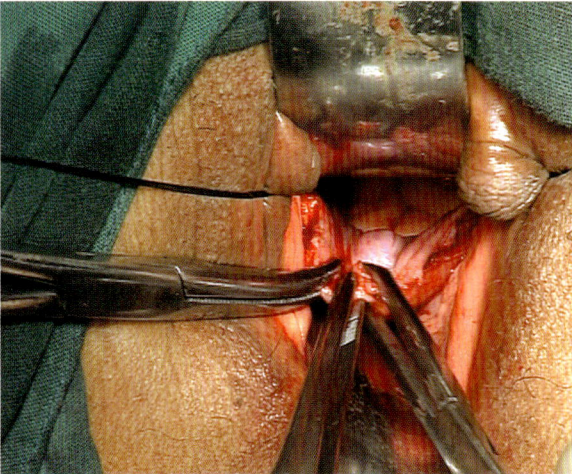

图 4-2-136 钳夹子宫直肠反折腹膜和阴道后壁 2（正中）

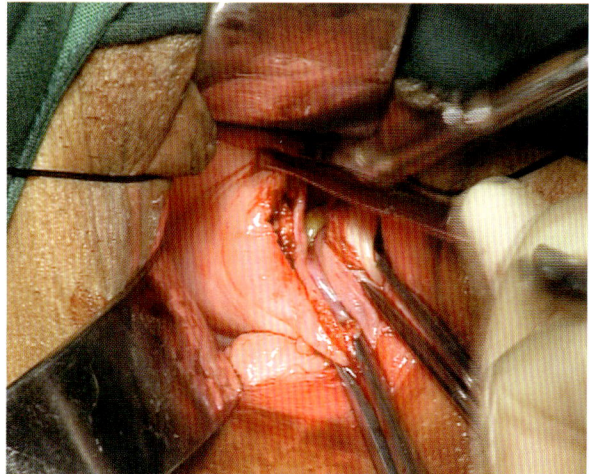

图 4-2-139 钳夹子宫直肠反折腹膜和阴道后壁 5（右侧）

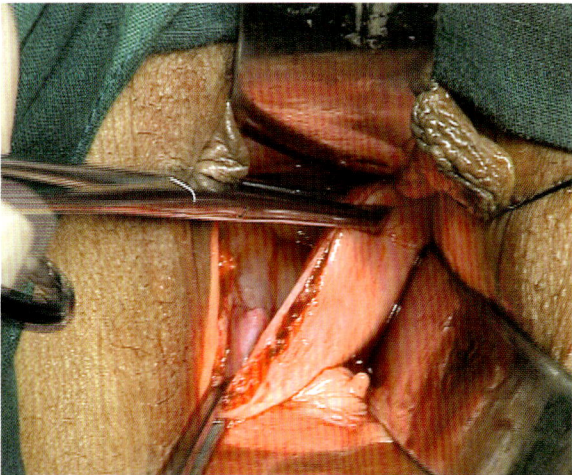

图 4-2-137 钳夹子宫直肠反折腹膜和阴道后壁 3（左侧）

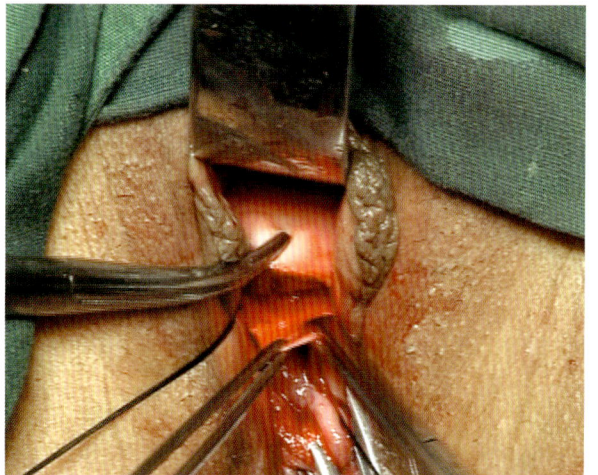

图 4-2-140 钳夹子宫膀胱反折腹膜和阴道前壁 1

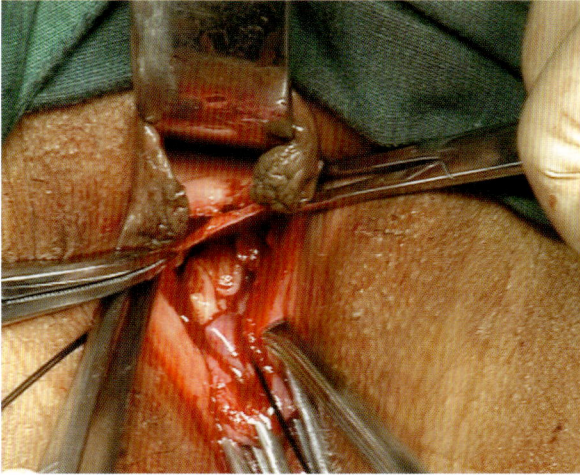

图 4-2-141 钳夹子宫膀胱反折腹膜和阴道前壁 2

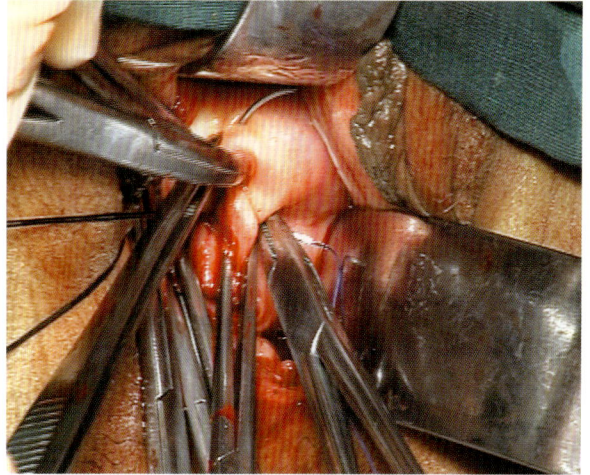

图 4-2-143 缝合患者左侧阴道断端 2（出针）

　　术后阴道顶端的出血往往是阴道顶端两侧角的出血。先缝合的一侧由于暴露较好,缝合会比较确实,后缝合的一侧角因为术野较小,有时候因为残端回缩而没有缝合到,造成漏缝。故缝合时可分别从两侧角开始缝合,然后向中间靠拢,最后在中间打结。为保证侧角缝合的止血,第一针打结可避开断端,打在阴道侧壁黏膜光滑处。中间断端的缝合一般采用连续锁边缝合,止血效果较好(图 4-2-142~图 4-2-155)。

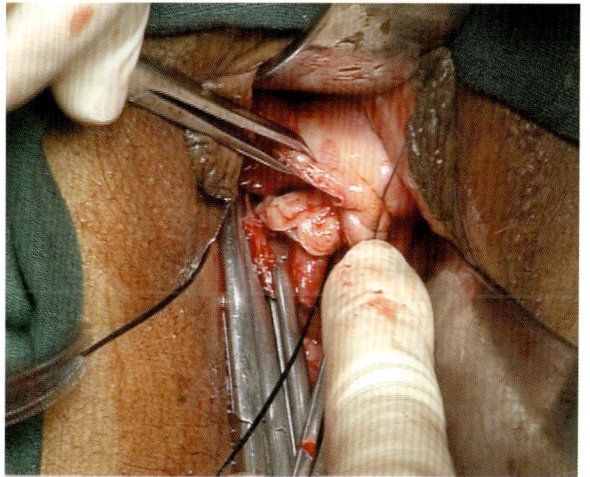

图 4-2-144 结扎患者左侧阴道断端

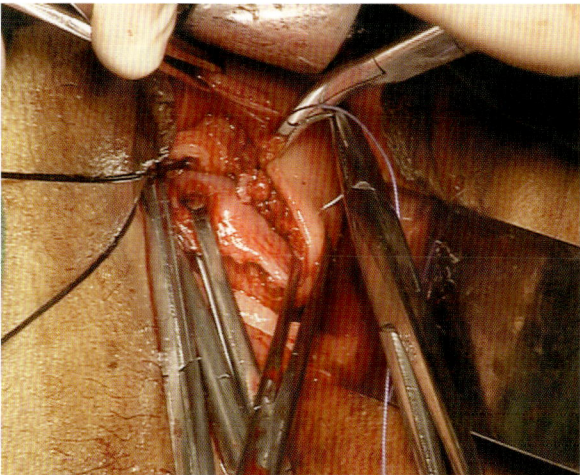

图 4-2-142 缝合患者左侧阴道断端 1（进针）

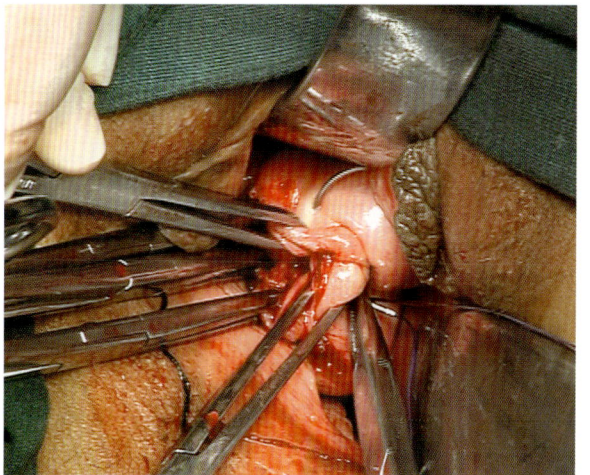

图 4-2-145 继续缝合患者左侧阴道断端

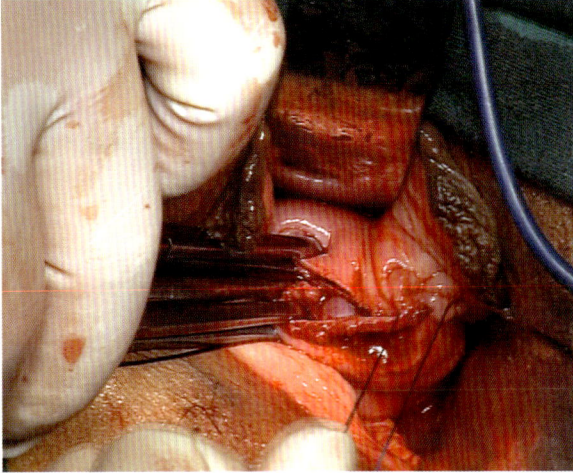

图 4-2-146 继续结扎患者左侧阴道断端

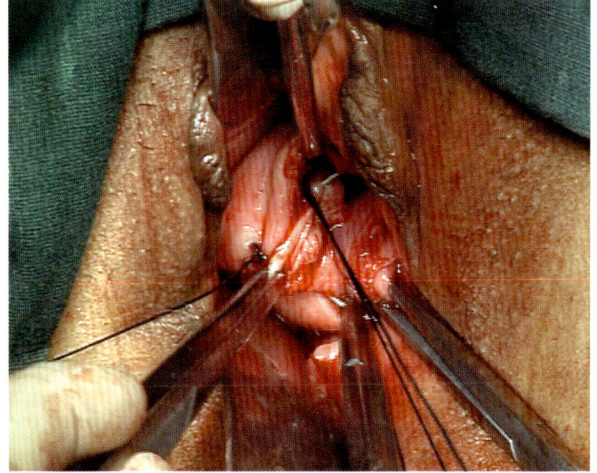

图 4-2-149 缝针穿过宫底旁组织断端

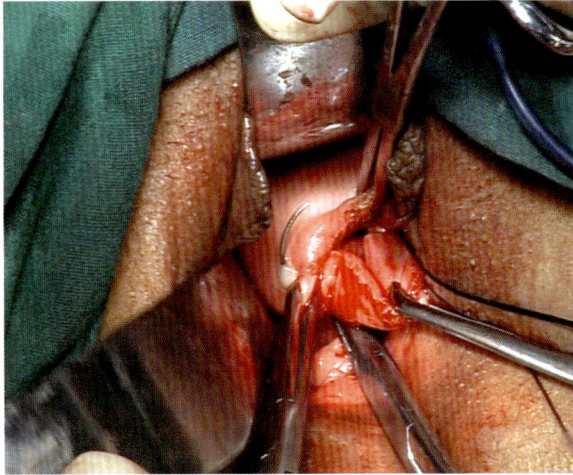

图 4-2-147 缝合患者右侧阴道断端

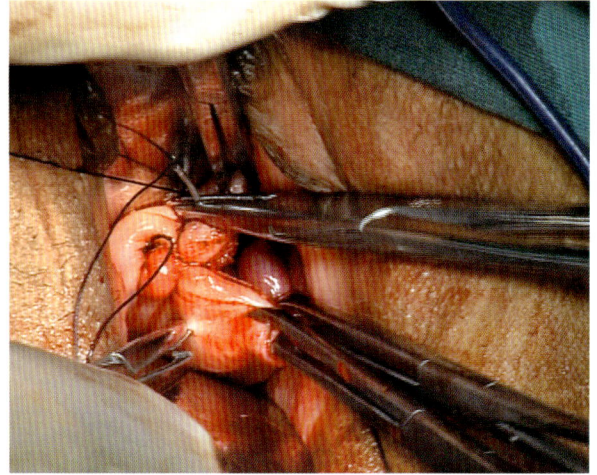

图 4-2-150 从患者右侧到左侧连续扣锁缝合阴道断端 1

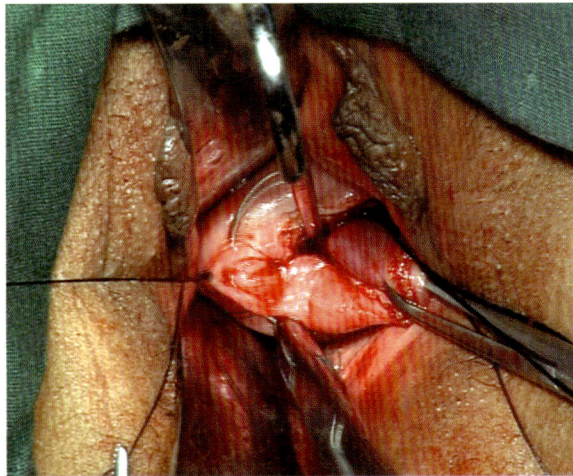

图 4-2-148 继续缝合患者右侧阴道断端

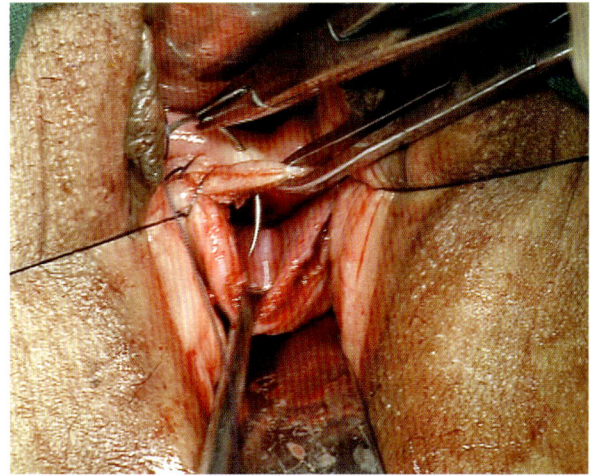

图 4-2-151 从患者右侧到左侧连续扣锁缝合阴道断端 2

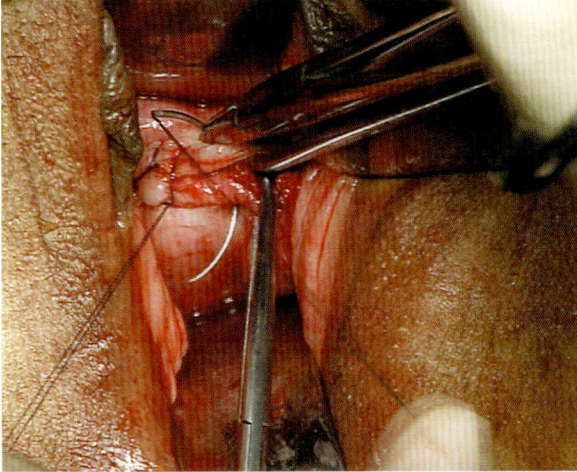

图 4-2-152　从患者右侧到左侧连续扣锁缝合阴道断端 3

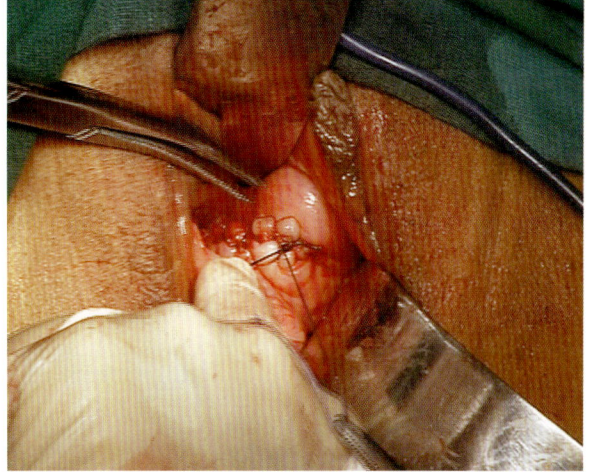

图 4-2-155　从患者右侧到左侧连续扣锁
缝合的缝线与左侧缝线汇合打结

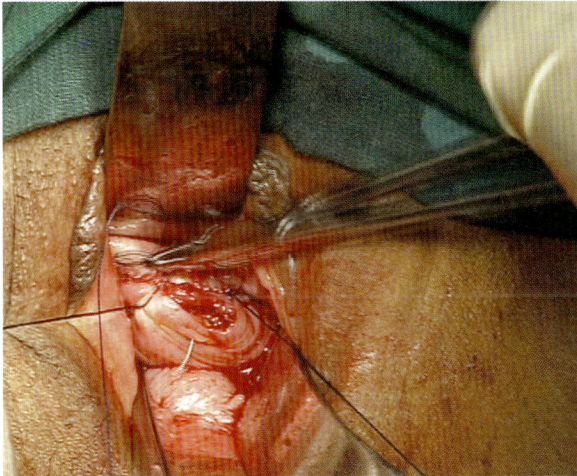

图 4-2-153　从患者右侧到左侧连续扣锁缝合阴道断端 4

11. **检查**　阴道断端缝合完毕,还需消毒创面后仔细检查断端有无渗血(图 4-2-156),如有渗血需考虑是否加针缝合止血。然后留置导尿管,观察尿液颜色,判断有无膀胱损伤(图 4-2-157),导尿管一般停留 48 小时;最后肛门指检,探查直肠有无损伤或缝线有无穿透直肠黏膜(图 4-2-158)。检查完后视情况决定是否阴道塞纱。如感觉手术满意,各环节止血效果好,可不阴道塞纱。如感觉有出血的可能,可阴道填塞碘仿纱,48 或 72 小时后取出。

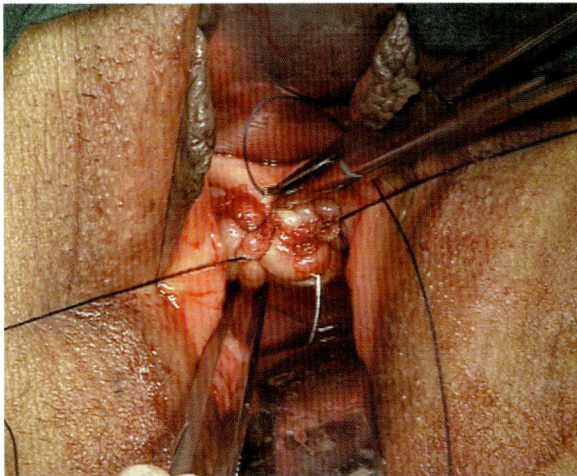

图 4-2-154　从患者右侧到左侧连续扣锁缝合阴道断端 5

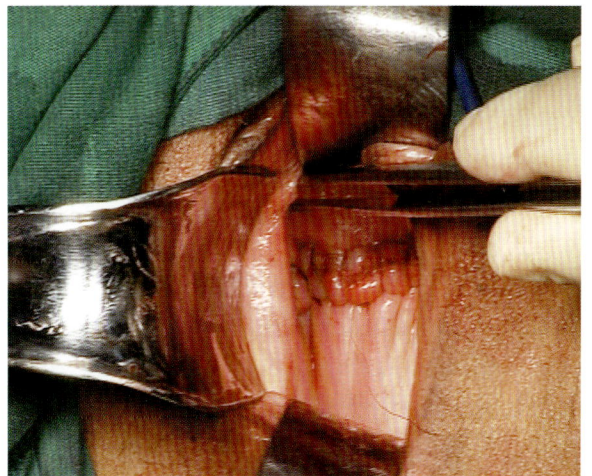

图 4-2-156　阴道断端缝合后术野

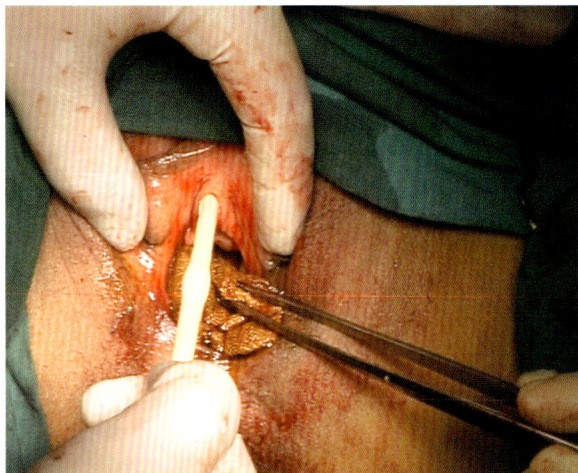

图 4-2-157 停留导尿管并观察尿液情况

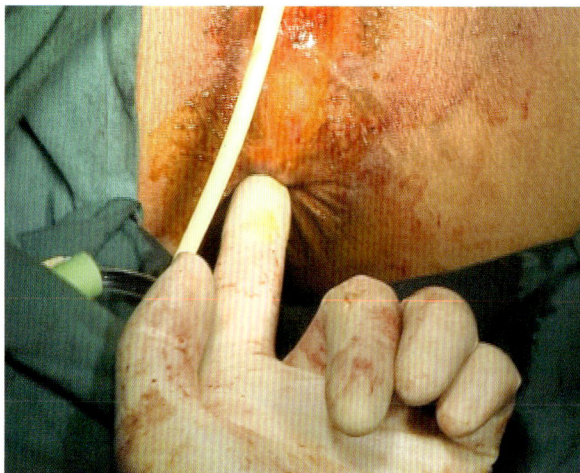

图 4-2-158 检查直肠有无损伤或缝线穿透

第三节 Ⅱ(B)型根治性子宫切除术

根治性子宫切除术是 ⅠA₂、ⅠB₁~₂/ⅡA₁ 期宫颈癌的标准治疗方法，包括Ⅱ型(改良根治)和Ⅲ型(根治性)子宫切除术。Ⅱ型根治性子宫切除术比筋膜外子宫切除术切除较多的宫颈旁组织，将宫骶韧带和主韧带在中 1/2 处切断，并切除阴道上 1/3。这一手术通常同时行盆腔淋巴结切除术，必要时行主动脉旁淋巴结取样和卵巢移位。

手术适应证见第一节"根治性子宫切除术分型及范围"。

如根治性子宫切除术和盆腔淋巴结切除术同时进行，根据手术者的习惯，可先行盆腔淋巴结切除术，后行子宫切除术。也可以先切除子宫后切除淋巴结。

如果先切除淋巴结后再切除子宫，因需暴露盆腔术野，也宜先切断两侧圆韧带、骨盆漏斗韧带或输卵管近端和卵巢固有韧带，打开阔韧带前后叶腹膜，暴露了侧盆腔术野后才行盆腔淋巴结切除(手术步骤详见第三章)，然后按如下步骤切除子宫。如果先切除子宫，则按如下手术步骤进行。手术所用的器械、麻醉、体位、切口、探查和暴露请参照第三章。

一、手术步骤(视频 4-3-1)

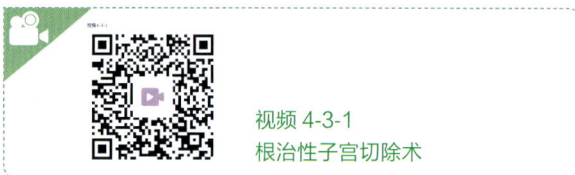

视频 4-3-1
根治性子宫切除术

1. **分离粘连** 开腹探查完毕后，首先放置腹部牵开器，用两把大弯血管钳钳夹宫角，提起子宫。然后分离盆腔粘连。由于乙状结肠位于盆腔左侧，多数患者左侧骨盆漏斗韧带与乙状结肠存在生理性粘连(图 4-3-1、图 4-3-2)，偶然盆腔右侧也有粘连(图 4-3-3)。分开这些粘连后，肠管才能上推到上腹部，利于暴露盆腔手术野。

2. **排垫肠管** 分离粘连后，将手术床摆成头低脚高位，把肠管推入上腹部。用几块大纱布垫做成"腊肠卷"(图 4-3-4、图 4-3-5)，将"腊肠卷"横行放在中腹部，将肠管挡在上腹部，暴露术野(图 4-3-6、图 4-3-7)。

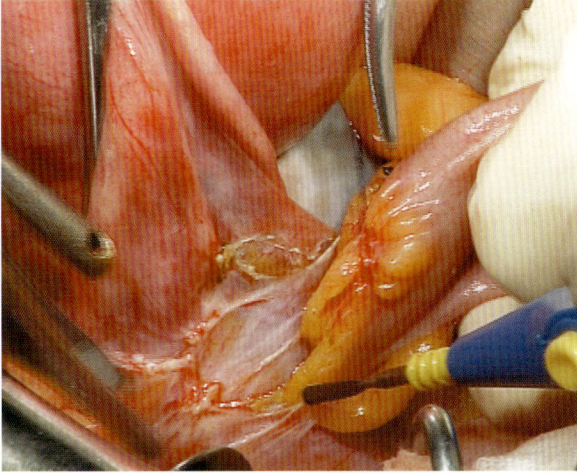

图 4-3-1　分离盆腔左侧粘连 1

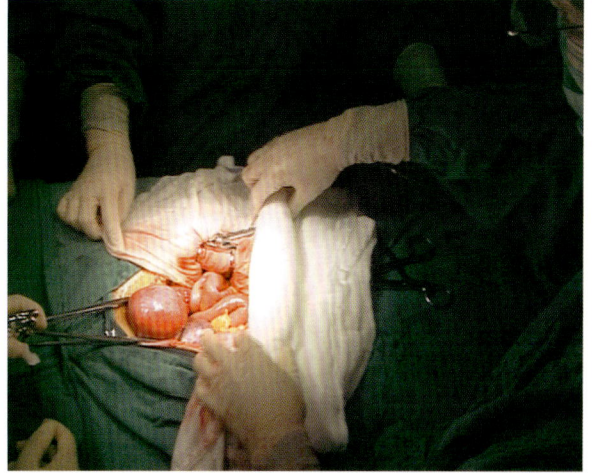

图 4-3-4　正在制作"腊肠卷"

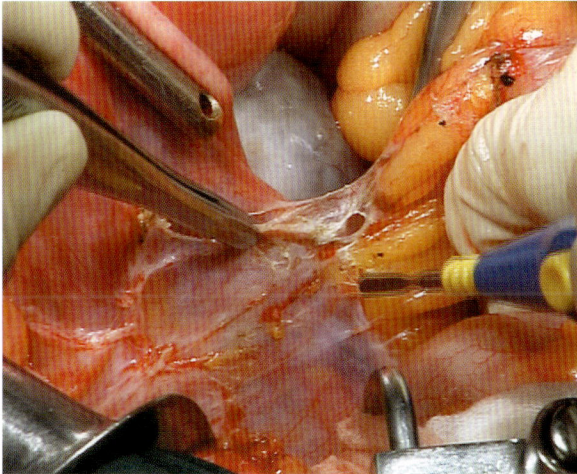

图 4-3-2　分离盆腔左侧粘连 2

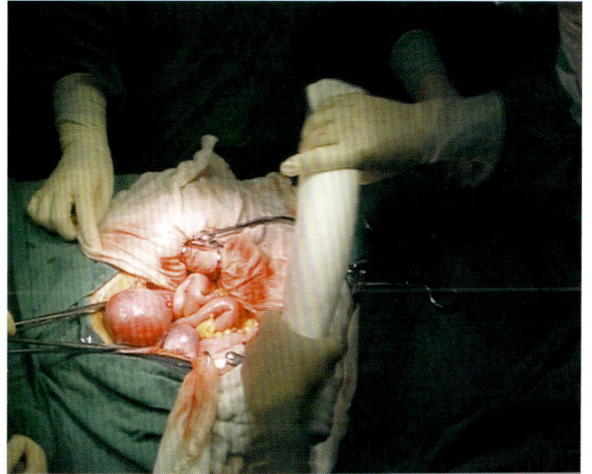

图 4-3-5　"腊肠卷"已制成

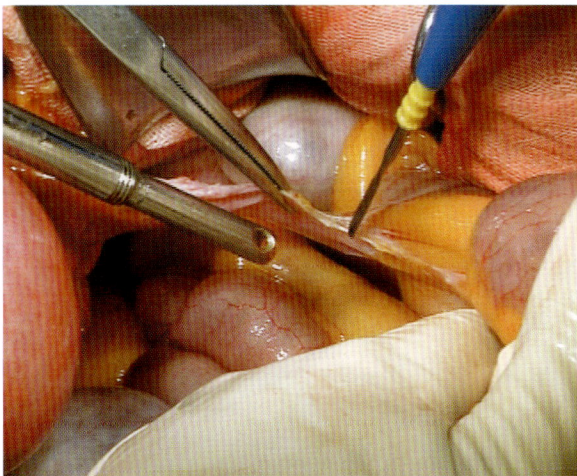

图 4-3-3　分离盆腔右侧粘连

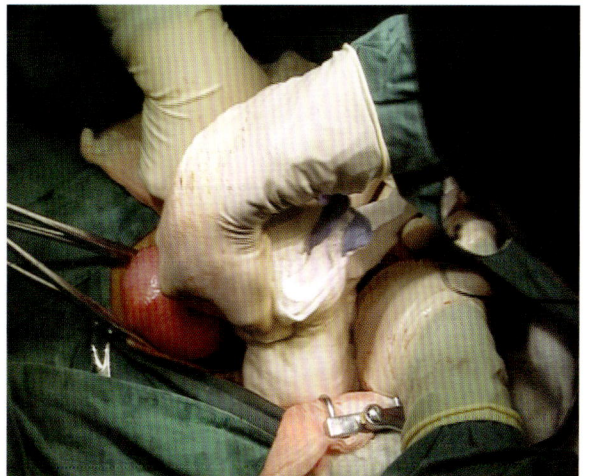

图 4-3-6　放置"腊肠卷"

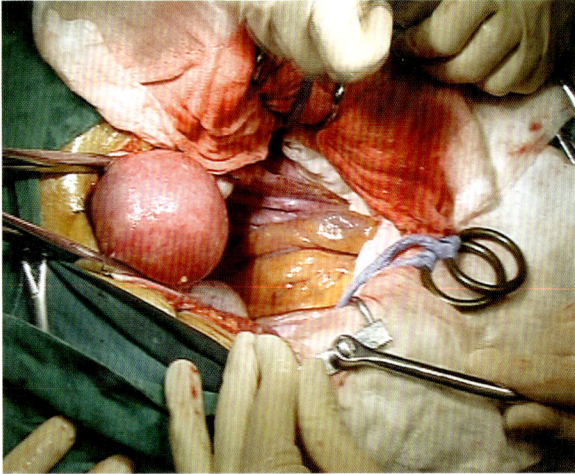

图 4-3-7 术野已暴露

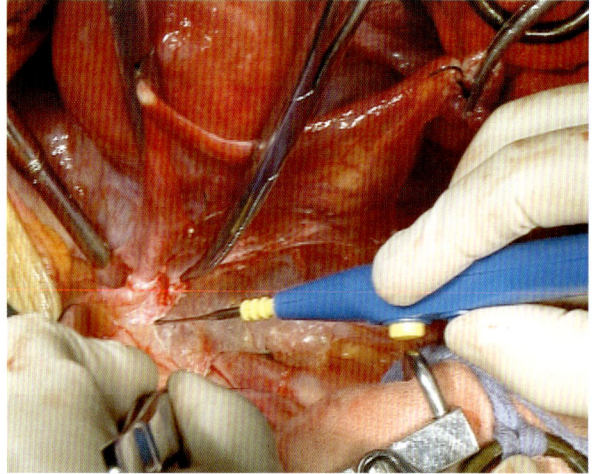

图 4-3-8 打开髂腰肌表面的阔韧带前叶

3. 切断左侧圆韧带 向右侧提拉子宫,提起左侧输卵管伞端,但不可太用力,否则易拉断输卵管系膜血管而出血。

选择适当的位置提起阔韧带前叶:因骨盆漏斗韧带含有卵巢动、静脉,应避免在骨盆漏斗韧带表面切开腹膜,否则容易损伤其下方的卵巢血管,手术刚开始时就出血,造成了术野不干净,也影响了手术者的心情。骨盆漏斗韧带的外侧是髂外血管,如在该处切开腹膜,也可能损伤腹膜下方的血管。故切开阔韧带前叶腹膜的正确位置应该是在靠髂腰肌表面外侧的无血管区(图 4-3-8)。向患者足侧继续切开阔韧带前叶腹膜至同侧圆韧带上缘,在圆韧带中、外 1/3 处切断圆韧带(图 4-3-9),继续向足侧切开阔韧带前叶腹膜和子宫膀胱腹膜反折至中部或偏右侧,留待与对侧阔韧带前叶腹膜切缘相接(图 4-3-10、图 4-3-11)。沿髂腰肌表面阔韧带前叶无血管区向患者头侧切开至骨盆漏斗韧带外侧缘,用手指在髂腰肌表面从外向内分离。直视下看到从外向内、依次排列的三条外观类似的白色管道结构,分别是髂外动脉、髂内动脉和输尿管,可用手触摸,有搏动的管道为动脉,有弹性的结构可能为输尿管。用镊子轻轻拨动,看到蠕动的柔性管道可确认为输尿管(图 4-3-12)。输尿管一般位于骨盆漏斗韧带下方、髂内动脉内侧。有些患者有双输尿管畸形(图 4-3-13),不要看到一条输尿管就匆忙钳夹切断骨盆漏斗韧带。

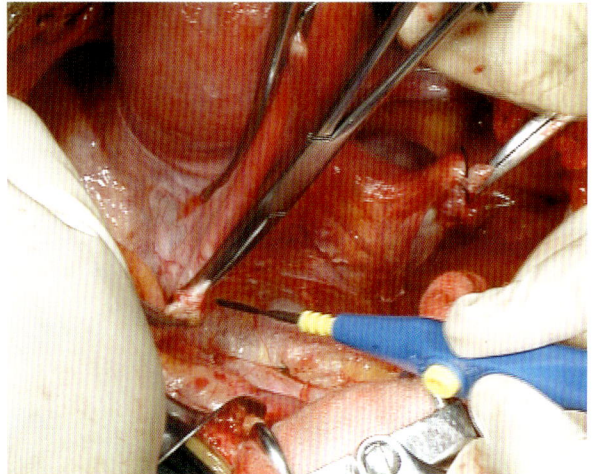

图 4-3-9 切断左侧圆韧带

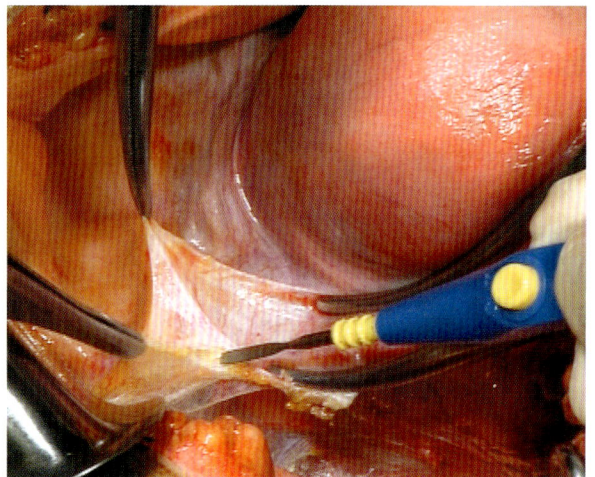

图 4-3-10 切开阔韧带前叶

4. 切断左侧骨盆漏斗韧带　骨盆漏斗韧带是阔韧带的一部分,由阔韧带的外 1/3 移行而成,下缘与盆底腹膜相连,两侧向盆壁伸展,与腹膜壁层相延续,由平滑肌和纤维组织组合而成,其中有卵巢血管和神经通过。卵巢动脉直接起自主动脉进入阔韧带(包括骨盆漏斗韧带)达卵巢门,分成若干小支进入卵巢。其主支横过阔韧带入子宫上段,与子宫动脉卵巢支相吻合。由于骨盆漏斗韧带有卵巢血管,距髂外血管及输尿管较近,故处理骨盆漏斗韧带时,不但要注意避免大出血,还应避免损伤输尿管。

在确认髂外动脉、髂内动脉和输尿管这三个管道结构后,分辨清输尿管和骨盆漏斗韧带的解剖关系后,在近输尿管和骨盆漏斗韧带的交叉处输尿管上方的无血管区,在距离输尿管上方约 1cm 处,平行输尿管,切开阔韧带后叶腹膜(图 4-3-14)。在切开阔韧带后叶腹膜之前,也可用左手中指和示指紧贴腹膜向内侧顶起阔韧带后叶后再切开(参见下文"6. 同法处理右侧"手术步骤图)再次确认输尿管和骨盆漏斗韧带的解剖关系后,高位钳夹、切断骨盆漏斗韧带(图 4-3-15)。漏斗韧带断端可用 7 号丝线结扎,也可用各种电器械凝固切断(图 4-3-16)。提起骨盆漏斗韧带远端断端,与输尿管平行在其上方约 2cm 处,向子宫方向切断阔韧带后叶至子宫旁(图 4-3-17)。将漏斗韧带断端、输卵管伞端和圆韧带断端三者分别结扎(图 4-3-18),并一起捆绑在钳夹子宫两侧的血管钳上(图 4-3-19)。

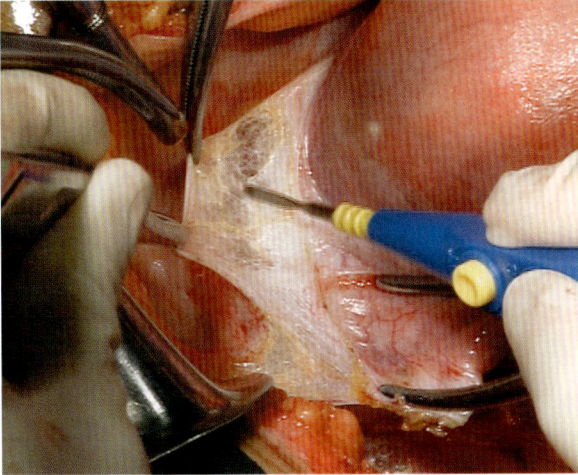

图 4-3-11　切开膀胱腹膜反折

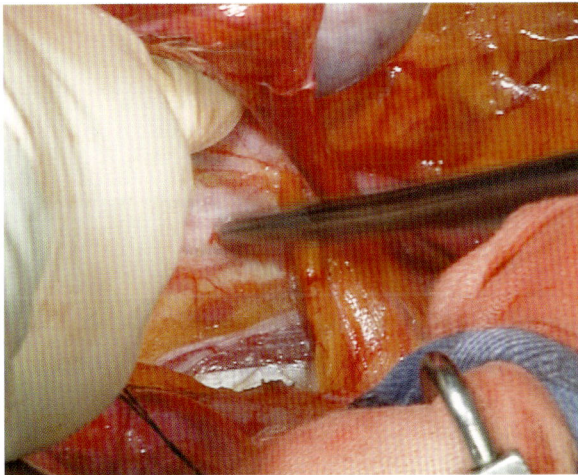

图 4-3-12　暴露左侧输尿管

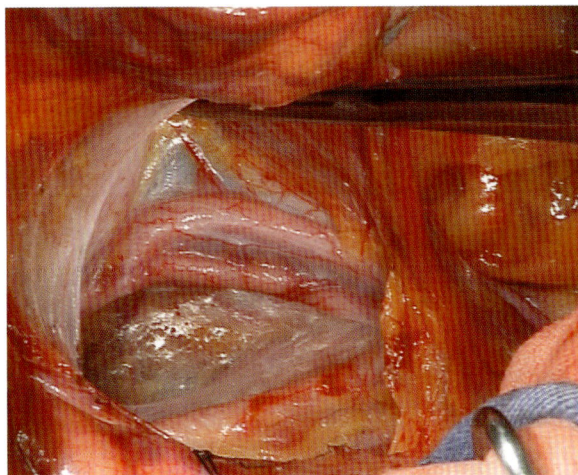

图 4-3-13　左侧双输尿管畸形

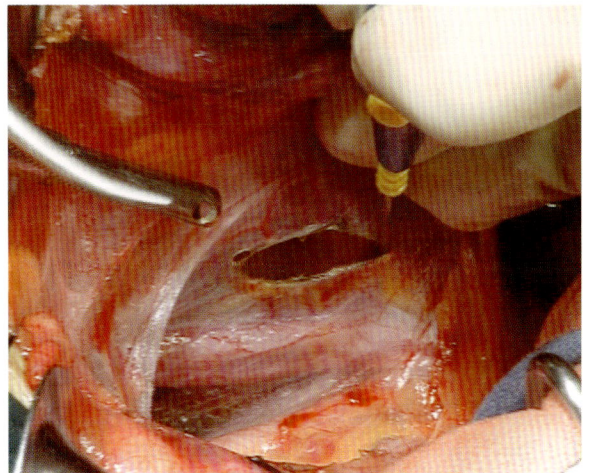

图 4-3-14　平行输尿管上方切开阔韧带后叶

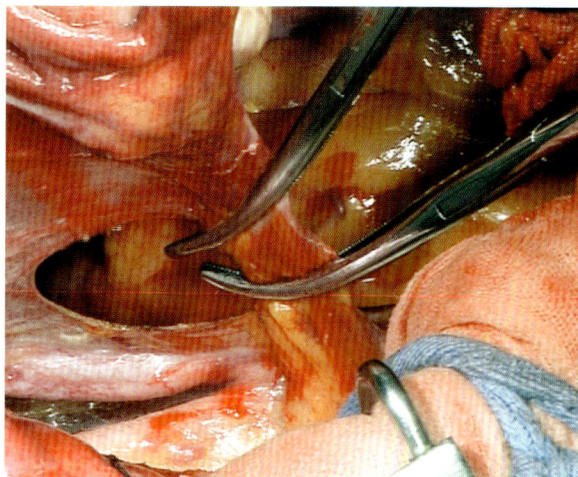

图 4-3-15 钳夹左侧骨盆漏斗韧带

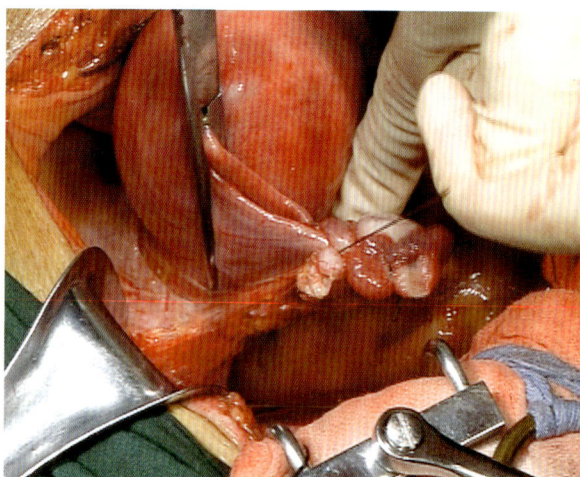

图 4-3-18 分别结扎各断端

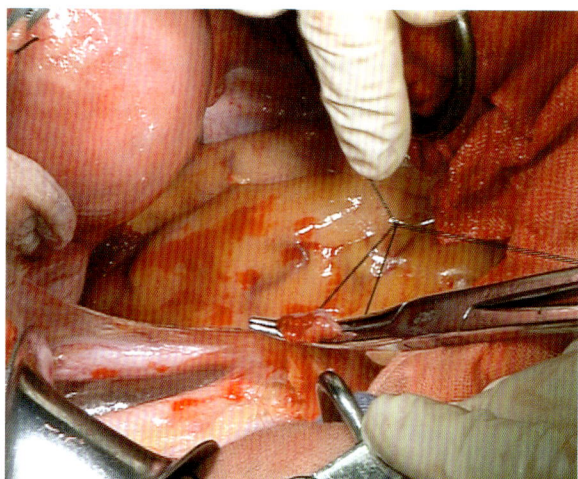

图 4-3-16 结扎左侧骨盆漏斗韧带

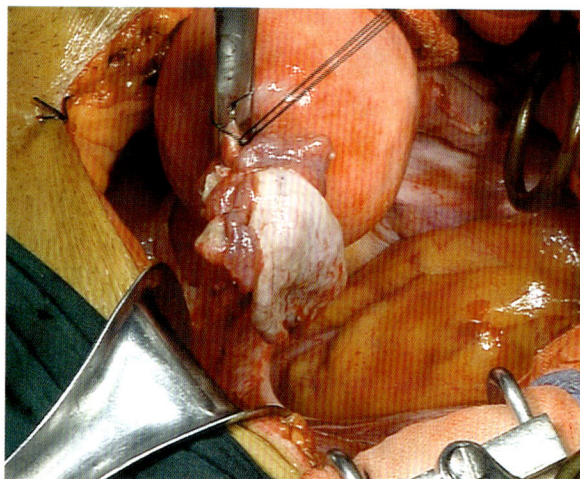

图 4-3-19 将切除的附件捆绑在宫旁血管钳上

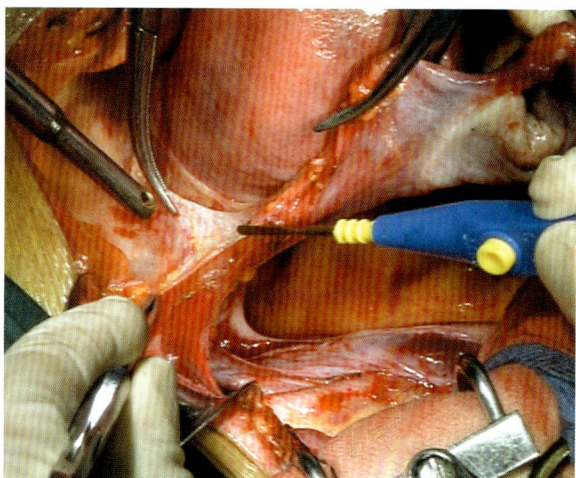

图 4-3-17 切断阔韧带后叶至子宫旁

5. **保留卵巢的方法** 如患者需保留卵巢,在切断圆韧带之后,需将圆韧带与输卵管之间的腹膜切断至子宫角处(图 4-3-20)。不切断骨盆漏斗韧带。在分离阔韧带时,需注意保留骨盆漏斗韧带表面完整的一片腹膜,保护卵巢血管不受牵拉、撕断(图 4-3-21)。

保留卵巢时,一般主张切除输卵管。提起输卵管伞端使输卵管系膜展平,在保留卵巢、输卵管交通血管弓的前提下,自输卵管伞端系膜处,平行、紧贴输卵管,分次钳夹并切断输卵管系膜至子宫角(图 4-3-22、图 4-3-23)。与输尿管平行向子宫方向切断阔韧带后叶至子宫旁(图 4-3-24),钳夹、切断卵巢固有韧带(图 4-3-25),断端用 7 号丝线"8"字缝扎。

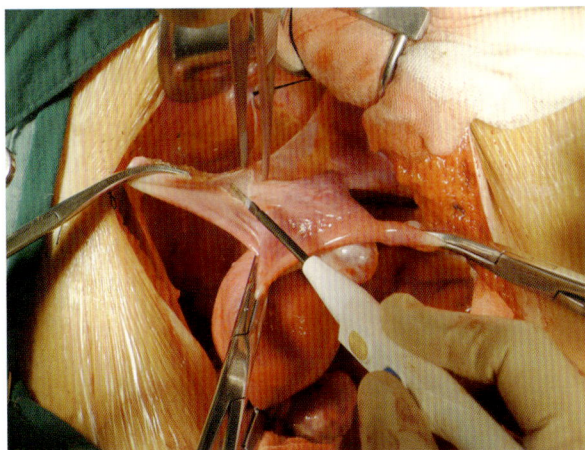

图 4-3-20　切断圆韧带系膜至子宫角

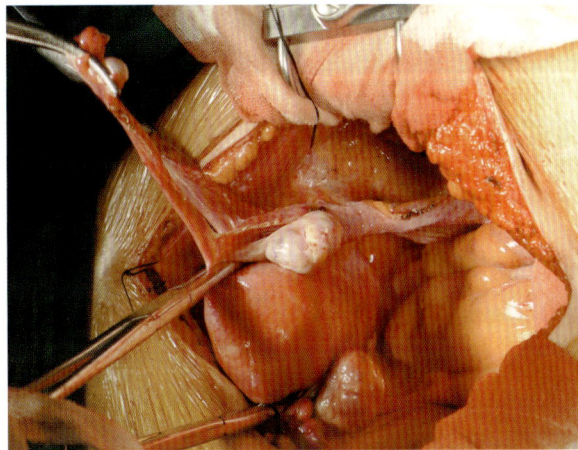

图 4-3-23　切断输卵管系膜至子宫角

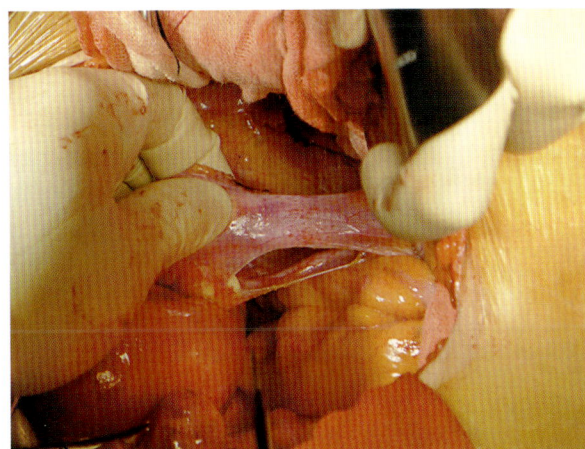

图 4-3-21　完整保留骨盆漏斗韧带表面的腹膜（右侧）

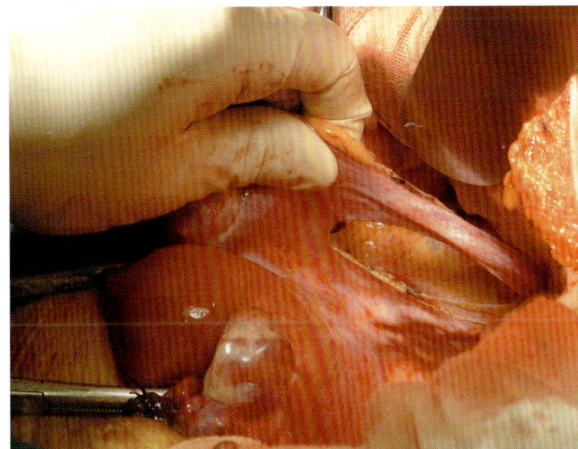

图 4-3-24　切断阔韧带后叶至子宫旁

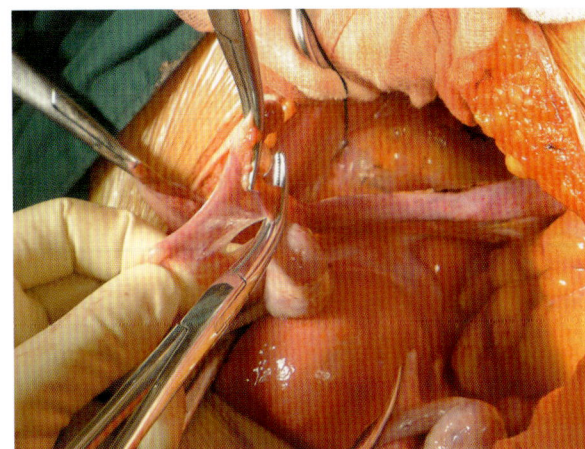

图 4-3-22　钳夹、切断输卵管伞端系膜

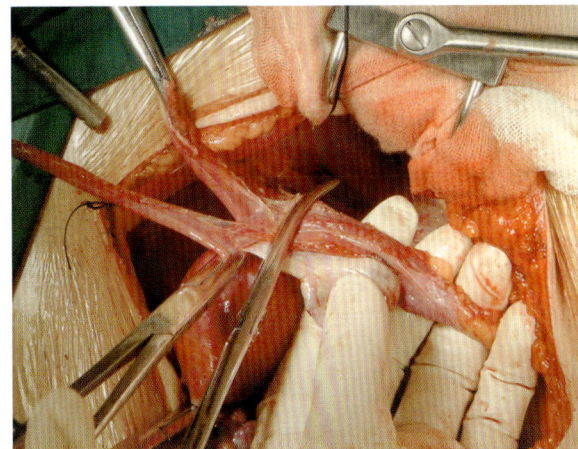

图 4-3-25　钳夹、切断卵巢固有韧带

6. 同法处理右侧 按以上手术步骤 1~4 或 1~5,同法处理右侧(图 4-3-26~ 图 4-3-43)。此时,子宫已呈游离状,可由助手将子宫向上、向患者足侧提起,盆腔术野已充分暴露。

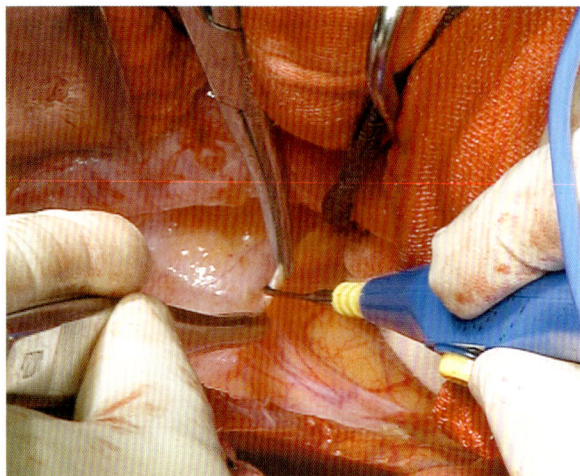

图 4-3-26　在髂腰肌表面切开右侧阔韧带前叶

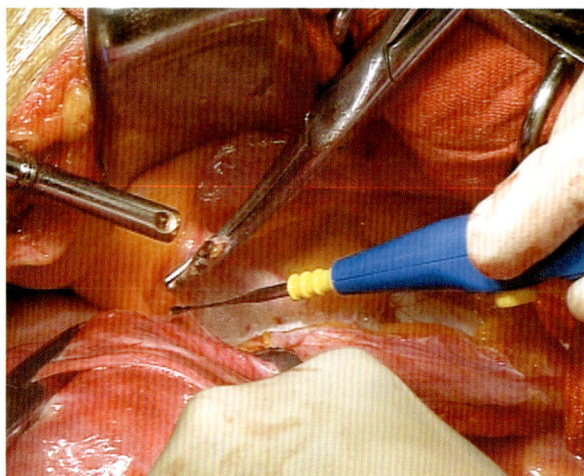

图 4-3-29　切断右侧圆韧带

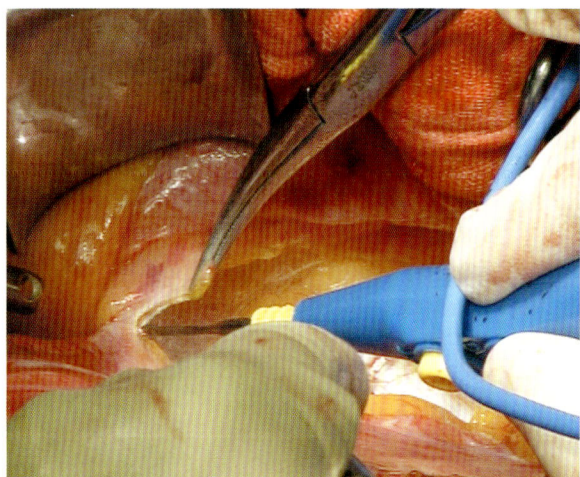

图 4-3-27　向患者足侧切开阔韧带前叶至圆韧带边缘

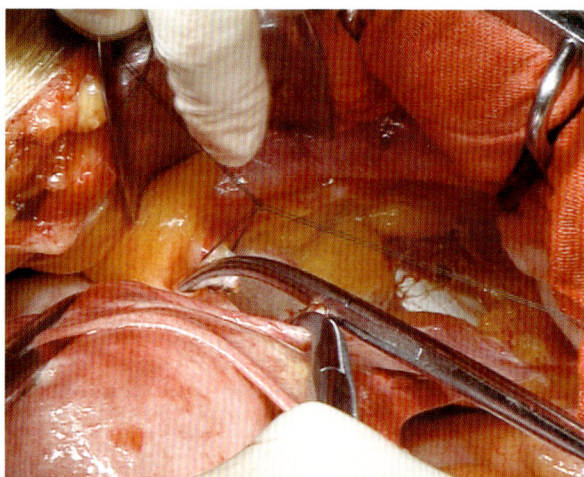

图 4-3-30　结扎右侧圆韧带

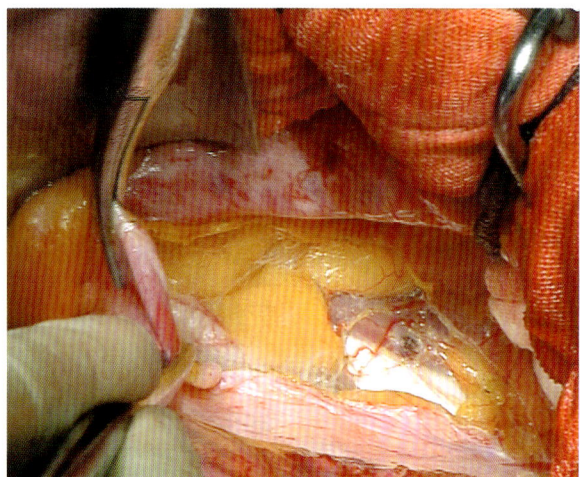

图 4-3-28　钳夹右侧圆韧带

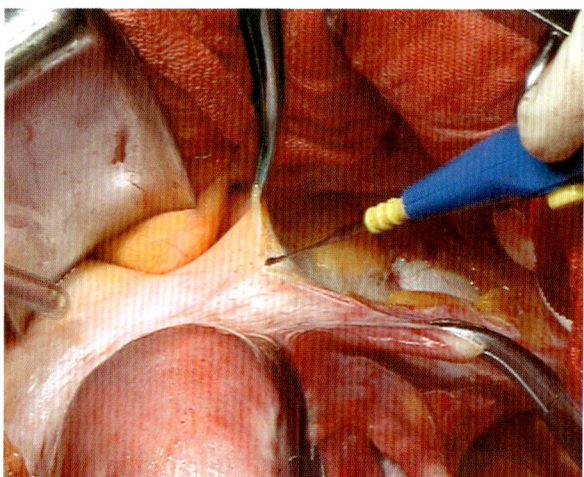

图 4-3-31　向宫颈方向切开阔韧带前叶

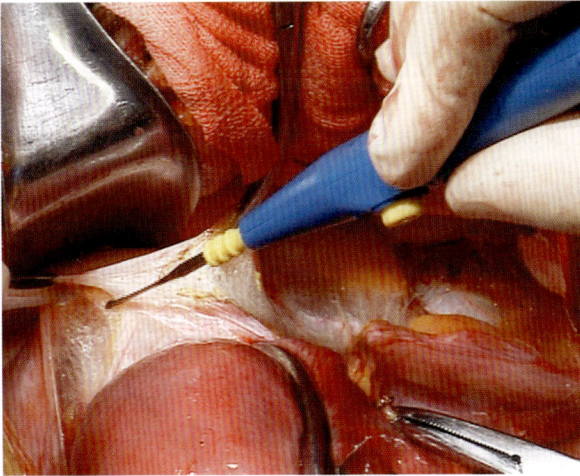

图 4-3-32　切开右侧膀胱腹膜反折

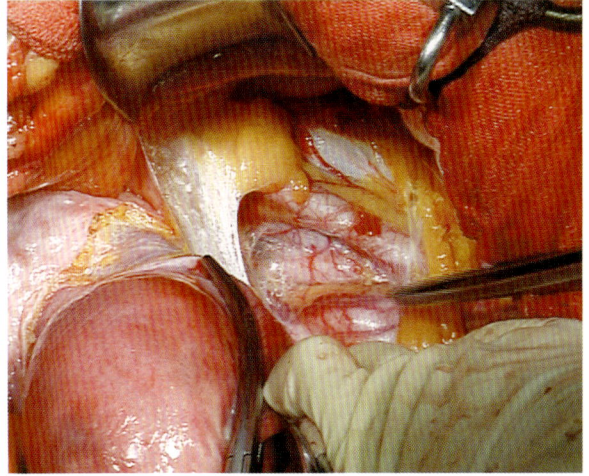

图 4-3-35　确认输尿管

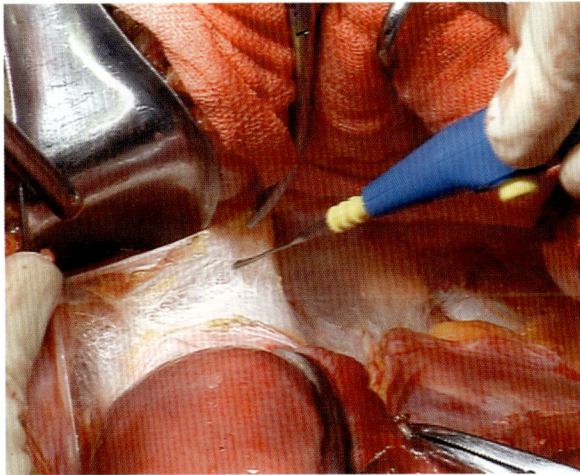

图 4-3-33　分离部分膀胱宫颈间隙

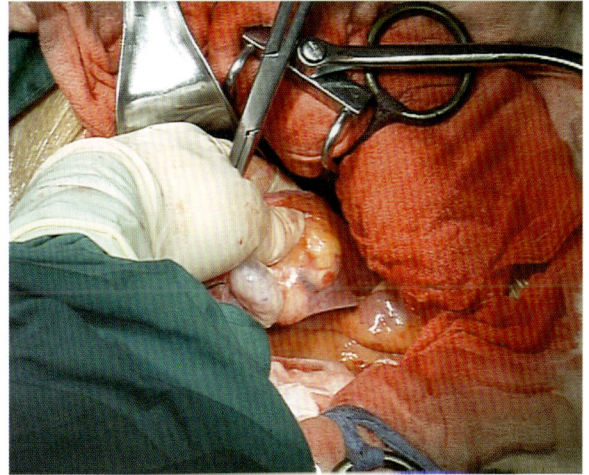

图 4-3-36　在输尿管上方顶起阔韧带后叶腹膜

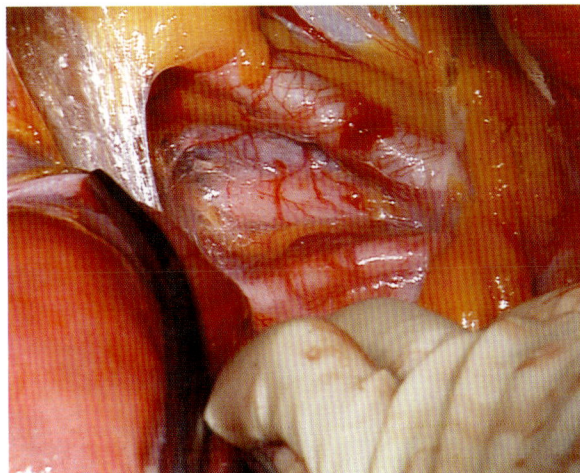

图 4-3-34　暴露右侧盆腔腹膜后结构

自上而下三条白色管状为髂外动脉、髂内动脉和输尿管。

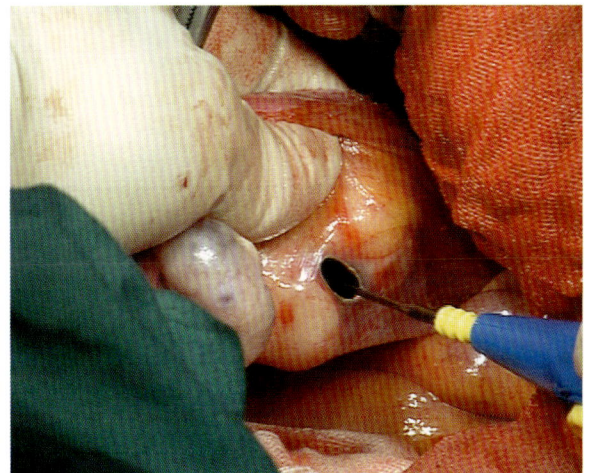

图 4-3-37　在手指中间无血管区切开阔韧带后叶腹

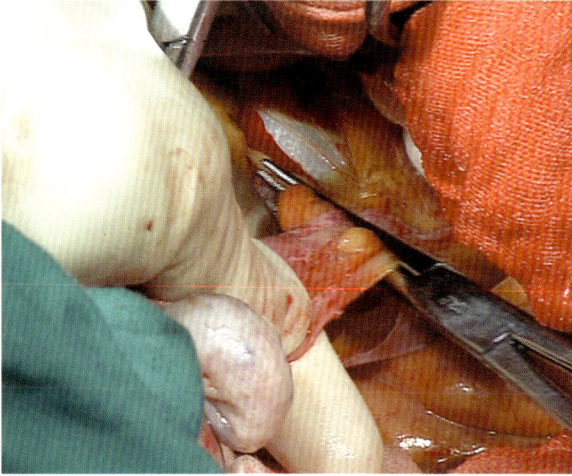

图 4-3-38 钳夹右侧骨盆漏斗韧带

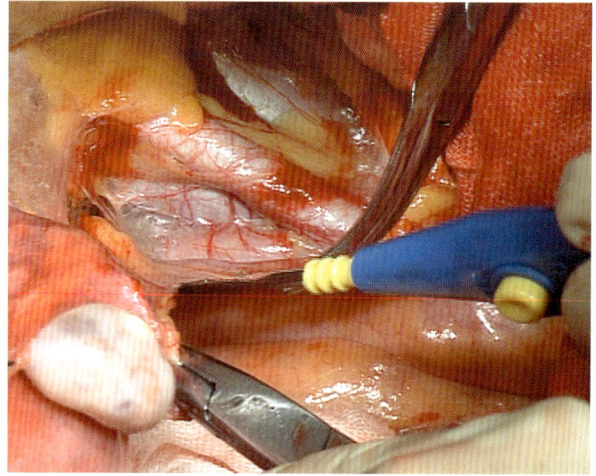

图 4-3-41 向子宫方向切开阔韧带后叶

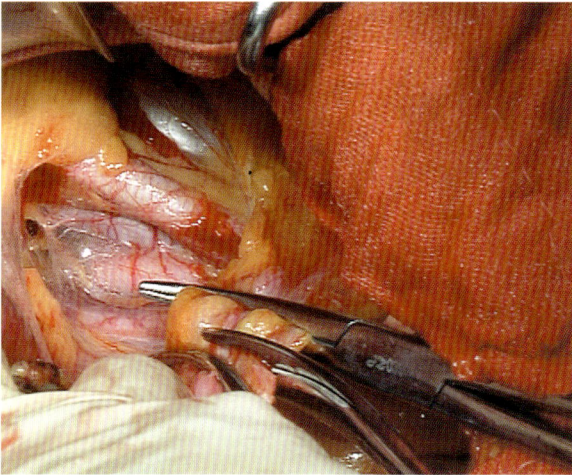

图 4-3-39 切断右侧骨盆漏斗韧带

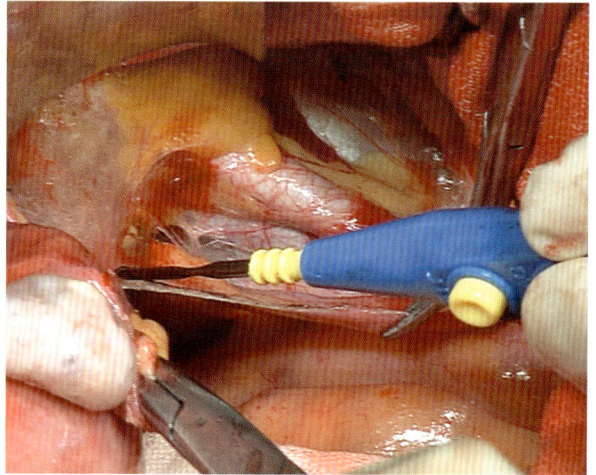

图 4-3-42 切开阔韧带后叶腹膜至宫旁

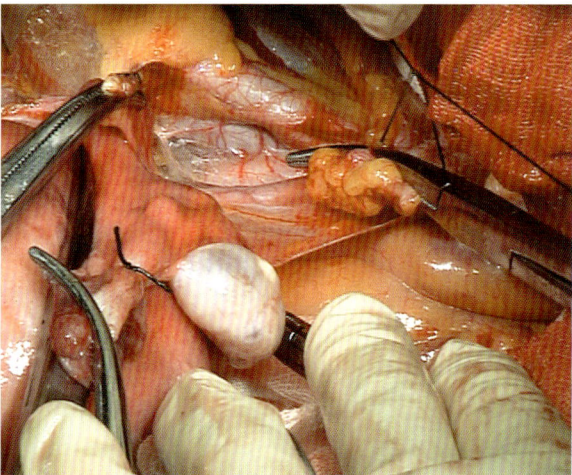

图 4-3-40 结扎右侧骨盆漏斗韧带

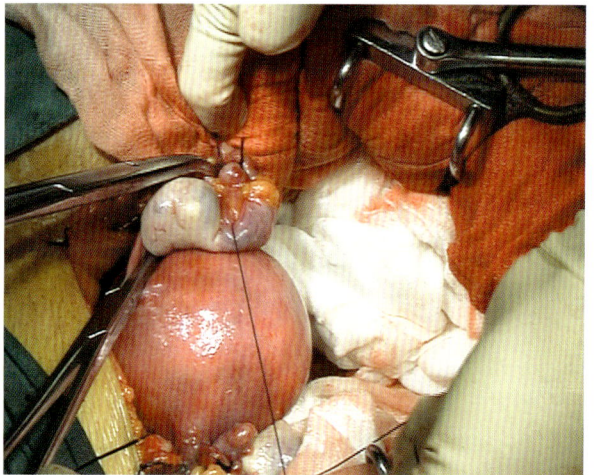

图 4-3-43 将切除的附件捆绑在宫旁血管钳上

7. 切除宫骶韧带

（1）分离两侧直肠侧间隙：先用 7 号丝线分别缝吊两侧输尿管上方的腹膜，向对侧拉开，以利于暴露两侧腹膜后间隙（图 4-3-44、图 4-3-45）。

直肠侧间隙也称直肠侧窝，位于两侧宫骶韧带的外侧，此处组织较为疏松。外侧靠输尿管处由于有伴行输尿管走行的丰富血管，故宜贴近内侧紧贴腹膜打开直肠侧间隙。可平行于输尿管上方 1~2cm 处，紧贴腹膜，锐性分离直肠侧间隙内侧（图 4-3-46、图 4-3-47），至直肠侧间隙深部，用压肠板将输尿管外推（图 4-3-48~ 图 4-3-50），如遇致密组织用电刀分离，可减少出血。分离至直肠侧间隙底部时，可见位于宫骶韧带外侧的下腹下神经丛（图 4-3-51）。贴近腹膜将这些神经向外侧分离，用压肠板将神经和输尿管一起外推，在其内侧切断宫骶韧带，这部分神经就可以保留下来。分离

直肠侧间隙的深度，取决于切除宫骶韧带深层的范围。一般来说，Ⅱ型根治性子宫切除术只切除 1/2 宫骶韧带，直肠侧间隙不必分离过深，不需要

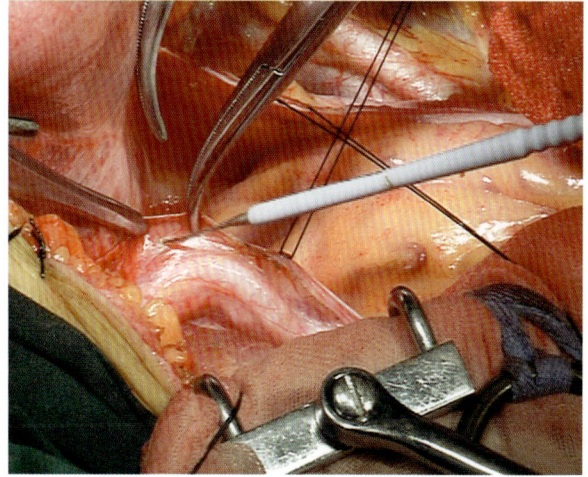

图 4-3-46 紧贴腹膜分离左侧直肠侧间隙

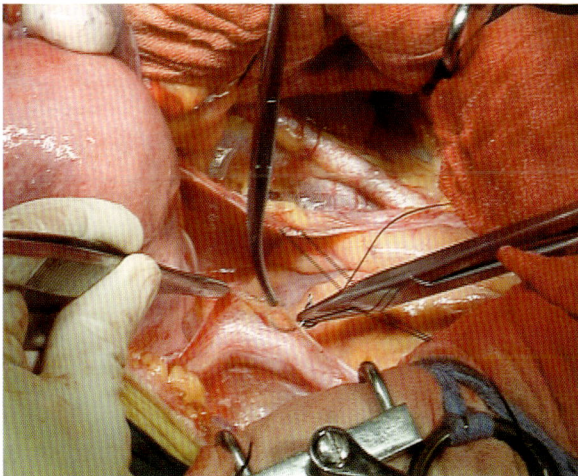

图 4-3-44 缝吊阔韧带后叶腹膜

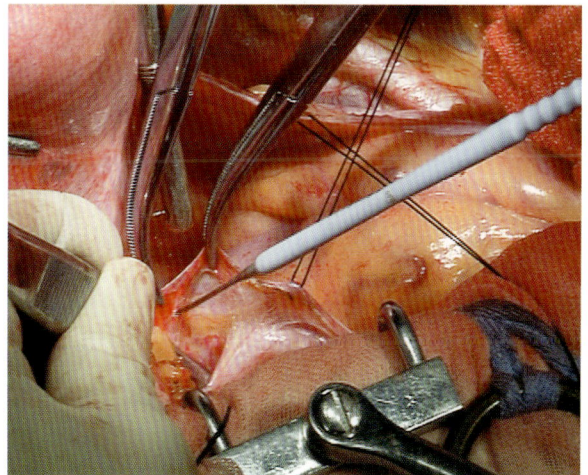

图 4-3-47 继续分离左侧直肠侧间隙

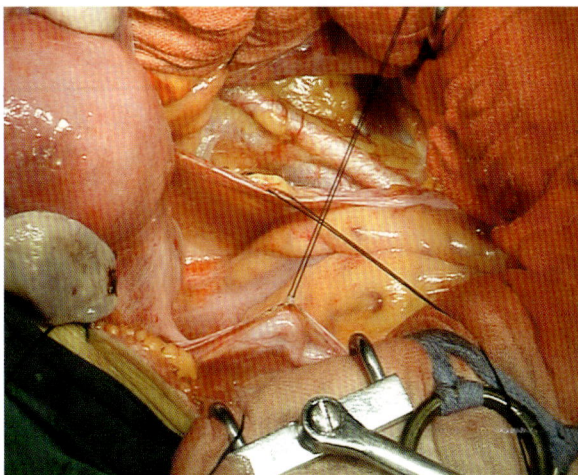

图 4-3-45 暴露两侧腹膜后间隙

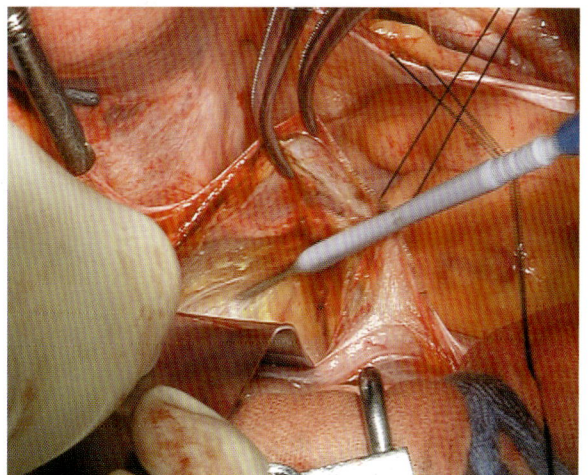

图 4-3-48 压肠板外压左侧输尿管暴露直肠侧间隙底部

分离到见到下腹下神经丛的水平。

分离直肠侧间隙并把输尿管向外侧压开之后，可把阔韧带后叶腹膜垂直向下切开至直肠侧方，见到腹膜变厚处即应停止（图 4-3-52~图 4-3-54）。

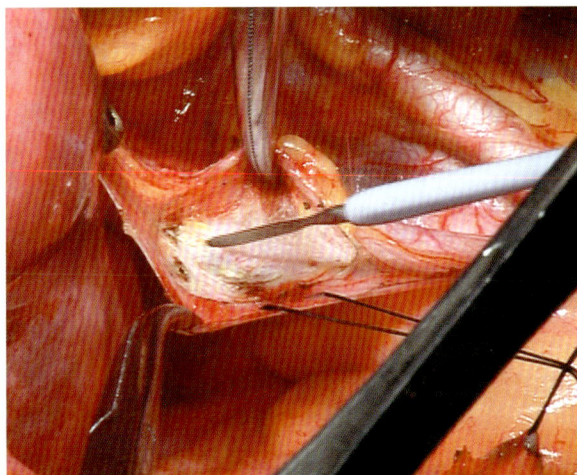

图 4-3-49　分离右侧直肠侧间隙

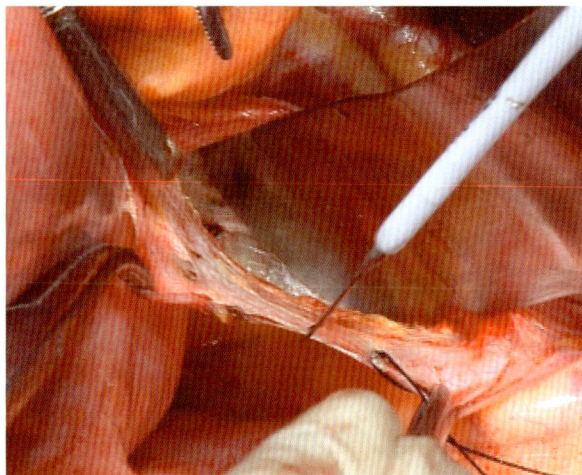

图 4-3-52　垂直向下切开阔韧带后叶腹膜 1

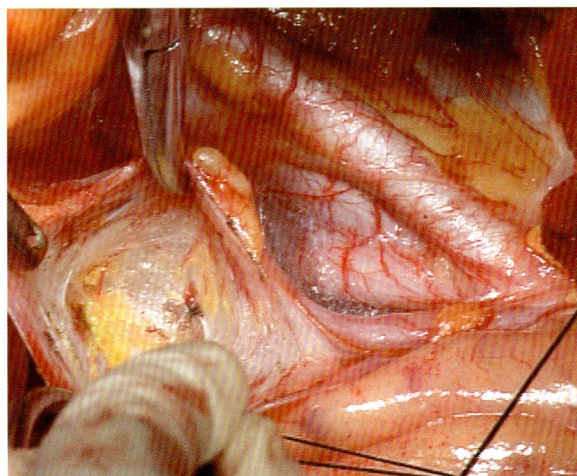

图 4-3-50　继续分离右侧直肠侧间隙

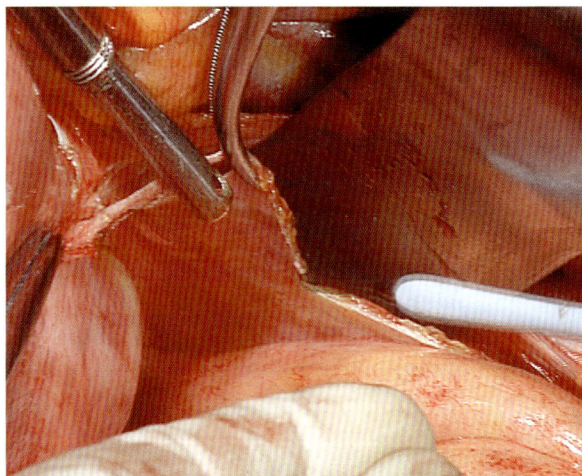

图 4-3-53　垂直向下切开阔韧带后叶腹膜 2

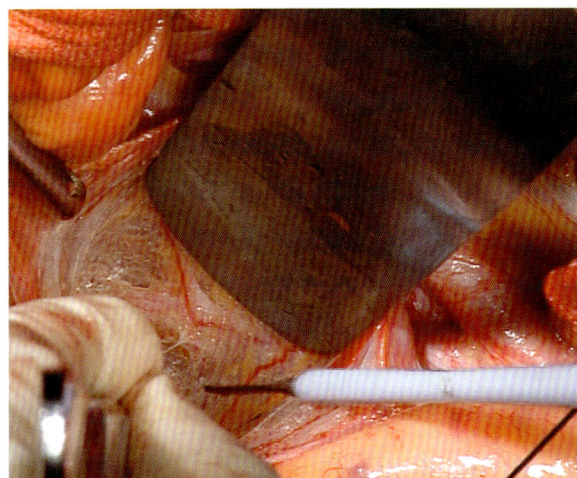

图 4-3-51　下腹下神经丛

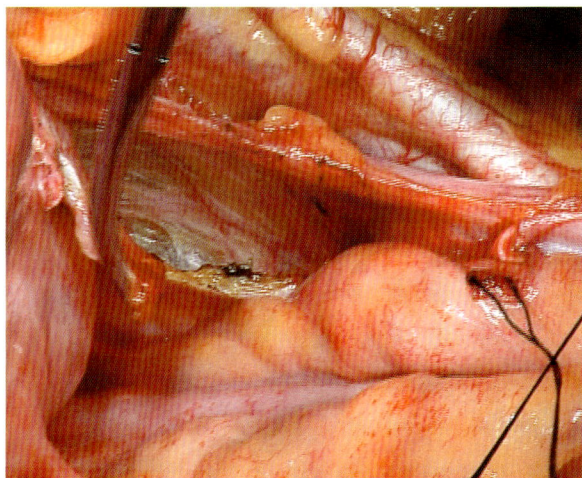

图 4-3-54　垂直向下切开阔韧带后叶腹膜 3

(2)分离直肠阴道间隙：分离直肠阴道间隙，关键点是找准解剖间隙避免出血。常见的出血原因，其一是术者害怕损伤直肠，在远离直肠的地方打开直肠反折腹膜，切的位置过高，实际上切开了阴道后壁。阴道后壁上1/3有阴道动脉和子宫动脉的宫颈支支配，血运丰富，哪怕是只有一个小的切口，都可以造成较多的出血，即使钳夹结扎也无济于事。渗血将一直持续到子宫切除后，术野不清给手术带来了困难，故术中应尽量避免之。常见出血的第二个原因是当癌肿侵犯阴道后壁时，血运丰富，也易造成出血。因此，对于宫颈癌ⅡA期或有直肠肿瘤的患者，阴道后壁如果受侵，切开直肠腹膜反折时，应在直视下找准解剖间隙，锐性分离，遇有多静脉丛时尽量避之。阴道两侧血运较中间丰富，更应注意防止损伤两侧静脉而渗血。

手术方法是首先要确定直肠腹膜反折的位置。把子宫向患者足侧和上方提起，用血管钳提起直肠前壁浆肌层，上下活动，观察直肠腹膜反折的附着点，确定其位置后将提起直肠前壁浆肌层的血管钳向患者头侧牵拉形成一定的张力(图4-3-55)，在阴道后壁与直肠前方腹膜的转折处即为直肠腹膜反折的附着点。用电刀或剪刀切开此处反折腹膜(图4-3-56)，并正确分离出一小段直肠阴道间隙后(图4-3-57)，用手指贴着阴道后壁钝性分离直肠阴道间隙(图4-3-58)，沿着直肠与阴道之间疏松的间隙向下轻推。如果术前在阴道里面填塞纱布条，阴道壁会被顶起而变硬，此时用手指沿着硬的阴道后壁下推，会比较容易找准直肠阴道间隙。下推的深度由切除阴道的长度来决定，如需切除3cm的阴道，下推2cm左右即可，因为直肠腹膜反折附着点之上已有长约2cm的阴道(图4-3-59)。

(3)切开右侧直肠侧腹膜、切断右侧宫骶韧带：直肠侧腹膜位于两侧宫骶韧带的内侧，与直肠两侧缘相衔接。需切开直肠侧腹膜才能把宫骶韧带内侧缘和直肠前壁外侧缘分开，进而切断宫骶韧带。先用压肠板在骶韧带的外侧缘将输尿管外推(图4-3-60)，手指将直肠向下压，血管钳提起宫骶韧带形成张力(图4-3-61)，用电刀切开直肠侧腹膜(图4-3-62)，手指沿其间隙，稍作推压向内、向下弧形下推直肠，着力点放在宫骶韧带内侧缘，将直

肠侧壁和宫骶韧带的内侧缘充分分离，为切除宫骶韧带做好准备。

宫骶韧带是一增厚的纤维结构，发自骶骨1~4水平，向前延伸并与阴道后筋膜融合在一起，其功能是支持盆底器官。宫骶韧带可分为浅层和深层两部分。韧带内含有肌组织和结缔组织，外表被盆腔腹膜覆盖，以维持子宫正常的前位。将直肠侧间隙和直肠阴道间隙充分分离暴露，宫骶韧带的内外侧缘便清楚地暴露出来。上腹下神经丛分出的腹下神经就位于宫骶韧带的外侧部分，该神经丛是位于宫骶韧带外侧的一层薄的纤维，属交感神经，处理骶韧带时应注意保留该神经。

宫骶韧带呈伞形，可分为浅层和深层两部分来处理。由于浅层无大血管，可以用电凝来切除，特别是体瘦者。切除的方向是平行直肠。宫骶韧带深层处理的关键取决于直肠侧间隙、直肠阴道间隙和直肠侧腹膜分离是否足够。应充分游离骶骨韧带的内、外侧缘，并确保和外侧的输尿管和内侧的直肠充分分开。根据需要切除不同长度的宫骶韧带，一般来说，Ⅱ型根治性子宫切除术需切除一半的宫骶韧带。

切除宫骶韧带深层一般用直角钳平行盆底垂直钳夹韧带(图4-3-63)，最好一次钳夹，然后切断(图4-3-64、图4-3-65)，缝扎盆底侧的断端(图4-3-66)。由于宫骶韧带后方直肠侧间隙空间较人，采用"反针"缝合容易出针，同时可避免针尖刺伤其他组织。

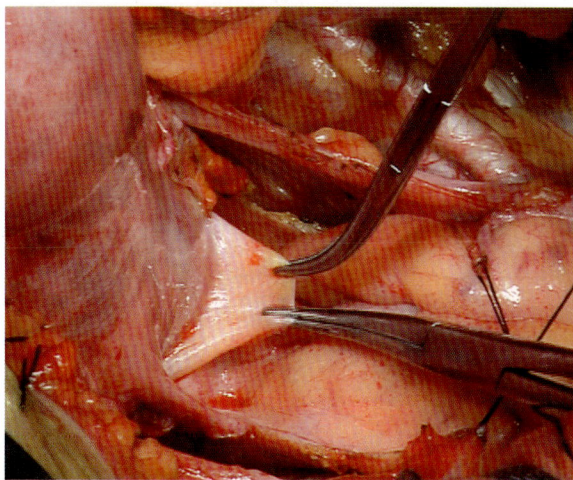

图4-3-55　寻找正确的直肠阴道腹膜反折附着点

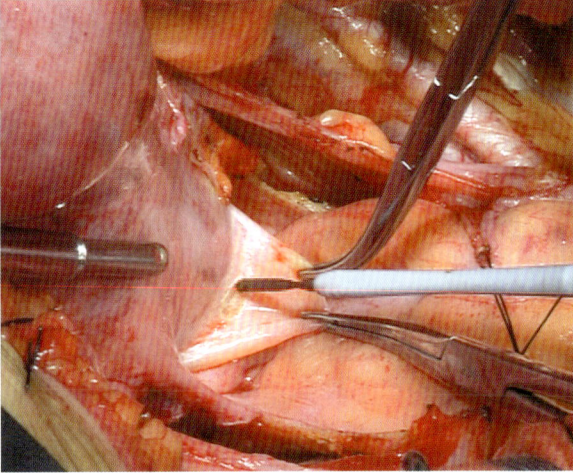

图 4-3-56 切开直肠阴道腹膜反折附着点

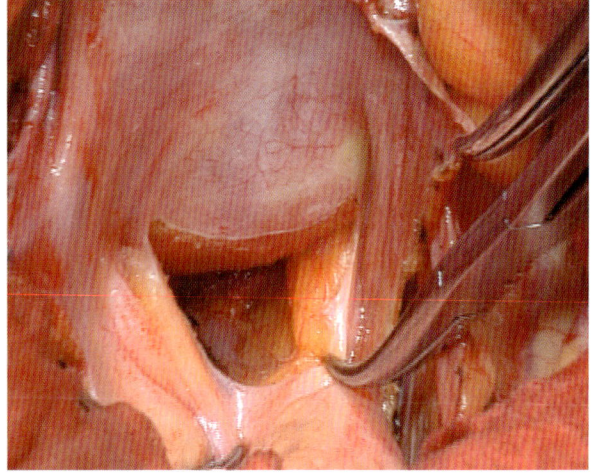

图 4-3-59 分离直肠阴道间隙长度

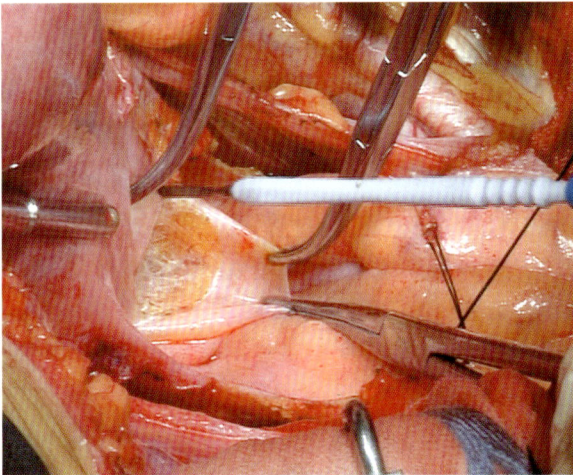

图 4-3-57 锐性分离部分直肠阴道间隙

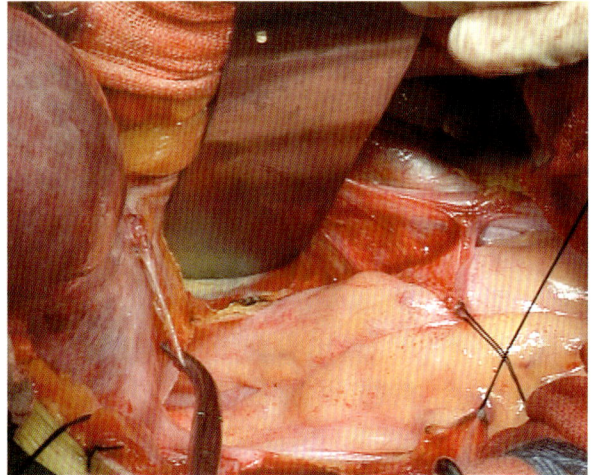

图 4-3-60 压肠板外推右侧输尿管

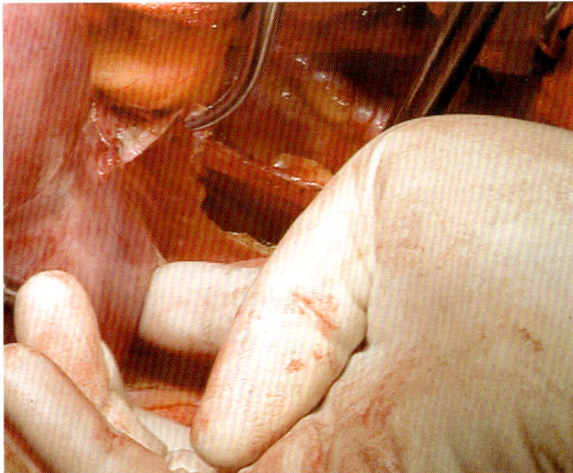

图 4-3-58 钝性分离直肠阴道间隙

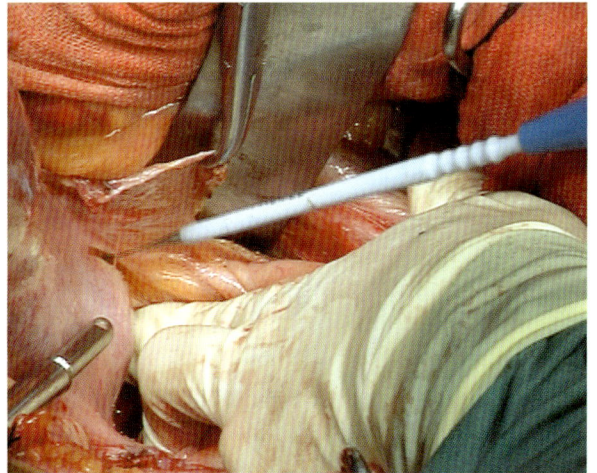

图 4-3-61 手指下压直肠形成张力

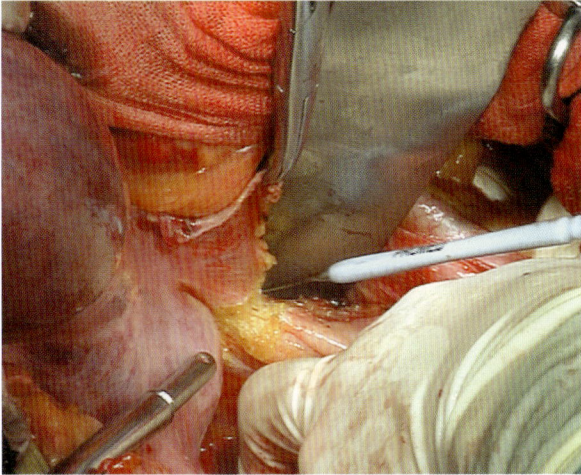

图 4-3-62　切开右侧直肠侧腹膜

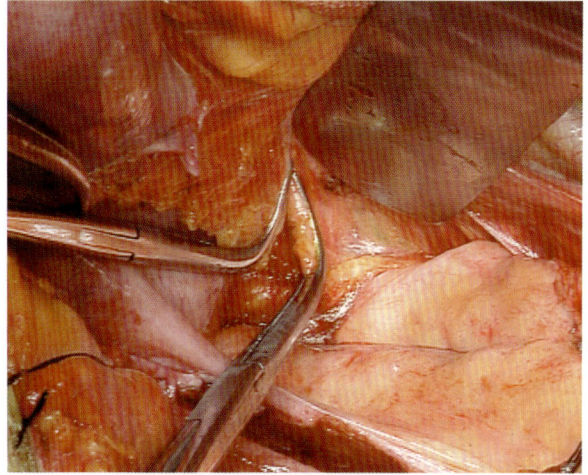

图 4-3-65　切断右侧宫骶韧带深层后

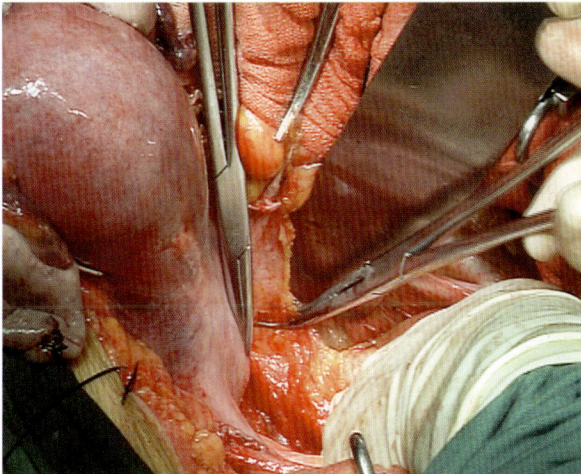

图 4-3-63　钳夹右侧宫骶韧带深层

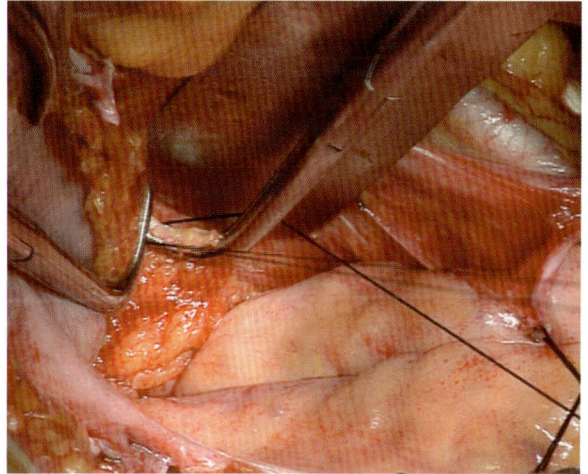

图 4-3-66　缝扎右侧宫骶韧带深层

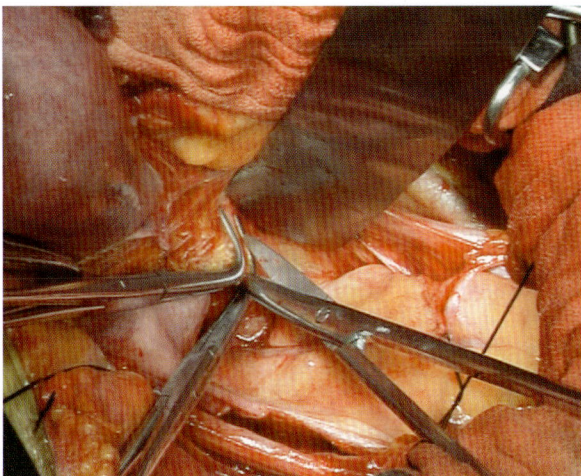

图 4-3-64　切断右侧宫骶韧带深层

（4）切断左侧宫骶韧带：采用和右侧相同的方法，压开左侧输尿管（图 4-3-67），切断宫骶韧带浅层（图 4-3-68），然后切开直肠侧腹膜（图 4-3-69），紧贴宫骶韧带内侧缘，用手指弧形向内下的方向将直肠左前壁和宫骶韧带内侧缘分开（图 4-3-70），然后钳夹（图 4-3-71）、切断（图 4-3-72）、缝合（图 4-3-73）、结扎宫骶韧带深层（图 4-3-74）。至此，两侧骶骨韧带均已切断，子宫可以提得更高，用干纱布填塞子宫、阴道后方间隙以压迫止血，转向子宫前方准备分离膀胱宫颈阴道间隙。

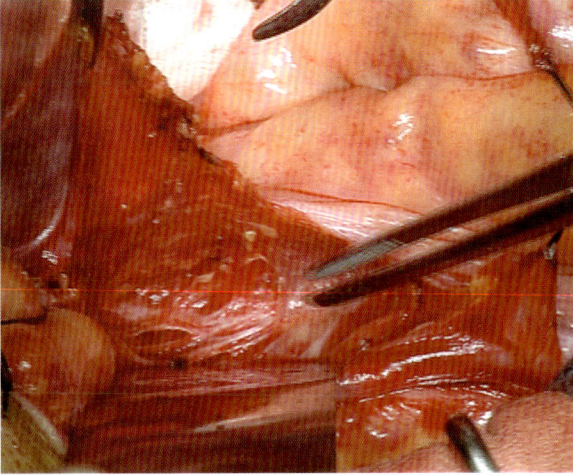

图 4-3-67　压开左侧输尿管

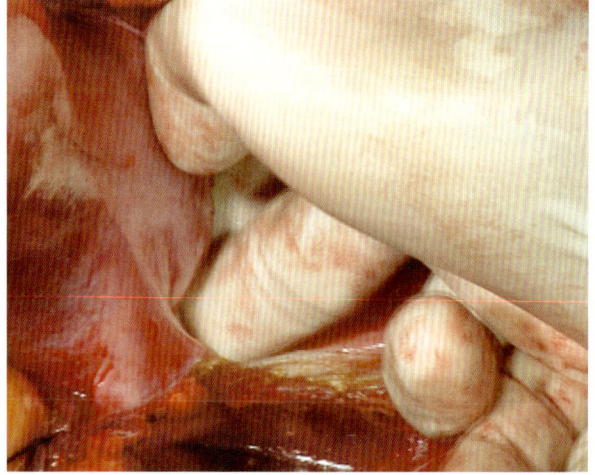

图 4-3-70　分离左侧宫骶韧带内侧缘

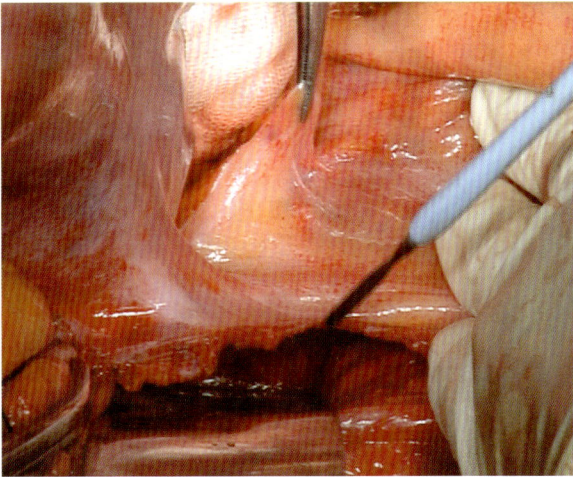

图 4-3-68　切断左侧宫骶韧带浅层

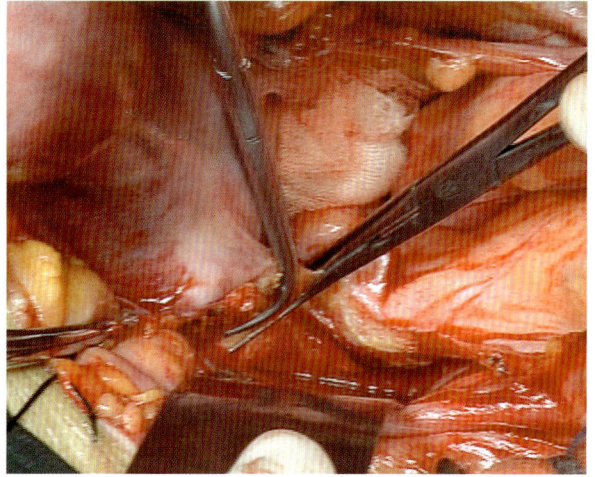

图 4-3-71　钳夹左侧宫骶韧带

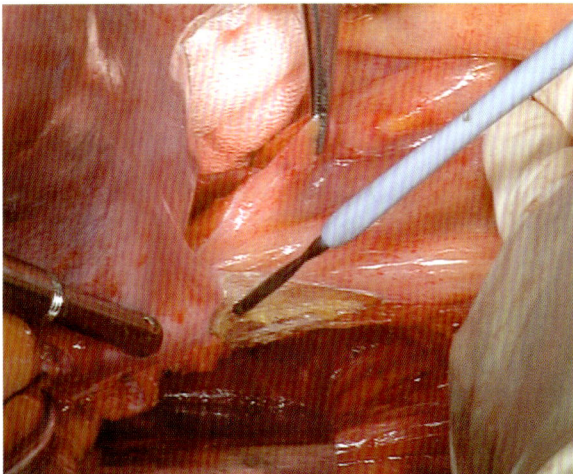

图 4-3-69　切开左侧直肠侧腹膜

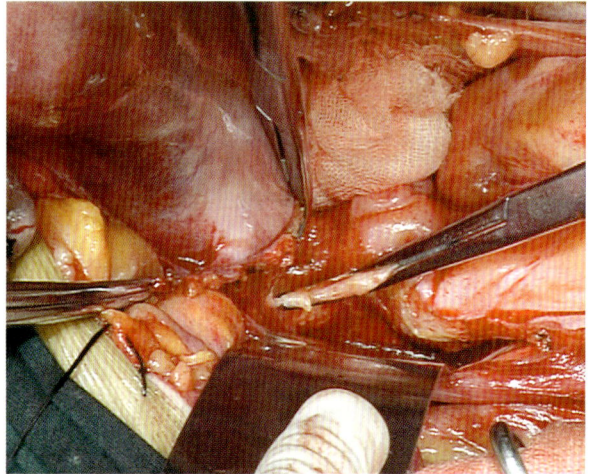

图 4-3-72　切断左侧宫骶韧带

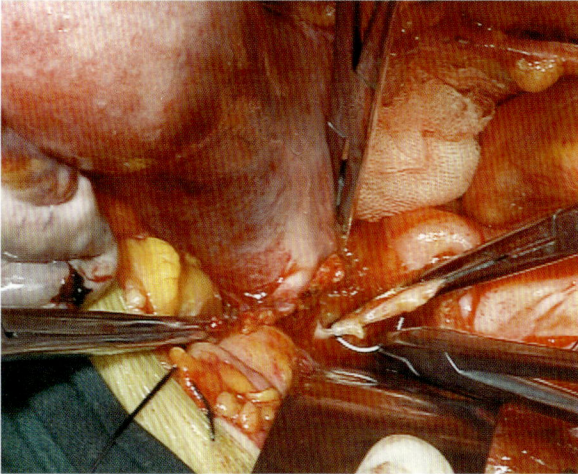
图 4-3-73 "反针"缝扎左侧宫骶韧带

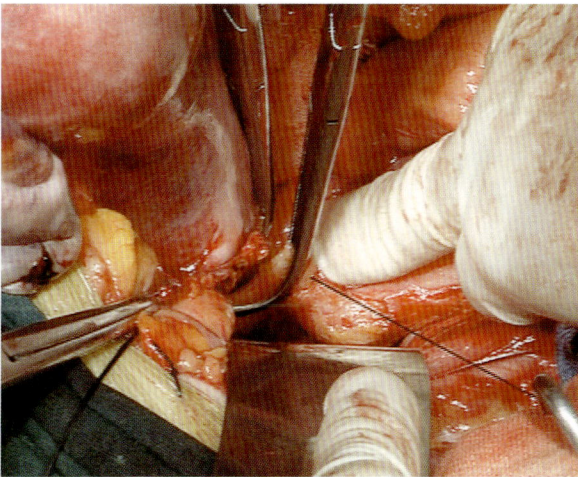
图 4-3-74 结扎左侧宫骶韧带

8. 分离膀胱宫颈、阴道间隙 膀胱宫颈间隙是位于膀胱和宫颈之间的潜在间隙,血管较少,易于分离。膀胱阴道间隙是位于膀胱下段和阴道前壁之间的潜在间隙,含致密结缔组织,血管较多,前方为膀胱顶,后方为阴道前壁。

膀胱宫颈间隙的分离由切开膀胱腹膜反折开始,此间隙的分离必须由宫颈前方中央开始,这样可以避免损伤位于两侧膀胱柱内的血管。将膀胱从阴道壁分开时可见阴道壁筋膜呈白色,从这个间隙容易分离膀胱阴道间隙。Ⅱ型子宫切除术需下推膀胱阴道间隙至输尿管隧道出口水平。Ⅲ型子宫切除术则需继续分离膀胱宫颈韧带,直到输尿管进入膀胱的三角区处分离出

输尿管。

膀胱壁有丰富的静脉丛,特别是巨块型宫颈癌、病灶位于宫颈前唇时,膀胱后壁往往有密集如蚯蚓状的静脉丛,如果分离膀胱宫颈间隙层次不准确,或用钝性下推膀胱的方法,极易损伤血管造成出血。宫颈及阴道两侧的膀胱附着处也有丰富的血管丛,分离过宽易引起出血,下推膀胱出血的部位往往在两侧,特别是近膀胱宫颈韧带的外侧缘,此处有子宫宫颈动静脉,要防止损伤引起出血。

分离膀胱可分两步走。第一步:先分离膀胱到暴露出输尿管隧道的出口的高度稍下方,即膀胱宫颈韧带的外侧缘,宫旁血管的内侧,能确定输尿管隧道的出口、满足打开输尿管隧道的要求即可。第二步:打开输尿管隧道、切断两侧主韧带之后,再打开剩余的膀胱宫颈韧带前叶,之后再继续向下分离膀胱。因切断主韧带之后,子宫可以提得更高,此时再下推膀胱,相对比较容易,且出血量少,容易暴露出足够的阴道上段至达到阴道切除的长度,为切除阴道及阴道旁组织做准备。

(1)切开子宫膀胱腹膜反折:子宫膀胱腹膜反折可在切断圆韧带后即切开或留待现在才切开。可提起腹膜反折,在其疏松处横行切开(图4-3-10、图4-3-11、图4-3-31~图4-3-33)。

(2)分离膀胱宫颈、阴道间隙:用三把血管钳夹了宫膀胱腹膜反折切缘,轻轻向上提起,子宫向患者头侧牵拉形成张力。在有张力的情况下,膀胱宫颈间隙会变白(图4-3-75),此变白区即为无血管区的宫颈膀胱间隙,在变白处分离,即可不损伤血管而把间隙分开。术者用镊子和电刀配合寻找发白处分离,锐性分离下推膀胱。当发白处已分离完时,再把膀胱和宫颈或阴道前壁拉开又会出现发白的间隙,这样交替分离就可以把膀胱推得比较低(图4-3-76)。分离时把静脉分向膀胱侧,有的静脉可以预处理钳夹缝扎,遇到小的出血可以电凝止血。分离膀胱越低越好,越低越有利于打开输尿管隧道,故尽量把膀胱分离到难以再往下分离的程度(图4-3-77)。如存在粘连,分离膀胱有困难,可先分离到输尿管隧道出口处以下,等打开输尿管隧道切断主韧带后再往下分离膀胱,即如上述的"两步走"。

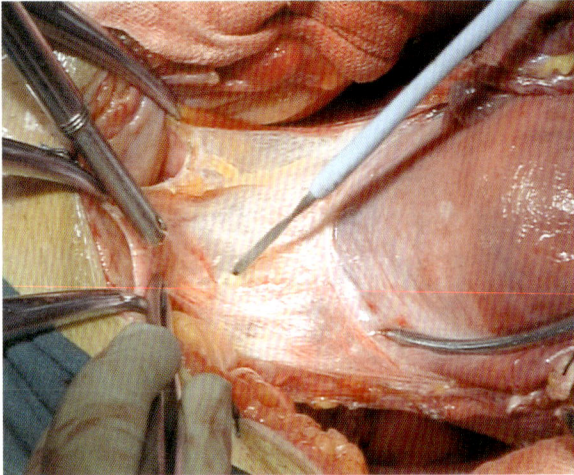

图 4-3-75 选择变白处分离膀胱宫颈间隙

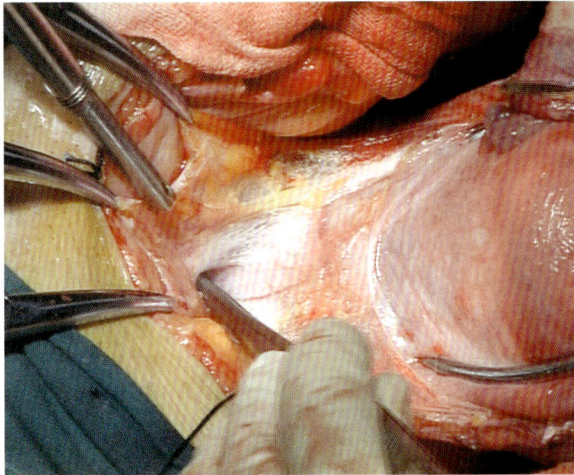

图 4-3-76 交替"造白"分离膀胱宫颈阴道间隙

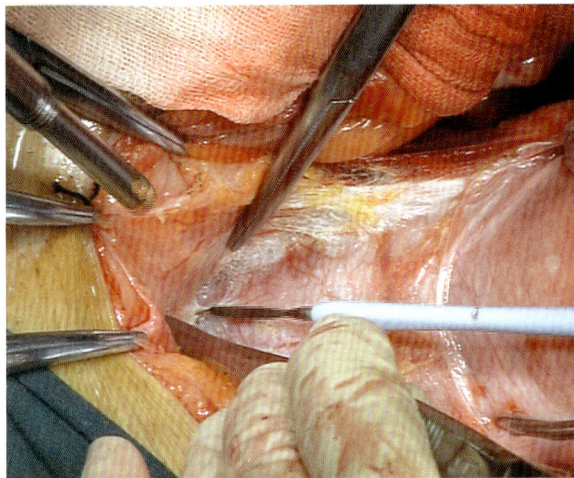

图 4-3-77 分离膀胱至输尿管隧道出口之下

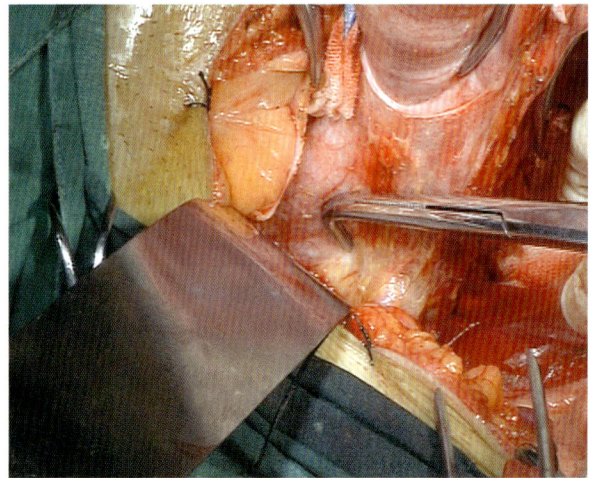

图 4-3-78 确定左侧输尿管隧道出口位置

9. **打通左侧输尿管隧道** 输尿管有独特的血液供应,输尿管下段血液供应来源于膀胱上动脉及膀胱下动脉。这种血管分布特点可以确保任何一段输尿管被切断,断端局部血供均无明显影响。

保留该段输尿管子宫动脉输尿管支的血运有重要的临床价值。采用的方法是于输尿管内侧处理输尿管隧道,于输尿管的内上方一步钳夹输尿管上方子宫动脉及组织,这样就保留了子宫动脉输尿管支的血运。该术式经术后病理检查证实达到了根治手术的效果,并简化了手术操作步骤,在保护尿路功能方面也起到了积极的作用。

输尿管末端进入膀胱之前,其上方有子宫旁血管等组织覆盖。在这一段输尿管上方和子宫旁血管下方之间有一个疏松的间隙,这个间隙就是俗称的"输尿管隧道"。输尿管隧道是指输尿管走行于膀胱宫颈韧带内的一段特殊的结构,包埋于膀胱宫颈韧带的浅层和深层的间隙内,其长度十分有限,通常不超过 2cm。打开输尿管隧道是根治性子宫切除术的难点之一,也是容易出血的手术步骤。

既然是隧道,就有入口和出口。我们的做法是先找出口、后找入口,然后两侧贯通、一次钳夹。

(1)寻找左侧输尿管隧道出口:在充分分离膀胱的前提下,找输尿管隧道出口。出口的位置位于膀胱宫颈韧带的内侧,膀胱底的上方,底部是阴道前壁。可用压肠板把膀胱底下压,子宫向一侧牵拉,形成张力,用镊子贴着阴道壁小心分离膀胱宫颈韧带内侧,看到发白的阴道前壁处即为输尿管出口(图 4-3-78)。

（2）寻找左侧输尿管隧道入口：在子宫峡部外侧缘约 1.5cm 处，输尿管穿过该处宫旁结缔组织后再进入膀胱，该处输尿管上方即为输尿管隧道的入口。助手可轻轻向患者头侧提拉输尿管，术者可用镊子提起子宫旁血管及结缔组织，用直角钳紧贴输尿管上方，伸入隧道内，钳尖指向先前确定的隧道出口方向，在退钳的时候撑开直角钳，感觉到直角钳伸入一个无阻力的疏松间隙，并在直角钳的下方看到白色的输尿管浆膜层即为隧道入口的正确解剖层次（图 4-3-79）。

（3）贯通输尿管隧道：找到隧道入口后，直角钳呈闭合状态，平行输尿管，紧贴输尿管上方、钳尖朝着输尿管隧道出口位置方向（一般是向内、上方向）用力（图 4-3-80），并用左手示指和中指压住钳尖两侧组织（图 4-3-81），使钳尖从输尿管隧道出口伸出，将输尿管隧道打通（图 4-3-82）。

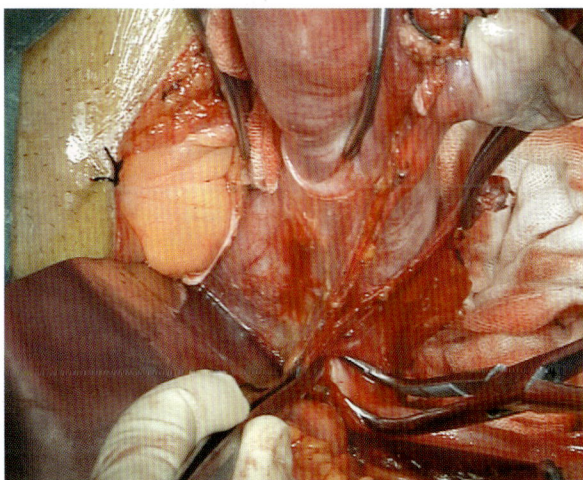

图 4-3-79　寻找输尿管隧道入口

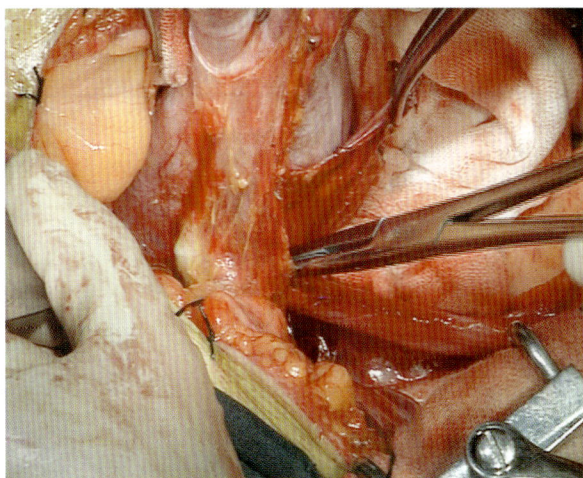

图 4-3-80　钳尖朝向出口方向

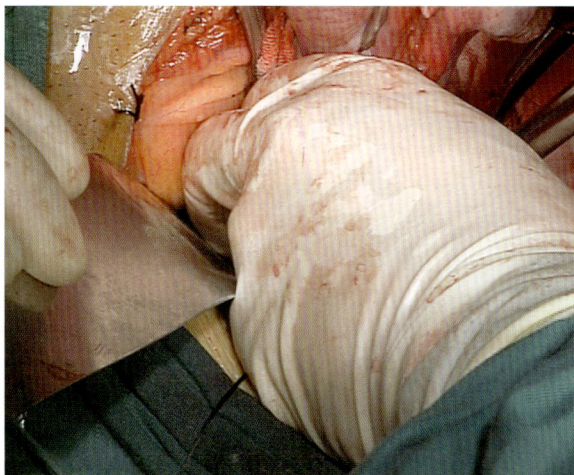

图 4-3-81　左手配合钳尖穿出隧道出口

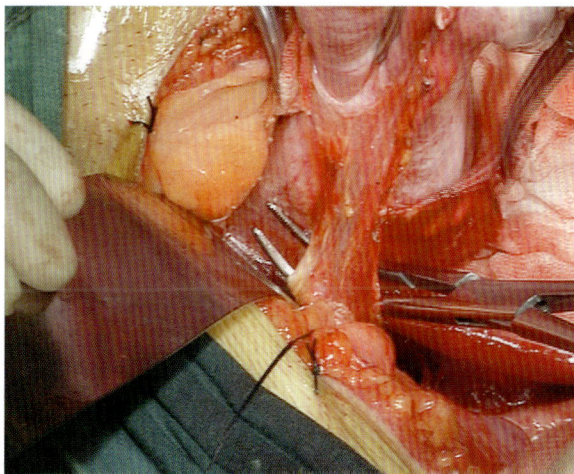

图 4-3-82　打通输尿管隧道

（4）打通输尿管隧道：隧道贯通后，用钳子或镊子将隧道内输尿管下压分离，确认输尿管远离膀胱宫颈韧带前叶（图 4-3-83），确认膀胱宫颈韧带前叶中不含输尿管后，两把血管钳钳夹膀胱宫颈韧带前叶（图 4-3-84、图 4-3-85）；钳夹时血管钳应远离输尿管尽量靠近子宫旁，使近膀胱侧的断端尽可能长，以避免结扎断端时使输尿管扭曲。夹紧血管钳之前需再次确认输尿管完全与膀胱宫颈韧带前叶分离方可上钳，并且要求一步钳夹之，防止漏夹血管组织。随后切断、结扎膀胱宫颈韧带前叶（图 4-3-86、图 4-3-87）。在剪断膀胱宫颈韧带前叶时，也宜边剪边观察，如发现误钳、误剪了输尿管，应及时停止并加以修补。

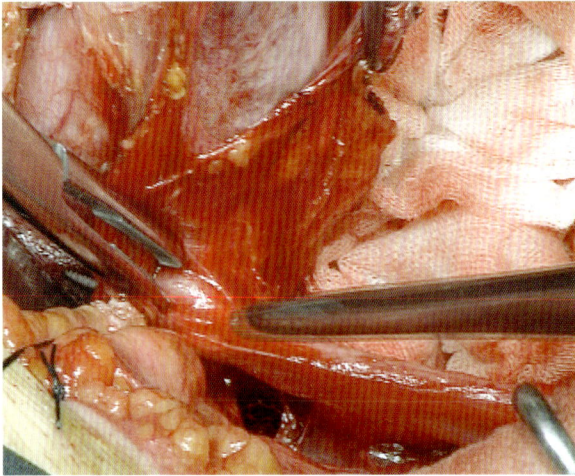

图 4-3-83 下压分离隧道内输尿管

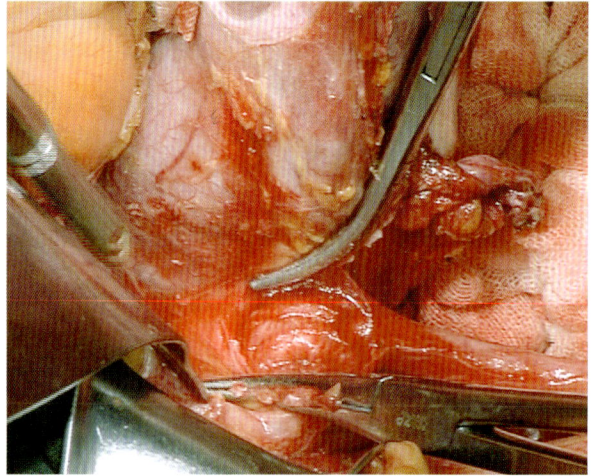

图 4-3-86 打开左侧输尿管隧道（本例双输尿管畸形）

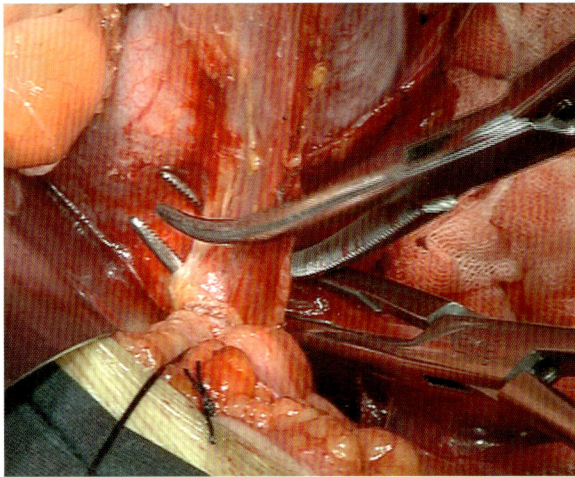

图 4-3-84 钳夹左侧膀胱宫颈韧带前叶 1

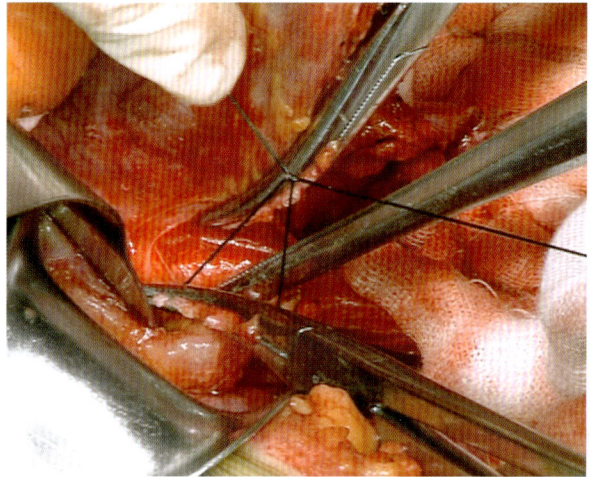

图 4-3-87 结扎膀胱宫颈韧带前叶

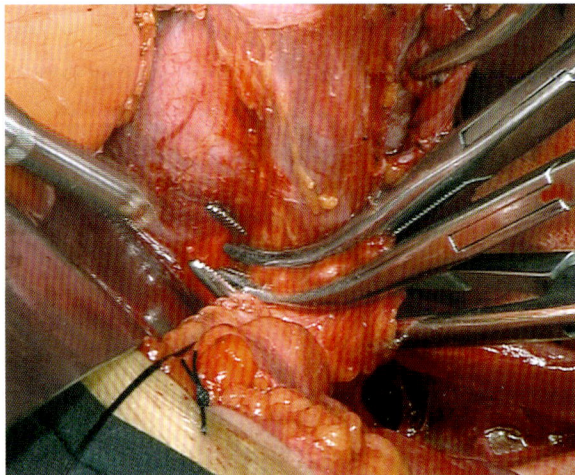

图 4-3-85 钳夹左侧膀胱宫颈韧带前叶 2

10. **切断左侧主韧带** 主韧带在子宫阔韧带内，具有丰富的纤维组织和血管。它的一侧与宫颈及其峡部的侧面相连，另一侧呈翼状或折扇状散出并固定于盆壁，以维持子宫于正常位置。它属于宫颈旁结缔组织，结合子宫阔韧带中部丰富的纤维组织，合称为子宫旁结缔组织。因此主韧带也叫宫旁组织，主韧带的上半部为血管部，包含有结缔组织纤维、脂肪组织、从上到下，可见到子宫浅静脉、子宫动脉、子宫深静脉、直肠中动脉，这些组成宫旁组织的血管部分。下半部为索状部，由纤维结缔组织组成，腹下神经下段和下腹下丛从其基底部穿过进入膀胱宫颈阴道韧带的深层。

这些神经含有支配膀胱和直肠的副交感神经，由骶 2~4 神经根发出，穿过宫旁组织，与腹下神经汇合形成下盆腔神经丛，该神经丛位于子宫骶韧带的外侧面。

主韧带前方为膀胱侧间隙（靠耻骨联合下方处），这里是疏松组织，容易分离。输尿管隧道完全打开后，可用压肠板和手指将输尿管沿着主韧带表面向患者足侧压开，分离出膀胱侧间隙。分离膀胱侧间隙时，注意避免膀胱侧间隙深部阴道静脉丛的损伤出血及主韧带外侧面静脉的损伤渗血。主韧带外侧面的暴露注意防止三处静脉损伤，即主韧带外侧表面的子宫浅静脉，主韧带前面的膀胱静脉丛，以及膀胱侧间隙深部的阴道静脉丛。

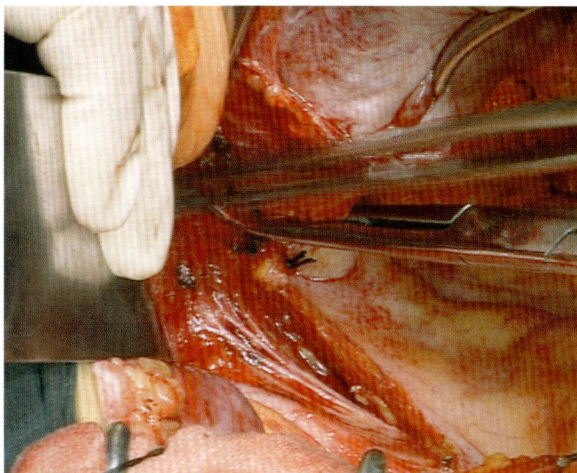

图 4-3-88　暴露左侧主韧带及分离前后间隙

主韧带后方（即近患者头侧）为直肠侧间隙，在先前切断宫骶韧带之前已分开，此时用示指贴着主韧带的后方从内向外侧作弧形分离，使直肠和主韧带充分分离（图 4-3-88）。这样，在直肠侧间隙和膀胱侧间隙之间的主韧带前后缘就完全游离，可以根据需要切除不同长度的主韧带。Ⅱ型根治性子宫切除术只需切除 1/2 的主韧带，可在输尿管走行的正下方切断主韧带。

分离好主韧带的前后方膀胱侧间隙和直肠侧间隙后，用直角钳垂直主韧带一步钳夹主韧带（图 4-3-89），可以避免因分步钳夹时没有完全钳夹到整根血管而出血。钳夹时一是要防止损伤前方的输尿管和膀胱，必须清楚地看到两把直角钳的钳夹与输尿管和膀胱之间至少有 1cm 的距离；二是防止直角钳伤及主韧带后方的直肠；三是钳夹的方向是平行骨盆侧壁。具体方法是用压肠板将输尿管及膀胱向下外方压开，充分暴露出主韧带的前外侧面，将直肠向下向内压，充分游离主韧带的后内侧面，垂直主韧带钳夹，一步钳夹到位。

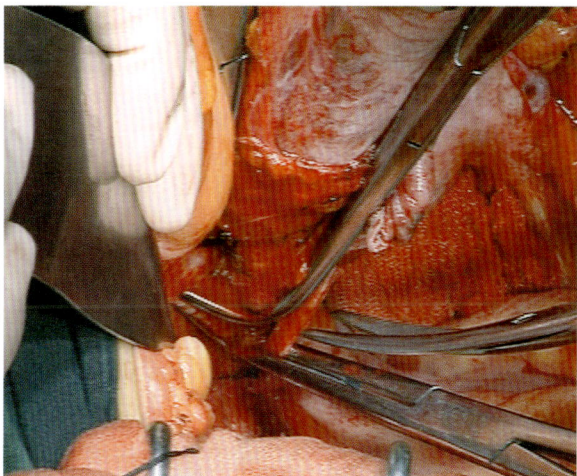

图 4-3-89　钳夹左侧主韧带

钳夹之后切断主韧带（图 4-3-90），并缝扎主韧带断端。主韧带内含有丰富的血管网，切除范围贴近盆壁，若缝扎不好残端回缩，再次钳夹止血相当困难。可采用"反针"缝合法（图 4-3-91）。打结时注意下压缝线（图 4-3-92），保证留有足够的断端，避免缝线滑脱。

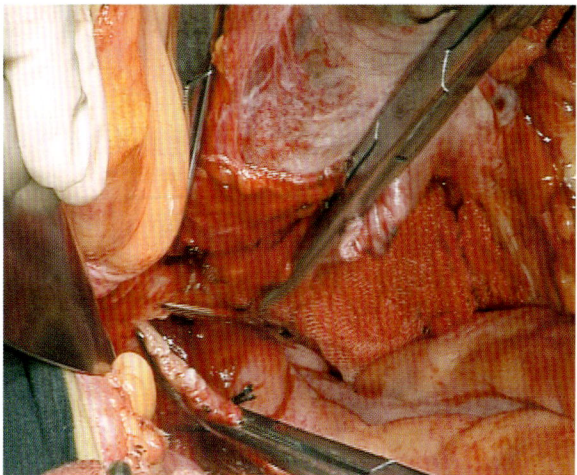

图 4-3-90　切断左侧主韧带

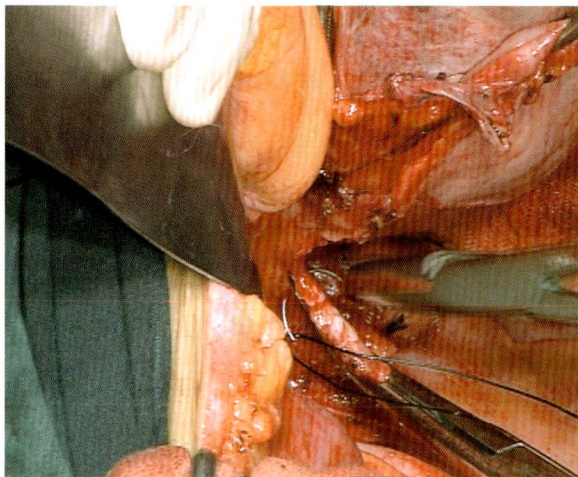

图 4-3-91 "反针"缝合左侧主韧带断端

膀胱下静脉。膀胱中静脉位于膀胱宫颈韧带的后叶,由膀胱发出走经宫颈,汇入子宫深静脉。膀胱下静脉从膀胱下部发出,走行与宫颈平行,两静脉都汇入子宫深静脉,损伤后易造成出血。

阴道旁组织的外前方有部分膀胱壁和输尿管,后方有直肠。钳夹、切断阴道旁组织时,应平行耻骨联合钳夹,钳尖指向阴道侧壁,防止直肠、膀胱和输尿管损伤(图 4-3-93、图 4-3-94)。

阴道旁组织的缝合也可以采用"反针"缝合法,缝合时达钳尖(图 4-3-95),防漏缝血管而渗血。回针时与主韧带断端相接缝扎(图 4-3-96),避免结扎后阴道旁和主韧带之间组织有遗漏造成出血(图 4-3-97、图 4-3-98)。

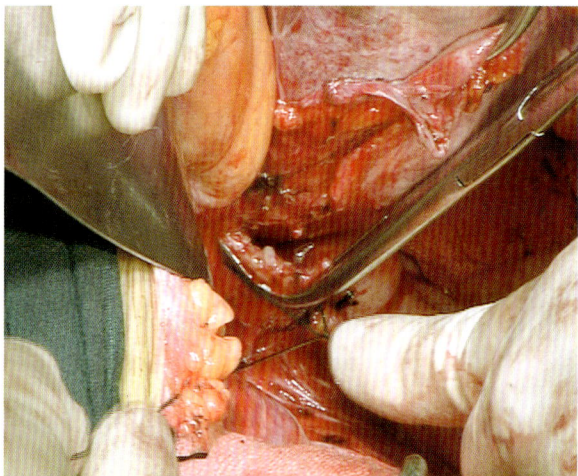

图 4-3-92 结扎左侧主韧带断端

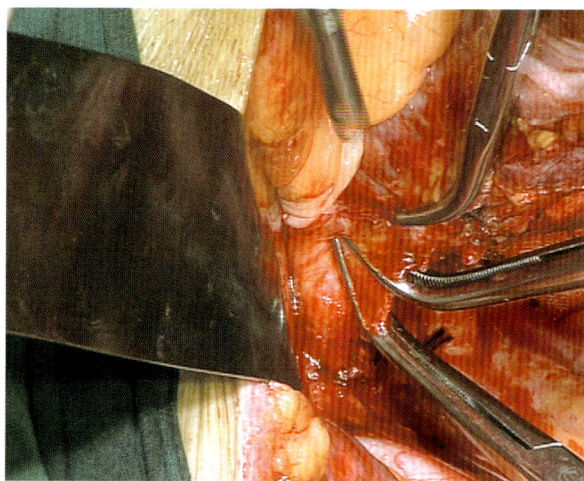

图 4-3-93 钳夹左侧阴道旁组织

11. 继续向下分离膀胱和输尿管 切断主韧带之后,进一步切除阴道旁组织之前,需要进一步向下分离膀胱和输尿管,以便切除阴道旁组织时不损伤膀胱和输尿管。对于技术熟练者来说,往往一次能够打通输尿管隧道,把膀胱宫颈韧带完整切除。若不能一次切除,可分次切除,切除时可采用同样的方法,即"先出后入,两侧贯通"。方法详见第四节。

12. 切除左侧阴道旁组织 左侧阴道旁组织可以在左侧主韧带切断之后跟着就切除,也可以留到右侧主韧带切断之后,子宫可以提得更高时再切除。切除阴道旁组织时注意膀胱中静脉和膀

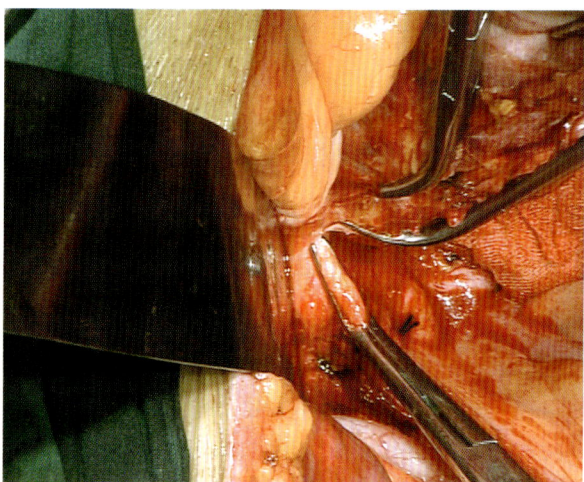

图 4-3-94 切除左侧阴道旁组织

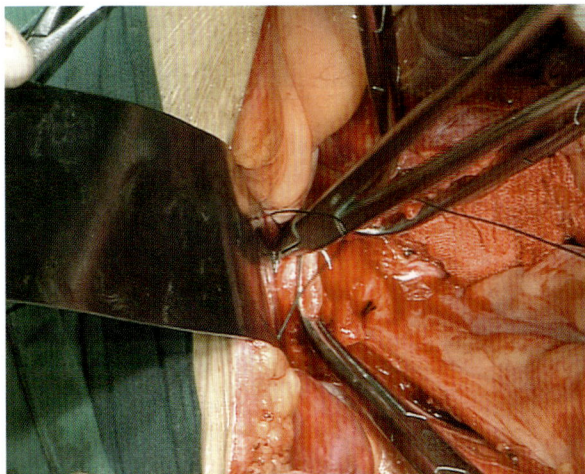

图 4-3-95 "反针"缝扎左侧阴道旁组织内侧缘

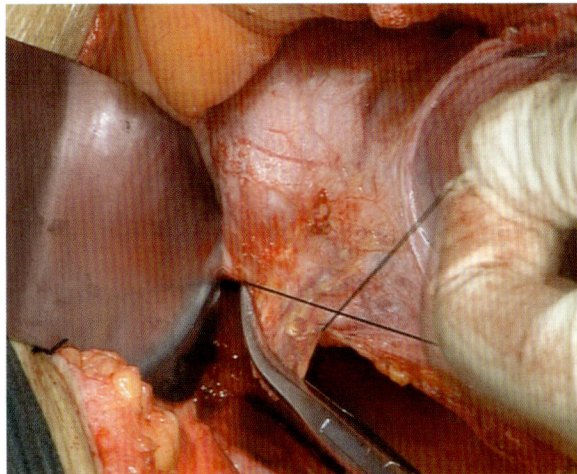

图 4-3-98 结扎左侧宫旁断端

13. 贯通右侧输尿管隧道 按照贯通左侧输尿管隧道的同样方法,贯通右侧输尿管隧道(图 4-3-99~图 4-3-107)。因为左侧主韧带已切断,子宫可以提得更高,因此右侧的操作会比较容易。术中可以根据患者的具体情况灵活决定手术步骤的先后顺序。如果肿瘤病灶偏向一侧,一般该侧宫旁浸润的机会较大,该侧的宫旁切除范围也要相应加宽,手术时就可以先做对侧;当对侧宫旁都已离断时,子宫可以提得更高,病灶侧操作更方便,宫旁组织就容易切得更多。

14. 切断右侧主韧带 切断膀胱宫颈韧带前叶后,推开输尿管(图 4-3-108),分离右侧膀胱侧间隙(图 4-3-109),钳夹、切断、缝扎右侧主韧带(图 4-3-110、图 4-3-111)。

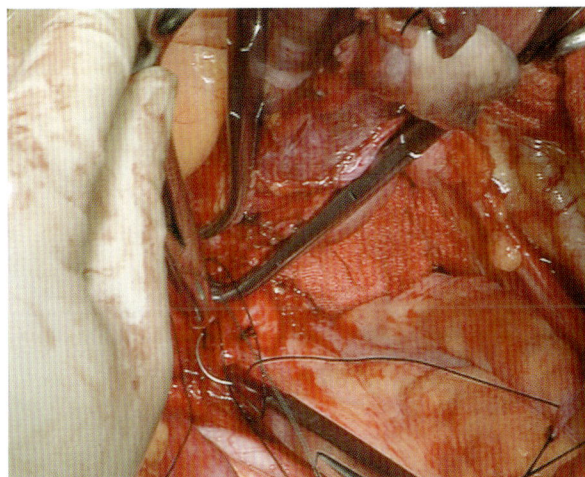

图 4-3-96 缝扎左侧阴道旁组织外侧缘
并与主韧带断端相接

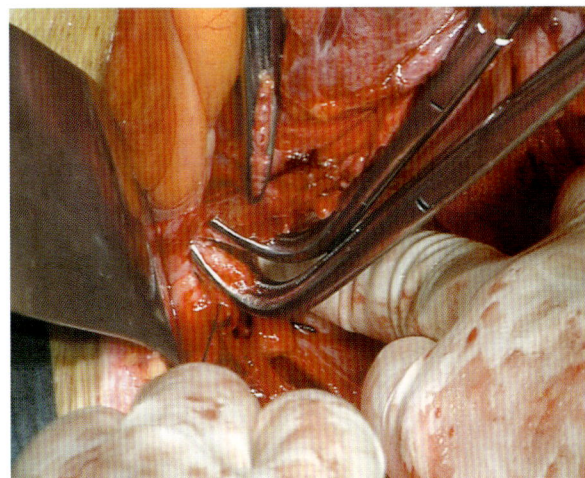

图 4-3-97 结扎左侧阴道旁组织断端

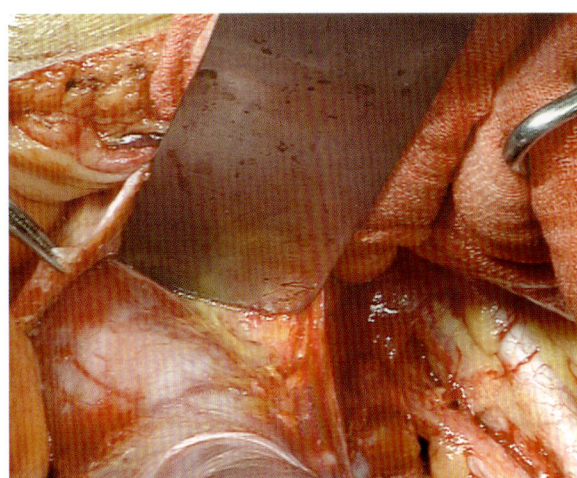

图 4-3-99 压肠板下压膀胱顶

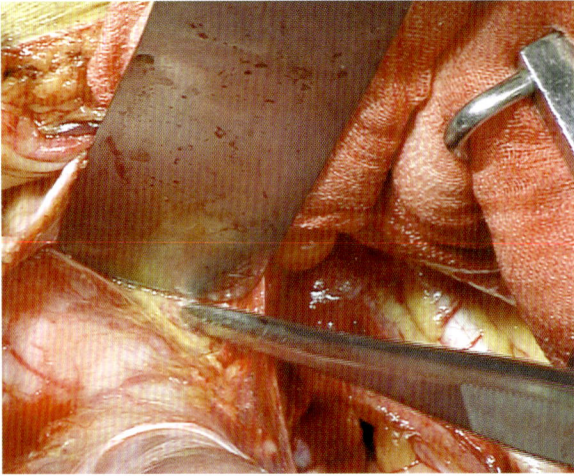

图 4-3-100　确定右侧输尿管隧道出口位置

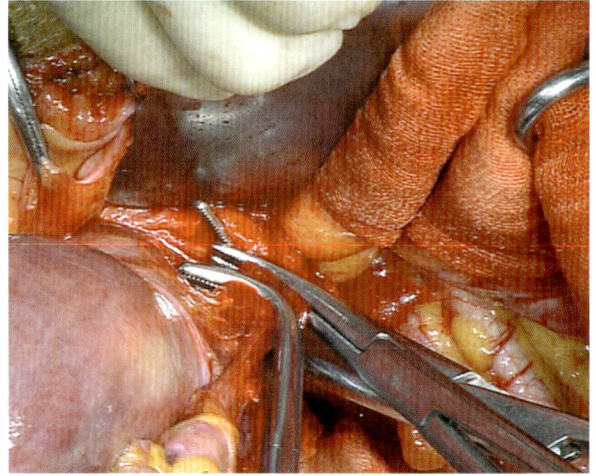

图 4-3-101　寻找右侧输尿管隧道入口

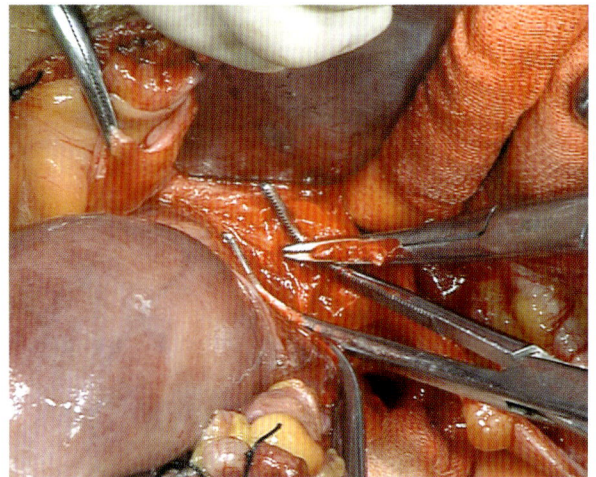

图 4-3-102　贯通右侧输尿管隧道

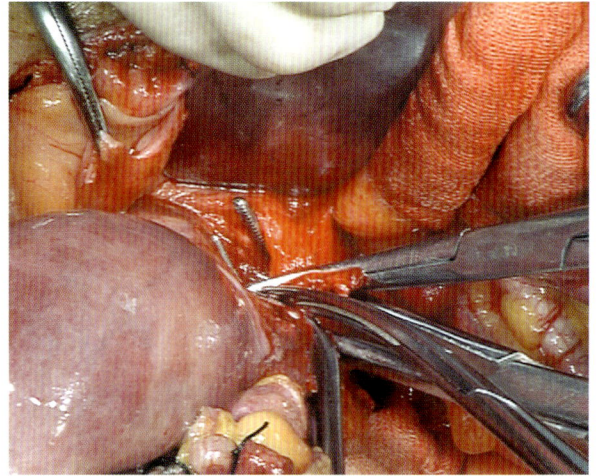

图 4-3-103　钳夹右侧膀胱宫颈韧带前叶

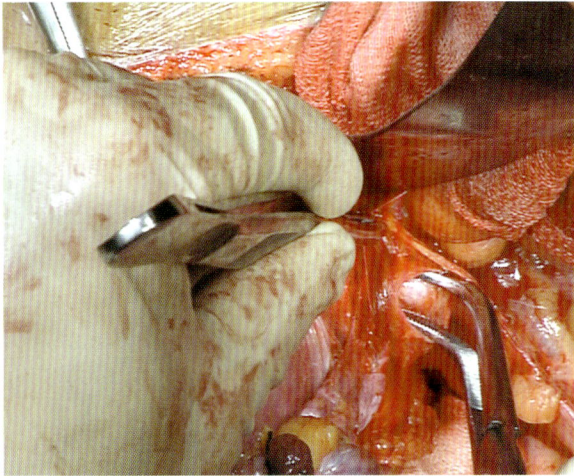

图 4-3-104　切断右侧膀胱宫颈韧带前叶

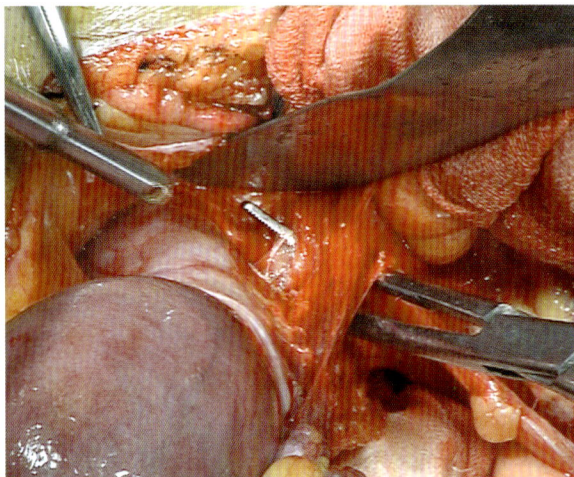

图 4-3-105　右侧输尿管隧道已打开

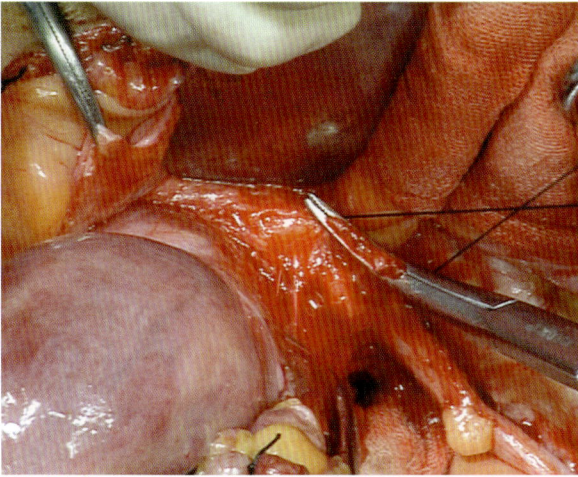

图 4-3-106　结扎右侧膀胱宫颈韧带前叶断端

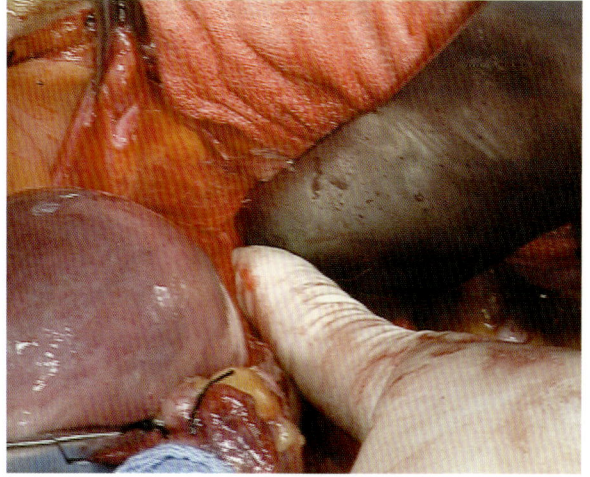

图 4-3-109　分离右侧膀胱侧间隙

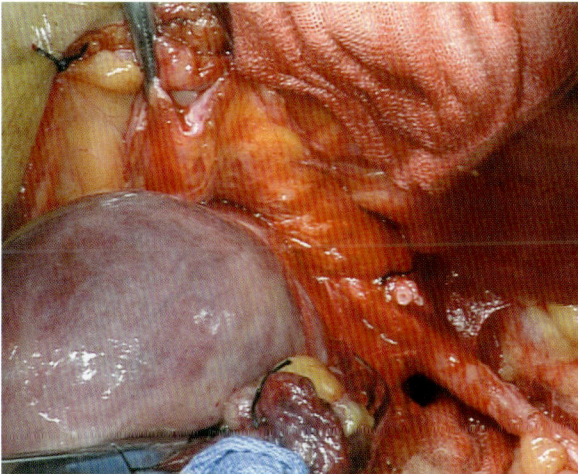

图 4-3-107　确保结扎断端后输尿管没有扭曲

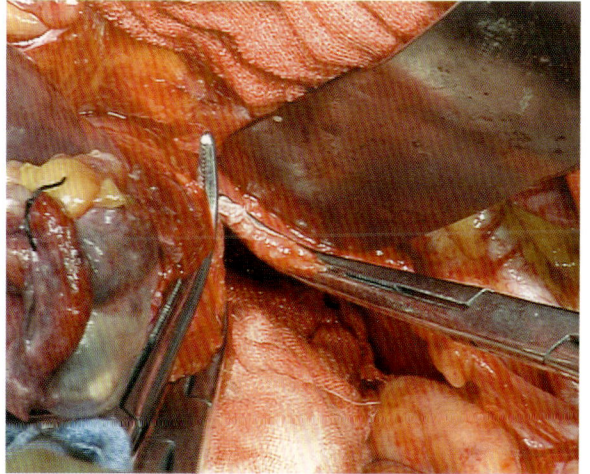

图 4-3-110　钳夹切断右侧主韧带

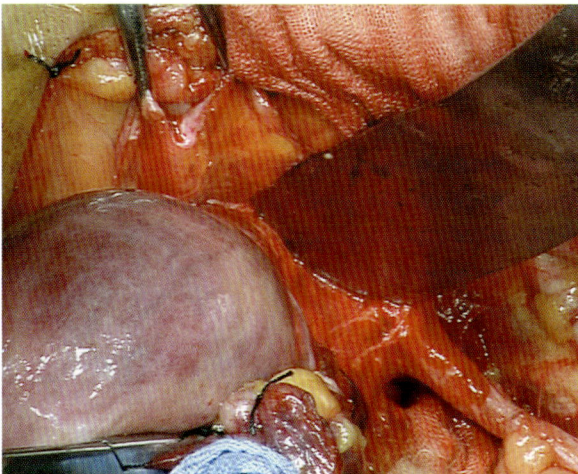

图 4-3-108　推开右侧输尿管

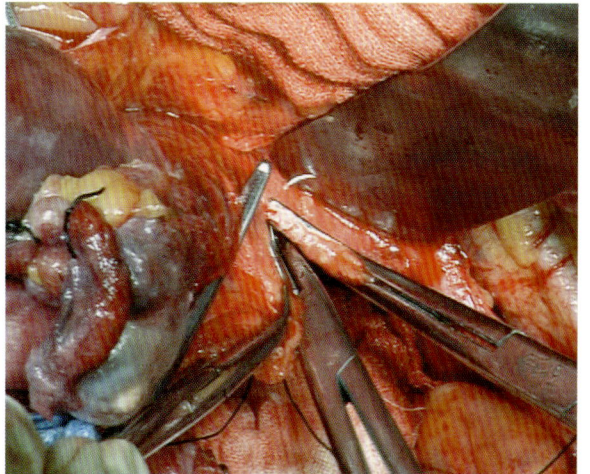

图 4-3-111　缝合右侧主韧带断端

15. 切除右侧阴道旁组织　切断右侧主韧带后,继续切除右侧阴道旁组织(图 4-3-112~图 4-3-118)。

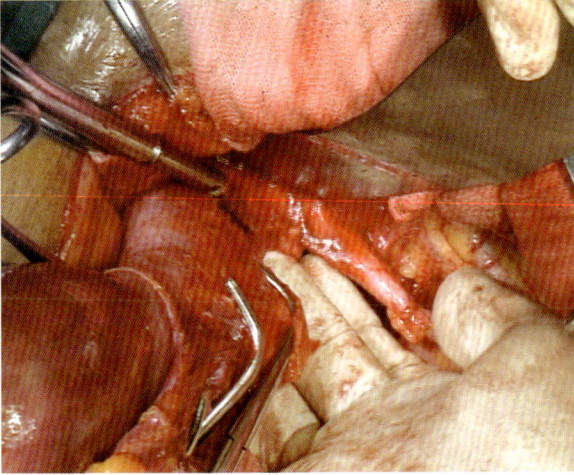
图 4-3-112　分离右侧阴道旁组织前后方

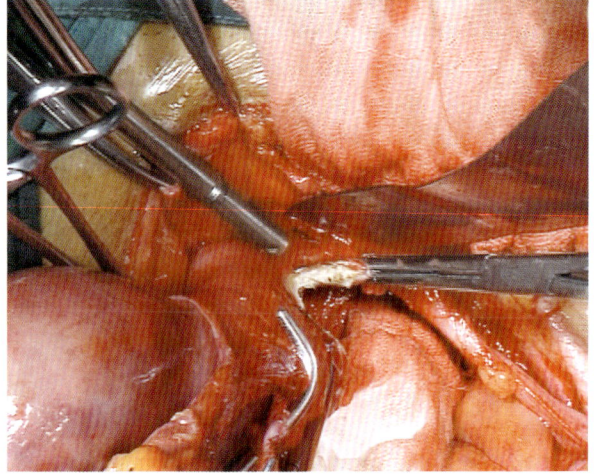
图 4-3-115　切断右侧阴道旁组织

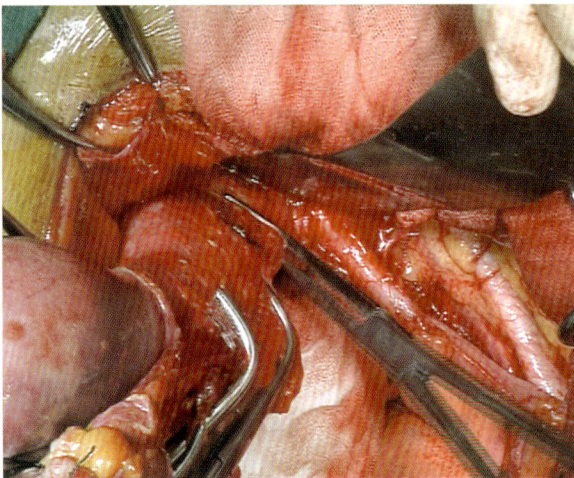
图 4-3-113　平行耻骨联合钳夹右侧阴道旁组织

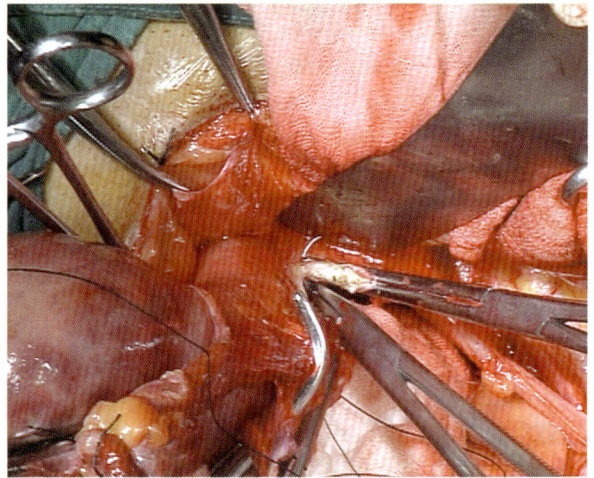
图 4-3-116　缝扎右侧阴道旁组织断端内侧缘

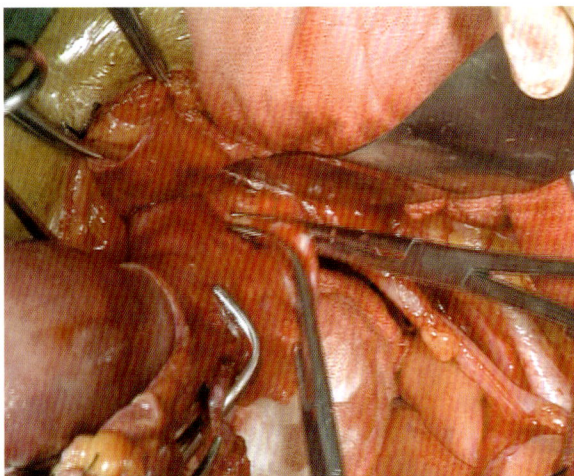
图 4-3-114　继续钳夹右侧阴道旁组织

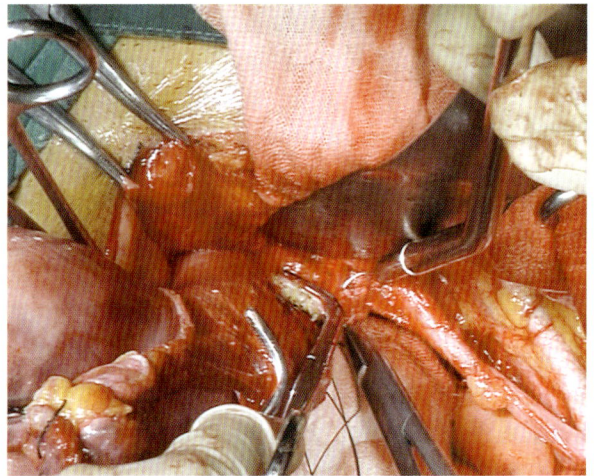
图 4-3-117　缝扎右侧阴道旁组织断端外侧缘

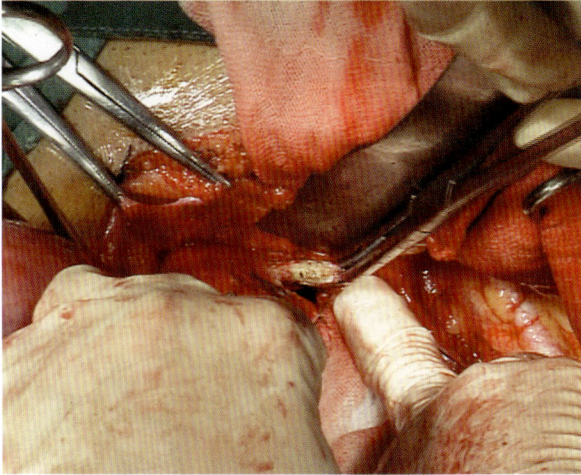

图 4-3-118　结扎右侧阴道旁组织断端

16. 切断、缝合阴道　两侧阴道旁组织切除后，用手指置于阴道的前后壁，并靠拢触摸宫颈外口位置（图 4-3-119）。以此作为指示点来计算切除阴道的长度。确定阴道切除长度后，用两把长弯钳垂直对合钳夹阴道，两钳尖相接。平宫颈外口下方，用梅氏钳紧贴宫颈肿瘤垂直夹闭阴道上段，阻止菜花样组织脱落至阴道内。如术前已知肿瘤侵犯阴道壁，应根据肿瘤侵犯阴道的位置和范围灵活确定阴道各壁切除的长度（图 4-3-120、图 4-3-121）。

用压肠板向前压开膀胱和输尿管，阴道后方垫以大纱块，防止阴道内容物污染术野和刀切伤及阴道后方肠管及移位的输尿管等组织。在钳夹阴道两把血管钳上方，从阴道两侧向中间移动，横行切断阴道（图 4-3-122、图 4-3-123），取下子宫切除标本并剖开子宫标本判断阴道切除范围是否足够（图 4-3-124），以及肿瘤病灶的范围和是否侵犯宫颈间质深层，确定术后是否需要补充放射治疗。

切除阴道后消毒断端并开始缝合。缝合阴道断端可用连续锁边缝合方法或"U"形缝合法。相对于连续锁边缝合方法，"U"形缝合法止血效果好、切缘愈合好、缝合时间短、术后阴道断端形成肉芽或息肉少。具体方法是用 2/0 可吸收线，先于阴道中间"U"字贯穿缝合、暂不打结（图 4-3-125～图 4-3-127），然后分别缝合两侧阴道断端，分别打结（图 4-3-128～图 4-3-134）。最后再把中间一针打结（图 4-3-135、图 4-3-136）。

缝合阴道断端后，手术创面仔细止血，大量蒸

馏水冲洗盆腔，必要时放置腹腔引流管，逐层缝合腹壁各层，至此手术结束（图 4-3-137）。

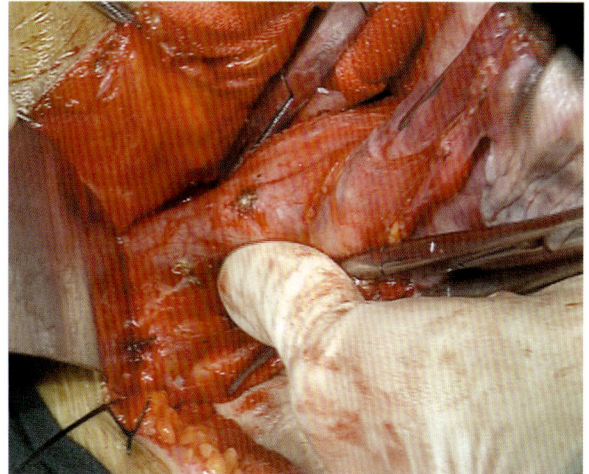

图 4-3-119　判断宫颈外口位置并估计阴道切除长度

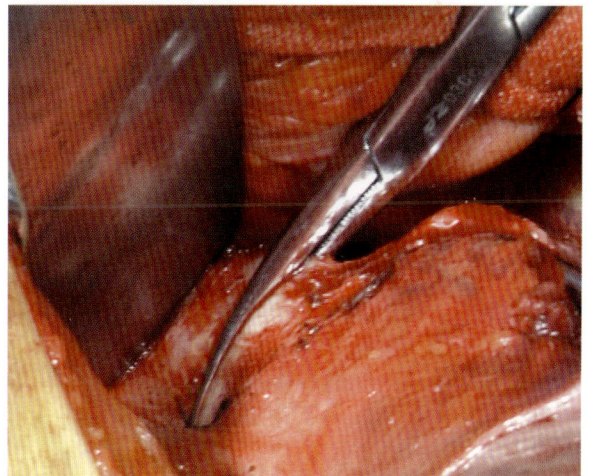

图 4-3-120　长弯血管钳钳夹阴道

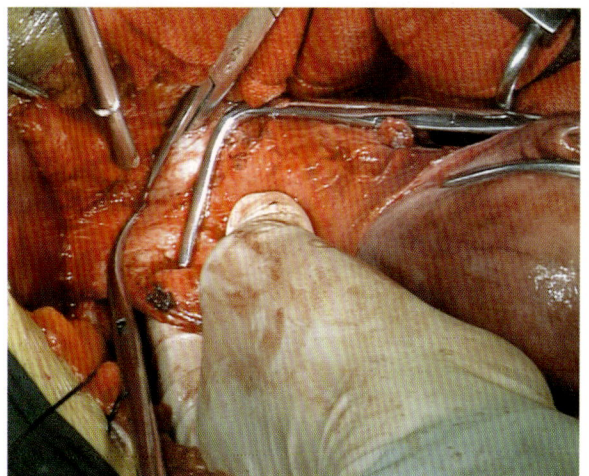

图 4-3-121　钳夹阴道及闭合阴道上段

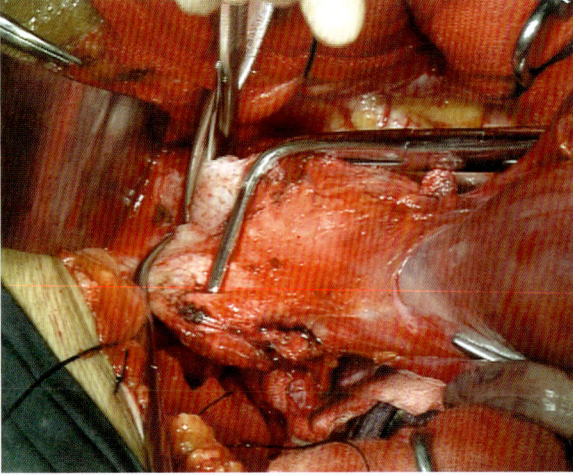

图 4-3-122 从右侧向中间切断阴道

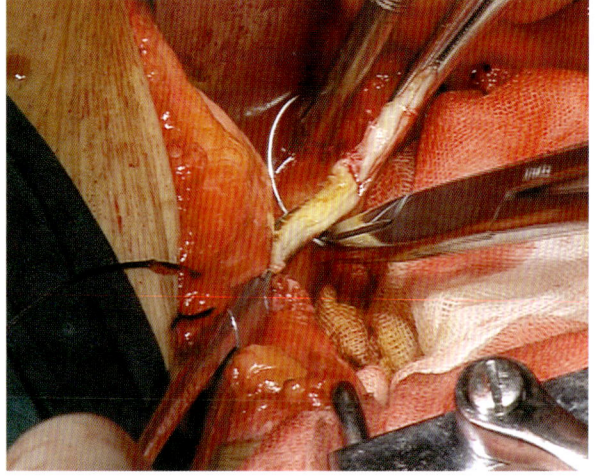

图 4-3-125 缝合阴道断端中段第 1 针

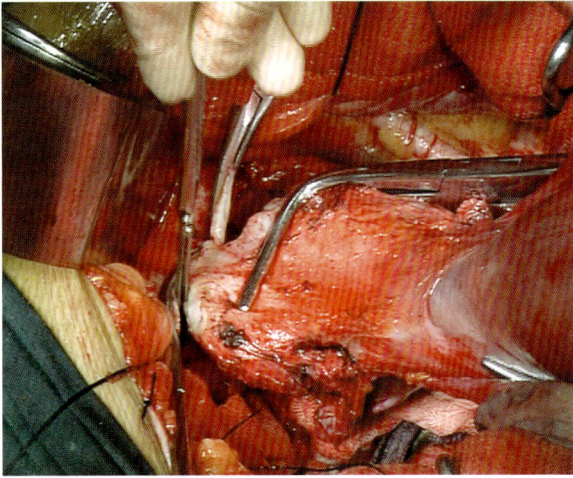

图 4-3-123 从左侧向中间切断阴道

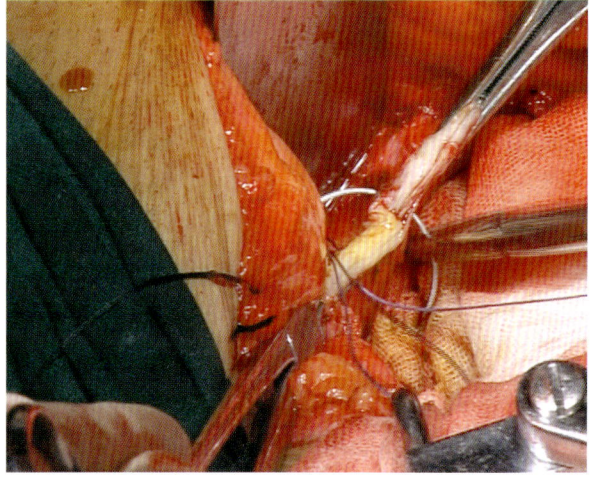

图 4-3-126 缝合阴道断端中段第 2 针

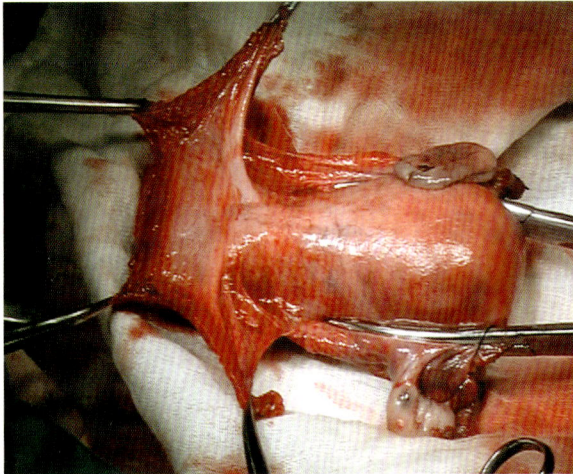

图 4-3-124 切下的子宫标本

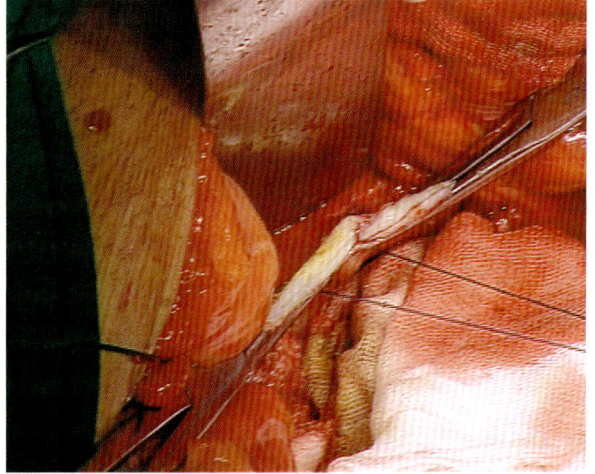

图 4-3-127 阴道断端中段缝线暂不打结

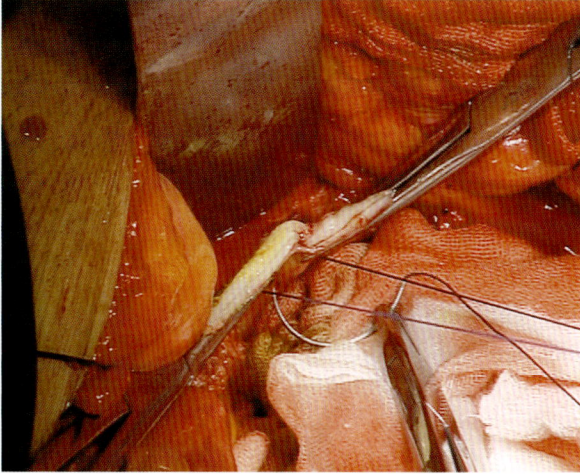

图 4-3-128 缝合左侧阴道断端内侧缘时
进针处与中间缝针重叠

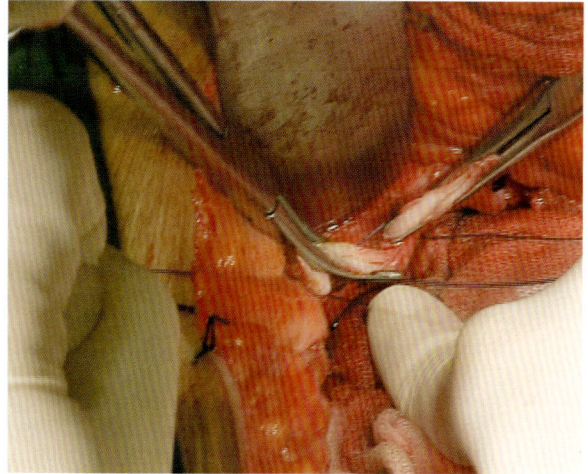

图 4-3-131 左侧阴道断端打结

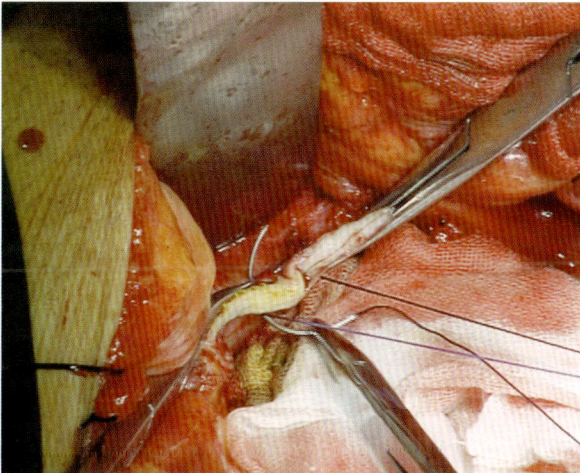

图 4-3-129 缝合左侧阴道断端内侧缘出针

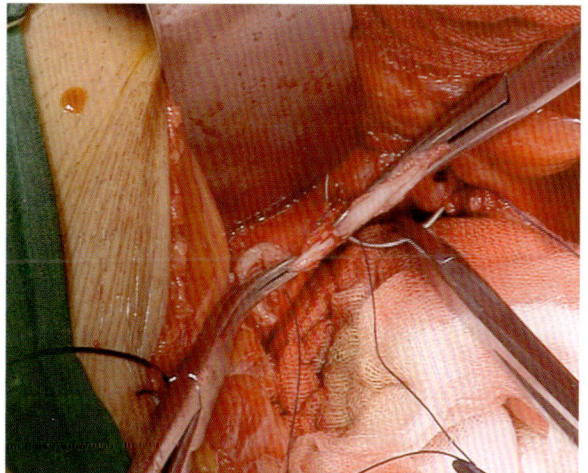

图 4-3-132 缝合右侧阴道断端内侧缘

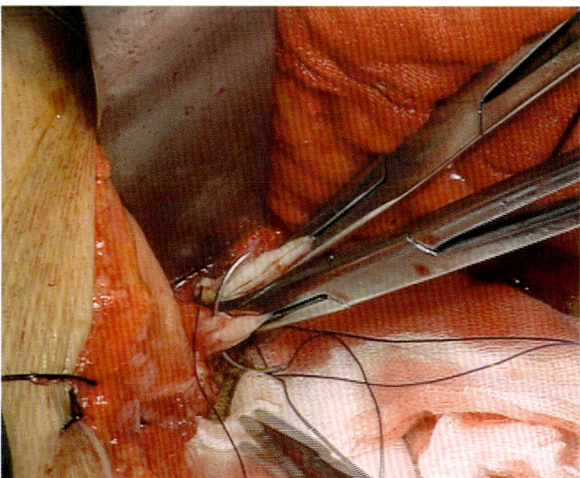

图 4-3-130 小"8"字缝合左侧阴道断端外侧缘

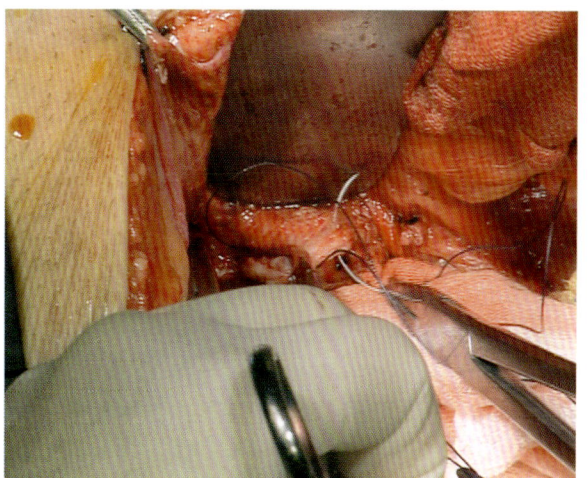

图 4-3-133 缝合右侧阴道断端外侧缘

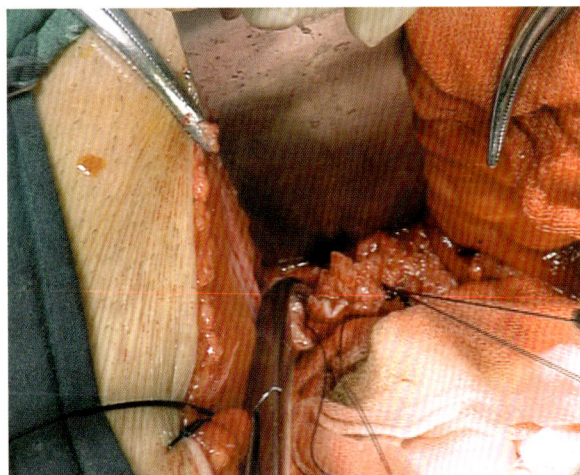

图 4-3-134 右侧阴道断端打结

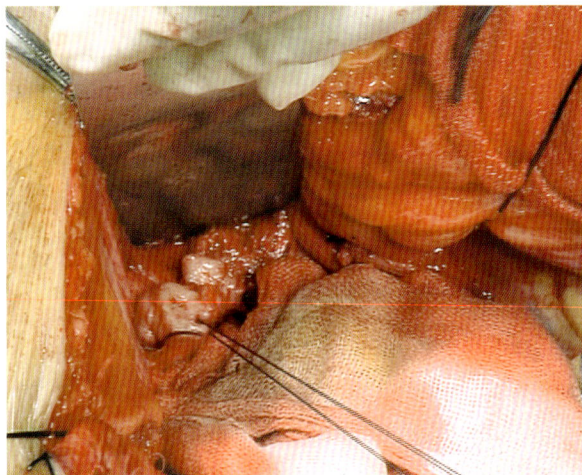

图 4-3-136 阴道断端缝合线已全部打结

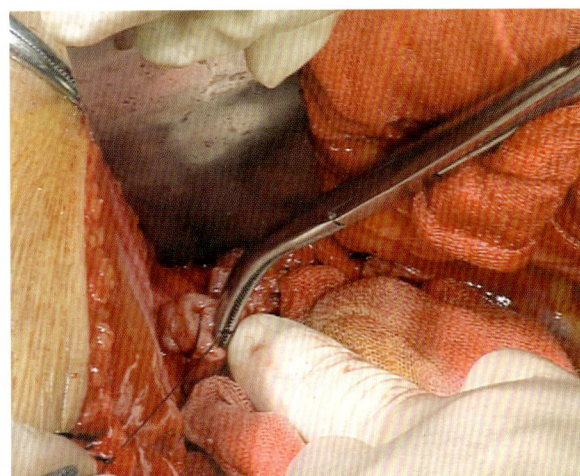

图 4-3-135 中间阴道断端缝线打结

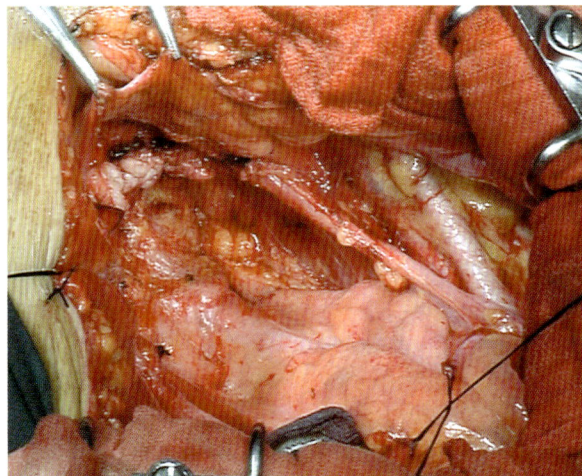

图 4-3-137 手术结束

二、手术难点和手术技巧

Ⅱ型根治性子宫切除术的手术难点和手术技巧和Ⅲ根治性子宫切除术基本相同,具体内容详见本章第四节。

第四节 Ⅲ(C)型根治性子宫切除术

Meigs 在 20 世纪 40 年代改良了根治性手术的步骤,宫旁组织切缘更宽,同时常规切除盆腔淋巴结,手术范围相当于现今的Ⅲ型子宫切除术。Ⅲ型根治性子宫切除术是广泛切除宫颈旁和阴道旁组织,贴骨盆壁切除宫骶韧带,切除阴道上 3/4,并常规行盆腔淋巴结切除术。目前通行的做法是切除阴道的长度并非全部切除上 3/4,而是根据患者病变的侵犯范围而定,一般离开肿瘤病灶 3cm 左右即可。

手术适应证见第一节“根治性子宫切除术分型及范围”。

手术所用的器械、麻醉、体位、切口、探查和暴露请参照第三章。

Ⅲ型根治性子宫切除术虽然比Ⅱ型根治性子宫切除术需切除更多的宫旁组织，切除更长的宫骶韧带、主韧带和阴道。但两者手术顺序和手术方法基本相同，只是分离间隙和切除韧带长度比Ⅱ型根治性子宫切除术更宽，所以本节只简要介绍本术式的基本步骤，相关解剖、手术注意事项请参阅本章第三节。本节的第二部分介绍Ⅱ型和Ⅲ型根治性子宫切除术的手术难点和技巧。

一、手术步骤

处理阔韧带前后叶、切断圆韧带、切除附件的方法和Ⅱ型根治性子宫切除术相同。

1. 切除宫骶韧带

(1) 分离两侧直肠侧间隙：先用 7 号丝线分别缝吊两侧输尿管上方的腹膜，向对侧拉开，以利于暴露两侧腹膜后间隙。先钳起左侧阔韧带后叶腹膜(图 4-4-1)，平行输尿管上方 1~2cm 处，紧贴腹膜，锐性分离左侧直肠侧间隙内侧(图 4-4-2、图 4-4-3)，至直肠侧间隙深部，用压肠板将输尿管外推。分离至直肠侧间隙底部时，可见位于宫骶韧带外侧的下腹下神经丛(图 4-4-4)。贴近腹膜将这些神经向外侧分离，用压肠板将神经和输尿管一起外推，在其内侧切断宫骶韧带，这部分神经就可以保留下来。分离直肠侧间隙并把输尿管向外侧压开之后，可把阔韧带后叶腹膜垂直向下切开至直肠侧方，见到腹膜变厚处即应停止(图 4-4-5、图 4-4-6)。

用同样的方法分离右侧直肠侧间隙(图 4-4-7、图 4-4-8)。

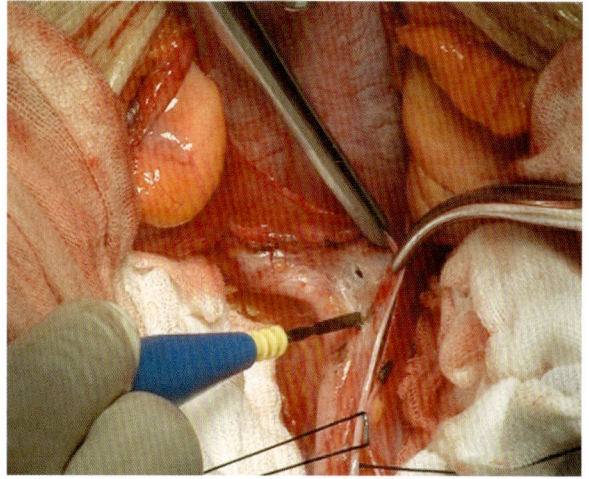

图 4-4-2 分离左侧直肠侧间隙内侧 1

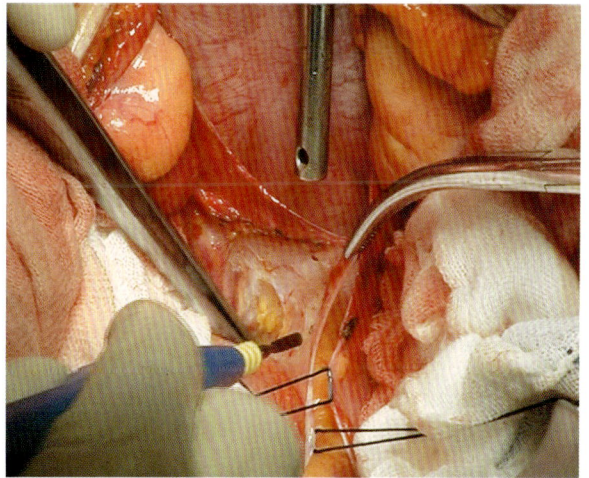

图 4-4-3 分离左侧直肠侧间隙内侧 2

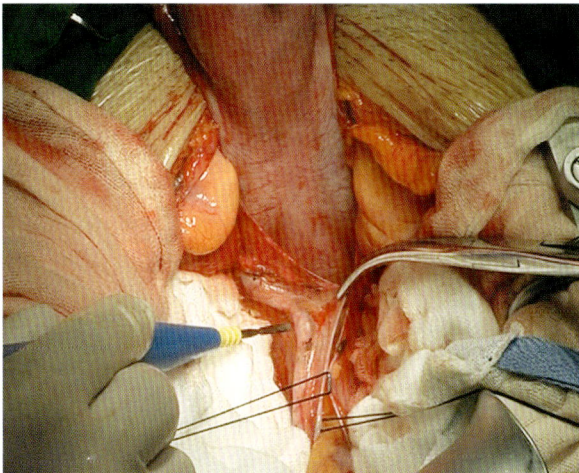

图 4-4-1 钳起左侧阔韧带后叶腹膜

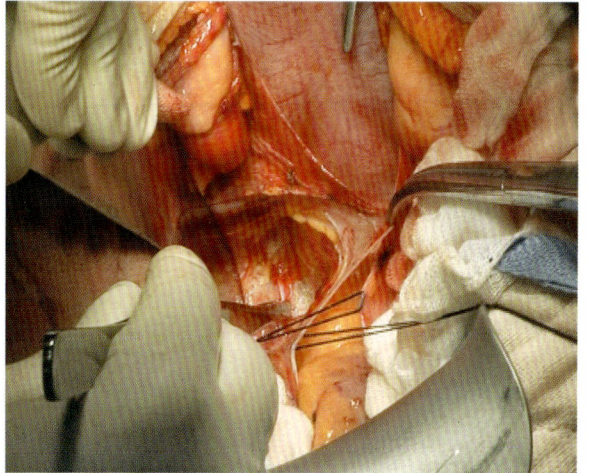

图 4-4-4 保留左侧下腹下神经丛

（2）分离直肠阴道间隙：把子宫向患者足侧和上方提起，用血管钳提起直肠前壁浆肌层，上下活动，观察直肠腹膜反折的附着点，确定其位置后将提起直肠前壁浆肌层的血管钳向患者头侧牵拉

形成一定的张力（图 4-4-9），在阴道后壁与直肠前壁的转折处即为直肠腹膜反折的附着点。用电刀或剪刀切开此处腹膜反折（图 4-4-10），并正确分离出一小段直肠阴道间隙后（图 4-4-11、图 4-4-12），

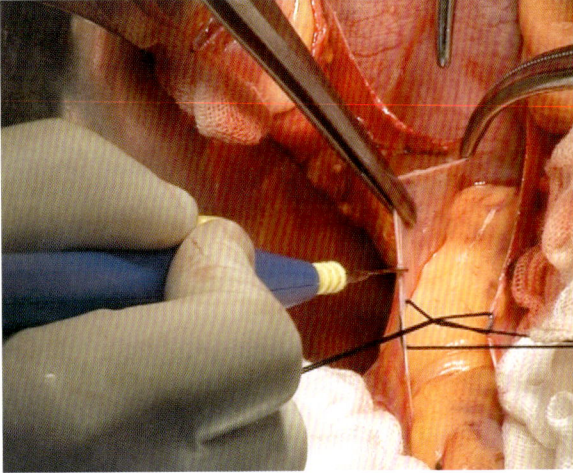

图 4-4-5　开始切除左侧阔韧带后叶腹膜

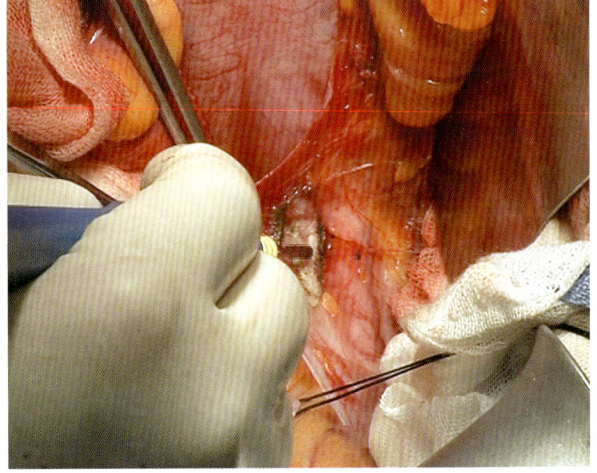

图 4-4-8　继续分离右侧直肠侧间隙

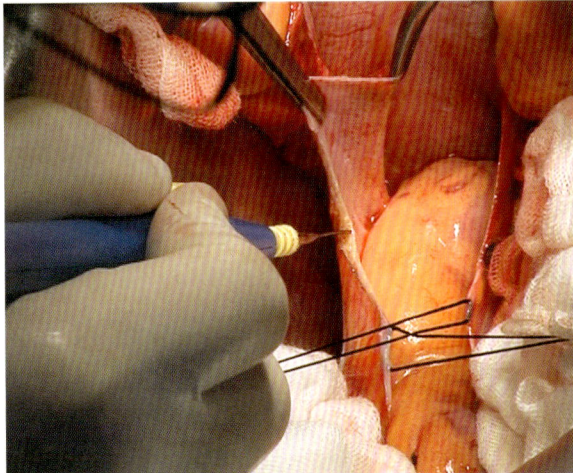

图 4-4-6　左侧阔韧带后叶腹膜切除至直肠侧方

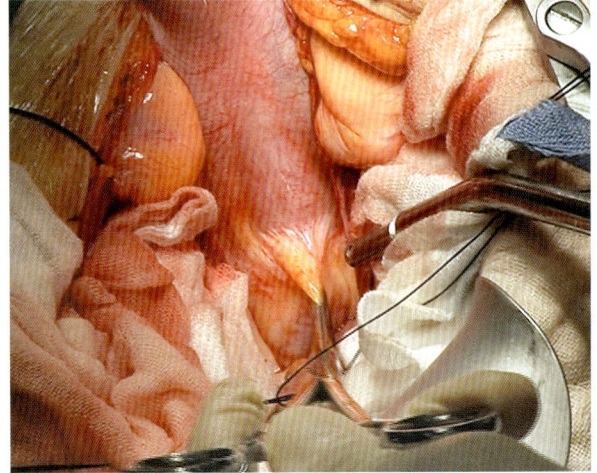

图 4-4-9　寻找正确的直肠阴道腹膜反折附着点

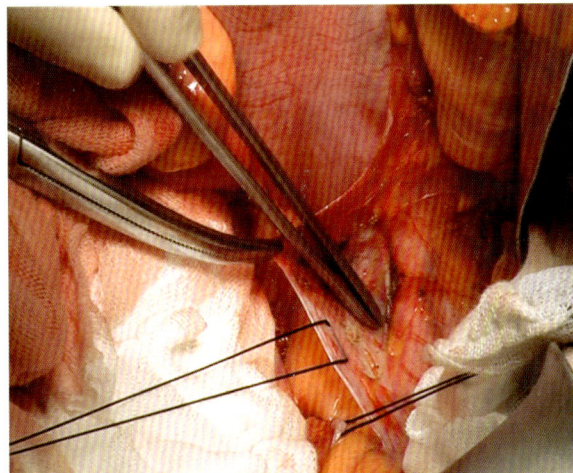

图 4-4-7　紧贴腹膜分离右侧直肠侧间隙

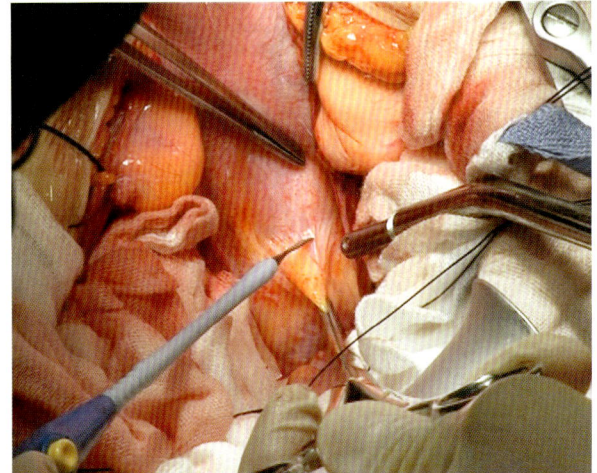

图 4-4-10　切开直肠阴道腹膜反折附着点

用手指贴着阴道后壁钝性分离直肠阴道间隙,沿着直肠与阴道之间疏松的间隙向下轻推(图 4-4-13)。如果术前在阴道里面填塞纱布条,阴道壁会被顶起而变硬,此时用手指沿着硬的阴道后壁下推,会比较容易找准直肠阴道间隙。下推的深度由切除阴道的长度来决定,如需切除 3cm 的阴道,下推 2cm 左右即可,因为直肠腹膜反折附着点之上已有长约 2cm 的阴道(图 4-4-14)。

(3)切开右侧直肠侧腹膜、切断右侧宫骶韧带:用压肠板在右侧宫骶韧带的外侧将输尿管外推,钳起宫骶韧带表面阔韧带后叶腹膜,手指将直肠向压形成张力,电刀切开直肠侧腹膜(图 4-4-15),手指沿其间隙,稍作推压向内、向下弧形下推直肠,着下

力点放在宫骶韧带内侧缘,将直肠侧壁和宫骶韧带的内侧缘充分分离。宫骶韧带浅层无大血管,可以用电凝平行直肠来切断(图 4-4-16)。切断宫骶韧带深层前先充分游离宫骶韧带的内、外侧缘,并确保和外侧的输尿管和内侧的直肠充分分开(图 4-4-17)。在靠近骶骨前方切除宫骶韧带。切断宫骶韧带深层一般用直角钳平行盆底垂直钳夹(图 4-4-18),最好一次钳夹,然后切断(图 4-4-19、图 4-4-20)、缝扎盆底侧之断端(图 4-4-21)。由于宫骶韧带后方直肠侧间隙空间较大,采用"反针"缝合容易出针,同时可避免针尖刺伤其他组织(图 4-4-22、图 4-4-23)。

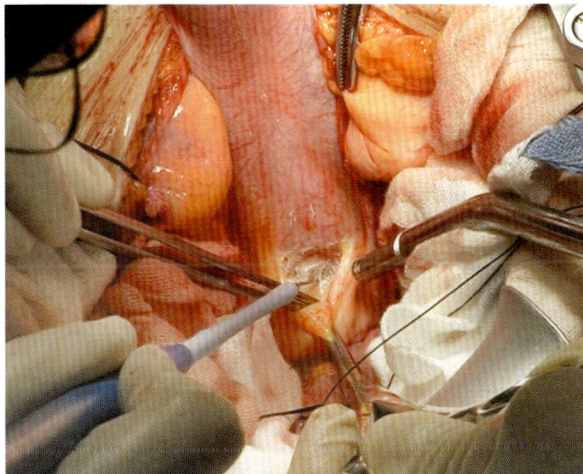

图 4-4-11 锐性分离部分直肠阴道间隙

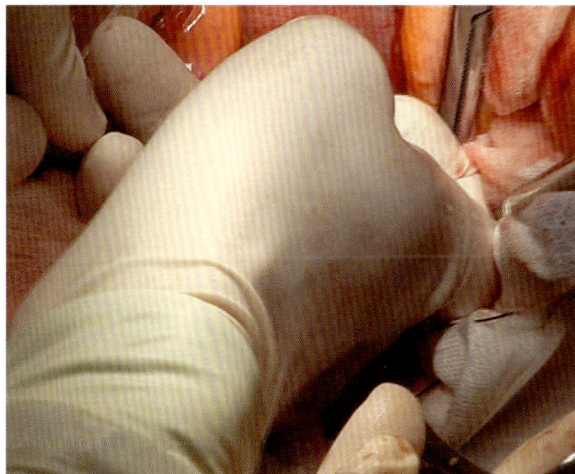

图 4-4-13 手指钝性分离直肠阴道间隙

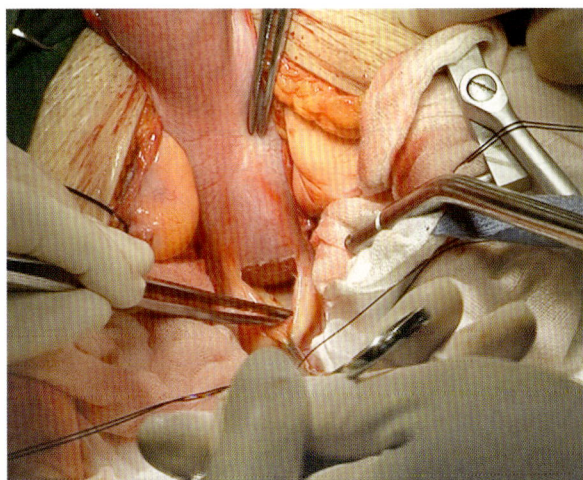

图 4-4-12 分离部分直肠阴道间隙后

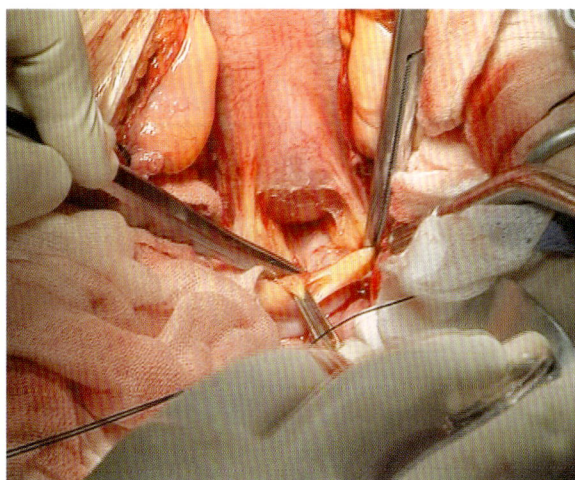

图 4-4-14 分离直肠阴道间隙长度

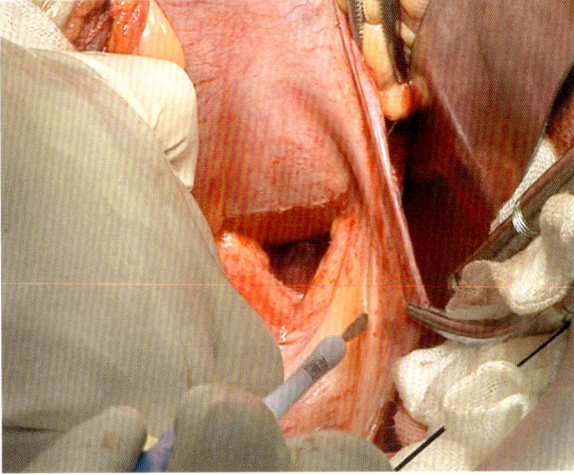
图 4-4-15 切开右侧直肠侧腹膜

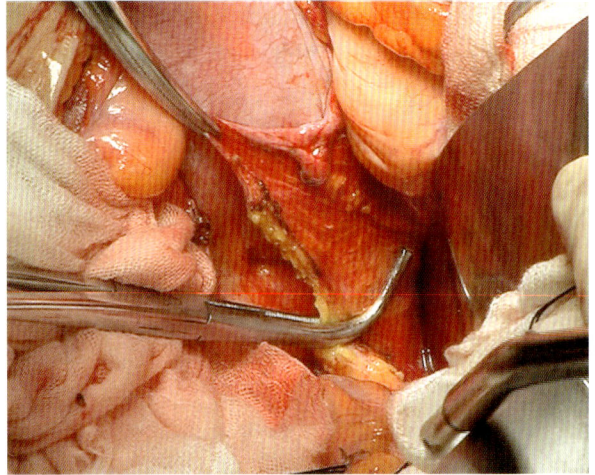
图 4-4-18 钳夹右侧宫骶韧带深层

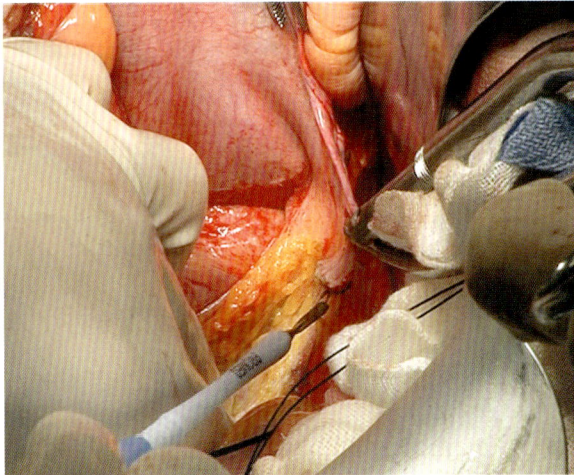
图 4-4-16 切除宫骶韧带浅层

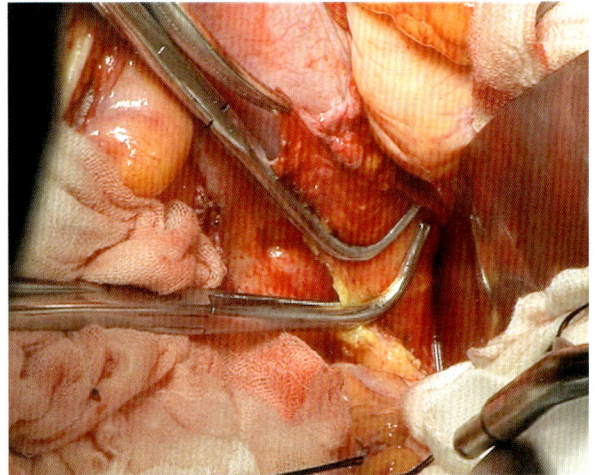
图 4-4-19 两把钳钳夹右侧宫骶韧带深层

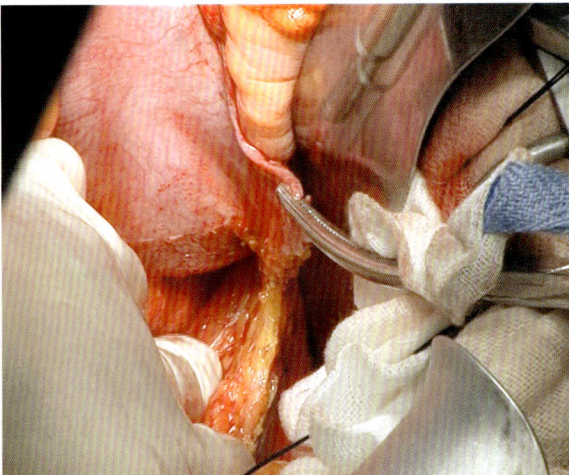
图 4-4-17 充分分开宫骶韧带内侧和外侧

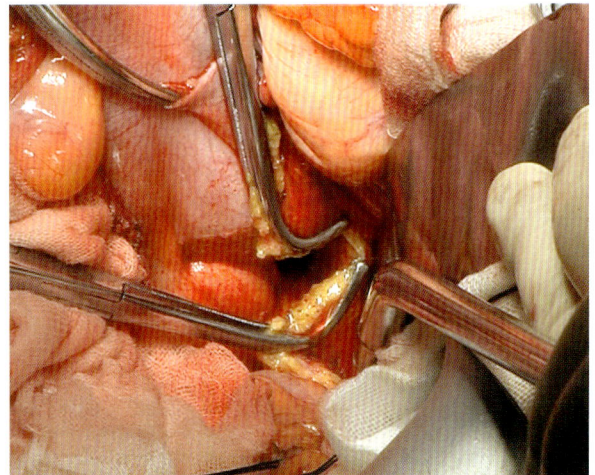
图 4-4-20 切断右侧宫骶韧带深层

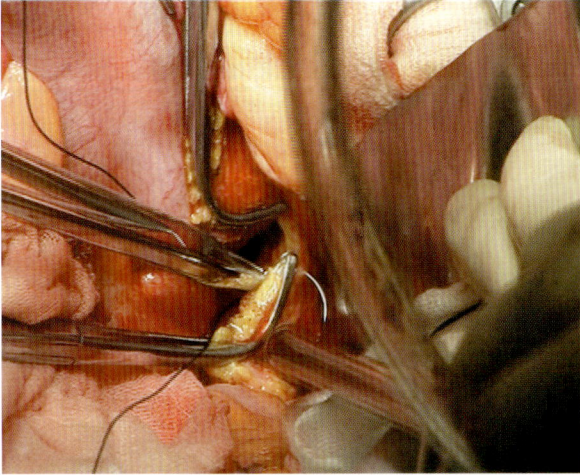

图 4-4-21 "反针"缝合宫骶韧带深层

(4) 切断左侧宫骶韧带：采用和右侧相同的方法，压开左侧输尿管，暴露左侧直肠侧间隙（图4-4-24），切开直肠侧腹膜（图4-4-25～图4-4-27），切断宫骶韧带浅层（图4-4-28、图4-4-29），然后钳夹宫骶韧带深层（图4-4-30）、切断（图4-4-31）、缝合断端（图4-4-32）。至此，两侧宫骶韧带均已切断（图4-4-33），子宫可以提得更高，用干纱布填塞子宫、阴道后方间隙以压迫止血，转向子宫前方准备分离膀胱宫颈阴道间隙。

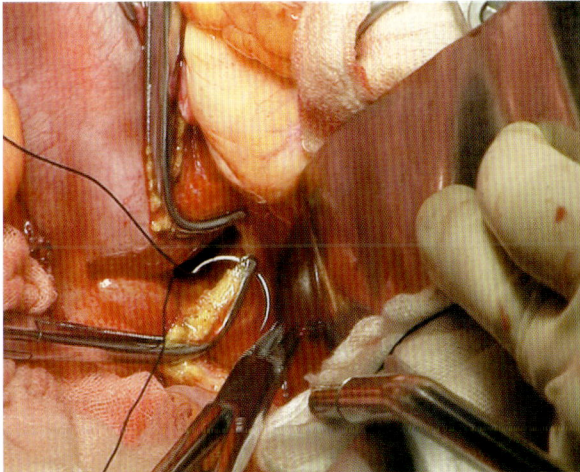

图 4-4-22 "反针"缝合不易损伤其他组织

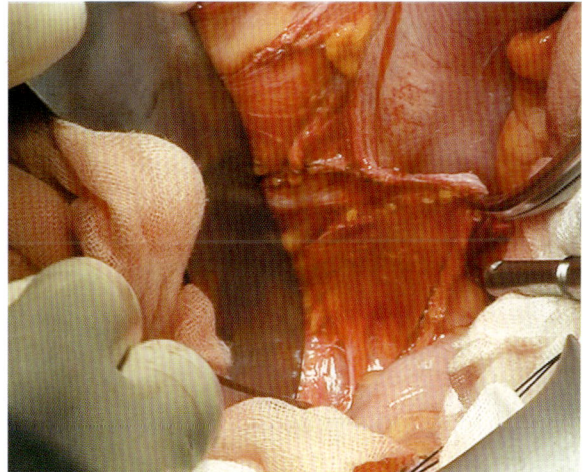

图 4-4-24 暴露左侧直肠侧间隙

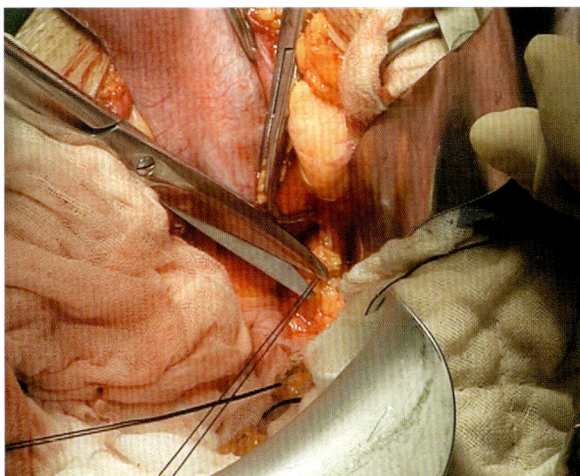

图 4-4-23 结扎右侧宫骶韧带断端

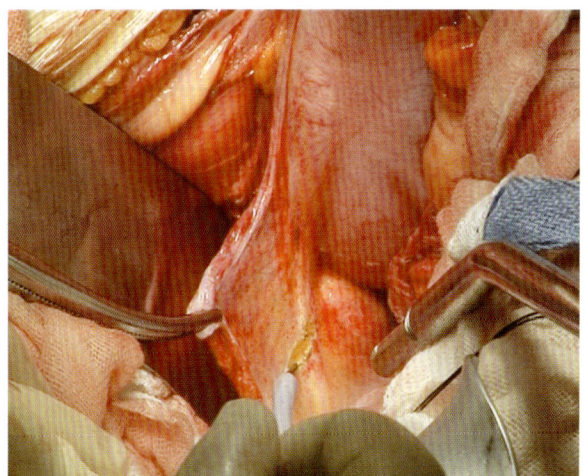

图 4-4-25 切开左侧直肠侧腹膜

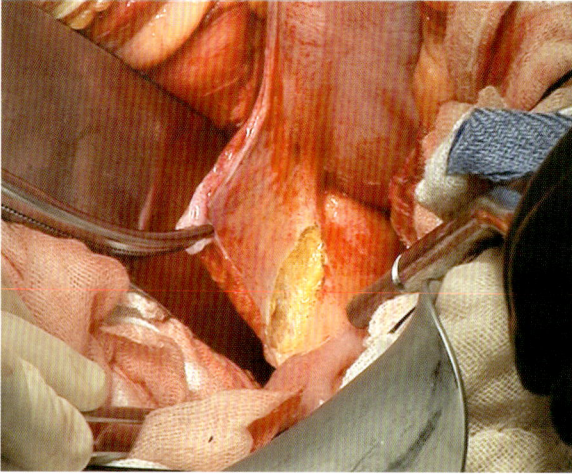

图 4-4-26　左侧直肠侧腹膜上方已切开

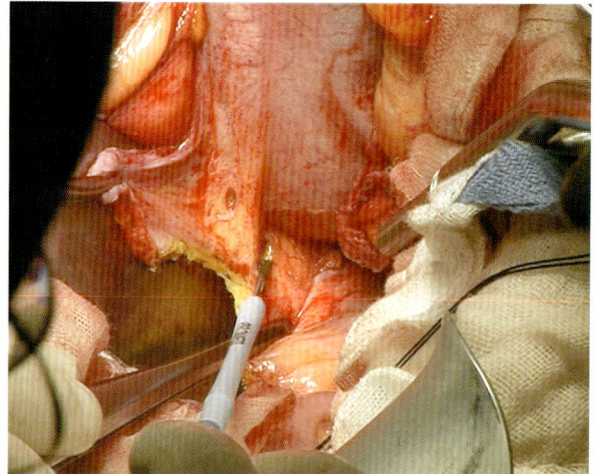

图 4-4-29　继续切断左侧宫骶韧带浅层

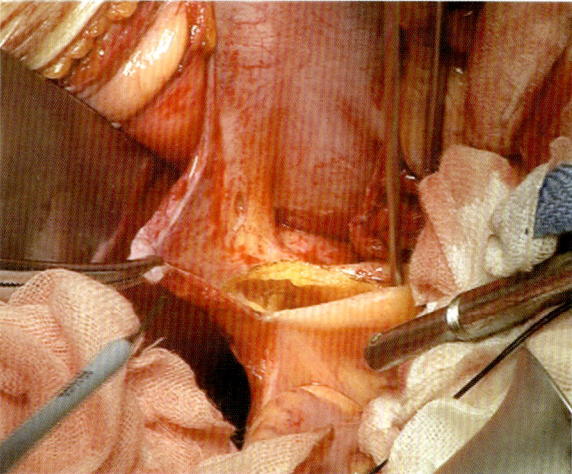

图 4-4-27　左侧宫骶韧带与左侧直肠侧壁已分开

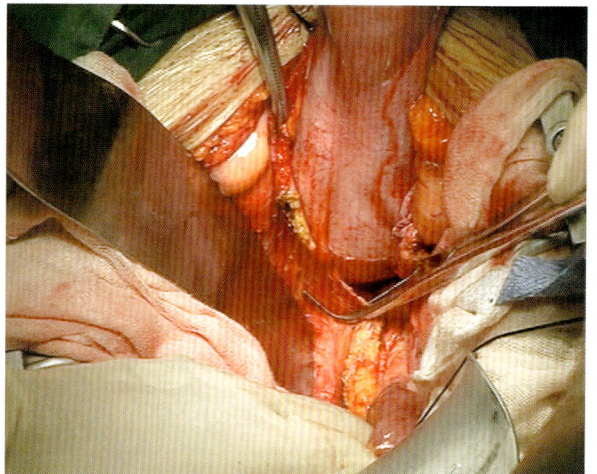

图 4-4-30　钳夹左侧宫骶韧带深层

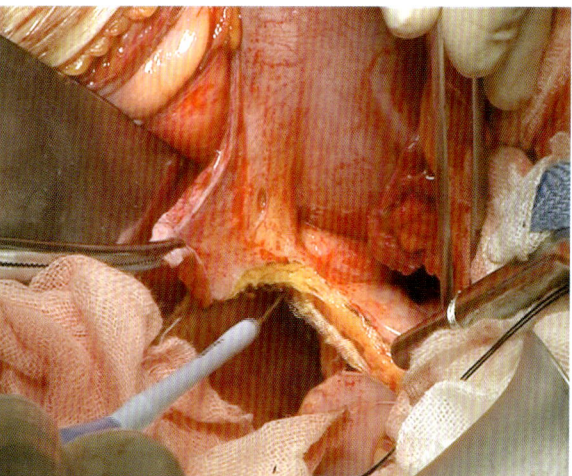

图 4-4-28　切断左侧宫骶韧带浅层

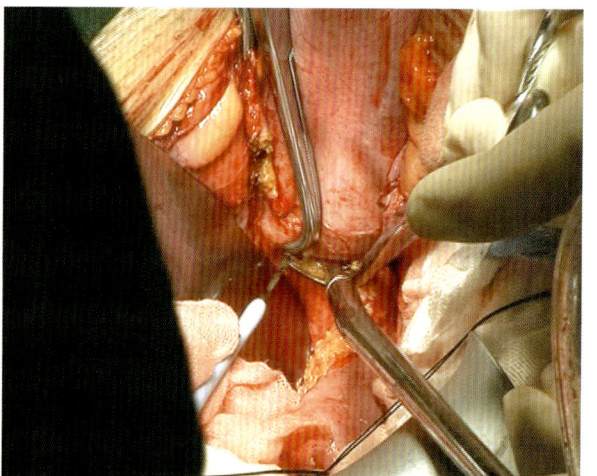

图 4-4-31　切断左侧宫骶韧带深层

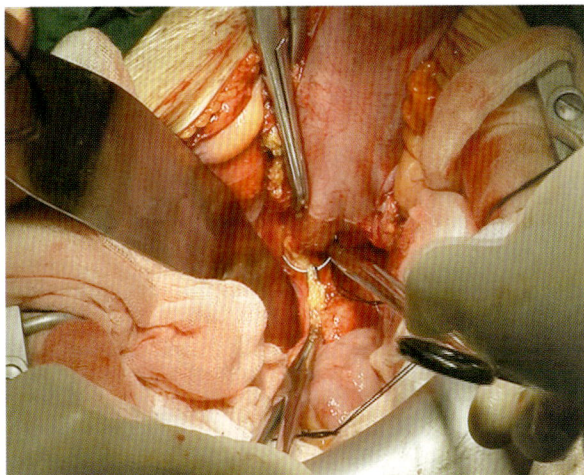

图 4-4-32　缝合左侧宫骶韧带深层断端

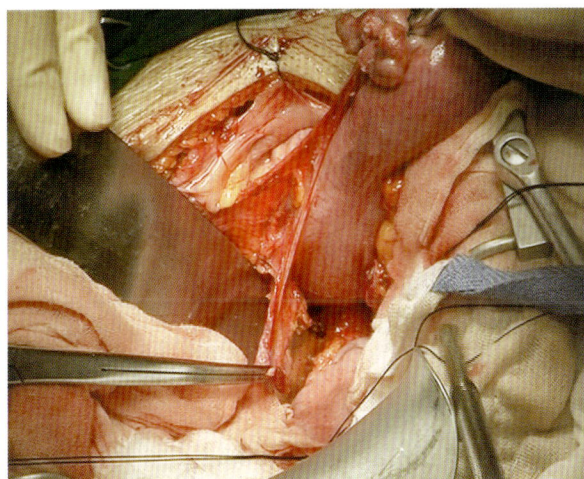

图 4-4-33　切除的左侧宫骶韧带

2. 分离膀胱宫颈、阴道间隙　Ⅲ型根治性子宫切除术因需切除更多的主韧带、阴道旁组织和阴道，在打开输尿管隧道之后需继续分离膀胱宫颈韧带，再向下分离膀胱。

分离膀胱可分两步走。第一步：先分离膀胱到暴露出输尿管隧道的出口的水平稍下方，即膀胱宫颈韧带的外侧缘，宫旁血管的内侧，能确定输尿管隧道的出口、满足打开输尿管隧道的要求即可。第二步：打开输尿管隧道、切断两侧主韧带之后，再打开剩余的膀胱宫颈韧带前叶，之后再继续向下分离膀胱。因切断主韧带之后，子宫可以提得更高，此时再向下分离膀胱，相对比较容易，且出血量少，容易暴露出足够的阴道上段至达到阴道切除的长度，为切除阴道及阴道旁组织做准备。

（1）切开子宫膀胱腹膜反折：子宫膀胱腹膜反折可在切断圆韧带后即切开或留待现在才切开。

先提起膀胱腹膜反折腹膜（图 4-4-34），在其疏松处横行切开（图 4-4-35）。

（2）分离膀胱宫颈、阴道间隙：用三把血管钳钳夹子宫膀胱腹膜反折切缘，轻轻向上提起，子宫向患者头侧牵拉形成张力（图 4-4-36）。在有张力的情况下，膀胱宫颈间隙会变白（图 4-4-37），此变白区即为无血管区的宫颈膀胱间隙，在变白处分离，即可不损伤血管而把间隙分开。术者用镊子和电刀配合寻找发白处分离，锐性分离下推膀胱（图 4-4-38、图 4-4-39）。当发白处已分离完时，再把膀胱和宫颈或阴道前壁拉开又会出现发白的间隙，这样交替分离就可以把膀胱推得比较低（图 4-4-40）。分离膀胱越低越好，越低越有利于打开输尿管隧道，故尽量把膀胱分离到难以再往下分离的程度（图 4-4-41）。

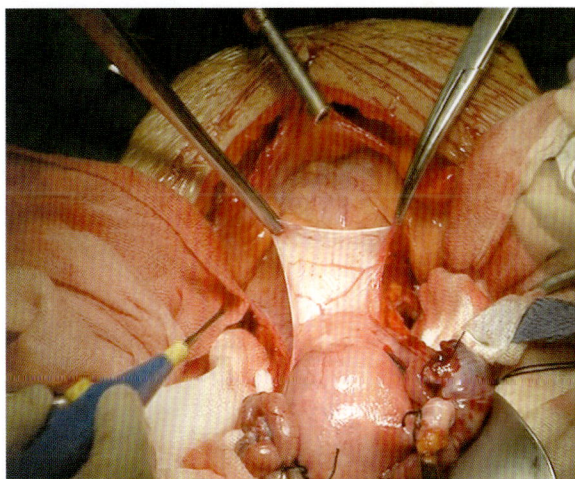

图 4-4-34　提起膀胱腹膜反折腹膜

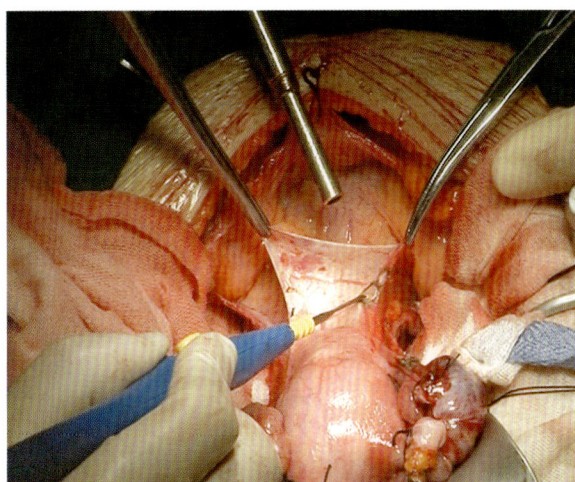

图 4-4-35　横行切开膀胱腹膜反折腹膜

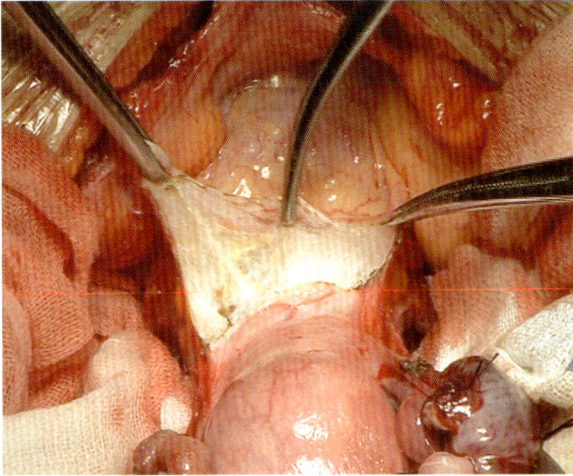

图 4-4-36　提起膀胱腹膜反折切缘

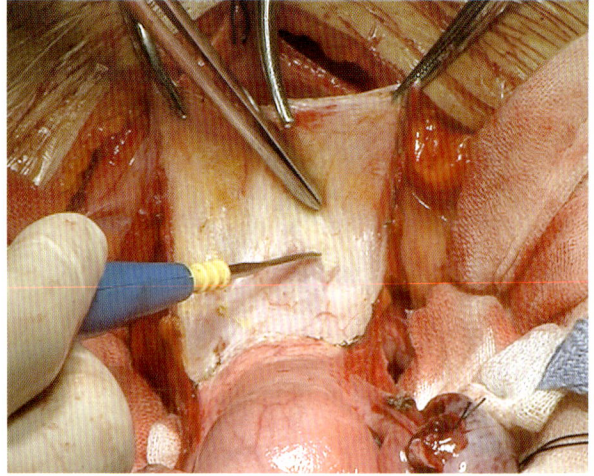

图 4-4-39　在变白处分离间隙可减少出血

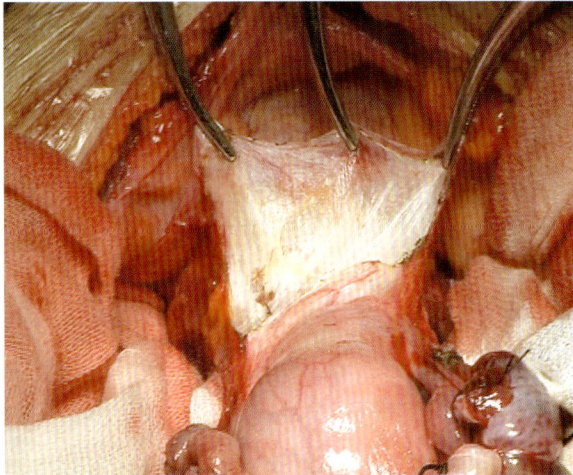

图 4-4-37　保持张力使膀胱宫颈间隙变白

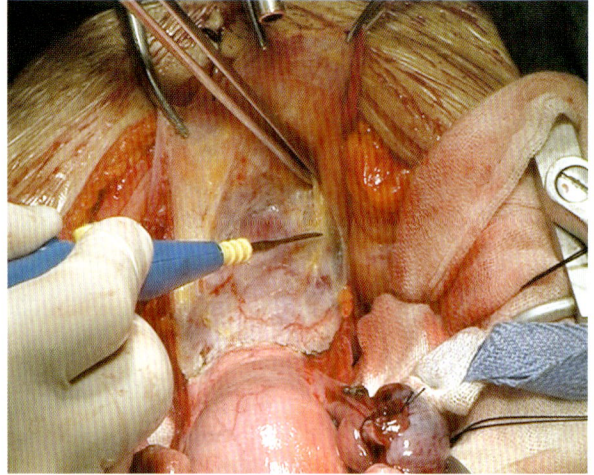

图 4-4-40　交替"造白"分离膀胱宫颈阴道间隙

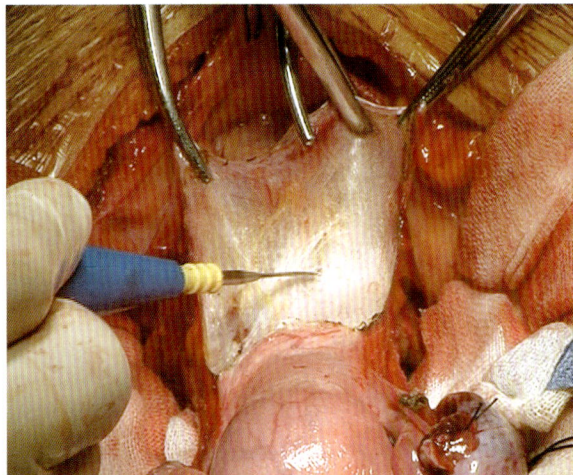

图 4-4-38　在变白处分离间隙

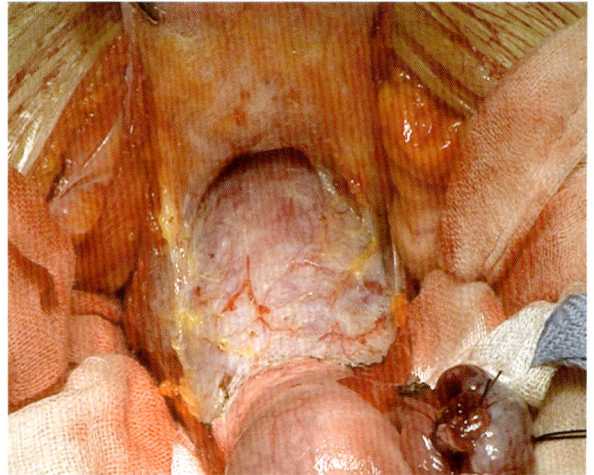

图 4-4-41　分离膀胱至输尿管隧道出口之下

3. 打开左侧输尿管隧道　打开输尿管隧道的方法是：先找出口、后找入口，然后两侧贯通、一次钳夹。

（1）寻找左侧输尿管隧道出入口：在充分下推膀胱的前提下，在膀胱宫颈韧带的内侧，膀胱底的上方，确定输尿管隧道出口。然后寻找输尿管隧道入口。助手可轻轻向患者头侧提拉输尿管，术者可用镊子提起膀胱宫颈韧带前叶，用直角钳紧贴输尿管上方，伸入隧道内（图4-4-42），钳尖指向先前确定的隧道出口方向（图4-4-43），小心撑开直角钳，感觉到直角钳伸入一个无阻力的疏松间隙，并在直角钳的下方看到白色的输尿管浆膜层即为隧道入口的正确解剖层次。

（2）贯通输尿管隧道：直角钳钳尖朝着输尿管出口位置方向（一般是向内、上方向）用力，将输尿管隧道打通（图4-4-44）。

（3）打开输尿管隧道：隧道贯通后，用钳子或镊子将隧道内输尿管下压，确认输尿管远离隧道顶部血管（图4-4-45、图4-4-46），确认输尿管与膀胱宫颈韧带前叶完全游离（图4-4-47），两把血管钳贯通钳夹隧道顶端血管（图4-4-48、图4-4-49）。钳夹时血管钳应远离输尿管，尽量靠近子宫旁，使近膀胱侧的断端尽可能长，以避免结扎断端时使输尿管扭曲。随后切断（图4-4-50）、结扎膀胱宫颈韧带前叶断端（图4-4-51、图4-4-52）。

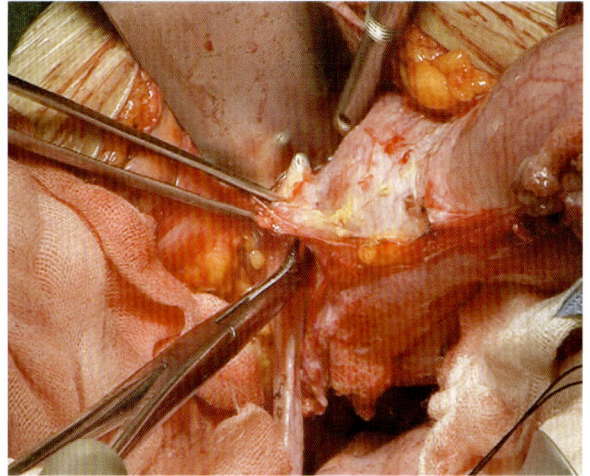

图 4-4-43　钳尖指向先前确定的隧道出口方向

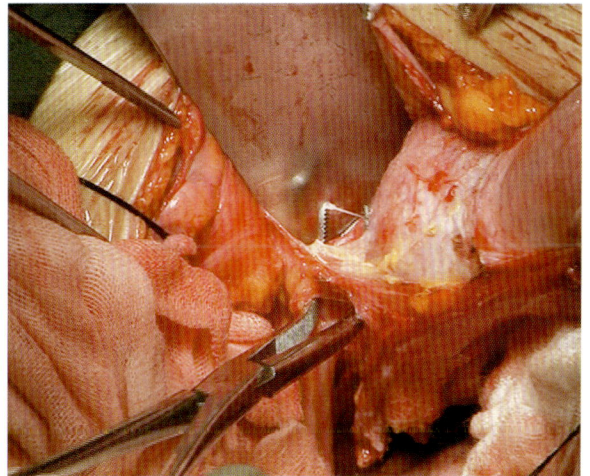

图 4-4-44　贯通左侧输尿管隧道

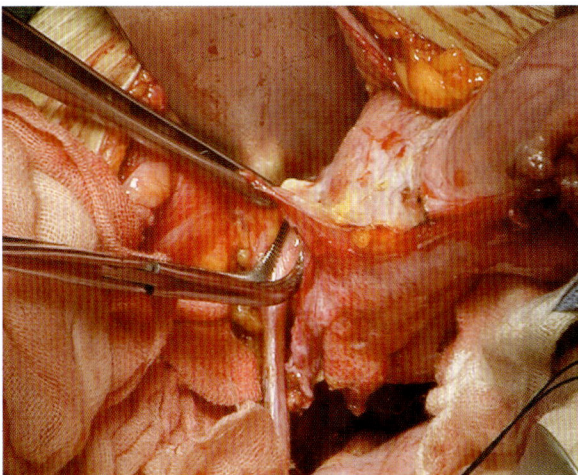

图 4-4-42　寻找输尿管隧道入口

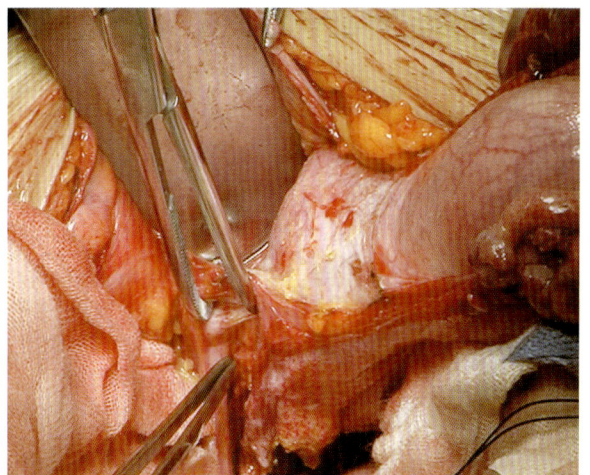

图 4-4-45　准备下压隧道内输尿管

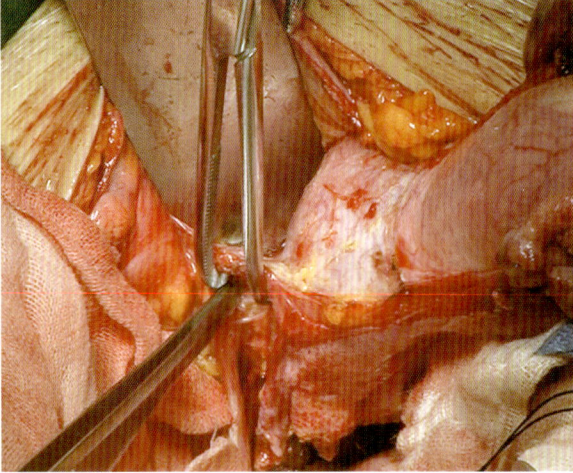
图 4-4-46　将隧道内输尿管下压

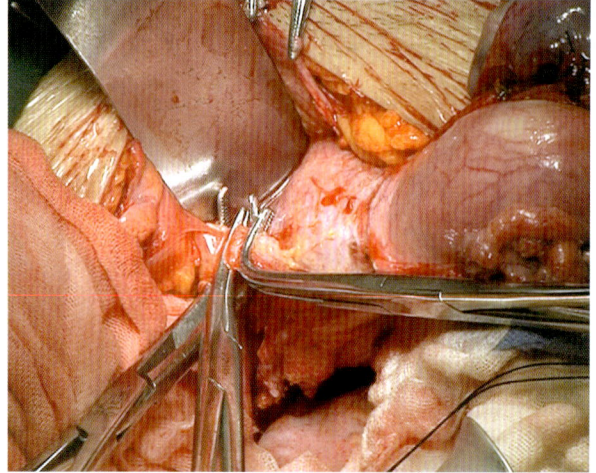
图 4-4-49　第二把钳钳夹膀胱宫颈韧带前叶

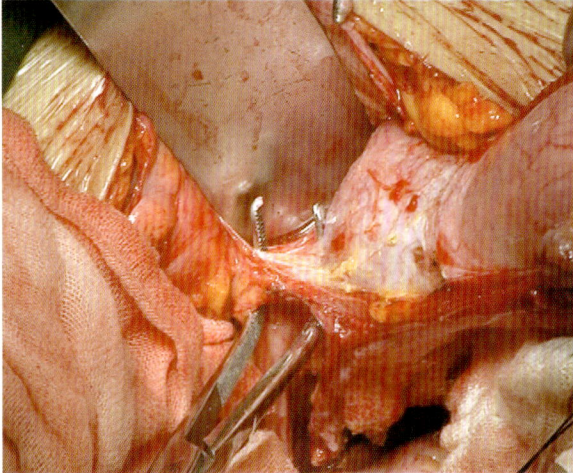
图 4-4-47　确认输尿管与膀胱宫颈韧带前叶已完全分离

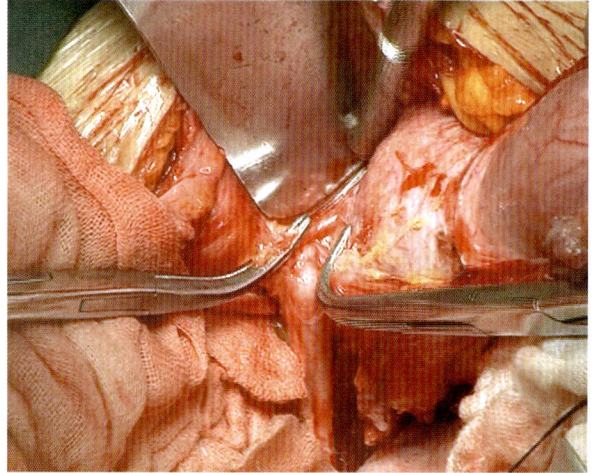
图 4-4-50　膀胱宫颈韧带前叶已切断

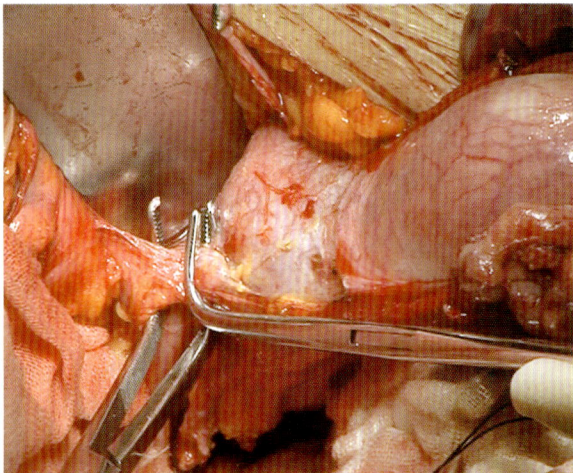
图 4-4-48　钳夹膀胱宫颈韧带前叶

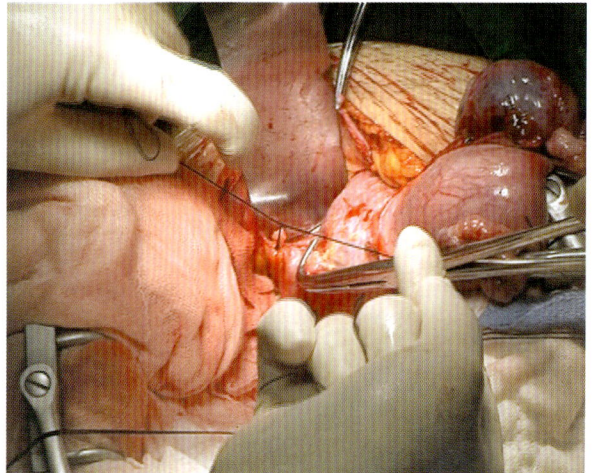
图 4-4-51　结扎膀胱宫颈韧带前叶近膀胱端

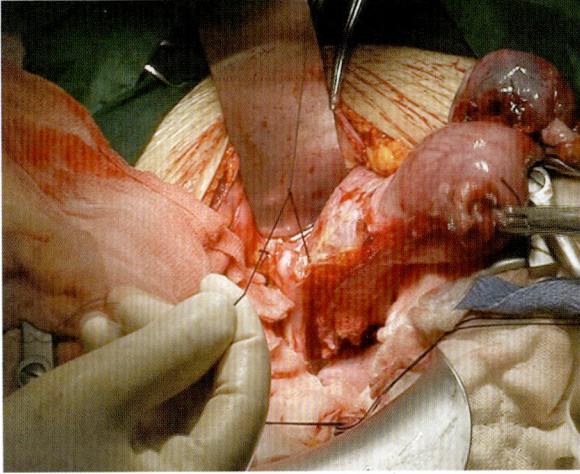

图 4-4-52　结扎膀胱宫颈韧带前叶近子宫端

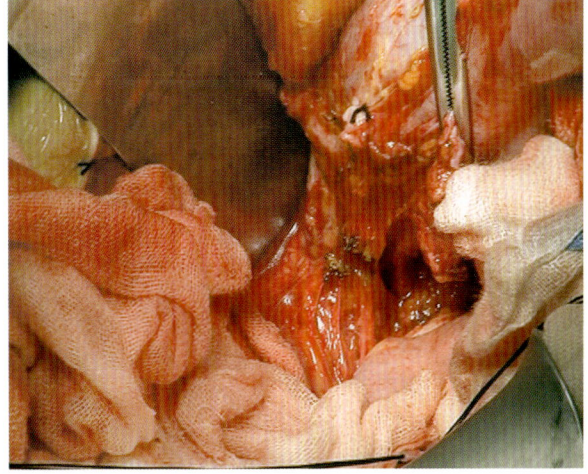

图 4-4-54　暴露左侧主韧带前后缘

4. **切断左侧主韧带**　在钳夹切断主韧带之前,可先将主韧带周围的疏松组织清除(图 4-4-53),然后分离膀胱侧间隙,在直肠侧间隙和膀胱侧间隙之间即为主韧带(图 4-4-54)。Ⅲ型根治性子宫切除术需靠近骨盆壁切除主韧带。将输尿管向外推,紧贴盆壁钳夹主韧带(图 4-4-55),如遇到有淋巴结,需切除单独送检(图 4-4-56~图 4-4-58)。钳夹之后切断左侧主韧带(图 4-4-59),并缝扎主韧带断端(图 4-4-60、图 4-4-61)。

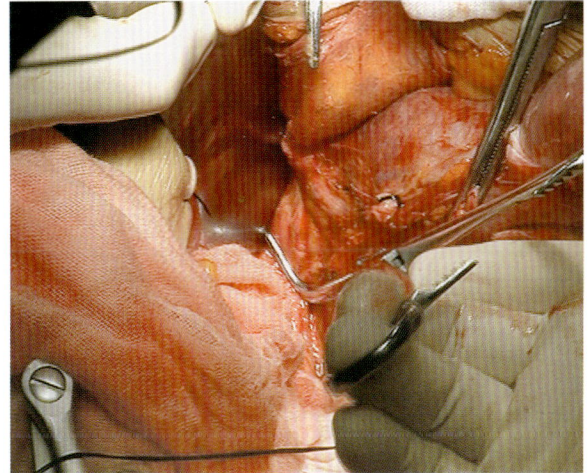

图 4-4-55　钳夹左侧主韧带

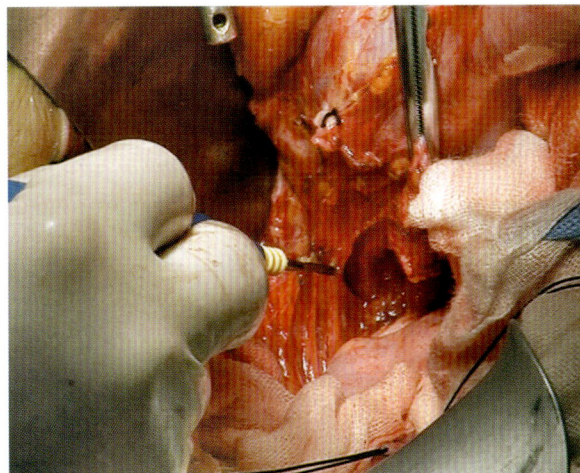

图 4-4-53　清除左侧主韧带周围疏松组织

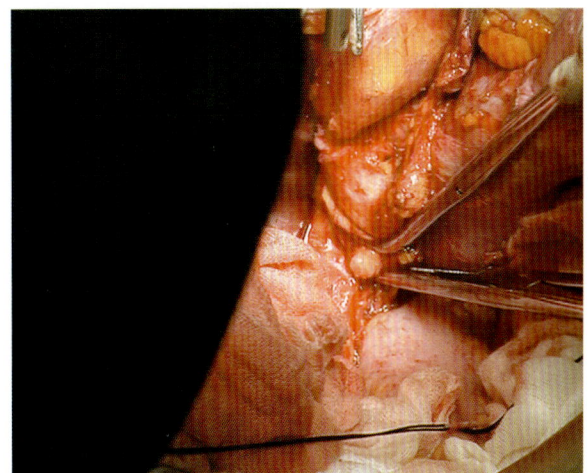

图 4-4-56　两把直角钳之间发现淋巴结

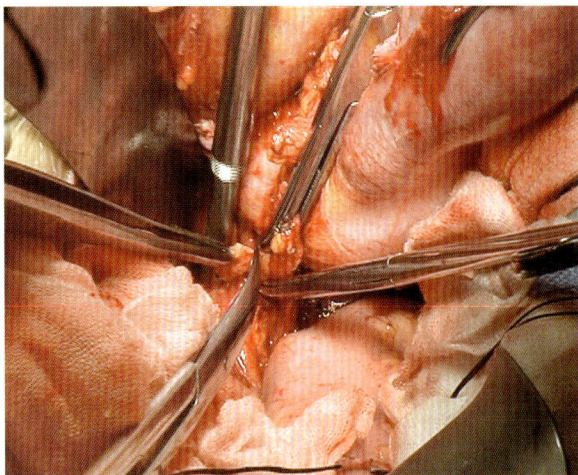

图 4-4-57 切除主韧带内淋巴结

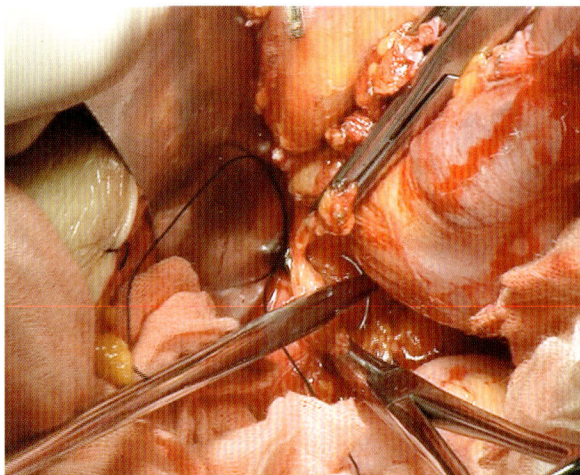

图 4-4-60 "反针"缝合左侧主韧带断端

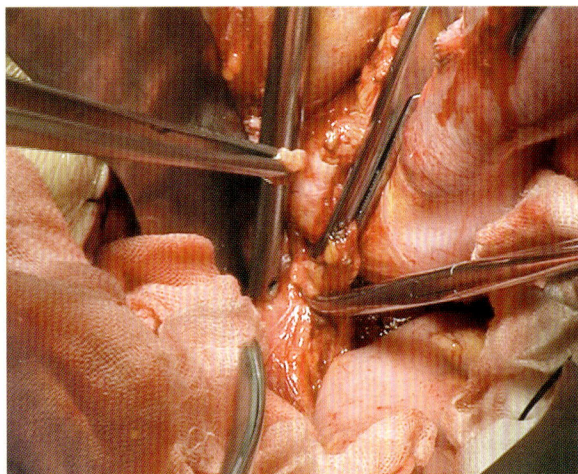

图 4-4-58 切除之淋巴结送检

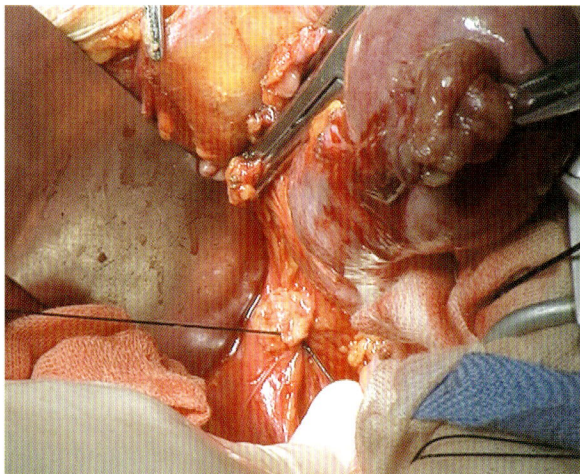

图 4-4-61 结扎左侧主韧带断端

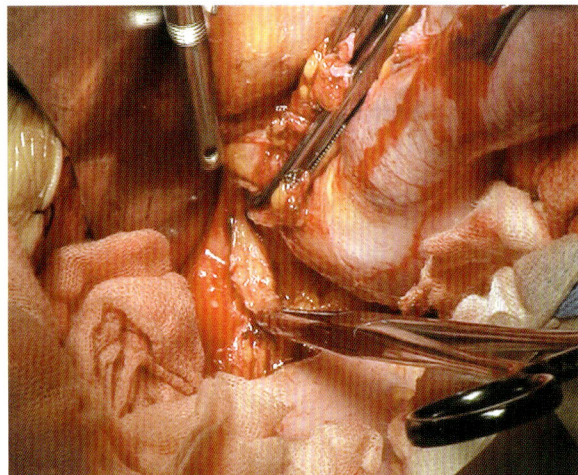

图 4-4-59 切断左侧主韧带

5. **分离剩余的膀胱宫颈韧带前叶** 该步骤的目的是利于进一步向下分离膀胱和切除阴道旁组织。做Ⅲ型根治性子宫切除术时,因需要切除更多的宫旁组织,在切除阴道旁组织前需把膀胱和输尿管推得更低。如果输尿管隧道打得好,膀胱宫颈韧带前叶可以一次切除,未能一次切除时,可分次切除。膀胱宫颈韧带后叶较疏松,可以用电刀或超声刀直接切断。手术顺序为:打通左侧输尿管隧道→切断左侧膀胱宫颈韧带前叶(一次或分次)→打通右侧输尿管隧道→切断右侧膀胱宫颈韧带前叶(一次或分次)→切断右侧主韧带→继续下推膀胱和右侧输尿管→切除右侧阴道旁组织→切断左侧主韧带→继续下推左侧输尿管膀胱和→切除左侧阴道旁组织。

分次切除膀胱宫颈韧带前叶的方法和单次切除方法类似，一样要打通输尿管隧道。先找输尿管隧道出口（图 4-4-62）。需先充分下推膀胱，膀胱顶附着于阴道前壁处分离至低于输尿管隧道入口水平。用镊子在膀胱宫颈韧带的内侧缘、阴道前壁前方分离找输尿管隧道出口。因为之前已经切除了大部分膀胱宫颈韧带，输尿管隧道入口容易确认，沿着输尿管在其内上方就是输尿管隧道入口。用直角钳于入口处稍作分离后朝着出口方向，在有张力的前提下，依次贯通（图 4-4-63）、钳夹、切开（图 4-4-64）、结扎（图 4-4-65）。钳夹膀胱宫颈韧带前叶时，须尽可能靠近子宫侧钳夹，以免误钳输尿管。

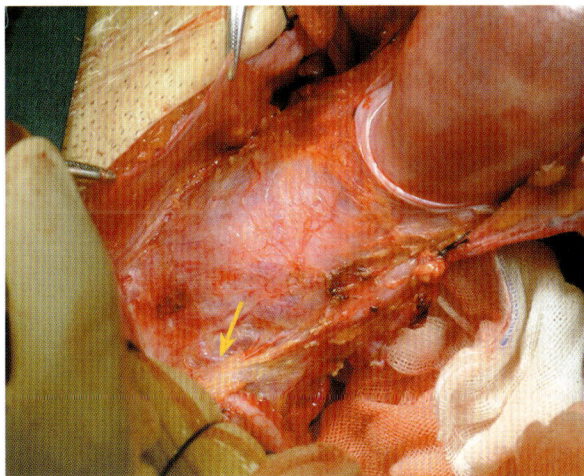

图 4-4-62　寻找输尿管隧道出口

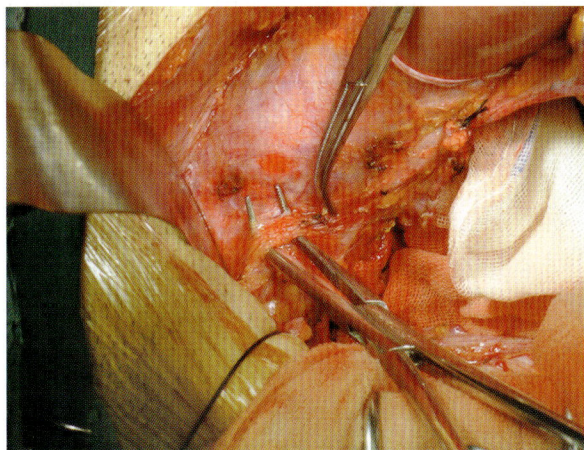

图 4-4-63　贯通输尿管隧道

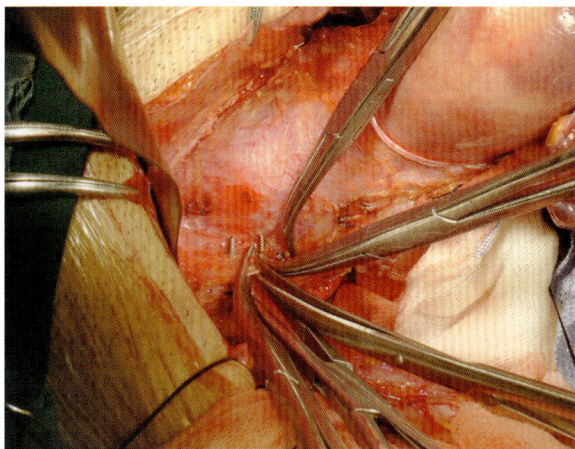

图 4-4-64　钳夹、切开左侧剩余膀胱宫颈韧带前叶

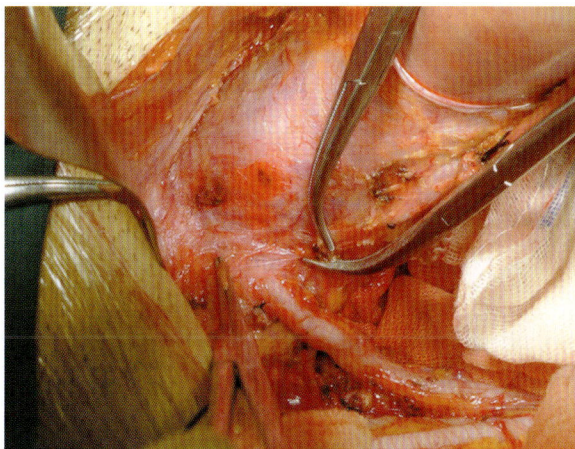

图 4-4-65　左侧膀胱宫颈韧带前叶已完全切断

6. **切除左侧阴道旁组织**　左侧阴道旁组织可以在左侧主韧带切断之后跟着就切断，也可以留到右侧主韧带切断之后，子宫可以提得更高时再切断。阴道旁组织的外前方有部分膀胱壁和输尿管，后方有直肠。钳夹、切断阴道旁组织时，需确认膀胱、输尿管和直肠均已分开，防止直肠、膀胱和输尿管损伤。并平行耻骨联合钳夹，钳尖指向阴道侧壁（图 4-4-66），然后切断阴道旁组织（图 4-4-67）。

阴道旁的缝合也可以采用"反针"缝合法，缝合时达钳尖（图 4-4-68），防漏缝血管而渗血。回针时与主韧带断端缝合，避免结扎后阴道旁和主韧带之间组织有遗漏造成出血。

7. **打通右侧输尿管隧道**　按照打通左侧输尿管隧道的同样方法，打通右侧输尿管隧道（图 4-4-69～图 4-4-80）。

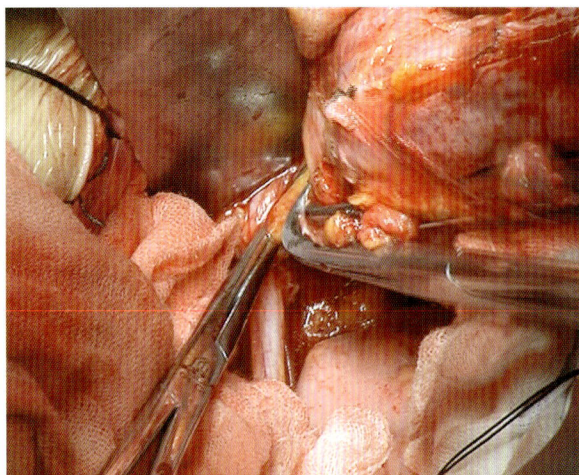

图 4-4-66 钳夹左侧阴道旁组织

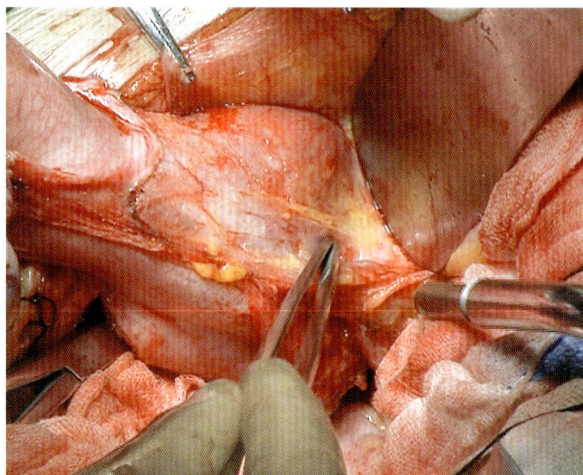

图 4-4-69 确定右侧输尿管隧道出口位置

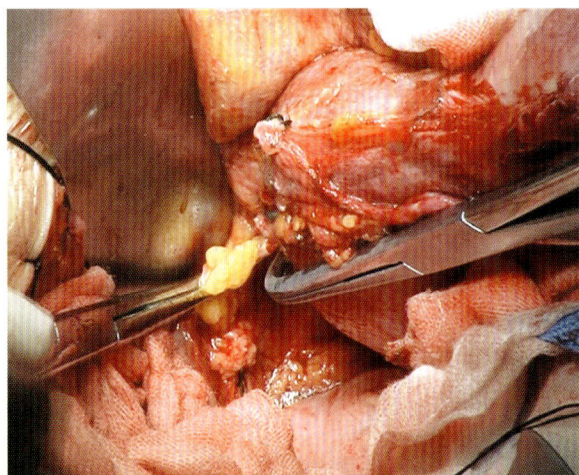

图 4-4-67 切断左侧阴道旁组织

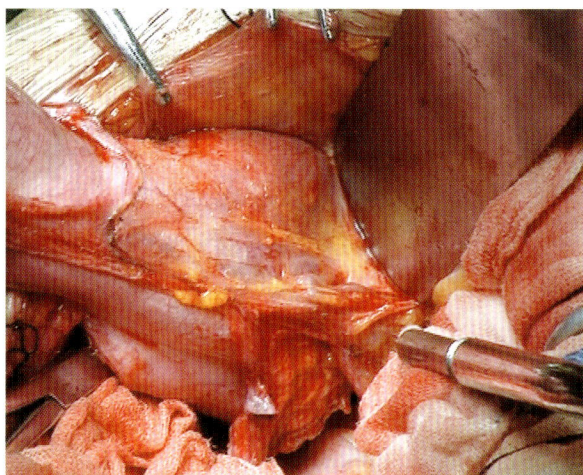

图 4-4-70 压肠板下压膀胱顶

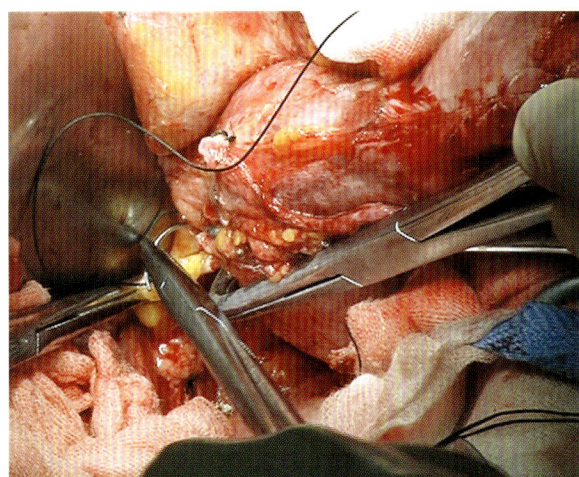

图 4-4-68 "反针"缝合左侧阴道旁组织内侧缘

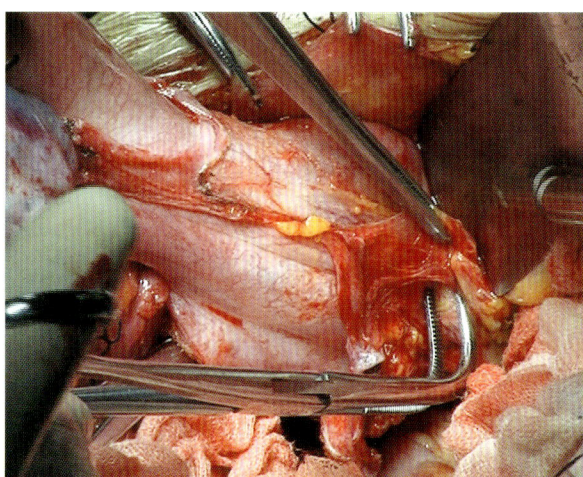

图 4-4-71 寻找右侧输尿管隧道入口

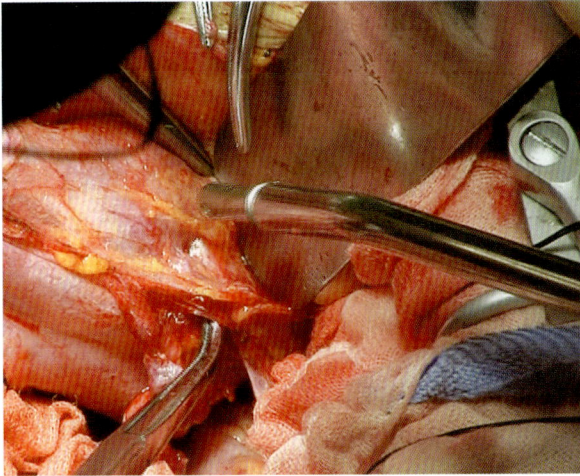

图 4-4-72　直角钳钳尖对着输尿管隧道出口

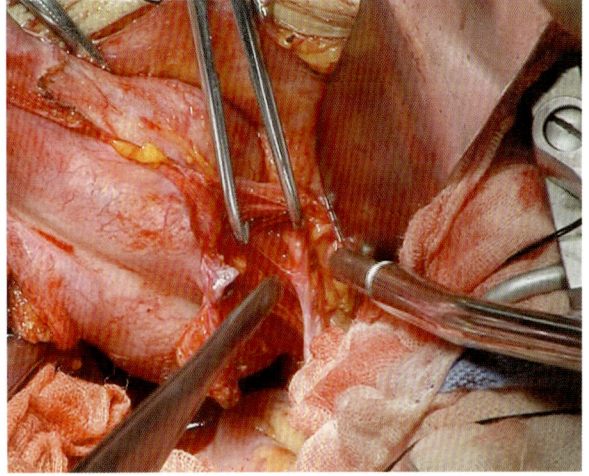

图 4-4-75　下压输尿管远离隧道顶端

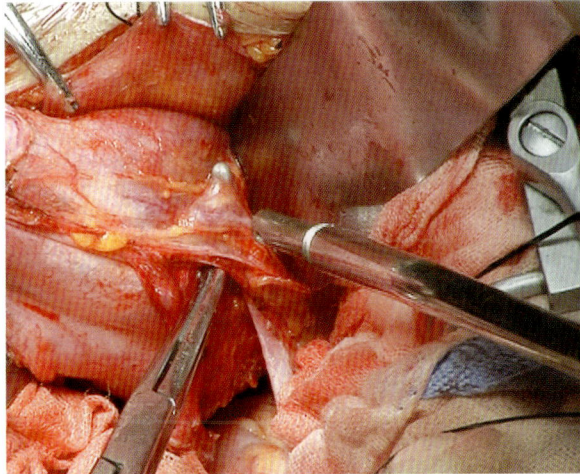

图 4-4-73　直角钳钳尖即将穿出隧道出口

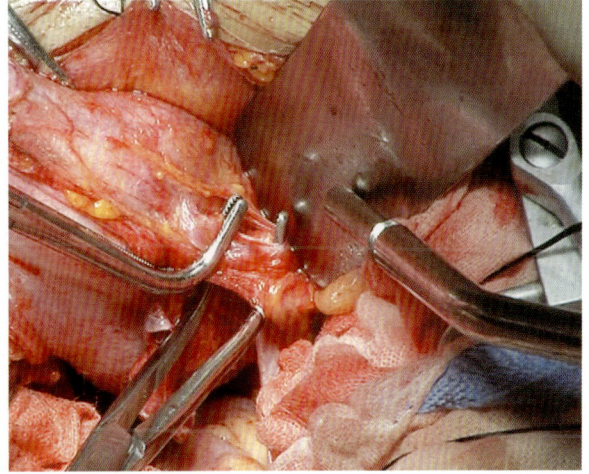

图 4-4-76　直角钳钳夹右侧膀胱宫颈韧带前叶近子宫端

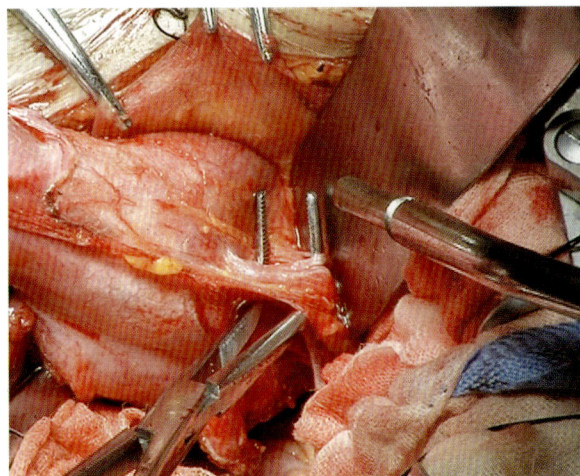

图 4-4-74　贯通右侧输尿管隧道

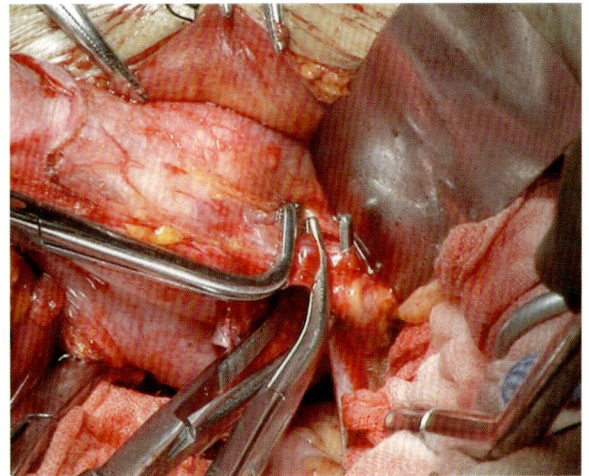

图 4-4-77　扁桃体钳钳夹膀胱宫颈韧带前叶近膀胱端

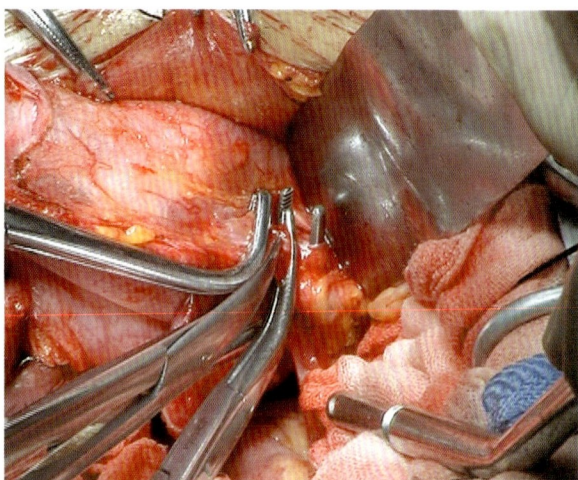

图 4-4-78 剪断右侧膀胱宫颈韧带前叶

8. 切断右侧主韧带 切断膀胱宫颈韧带后,分离主韧带周围疏松组织(图 4-4-81),向下推开输尿管(图 4-4-82),分离右侧膀胱侧间隙(图 4-4-83、图 4-4-84),再次分离主韧带周围疏松组织(图 4-4-85),充分暴露主韧带前后缘(图 4-4-86),两把直角钳在靠近盆壁处钳夹主韧带(图 4-4-87、图 4-4-88)、切断(图 4-4-89)、缝扎右侧主韧带(图 4-4-90)。

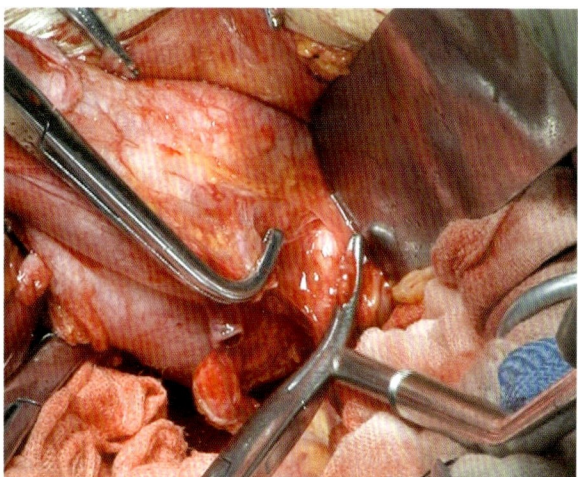

图 4-4-79 右侧膀胱宫颈韧带前叶已切断

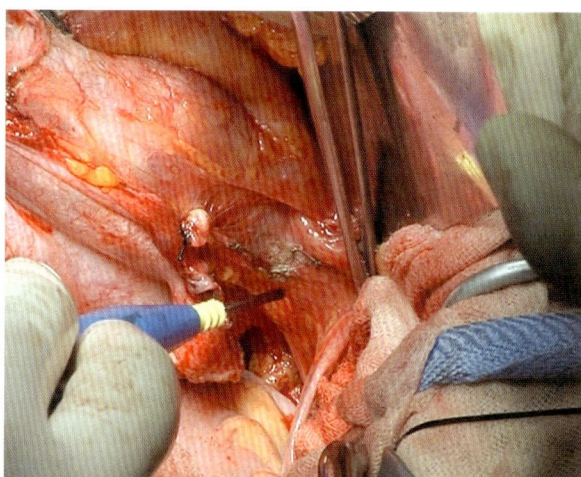

图 4-4-81 分离主韧带周围疏松组织

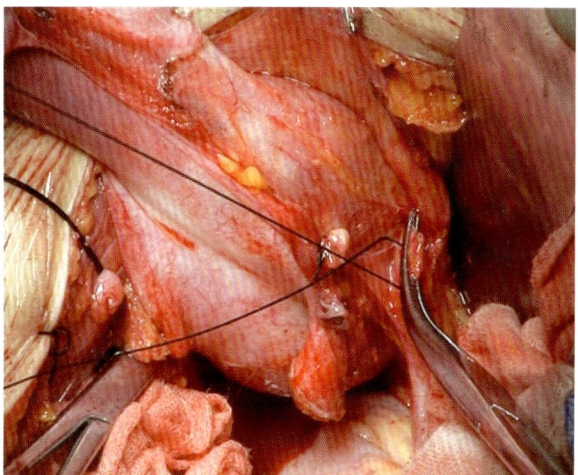

图 4-4-80 结扎右侧膀胱宫颈韧带前叶近膀胱端

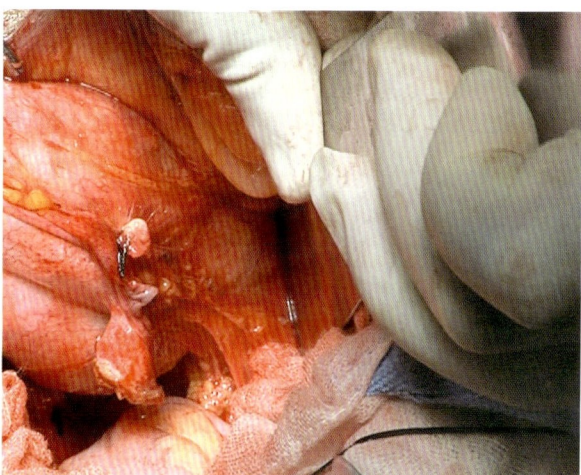

图 4-4-82 推开输尿管

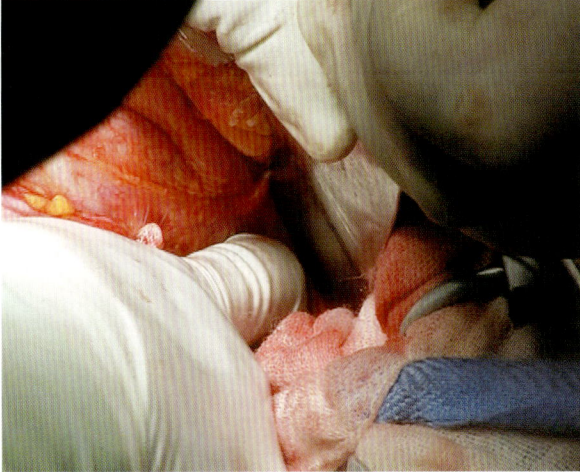

图 4-4-83 分离右侧膀胱侧间隙

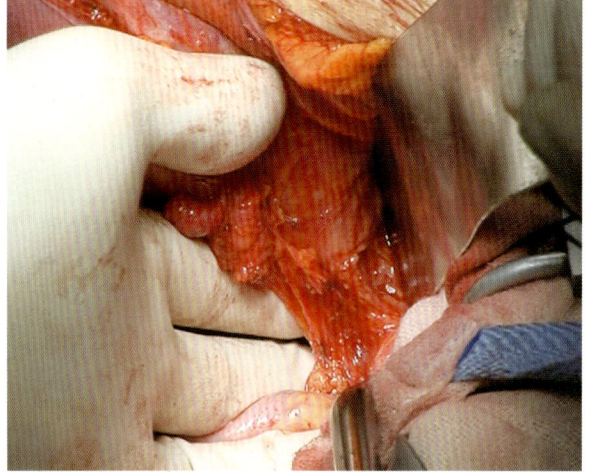

图 4-4-86 暴露主韧带前后缘

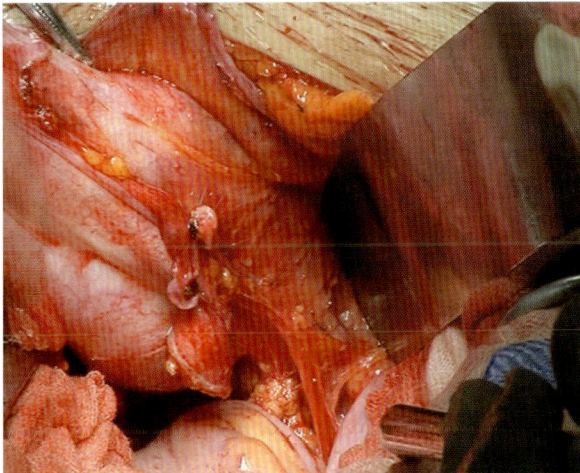

图 4-4-84 暴露膀胱侧间隙

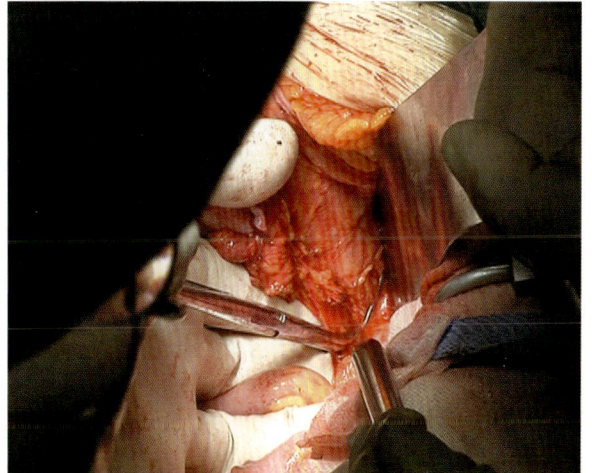

图 4-4-87 钳夹右侧主韧带

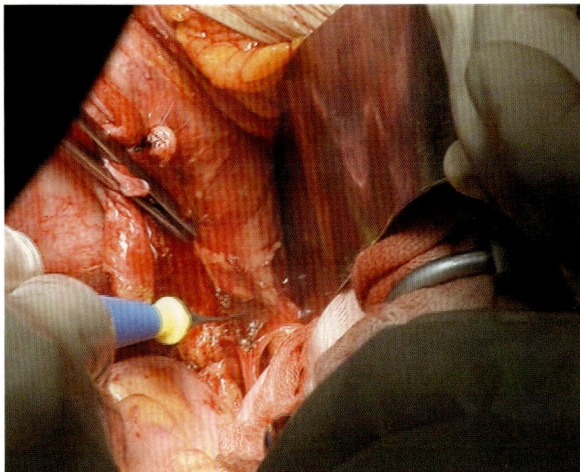

图 4-4-85 再次分离主韧带周围疏松组织

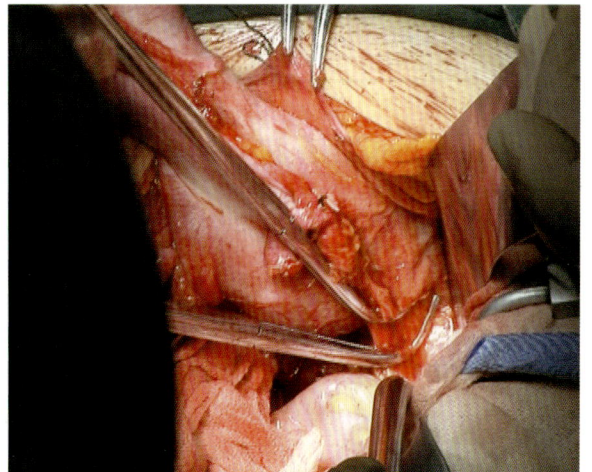

图 4-4-88 第二把直角钳钳夹右侧主韧带

9. **切除右侧阴道旁组织** 切断右侧主韧带后,继续切除右侧阴道旁组织(图 4-4-91~图 4-4-92)。

10. **切断阴道** 两侧阴道旁组织切除后,用大直角钳在宫颈外口下方钳夹阴道前后壁,以此作为指示点来计算切除阴道的长度(图 4-4-93)。此钳的另一个作用是阻止宫颈菜花样病灶脱落于阴道内。如果膀胱分离不充分,需继续向下分离膀胱至足够的阴道切除长度(图 4-4-94、图 4-4-95)。用两把长弯钳垂直对合钳夹阴道,两钳尖相接

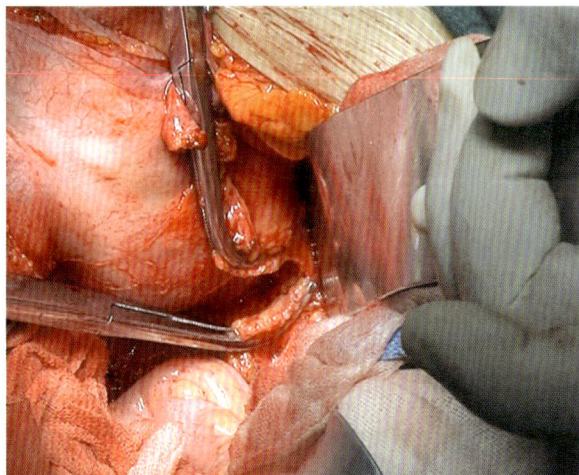
图 4-4-89 切断右侧主韧带

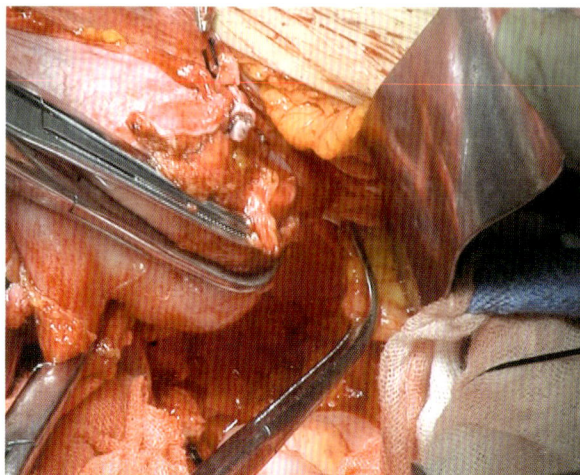
图 4-4-92 切断右侧阴道旁组织

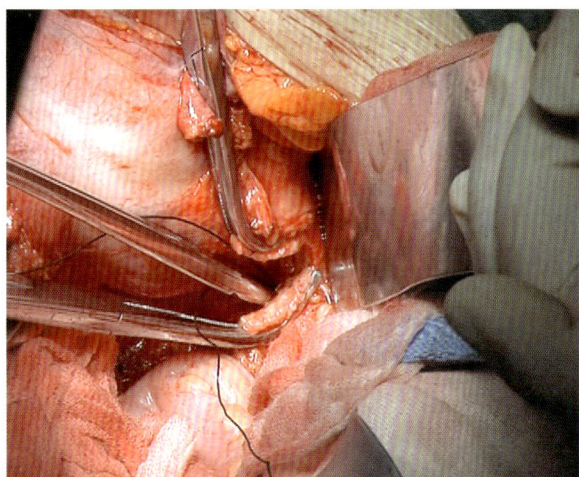
图 4-4-90 缝扎右侧主韧带

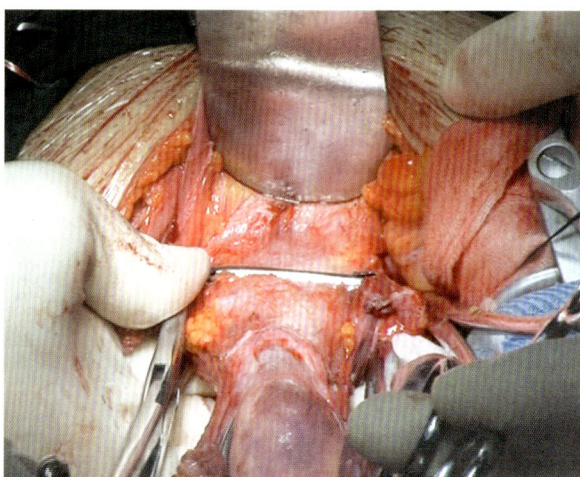
图 4-4-93 大直角钳钳夹宫颈外口下方阴道壁

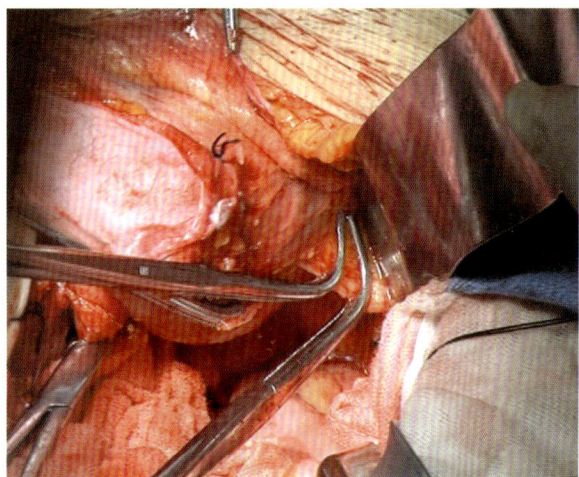
图 4-4-91 平行耻骨联合钳夹右侧阴道旁组织

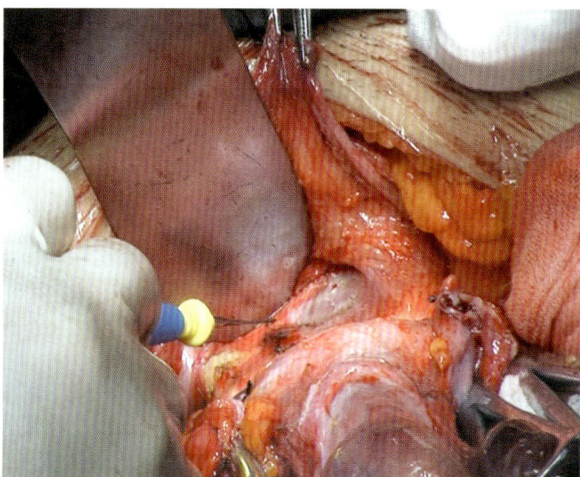
图 4-4-94 继续分离膀胱阴道间隙

（图 4-4-96、图 4-4-97）。如术前已知肿瘤侵犯阴道壁，应根据肿瘤侵犯阴道的位置和范围灵活确定阴道各壁切除的长度。然后从两侧向中间切断阴道（图 4-4-98~ 图 4-4-102）。

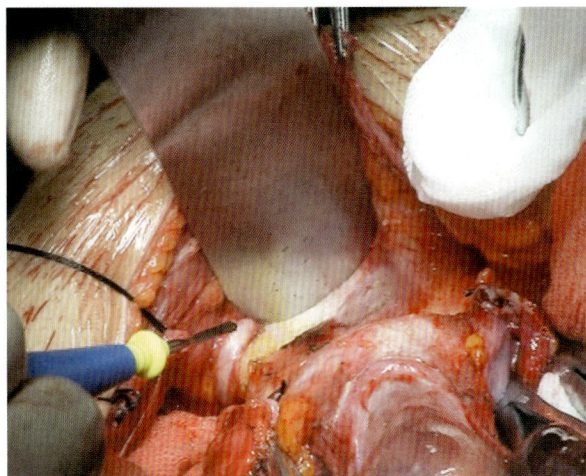

图 4-4-95　继续下推膀胱

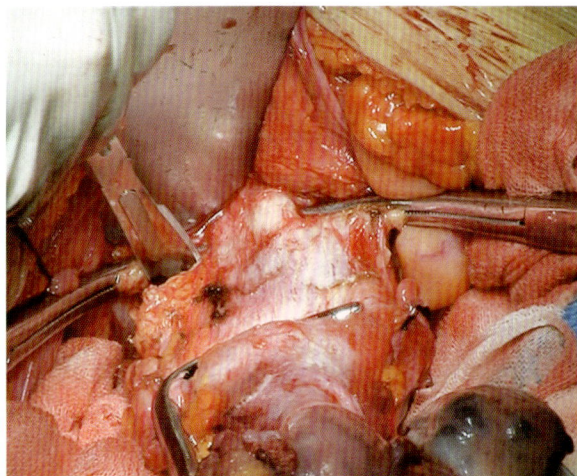

图 4-4-98　从左侧开始切断阴道

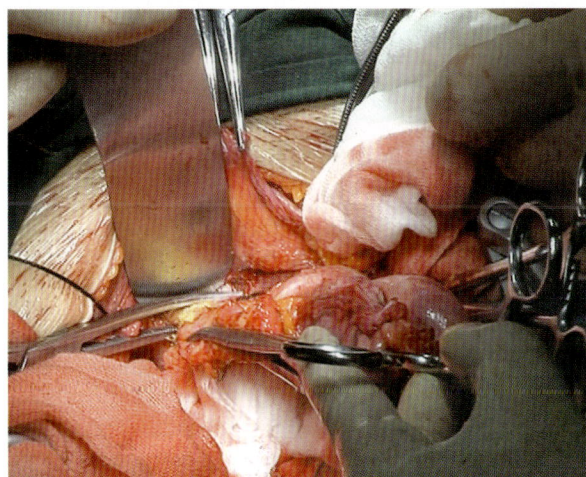

图 4-4-96　钳夹拟切断的阴道左侧

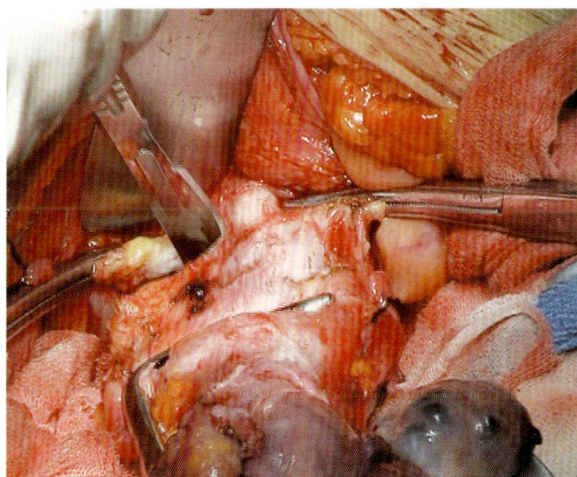

图 4-4-99　向中间切断阴道

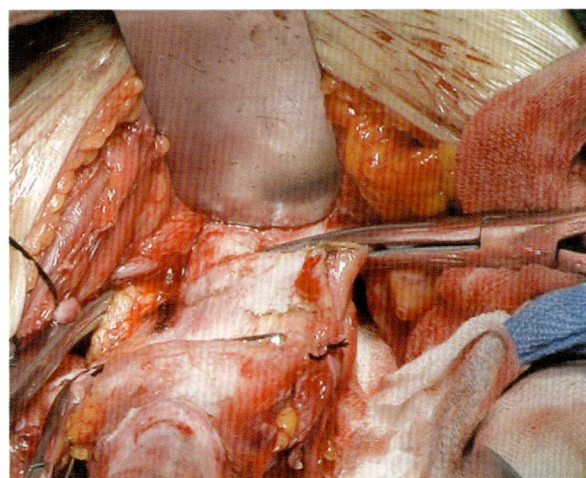

图 4-4-97　钳夹拟切断的阴道右侧

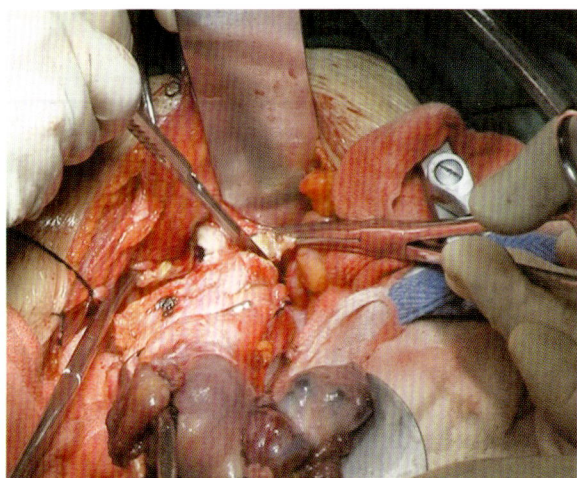

图 4-4-100　从右侧向中间切断阴道

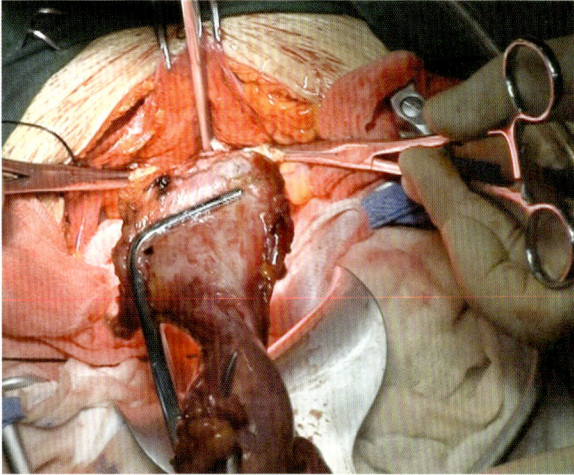

图 4-4-101 阴道已完全切断

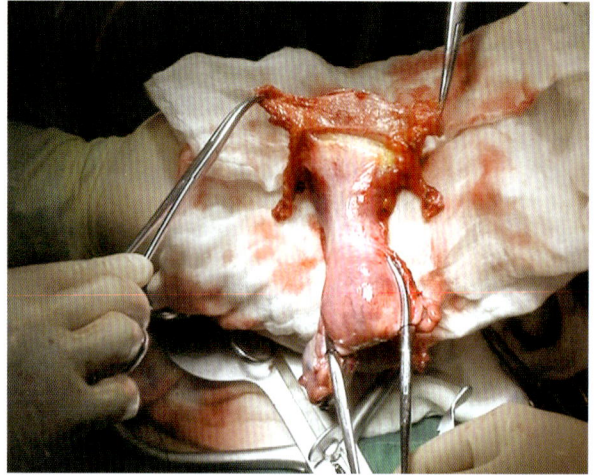

图 4-4-103 检查宫旁组织切除范围是否足够

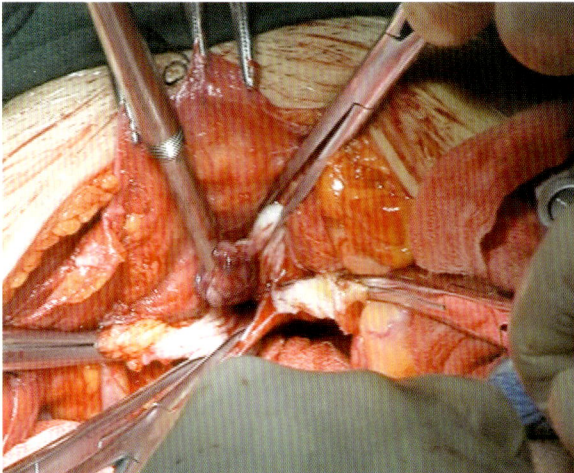

图 4-4-102 Allis 钳钳夹阴道前后壁

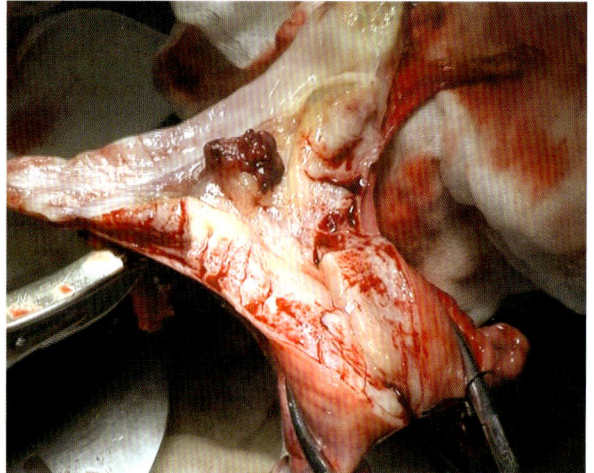

图 4-4-104 检查病灶范围和阴道切除长度

11. **检查子宫标本** 取下子宫切除标本并剖开子宫标本判断阴道切除范围是否足够,以及肿瘤病灶的范围和是否侵犯宫颈间质深层,确定术后是否需要补充放射治疗(图 4-4-103、图 4-4-104)。

12. **缝合阴道** 切除阴道后消毒断端并开始缝合(图 4-4-105)。先缝合部分阴道旁组织(图 4-4-106),然后开始缝合阴道断端。可用"U"形缝合法。用 2/0 可吸收线,先于阴道中间"U"形缝合、暂不打结(图 4-4-107、图 4-4-108),然后分别缝合两侧阴道断端,分别打结。最后再把中间一针打结(图 4-4-109)。

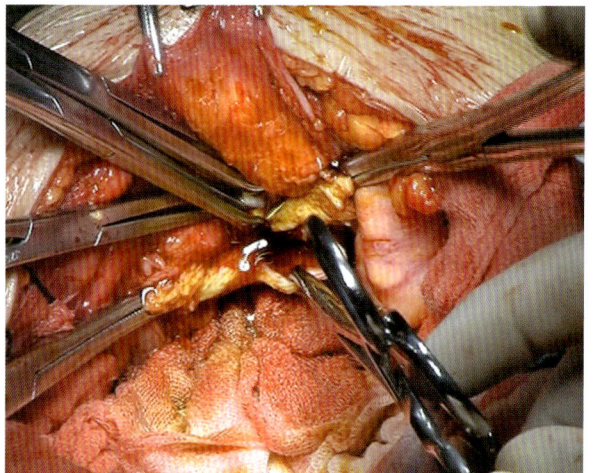

图 4-4-105 消毒阴道顶端

13. **检查创面**　缝合阴道断端后,手术创面仔细止血,大量蒸馏水冲洗盆腔,必要时放置腹腔引流管,逐层缝合腹壁各层,至此手术结束(图 4-4-110~图 4-4-112)。

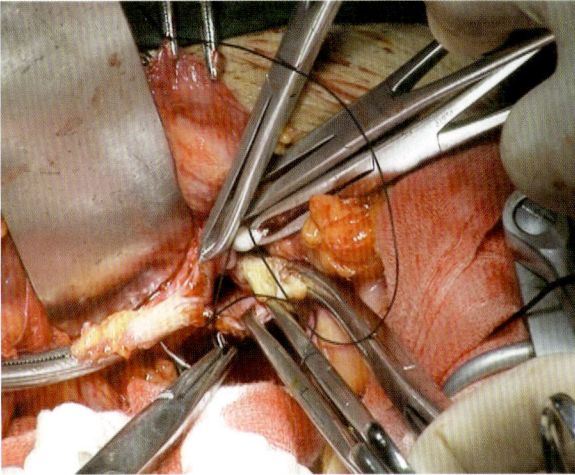

图 4-4-106　缝合左侧部分阴道旁组织

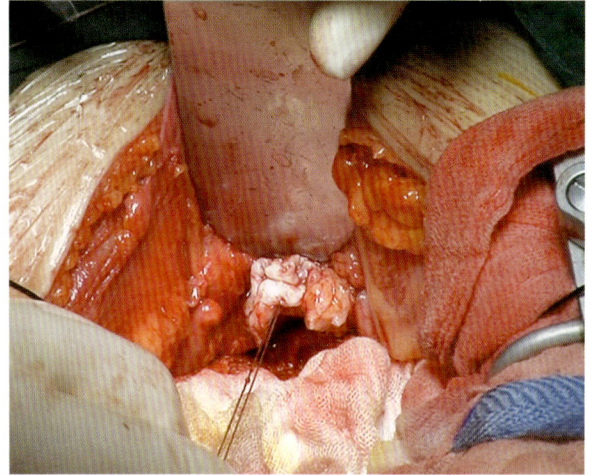

图 4-4-109　阴道断端缝线均已打结

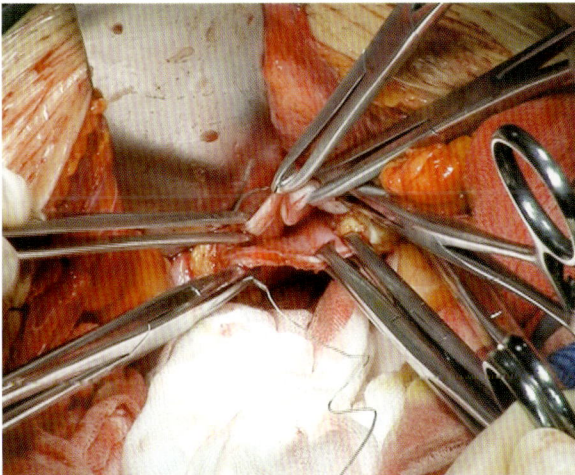

图 4-4-107　缝合阴道断端中段部分

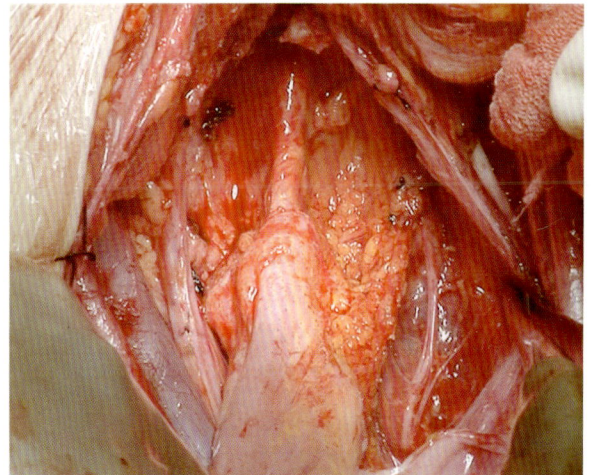

图 4-4-110　术后盆腔手术野

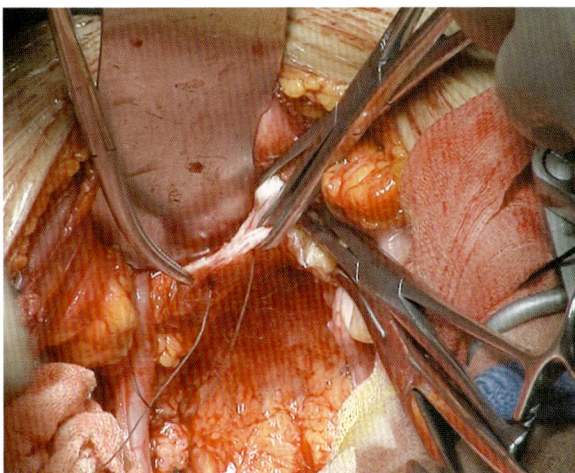

图 4-4-108　阴道断端中段缝线暂不打结

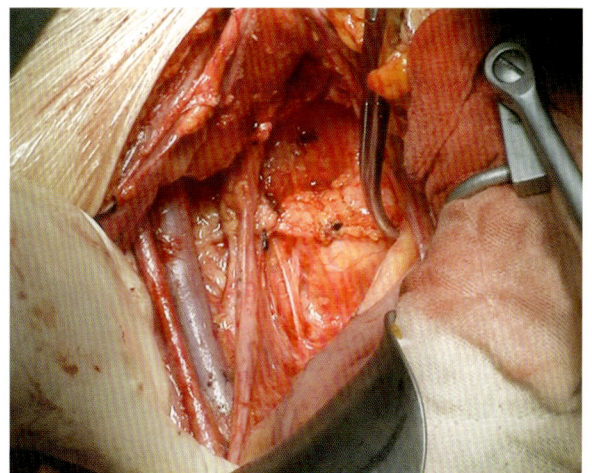

图 4-4-111　左侧盆腔手术野

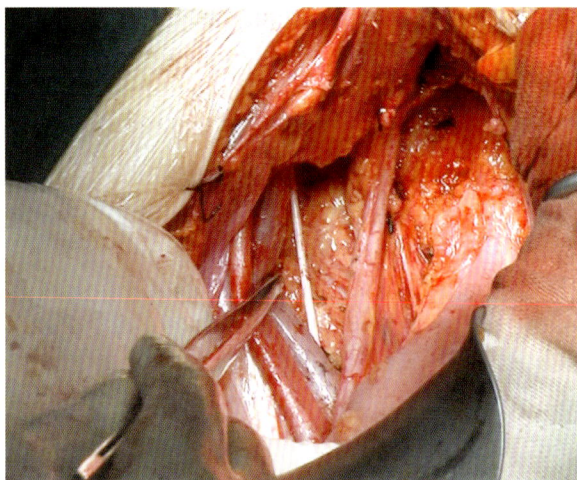

图 4-4-112 左侧闭孔窝

二、手术难点和手术技巧(视频 4-4-1~视频 4-4-3)

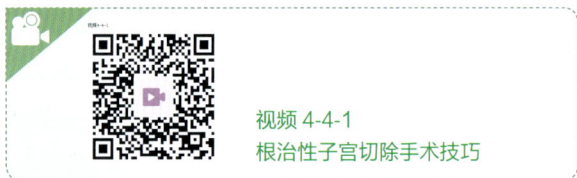

视频 4-4-1
根治性子宫切除手术技巧

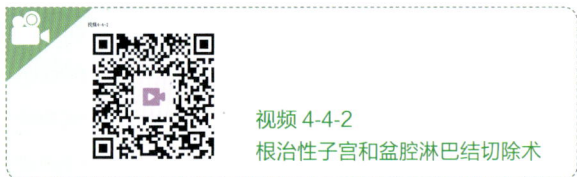

视频 4-4-2
根治性子宫和盆腔淋巴结切除术

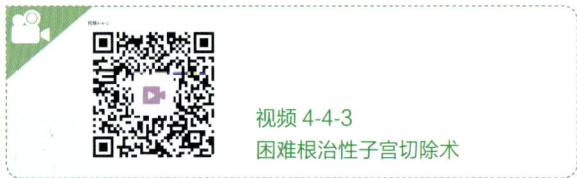

视频 4-4-3
困难根治性子宫切除术

根治性子宫切除术的难点主要是分离直肠阴道间隙和膀胱宫颈、阴道间隙,以及打开输尿管隧道。前者主要是出血,后者除了出血外,还易致输尿管损伤或误断。

通过实践,我们总结了根治性子宫切除术十六字经验,即:"先骶后主,及时转向,平行盆底,留足断端"。"先骶后主"是指先切断宫骶韧带,后再切断主韧带。先切断宫骶韧带的目的是使子宫可以提得更高,有利于分离膀胱宫颈间隙和膀胱阴道间隙,膀胱可以推得更低,利于打通输尿管隧

道,把输尿管和主韧带分离后再切断主韧带。"及时转向"是指在切断宫骶韧带深层和主韧带、宫旁、阴道旁组织时,钳夹、切除组织的方向始终要及时转向,钳夹的方向要分别与骶骨、骨盆侧壁、耻骨联合平行,即"平行盆底"。各断端需留得足够的长度,避免断端回缩难以止血。

对于各个具体的手术步骤,我们也总结了相应的口诀。

(1)紧贴腹膜、保留神经(打开直肠侧间隙);
(2)找准反折、锐钝结合(分离直肠阴道间隙);
(3)切开侧膜、浅深分层(切断宫骶韧带);
(4)保持张力、找白分离(分离膀胱阴道间隙);
(5)先出后入、两侧贯通(打通输尿管隧道);
(6)两隙之间、一次钳夹(切断主韧带);
(7)垂直转向、端端相接(切除阴道旁组织);
(8)"U"形缝合、不留死腔(缝合阴道断端)。

下面逐个介绍每个手术步骤的手术技巧。

1. **打开直肠侧间隙** 直肠侧间隙也称直肠侧窝。打开直肠侧间隙的目的是暴露宫骶韧带的外侧缘和主韧带的后缘。输尿管从间隙的中间通过,其下方有腹下神经丛分出的腹下神经。有丰富血管网和输尿管周围伴行,并发出营养支到输尿管,而宫骶韧带外侧的腹膜则没有大血管分布。故打开直肠侧间隙时,若靠近输尿管分离容易出血,也易破坏输尿管的血管营养支,增加术后输尿管缺血、坏死的机会。而贴近腹膜侧分离,则可不出血,而且可以将腹膜外侧的神经丛完整保留推向外侧(图 4-4-1~图 4-4-4、图 4-4-7、图 4-4-8)。故此,分离直肠侧间隙的技巧就是:紧贴腹膜、保留神经。

2. **分离直肠阴道间隙** 直肠阴道间隙是一潜在较易分离的间隙。前方为阴道后壁,后方为直肠前壁,两侧为直肠柱和宫骶韧带。

直肠阴道间隙表面的腹膜形成直肠子宫陷凹,又称道格拉斯(Douglas)窝,是女性盆腔最低处。此处的直肠腹膜反折处是分离直肠阴道间隙的入路。找对这个间隙是避免分离出血的关键。我们的方法是:上提子宫、用血管钳提起直肠前壁浆肌层形成张力,显露腹膜反折处(图 4-4-9)。用电刀切开腹膜反折(图 4-4-10),继续在发白的疏松组织处向下分离(图 4-4-11),然后用手指轻轻贴着阴道后壁钝性分离直肠阴道间隙(图 4-4-13)(术前在阴道塞纱有助于明确指引手指贴着阴道后壁

的正确方向分离),这样就可以安全地把直肠阴道间隙分开(图4-4-14)。其技巧就是:找准反折、锐钝结合。

3. **切断宫骶韧带**　直肠侧间隙分离后,宫骶韧带外侧缘已充分游离,与输尿管也已充分分开。此时需要处理的是分离宫骶韧带的内侧缘。分离直肠阴道间隙后,虽然直肠前壁和阴道后壁已分开,但直肠前侧壁仍与宫骶韧带内侧缘相连,其表面有直肠侧腹膜覆盖。故此,先切开直肠侧腹膜就成为分离宫骶韧带内侧缘和直肠前侧壁的关键(图4-4-15、图4-4-25、图4-4-26)。可用电刀切开直肠侧腹膜,切除长度视宫骶韧带切除的长度而定。打开直肠侧腹膜后,将直肠向内下侧进一步分离,此时宫骶韧带内、外侧已充分游离,可根据需要切除任何长度的宫骶韧带。

宫骶韧带分为深浅两层,浅层宫骶韧带可以直接用电刀或剪刀切开(图4-4-16、图4-4-28),深层宫骶韧带因血运丰富则要求钳夹、切断后缝扎止血(图4-4-18、图4-4-30)。小结其技巧就是:切开侧膜、浅深分层。

4. **分离膀胱宫颈、阴道间隙**　切开膀胱腹膜反折之后,将子宫向患者头侧上方牵拉,三把弯钳钳夹膀胱腹膜反折切缘,与子宫对拉形成张力(图4-4-34)。在有张力的情况下,间隙会变成发白的无血管区(图4-4-37),用剪刀或电刀配合在发白处,锐性向下分离膀胱(图4-4-38)。下推膀胱之后,继续对拉形成张力,又会出现发白的无血管区,继续在发白区分离(图4-4-39)。这样反复交替,就可以把膀胱推得很低,又很少出血(图4-4-41),有利于暴露出输尿管隧道的出口。技巧就是:保持张力、找白分离。

5. **打通输尿管隧道**　分离好膀胱宫颈、阴道间隙之后,下一步要打通输尿管隧道。先在膀胱宫颈韧带的内侧、膀胱顶的上方、贴近阴道前壁处确定输尿管隧道出口的位置(图4-4-69),然后用直角钳紧贴输尿管的内上方,找到隧道入口(图4-4-71),钳尖向着隧道出口的方向分离(图4-4-73),最后使入口和出口两侧贯穿(图4-4-74),然后贯通钳夹、切断和结扎(图4-4-77、图4-4-79)。

打通输尿管隧道的关键一是分离膀胱要充分,二是紧贴输尿管表面寻找隧道解剖间隙,三是隧道出口的方向在内上。这样操作既可保证子宫动脉输尿管支不受损伤,又能避免损伤隧道上方子宫静脉丛而引起出血。

先确定隧道出口位置的好处是在打隧道时钳尖有个指示,术者心中有数,从而避免穿到其他地方造成损伤或出血。贯通隧道两侧的目的,一是可以把输尿管与膀胱宫颈韧带前叶充分游离,确保输尿管不受损伤,二是可以一钳把膀胱宫颈韧带前叶内所有血管钳住,一次结扎避免钳夹一半血管造成出血。技巧是:先出后入、两侧贯通。

6. **切断主韧带**　切断膀胱宫颈韧带后,可向下推开输尿管。分离出主韧带前方的膀胱侧间隙(即膀胱侧窝)和主韧带后方的直肠侧间隙(即直肠侧窝)之后,主韧带就可以清楚地显露出来(图4-4-86),所以,手术的关键是正确分离这两个"窝"。用电刀将主韧带周围的疏松结缔组织切断,使主韧带充分暴露,以利于止血钳一步到位钳夹、切断、缝扎主韧带(图4-4-88、图4-4-89)。主韧带内含丰富的血管,分次钳夹易遗漏。口诀就是:两窝之间、一次钳夹。

7. **切除阴道旁组织**　因为主韧带从骨盆侧壁连于宫颈,故切断主韧带时,血管钳钳夹的方向应与骨盆侧壁平行。切除阴道旁组织时,如仍与骨盆侧壁平行,将会越切越深,如果残端回缩将难以止血,故血管钳的方向应该转向与耻骨联合平行的方向,即钳尖指向阴道侧壁(图4-4-91)。由于血管钳转了方向钳尖,常常造成了阴道旁组织断端和主韧带断端之间有一定的距离,如不处理这段组织会渗血。故在缝合阴道旁组织断端外侧缘时,进针处与主韧带断端相接,就可避免出血。技巧就是:垂直转向、端端相接。

8. **缝合阴道断端**　切除阴道旁组织之后,整个子宫就呈游离状态,接下来切断阴道,处理阴道断端。一般切除阴道上段3cm左右。阴道断端我们一般采用"U"形缝合,该法操作简单,止血效果确切。注意不要留下死腔(图4-4-108、图4-4-109)。口诀是:"U"形缝合、不留死腔。

宫颈癌手术
难点与技巧图解
—— 第 **2** 版 ——

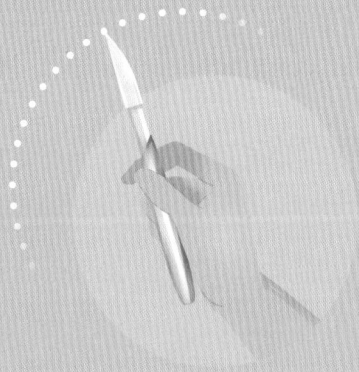

第五章

特殊类型的宫颈癌手术

▶ 第一节　根治性宫颈切除术

一、概述

宫颈广泛切除术，又名根治性宫颈切除术（radical trachelectomy，RT），是指对于浸润性宫颈癌，不降低治愈率的前提下，广泛切除病变的宫颈和宫旁组织，保留子宫体和附件，从而保留患者的生育功能。近年来宫颈癌的发病人群渐趋年轻化，2000 年美国 SEER（surveillance，epidemiology，and end results）资料表明，在诊断为浸润性宫颈癌的患者中，有 27.9% 年龄<40 岁，其中 Ⅰ 期宫颈癌患者，年龄在 40 岁以下的占到 38.6%。传统的根治性子宫切除术加盆腔淋巴结切除术手术方式，使这一人群永久丧失生育能力。因宫颈癌转移到子宫体的发生率非常低（0.33%），为了满足这些患者的生育要求，随着技术的进步以及肿瘤治疗个性化这一理念的转变，对于早期的宫颈癌患者采用保留生育功能的治疗已经成为可能。1994 年法国学者 Dargent 等首次提出了这种术式，被妇产科学界视为 21 世纪宫颈癌手术发展的标志（图 5-1-1）。

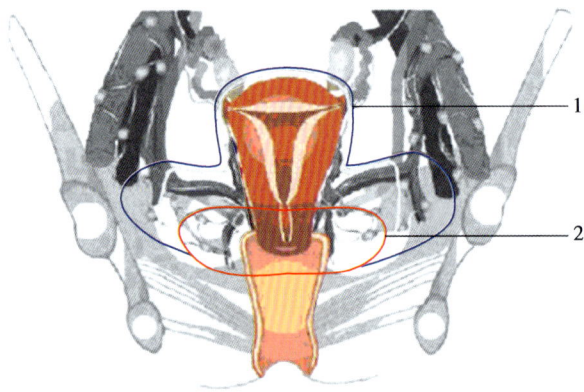

图 5-1-1　根治性宫颈切除术手术范围
1. 根治性子宫切除术范围；2. 根治性宫颈切除术范围。

根治性宫颈切除术过程大致如下：广泛切除宫颈及宫颈旁组织及上 1/3 阴道，切除 80% 宫颈，保留 20% 宫颈管和子宫体，吻合保留的宫颈与阴道。

尚有以下几个问题需进一步探讨。

1. 是否保留子宫动脉上行支？有学者采用保留子宫动脉上行支，结扎子宫动脉的宫颈支和阴道支的方法以保留子宫体的血供，有些学者则认为无此必要，术中切断、结扎子宫动脉。还有些学者为了手术操作方便，先切断子宫动脉，完成广泛宫颈切除术后再吻合子宫动脉。

2. 是否术中环扎宫颈内口？有些学者术中不环扎宫颈内口，有些则在术中环扎宫颈内口，环扎材料各异。

3. 是否保留支配膀胱的内脏神经？由于手术操作比较困难，保留神经的根治性宫颈广泛切除术较少开展。

4. 预防宫颈口粘连和固定子宫位置、预防子宫脱垂问题则极少人关注。

总之，现有资料表明根治性宫颈切除术是保留生育能力的可行术式，其术后复发率与同期别采用根治性子宫切除术相似，但仍缺乏循证医学一级证据，目前尚不是标准的治疗方法。另外，广泛宫颈切除术后患者如有持续性 HPV 感染或持续性不正常阴道细胞学涂片，或者要求手术切除子宫者，在完成生育之后可考虑切除子宫和阴道上段。

二、保留生育功能的宫颈癌手术类型

保留生育功能的宫颈癌手术类型有：宫颈锥形切除术和根治性宫颈切除术，下面就这两种类型的手术做一简单介绍。

（一）宫颈锥形切除术

1. 手术适应证

（1）CIN1：需结合细胞学结果，HSIL 加阴道镜检查不满意者采用锥切。

CIN2、3：阴道镜检查满意可采用锥切或灼烧，阴道镜检查不满意采用锥切。

AIS：先做锥切，已生育者行子宫切除术，有生育要求可考虑宫颈切除。

（2）未成年及年轻患者 CIN2 最好采用观察，CIN3 或阴道镜检查不满意时，推荐采用锥切治疗。

（3）孕妇 CIN2、3：怀疑浸润性病变，行锥切；

非浸润性肿瘤,不治疗,产后 6 周再评估。

(4) I A₁,无脉管浸润。

2. 手术范围　手术范围应根据病变的大小和累及的部位决定。在保证全部完整地切除宫颈病变、病灶边缘距离切缘达到 3mm 以上的前提下,尽可能多地保留宫颈管组织,这对未生育而又有强烈生育愿望的年轻患者尤为重要。锥形顶端达宫颈管口水平,锥形底边视子宫阴道部病变的范围而定,应达宫颈病灶外 3~5mm。病变部位在宫颈外口以下,锥切的形状宽而浅,病变部位向宫颈管内延伸超过了阴道镜观察的限度,应行全宫颈锥切。破坏腺体的深度不应<5mm,破坏宫颈管纵轴的长度不应<20mm。

3. 冷刀宫颈锥切术手术方法

(1) 切除宫颈病变区的确定:首先充分暴露宫颈,在阴道镜下确定病变部位和范围,然后以 Schiller 碘试验的不着色区作为切除的病变区。根据病变范围、宫颈外形设计锥切大小和形态。再用宫颈钳夹持宫颈组织作牵拉,在宫颈 12 点处用 7 号丝线缝 1 针,以备术后病检时定位之用。然后于宫颈局部注射 1:250 的肾上腺素盐水(心血管疾病患者忌用)至整个宫颈呈白色。此时应注意观察患者的心率、脉搏和血压。

(2) 切除宫颈的方法:用 15 或 11 号手术刀在碘不着色区或病变外 3~5mm 处作一环形切口,向宫颈管的方向倾斜,倾斜角度应根据欲切除颈管的长度确定。沿颈管的方向逐渐加深至欲切深度,使切除标本呈圆锥状并迅速切除标本,以免过多失血。然后立即用热盐水纱布压迫止血数分钟,如仍有出血或渗血时,可用 0/2 可吸收缝线缝扎止血,或用电凝止血。充分止血后行保留宫颈管内诊刮,刮出组织送病检,以确定病变组织切除是否彻底(图 5-1-2)。

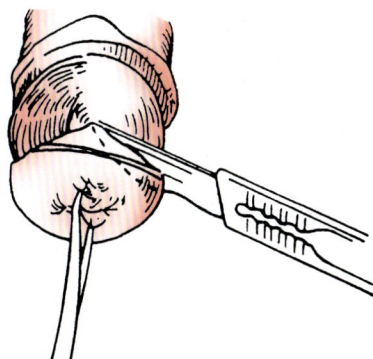

图 5-1-2　冷刀宫颈锥切方法

(3) 缝合重建宫颈:可用 Sturmdorf 缝合法:以有齿镊夹住宫颈切缘,先从远离切缘的宫颈 5 点近切缘处进针,贯穿宫颈全层,从宫颈口穿出,缝合阴道后壁中点并打结,再从宫颈口内 7 点处进针,远离宫颈外侧 7 点处出针,两线结扎后形成了重建的宫颈后唇(图 5-1-3)。重建宫颈前唇的方法同后唇(图 5-1-4),然后在两侧各缝数针关闭覆盖宫颈创面。也可以将阴道壁缝于宫颈侧方。

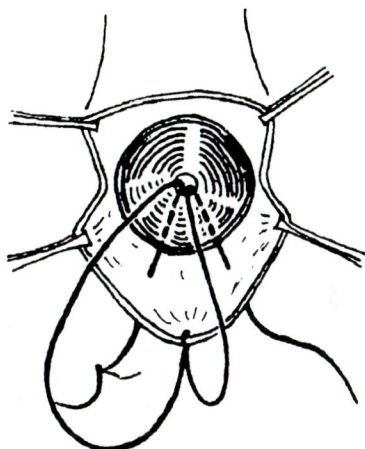

图 5-1-3　Sturmdorf 缝合法缝合宫颈后唇

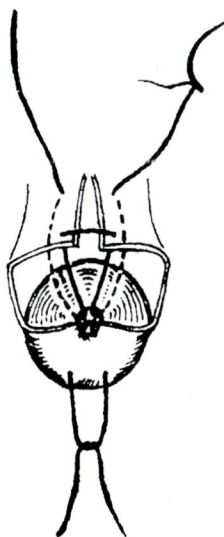

图 5-1-4　Sturmdorf 缝合法缝合宫颈前唇

4. LEEP 刀宫颈锥切术　传统观念认为对于 CIN3 患者,行宫颈冷刀锥切术其术后复发率低于 LEEP 刀宫颈锥切术。但 LEEP 锥切术有手术简便、出血少、创伤少、恢复快、术后宫颈形态接近正常、对以后生育功能影响小等优点。随着 LEEP 锥切技术的进步和文献资料的增多,有学者认为锥切术后的复发率不在于采用何种锥切方法,而在于锥切的范围是否足够。因此,只要 LEEP 锥切能达到足够的切除范围,CIN3 也可以使用 LEEP 锥切术。特别是对需要保留生育功能的患者,减少创伤、减少手术对生育功能的影响是需要高度重视的因素,使用 LEEP 锥切就更为合适。

5. 手术并发症 传统宫颈锥形切除术操作较为复杂,并发症多,文献报道累计发生率达 15%~30%。术中并发症主要是出血和邻近脏器的损伤,术中仔细操作可避免并发症发生,一旦发生,应立即修补或采取其他相应措施处理。术后并发症主要是出血,如不及时发现和处理,也可引起大出血和出血性休克。因此,除要求手术中仔细缝合创面外,术后要用纱布或纱条,塞紧阴道各穹窿及阴道上段多能止血。偶有 48 小时后至 2 周出血者,多因伤口愈合不良所致,仍可填塞止血。

6. 宫颈管搔刮 需同时进行。

(二) 根治性宫颈切除术

根治性宫颈切除术途径有三种:第一种为先腹腔镜下切除盆腔淋巴结,然后经阴道行宫颈广泛切除和阴道上段切除;第二种为经腹手术,切除盆腔淋巴结和宫颈广泛和阴道上段切除均经腹部完成;第三种方法是在腹腔镜下完成全部手术操作。

1. 手术适应证 术前应该对所有患者进行仔细的临床检查。应用触诊、视诊、阴道镜、宫颈内膜诊刮、CT、MRI 等检查进行准确的临床分期,仔细选择合适的病例。根治性宫颈切除术手术适应证如下。

A. 要求保留生育能力。

B. FIGO 分期为 I A$_1$ 期伴淋巴脉管间隙浸润至 I B$_1$ 期、肿瘤直径<2cm。

C. 未发现宫颈管内膜侵犯。

D. 组织学类型为鳞癌。

E. CT 或 MRI 检查无淋巴结转移证据。

F. 宫颈长 ≥2cm。

G. 无不育临床证据(包括夫妻双方)。

H. 无炎症,锥切术 4~6 周后。

I. 向患者充分解释手术方式及预后,签署知情同意书。

对于无生育要求,I B$_3$ 及 ≥ II 期的宫颈癌,肝、肾、凝血功能障碍者,均为手术禁忌证。

对于手术适应证,有以下几个问题值得讨论。

(1)关于病灶大小:长期以来,根治性宫颈切除术的手术指征多限于 I B$_1$ 期、病灶直径<2cm。

2009—2010 年 NCCN 宫颈癌治疗指南中曾将适应证扩展到肿瘤<4cm。2011 年后又将适应证改回病灶<2cm。但在 2013 年和 2014 年指南的讨论部分中,提到了手术指征的选择和手术方式有关。选择经阴道根治性宫颈切除术者,由于阴道术野受限,宫旁组织切除范围难以达到Ⅲ型根治性子宫切除术的宫旁切除范围,故只能适用于病灶直径<2cm 的患者。经腹、腹腔镜手术或机器人腹腔镜技术,因宫旁切除范围可以达到Ⅲ型根治性子宫切除术的宫旁切除范围,故可考虑适应证扩展到局限于宫颈、肿瘤<4cm。其手术范围如图 5-1-5。

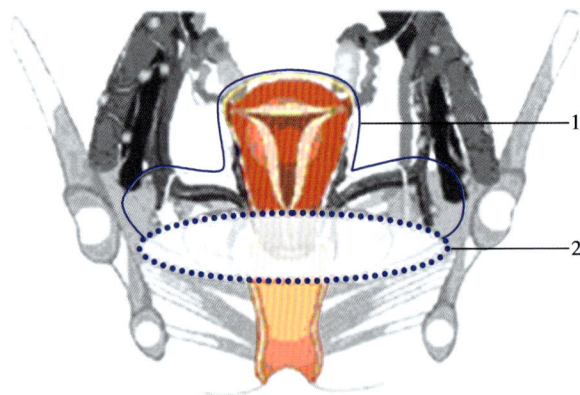

图 5-1-5 病灶 2~4cm 时的宫旁切除范围
1. 根治性子宫切除术范围; 2. 根治性宫颈切除术范围。

(2)肿瘤生长方式的影响:宫颈癌有三种生长方式,分别是外生型、内生型和颈管型。宫颈的长度一般为 2~3cm,手术时需留有 20% 的宫颈,术后对宫颈功能不全的影响才不至于太大。宫颈上部切缘和病灶边缘的最低安全距离是 5~8mm。所以,如果内生型和颈管型病灶,难达到这个安全距离,故选择外生型病例的可操作性较强。

(3)关于宫颈腺癌:根治性宫颈切除术用于腺癌资料较少,有用于普通型腺癌报道。腺癌术前应行诊断性刮宫,除外子宫内膜癌。

(4)手术途径的选择:前面提到根治性宫颈切除术有经腹、经阴道和经腹腔镜三种手术途径。其中经阴道术式仍需同时使用腹腔镜下切除盆腔淋巴结。目前腹腔镜切除宫旁组织的技术已比较成熟,该手术可全部经腹腔镜完成,故经阴道手术已失去其优势。

(5)"无不育证据":是一个相对手术指征,由于辅助生育技术的普及,有些虽有不育证据的患者,若术后加上辅助生育技术也有妊娠的可能。

(6)知情同意内容应包括:术中发现转移或安全切缘不足可能放弃该手术、术后复发风险较高、术后妊娠率仅20%~30%、有流产和早产可能、孕20周后出现死胎可能需剖宫取胎、有痛经和经血潴留可能等。

2.**手术程序**　术中需要两次冷冻切片来决定下一步的手术方式。首先切除盆腔淋巴结送冷冻病理检查,确定有无淋巴转移。如果送检的淋巴结阳性,改根治性子宫切除术。如果淋巴阴性,继续完成根治性宫颈切除术。广泛切除宫颈后,将宫颈再送冷冻切片,目的是看宫颈上端切缘和病灶边缘之间的距离,应达5mm以上。如果手术切缘距肿瘤边缘距离<5mm,需放弃保留生育功能(图5-1-6)。

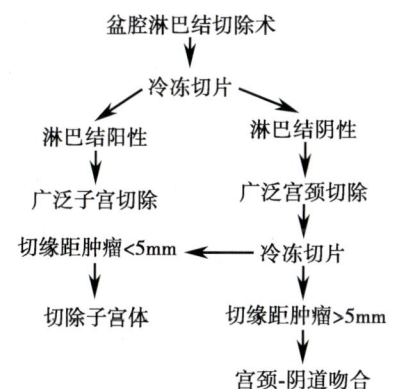

```
盆腔淋巴结切除术
        ↓
      冷冻切片
   ↙          ↘
淋巴结阳性    淋巴结阴性
   ↓            ↓
广泛子宫切除   广泛宫颈切除
   ↓            ↓
切缘距肿瘤<5mm ← 冷冻切片
   ↓            ↓
切除子宫体    切缘距肿瘤>5mm
                ↓
            宫颈-阴道吻合
```

图5-1-6　根治性宫颈切除术手术程序

3.**经腹根治性宫颈切除术的手术要点**　经腹根治性宫颈切除术可参照经腹根治性子宫切除术的方法进行。但应保留子宫体和不切断骨盆漏斗韧带,手术操作较不方便。为了操作方便,圆韧带可切断待手术将结束时再接上。切除宫骶韧带和分离膀胱宫颈、阴道的方法和根治性子宫切除术相同。之后的步骤有顺行和逆行两种方法。

顺行法是先切断宫颈,然后用Allis钳钳夹宫颈,将宫颈提起后按根治性子宫切除术的方法完成余下步骤。最后进行重建。逆行法是先分离输尿管隧道,把输尿管与主韧带分开,切断主韧带和阴道旁组织,切断阴道后再切断宫颈,然后进行重建(详见后文)。

4.**经阴道根治性宫颈切除术的手术要点**　取膀胱截石位,钳夹宫颈,以0.5%普鲁卡因

或1/200 000肾上腺素液30~40ml注射于欲分离的阴道黏膜处,于宫颈外口上3cm环切阴道穹窿(图5-1-7),充分分离膀胱阴道间隙,膀胱宫颈间隙,子宫直肠间隙,于宫颈外2cm切断宫骶韧带。

分离主韧带上之子宫动脉和输尿管之交叉(图5-1-8)。上推输尿管,结扎子宫动脉之宫颈支和阴道支,于宫颈外2cm切断主韧带。于宫颈峡部或稍下方,切除宫颈,约保留20%宫颈,即0.8cm左右,并将上1/3阴道组织一并切除。Mc Donald法或者Shirodkhar法缝合宫颈,吻合峡部内膜和阴道黏膜。此种术式要求术者准确分离输尿管,结扎子宫动脉分支,只有对经阴道手术非常熟悉才可得心应手。

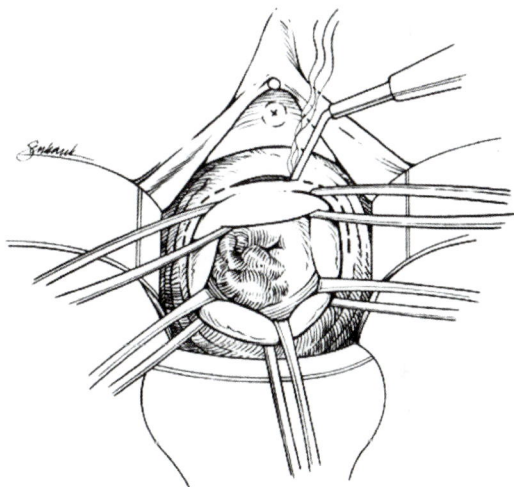

图5-1-7　环切阴道穹窿

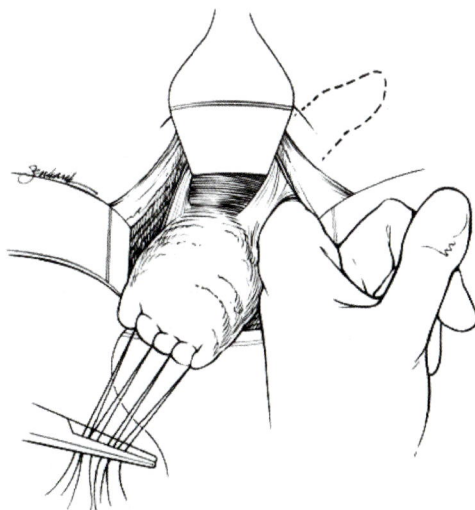

图5-1-8　分离游离主韧带上之子宫动脉和输尿管之交叉

三、经腹根治性宫颈切除术手术步骤（视频 5-1-1）

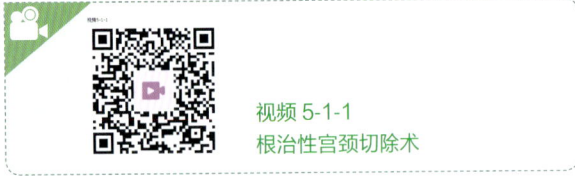

[QR 视频 5-1-1 根治性宫颈切除术]

根治性宫颈切除术后需考虑几个问题：①子宫体血供的保留；②宫颈外口粘连或狭窄的预防；③宫颈内口松弛的预防；④宫颈阴道缝合的方法；⑤维持子宫正常位置的方法。

相对而言，采用经腹根治性宫颈切除术较易解决上述问题。我们采用保留子宫动脉上行支、结扎子宫动脉宫颈支和阴道支；宫颈外口放置硅胶管支架，预防粘连或狭窄；宫颈环扎聚丙烯网片，防止宫颈功能不全，避免妊娠后宫颈松弛；宫颈阴道吻合采用袖套式缝合；"X"形聚丙烯网片形成人工主韧带和宫骶韧带的方法解决上述问题，取得了术后妊娠可以维持妊娠 39 周多的效果。下面介绍该手术的详细手术步骤。

1. 切断两侧宫骶韧带

（1）暴露术野：在进行根治性宫颈切除术之前，已先进行了盆腔淋巴结切除术（图 5-1-9），冷冻切片结果无淋巴结转移。为了操作方便，圆韧带可先切断，重建时再吻合（图 5-1-10）。缝吊阔韧带后叶并向对侧牵拉，暴露术野（图 5-1-11）。

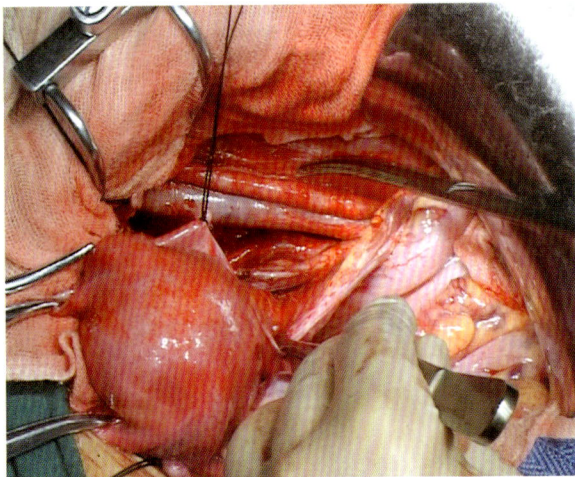

图 5-1-9 先切除盆腔淋巴结

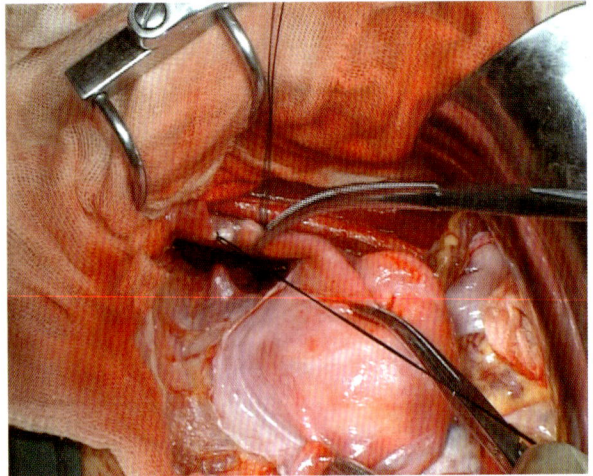

图 5-1-10 切断圆韧带重建时再吻合

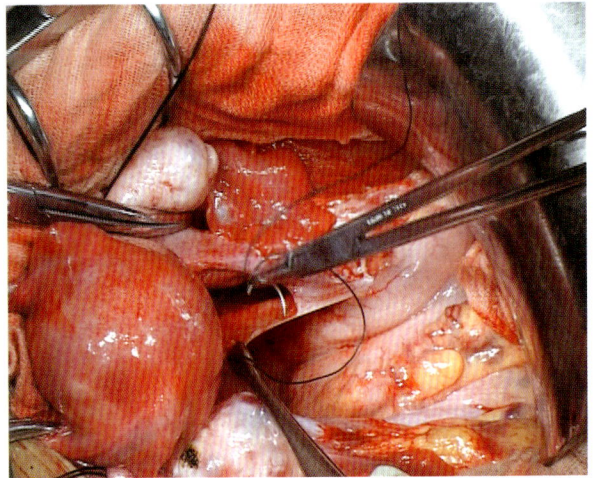

图 5-1-11 缝吊右侧阔韧带后叶腹膜暴露术野

（2）分离两侧直肠侧间隙：紧贴侧腹膜打开右侧的直肠侧间隙（图 5-1-12），其外侧是输尿管，在输尿管下方直肠侧间隙底部可以看到下腹下丛神经，这些神经予以保留。打开直肠侧间隙后，自上而下切断右侧阔韧带后叶，一直切到直肠边缘（图 5-1-13）。确认左侧骨盆漏斗韧带和输尿管解剖关系后，与输尿管平行，沿二者之间切开左侧阔韧带后叶（图 5-1-14）。缝吊左侧阔韧带后叶腹膜暴露术野（图 5-1-15）。同样方法分离左侧直肠侧间隙（图 5-1-16），切断连接于直肠左侧方的阔韧带后叶腹膜至直肠侧方（图 5-1-17）。

（3）分离直肠阴道间隙：直肠侧间隙打开后，提起子宫，钳起直肠前壁向患者头侧牵拉形成张力（图 5-1-18），于组织疏松处用电刀切开子宫直肠腹膜反折（图 5-1-19），先锐性分离扩大直肠阴道间隙（图 5-1-20），然后用手指沿着阴道后壁间隙方向，钝性分离直肠阴道间隙（图 5-1-21）。

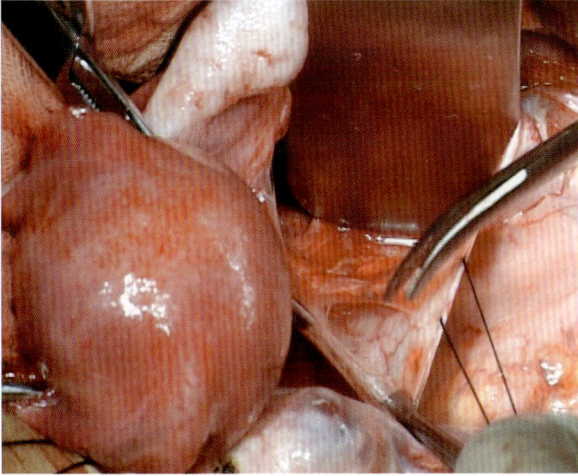

图 5-1-12 打开右侧直肠侧间隙

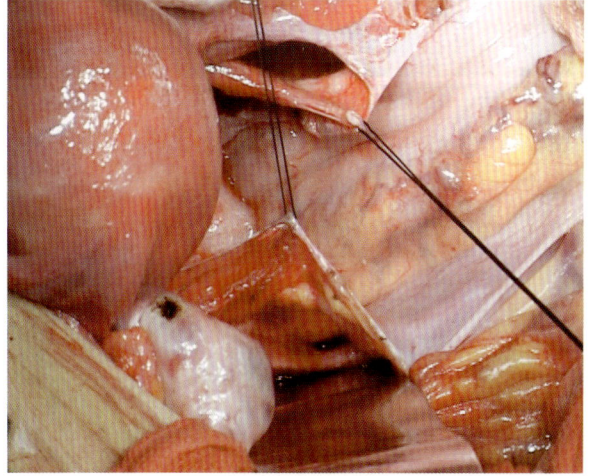

图 5-1-15 缝吊左侧阔韧带后叶腹膜

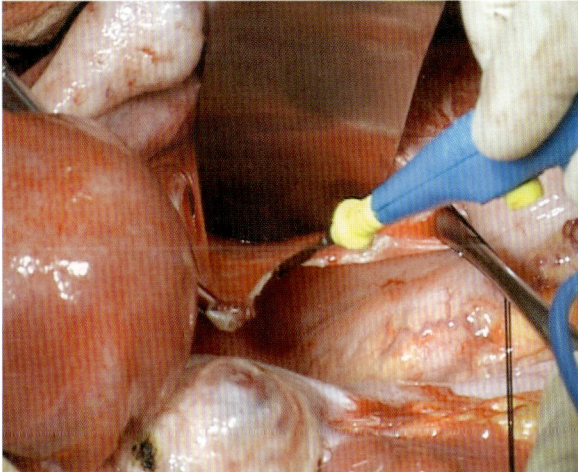

图 5-1-13 切断连接于直肠右侧方的阔韧带后叶腹膜

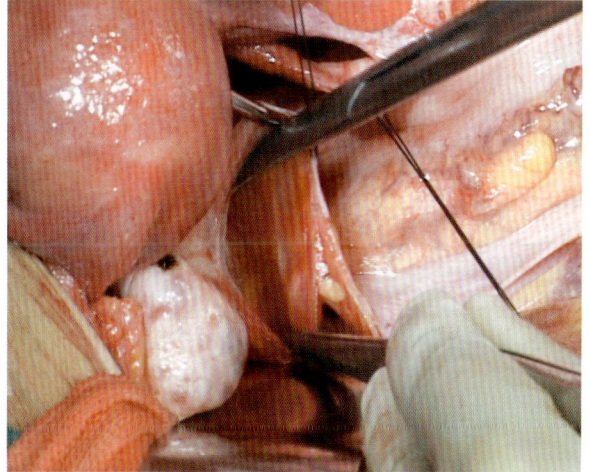

图 5-1-16 分离左侧直肠侧间隙

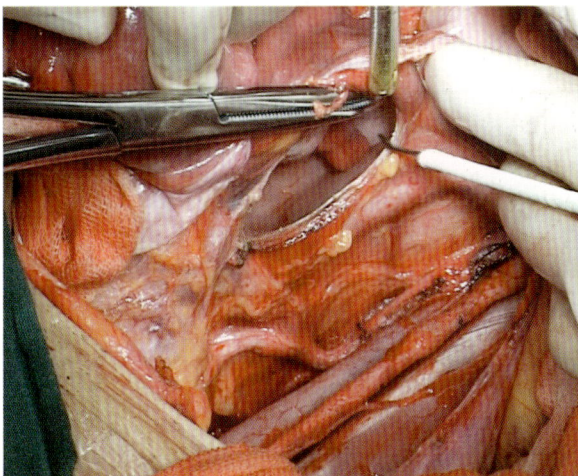

图 5-1-14 与左侧输尿管平行切开左侧阔韧带后叶腹膜

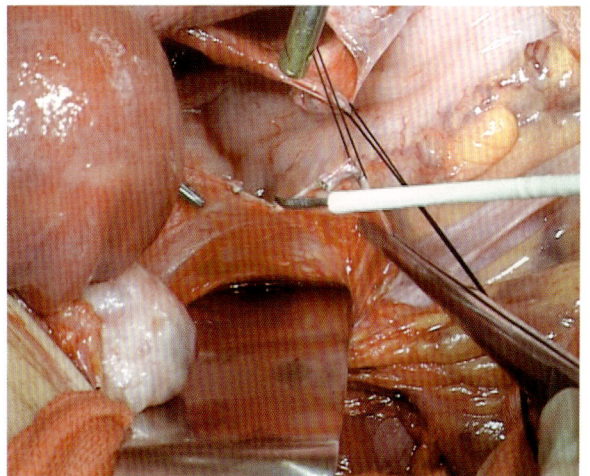

图 5-1-17 切断连接于直肠左侧方的阔韧带后叶腹膜

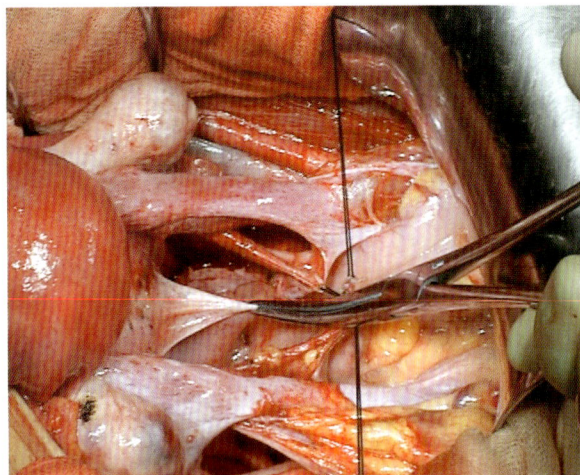

图 5-1-18 钳起直肠前壁浆肌层形成张力

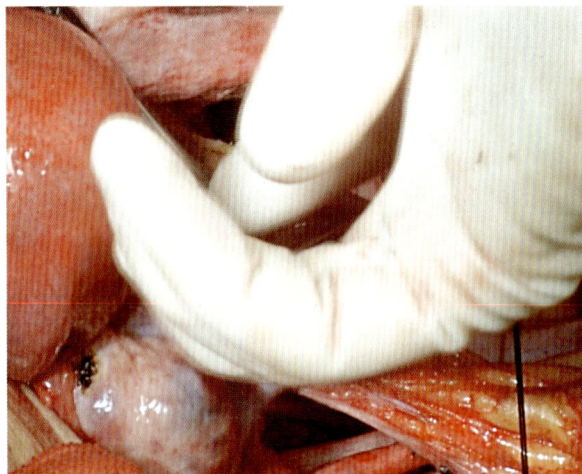

图 5-1-21 钝性分离直肠阴道间隙

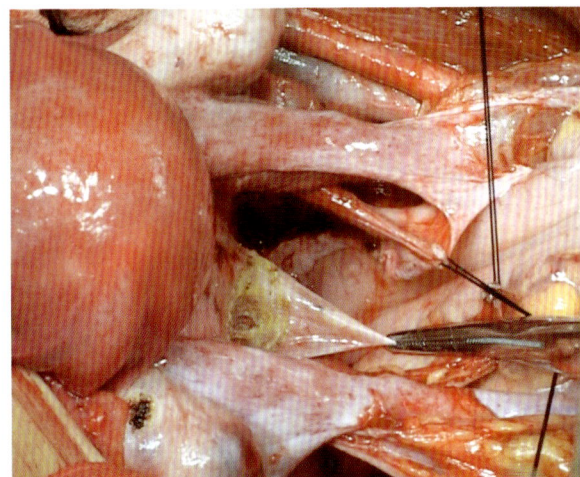

图 5-1-19 电刀切开子宫直肠反折处腹膜

（4）切断宫骶韧带：分离直肠阴道间隙后，切开右侧直肠侧腹膜，将直肠向内侧分离，暴露宫骶韧带内侧缘（图 5-1-22）。因患者期别较早，病灶<2cm，广泛宫颈切除术的宫旁切除范围相当于Ⅱ型根治性子宫切除术，即切除 1/2 的宫骶韧带和主韧带。宫骶韧带一般分两层，即浅层和深层。暴露右侧宫骶韧带的浅层，钳夹，用电刀凝断或剪刀剪断，7 号丝线缝扎（图 5-1-23～图 5-1-25）。继续分离直肠和宫骶韧带内侧之间的间隙，暴露右侧宫骶韧带深层，钳夹（图 5-1-26）凝断或切断，7 号丝线缝扎断端（图 5-1-27）。同样方法钳夹、切断左侧宫骶韧带的浅层和深层，缝扎深层断端的丝线不要剪断，保留起来以备功能重建时使用（图 5-1-28～图 5-1-31）。

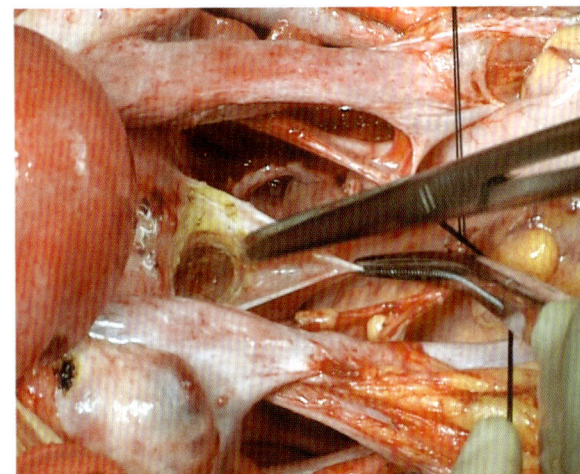

图 5-1-20 锐性扩大直肠阴道间隙

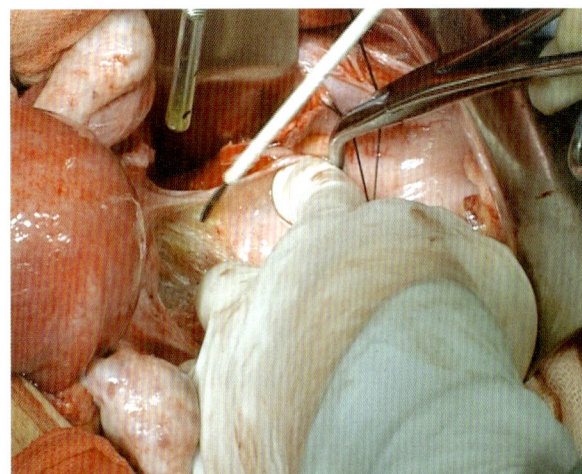

图 5-1-22 切开右侧直肠侧腹膜

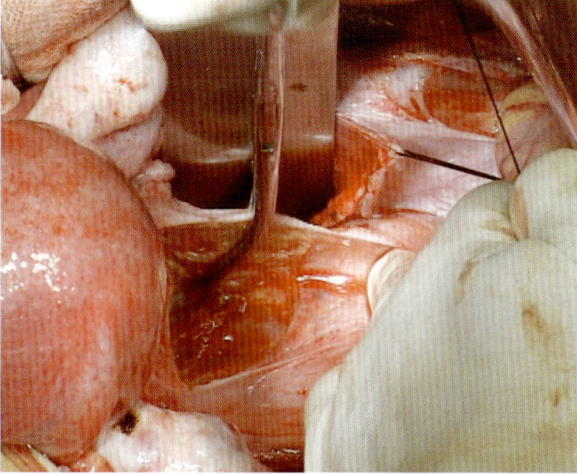

图 5-1-23 钳夹 1/2 的右侧宫骶韧带浅层

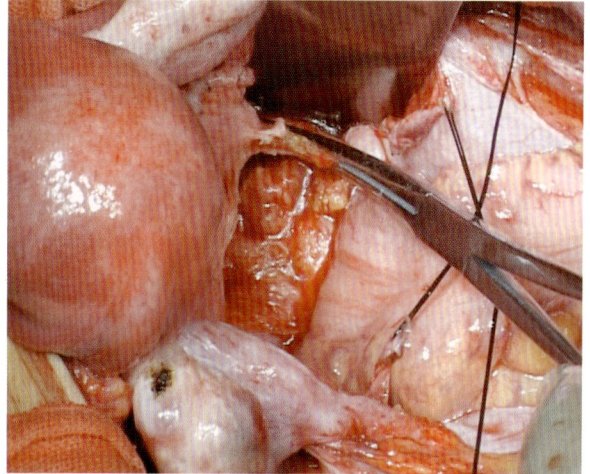

图 5-1-26 钳夹右侧宫骶韧带深层

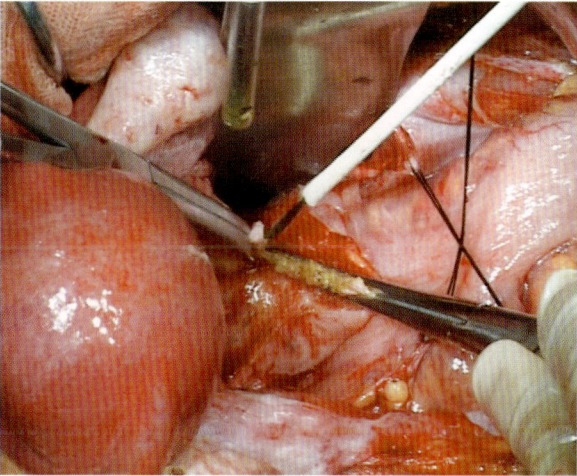

图 5-1-24 切断右侧宫骶韧带浅层

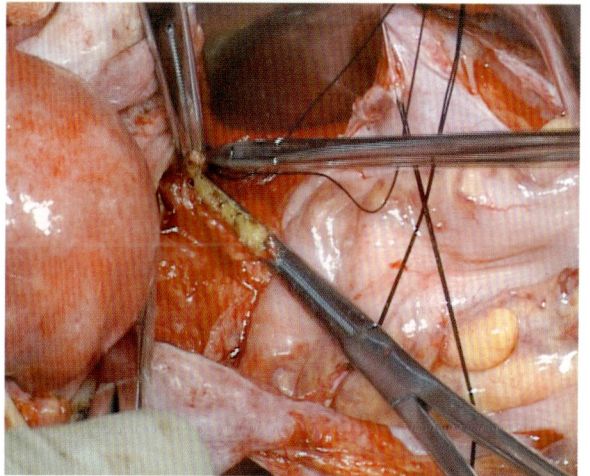

图 5-1-27 切断、缝扎右侧宫骶韧带深层

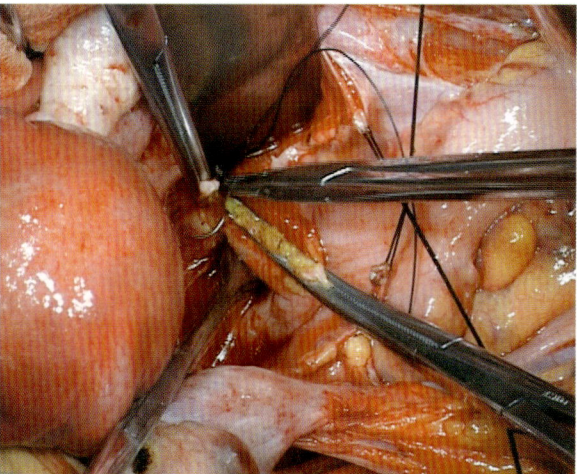

图 5-1-25 缝扎右侧宫骶韧带浅层

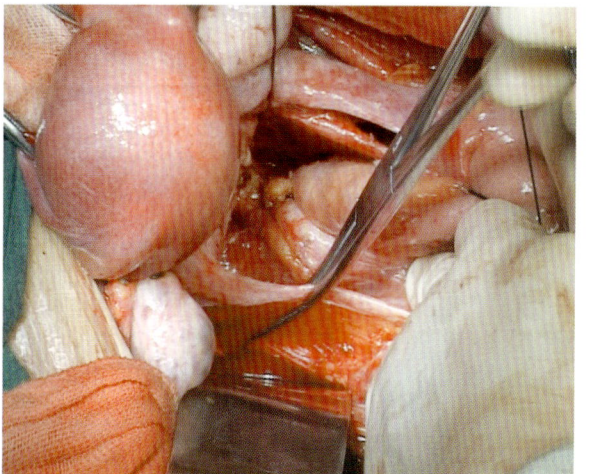

图 5-1-28 钳夹左侧宫骶韧带浅层

2. 切除右侧主韧带及阴道旁组织

（1）分离膀胱宫颈、阴道间隙：用锐性的方法分离膀胱宫颈、阴道间隙，下推膀胱。用电刀沿疏松的正常的组织间隙进行分离，可减少出血，膀胱分离得越充分，越有利于游离输尿管，更有利于打开输尿管隧道，所以分离膀胱是关键的手术步骤。此处用剪刀锐性分离也可，但使用电刀可减少出血，术野也会显得干净（图 5-1-32~ 图 5-1-34）。

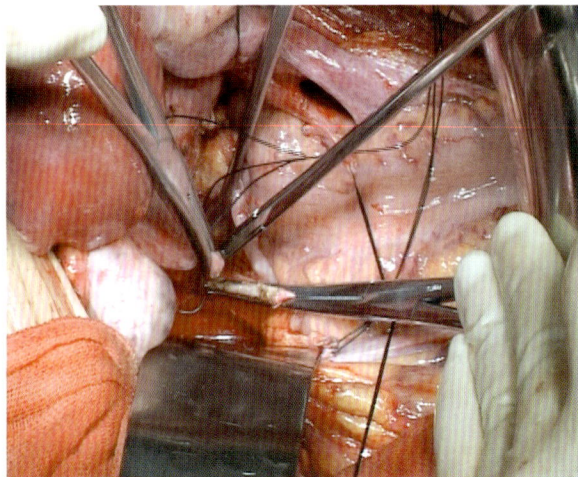

图 5-1-29　切断、缝扎左侧宫骶韧带浅层

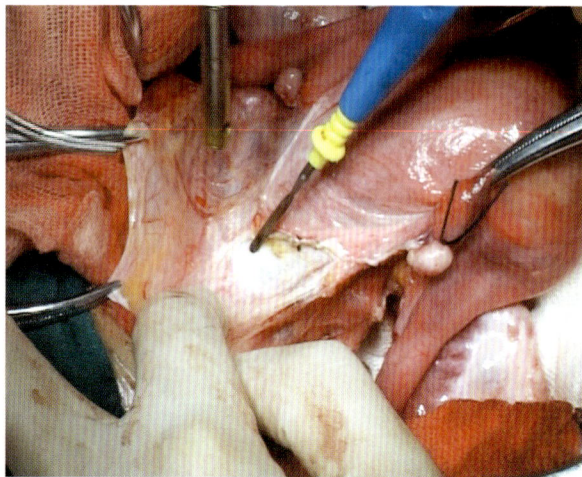

图 5-1-32　切开膀胱腹膜反折、分离膀胱

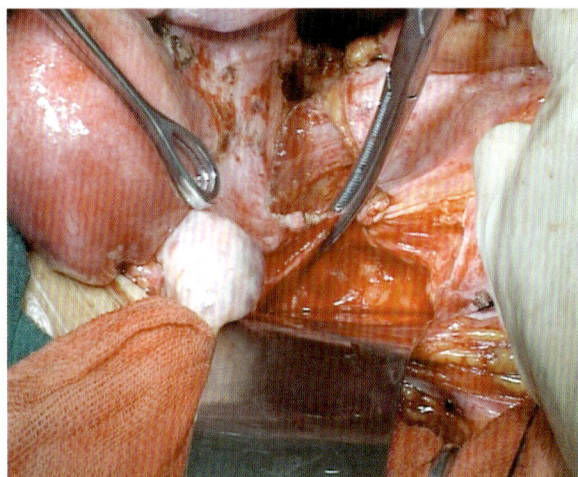

图 5-1-30　钳夹左侧宫骶韧带深层

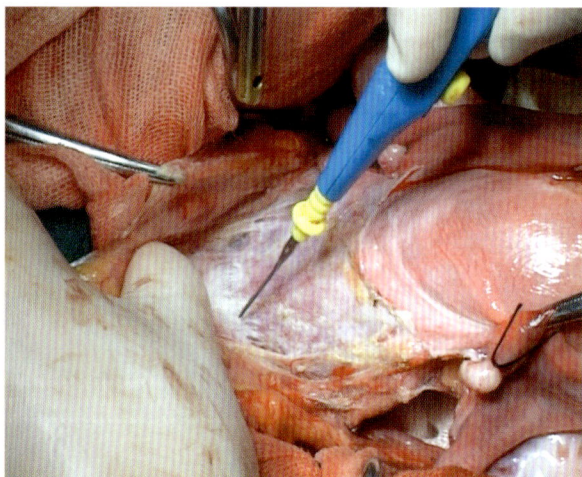

图 5-1-33　沿疏松解剖间隙分离膀胱可减少出血

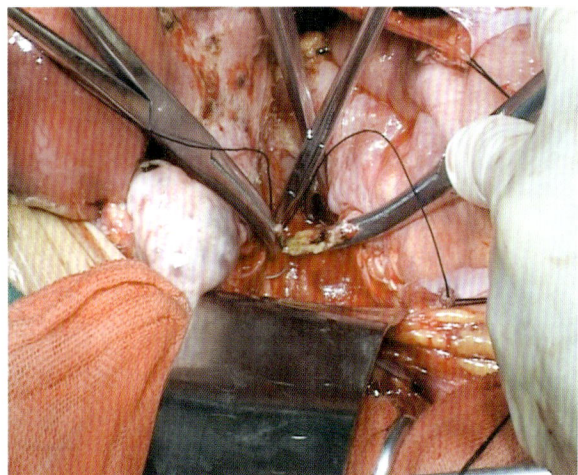

图 5-1-31　切断、缝扎左侧宫骶韧带深层

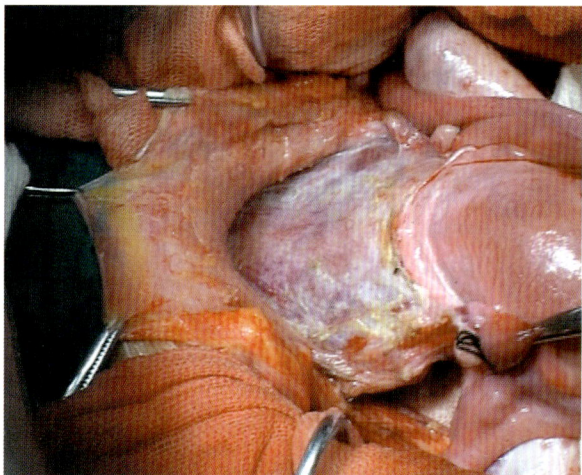

图 5-1-34　充分分离膀胱阴道间隙

（2）分离、解剖右侧输尿管和子宫动脉：因该手术拟保留子宫动脉的上行支，如果按照根治性子宫切除术时在输尿管的上方打开输尿管隧道，容易损伤输尿管上方的子宫动静脉主干。故需从输尿管的下方分离并贯通隧道，但先不切断膀胱宫颈韧带前叶（图 5-1-35~ 图 5-1-38）。只是把输尿管的后方和主韧带前方之间的间隙打开，暴露膀胱侧间隙，将输尿管分开，切断主韧带即可。辨认子宫动脉走向（图 5-1-39），去除子宫动脉周围疏松组织至子宫动脉上行支进入子宫侧壁处（图 5-1-40）。在解剖过程中如发现宫旁淋巴结增大，需切除送冷冻切片检查（图 5-1-41、图 5-1-42）。

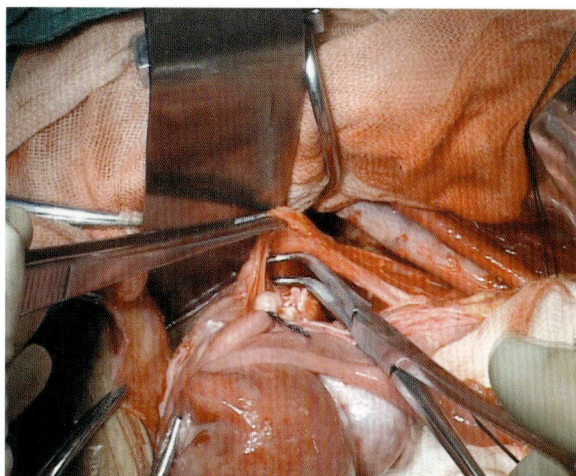

图 5-1-37 从输尿管后方打隧道

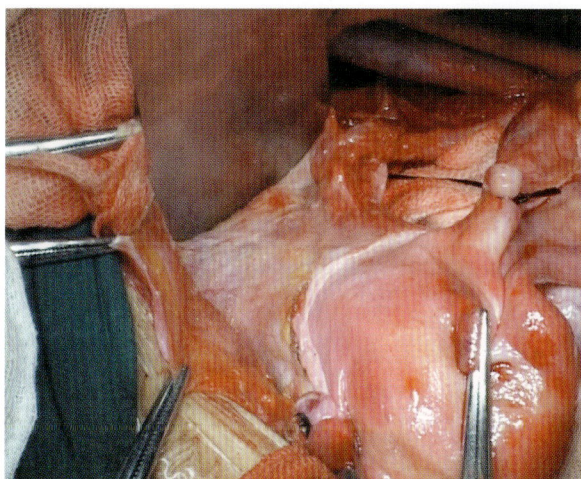

图 5-1-35 暴露输尿管隧道出口

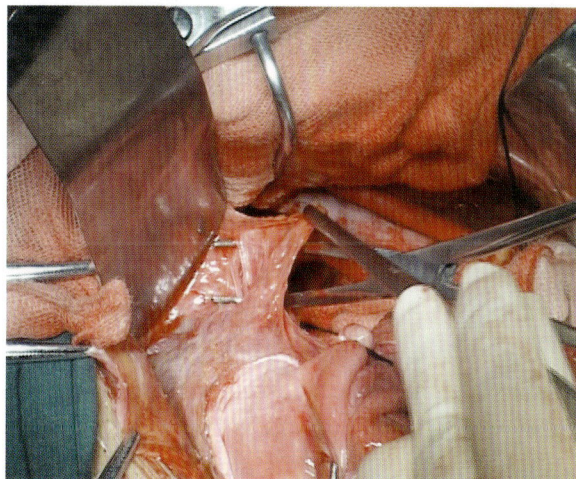

图 5-1-38 贯通右侧输尿管隧道

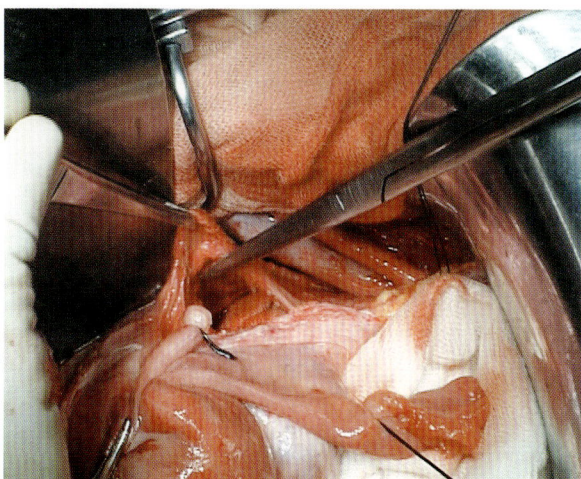

图 5-1-36 分离输尿管后方间隙

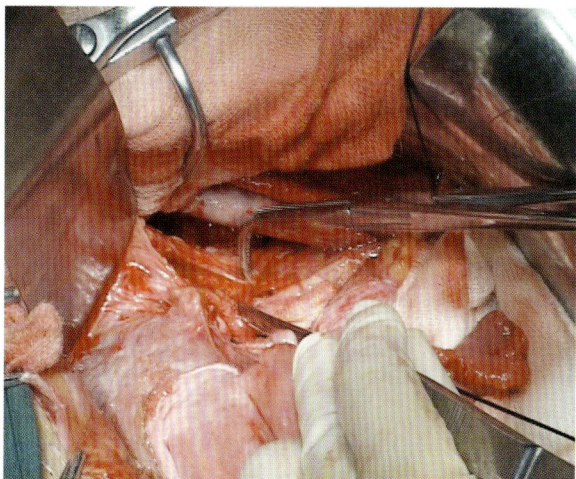

图 5-1-39 辨认右侧子宫动脉

（3）切断右侧主韧带：在清楚解剖输尿管和子宫动脉，保护好两者的情况下，充分暴露主韧带后，于右侧主韧带 1/2 处钳夹、切断，7 号丝线缝扎（图 5-1-43~图 5-1-45）。主韧带一定要结扎牢固，因为其内有丰富的血管，且这些血管比较粗大，如果结扎不牢，一旦出血，比较凶猛。因结扎线要保留用于后面的功能重建，故断端外侧也宜进针，预防牵拉后缝线滑脱（图 5-1-46）。

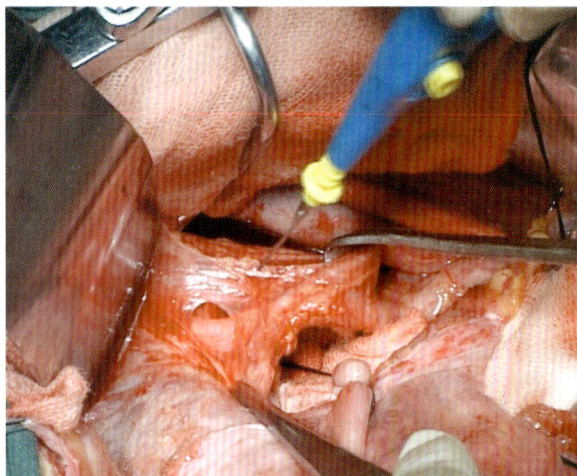

图 5-1-40　去除子宫动脉周围疏松组织

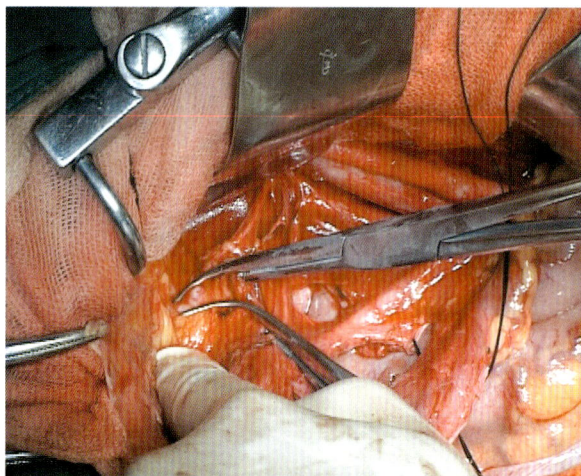

图 5-1-43　钳夹右侧主韧带

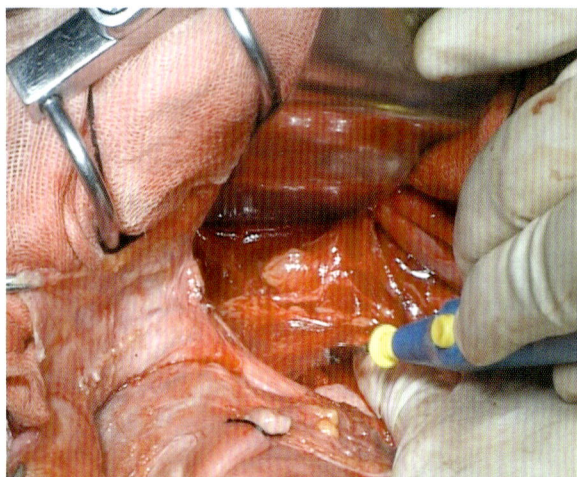

图 5-1-41　增大的右侧宫旁淋巴结

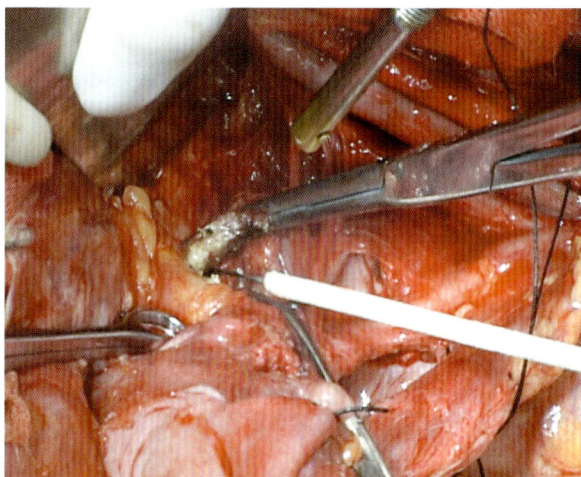

图 5-1-44　切断右侧主韧带

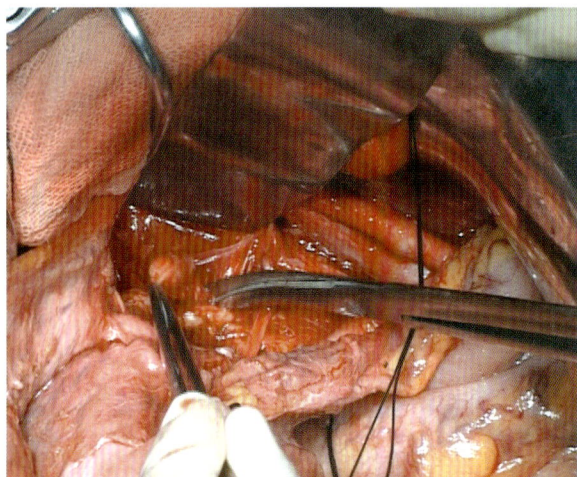

图 5-1-42　切除宫旁淋巴结送冷冻切片检查

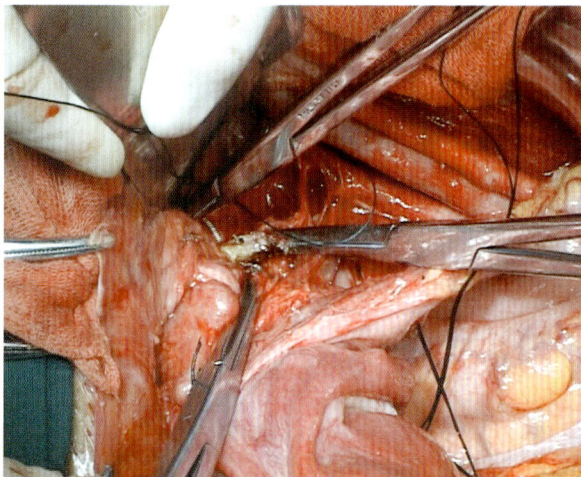

图 5-1-45　缝扎右侧主韧带

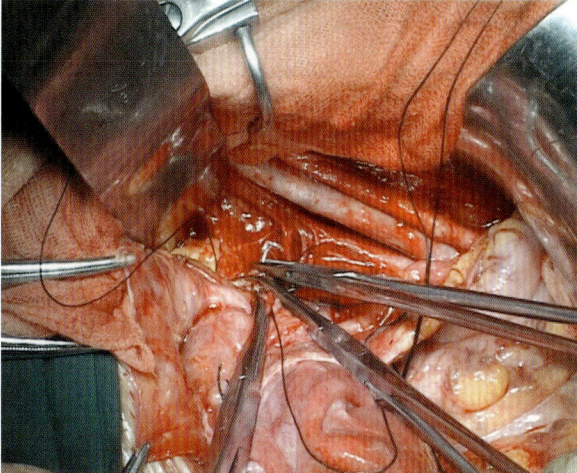

图 5-1-46　缝扎右侧主韧带外侧

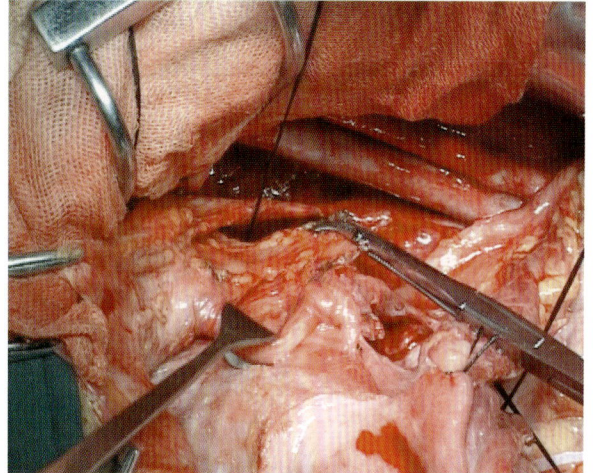

图 5-1-48　暴露右侧阴道旁组织

（4）切断右侧阴道旁组织：用肾盂拉钩将输尿管、子宫动静脉向外、向内上方提拉，锐性分离并清除干净输尿管周围、上方和外侧的疏松组织和膀胱宫颈韧带，使输尿管能完全游离，宫旁尽量分开（图 5-1-47、图 5-1-48）。分次钳夹、切断右侧阴道旁组织，7 号丝线缝扎（图 5-1-49～图 5-1-52）。分离子宫动脉周围的疏松组织，清楚暴露子宫动脉的上行支（图 5-1-53、图 5-1-54）。结扎宫旁各断端，图 5-1-55 显示了切除的右侧宫旁组织。

切除右侧主韧带和阴道旁组织后，已清楚暴露右侧的盆腔血管和输尿管和子宫动脉的解剖关系（图 5-1-56～图 5-1-60）。

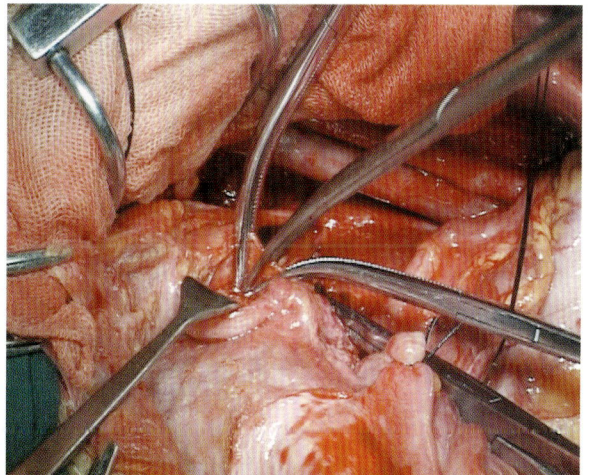

图 5-1-49　钳夹、切断阴道旁组织

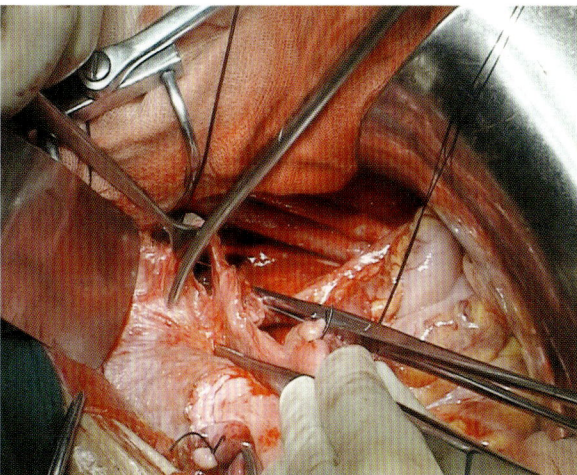

图 5-1-47　分离膀胱宫颈韧带剩余部分

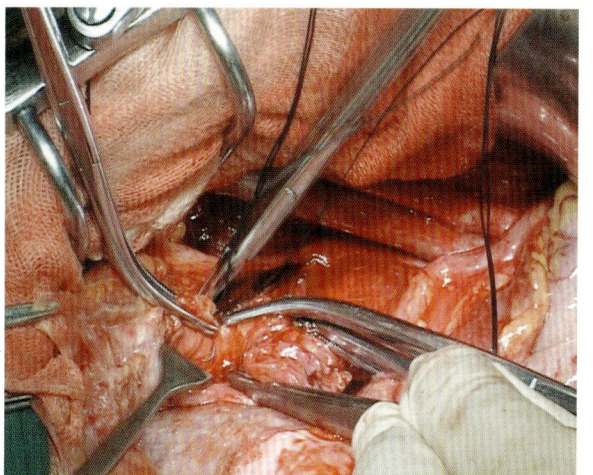

图 5-1-50　缝扎阴道旁组织

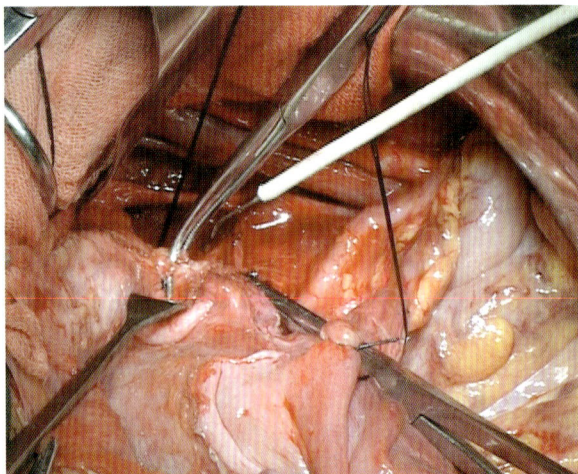

图 5-1-51 向内侧继续钳夹阴道旁组织

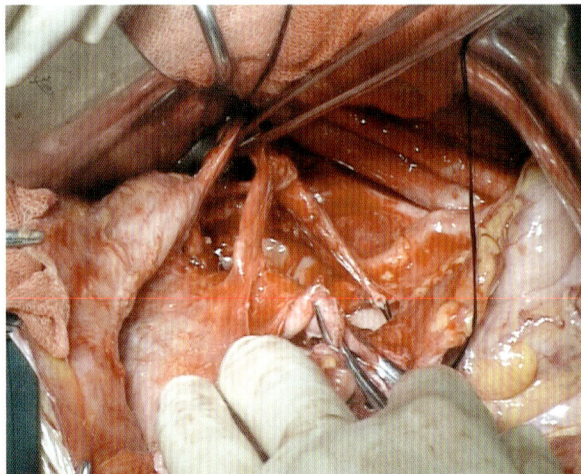

图 5-1-54 子宫动脉上行支已完全游离

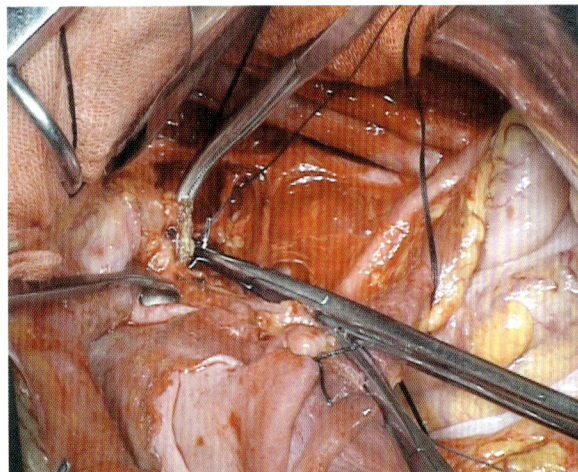

图 5-1-52 切断、缝扎阴道旁组织

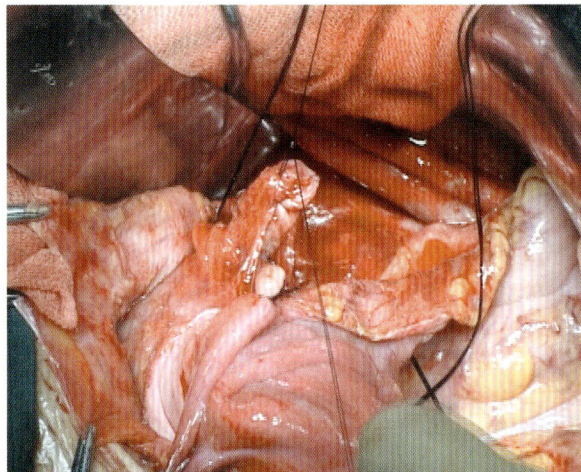

图 5-1-55 显示切除的右侧宫旁组织

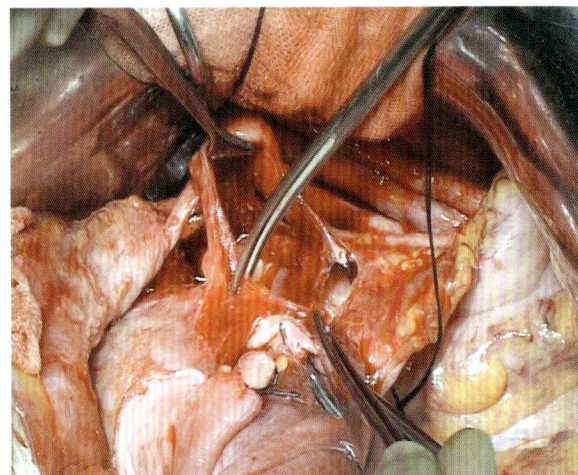

图 5-1-53 游离子宫动脉上行支至宫旁

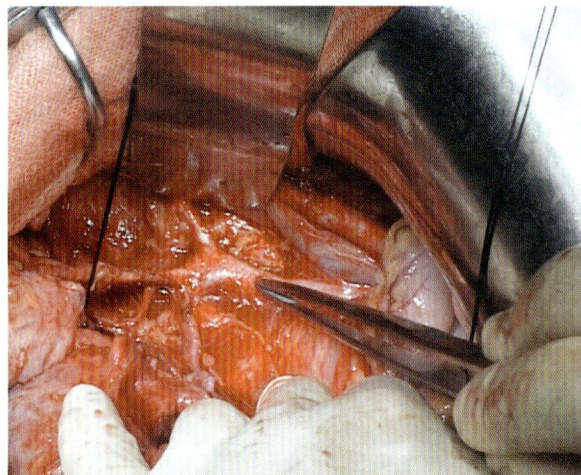

图 5-1-56 右侧髂内动脉

3. 切除左侧主韧带和阴道旁组织

(1)游离左侧输尿管和子宫动脉：按照右侧的

方法，打开左侧输尿管隧道，游离左侧输尿管，解剖左侧子宫动脉（图 5-1-61~图 5-1-73）。

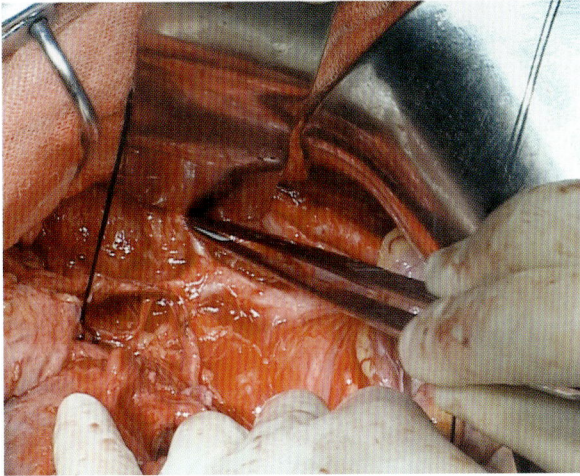

图 5-1-57 右侧闭孔动脉

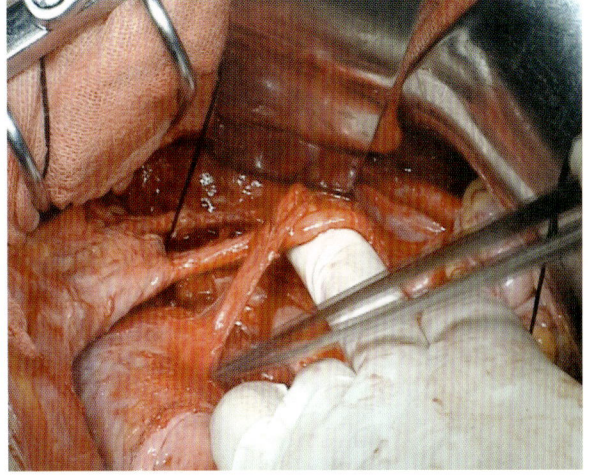

图 5-1-60 右侧子宫动脉上行支进入宫旁处

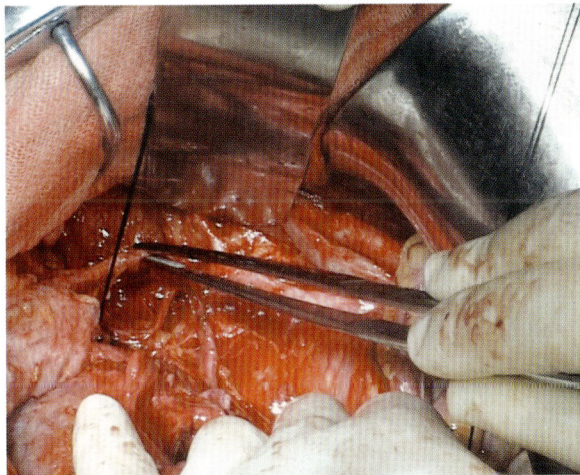

图 5-1-58 右侧侧脐韧带

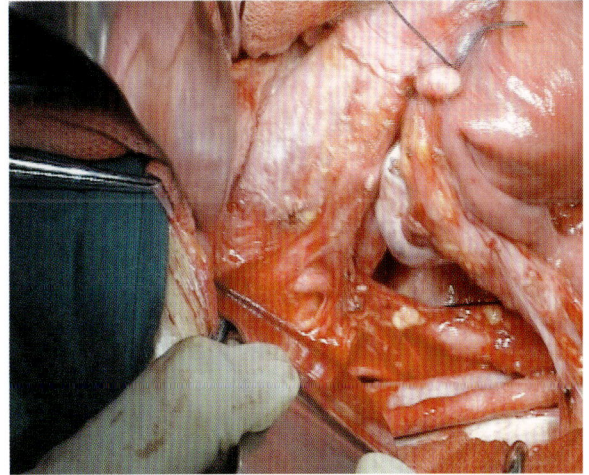

图 5-1-61 将子宫动脉交叉与隧道其他部分分离

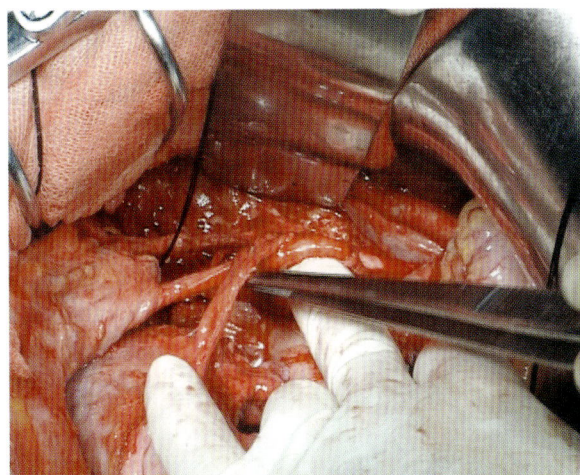

图 5-1-59 右侧子宫动脉和输尿管交叉处

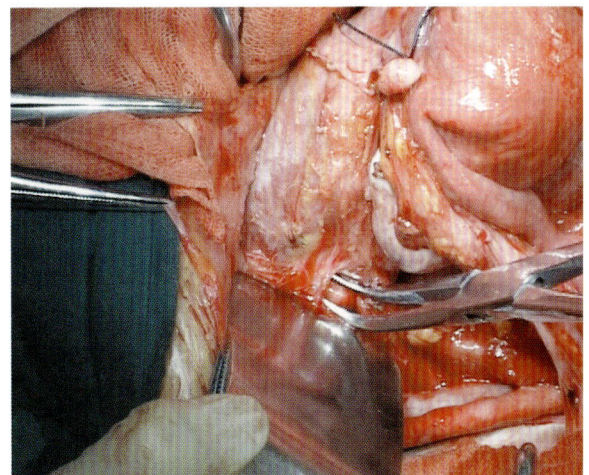

图 5-1-62 寻找隧道入口

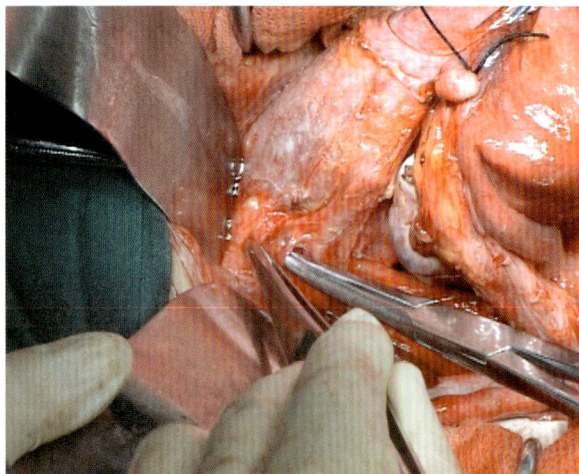

图 5-1-63　寻找隧道出口

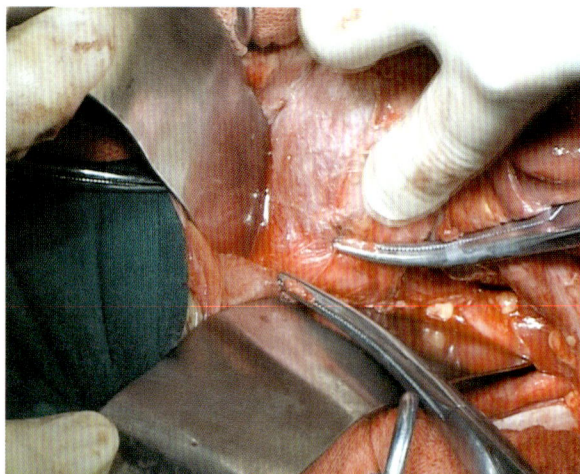

图 5-1-66　切断隧道上方膀胱宫颈韧带前叶

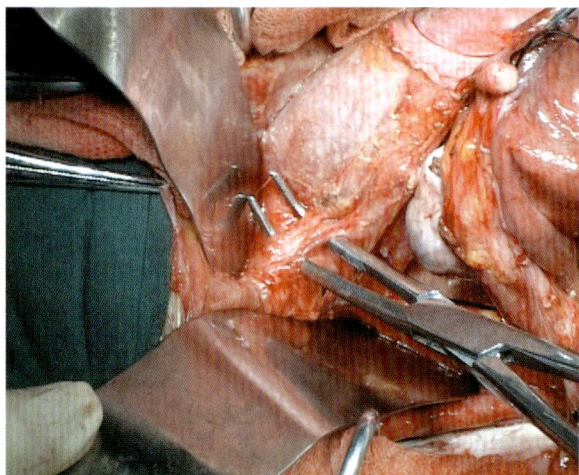

图 5-1-64　贯通隧道

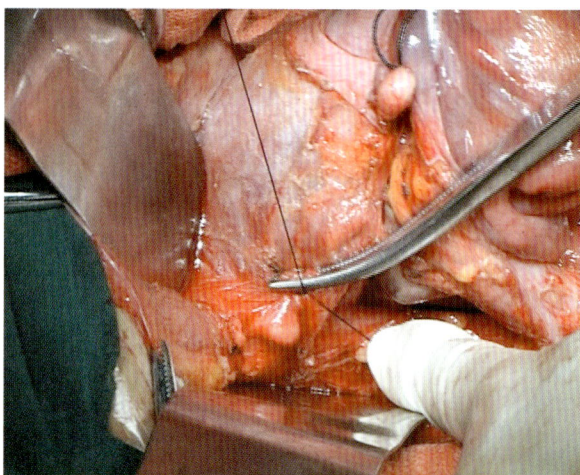

图 5-1-67　结扎断端

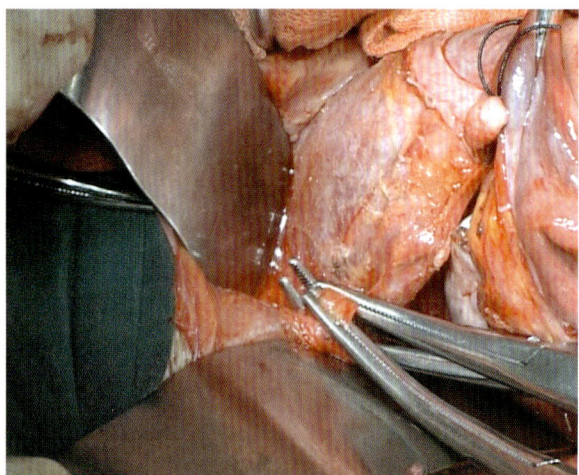

图 5-1-65　钳夹隧道上方膀胱宫颈韧带前叶

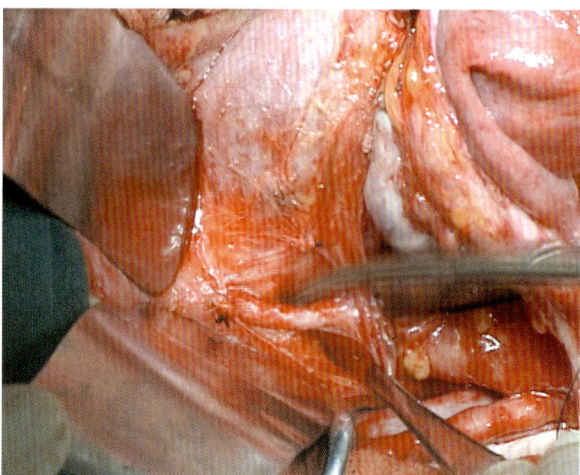

图 5-1-68　下推输尿管

(2)切断左侧主韧带和阴道旁组织：输尿管分开后，分离膀胱侧间隙，暴露主韧带后钳夹、切断、缝扎（图5-1-74~图5-1-76）。断端结扎线予以保留。左侧阴道旁组织较宽，分次钳夹、切断、缝扎（图5-1-77~图5-1-84）。

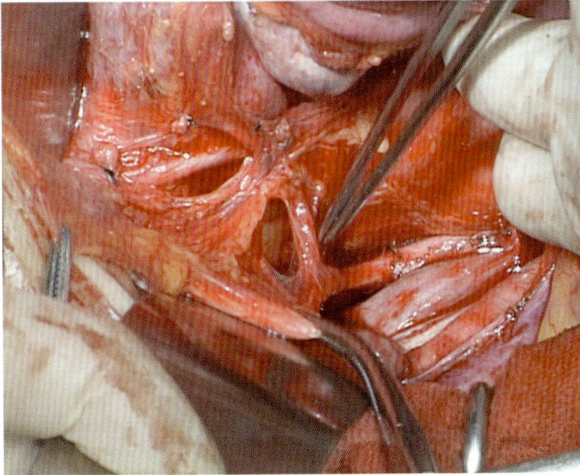
图5-1-69 分离子宫动脉主干

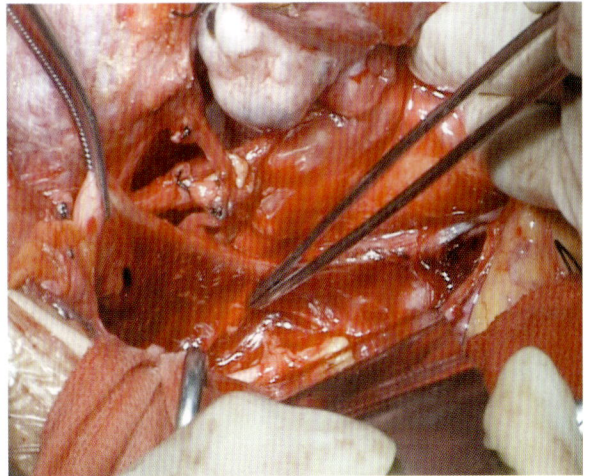
图5-1-72 图示左侧闭孔动脉

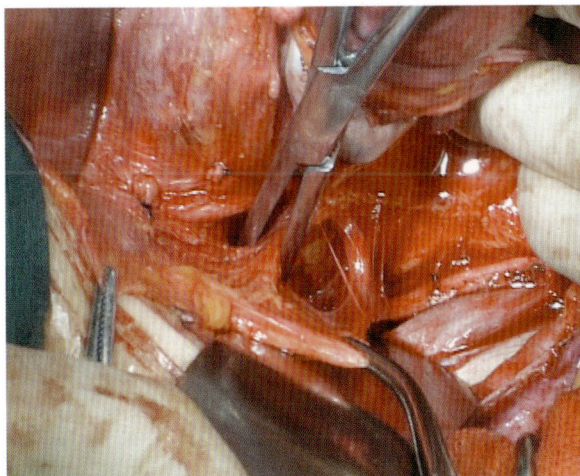
图5-1-70 结扎子宫动脉阴道支

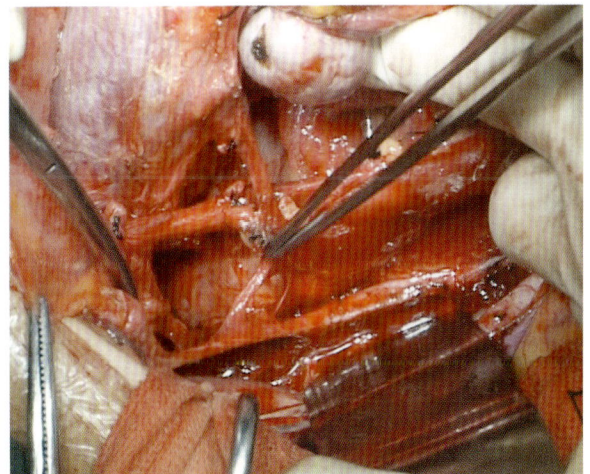
图5-1-73 左侧子宫动脉已完全游离

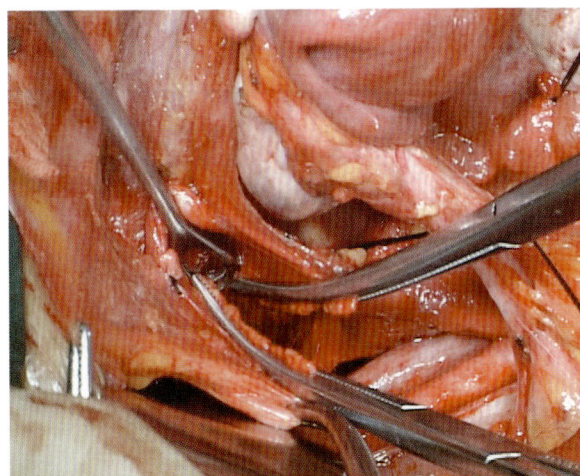
图5-1-71 切断子宫动脉阴道支

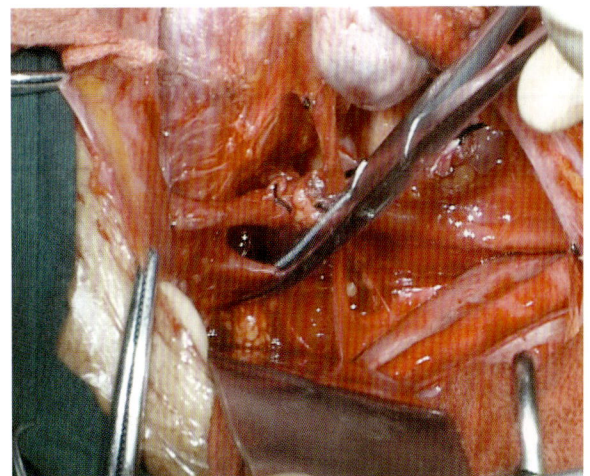
图5-1-74 钳夹左侧主韧带

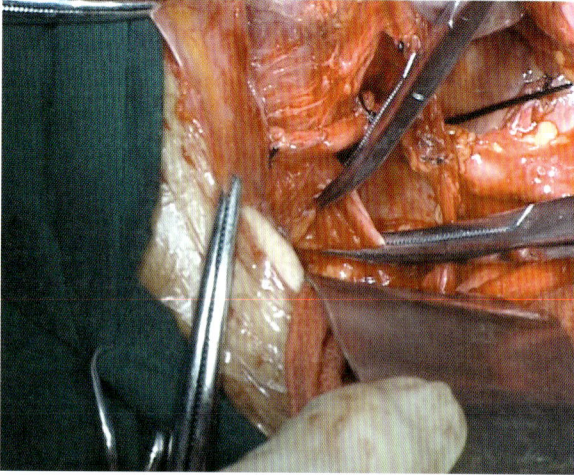

图 5-1-75 两把直角钳钳夹左侧主韧带

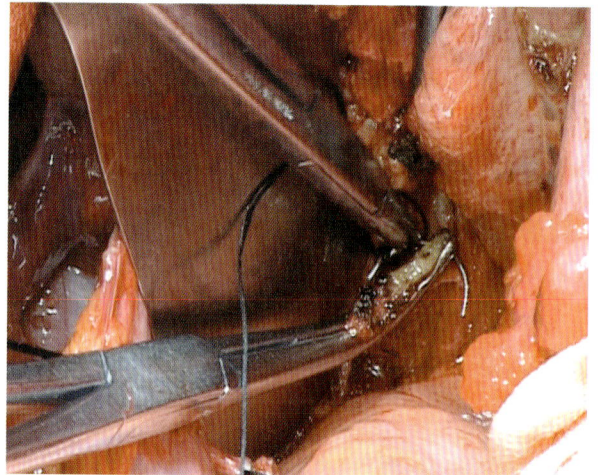

图 5-1-78 缝扎左侧部分阴道旁组织

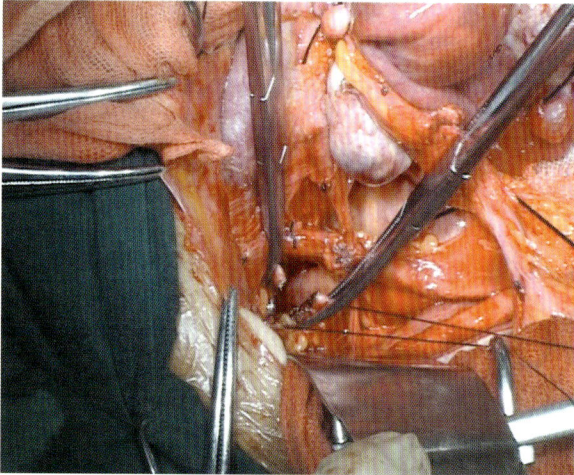

图 5-1-76 切断左侧主韧带

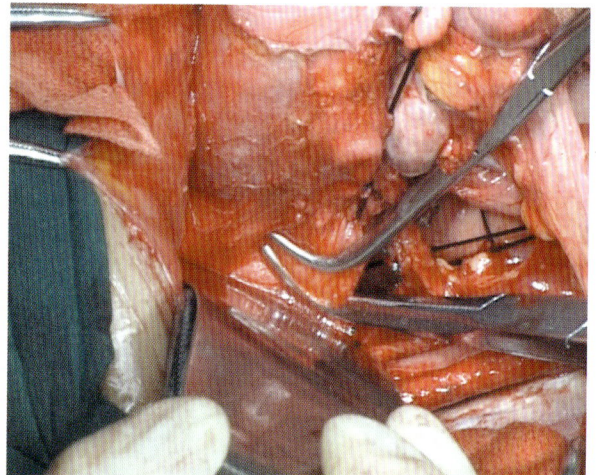

图 5-1-79 继续钳夹左侧阴道旁组织

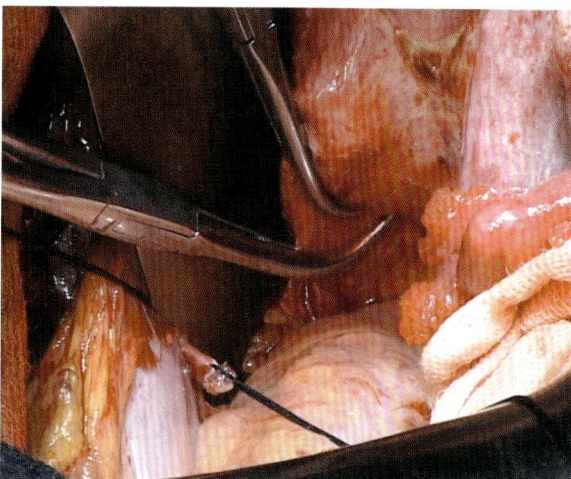

图 5-1-77 钳夹左侧部分阴道旁组织

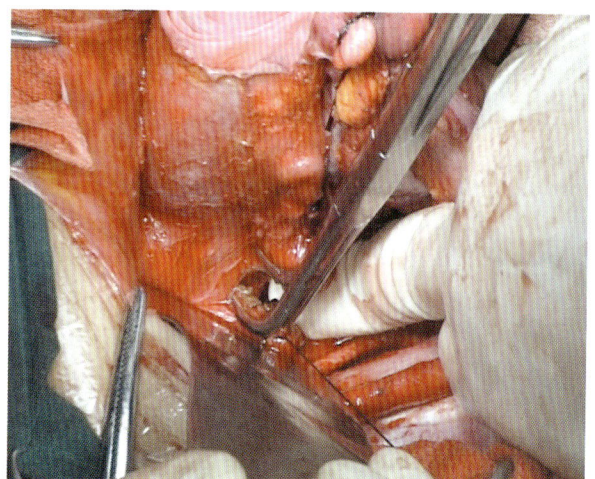

图 5-1-80 继续缝扎左侧阴道旁组织

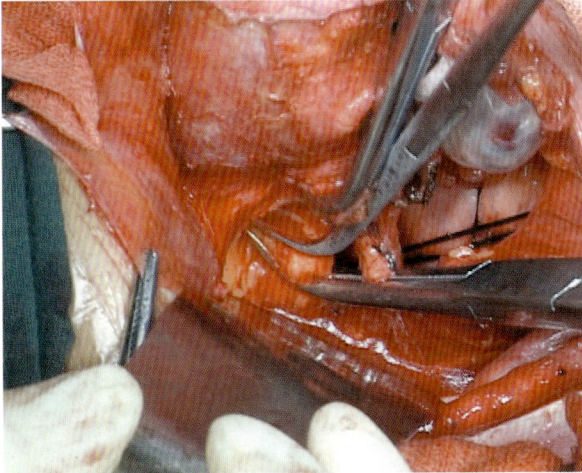
图 5-1-81　钳夹靠近阴道侧壁的阴道旁组织

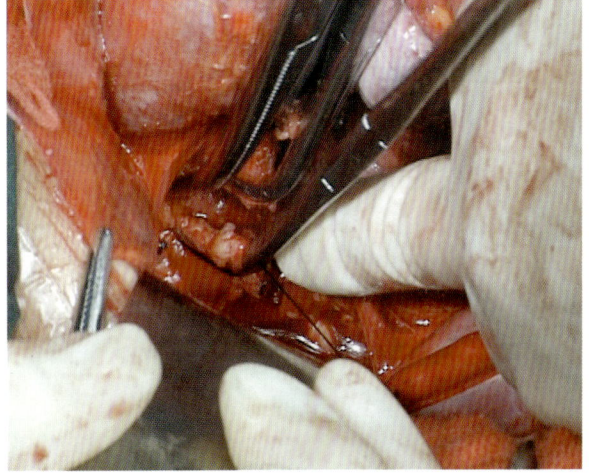
图 5-1-84　结扎阴道旁组织断端

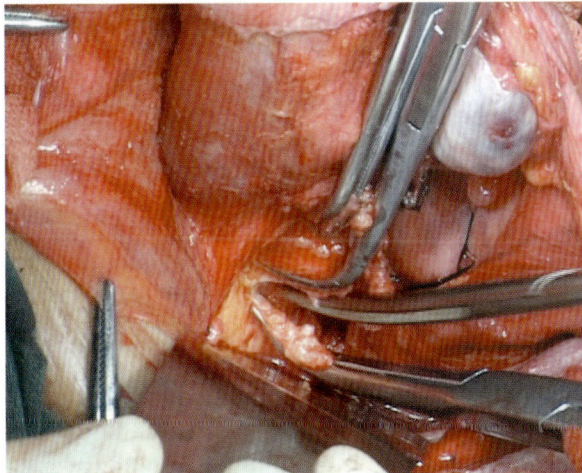
图 5-1-82　切断靠近阴道侧壁的阴道旁组织

4. 广泛切除宫颈及阴道上段

（1）切断阴道：继续分离下推膀胱，分离膀胱和阴道壁之间的组织（图 5-1-85），分离清楚后可见膀胱很容易往下推且出血比较少，下推时要把输尿管和膀胱一起下推（图 5-1-86），分离程度根据需要切除阴道的长度而定。用一把大的直角钳即梅氏钳，平宫颈外口下方，紧贴宫颈垂直夹闭阴道上段。这样处理的目的有二：一是阻止肿瘤组织脱落至阴道内，二是可作为指示点来计算阴道切除的长度。一般以此做标记切除 3cm 长度的阴道。确定阴道切除长度后，用两把长弯血管钳分别钳夹于阴道内侧（图 5-1-87、图 5-1-88）。在血管钳的上方从两侧向中间横断阴道（图 5-1-89、图 5-1-90）。然后用碘伏消毒阴道顶端（图 5-1-91）。

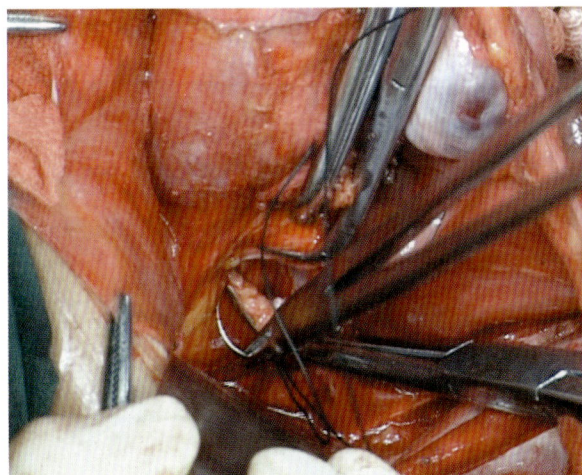
图 5-1-83　缝合靠近阴道侧壁的阴道旁组织

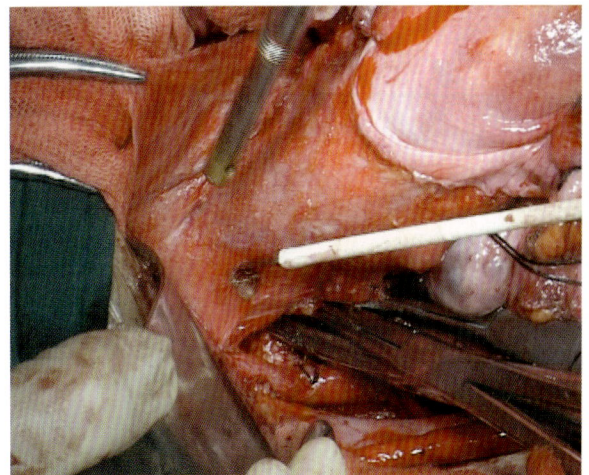
图 5-1-85　继续分离膀胱阴道间隙

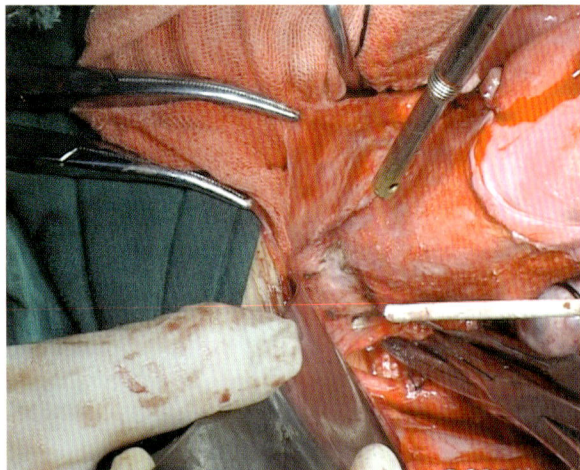

图 5-1-86 继续下推膀胱

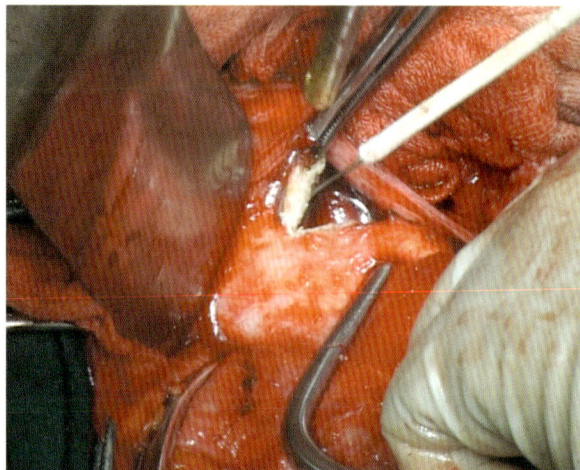

图 5-1-89 切断阴道

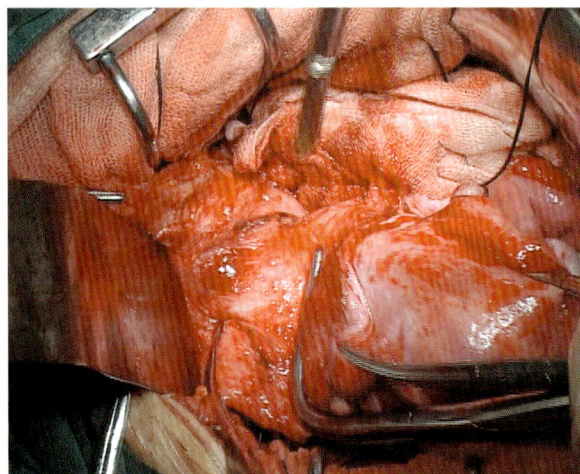

图 5-1-87 钳夹阴道左侧壁

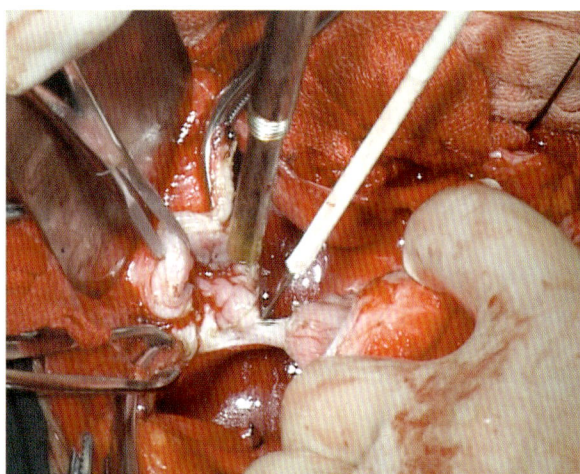

图 5-1-90 阴道已完全离断

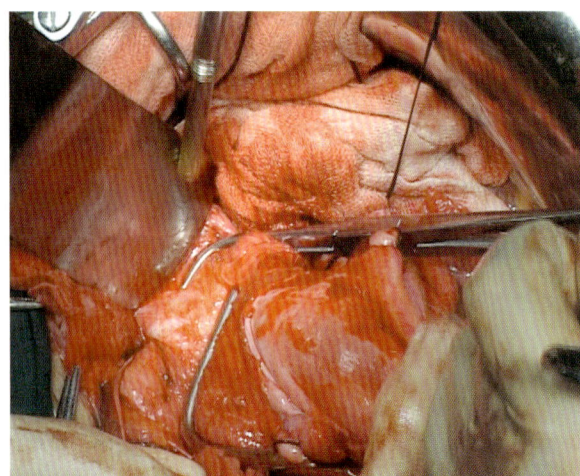

图 5-1-88 钳夹阴道右侧壁

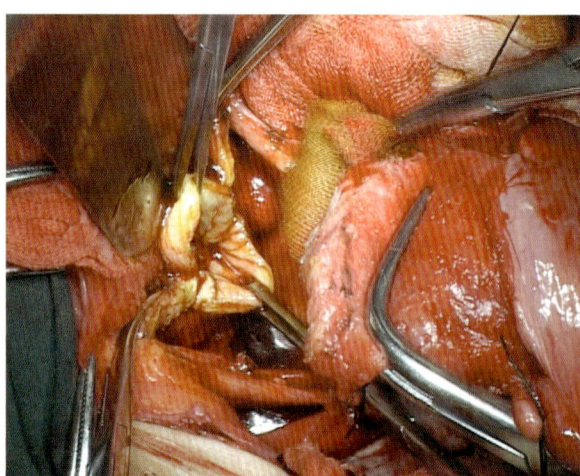

图 5-1-91 消毒阴道顶端

（2）横断宫颈：保留子宫动脉上行支。先在子宫动脉上行支的下方钳夹、切断左侧宫颈旁组织（图 5-1-92、图 5-1-93）。一般宫颈要切除 4/5，故子宫动脉的宫颈支需切断、缝扎（图 5-1-94、图 5-1-95）。横断宫颈（图 5-1-96～图 5-1-98），在处理宫颈右侧的同时，钳夹、切断、结扎右侧子宫动脉宫颈支和阴道支（图 5-1-99、图 5-1-100）。可以看到保留侧宫颈切缘的血供很丰富。若宫体血供不良，子宫内膜有可能缺血坏死，可能影响胚胎着床。这就是保留子宫动脉上行支，亦即保留子宫体的血供的出发点。至此，阴道上段、宫颈、宫旁组织都已经切除，保留了 1/5 的宫颈、宫体、双侧子宫动脉上行支和双侧附件（图 5-1-101）。

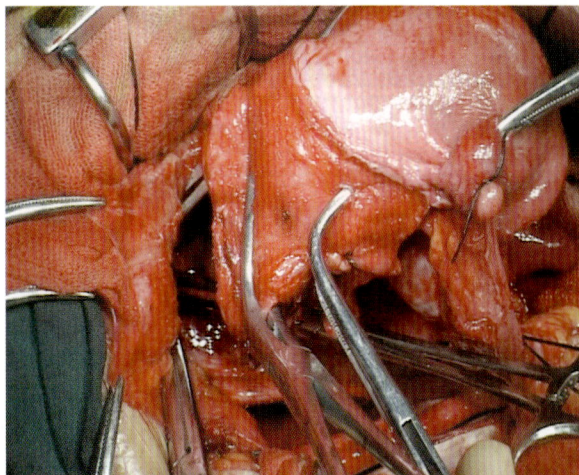
图 5-1-94 钳夹左侧子宫动脉宫颈支

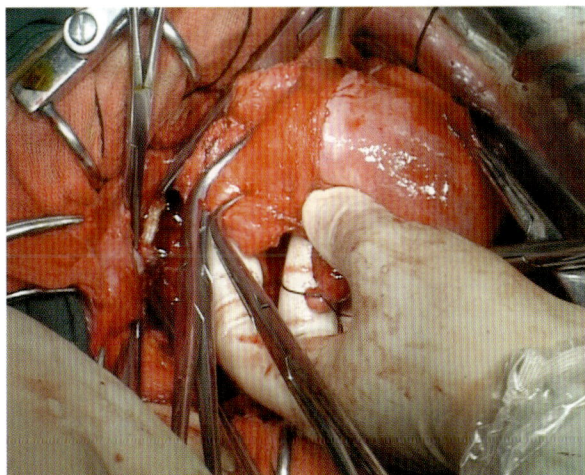
图 5-1-92 钳夹左侧宫颈旁组织

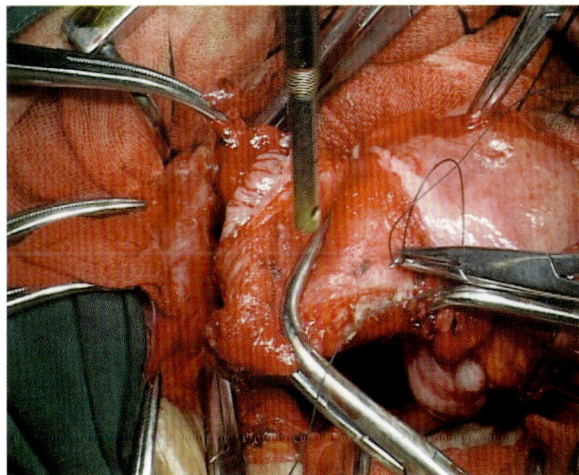
图 5-1-95 缝扎左侧子宫动脉宫颈支

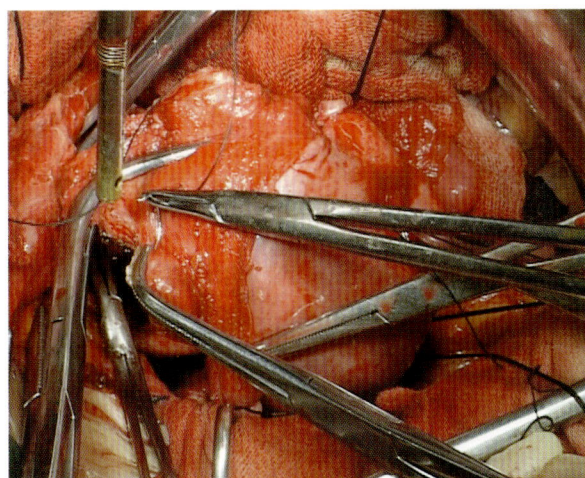
图 5-1-93 缝扎左侧宫颈旁组织

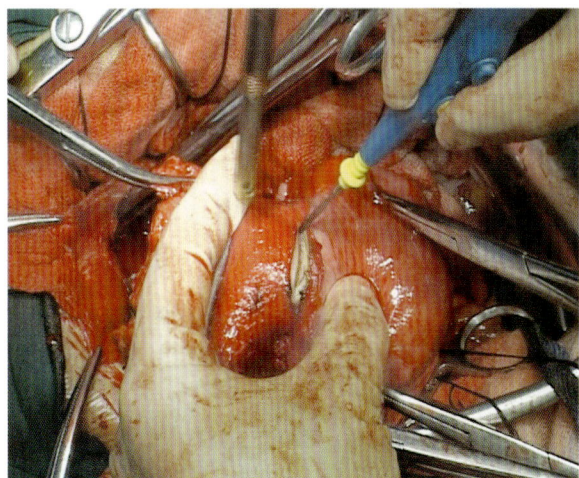
图 5-1-96 切开宫颈前唇

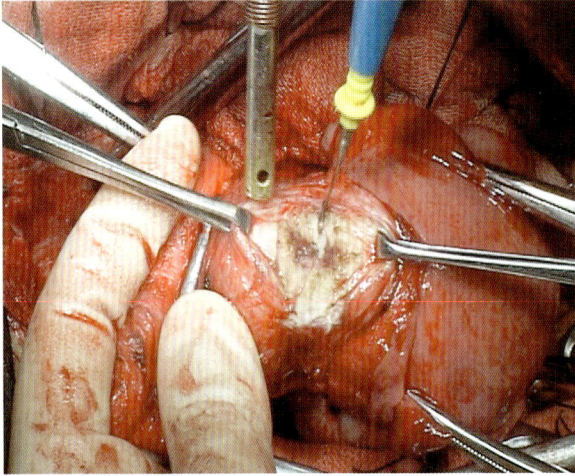

图 5-1-97 切断宫颈后唇

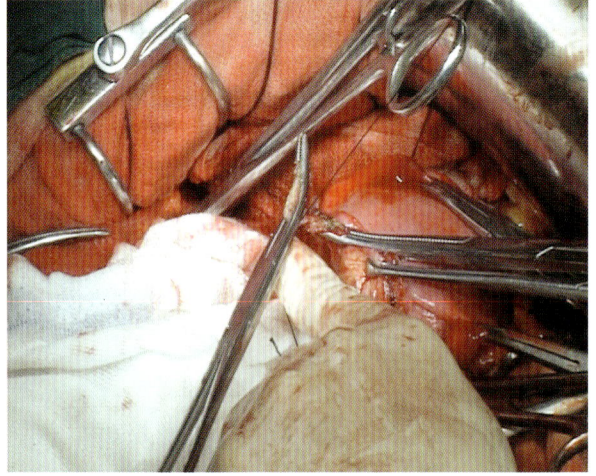

图 5-1-100 结扎子宫动脉阴道支和宫颈支

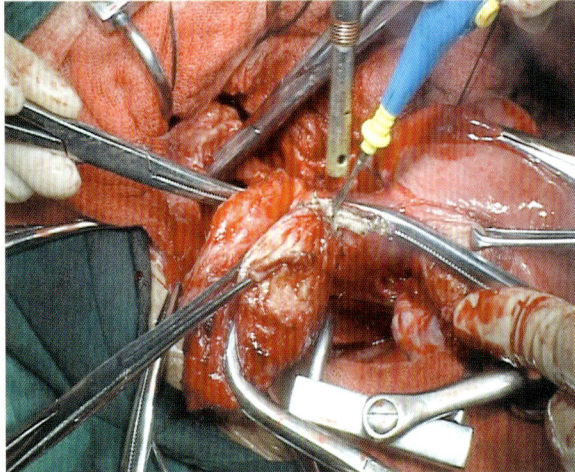

图 5-1-98 横断宫颈并钳夹、切断右侧子宫动脉宫颈支

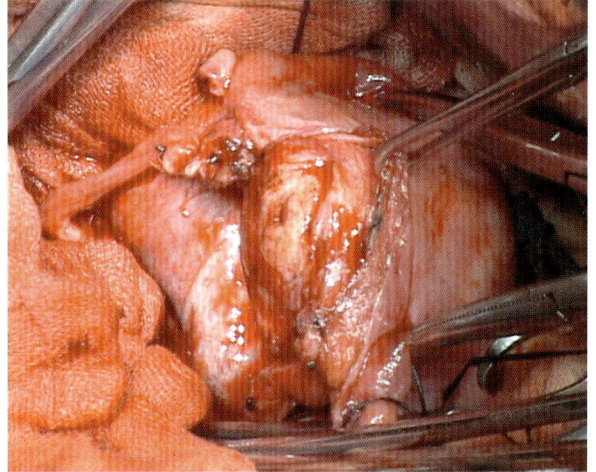

图 5-1-101 宫颈已完全横断

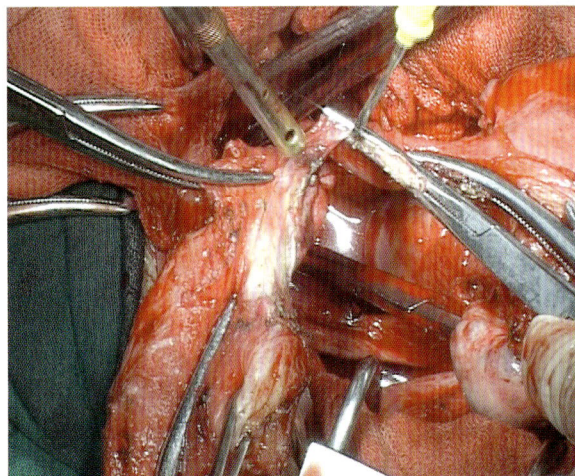

图 5-1-99 钳夹、切断右侧子宫动脉阴道支

(3)检查切除组织并送冷冻切片检查：检查切下来的组织标本(图 5-1-102)，阴道要有足够的长度；宫旁亦要有足够的切除范围。切开阴道穹窿部检查宫颈的病灶(图 5-1-103)，在宫颈最顶端切缘处做三处标记(图 5-1-104~图 5-1-106)，将整个切除的宫颈标本送冷冻切片检查。这次要看宫颈最上面的切缘距离宫颈病灶的边缘有多远，也就是癌组织距正常的切缘必须至少有 5mm 的距离。达到 5mm 安全距离者继续进行功能重建术，<5mm 者则需放弃保留生育功能，把宫体切除。

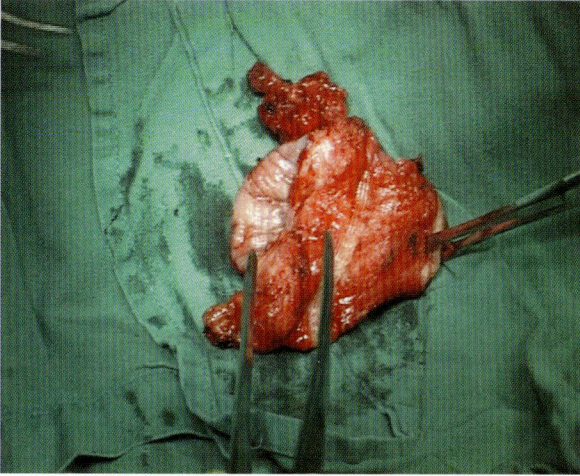

图 5-1-102　切除的宫颈和宫旁组织

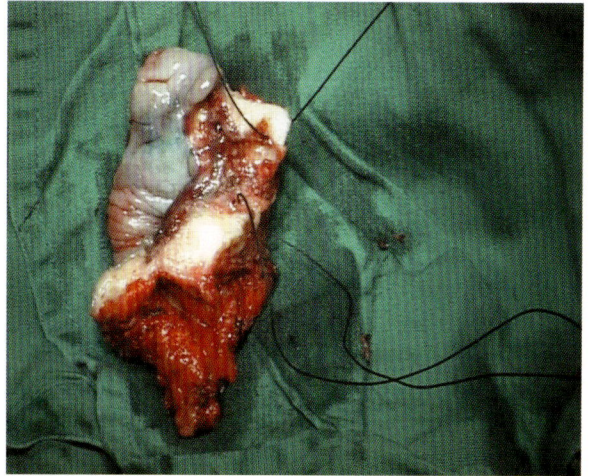

图 5-1-105　宫颈切缘 6 点钟处标记

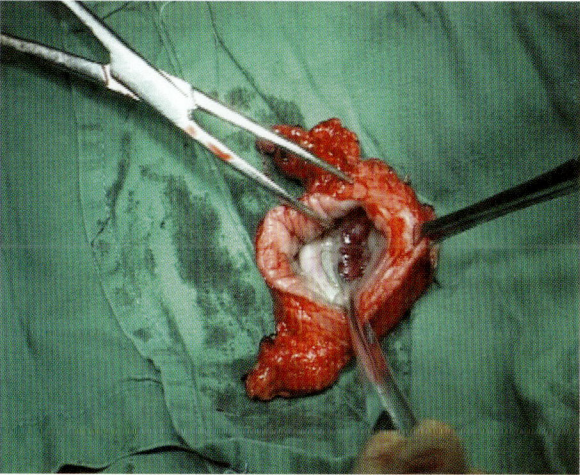

图 5-1-103　检查阴道切除长度

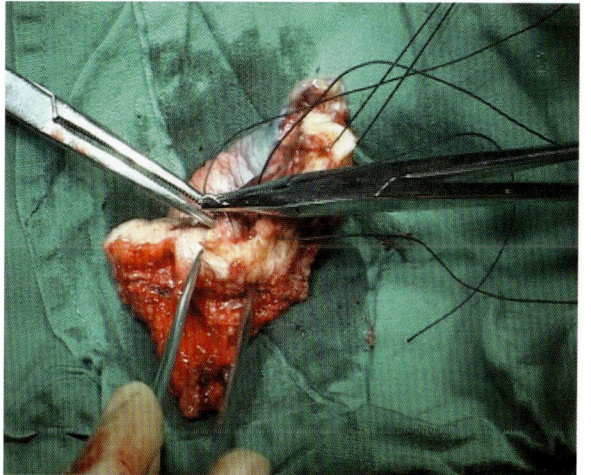

图 5-1-106　宫颈切缘 1 点钟处标记

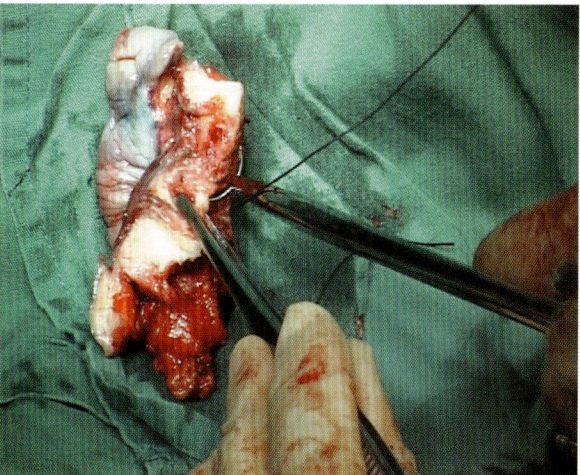

图 5-1-104　宫颈切缘 11 点钟处标记

5. **宫颈功能重建**　宫颈广泛切除后，可能会出现一系列并发症，需重视功能重建。

（1）预防宫颈外口粘连：因宫颈有新鲜创面，易形成粘连。新形成的宫颈外口狭窄是术后常见的并发症。如果术后发生宫颈外口粘连，不仅影响妊娠，还有经血潴留、腹痛等并发症，最终还可能切除子宫。在将宫颈创面电凝止血后（图 5-1-107），可将一条硅胶管放置于宫颈管预防粘连，为了固定硅胶管，可将硅胶管绑在圆形或 T 型节育器上，连有硅胶管的节育器放入宫腔内（图 5-1-108~图 5-1-113），以防宫颈外口狭窄和粘连。术后 3~6个月经阴道取出。

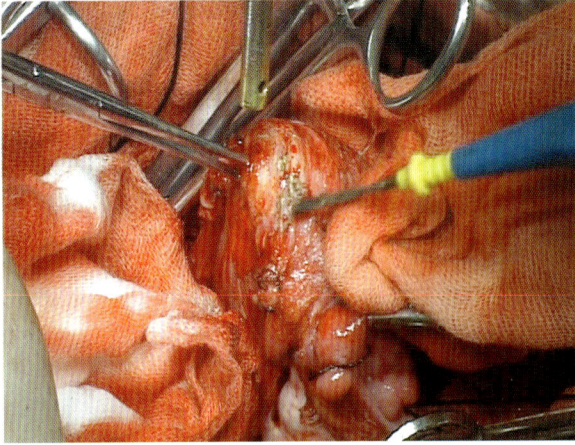
图 5-1-107　宫颈创面电凝止血

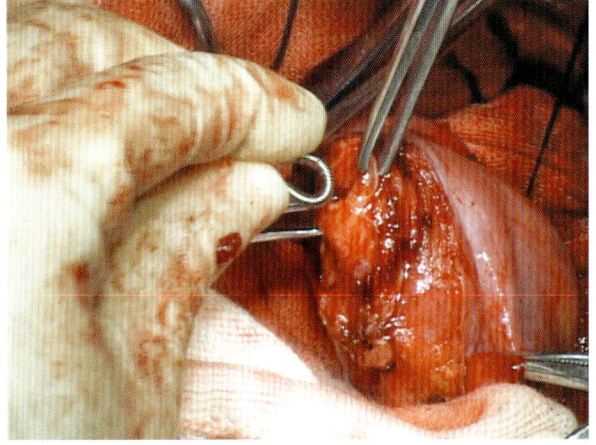
图 5-1-110　准备将节育环塞入宫腔

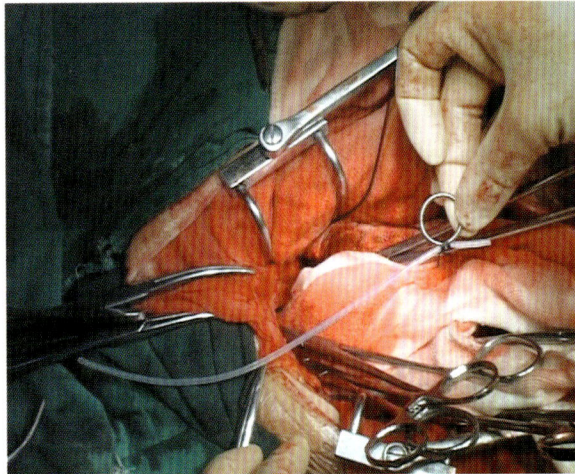
图 5-1-108　圆形金属节育环捆绑硅胶管

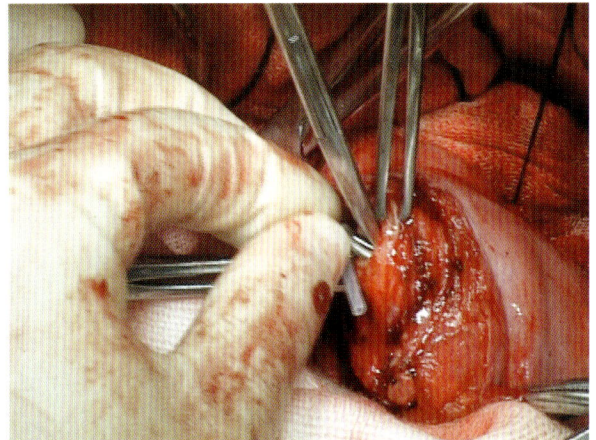
图 5-1-111　节育环已放入宫颈管

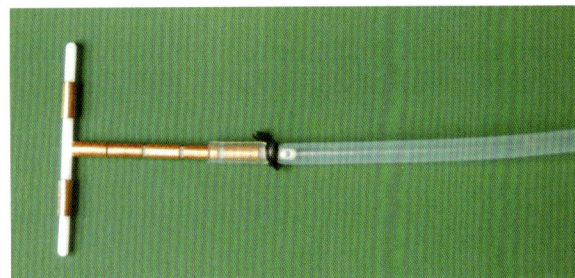
图 5-1-109　Ｔ型节育器捆绑硅胶管

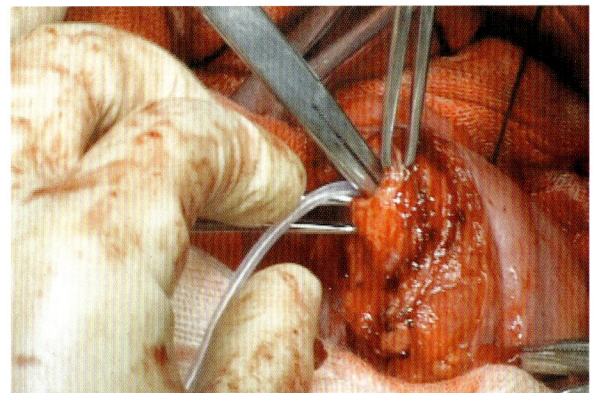
图 5-1-112　将节育环推向宫腔

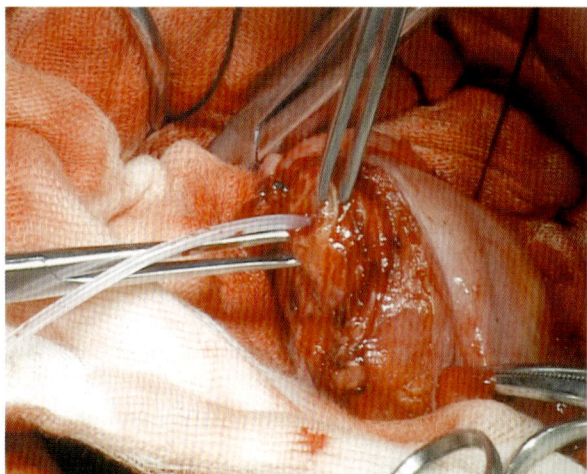

图 5-1-113　硅胶管支架已置好

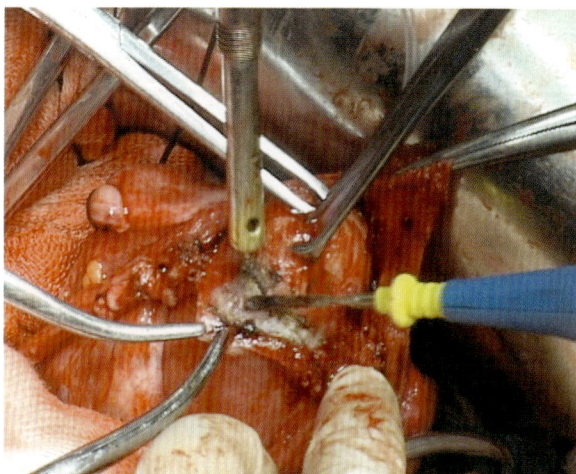

图 5-1-115　分离宫颈后唇浆肌层

（2）预防宫颈内口松弛：由于切除了 4/5 的宫颈，手术后常会发生宫颈功能不全，可能发生流产或早产，难以达到足月妊娠。可剪一段聚丙烯网片环绕宫颈外侧并以加以缝合，以此来弥补因宫颈切除而引起的宫颈功能不全。为了减少网片外露，可先在宫颈外侧分离浆肌层，把网片藏在其中，把浆膜层缝合覆盖网片（图 5-1-114、图 5-1-115）。剪一段宽约 8~10mm 的长方形网片（图 5-1-116），围绕宫颈的外侧（图 5-1-117），4 号丝线将其环绕宫颈一周缝合固定在宫颈下段外口周围（图 5-1-118~ 图 5-1-123）。

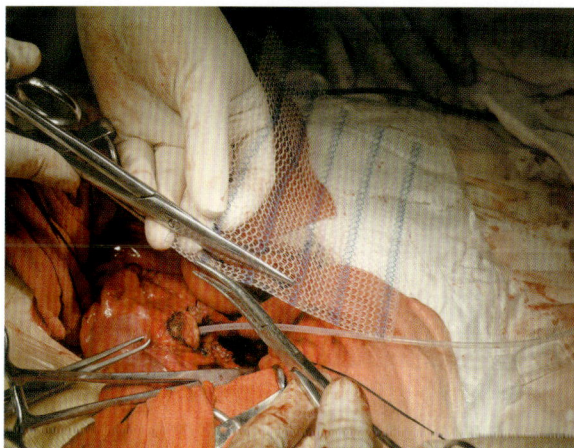

图 5-1-116　剪一段宽约 8~10mm 聚丙烯网片

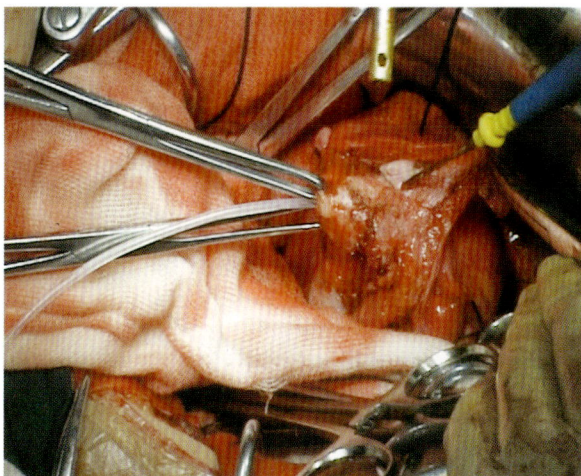

图 5-1-114　分离宫颈前唇浆肌层

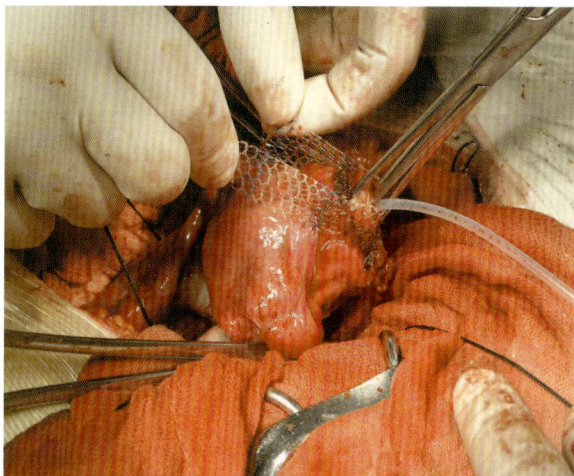

图 5-1-117　网片环绕宫颈

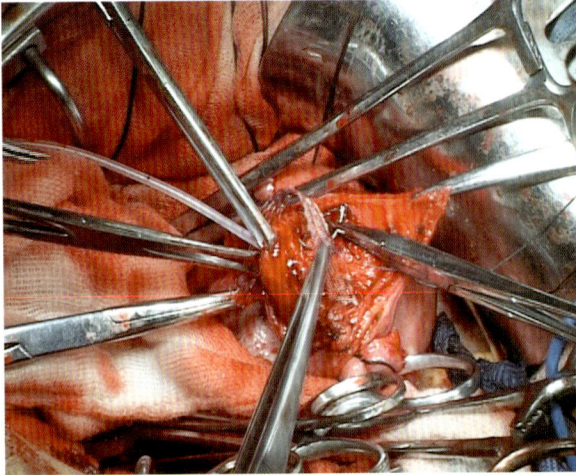

图 5-1-118　缝扎固定宫颈前唇网片 1

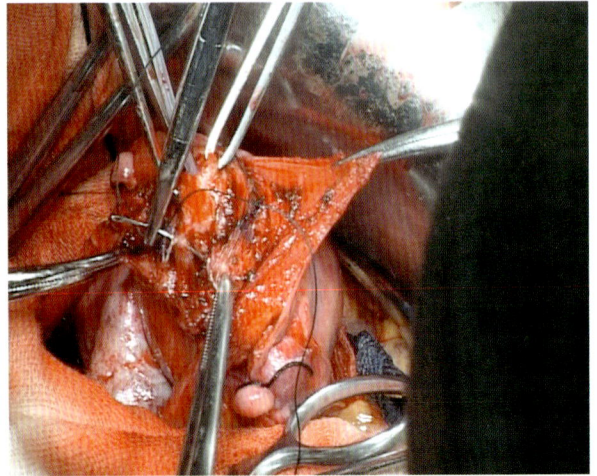

图 5-1-121　缝合固定宫颈左侧网片 1

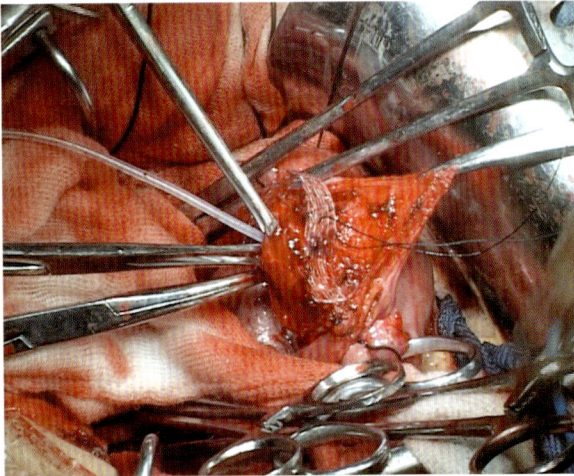

图 5-1-119　缝扎固定宫颈前唇网片 2

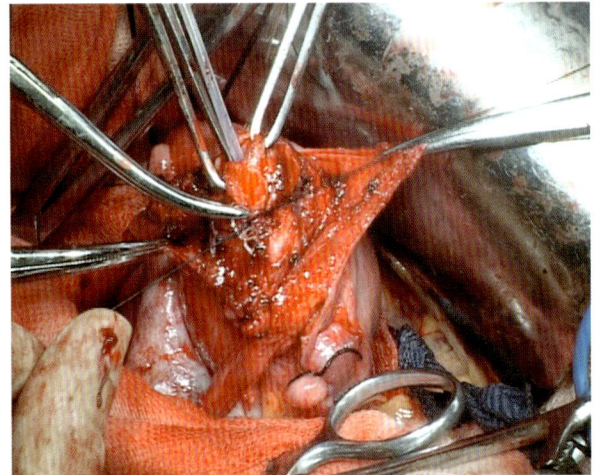

图 5-1-122　缝合固定宫颈左侧网片 2

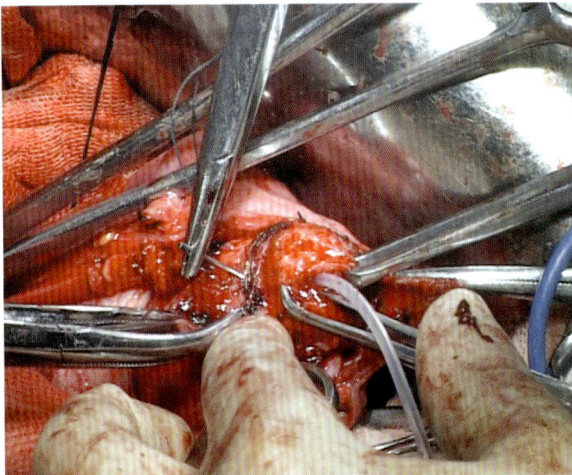

图 5-1-120　缝合固定宫颈后唇网片

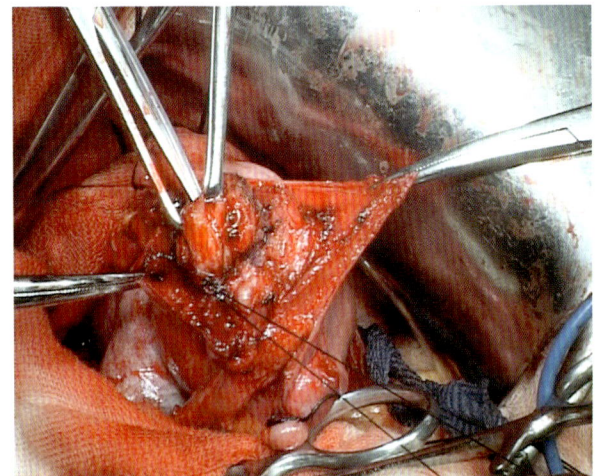

图 5-1-123　缝合固定宫颈左侧网片 3

（3）袖套式吻合阴道和宫颈：在缝合阴道之前，先分别将两侧阴道旁组织用 7 号丝线进行缝合（图 5-1-124、图 5-1-125）。四把 Allis 钳钳起阴道四壁（图 5-1-126），剪短宫颈管的硅胶管支架，至术后支架在阴道内不露出阴道外即可（图 5-1-127）。

用袖套式吻合宫颈和阴道的方法，术后宫颈外观比较接近正常。方法是用 0/2 可吸收缝线分别从阴道的前、后、左、右各 "U" 字缝合一针，将宫颈套在阴道内（图 5-1-128~ 图 5-1-140）。以缝合阴道前壁为例：先从阴道前壁右侧阴道浆肌层侧进针，阴道黏膜侧出针(图 5-1-128),然后从新形成的宫颈前唇右侧外侧进针、左侧出针(图 5-1-129),再将该缝线从阴道前壁左侧阴道内侧(阴道黏膜面)进针,阴道外侧浆膜面出针(图 5-1-130)。把缝线拉紧后,阴道前壁就与宫颈前唇相接(图 5-1-131、图 5-1-132)。

用同样方法缝合其他三针后,将 4 条缝线一起拉紧,新形成的宫颈就套在阴道顶端的阴道内,新宫颈的横断面将暴露在阴道里,故在套进阴道之前,宫颈创面应彻底止血(图 5-1-133~图 5-1-140)。

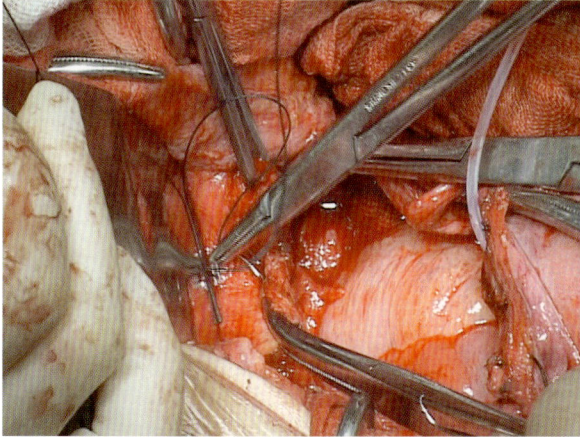
图 5-1-124 缝扎左侧阴道旁组织

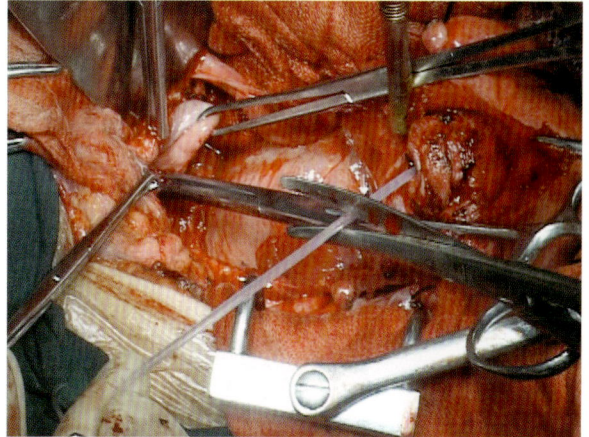
图 5-1-127 剪短宫颈管硅胶管支架

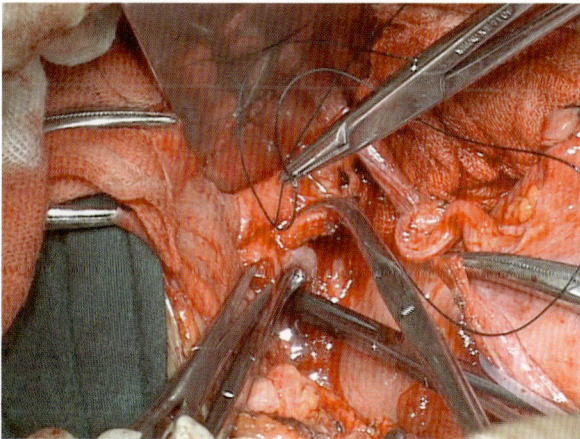
图 5-1-125 缝扎右侧阴道旁组织

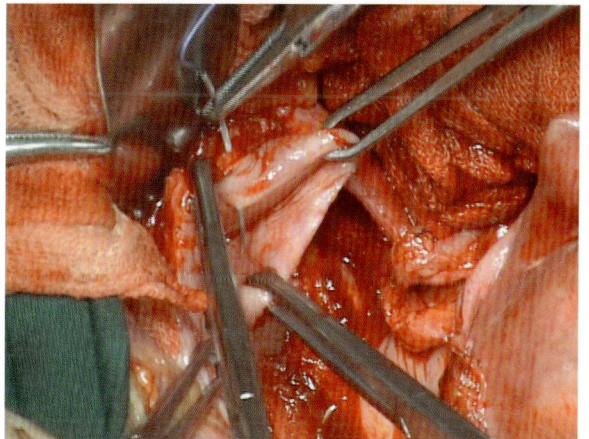
图 5-1-128 阴道前壁右侧外侧进针、阴道内出针

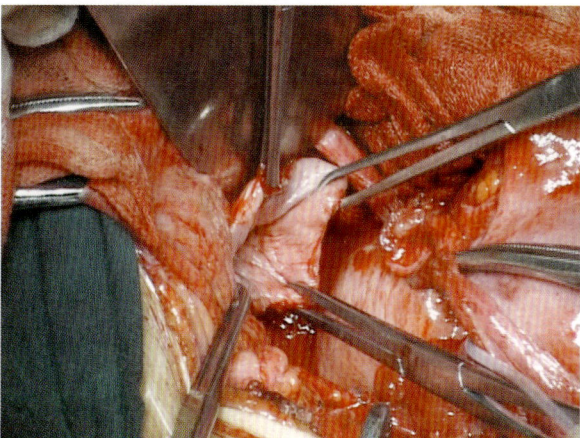
图 5-1-126 Allis 钳钳起阴道四壁

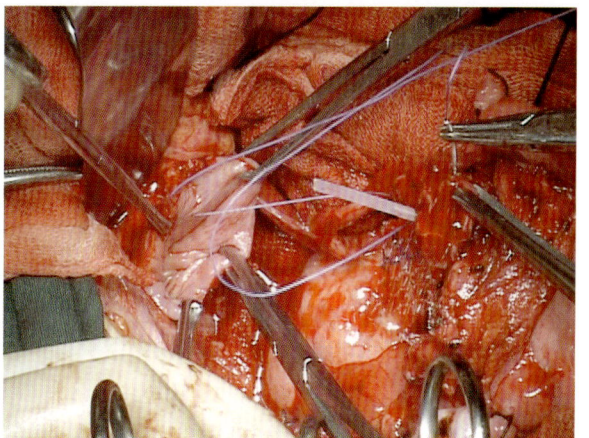
图 5-1-129 新宫颈前唇右侧进针、左侧出针

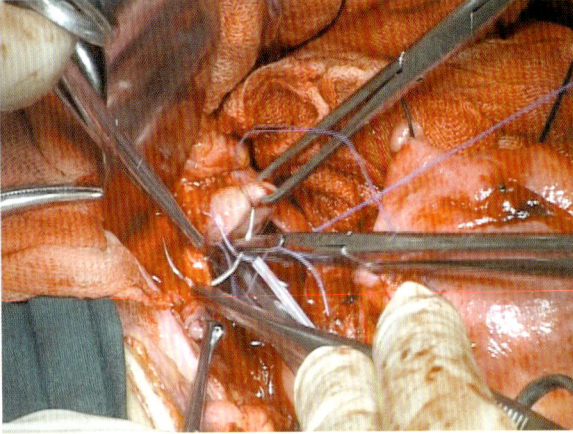

图 5-1-130 阴道前壁左侧阴道内进针、外侧出针

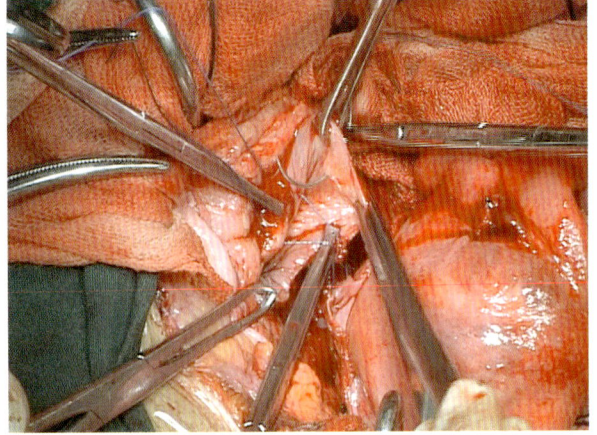

图 5-1-133 阴道右侧壁的后侧进针

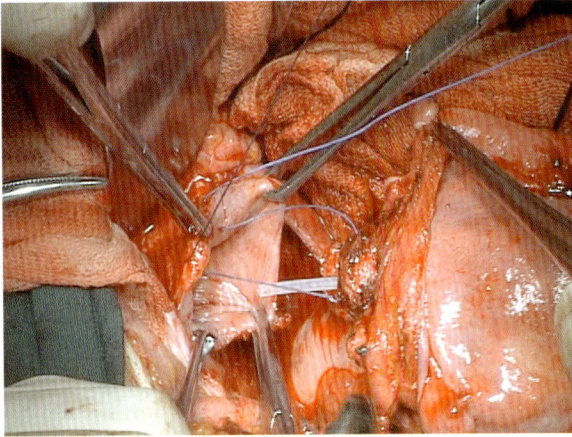

图 5-1-131 阴道前壁缝合后缝线状态

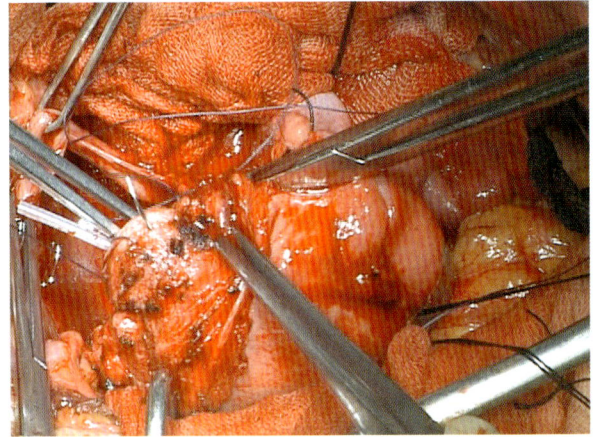

图 5-1-134 缝合宫颈右侧

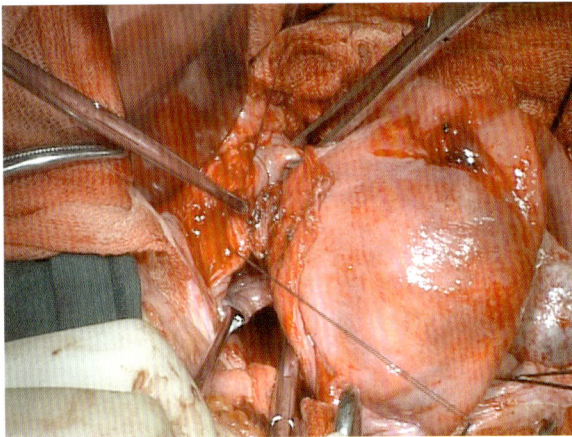

图 5-1-132 阴道前壁缝合后拉紧缝线后状态

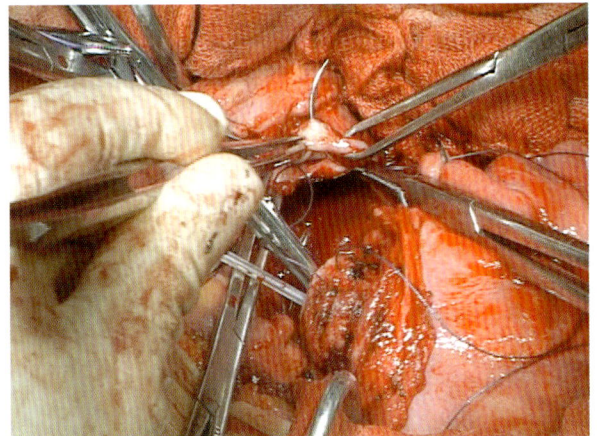

图 5-1-135 缝合阴道右侧壁的前侧

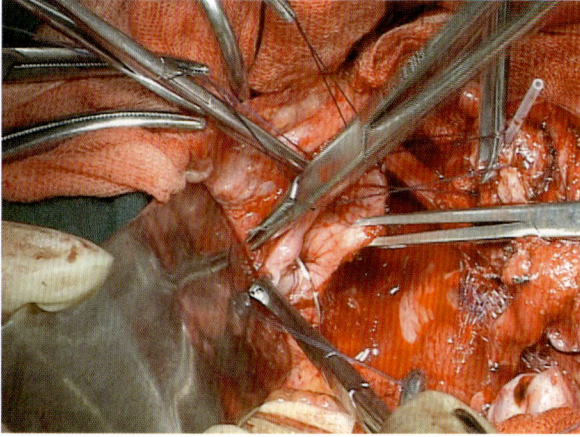

图 5-1-136　缝合阴道左侧壁前侧

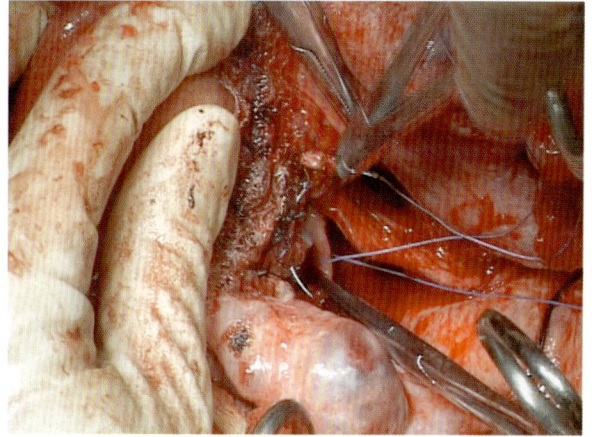

图 5-1-139　缝合宫颈后唇

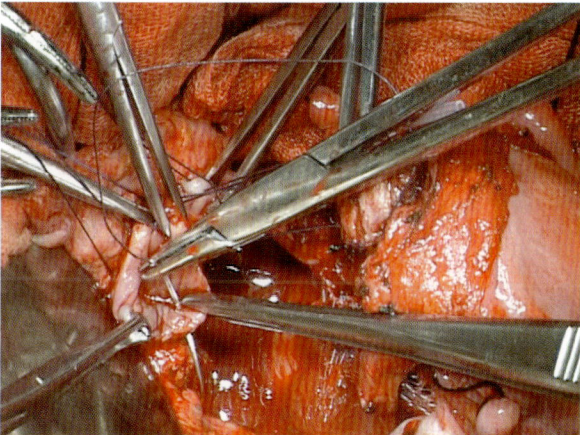

图 5-1-137　缝合阴道左侧壁后侧（缝线已穿过宫颈）

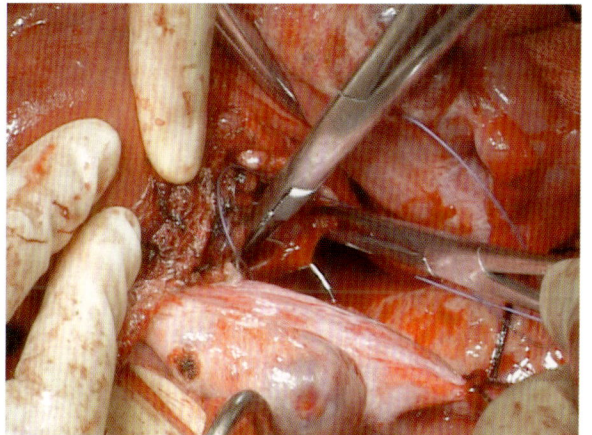

图 5-1-140　阴道后壁出针

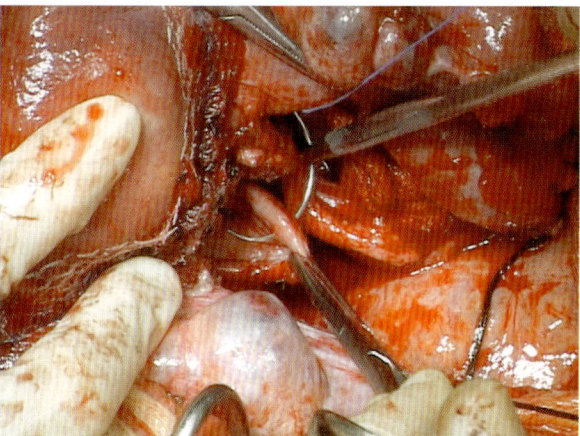

图 5-1-138　阴道后壁进针

缝合阴道时阴道壁要盖住宫颈的环形网片，不要让网片漏到阴道外面，日后复查时置窥器检查穹窿部，看到的应该是阴道和宫颈相接的地方，不应该看到网片。

吻合阴道和宫颈的 4 针全部缝合后，将宫颈硅胶管支架放入阴道内（图 5-1-141、图 5-1-142）。将原来缝合的 4 条缝线同时拉紧，宫颈就套在阴道内（图 5-1-143）。将 4 条缝线分别打结，打结时注意用血管钳或 Allis 钳将缝线中间的阴道壁提起，以免中间阴道壁下滑而不能完全覆盖宫颈（图 5-1-144、图 5-1-145）。

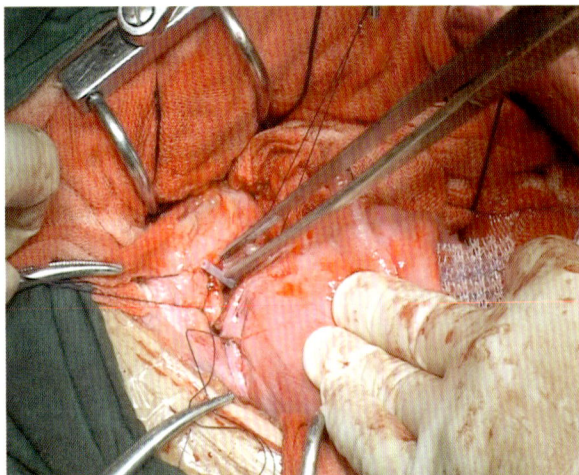

图 5-1-141 准备将宫颈管支架放入阴道内

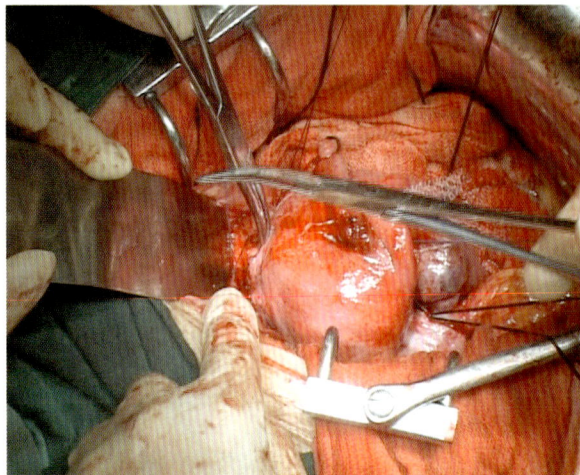

图 5-1-144 阴道前壁缝线打结

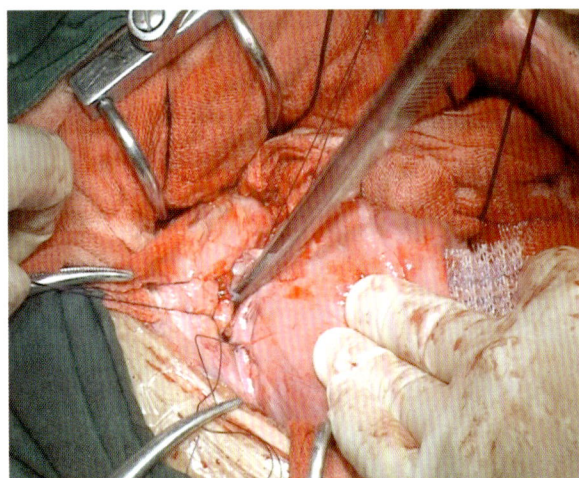

图 5-1-142 宫颈管支架已放入阴道内

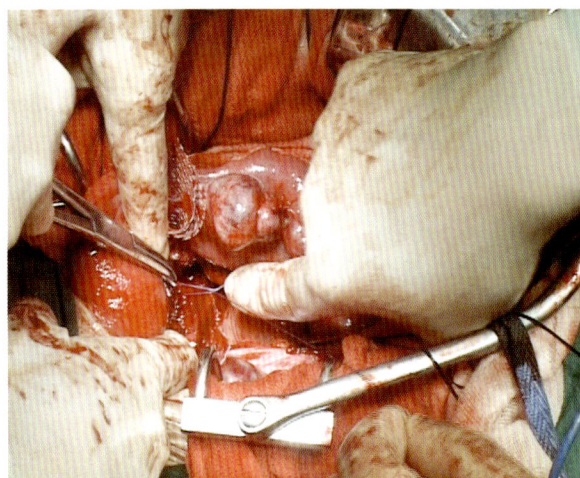

图 5-1-145 阴道后壁缝线打结

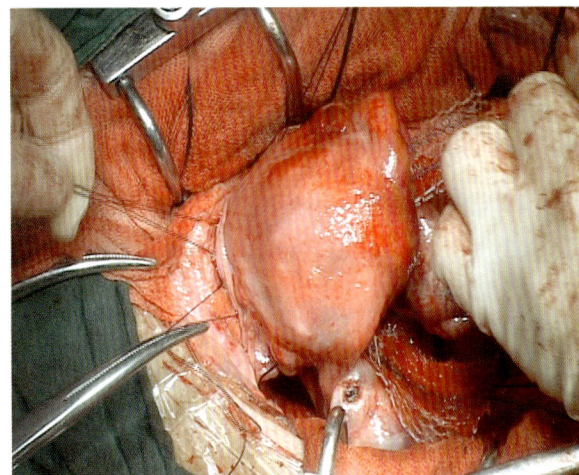

图 5-1-143 4 针缝线同时拉紧

（4）形成人工主韧带和宫骶韧带：切除子宫主、骶韧带和宫旁组织后，子宫的正常解剖位置被破坏，子宫下部支撑组织消失，子宫处于悬空状。如何防止日后子宫脱垂和保证妊娠时子宫不下垂，是值得研究的问题。维持子宫正常位置的主要韧带是主韧带和宫骶韧带。我们用聚丙烯网片来形成人工主韧带和宫骶韧带，固定子宫，维持术后子宫的正常位置，防止出现子宫脱垂。

将网片剪成两个宽度大约为 2cm 长方形（图 5-1-146），两片网片重叠缝合固定在子宫后壁的下方。首先用电凝在子宫下段后壁的浆膜层形成新鲜创面，利于网片与子宫后壁的融合（图 5-1-147）。用 4 号丝线将两条网片重叠缝合固定在子宫下段的后壁（图 5-1-148）。根据聚丙烯网片的工作原理，网片本身没有力度的，它只是一个网状结构，起一个桥梁支架作用，靠体内的成纤维细胞在其内附着生长，逐渐形成一条人工韧带。（注：图 5-1-146~图 5-1-148 的手术步骤实际上是在吻合宫颈和阴道之前完成的，为了叙述方便移到这里。）

把宫骶韧带和主韧带断端事先保留的结扎线分别和两对网片的外侧端缝合在一起，借以形成两对人工的宫骶韧带和主韧带，以维持子宫的正常位置。网片多余的断端可以剪掉，将四个断端打结（图 5-1-149~ 图 5-1-156）。

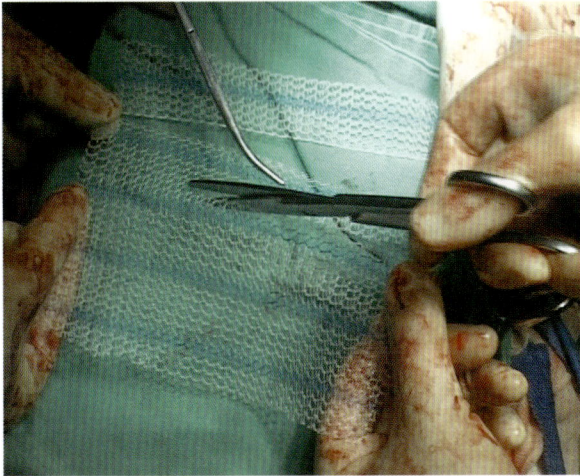

图 5-1-146　两条长方形网片

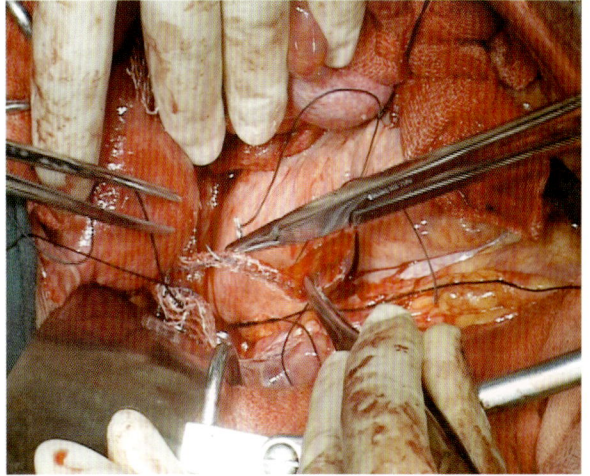

图 5-1-149　缝合左侧网片宫骶韧带端

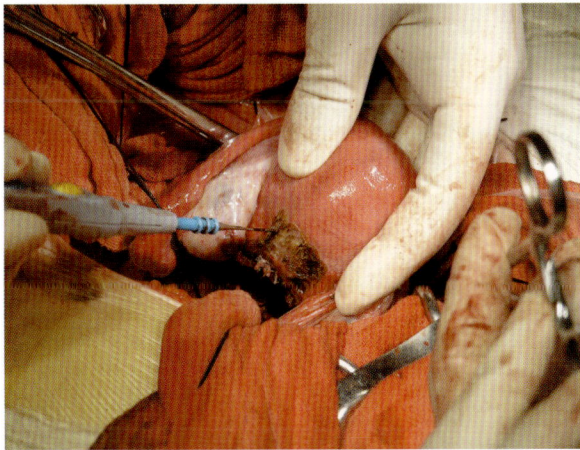

图 5-1-147　电凝子宫下段后壁使成新鲜创面

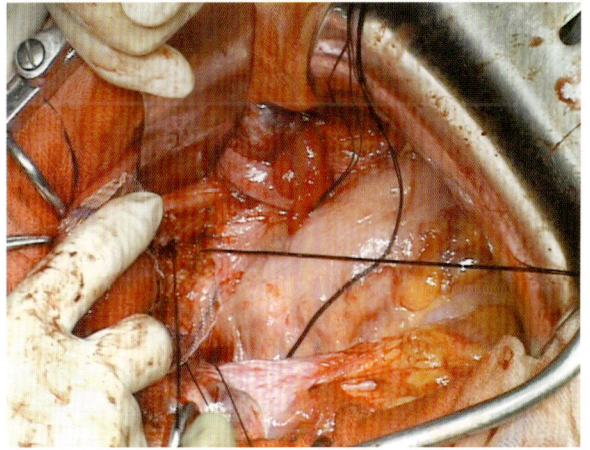

图 5-1-150　原保留的右侧主韧带和宫骶韧带断端结扎线

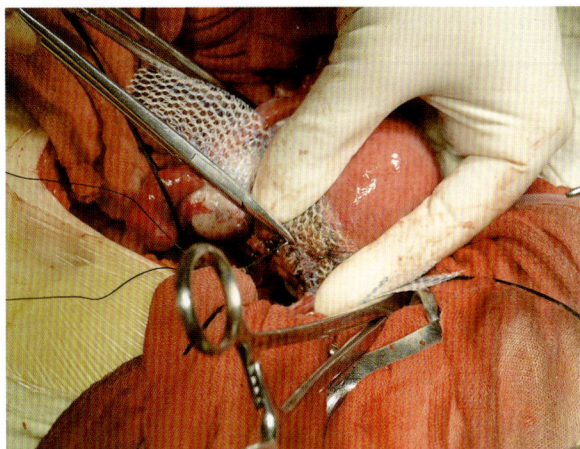

图 5-1-148　两条网片重叠缝合在子宫下段后壁

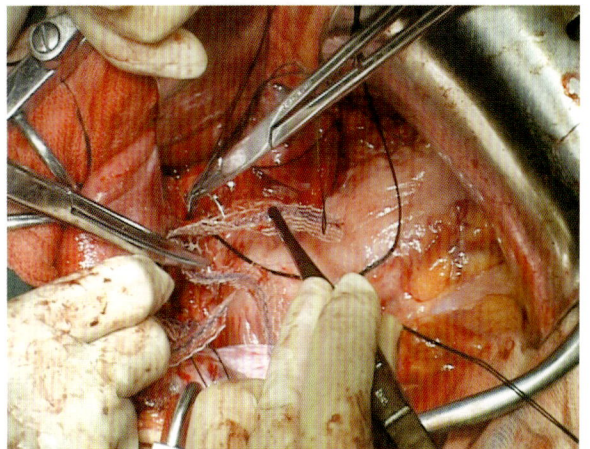

图 5-1-151　缝合右侧网片主韧带端

(5)创面腹膜化预防术后粘连:对于保留生育功能的患者,手术创面腹膜化预防术后粘连非常重要。环扎宫颈和子宫后方重建主、骶韧带的网片不能暴露在腹腔内,以避免附件、肠和大网膜粘连。故缝合圆韧带的断端、缝合阔韧带前后叶、腹膜化这个步骤要做得相当完善(图 5-1-157~图 5-1-166)。

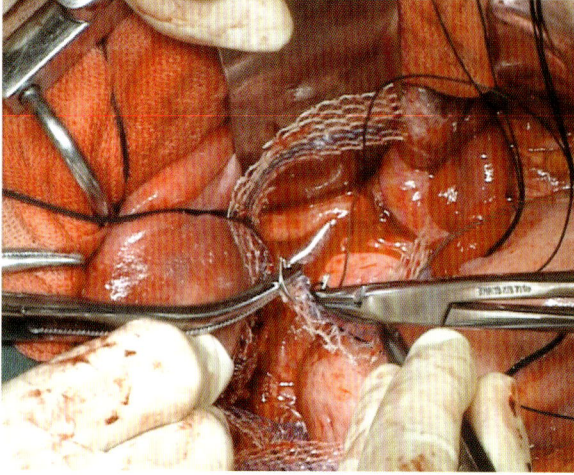

图 5-1-152 缝合右侧网片宫骶韧带端

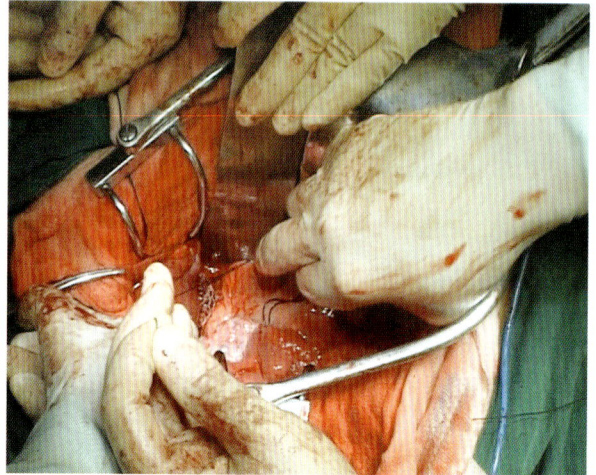

图 5-1-155 结扎缝线将网片和宫骶韧带相接

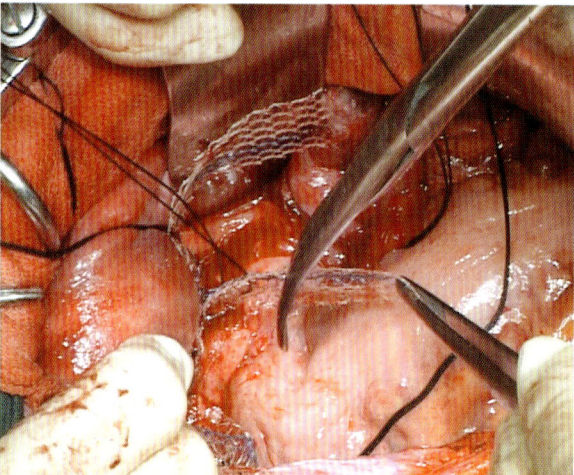

图 5-1-153 剪去多余的右侧宫骶韧带端网片

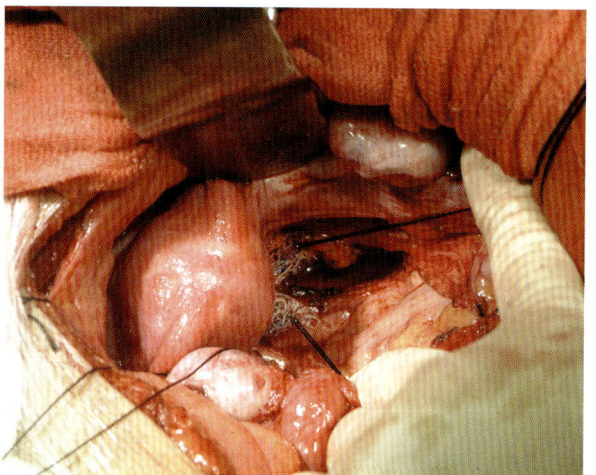

图 5-1-156 重建右侧主韧带和宫骶韧带后状态

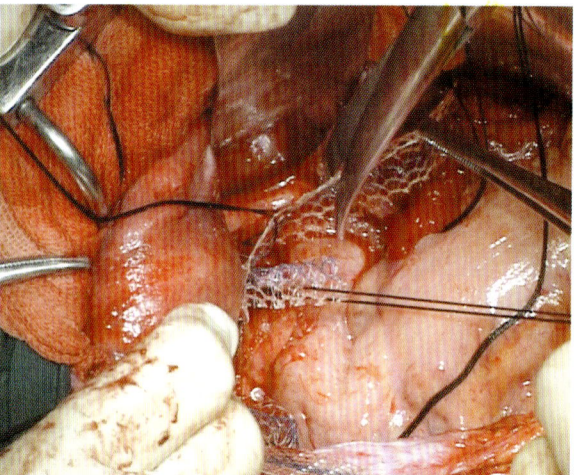

图 5-1-154 剪去多余的右侧主韧带端网片

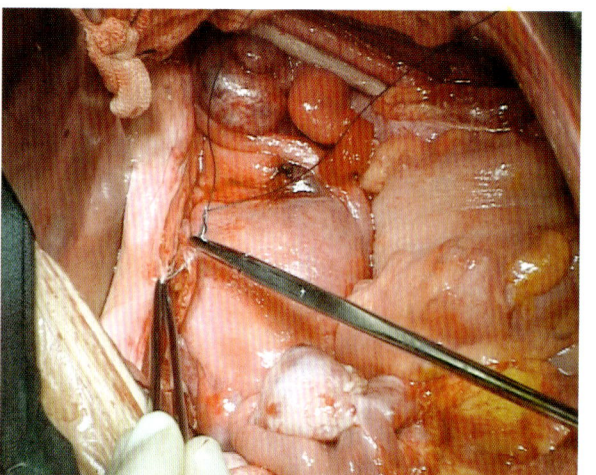

图 5-1-157 缝合膀胱腹膜反折

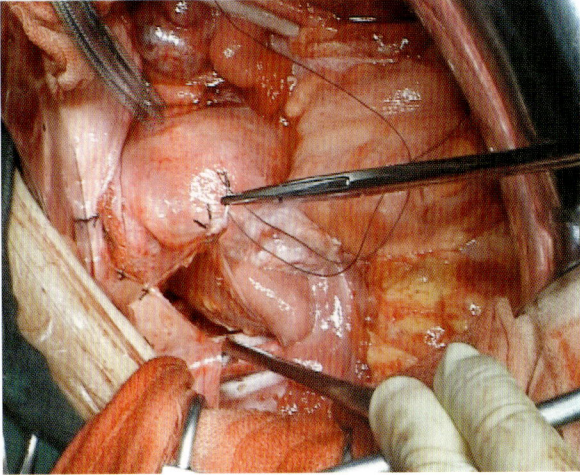

图 5-1-158　吻合左侧圆韧带

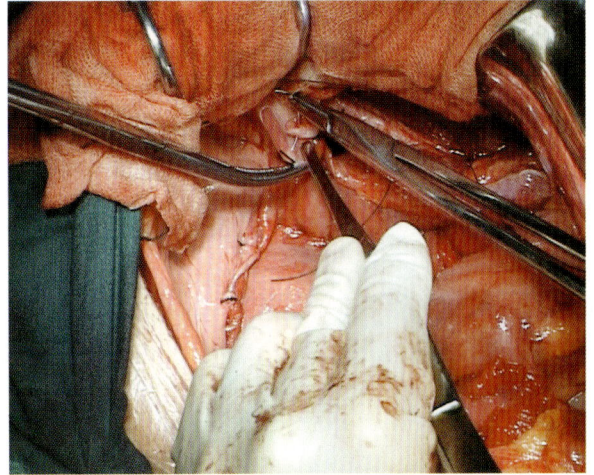

图 5-1-161　吻合右侧圆韧带

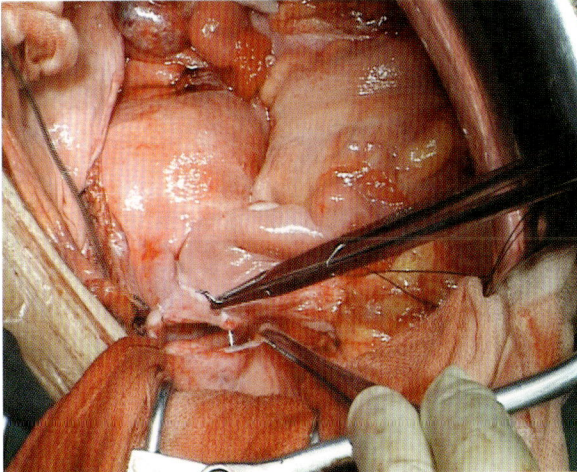

图 5-1-159　缝合患者脚侧左侧阔韧带前叶

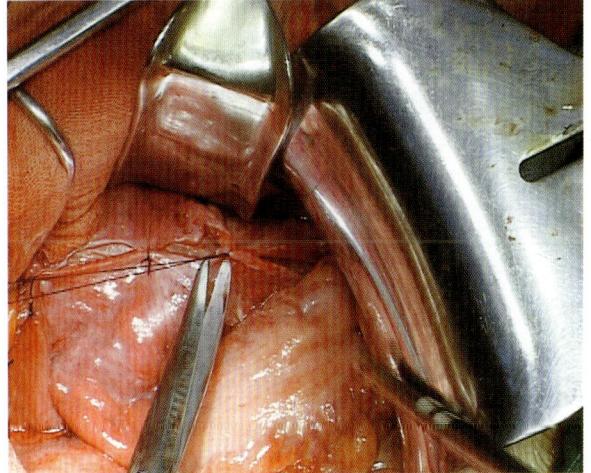

图 5-1-162　缝合右侧阔韧带前叶

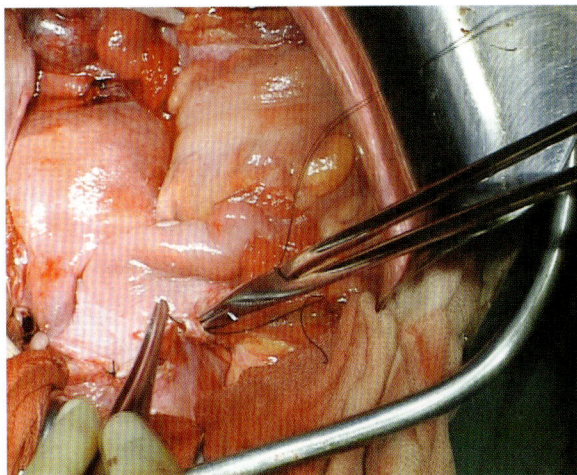

图 5-1-160　缝合患者头侧左侧阔韧带前叶

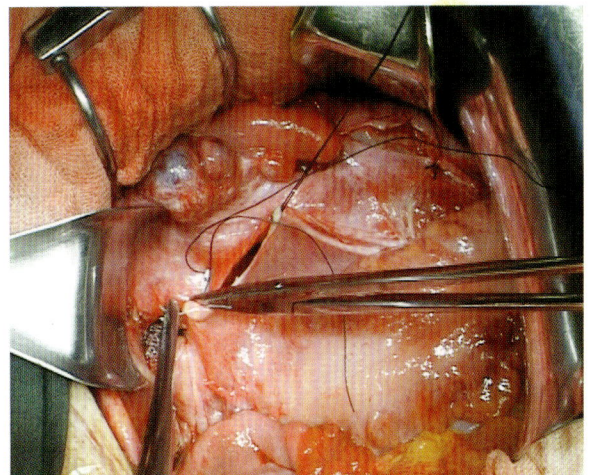

图 5-1-163　缝合右侧阔韧带后叶

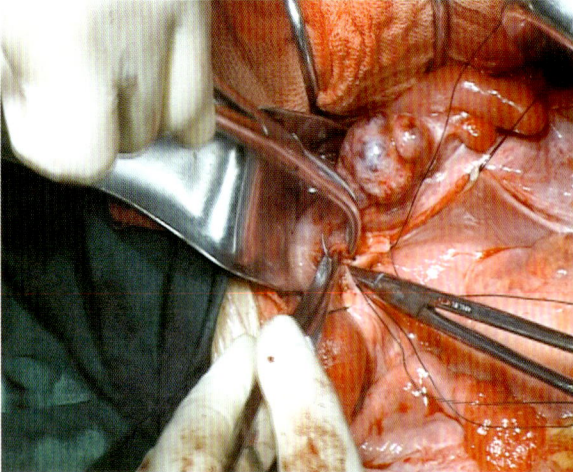

图 5-1-164 将网片置于腹膜外

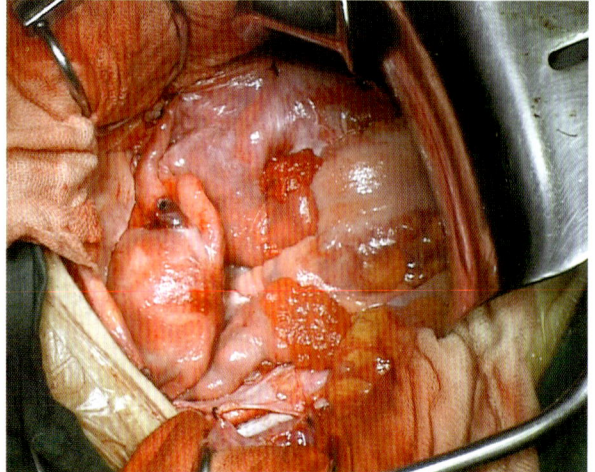

图 5-1-166 将子宫附件摆放在正常位置

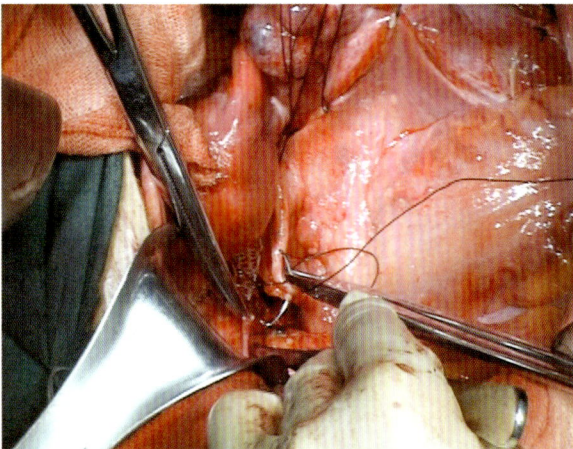

图 5-1-165 缝合左侧阔韧带后叶

四、手术难点和手术技巧(视频 5-1-2)

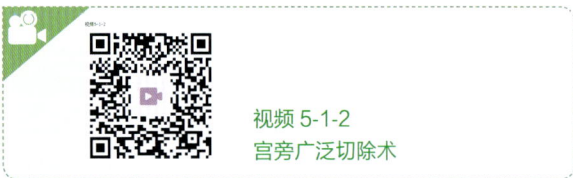

视频 5-1-2
宫旁广泛切除术

由于保留生育功能,子宫旁各韧带均需保留,妨碍了手术操作。也因为保留了子宫体,不能像做根治性子宫切除术那样用血管钳钳夹宫旁,提起子宫。故在分离膀胱、打开输尿管隧道、切除主韧带等步骤时难度较大。如果保留子宫动脉的上行支,手术难度更大。

广泛切除宫颈及宫旁组织时,可以有两种办法:一种是按上面介绍的手术顺序,即按传统根治性子宫切除术的手术步骤,至切断阴道后最后横断宫颈。按传统的手术顺序会遇到暴露不佳、牵拉不足等原因造成的手术困难。另一种方法是先横断宫颈,把保留的宫体置于中腹部,用两把 Allis 钳通过宫颈管钳夹宫颈的前后唇,解决牵拉的问题,再进行切除宫骶韧带、主韧带、阴道旁组织等步骤,最后横断阴道。然后进行功能重建。后一种方法使手术操作变得容易一些。

第二节　宫旁广泛切除术

一、概述

宫旁广泛切除术是指单纯子宫切除后意外发现为浸润性宫颈癌,因原手术范围不够而又不采用放疗者,再次手术切除宫旁组织,包括主韧带、宫骶韧带、阴道断端、阴道上段,多数需同时切除盆腔淋巴结,必要时主动脉旁淋巴结取样和卵巢移位。

意外发现的宫颈癌包括两种情况:一是术前诊断子宫良性病变行了单纯的子宫切除术后意外发现的宫颈癌;二是术前诊断为 CIN3,没做宫颈锥切直接做了子宫切除术,术后病理检查为宫颈浸润癌。

意外发现的宫颈癌的处理方法根据其不同的肿瘤扩散程度,选择随访观察、再次手术治疗或放射治疗。

二、手术适应证

在开始治疗前,应先作全面详细的检查以了解疾病的扩散程度,病理学应尽可能详尽地提供肿瘤类型、宫颈浸润深度及浸润范围的信息,进行准确的临床分期,制订合理的治疗方案。

若肿瘤广泛浸润宫旁、骶骨韧带、阴道,侵犯直肠和膀胱,为手术禁忌证,宜采用放疗。没有手术禁忌证而不采用放疗者,可采用手术治疗。若术后发现淋巴结阳性、宫旁浸润、切缘阳性等高危因素,则需追加放疗和化疗。

一般根据肿瘤的临床分期、确定处理方法。

1. I A1 期的处理　无淋巴脉管间隙浸润者不需再次手术,可随访观察。有脉管浸润者,处理与 I A$_2$ 期相同。

2. 无高危因素的 I A$_2$ 和 I B$_1$ 期的处理　高危因素是指:切缘阳性、宫颈间质深层浸润、淋巴脉管间隙浸润。

对于年龄<45 岁的宫颈鳞癌,建议行宫旁组织广泛切除加阴道上段切除和盆腔淋巴结切除术,有指征者行主动脉旁淋巴结取样,保留卵巢。

对于年龄>45 岁的宫颈鳞癌或任何年龄的宫颈腺癌,可选择宫旁组织广泛切除加阴道上段切除和盆腔淋巴结切除术,有指征者行主动脉旁淋巴结取样,不保留卵巢。也可选择盆腔外照射放疗,加或不加同期化疗。

3. 有高危因素的 I A$_2$ 和 I B$_1$ 期的处理　对于年龄<45 岁的宫颈鳞癌,建议行卵巢移位后行放疗,加或不加同期化疗。

对于年龄>45 岁的宫颈鳞癌或任何年龄的宫颈腺癌,推荐选择放疗,加或不加同期化疗。

4. I B$_2$ 期及以上分期的处理　这种情况一般不会发生。若真发生,一般推荐放疗治疗加同期化疗。

三、意外发现的宫颈癌预防

意外发现的宫颈癌是可以预防的,如果是子宫良性病变,术前常规作宫颈细胞学检查,排除宫颈病变后再手术,就可以避免。对于 CIN3,阴道镜下多点活检不能代替锥切,应常规作宫颈锥切,根据宫颈锥切病理结果决定进一步处理方案,也可以避免意外发现的宫颈癌的发生。

四、手术方法

宫旁广泛切除术因其子宫已经切除,阴道残端有膀胱及直肠腹膜覆盖,前次手术粘连使得解剖关系改变,加上炎症感染,致使膀胱阴道间隙、直肠阴道间隙粘连,层次不清,以及输尿管隧道的解剖关系改变,分离时易致出血或损伤周围脏器,且手术过程中没有了子宫可以做牵拉。相比之下,宫旁广泛切除术较广泛子宫切除术的难度要大。故宫旁广泛切除术,应由经验丰富、技术娴熟的医师执刀,减少和避免意外的损伤。

宫旁广泛切除术的手术方法和广泛子宫切除术类似,主要的手术步骤是分离粘连、切除或保留附件、盆腔淋巴结切除和宫旁组织广泛切除和阴道上段切除。但是,由于粘连和解剖变异的原因,手术步骤顺序没有广泛全宫切除术那么有序,有些可以一次完成的步骤可能需要分次完成,术中需根据不同情况随机应变,灵活变通。

1. **术前准备**　宫旁广泛切除术患者，其子宫已经切除，并且前次手术后多少有些组织粘连，解剖间隙不太清楚，故术前需向阴道内填塞纱布或绷带，通过填塞阴道，使阴道能够保持一定的张力和硬度，上下移动膀胱，有助于正确判断膀胱附着界限，利于将膀胱从阴道上锐性分离。同时也有利于正确判断直肠与阴道间的界限，减少了直肠损伤和术中出血等可能发生的并发症。

2. **切断左侧圆韧带**　切开腹膜，探查盆腔及腹腔脏器及腹膜后淋巴结情况，观察其解剖变异及粘连等情况。首先分离粘连、暴露盆腔手术野。然后切开左侧髂腰肌表面腹膜（图 5-2-1），向患者足侧延伸至左侧圆韧带边缘，钳夹、切断、缝扎圆韧带（图 5-2-2）。

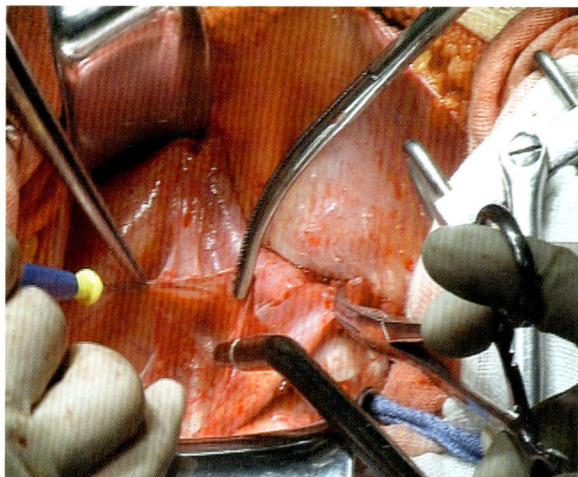
图 5-2-1　切开左侧髂腰肌表面腹膜

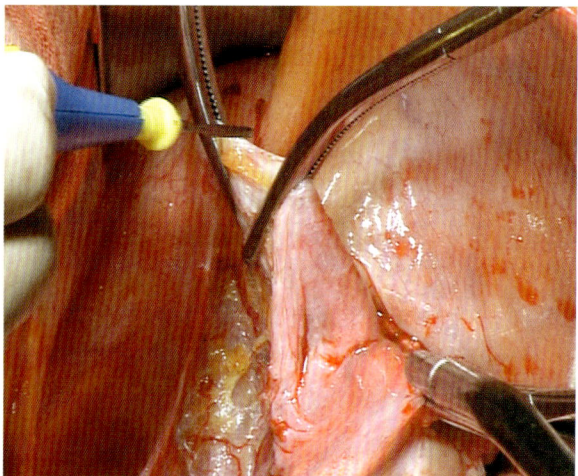
图 5-2-2　钳夹、切断左侧圆韧带

3. **处理左侧附件**　本例患者年龄 50 岁，不保留双侧卵巢。分离腹膜后疏松组织，暴露左侧输尿管（图 5-2-3），用手指在左侧输尿管内上方 2cm 处平行输尿管顶起阔韧带后叶腹膜，游离左侧骨盆漏斗韧带（图 5-2-4），钳夹（图 5-2-5）、切断、结扎（图 5-2-6）。在输尿管上方约 2cm 处平行输尿管向足侧切开阔韧带后叶腹膜，至左侧附件与盆底粘连处（图 5-2-7）。

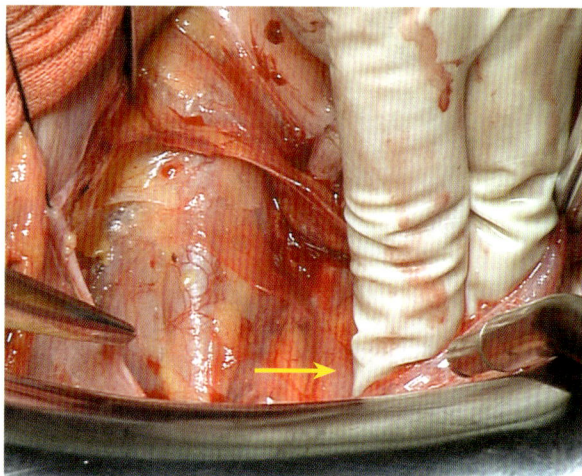
图 5-2-3　暴露左侧输尿管

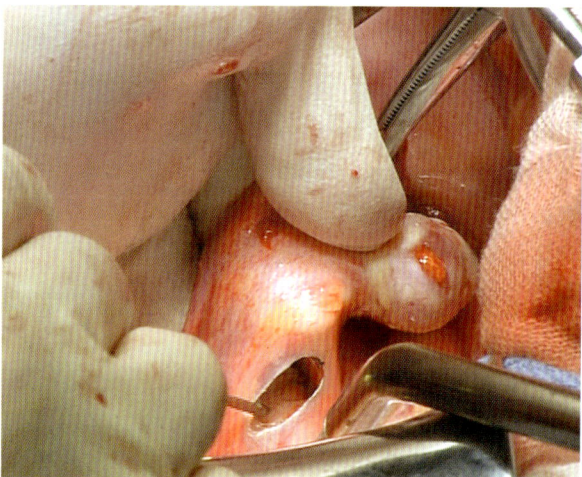
图 5-2-4　切开左侧阔韧带后叶

4. **处理右侧附件**　切开右侧髂腰肌表面腹膜（图 5-2-8），切断右侧圆韧带（图 5-2-9），分离辨认腹膜后结构，看清输尿管走向（图 5-2-10）。游离右侧骨盆漏斗韧带（图 5-2-11），钳夹、切断右侧骨盆漏斗韧带（图 5-2-12），在输尿管上方约 2cm 处平行输尿管向足侧切开阔韧带后叶腹膜，至右侧附件与盆底粘连处（图 5-2-13）。

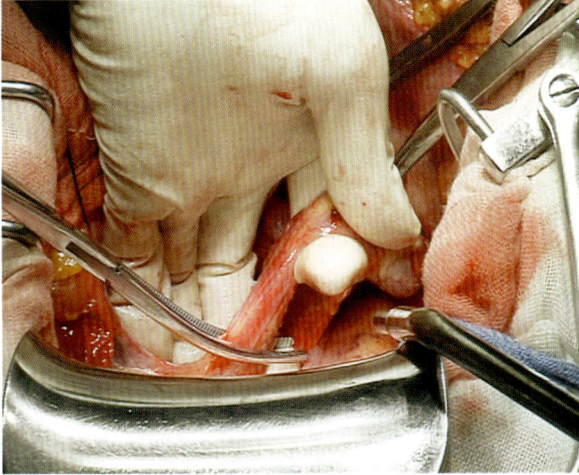

图 5-2-5　钳夹左侧骨盆漏斗韧带

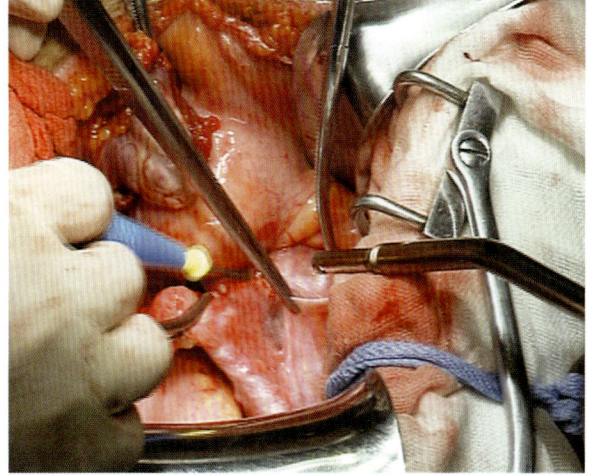

图 5-2-8　切开右侧髂腰肌表面阔韧带前叶腹膜

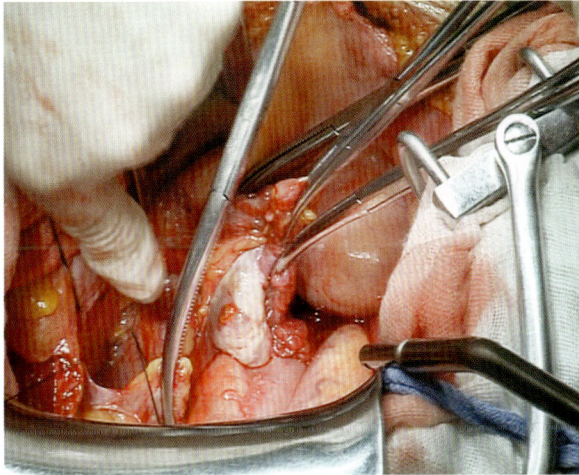

图 5-2-6　结扎左侧骨盆漏斗韧带

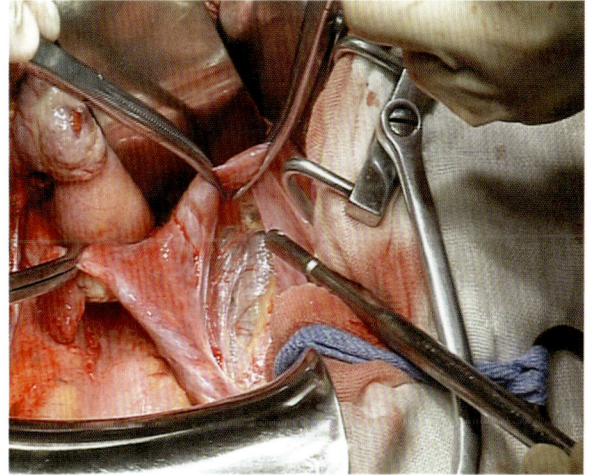

图 5-2-9　钳夹、切断右侧圆韧带

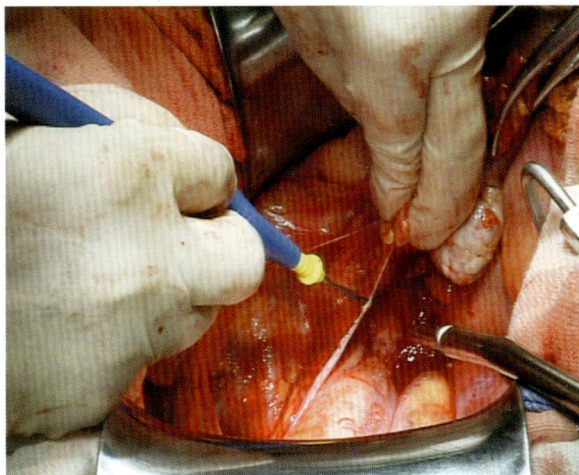

图 5-2-7　向脚侧切开左侧阔韧带后叶至阴道顶端

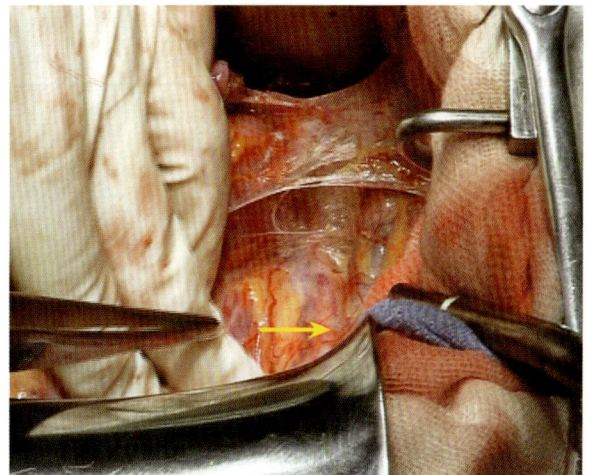

图 5-2-10　暴露右侧输尿管

5. **切除两侧附件**　分离阔韧带内疏松组织至右侧附件附着盆底处(图 5-2-14),钳夹右侧卵巢固有韧带断端与盆底粘连处(图 5-2-15),切除右侧附件(图 5-2-16),同法切除左侧(此步骤也可在步骤3中完成)(图 5-2-17)。

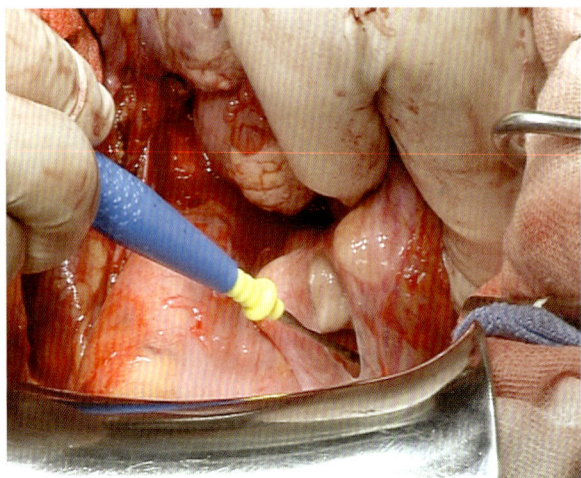

图 5-2-11　游离右侧骨盆漏斗韧带

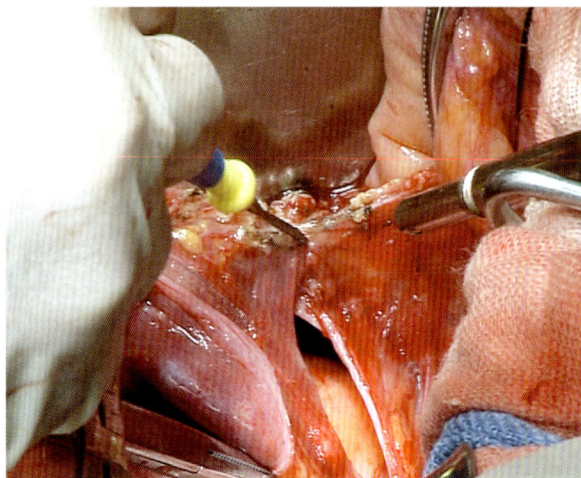

图 5-2-14　分离阔韧带内疏松组织

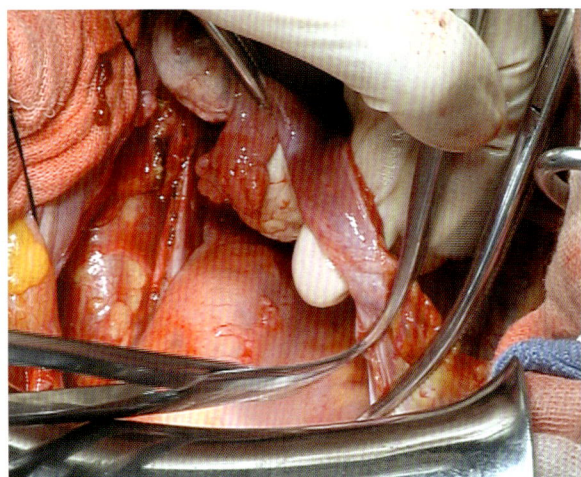

图 5-2-12　钳夹、切断右侧骨盆漏斗韧带

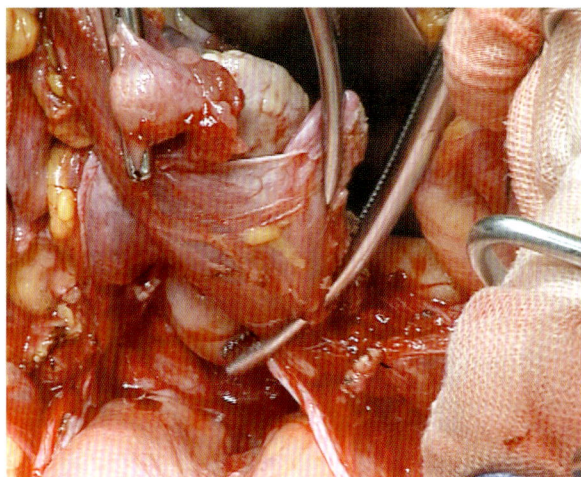

图 5-2-15　钳夹右侧卵巢固有韧带断端与盆底粘连处

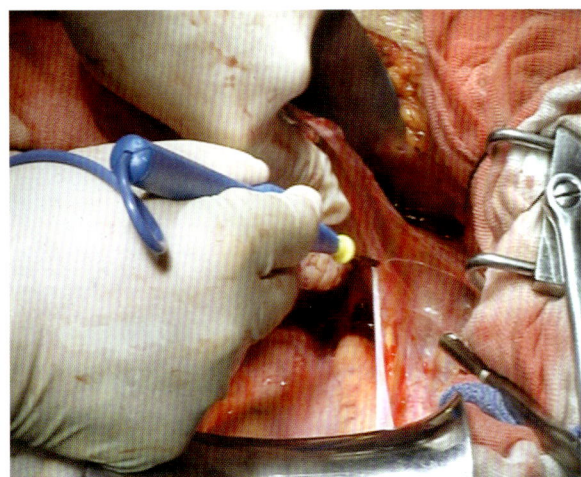

图 5-2-13　向脚侧切开右侧阔韧带后叶至阴道顶端

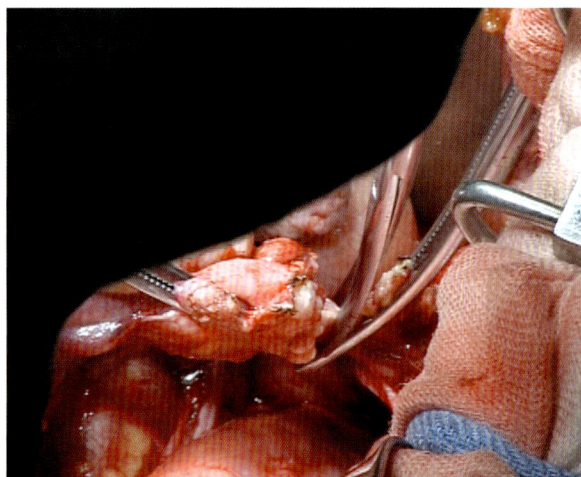

图 5-2-16　切除右侧附件

6. **打开两侧直肠侧间隙(直肠侧窝)** 提起阔韧带后叶腹膜,分别缝吊向对侧牵拉以充分暴露术野(图 5-2-18、图 5-2-19)。紧贴腹膜分离直肠侧间隙(直肠侧窝),向外侧压开输尿管,充分分离、暴露两侧宫骶韧带外侧缘,切除阔韧带后叶腹膜至直肠边缘(图 5-2-20~ 图 5-2-25)。

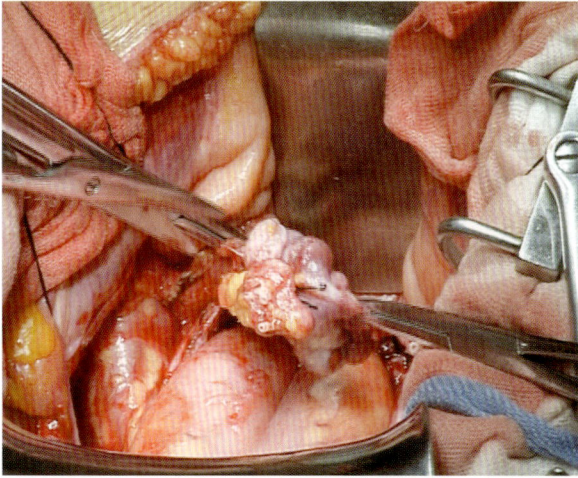

图 5-2-17 切除左侧附件

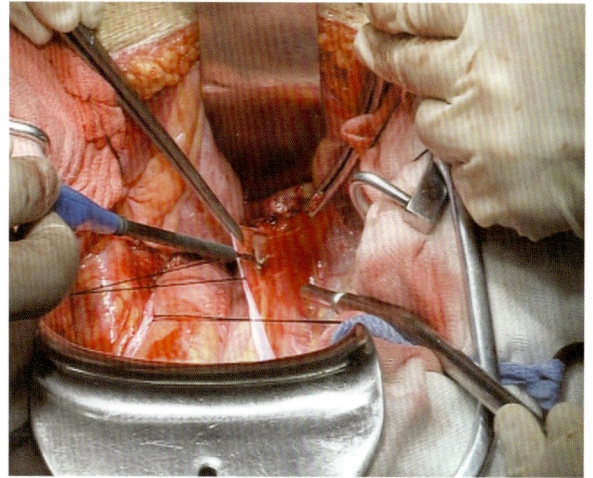

图 5-2-20 分开右侧直肠侧间隙

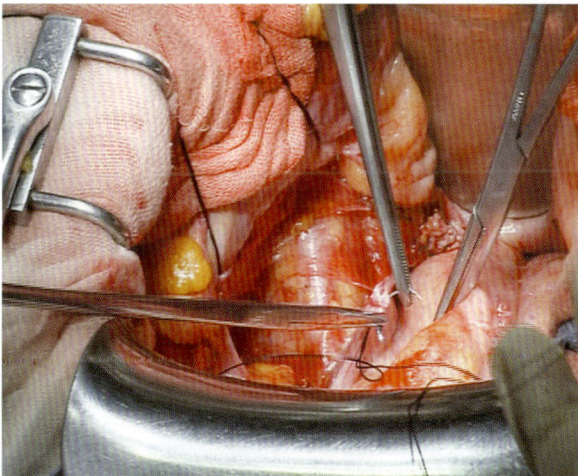

图 5-2-18 缝吊左侧阔韧带后叶腹膜

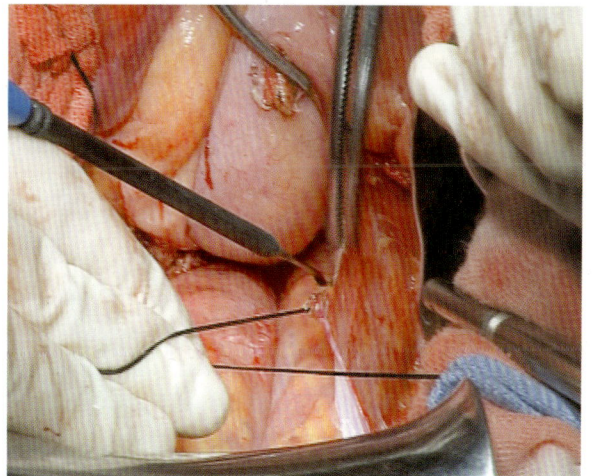

图 5-2-21 切除右侧阔韧带后叶腹膜

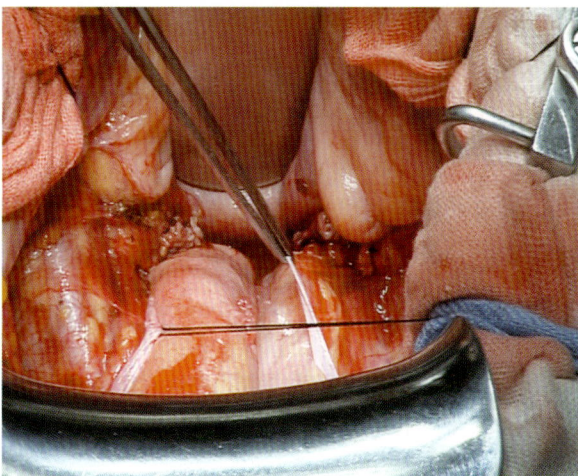

图 5-2-19 将左侧阔韧带后叶腹膜向右侧牵拉

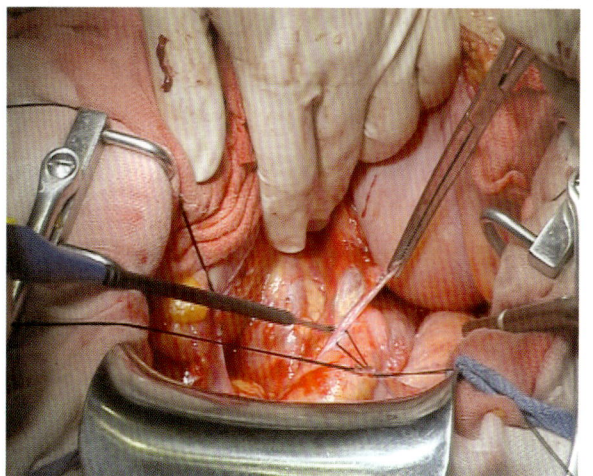

图 5-2-22 游离左侧直肠侧间隙

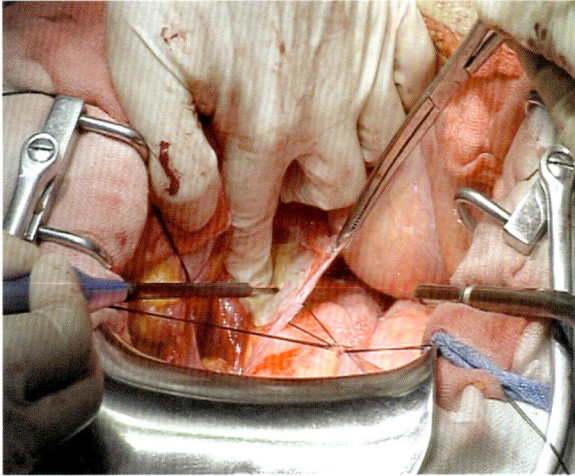

图 5-2-23 继续分离左侧直肠侧间隙

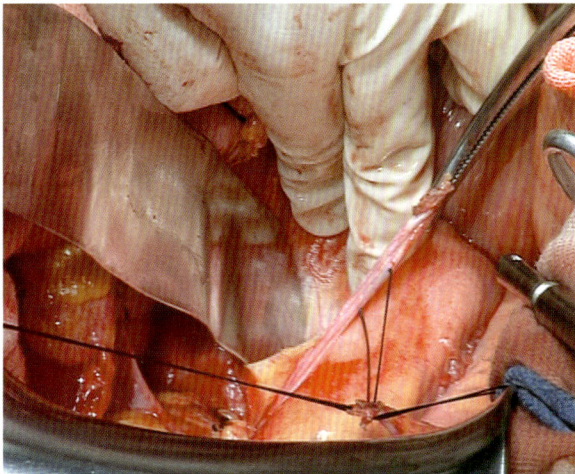

图 5-2-24 暴露左侧直肠侧间隙底部

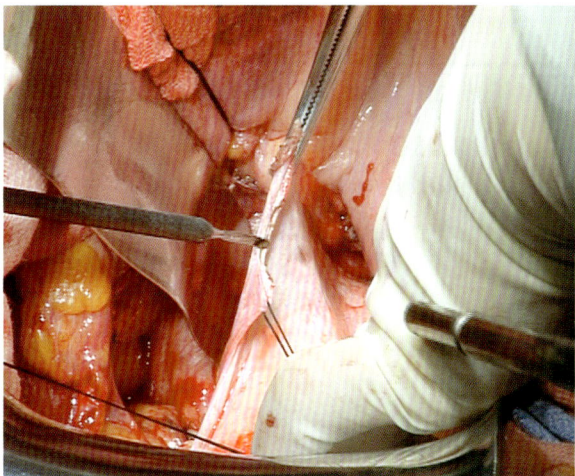

图 5-2-25 切除左侧阔韧带后叶腹膜

7. 分离阴道直肠间隙 提起直肠前壁浆膜层，在阴道顶端与直肠前壁之间寻找阴道直肠间隙。因前次手术造成的粘连，需耐心细致寻找解剖间隙，切开直肠腹膜反折处腹膜。先锐性分离直肠阴道间隙，然后用手指沿着阴道后壁继续钝性分离直肠阴道间隙（图 5-2-26、图 5-2-27）。

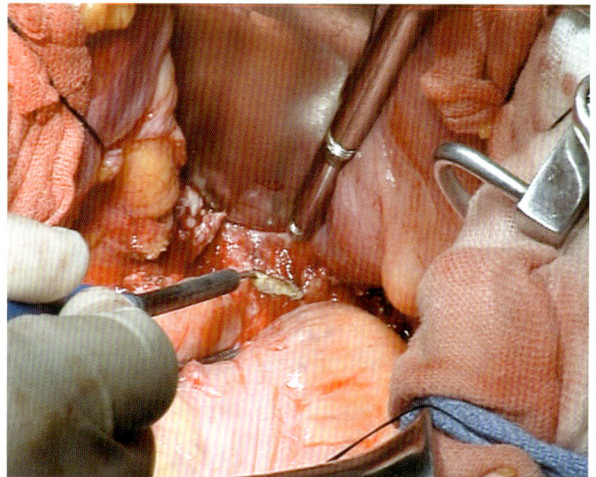

图 5-2-26 寻找阴道直肠间隙

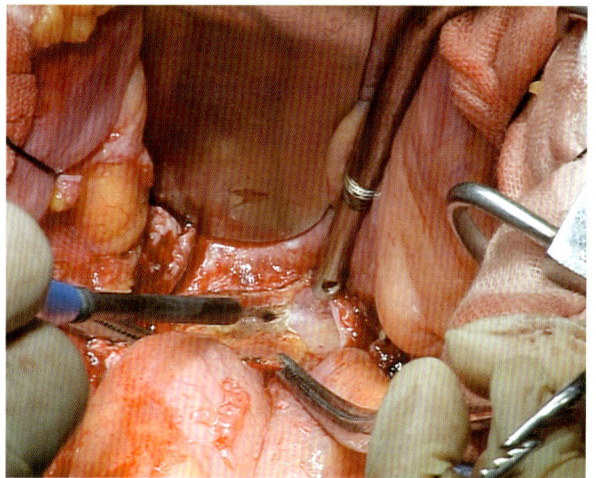

图 5-2-27 分离阴道直肠间隙

8. 切断右侧宫骶韧带 分离三个间隙（左右侧直肠侧间隙、直肠阴道间隙）后，下一步骤是分离宫骶韧带内侧缘与直肠前外侧壁间隙。在此之前需先切开直肠侧腹膜，方能把直肠与宫骶韧带分开（图 5-2-28～图 5-2-31）。分开直肠之后，根据需要切除相应长度的宫骶韧带。电刀切除已暴露的宫骶韧带浅层（图 5-2-32）。钳夹、切断、缝扎宫骶韧带深层（图 5-2-33～图 5-2-35）。

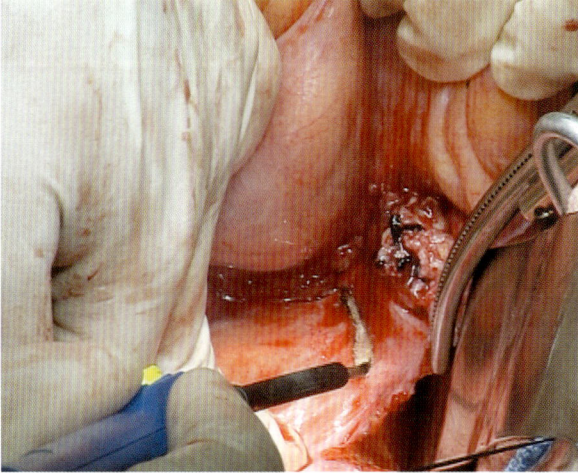

图 5-2-28　开始切开右侧直肠侧腹膜

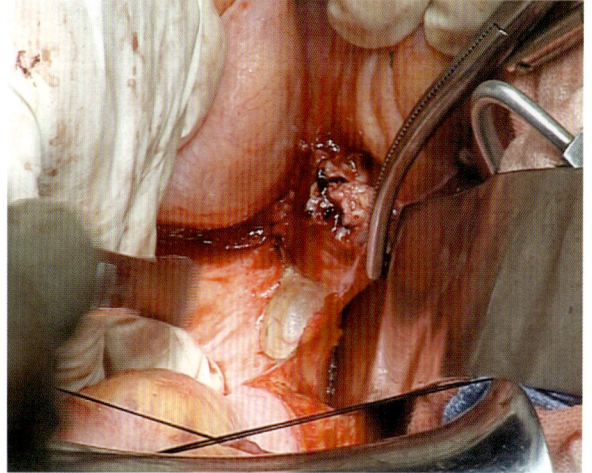

图 5-2-31　将直肠侧壁和右侧宫骶韧带内侧分开 2

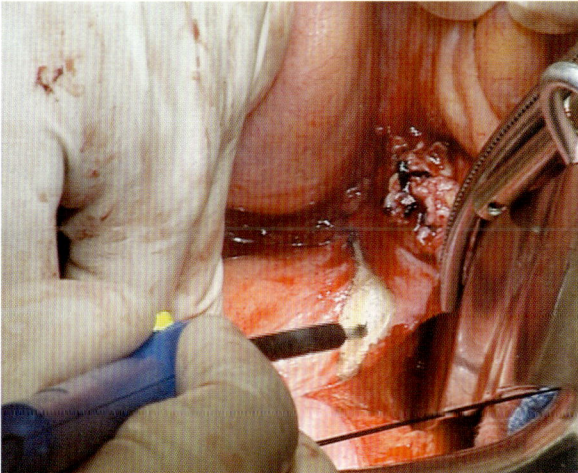

图 5-2-29　完全切开右侧直肠侧腹膜

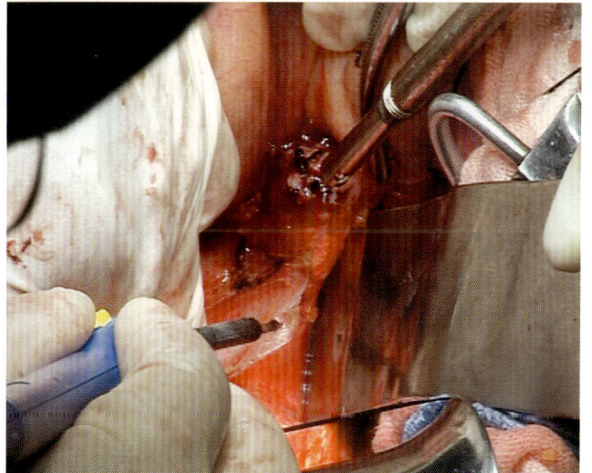

图 5-2-32　切除右侧宫骶韧带浅层

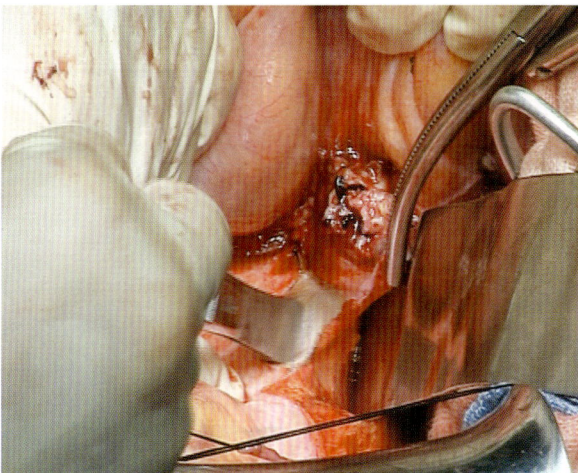

图 5-2-30　将直肠侧壁和右侧宫骶韧带内侧分开 1

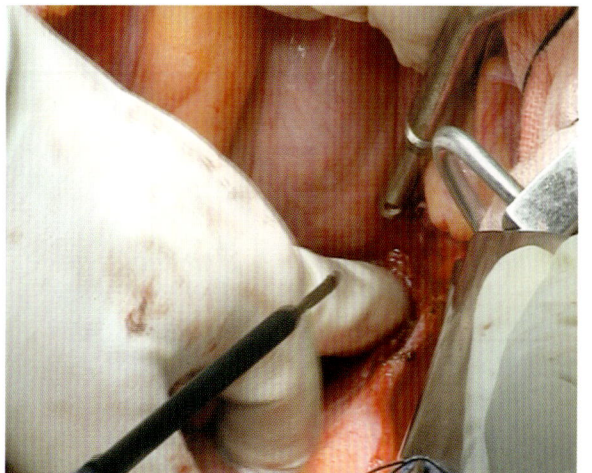

图 5-2-33　继续分离右侧宫骶韧带内侧缘

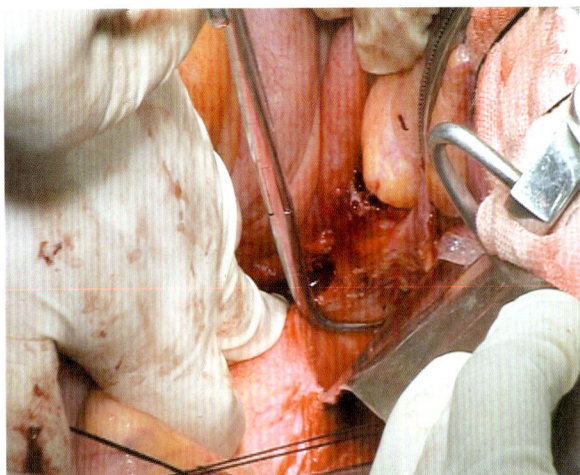
图 5-2-34 钳夹右侧宫骶韧带深层

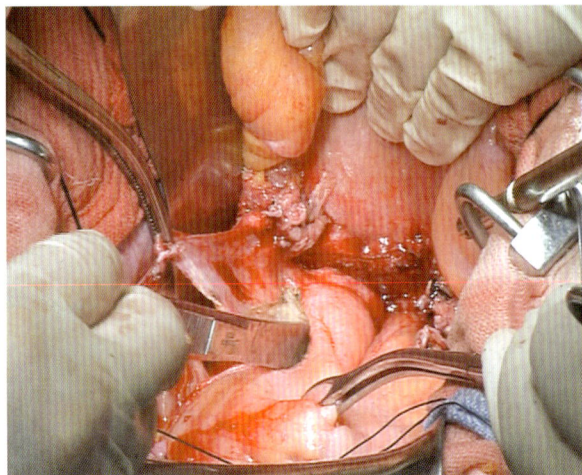
图 5-2-37 分开左侧直肠侧方

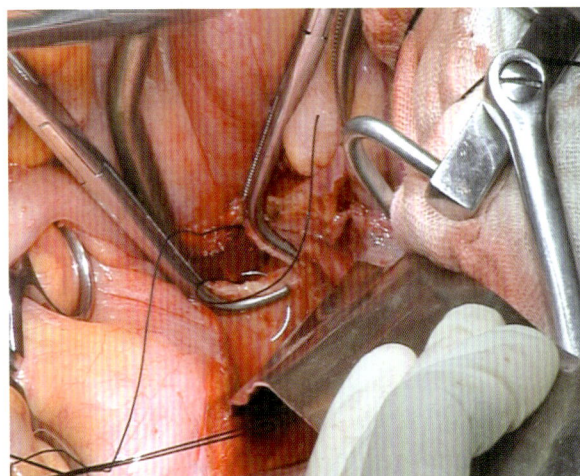
图 5-2-35 切断、缝扎右侧宫骶韧带深层

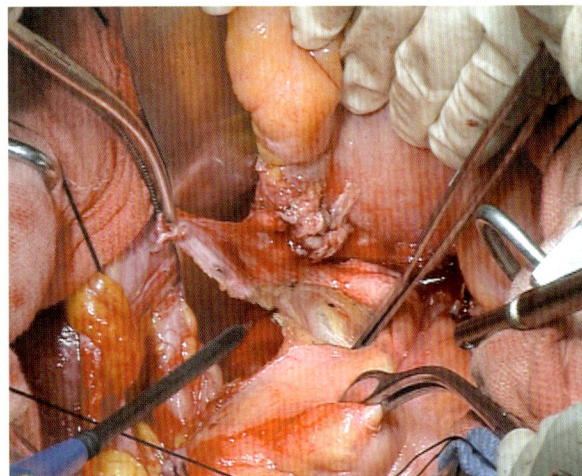
图 5-2-38 切断左侧宫骶韧带浅层

9. **切断左侧宫骶韧带** 按照与右侧同样的方法切断左侧宫骶韧带(图 5-2-36~图 5-2-42)。

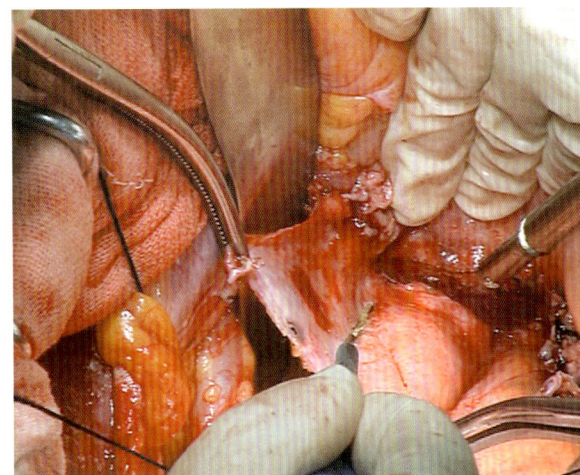
图 5-2-36 切开左侧直肠侧腹膜

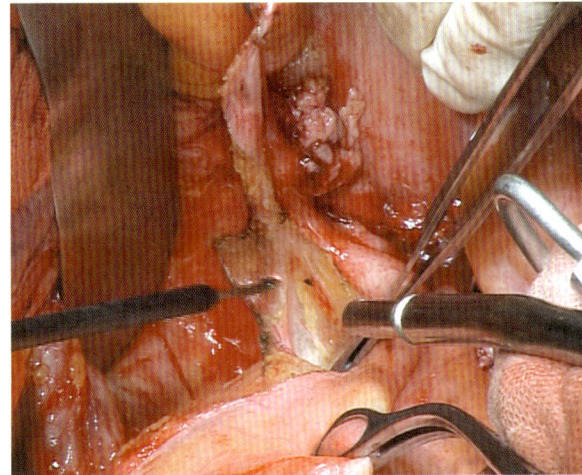
图 5-2-39 切除左侧宫骶韧带深层周围疏松组织

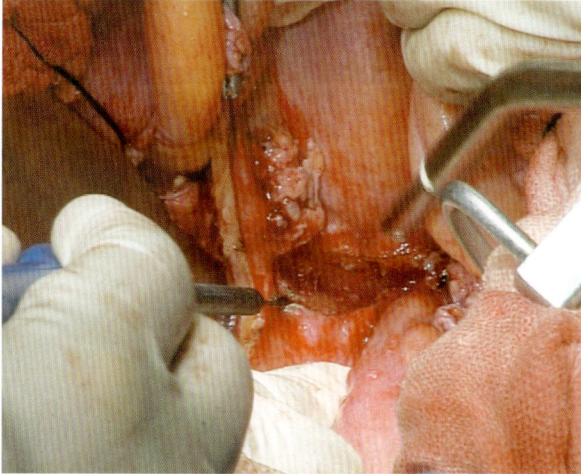

图 5-2-40　继续分开直肠与宫骶韧带内侧粘连

10. 分离膀胱阴道间隙　钳夹阴道断端残端，紧贴阴道前壁打开膀胱腹膜反折。此处因有粘连，往往很难分开膀胱阴道间隙（图 5-2-43、图 5-2-44）。多数情况下会进入阴道内，可用 Allis 钳钳起阴道顶端做牵拉（图 5-2-45）。阴道打开后可见到前次手术留下的缝线，予以清除（图 5-2-46）。碘伏消毒阴道顶端（图 5-2-47）。钳起阴道顶端后可贴着阴道前壁用锐性（图 5-2-48）和钝性（图 5-2-49）相结合的方法继续将膀胱向下分离。虽然膀胱推得越低越有利于打开输尿管隧道，至少也要分离到能满足打通输尿管隧道为止，这意味着膀胱顶必须分离至输尿管入口水平以下，但因有粘连，往往很难把膀胱推得很理想。多数情况下只能下推部分膀胱就开始打开部分输尿管隧道。

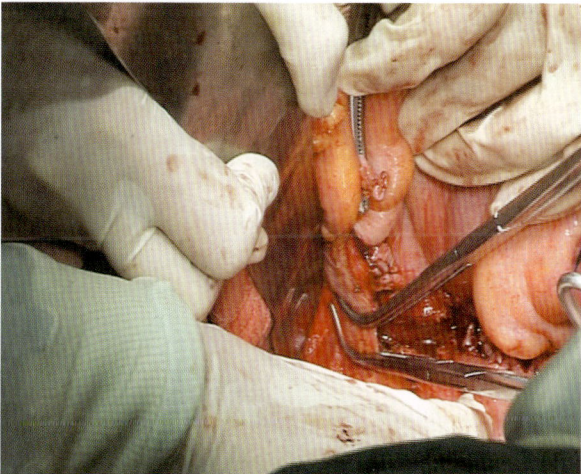

图 5-2-41　钳夹左侧宫骶韧带深层

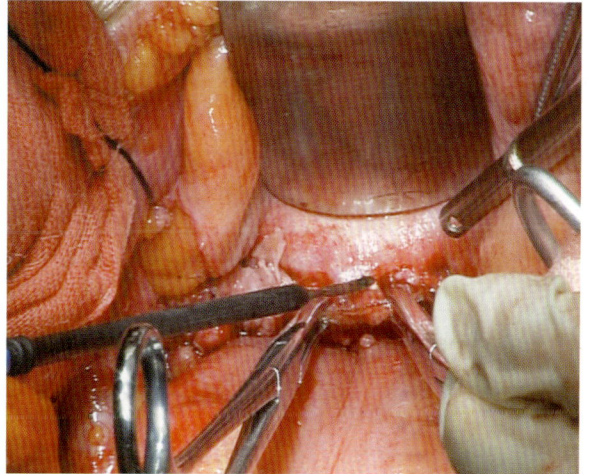

图 5-2-43　准备切开膀胱附着于阴道残端的腹膜

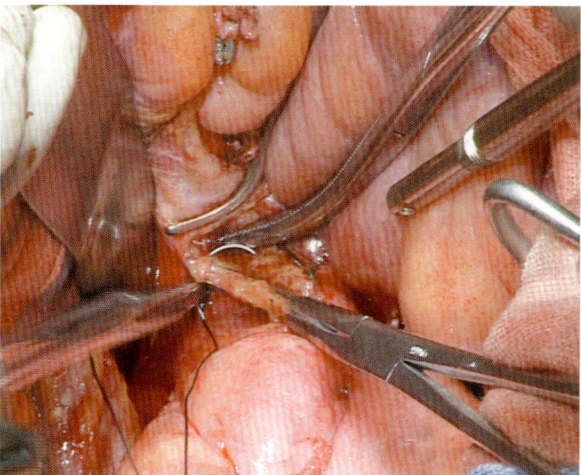

图 5-2-42　切断、缝扎左侧宫骶韧带深层

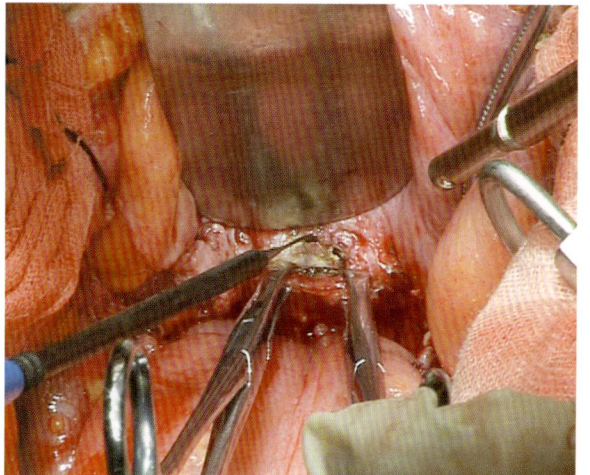

图 5-2-44　已切开部分膀胱反折腹膜

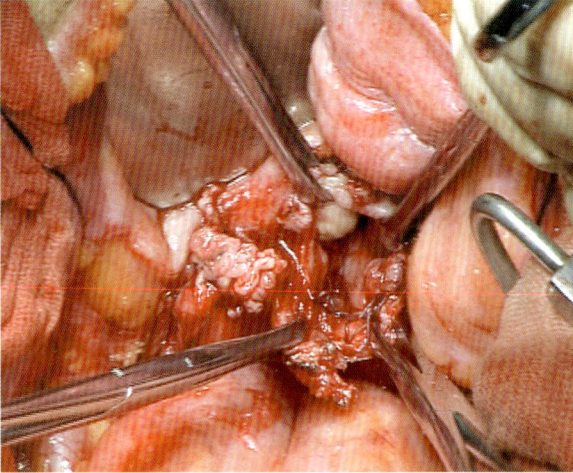

图 5-2-45 阴道顶端被打开

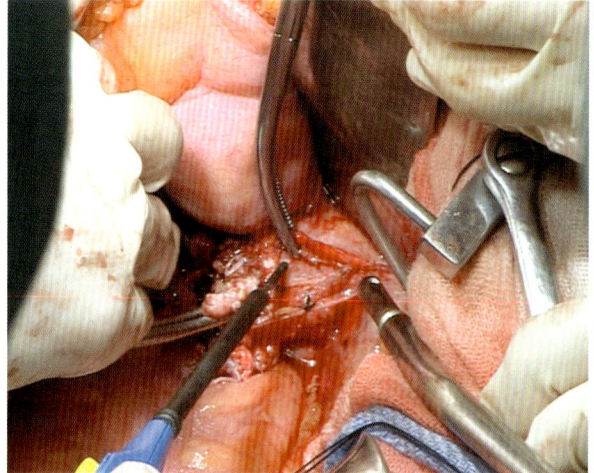

图 5-2-48 锐性分离膀胱阴道间隙

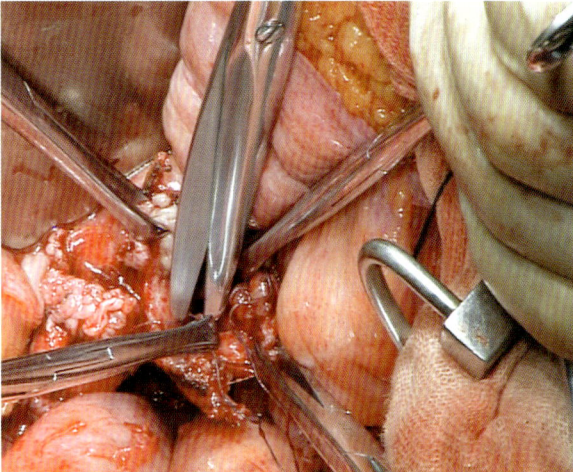

图 5-2-46 清除前次手术留下的缝线

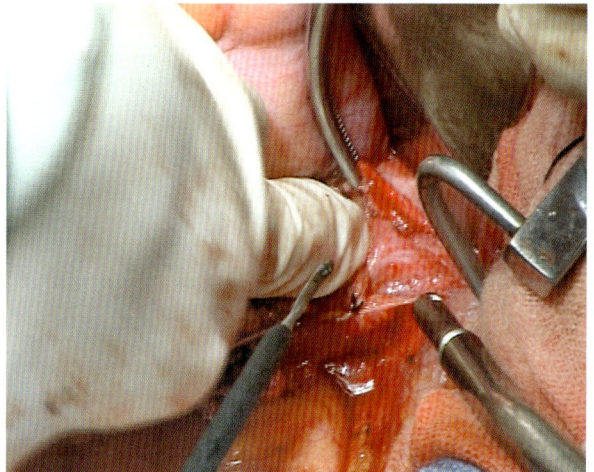

图 5-2-49 钝性下推膀胱

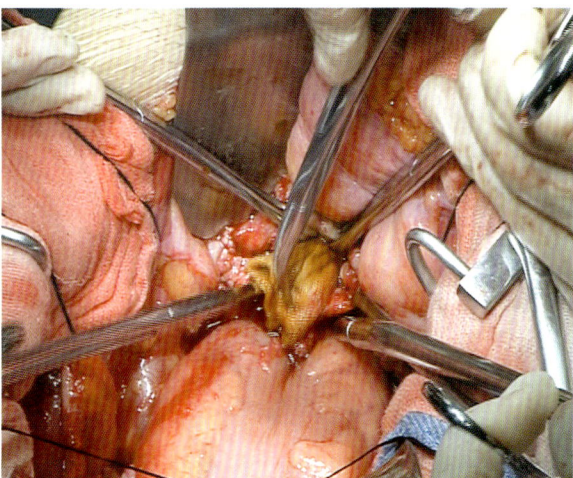

图 5-2-47 消毒阴道顶端

11. **打开部分右侧输尿管隧道** 在膀胱下推不充分的情况下,输尿管隧道往往需要分次打开。可以在膀胱顶的上方寻找输尿管隧道出口。输尿管隧道入口的寻找比较容易。像广泛全宫切除术那样紧贴输尿管的内上方寻找疏松间隙就可以(图 5-2-50)。用直角钳进入隧道内疏松间隙,在退钳的时候撑开隧道(图 5-2-51)。然后将直角钳钳夹向内上方即输尿管出口的方向分离(图 5-2-52),使入口和出口两侧贯通(图 5-2-53),然后钳夹(图 5-2-54),切断、结扎隧道上方的血管和结缔组织(图 5-2-55)。

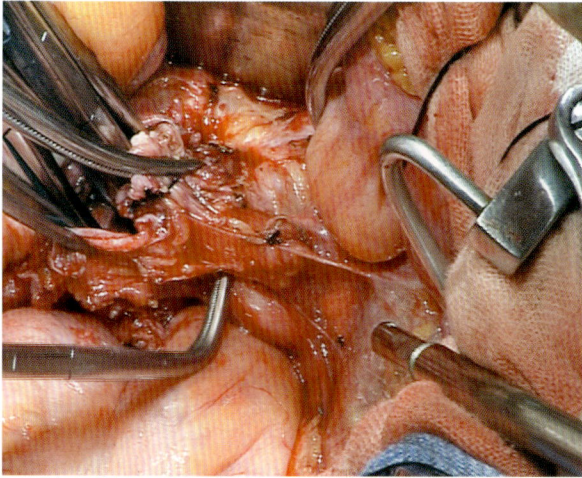

图 5-2-50　寻找右侧输尿管隧道入口

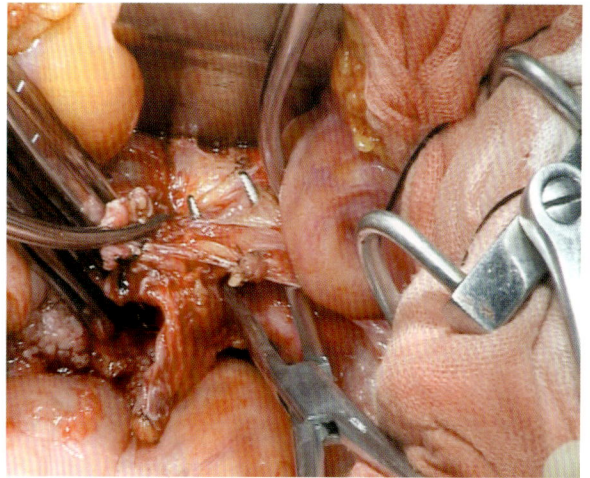

图 5-2-53　分次贯通右侧输尿管隧道

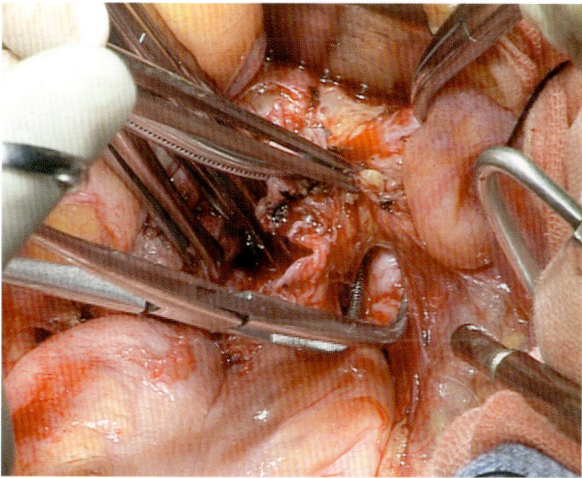

图 5-2-51　撑开右侧输尿管隧道

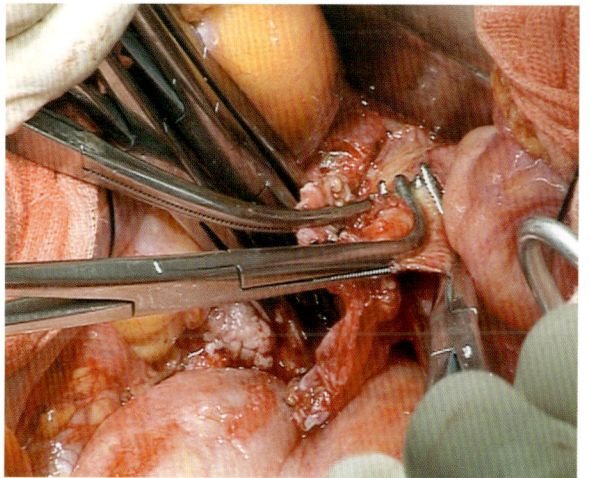

图 5-2-54　钳夹右侧输尿管隧道上方膀胱
宫颈韧带前叶组织

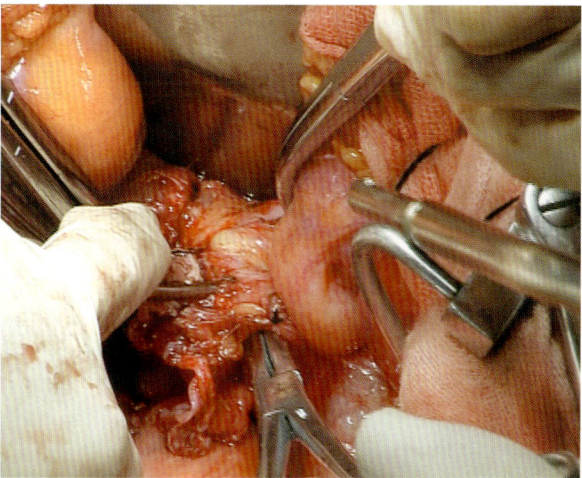

图 5-2-52　直角钳钳夹向隧道出口分离

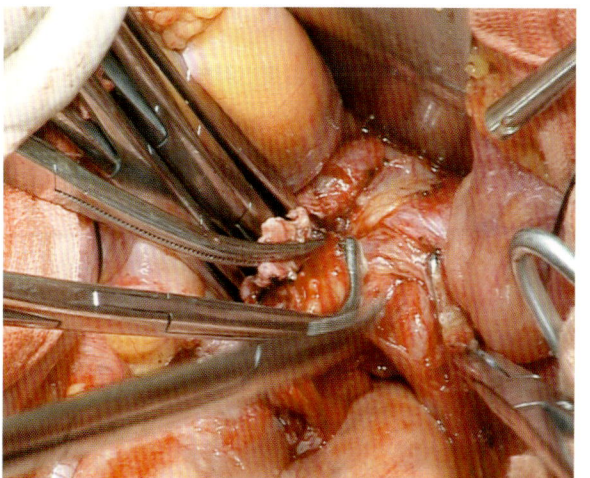

图 5-2-55　打开部分右侧输尿管隧道

12. 切断右侧主韧带　打开输尿管隧道后，分离隧道后侧壁，将输尿管向外侧分离，暴露主韧带前方的膀胱侧间隙和主韧带后方的直肠侧间隙（图 5-2-56）。在膀胱侧间隙和直肠侧间隙之间，用直角钳钳夹主韧带（图 5-2-57），切断，7 号丝线缝扎（图 5-2-58）。切除主韧带的长度依手术分型而定。

13. **切除右侧阴道旁组织** 继续向下分离膀胱和右侧输尿管,暴露右侧阴道旁组织前方。继续向下推开直肠,暴露阴道旁组织后方。用两把直角钳钳夹(图 5-2-59)、切断阴道旁组织(图 5-2-60),7 号丝线缝扎(图 5-2-61)。

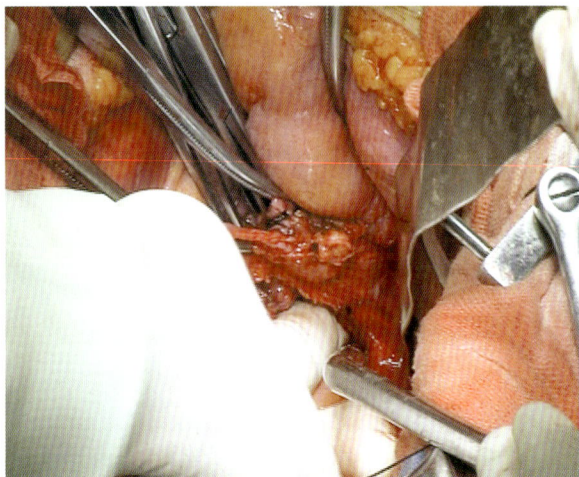

图 5-2-56 分离右侧主韧带前后方

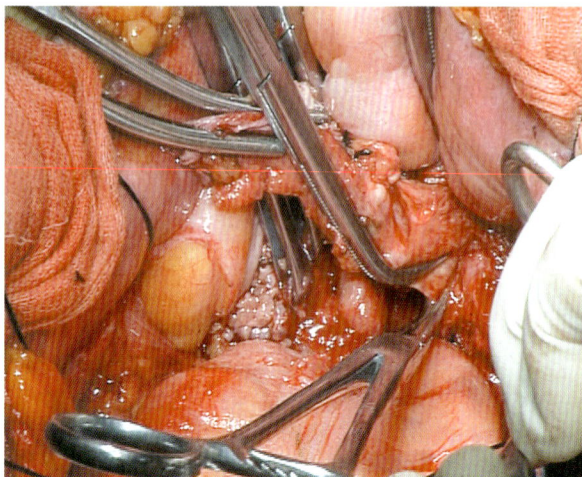

图 5-2-59 钳夹右侧阴道旁组织

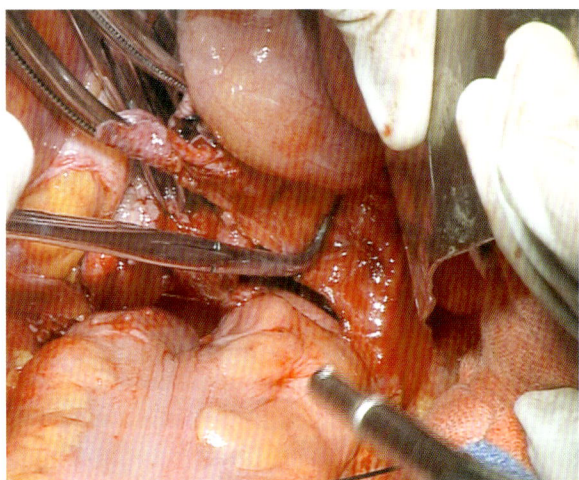

图 5-2-57 钳夹右侧主韧带

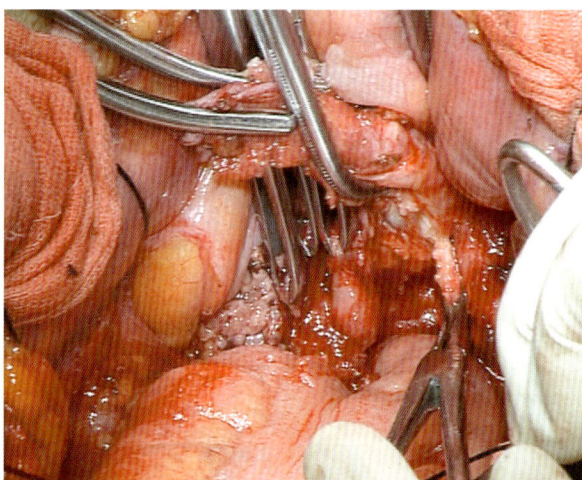

图 5-2-60 切断右侧阴道旁组织

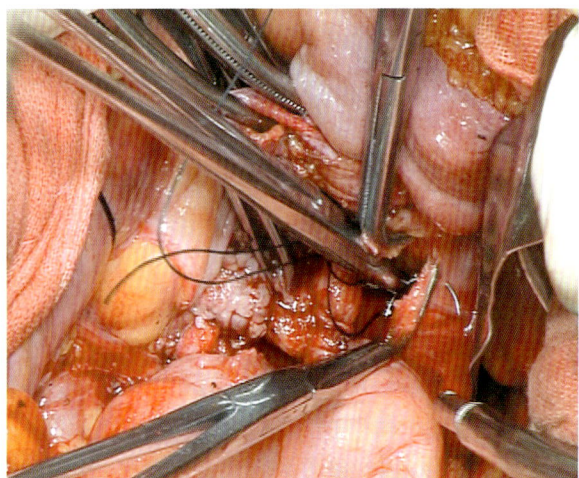

图 5-2-58 切断、缝扎右侧主韧带断端

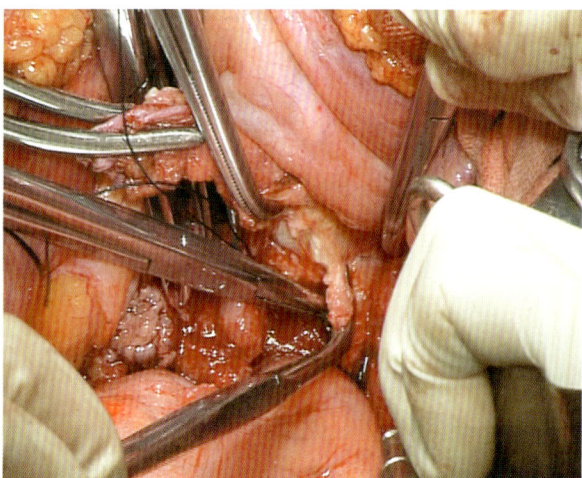

图 5-2-61 缝扎右侧阴道旁组织

14. **打开部分左侧输尿管隧道** 分离左侧膀胱阴道间隙(图 5-2-62),按右侧相同的方法打开部分左侧输尿管隧道(图 5-2-63),将输尿管向下分离(图 5-2-64)。

15. **切断左侧主韧带** 按右侧相同的方法暴露、切除左侧主韧带(图 5-2-65~图 5-2-68)。

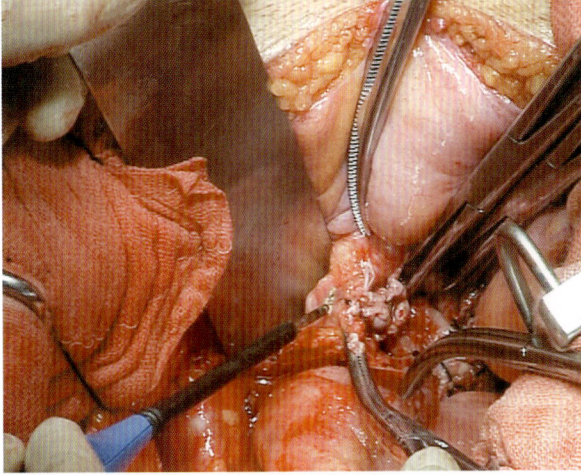

图 5-2-62 分离左侧膀胱阴道间隙

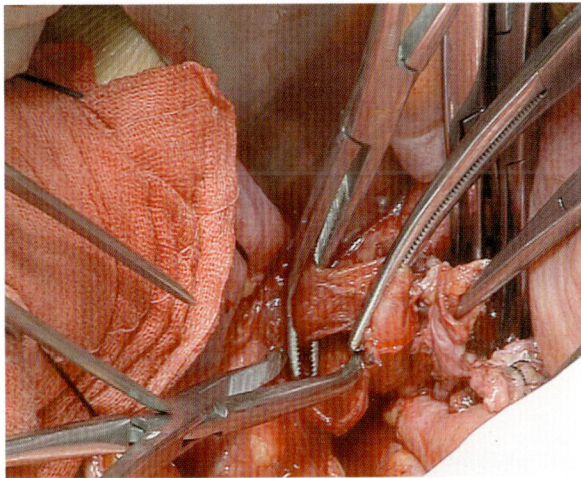

图 5-2-65 暴露左侧主韧带前后方

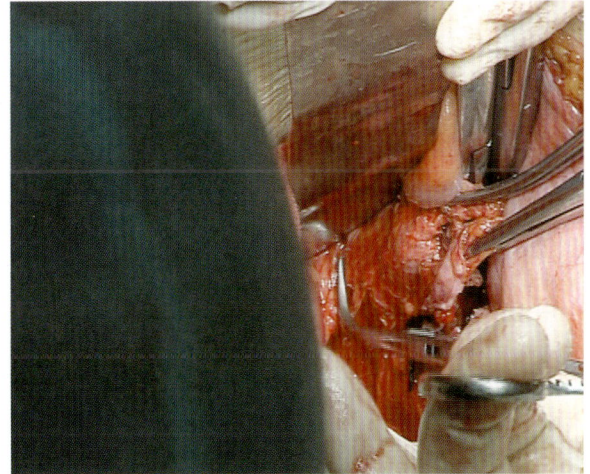

图 5-2-63 打开部分左侧输尿管隧道

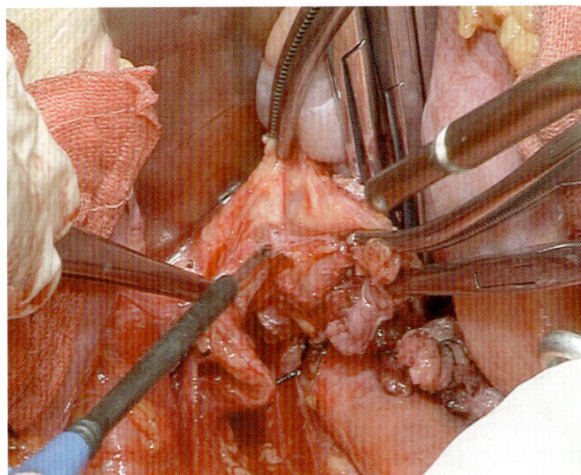

图 5-2-66 钳夹左侧主韧带

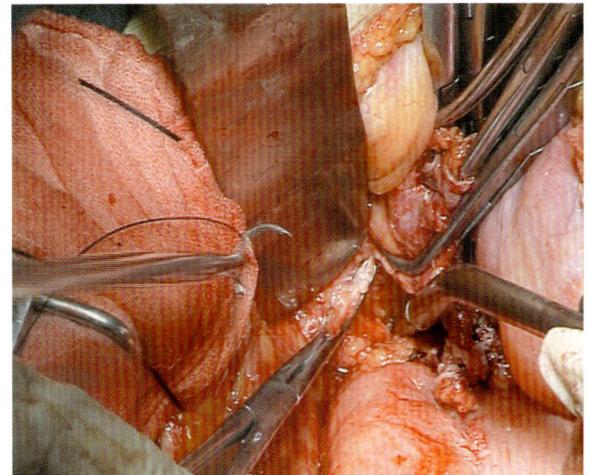

图 5-2-64 向下分离左侧输尿管

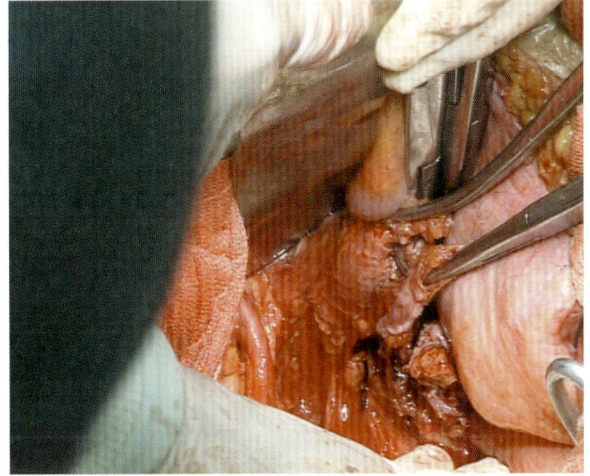

图 5-2-67 切断左侧主韧带

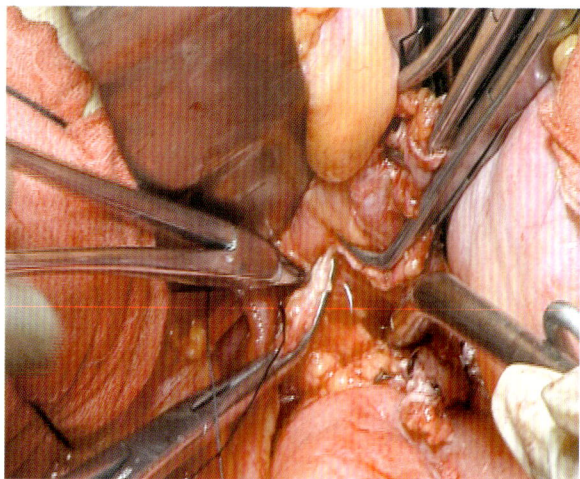

图 5-2-68 缝扎左侧主韧带

16. 切断左侧阴道旁组织 与右侧相同的方法切断左侧阴道旁组织(图 5-2-69、图 5-2-70)。

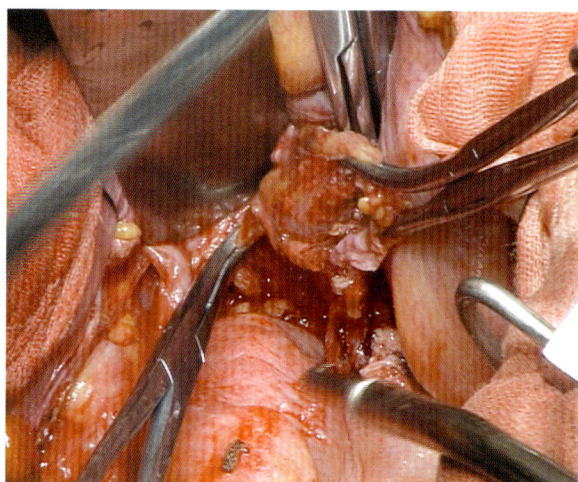

图 5-2-69 钳夹左侧阴道旁组织

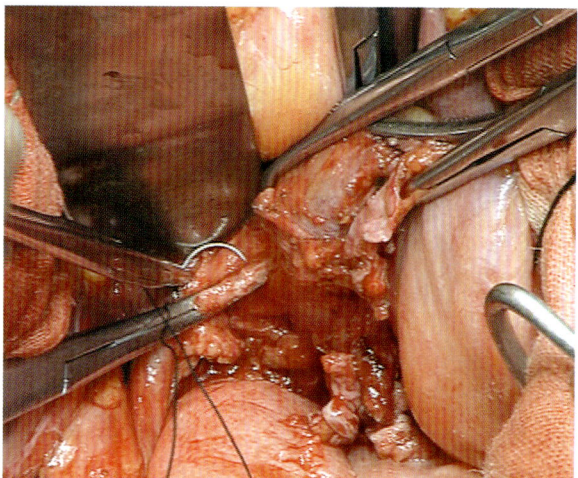

图 5-2-70 切断、缝扎左侧阴道旁组织

17. 继续下推膀胱及打开左侧内侧部分输尿管隧道 由于粘连,分离膀胱仍不充分,暴露的阴道顶端仍没有达到足够的切除长度,故在切断主韧带和阴道旁组织之后,阴道顶端可以提得更高的前提下,继续用锐性和钝性相结合的方法向下分离膀胱(图 5-2-71、图 5-2-72)。然后再打开内侧部分的输尿管隧道(图 5-2-73~图 5-2-77),这样才能把膀胱向下推开到切除足够的阴道上段的程度。

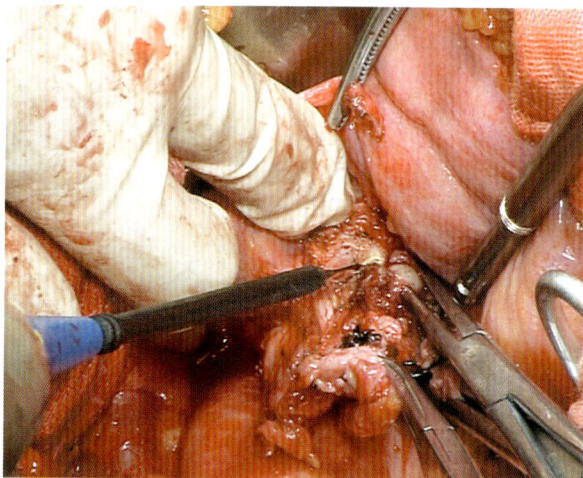

图 5-2-71 继续锐性分离膀胱

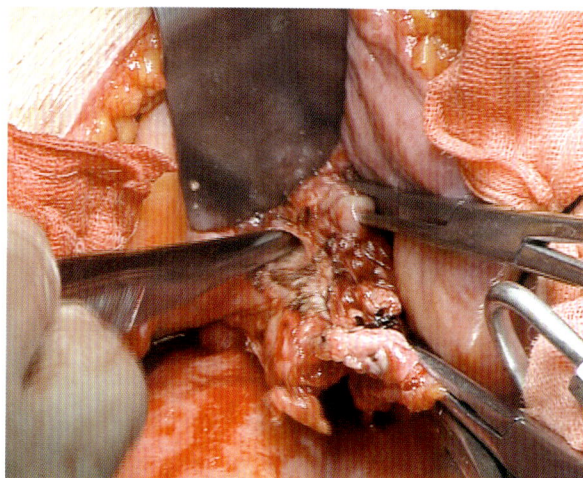

图 5-2-72 继续钝性分离膀胱

18. 切断左侧部分阴道 和分次打开输尿管隧道同样的原因,阴道的切断也很难做到一次切断。多数需分次切断,即下推部分膀胱,切断部分阴道,然后再下推另一部分膀胱,再切断部分阴道,直至完全把阴道切断。本例因左侧输尿管隧道已完全打开,故可在继续下推左侧膀胱的基础上(图 5-2-78),分次钳夹、切断左侧阴道壁(图 5-2-79~图 5-2-87)。然后再处理右侧。

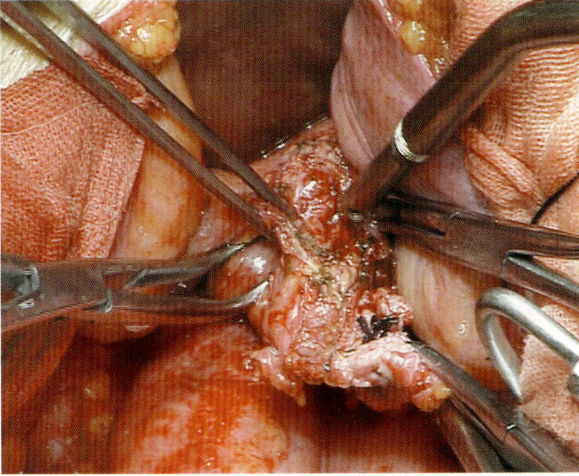

图 5-2-73　分离左侧输尿管隧道上方疏松间隙

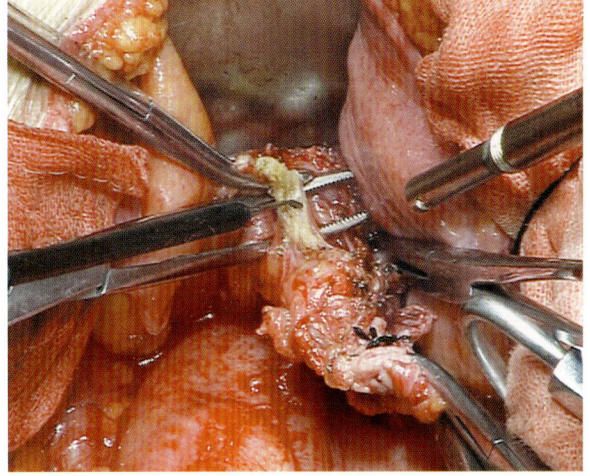

图 5-2-76　切断左侧膀胱宫颈韧带前叶

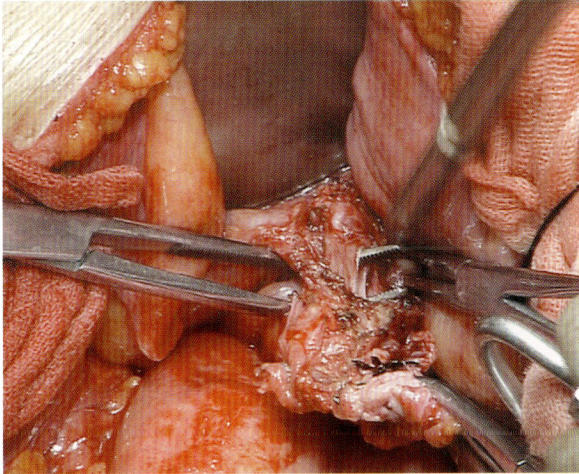

图 5-2-74　贯通左侧输尿管隧道

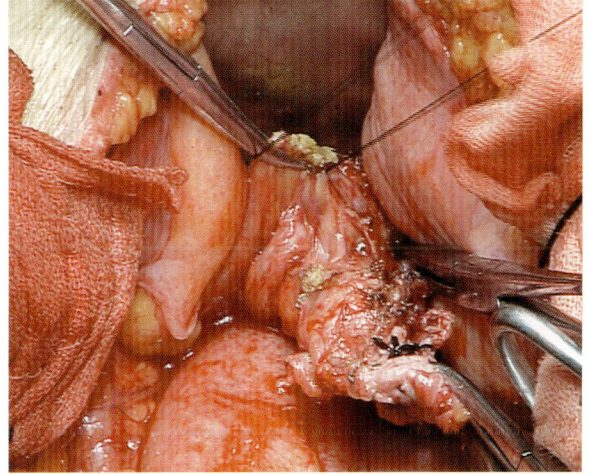

图 5-2-77　结扎左侧膀胱宫颈韧带前叶断端

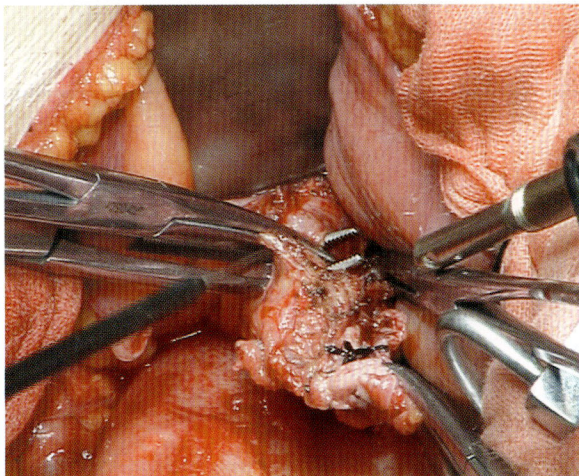

图 5-2-75　钳夹左侧膀胱宫颈韧带前叶

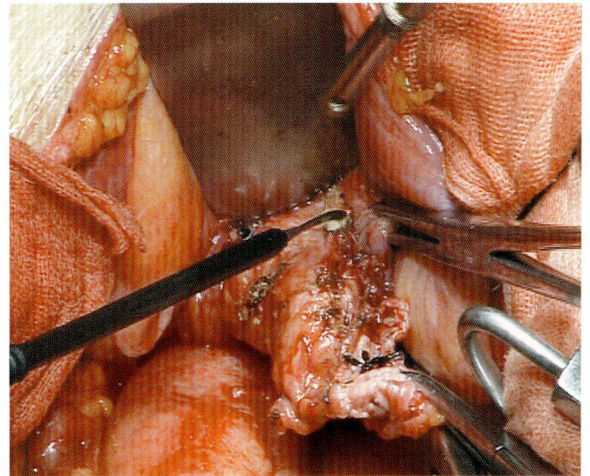

图 5-2-78　继续向下分离左侧膀胱与阴道之间的粘连

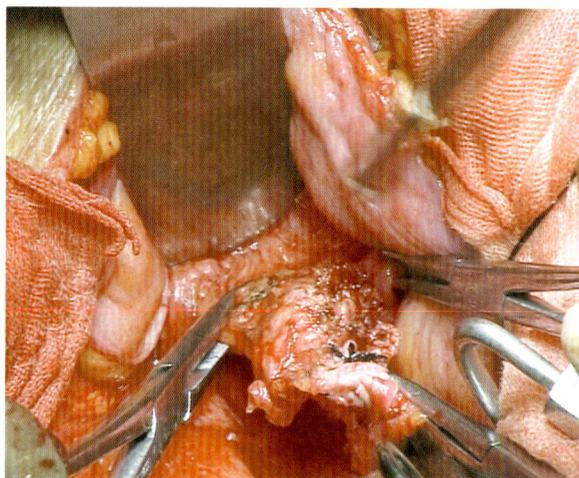

图 5-2-79　钳夹左侧阴道

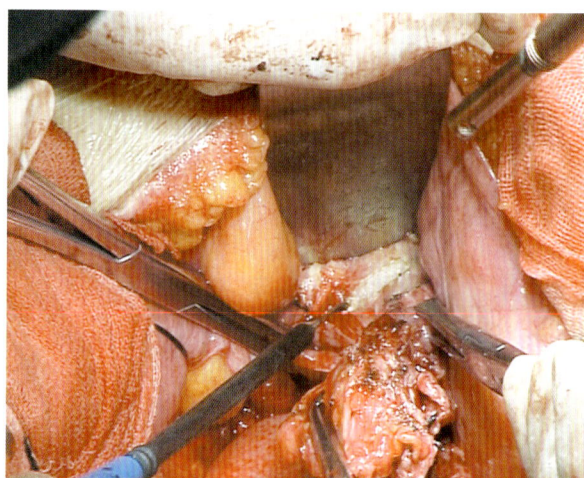

图 5-2-82　继续分离膀胱与阴道粘连

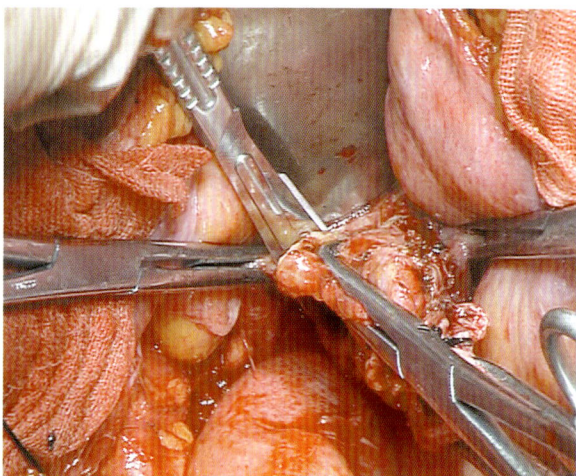

图 5-2-80　切开左侧阴道

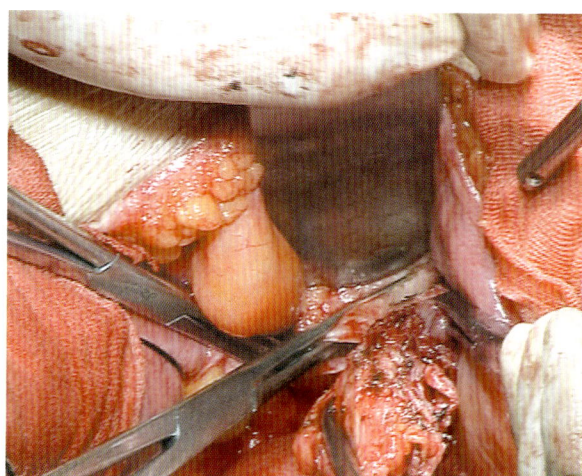

图 5-2-83　钳夹左侧靠中间的阴道前壁

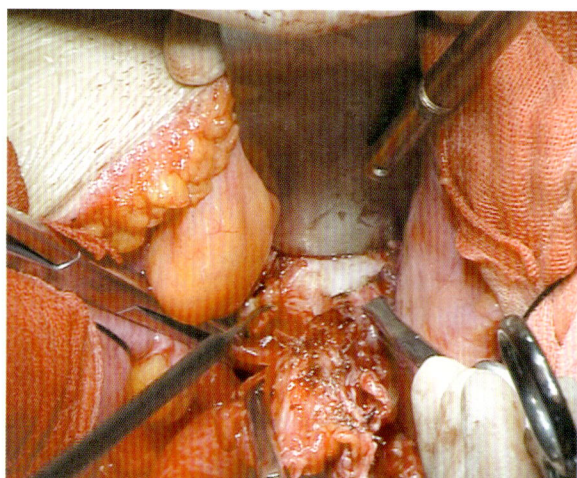

图 5-2-81　继续下推膀胱

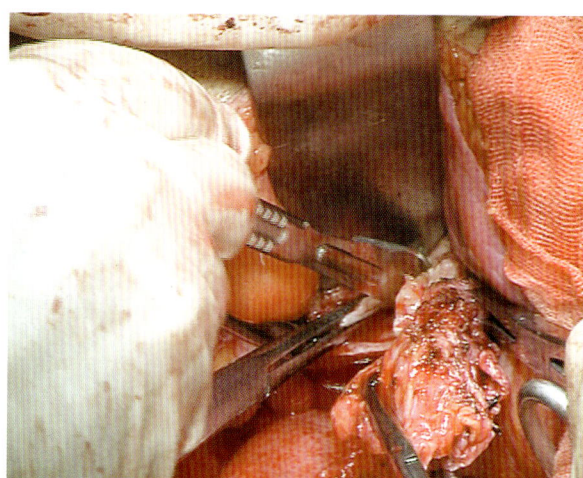

图 5-2-84　切断部分阴道前壁

19. **继续下推膀胱及打开右侧内侧部分输尿管隧道**　按照左侧的方法,继续用锐性和钝性相结合的方法向下分离膀胱(图 5-2-88),暴露阴道旁组织(图 5-2-89)。然后再分次打开内侧部分的输尿管隧道,分次切断阴道旁组织,打开隧道与切断阴道旁组织交替进行,把膀胱向下推开到切除足够的阴道上段的程度(图 5-2-90~图 5-2-97)。

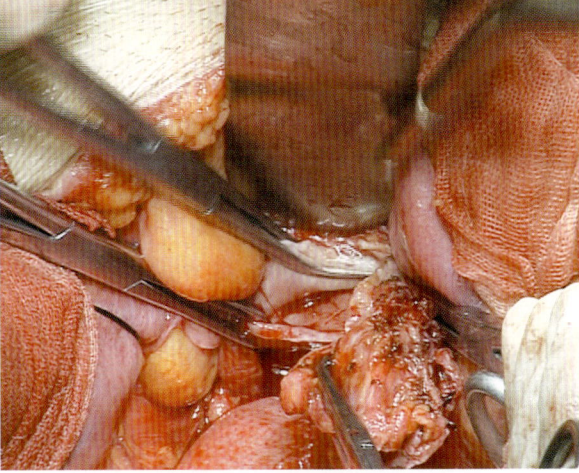

图 5-2-85　左侧阴道前壁已切开

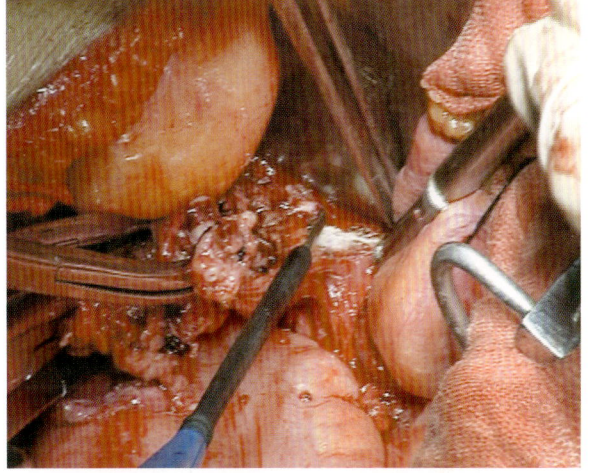

图 5-2-88　继续向下分离右侧膀胱阴道间隙

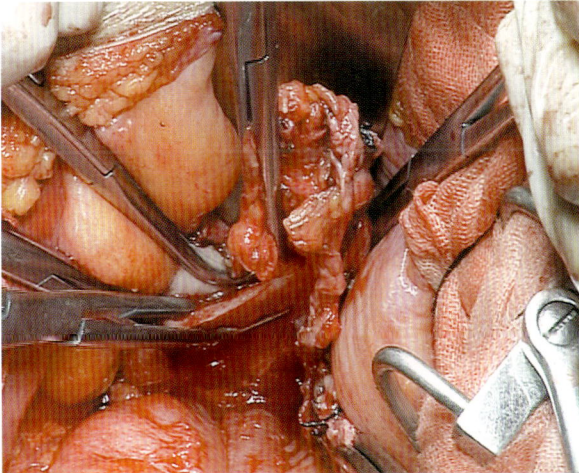

图 5-2-86　钳夹左侧阴道后壁

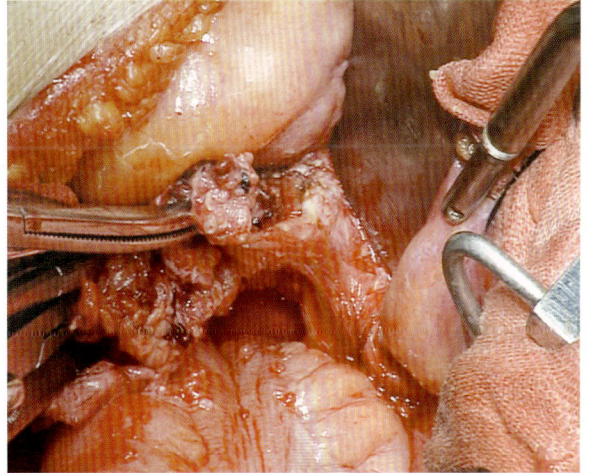

图 5-2-89　暴露右侧阴道旁组织

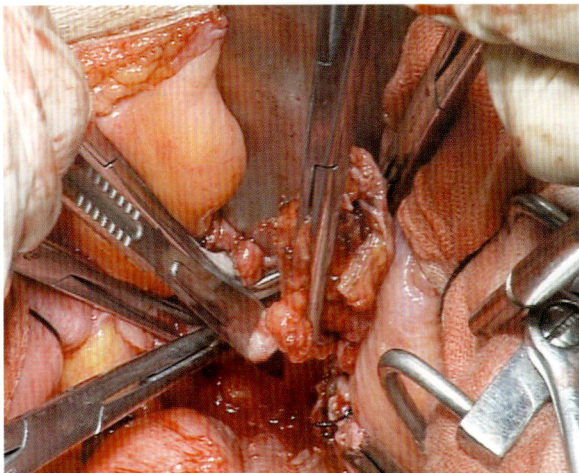

图 5-2-87　切开左侧阴道后壁

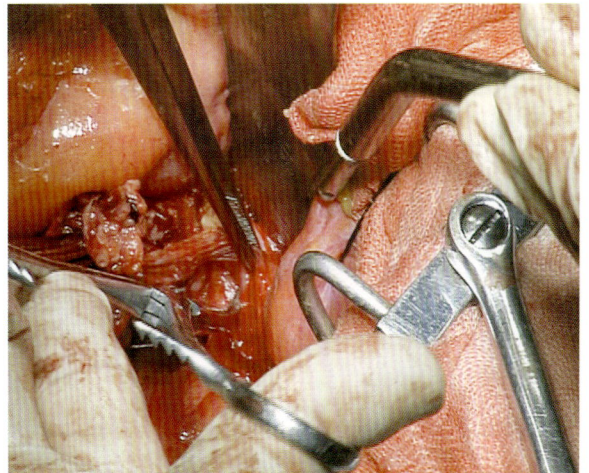

图 5-2-90　寻找右侧输尿管隧道入口

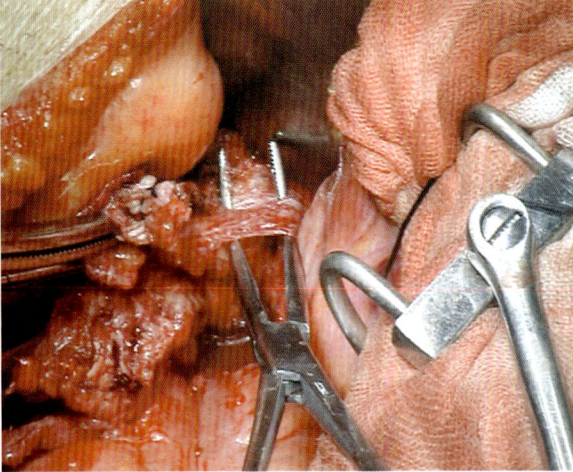

图 5-2-91　贯通右侧输尿管部分隧道

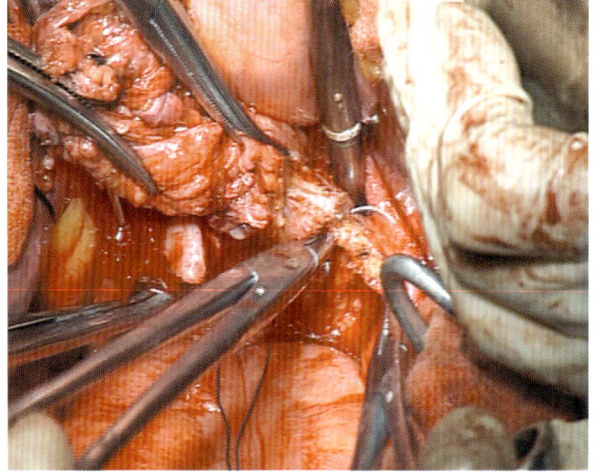

图 5-2-94　切断、缝扎右侧阴道旁组织

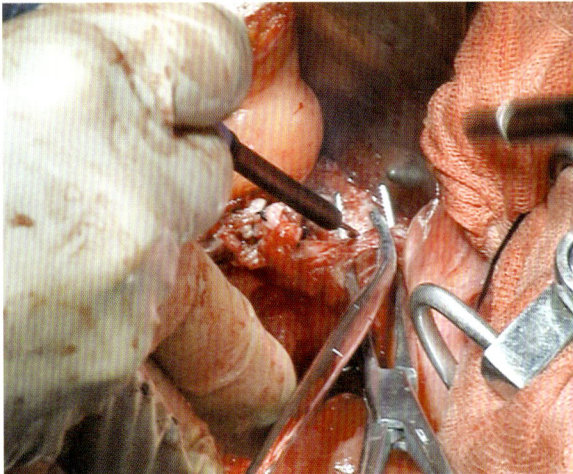

图 5-2-92　钳夹、切断右侧膀胱宫颈韧带前叶

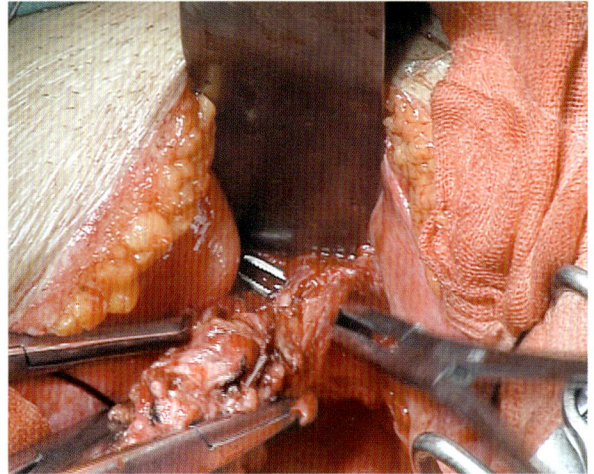

图 5-2-95　再次贯通右侧输尿管内侧部分隧道

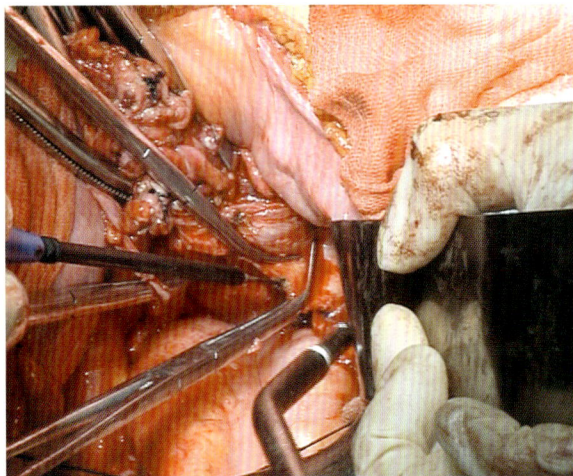

图 5-2-93　钳夹右侧阴道旁组织

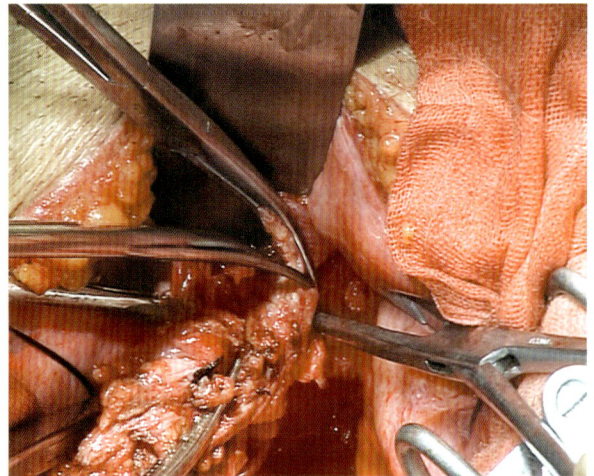

图 5-2-96　切断右侧输尿管内侧隧道上方
膀胱宫颈韧带前叶

20. 切断右侧阴道　下推膀胱到能切除足够的阴道长度后,长弯血管钳与阴道长轴方向垂直钳夹右侧阴道,此钳包含小部分阴道旁组织(图 5-2-98),分别切断阴道前壁和后壁,直至将阴道完全切断(图 5-2-99~图 5-2-104)。碘伏消毒阴道断端(图 5-2-105)。用 2/0 可吸收线"U"字或连续扣锁缝合阴道断端。至此,宫旁组织广泛切除和阴道上段切除完毕。

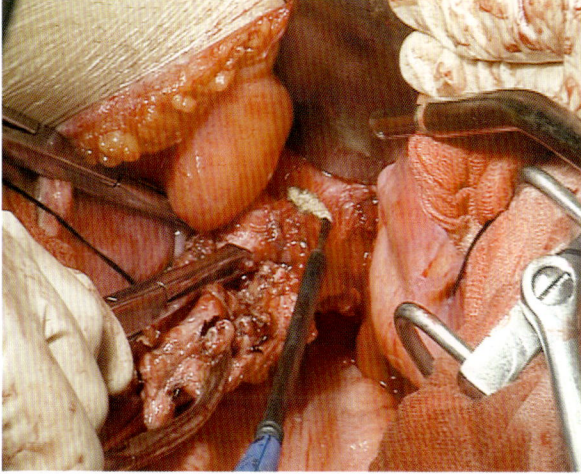

图 5-2-97　继续向下分离膀胱

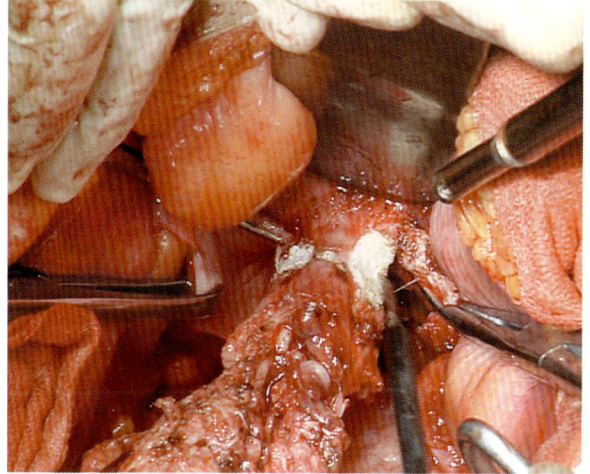

图 5-2-100　继续下推膀胱

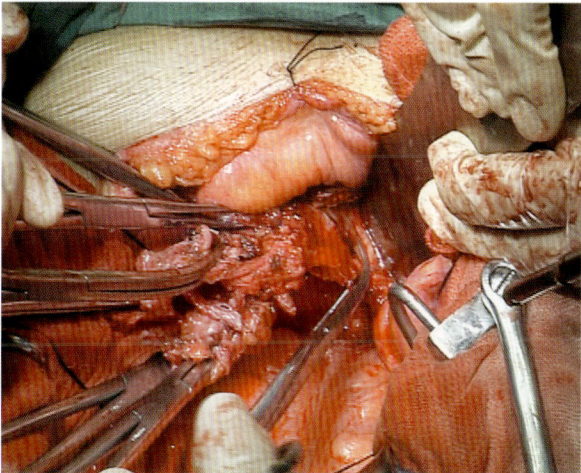

图 5-2-98　钳夹右侧阴道旁组织和阴道

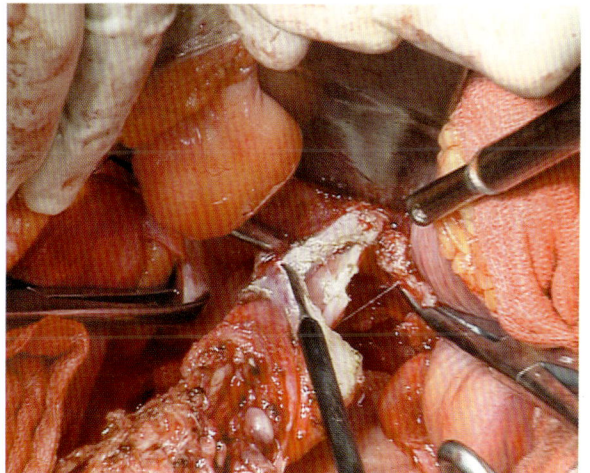

图 5-2-101　切断右侧阴道前壁

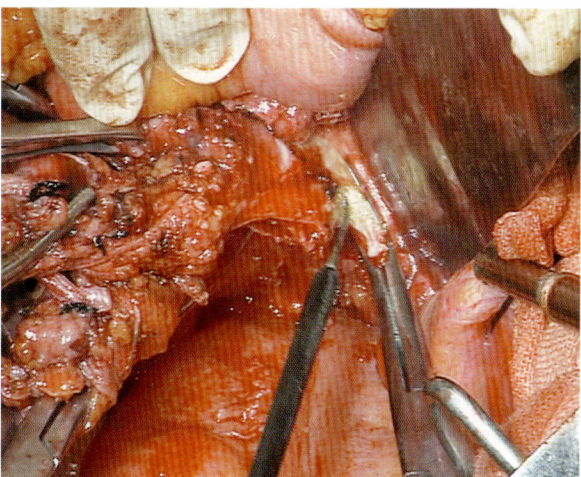

图 5-2-99　切断右侧阴道旁组织和部分阴道

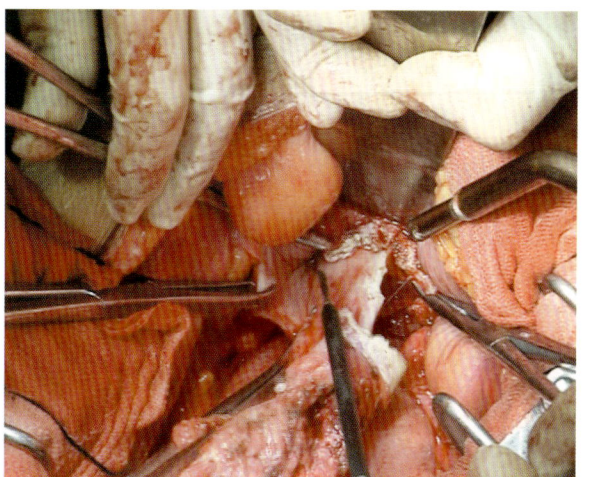

图 5-2-102　阴道前壁已切断,暴露阴道后壁

21. **检查标本** 检查宫旁组织和阴道切除范围是否足够、是否有病灶残留,将标本送病理检查（图 5-2-106～图 5-2-108）。

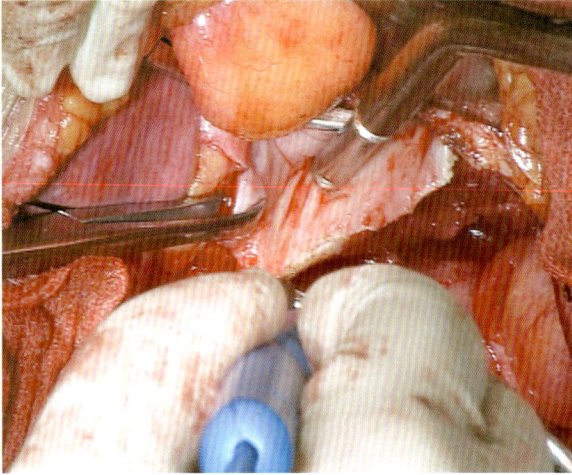

图 5-2-103 切断右侧阴道后壁

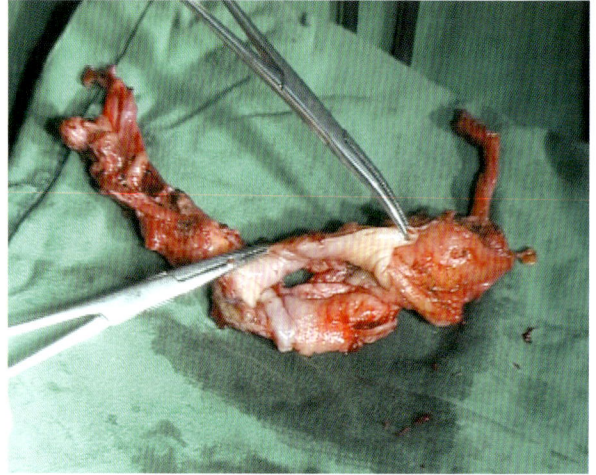

图 5-2-106 切除之宫旁组织和阴道上段标本

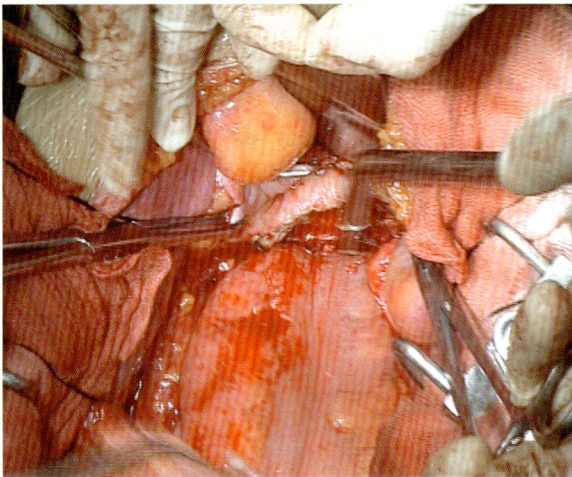

图 5-2-104 阴道已全部切断

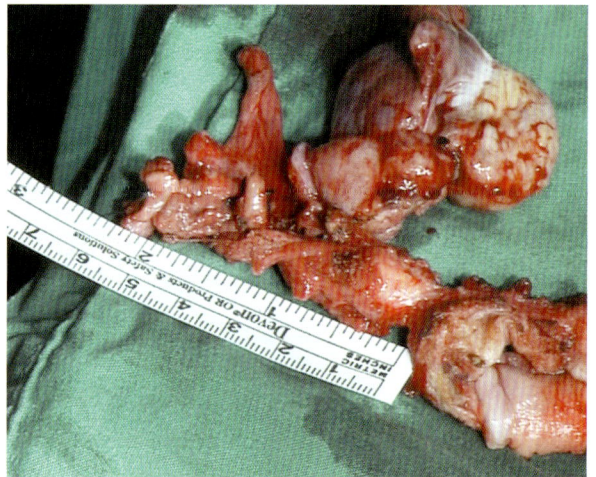

图 5-2-107 右侧阴道旁组织和右附件

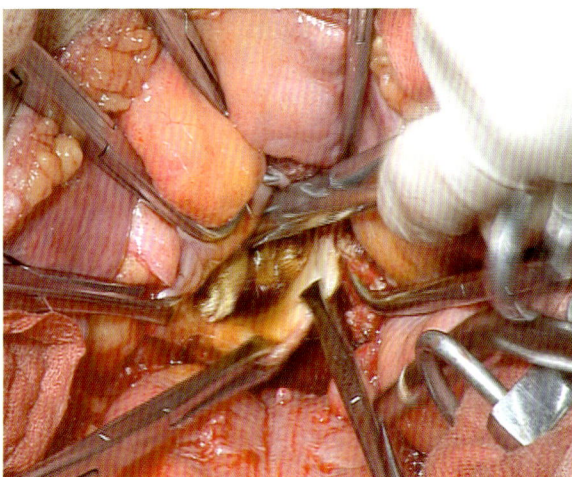

图 5-2-105 消毒阴道

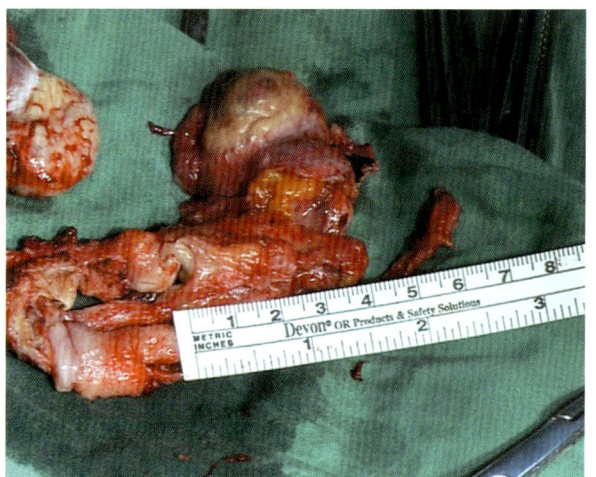

图 5-2-108 左侧阴道旁组织和左附件

五、手术难点和手术技巧

宫旁广泛切除术因原来有全子宫切除的病史，前次手术有可能引起盆腹腔粘连。在做子宫切除时，需打开膀胱腹膜反折向下分离膀胱，膀胱和阴道前壁多有紧密粘连。切断宫骶韧带时，也多造成阴道直肠间隙的粘连，所以，宫旁广泛切除术的难点就在于分离粘连。

由于有前次手术史，粘连和解剖发生了改变，另外失去了子宫牵引，分离膀胱阴道间隙是难中之难，也容易损伤膀胱。由于膀胱不能一次就分离到暴露输尿管隧道出口的程度，导致了输尿管隧道不能一次打开，故需采用分离膀胱和打开输尿管隧道分次处理、交替进行的方法。

为了使阴道残端提得更高，更好暴露膀胱附着于阴道断端处，手术步骤顺序有时候也需做相应改动。当分离了部分膀胱和输尿管后，可以将输尿管、膀胱和主韧带清楚分开时，尽管此时膀胱并未完全下推，也可以先切断主韧带。主韧带切断后，阴道残端就可以提得更高。

从暴露和方便手术操作出发，当然是从上而下分离膀胱比较方便。但当膀胱和阴道断端粘连非常致密时，强行分开会增加膀胱损伤的危险。

此路不通时就需想办法另辟蹊径。因膀胱和阴道的粘连多局限于阴道顶端附近，越靠近阴道下段粘连越少，常常仍存在正常的解剖间隙。切断主韧带和阴道旁组织后，阴道顶端可以提得更高，从阴道中上段的两侧紧贴阴道前壁向中间钝性分离，往往很容易找到膀胱阴道间隙。从两侧向中间打通膀胱阴道间隙后，就可以从下往上锐性分离，此时因已找到正确的解剖间隙，分离起来就很容易，也不会损伤膀胱。此为"逆行分离法"。

分离直肠阴道间隙虽有难度但比分离膀胱阴道间隙容易，可以采用"农村包围城市"的办法。一般来说，粘连多集中在阴道顶端附近，越远离阴道顶端粘连越轻。当直肠子宫陷凹腹膜反折处有粘连不能分开时，可先从宫骶韧带的远端处开始切开直肠侧腹膜，切断宫骶韧带浅层，再提起阴道顶端和宫骶韧带浅层断端的顶端，继续切开靠近阴道顶端的直肠侧腹膜，分开直肠和宫骶韧带的内侧缘后切断宫骶韧带深层。当两侧直肠侧腹膜和宫骶韧带全部切断后，阴道顶端可以提得更高，直肠附着于阴道后壁也只剩下中间这一小部分。在将直肠前壁向患者头侧提起保持张力的前提下，就很容易找到直肠阴道间隙的解剖界线，此时再分离此间隙当无困难。

▶ 第三节　宫颈残端癌根治术

一、概述

宫颈残端癌（stump carcinoma of the cervix）是指子宫次全切除术后，日后在残留的宫颈部发生的癌。根据子宫次全切除术至发现宫颈残端癌的时间间隔，可分为两类：一类是隐性或并存残端癌，指在子宫次全切除术后2年内发现者，不能排除切除子宫体时宫颈已有癌前病变或癌变，因未被发现而漏诊；另一类是真性残端癌，指在子宫次全切除术2年以后在残端宫颈发现的癌，占宫颈残端癌的多数。真性残端癌是指在行子宫次全切除术时，宫颈无癌变，术后多年经过癌前病变阶段，进而发展为浸润癌。也有学者认为由于宫颈癌的发生、发展缓慢，术后2年内发现的残端宫颈癌变不能诊断为宫颈残端癌，子宫次全切除2年后发现者才能诊断。

宫颈残端癌在临床上较少见，为宫颈癌的一个特殊类型。发病年龄较一般宫颈癌患者年龄大，平均在60岁以上。其发生率的高低与施行子宫次全切除术的病例多少有关。由于经腹子宫次全切除术越来越少，加上宫颈癌普查工作的广泛开展，使得宫颈残端癌的发生率呈下降趋势。但因早期开展腹腔镜子宫切除术时以次全子宫切除术为多，在腹腔镜较普及的地方，近年来宫颈残端癌似有增加的趋势。宫颈残端癌的大体分型及病理特点与一般宫颈癌无差异,以鳞状细胞癌为主(占 87.6%~96%),其次为腺癌。宫颈残端癌的临床分期原则按照国际妇产科联盟宫颈癌的分期标准,各期所占比例报道不一,基本上和一般宫颈癌相近。

二、宫颈残端癌的治疗方法

宫颈残端癌的治疗原则和一般宫颈癌相同,早期患者以手术和放疗为主,晚期患者则采取放疗、手术和化疗的综合治疗。由于宫颈残端癌前期经过子宫次全切除术,子宫体缺如,盆腔解剖关系发生了改变,脏器之间有炎症粘连纤维化,增加了手术治疗的难度,故更应强调个体化治疗。应根据临床期别、局部肿瘤大小、残存宫颈管长短、解剖改变、年龄、患者意愿及医疗技术条件等制订合理的个体化治疗方案。

对于接受手术治疗的患者,既往的手术史使得残端癌手术操作较困难,但早期宫颈残端癌腹膜后组织解剖结构改变较小,打开输尿管隧道多无困难,故早期宫颈残端癌的手术治疗效果与一般宫颈癌差别不大。对于接受放疗的患者,由于子宫体缺如,一方面盆腔组织放射治疗耐受量下降,达不到最佳剂量,疗效常低于一般宫颈癌;另一方面用于腔内放射源的放置受限,腔内剂量不足,体外剂量或阴道剂量会补偿性地增加,导致放疗并发症尤其放疗后晚期并发症明显高于一般宫颈癌。所以,既往的盆腔操作史都会给手术和放射治疗带来不同程度的影响。

(一) 手术治疗

1. **手术治疗指征** 一般宫颈癌的手术治疗指征为 I 期~ II A₂ 期,少数 II B 期也可选择手术治疗,手术范围按宫颈癌根治术进行。但对于同期别的宫颈残端癌,因为膀胱和直肠与宫颈残端粘连形成瘢痕,手术治疗应限于比较早期的病例。多数学者认为手术治疗的范围应局限于 I A~ I B₁ 期患者较合适。

2. **手术方式选择** 手术方式可选用经腹或者腹腔镜下残端宫颈、宫旁广泛切除、阴道上段切除和盆腔淋巴结切除术。由于盆腔手术史的影响,再次手术时分离膀胱、游离输尿管下段及上提宫颈较困难,因此发生手术并发症的危险性增加,易损伤输尿管、膀胱和直肠。该手术要达到理想的

宫旁及韧带切除范围较困难,术者需要有熟练的盆腔手术操作技巧并非常熟悉盆腔解剖。

3. **手术禁忌证**

(1)宫颈残端癌若为巨块型病灶,或已至 II A、II B 期,则残端宫颈的周围组织、瘢痕多受癌肿不同程度的浸润。对这类患者进行手术操作常可导致癌肿播散,应选择放射治疗为宜。

(2)宫颈内生浸润型肿瘤,宫颈外形虽属早期,但其侵犯宫颈间质较深,术后多数需增加放射治疗,初始治疗首选放疗为宜。

因此,对于残端宫颈癌患者,须由有经验的妇科肿瘤医师作详细检查评估后,慎重选择治疗方式。

(二) 手术加放疗

1. **术前放疗** 巨块型病灶,给予组织间植入或阴道容器放疗,单一采用外照射者较少。

2. **术后放疗** 切缘阳性、盆腔淋巴结转移、宫旁浸润、宫颈肿瘤巨大、脉管瘤栓及宫颈间质深层浸润者,可予术后全盆腔放疗。

(三) 放射治疗

1. **放射原则** 放射治疗是宫颈残端癌的主要治疗手段,因宫颈残端癌在子宫次全切除术后残端瘢痕形成,多数 II 期的病例不适宜手术治疗,首选放射治疗。放疗适用于宫颈残端癌的各个期别,其治疗原则与一般宫颈癌相同。

2. **放射特殊性**

(1)由于既往子宫次全切除术的影响,腔内放疗受到限制,使靶区剂量难以通过后装治疗来提高,放疗总剂量普遍比一般宫颈癌为低。

(2)残留宫颈管的腔内布源困难,使得盆腔中央病灶和盆壁的放射剂量受到影响,常低于一般宫颈癌。

(3)腔内剂量不足,体外或阴道剂量会相应提高,使放疗并发症(30%~48%)尤其是晚期并发症发生率明显增加,高于一般宫颈癌。

(4)因术后粘连、盆腔纤维化及血行障碍,对放射的耐受量降低,增加了并发症的概率。

三、宫颈残端癌的预防

多数学者认为减少次全子宫切除病例数并非预防残端宫颈癌发生的关键因素。对年轻的患者,为维持正常的解剖和生理功能,保留正常的宫颈是可行的,但笔者本人是主张不留宫颈的,是否

保留宫颈可由患者确定。对拟保留宫颈或估计切除宫颈有困难者，在次全子宫切除前应常规做宫颈癌筛查，内容包括病史、妇科检查、宫颈细胞学等，如临床可疑或细胞学异常，行阴道镜检查，在阴道镜指导下活检，必要时进行颈管搔刮来获取宫颈管组织标本，明确宫颈有无病变（包括癌前病变）。术后应定期随访，按常规筛查。当术后发生阴道不规则出血、性交后阴道出血及血性白带时，更应提高警惕，及时发现异常，及时处理。

四、残端宫颈广泛切除术手术步骤 （视频 5-3-1）

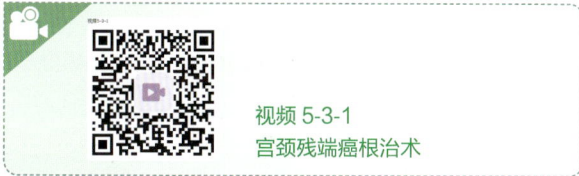

视频 5-3-1
宫颈残端癌根治术

残端宫颈癌根治术包括残端宫颈广泛切除术和腹膜后（盆腔/主动脉旁）淋巴结切除术。淋巴结切除术与广泛性子宫切除术时的方法无异（详见第三章），本节只介绍残端宫颈广泛切除术。

残端宫颈广泛切除术的手术方法、步骤和Ⅱ或Ⅲ型根治性子宫切除术类似，手术难度介于宫旁广泛切除术和广泛性子宫切除术之间。本节只简单介绍其手术步骤，详细方法可参见第四章。

1. 开腹探查、分离粘连　切开腹膜，探查盆腔及腹腔脏器及腹膜后淋巴结情况，观察其解剖变异及粘连等。首先分离粘连、暴露盆腔手术野（图 5-3-1~图 5-3-5）。

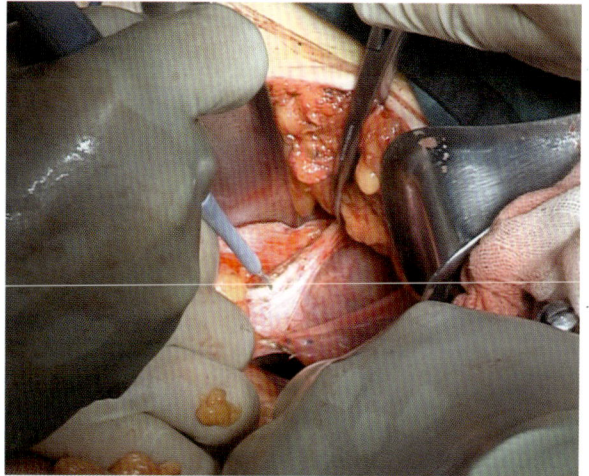

图 5-3-2　分离盆腔右侧粘连 2

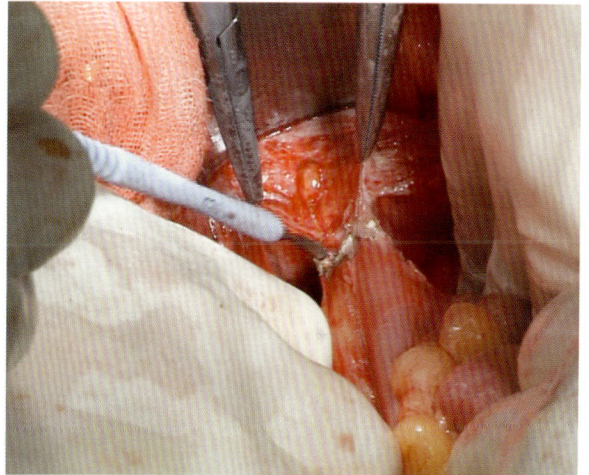

图 5-3-3　分离膀胱回肠粘连

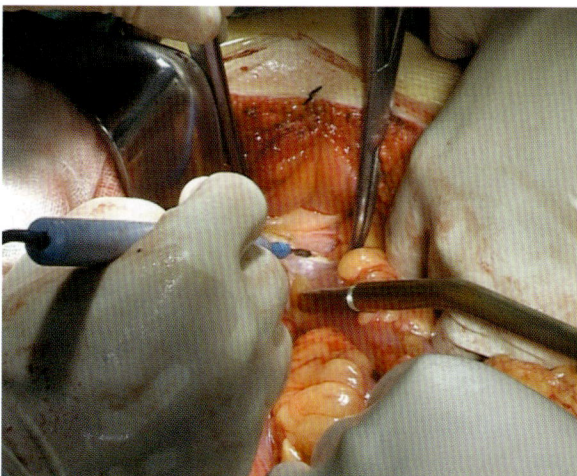

图 5-3-1　分离盆腔右侧粘连 1

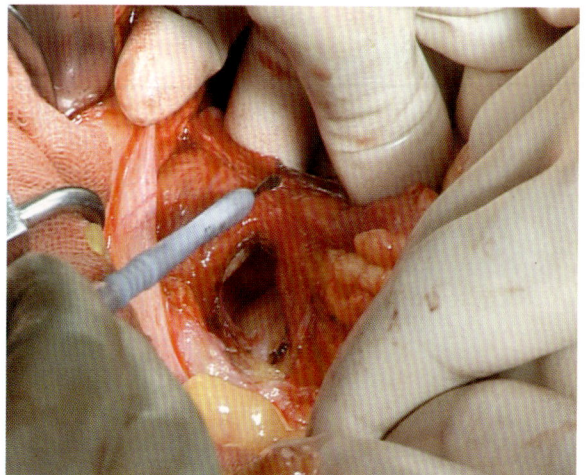

图 5-3-4　分离盆腔左侧粘连

2. **切断右侧圆韧带** 提起右侧附件,切开右侧阔韧带前叶、髂腰肌表面腹膜,向耻骨联合方向至右侧圆韧带处,钳夹、切断、结扎右侧圆韧带(图 5-3-6~图 5-3-10)。

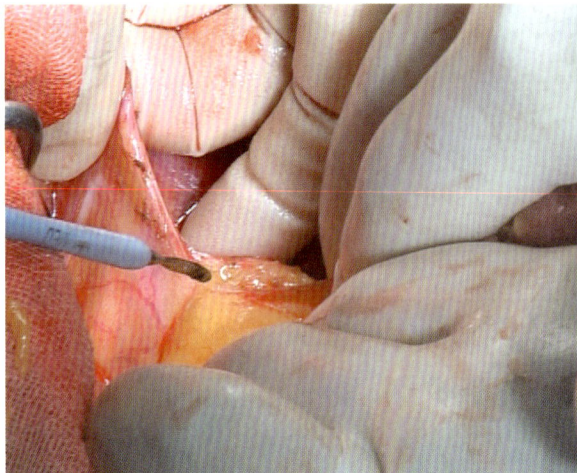

图 5-3-5 分离左侧骨盆漏斗韧带与乙状结肠粘连

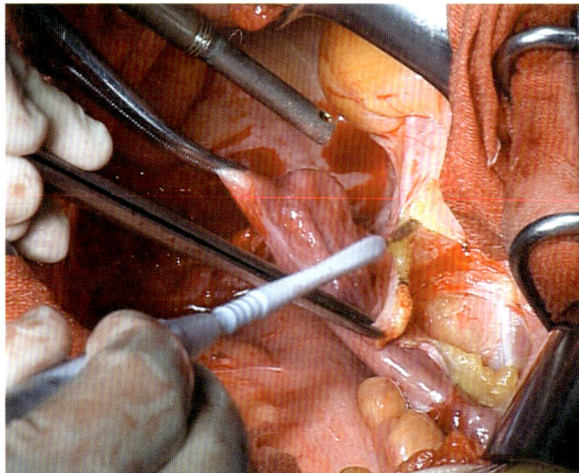

图 5-3-8 阔韧带前叶腹膜切口向脚侧切至圆韧带

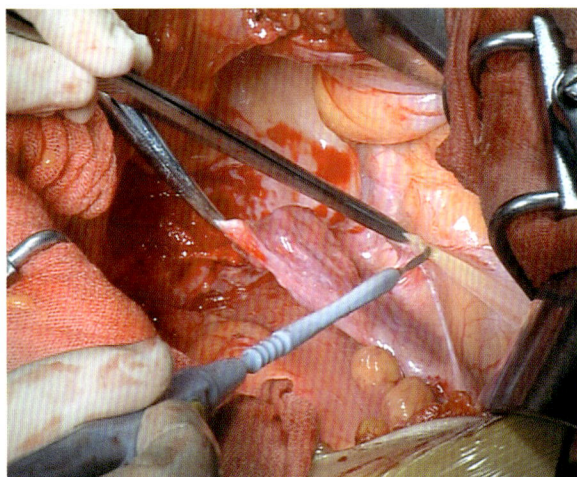

图 5-3-6 切开右侧阔韧带前叶腹膜

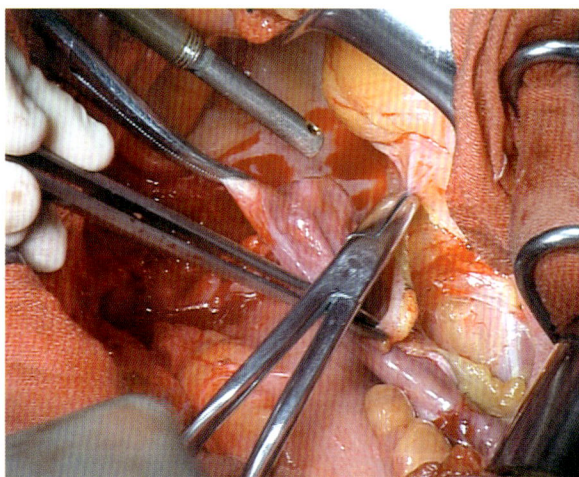

图 5-3-9 钳夹右侧圆韧带

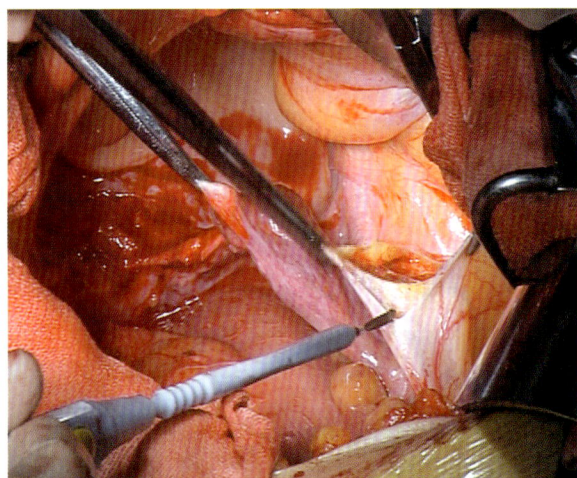

图 5-3-7 向头侧延长阔韧带前叶腹膜切口

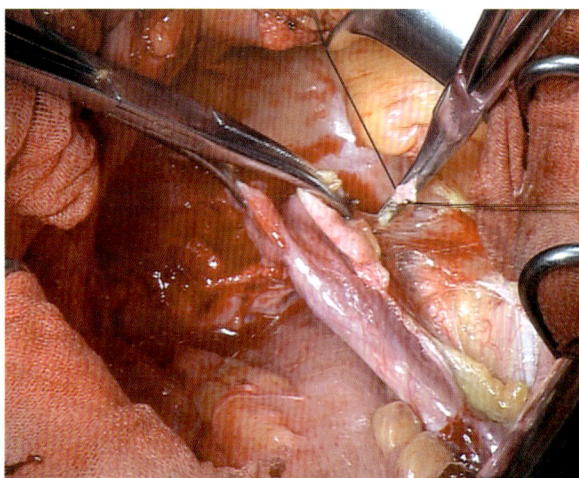

图 5-3-10 切断、结扎右侧圆韧带

3. **分离辨认右侧输尿管** 打开阔韧带前叶后,分离辨认腹膜后结构。贴着髂腰肌表面从外向内侧分离,有三条白色的重要管道,从外向内依次为髂外动脉(图 5-3-11)、髂内动脉(图 5-3-12)和输尿管(图 5-3-13、图 5-3-14)。

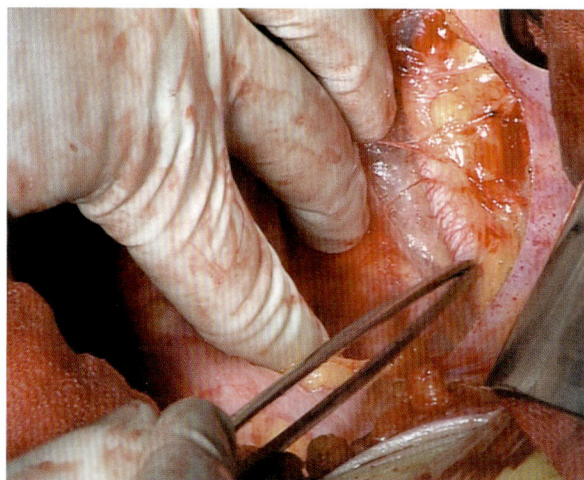

图 5-3-11 暴露右侧髂外动脉

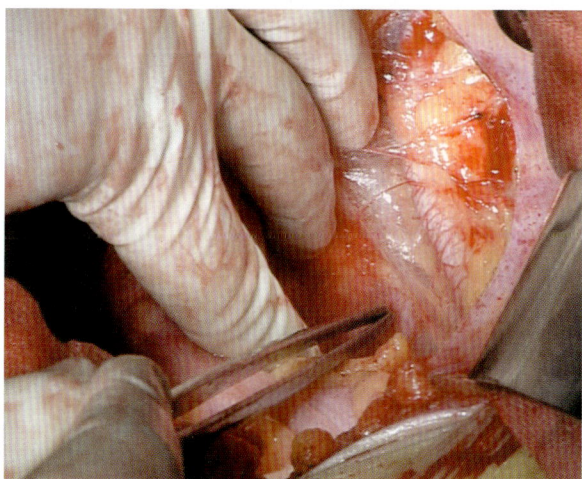

图 5-3-12 暴露右侧髂内动脉

4. **切除右侧附件** 用手指在右侧输尿管内上方 2cm 处平行输尿管顶起阔韧带后叶腹膜(图 5-3-15),两指间腹膜无血管区打洞(图 5-3-16),提起右侧骨盆漏斗韧带(图 5-3-17),钳夹(图 5-3-18)。在锁钳前,再次确认没有误钳输尿管(图 5-3-19),然后再切断、结扎骨盆漏斗韧带(图 5-3-20)。

在输尿管上方约 2cm 处、平行输尿管向耻骨联合方向切开阔韧带后叶至近阴道断端盆底附件附着处,将右附件切除(图 5-3-21~图 5-3-23)。

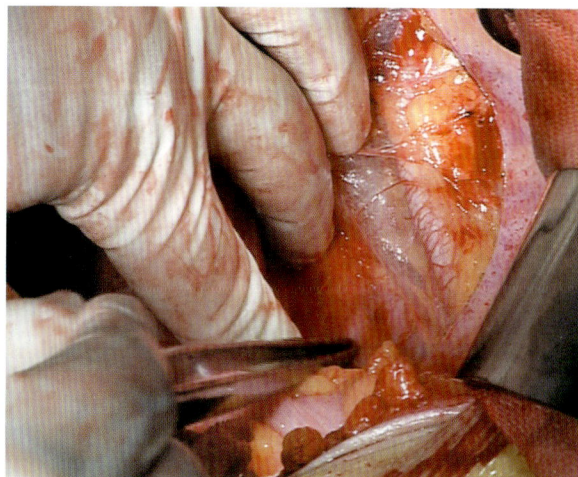

图 5-3-13 暴露右侧输尿管

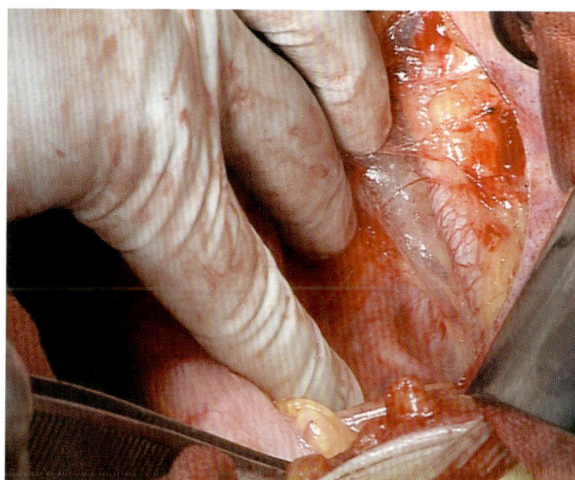

图 5-3-14 同时显示髂外动脉、髂内动脉和输尿管
(从图右侧向左侧排列三条白色管状结构)

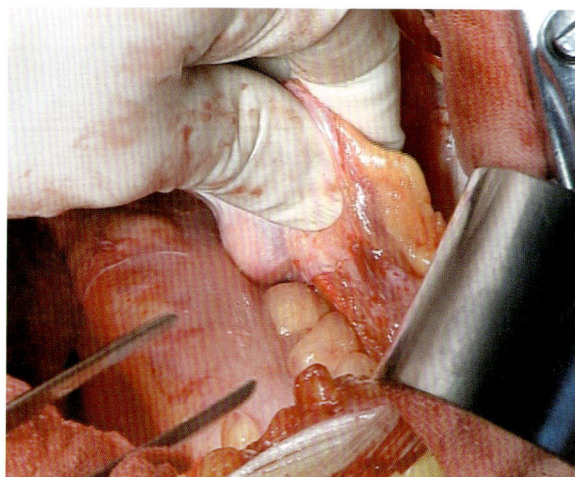

图 5-3-15 顶起输尿管上方的阔韧带后叶

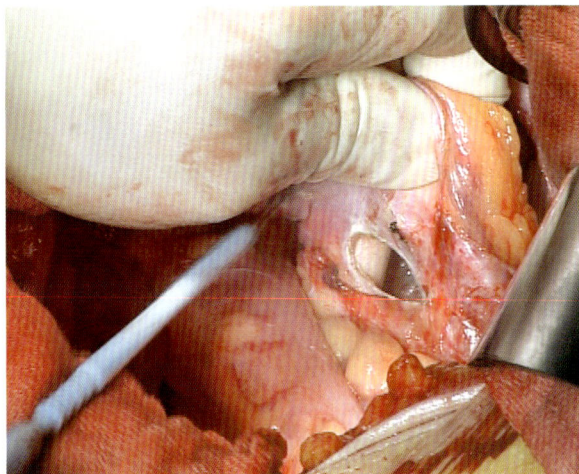

图 5-3-16 在阔韧带后叶无血管区打洞

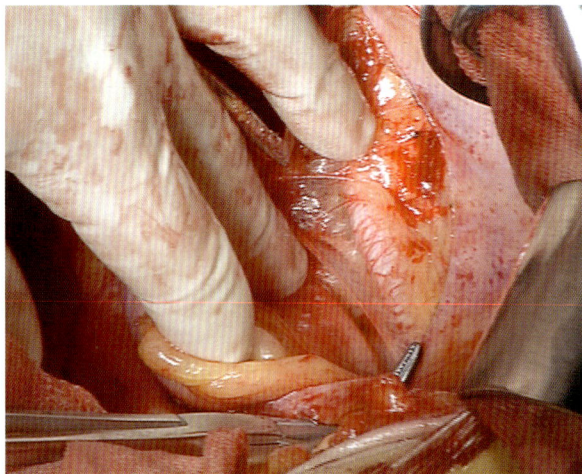

图 5-3-19 确认没有钳夹到输尿管

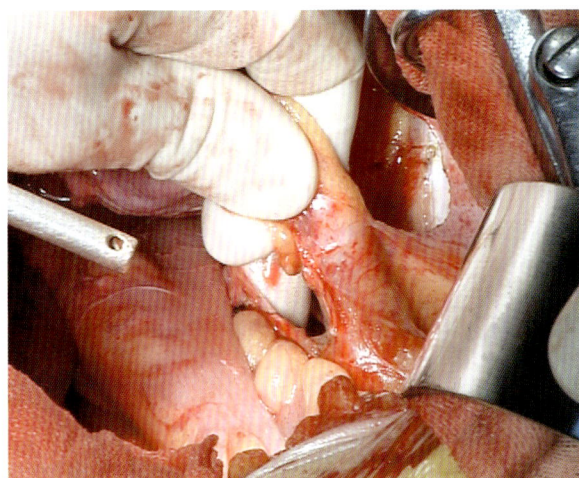

图 5-3-17 提起右侧骨盆漏斗韧带

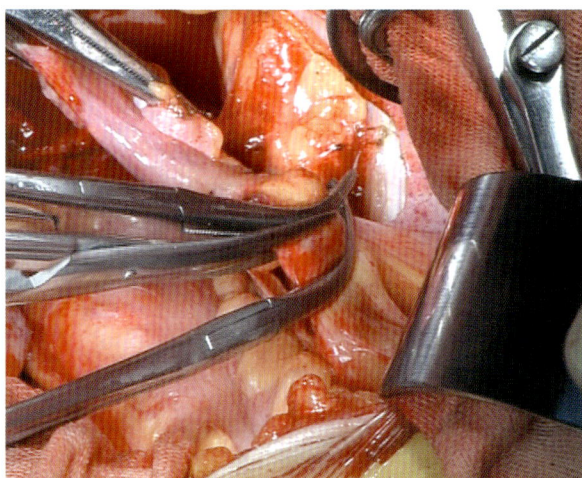

图 5-3-20 切断右侧骨盆漏斗韧带

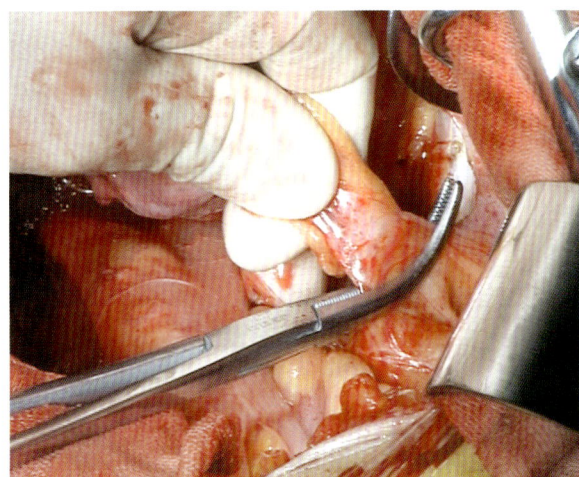

图 5-3-18 钳夹右侧骨盆漏斗韧带

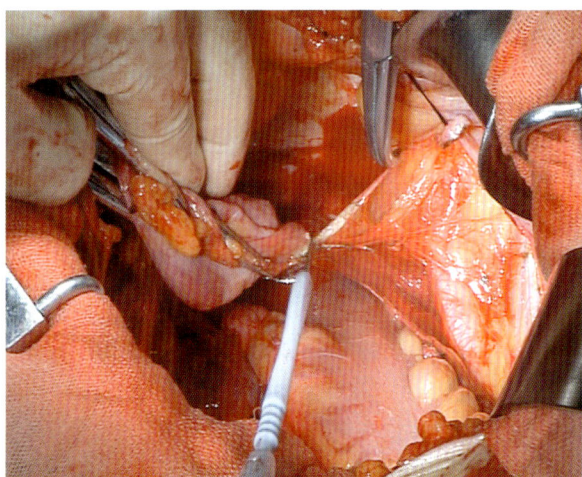

图 5-3-21 切开阔韧带后叶腹膜

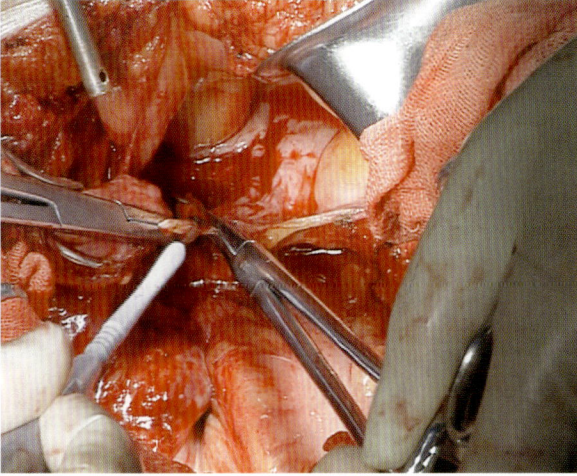

图 5-3-22　切断附件与盆底的粘连

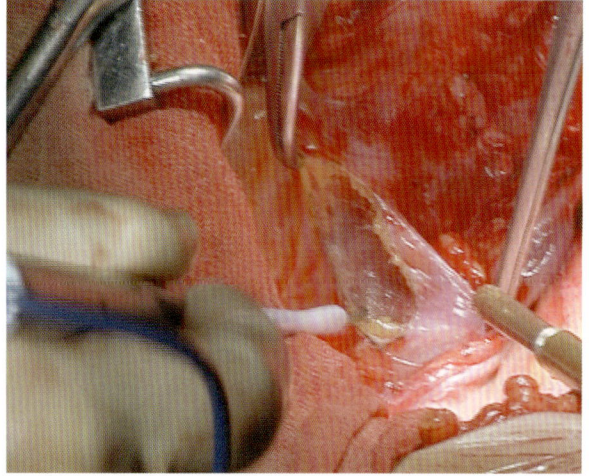

图 5-3-24　切开左侧髂腰肌表面阔韧带前叶腹膜

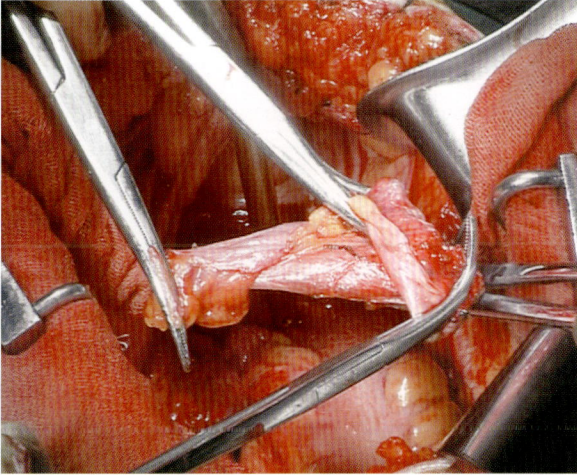

图 5-3-23　切除的右附件

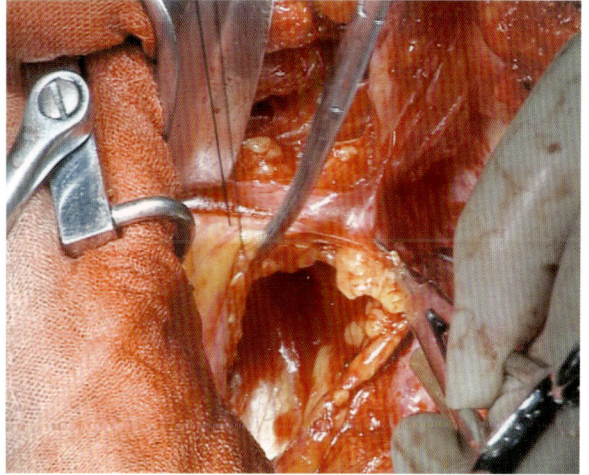

图 5-3-25　切断、结扎左侧圆韧带

5. **切断左侧圆韧带**　与右侧同样的方法，切开左侧髂腰肌表面阔韧带前叶腹膜，向耻骨联合方向至左侧圆韧带处，钳夹、切断、结扎左侧圆韧带(图 5-3-24、图 5-3-25)。

6. **切除左侧附件**　保留附件的指征同宫颈癌。用手指顶起输尿管上方阔韧带后叶腹膜(图 5-3-26)，打洞(图 5-3-27)。确认输尿管和骨盆漏斗韧带的解剖关系后(图 5-3-28)，钳夹、切断、结扎左侧骨盆漏斗韧带(图 5-3-29、图 5-3-30)，与输尿管平行切断阔韧带后叶腹膜(图 5-3-31、图 5-3-32)，切除左侧附件(图 5-3-33、图 5-3-34)。

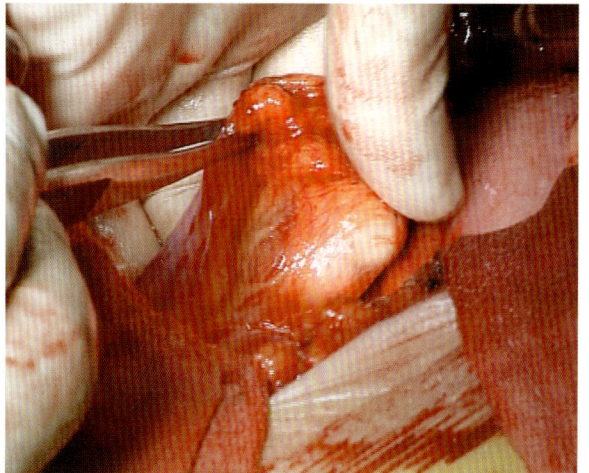

图 5-3-26　顶起阔韧带后叶

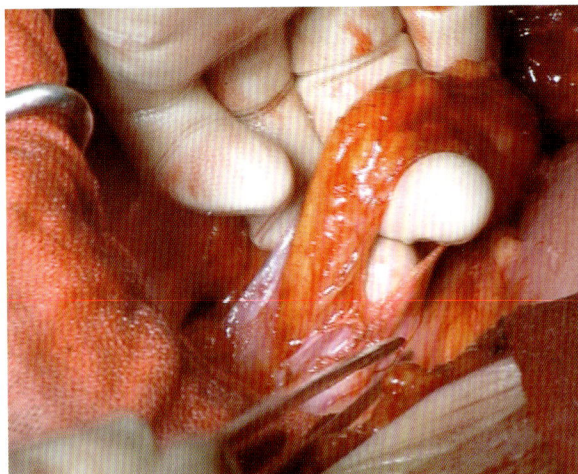

图 5-3-27　提起左侧骨盆漏斗韧带

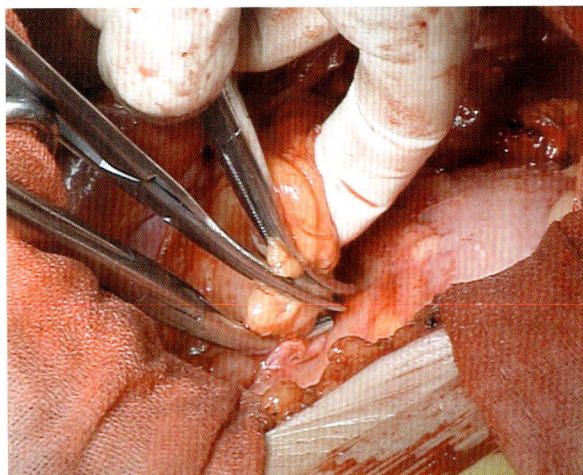

图 5-3-30　切断左侧骨盆漏斗韧带

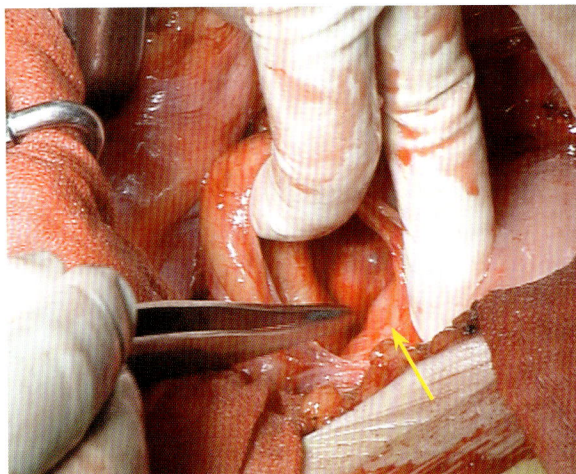

图 5-3-28　辨认、分开左侧输尿管

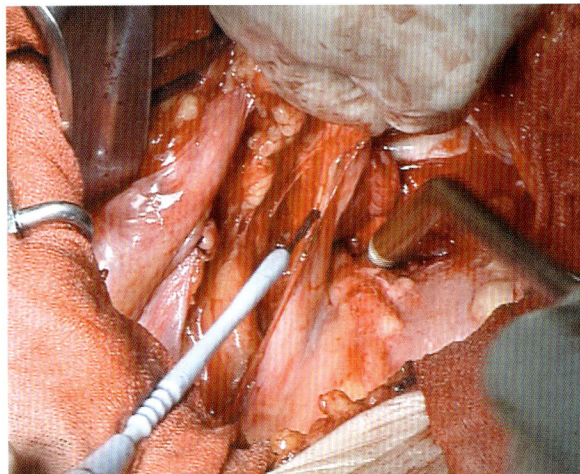

图 5-3-31　切断左侧阔韧带后叶腹膜

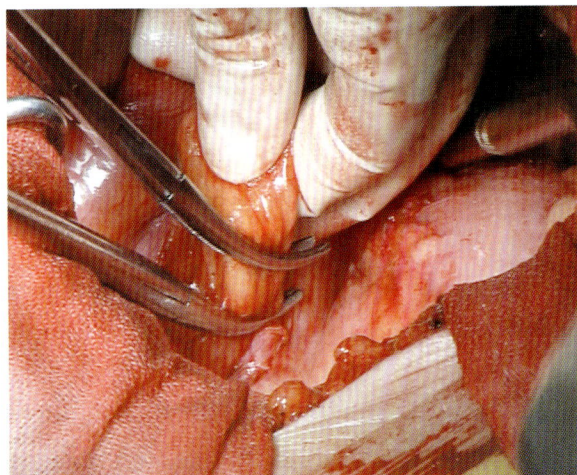

图 5-3-29　钳夹左侧骨盆漏斗韧带

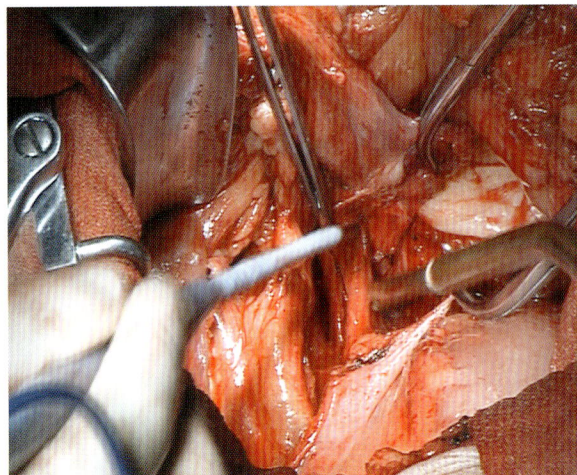

图 5-3-32　切除腹膜的方向与输尿管平行

7. 打开两侧直肠侧间隙（直肠侧窝） 提起阔韧带后叶腹膜,分别缝吊向对侧牵拉以充分暴露术野。紧贴腹膜分离直肠侧间隙（直肠侧窝）,向外侧压开输尿管,充分分离、暴露两侧宫骶韧带外侧缘,切断直肠侧腹膜及宫骶韧带浅层至直肠边缘（图 5-3-35~图 5-3-39）。

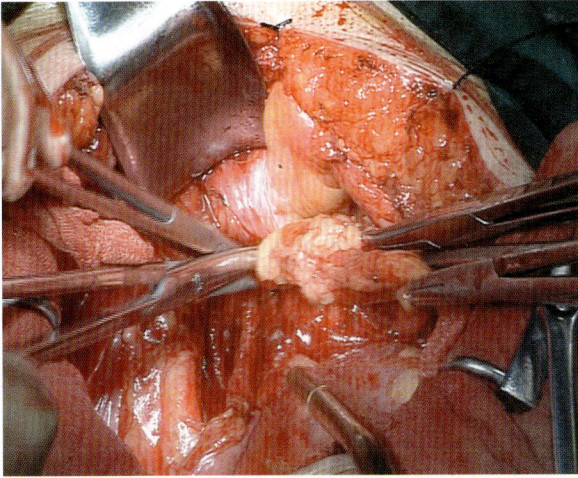

图 5-3-33 切除左侧附件

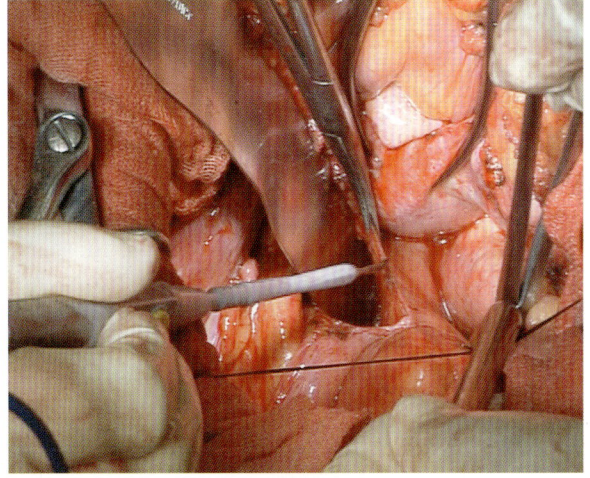

图 5-3-36 切断左侧直肠侧上方腹膜

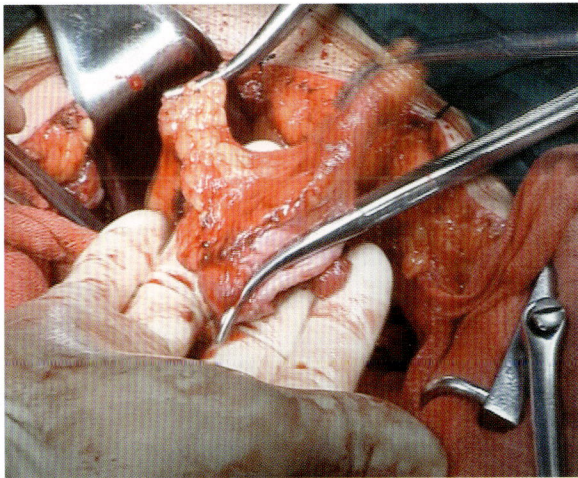

图 5-3-34 切除的左侧附件

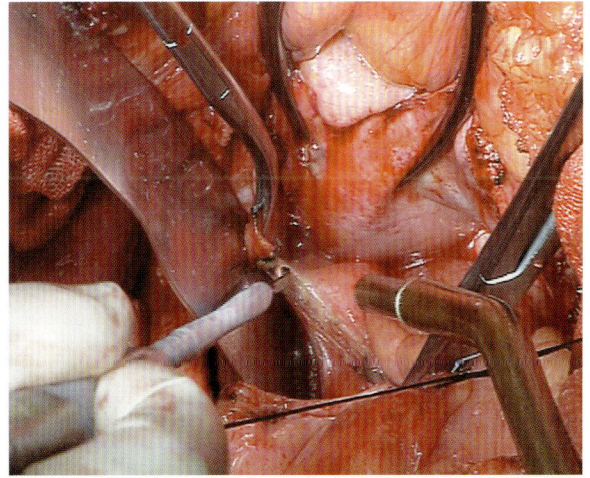

图 5-3-37 切断左侧宫骶韧带浅层

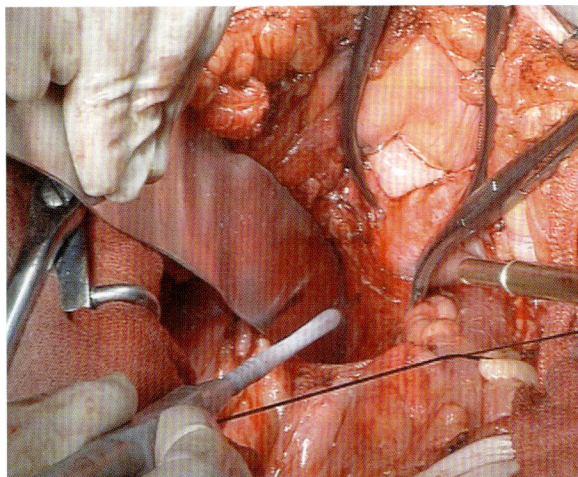

图 5-3-35 打开左侧直肠侧间隙

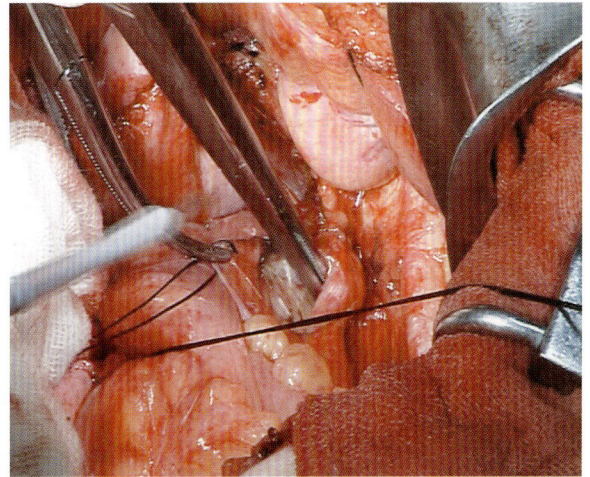

图 5-3-38 分离右侧直肠侧间隙

8. **分离直肠阴道间隙** 提起直肠前壁浆膜层,切开直肠腹膜反折处腹膜(图 5-3-40)。先锐性分离直肠阴道间隙(图 5-3-41、图 5-3-42),然后用手指沿着阴道后壁继续钝性分离直肠阴道间隙(图 5-3-43)。

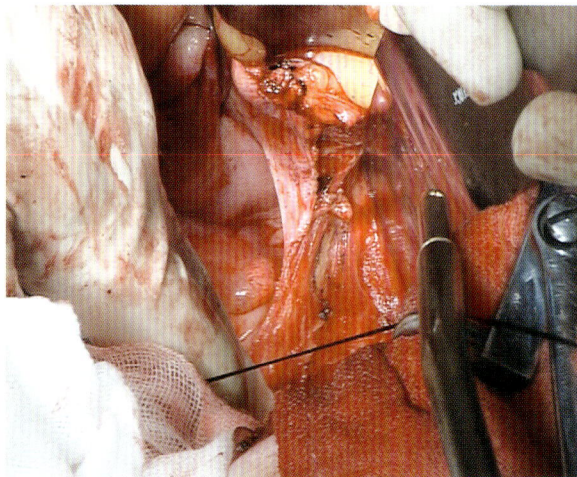

图 5-3-39 暴露右侧宫骶韧带外侧缘

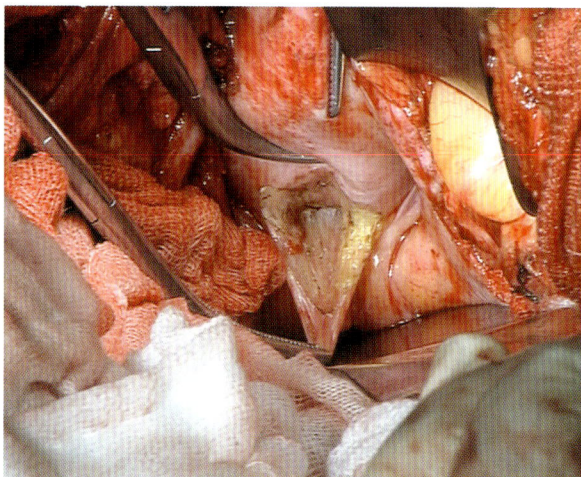

图 5-3-42 锐性分离直肠阴道间隙 2

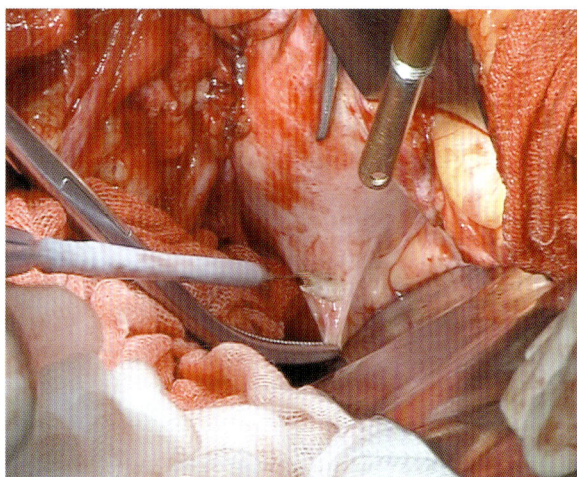

图 5-3-40 切开直肠腹膜反折处腹膜

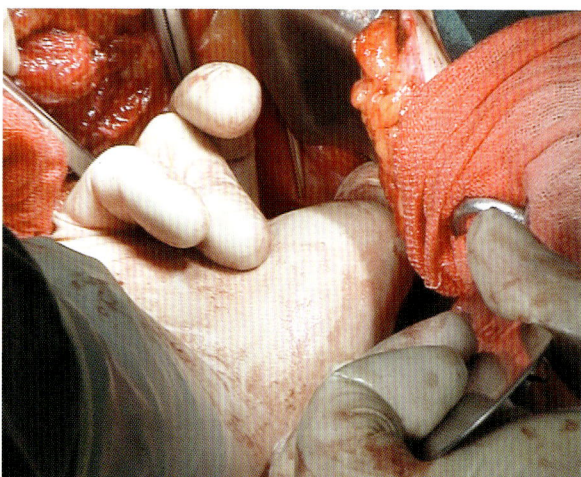

图 5-3-43 钝性分离直肠阴道间隙

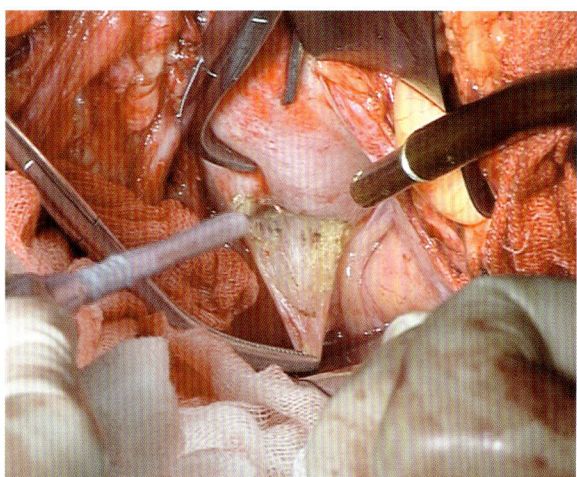

图 5-3-41 锐性分离直肠阴道间隙 1

9. **切断右侧宫骶韧带** 分离三个间隙(左右侧直肠侧侧间隙、直肠阴道间隙)后,下一步骤是分离宫骶韧带内侧缘与直肠前外侧壁间隙。在此之前需先切开直肠侧腹膜,方能把直肠与宫骶韧带分开(图 5-3-44、图 5-3-45)。分开直肠之后,根据需要切除相应长度的宫骶韧带。可用电刀切除已暴露的宫骶韧带浅层。因为其浅层只有疏松组织,没有重要的组织血管,故用电凝直接切开即可。宫骶韧带深层则需钳夹、切断、缝扎(图 5-3-46~图 5-3-48)。

10. **切断左侧宫骶韧带** 按照与右侧同样的方法切断左侧宫骶韧带(图 5-3-49~图 5-3-52)。

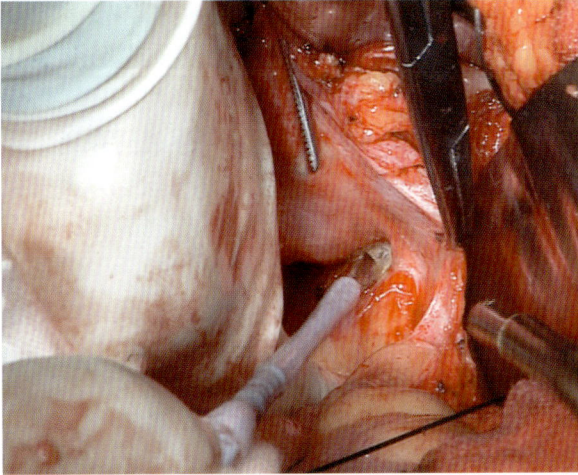

图 5-3-44 切开右侧直肠侧腹膜 1

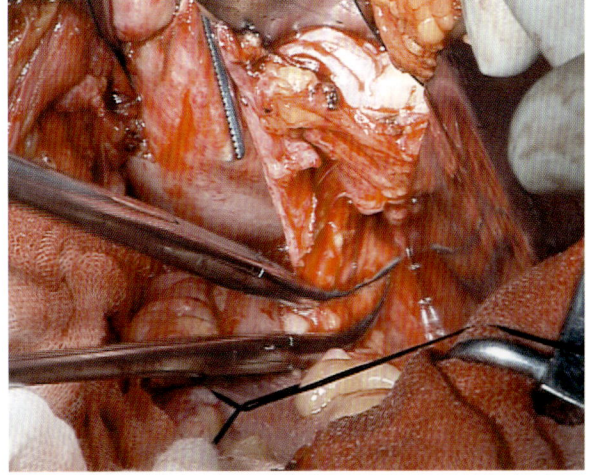

图 5-3-47 直角钳钳夹右侧宫骶韧带 2

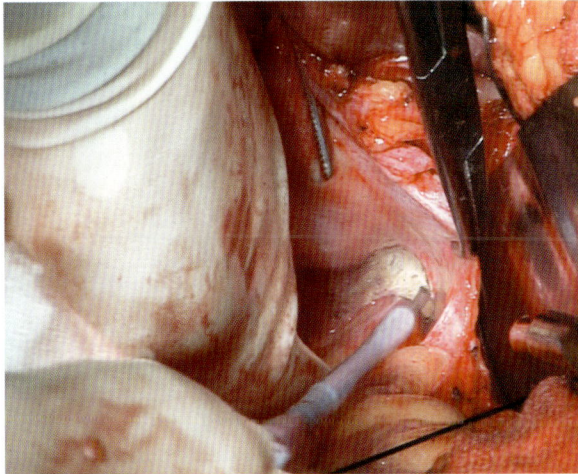

图 5-3-45 切开右侧直肠侧腹膜 2

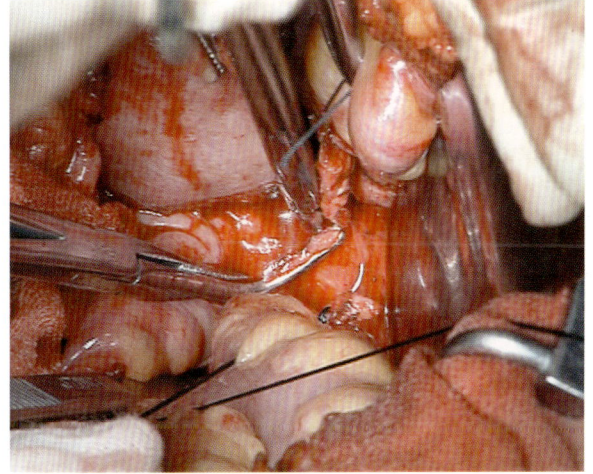

图 5-3-48 切断、缝扎右侧宫骶韧带断端

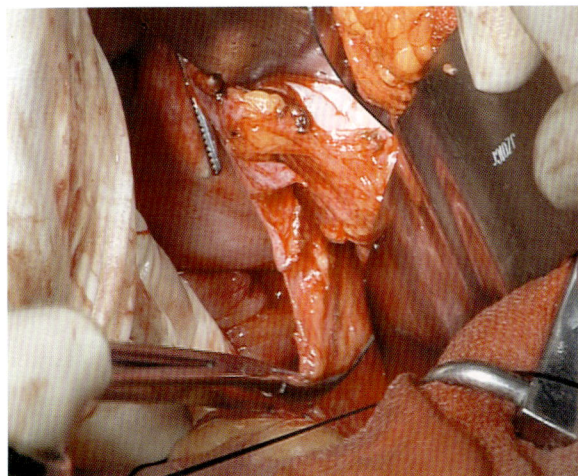

图 5-3-46 直角钳钳夹右侧宫骶韧带 1

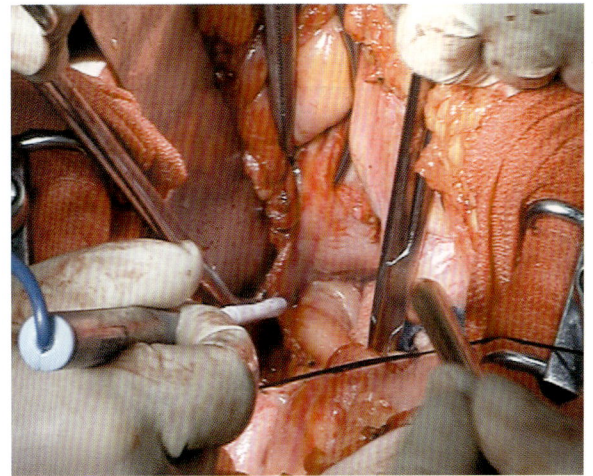

图 5-3-49 切开左侧直肠侧腹膜

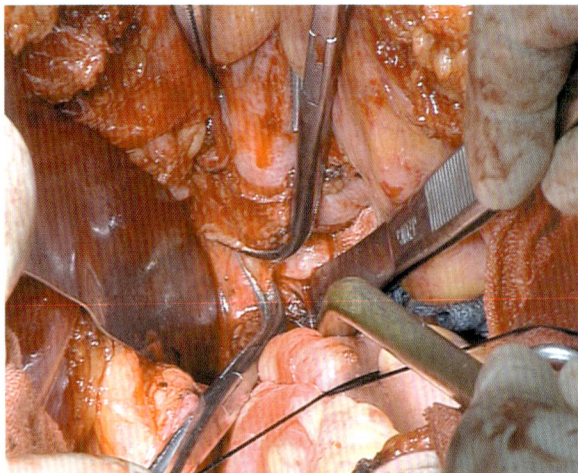

图 5-3-50 钳夹左侧宫骶韧带

11. 分离膀胱阴道间隙 钳夹残端宫颈两侧，并向头侧、向上提拉，打开膀胱腹膜反折，钳夹腹膜反折切缘，将其向患者耻骨联合方向牵引，保持张力。显露发白的膀胱宫颈/阴道间隙疏松组织，沿着发白的疏松组织切开，尽量向下分离膀胱阴道间隙。膀胱推得越低越有利于打开输尿管隧道。如有粘连或在分离过程中出血，至少也要分离到能满足打通输尿管隧道为止，这意味着膀胱顶必须分离至输尿管入口水平以下（图 5-3-53~图 5-3-55）。

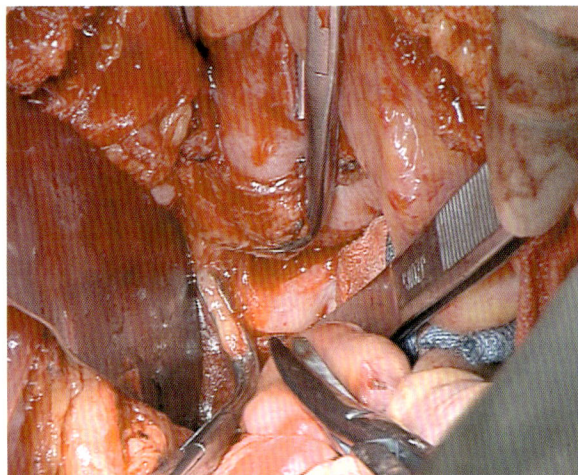

图 5-3-51 切断左侧宫骶韧带

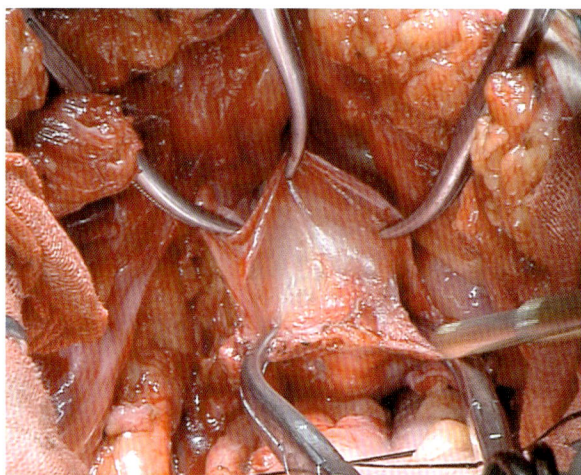

图 5-3-53 钳夹提起膀胱腹膜反折切缘

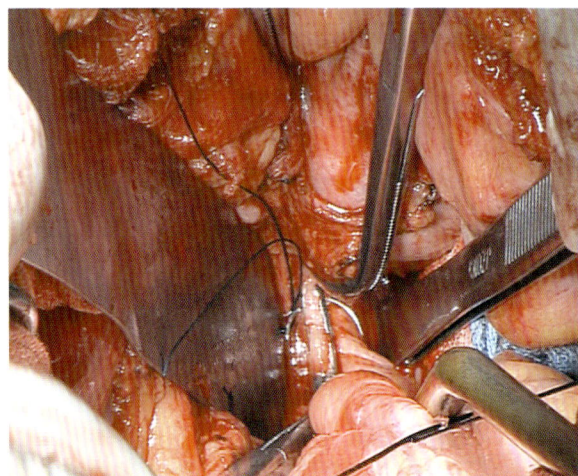

图 5-3-52 缝扎左侧宫骶韧带

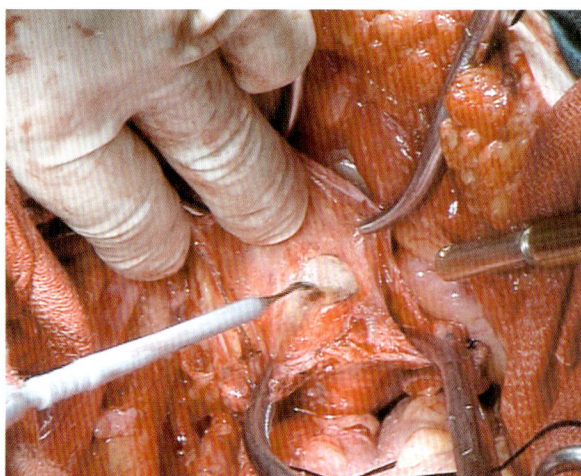

图 5-3-54 分离疏松的膀胱宫颈间隙

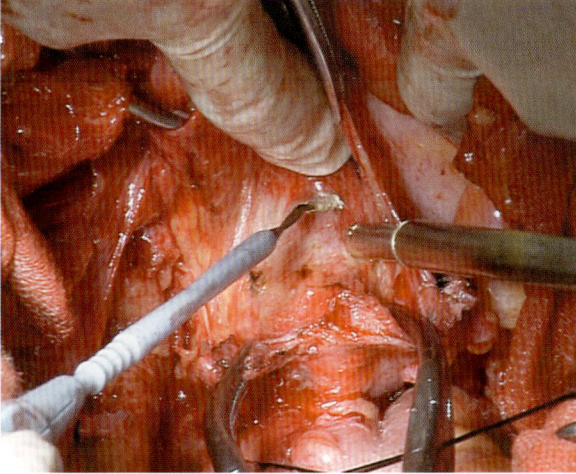

图 5-3-55 分离膀胱阴道间隙

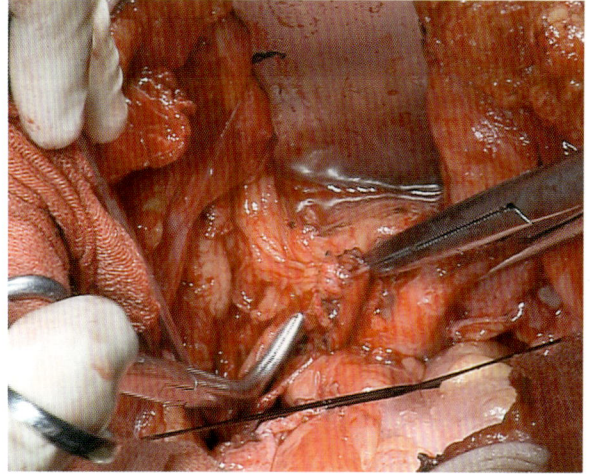

图 5-3-57 左侧输尿管隧道入口位置

12. 打开左侧输尿管隧道 充分分离膀胱阴道间隙后,在子宫旁血管的内侧、膀胱底上方、阴道前壁表面寻找输尿管隧道出口(图 5-3-56),然后用直角钳紧贴输尿管的上方向内上方即输尿管隧道出口的方向分离(图 5-3-57~图 5-3-61),最后使隧道入口和出口两侧贯通(图 5-3-62),然后钳夹(图 5-3-63、图 5-3-64),切断、结扎隧道上方的血管和结缔组织(图 5-3-65)。

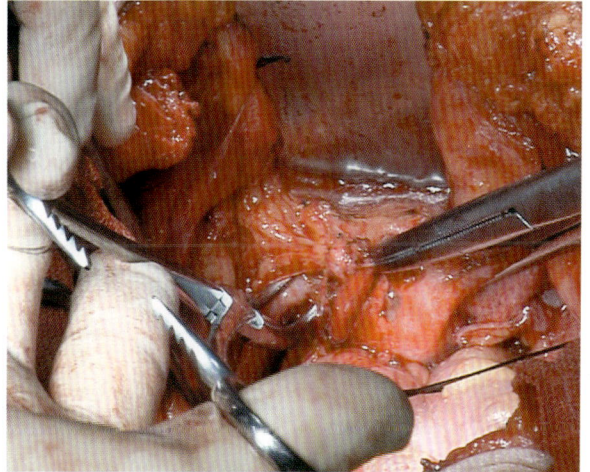

图 5-3-58 在左侧输尿管上方分离寻找疏松间隙

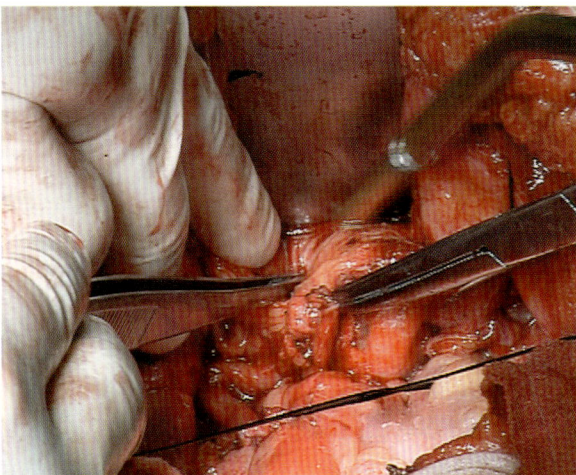

图 5-3-56 寻找左侧输尿管隧道出口

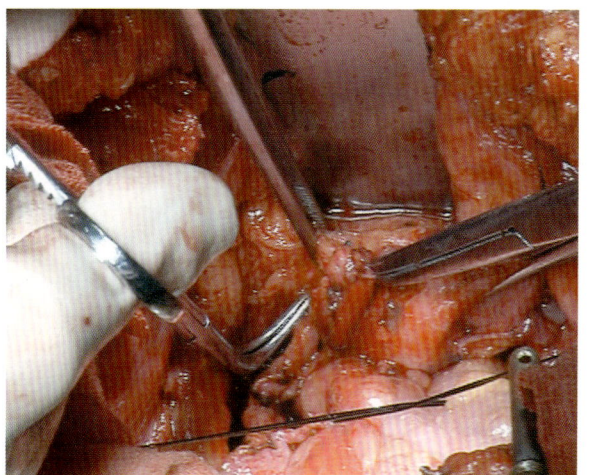

图 5-3-59 镊子提起膀胱宫颈韧带前叶利于分离隧道 1

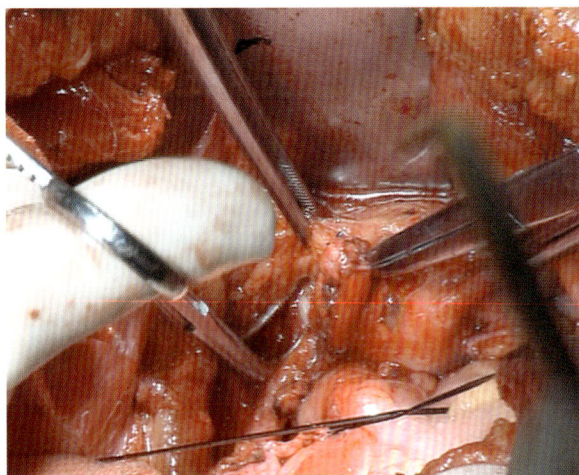

图 5-3-60 镊子提起膀胱宫颈韧带前叶利于分离隧道 2

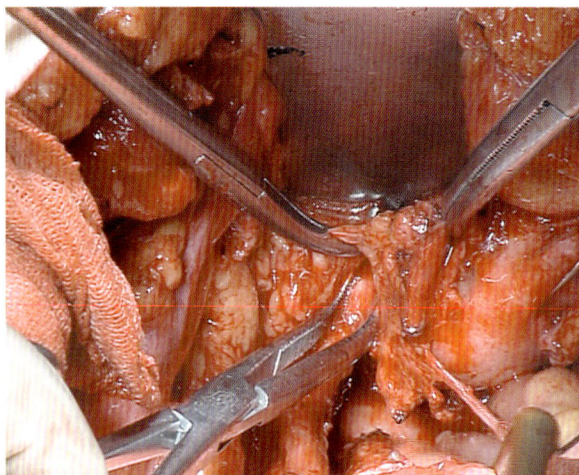

图 5-3-63 钳夹左侧膀胱宫颈韧带前叶（第一把钳）

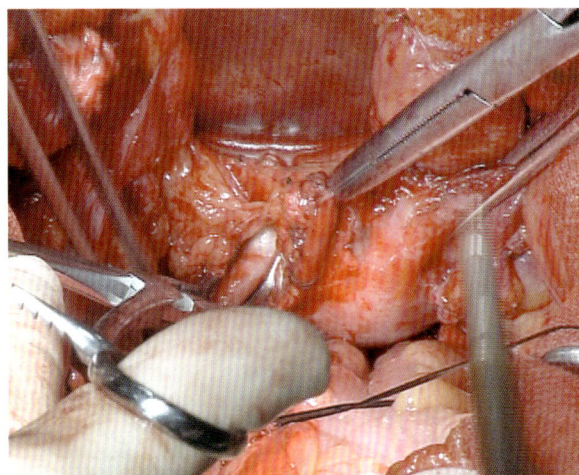

图 5-3-61 须清楚看到输尿管与直角钳方向平行

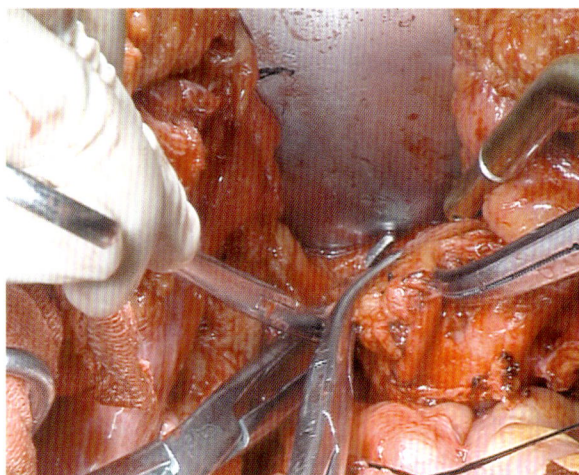

图 5-3-64 钳夹左侧膀胱宫颈韧带前叶（第二把钳）

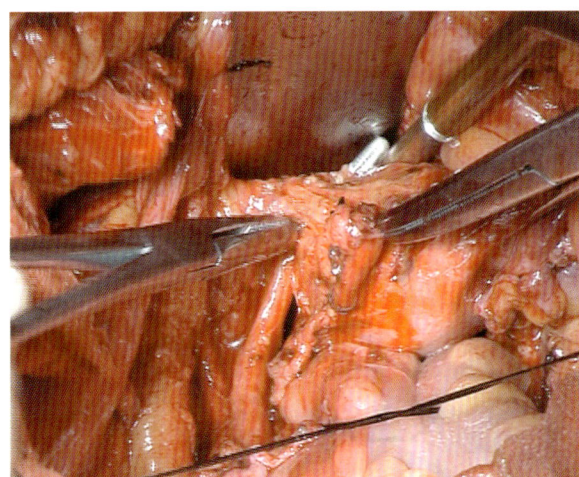

图 5-3-62 贯通左侧输尿管隧道

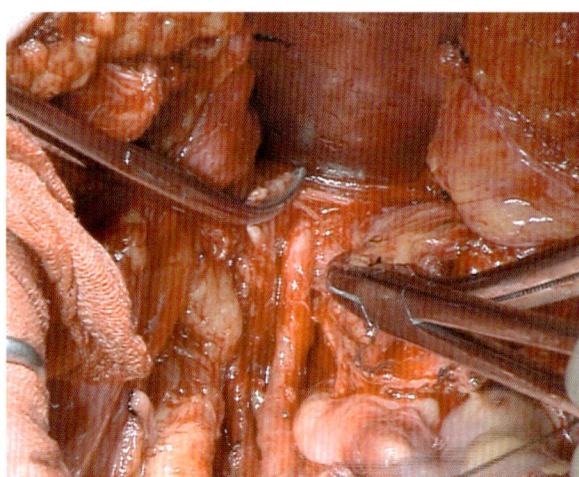

图 5-3-65 切断左侧膀胱宫颈韧带前叶

13. 切断左侧主韧带　打开左侧输尿管隧道后，可先切断同侧主韧带，然后再打开右侧输尿管隧道和切除右侧主韧带。先分离隧道后侧壁，将输尿管向外侧分离，暴露主韧带前方的膀胱侧间隙。用电刀将主韧带周围的疏松结缔组织清除，目的是清除后主韧带可以一次钳夹切断。在膀胱侧间隙和直肠侧间隙之间，用直角钳一次钳夹主韧带（图 5-3-66），切断，7 号丝线缝扎（图 5-3-67）。切除主韧带的长度依手术分型而定。

钳向内上方（出口）方向分离，最后使隧道入口和出口两侧贯通（图 5-3-74、图 5-3-75），扩大输尿管隧道（图 5-3-76）然后钳夹（图 5-3-77~ 图 5-3-79）、切断、结扎隧道上方组织（图 5-3-80）。

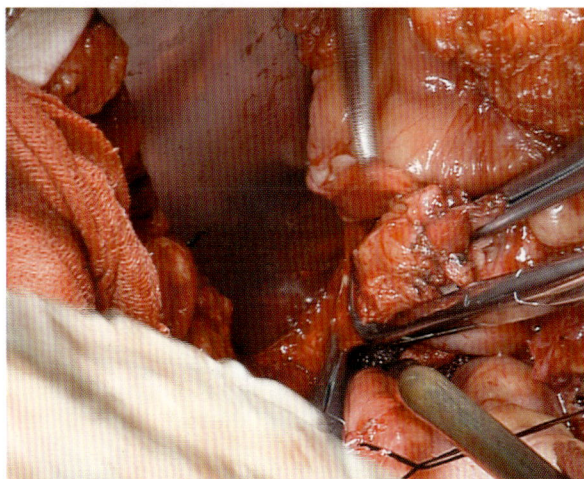

图 5-3-66　钳夹左侧主韧带

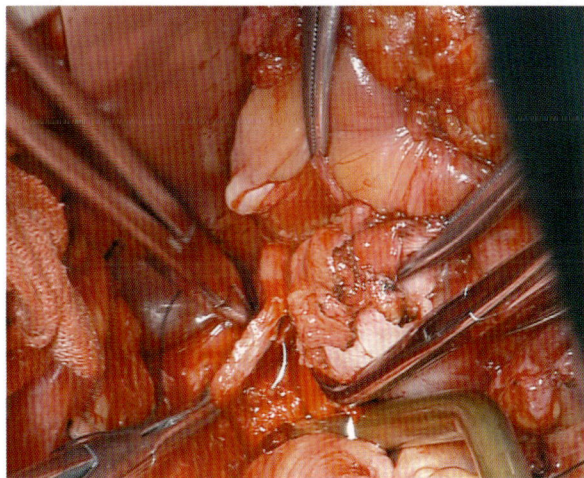

图 5-3-68　分离右侧膀胱侧后方间隙 1

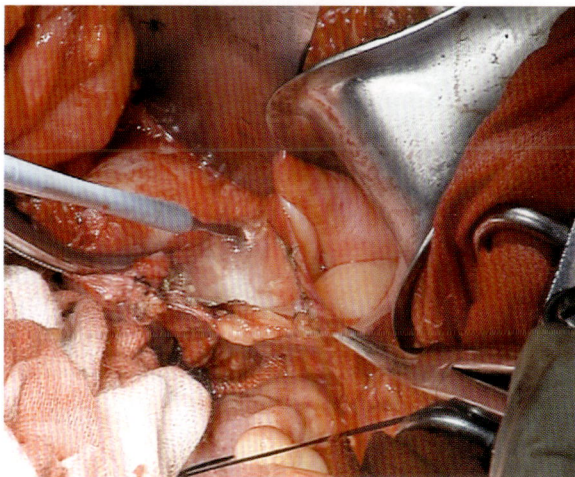

图 5-3-67　切断、缝扎左侧主韧带断端

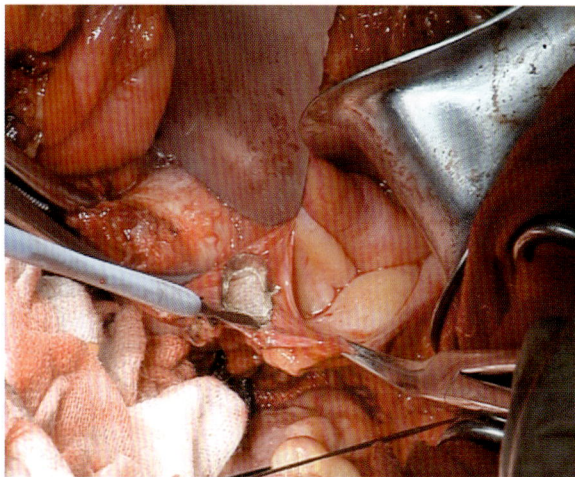

图 5-3-69　分离右侧膀胱侧后方间隙 2

14. 打开右侧输尿管隧道　充分分离膀胱阴道间隙后（图 5-3-68、图 5-3-69），在子宫旁血管的内侧、膀胱底上方寻找、确定输尿管隧道出口（图 5-3-70），然后用镊子提起膀胱宫颈韧带前叶，紧贴输尿管的上方寻找隧道入口（图 5-3-71），直角钳与输尿管走向平行，在输尿管上方分离隧道顶与输尿管上方的疏松间隙（图 5-3-72、图 5-3-73）。直角

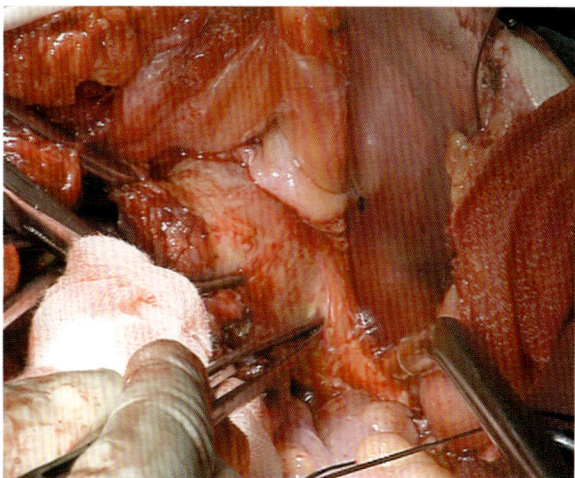

图 5-3-70　确定右侧输尿管隧道出口

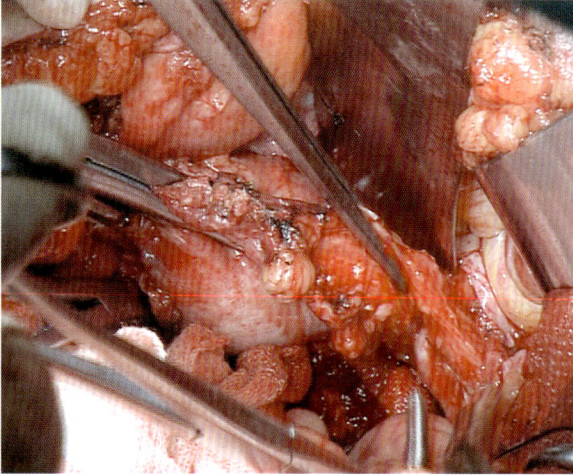

图 5-3-71 确定右侧输尿管隧道入口

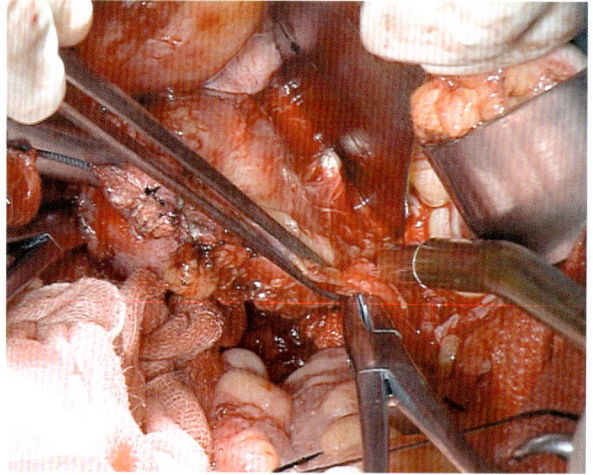

图 5-3-74 直角钳向右侧输尿管隧道出口方向分离

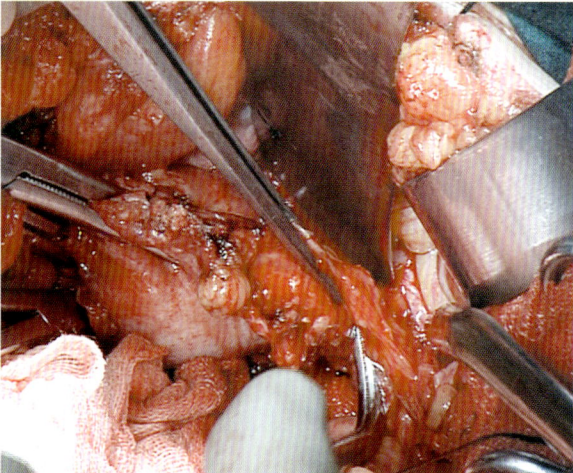

图 5-3-72 分离右侧输尿管隧道上方疏松间隙 1

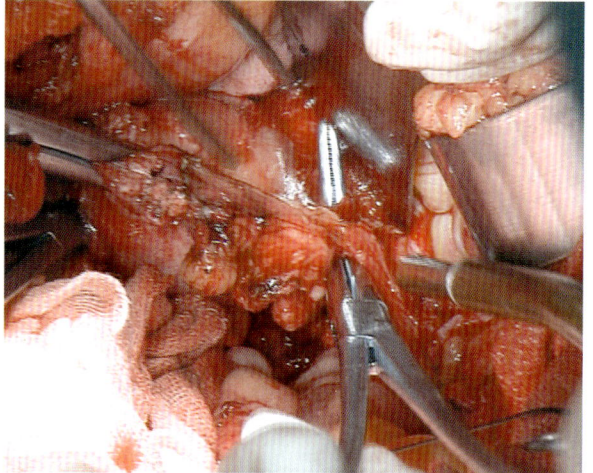

图 5-3-75 贯通右侧输尿管隧道

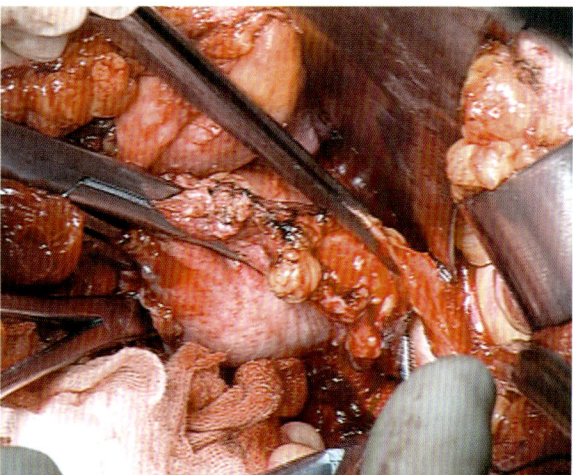

图 5-3-73 分离右侧输尿管隧道上方疏松间隙 2

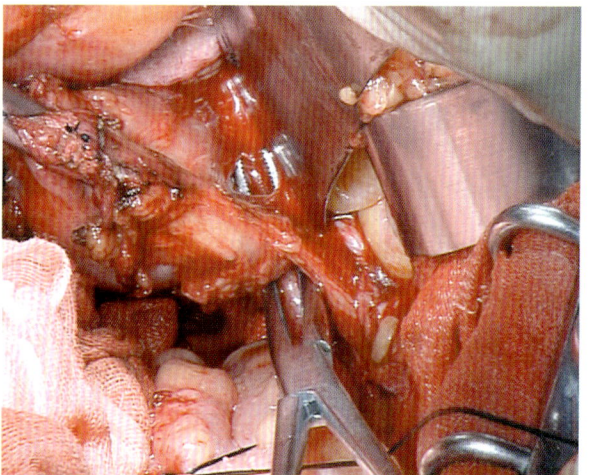

图 5-3-76 扩大右侧输尿管隧道

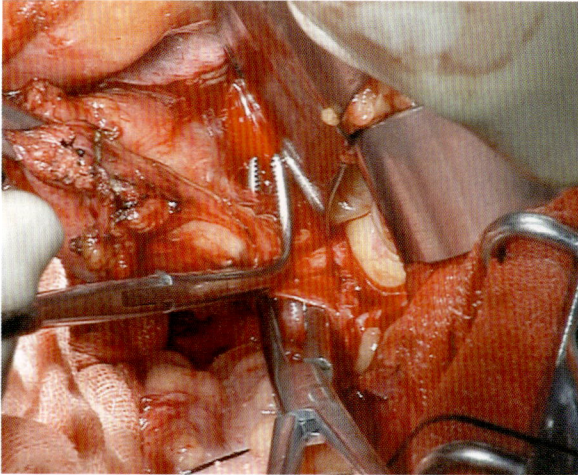

图 5-3-77　准备钳夹膀胱宫颈韧带前叶

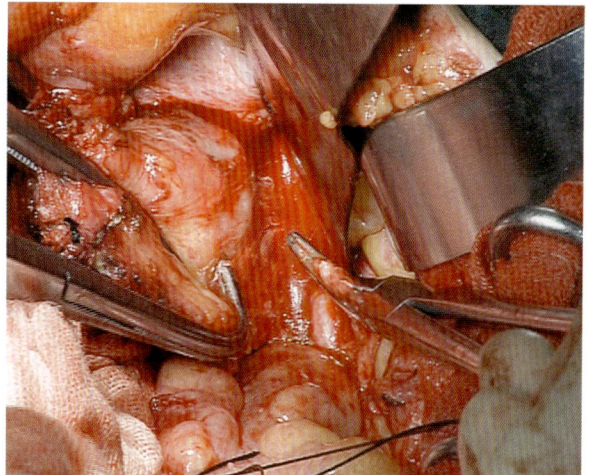

图 5-3-80　剪断右侧膀胱宫颈韧带前叶

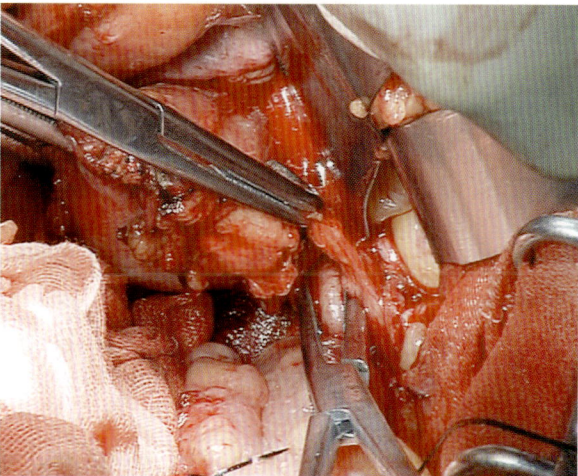

图 5-3-78　看清楚输尿管与膀胱宫颈韧带前叶
完全分离后才钳夹

15. 切断右侧主韧带　打开输尿管隧道后，用压肠板将输尿管向外侧分离，暴露膀胱侧间隙和主韧带（图 5-3-81、图 5-3-82）。用电刀清除主韧带周围的疏松结缔组织，目的是使清除后的主韧带可以一次钳夹切断，用长弯止血钳在膀胱侧间隙和直肠侧间隙之间一次钳夹主韧带（图 5-3-83），切断（图 5-3-84），7 号丝线缝扎（图 5-3-85）。切除主韧带的长度依手术分型而定。

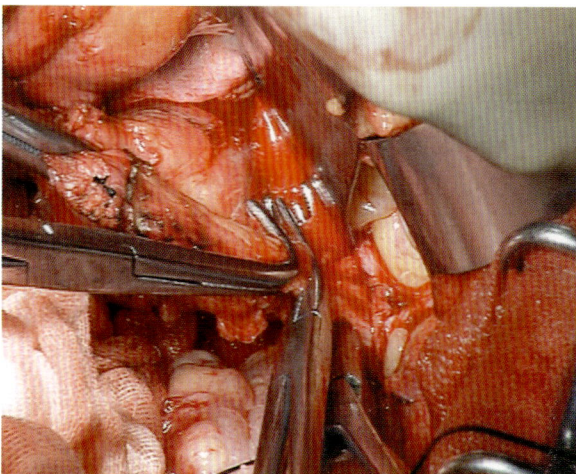

图 5-3-79　钳夹右侧膀胱宫颈韧带前叶的第二把钳

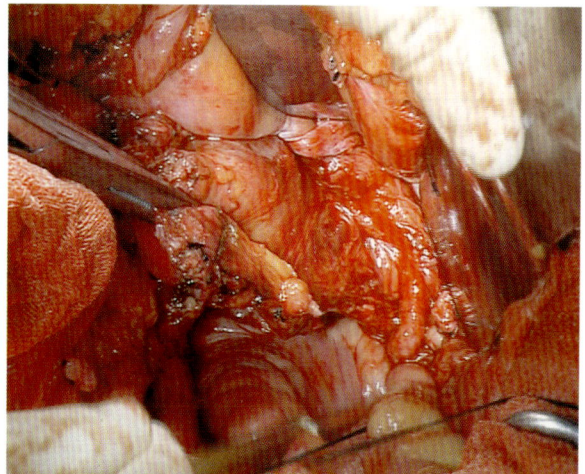

图 5-3-81　向外侧分离右侧输尿管并暴露膀胱侧间隙

16. 切除右侧阴道旁组织 继续向下分离膀胱和右侧输尿管,将残端宫颈向对侧牵拉,用压肠板将膀胱和输尿管向耻骨联合方向压开,暴露右侧阴道旁组织前方。继续向下推开直肠,暴露阴道旁组织后方。检查后面直肠分离水平是否恰当,检查无误后,用两把直角钳钳夹、切断阴道旁组织,7 号丝线缝扎(图 5-3-86、图 5-3-87)。

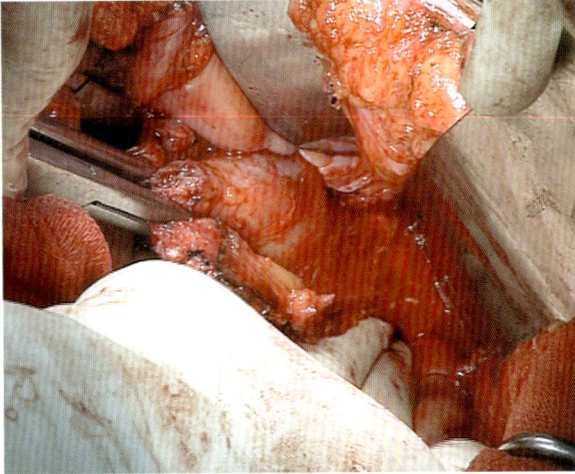
图 5-3-82 暴露右侧主韧带

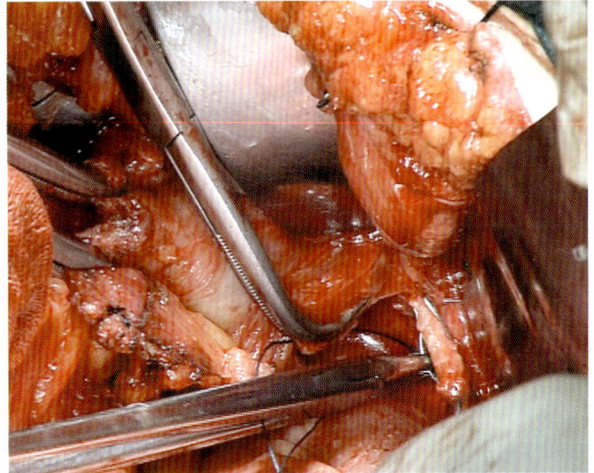
图 5-3-85 缝扎右侧主韧带

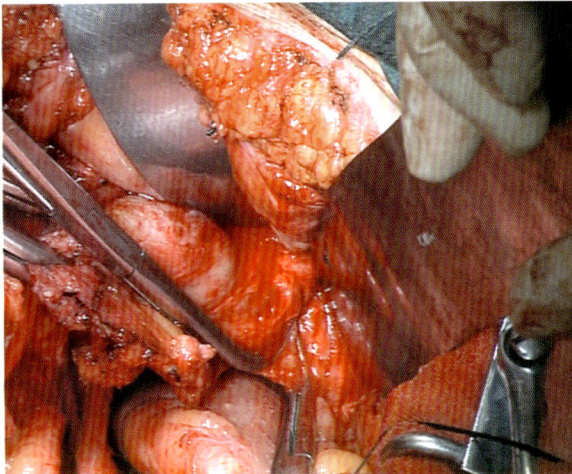
图 5-3-83 在膀胱侧间隙和直肠侧间隙之间钳夹主韧带

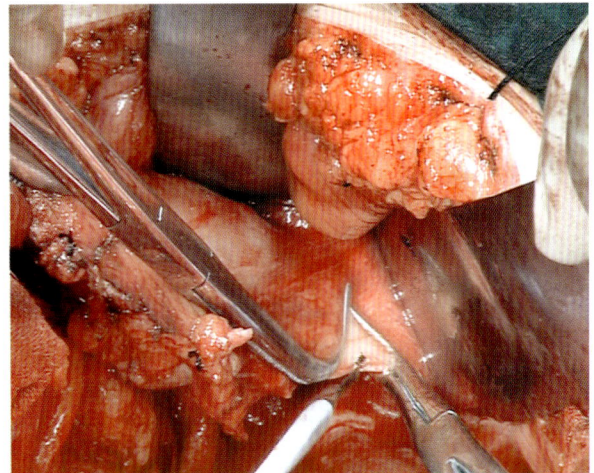
图 5-3-86 钳夹右侧阴道旁组织

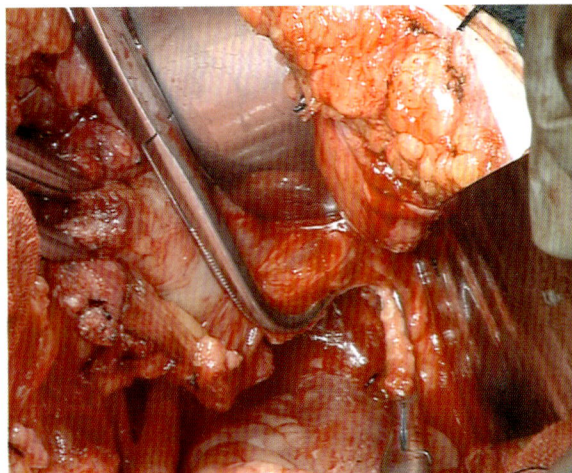
图 5-3-84 切断右侧主韧带

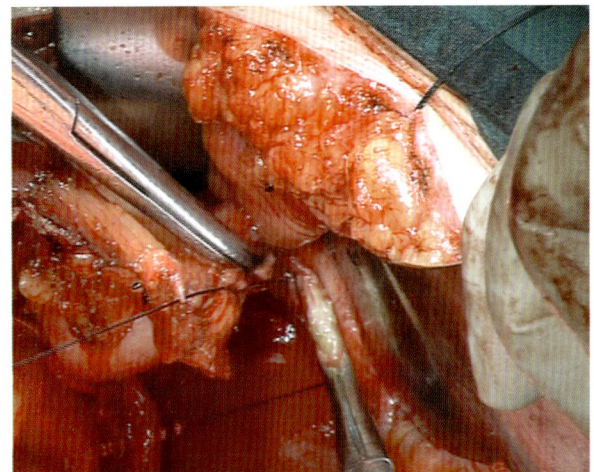
图 5-3-87 切断、缝扎右侧阴道旁组织

17. 切断、缝合阴道 继续向下分离膀胱阴道间隙,下推膀胱的长度依所需切除阴道的长度来决定(图 5-3-88),提起阴道残端至需要切除的阴道的长度,两把长弯血管钳与阴道长轴方向垂直、两钳尖对合钳夹阴道(图 5-3-89),大直角钳钳夹宫颈外口下方阴道穹窿处(图 5-3-90)。切断阴道(图 5-3-91),碘伏消毒阴道断端(图 5-3-92)。用2/0 可吸收线"U"字缝合阴道断端共三针即可(图 5-3-93~ 图 5-3-99)。至此,阴道缝合完毕,阴道和外界不相通。

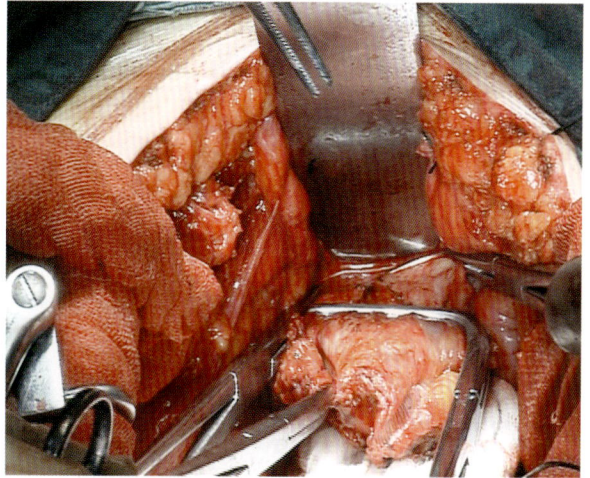

图 5-3-90 钳夹宫颈外口下方阴道穹窿

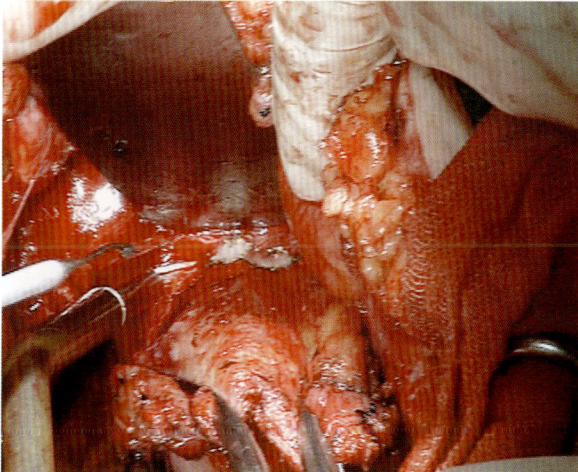

图 5-3-88 继续向下分离膀胱阴道间隙

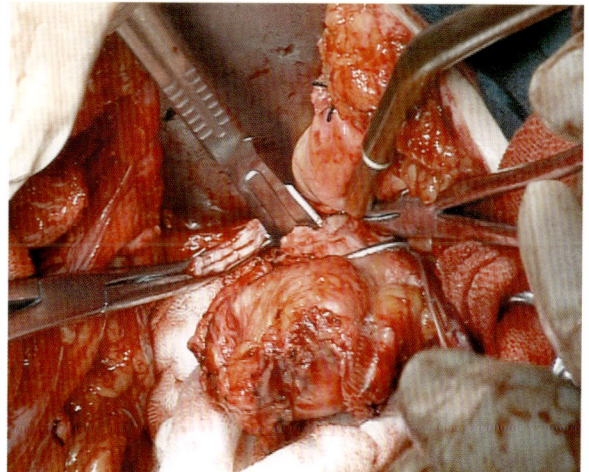

图 5-3-91 切断阴道

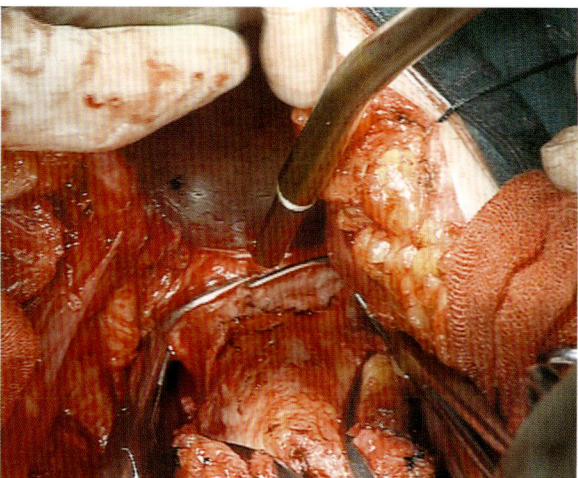

图 5-3-89 钳夹拟切断处的阴道

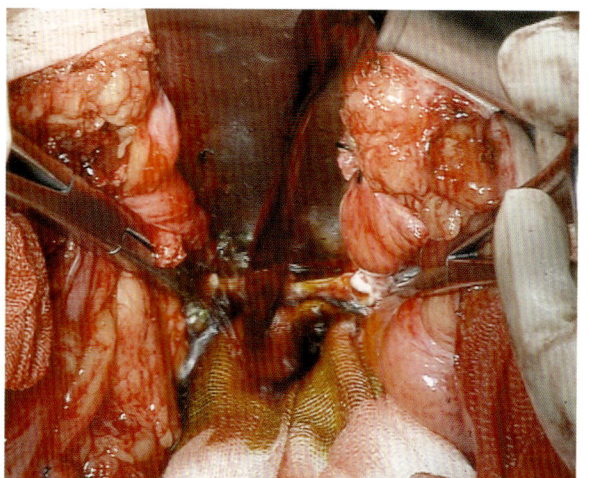

图 5-3-92 消毒阴道断端

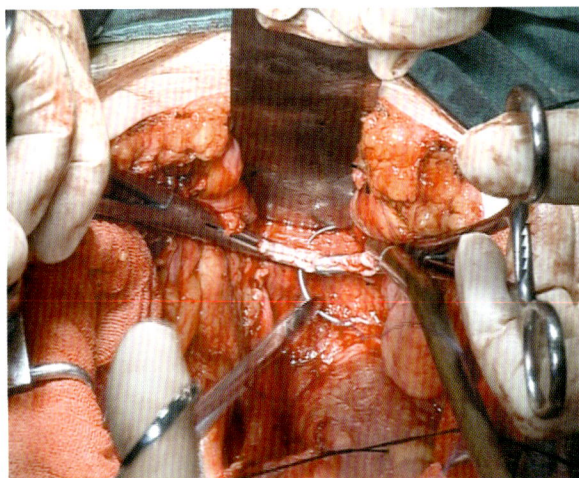

图 5-3-93 缝合阴道断端中间 1

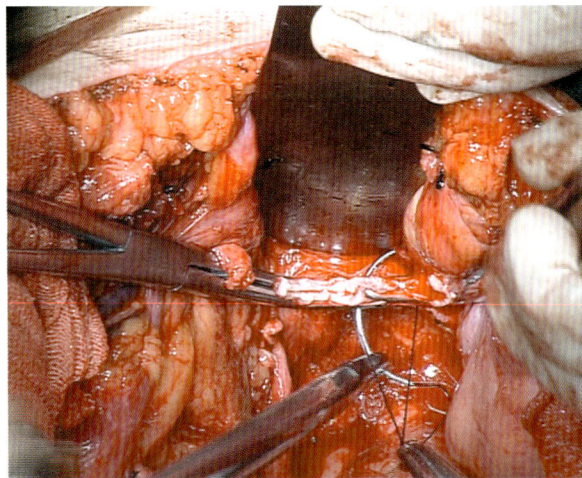

图 5-3-96 缝合阴道断端左侧（靠中间一针）

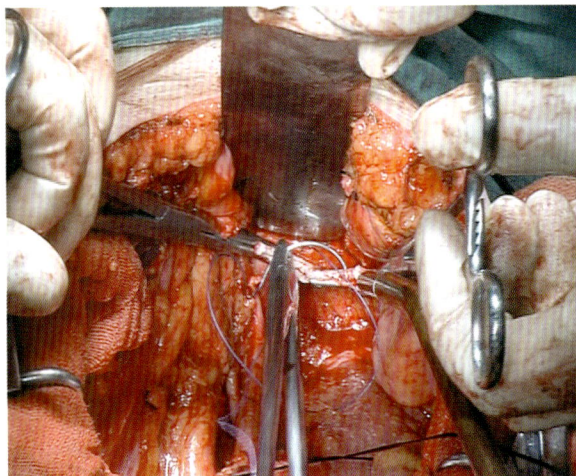

图 5-3-94 缝合阴道断端中间 2

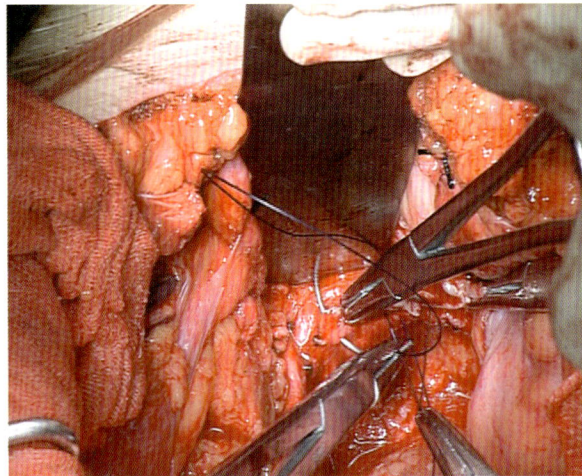

图 5-3-97 缝合阴道断端左侧（靠外侧一针）

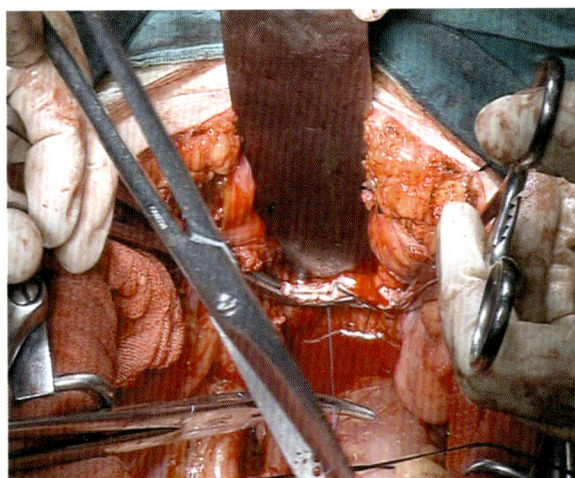

图 5-3-95 缝合阴道断端中间 3

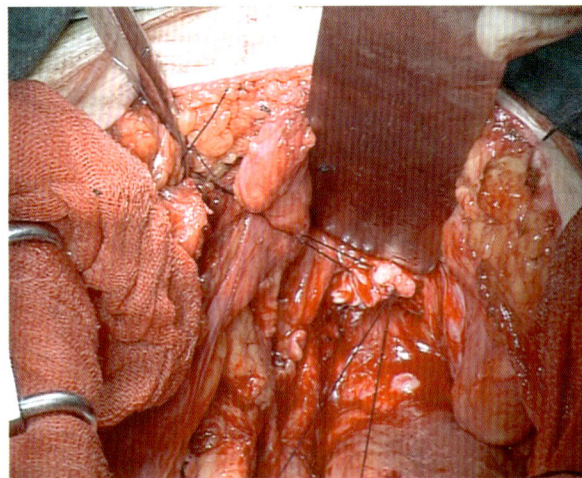

图 5-3-98 阴道断端两侧先打结

18. 检查标本 残端宫颈及宫旁组织切除后,将标本剖开,检查宫旁组织切除范围是否足够,切缘至病灶的距离,病灶的浸润深度、宽度等指标,初步判断术后是否需要辅助治疗(图5-3-100~图5-3-102)。

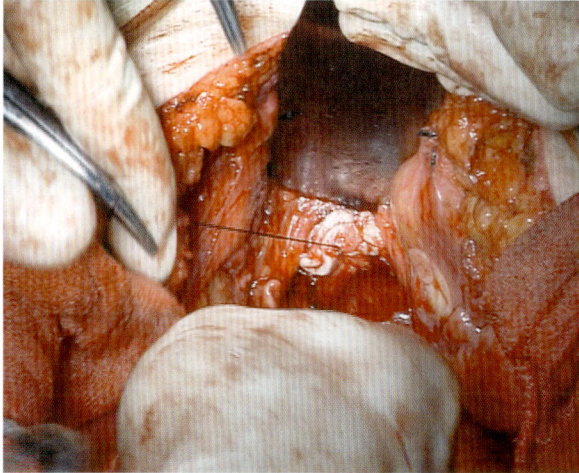

图 5-3-99 阴道断端中间缝线最后打结

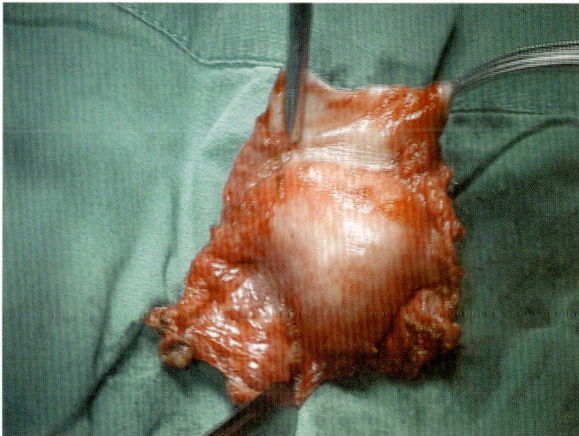

图 5-3-100 切除的标本

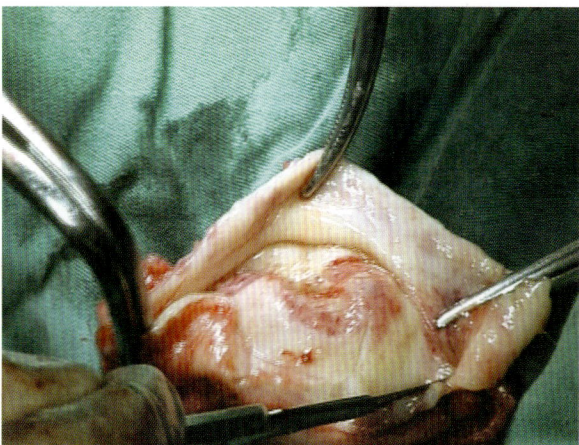

图 5-3-101 观察切缘与病灶边缘的距离

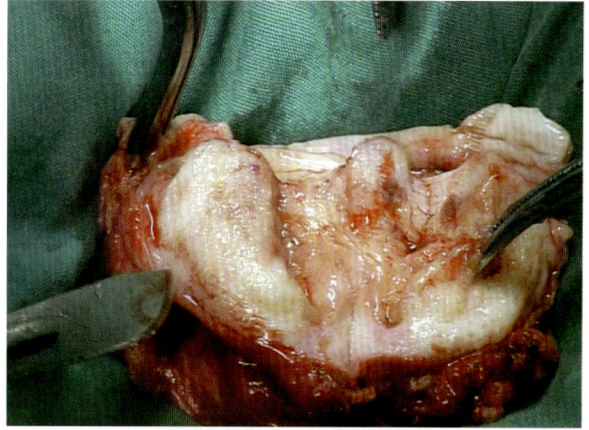

图 5-3-102 观察病灶浸润深度和宽度

五、手术难点和手术技巧

残端宫颈癌因原来有次全子宫切除的病史,前次手术有可能引起盆腹腔粘连。在做子宫次全切除时,需打开膀胱腹膜反折向下分离膀胱,所以膀胱与宫颈前方和阴道前壁多有紧密粘连。因此,残端宫颈广泛切除术的难点就在于分离粘连。

1. 分离膀胱宫颈阴道间隙 无手术史的患者在正常情况下膀胱宫颈阴道间隙较疏松,容易分离。宫颈残端癌由于有前次手术史,解剖结构发生改变,另一方面是由于失去了正常的子宫牵引,故行宫颈残端癌手术时,分离膀胱阴道间隙就是难中之难,也容易损伤膀胱,术后发生膀胱阴道瘘。膀胱阴道间隙是位于膀胱和阴道前壁之间的潜在间隙,两侧为膀胱宫颈韧带,切断膀胱宫颈韧带有利于下推膀胱,膀胱宫颈韧带内有丰富的动静脉,稍作分离即可引起出血。因此,分离膀胱宫颈阴道间隙可分步走,与打隧道切断膀胱宫颈韧带前叶交替、分次进行。最终把膀胱分离到足够切除阴道上段的程度。

膀胱与阴道之间粘连的分离和松解,准确辨认膀胱阴道间隙是分离成功的关键。残端宫颈广泛切除术膀胱阴道的分离有以下两种方法。

第一种方法是顺行分离法,如膀胱阴道界限清楚,可采用钝锐结合方法从上而下分离粘连;钝性分离适用于粘连疏松,部位较深的组织分离,如下推膀胱阻力小时,常提示层次较好,可以钝性下推;当遇阻力时,常提示层次欠佳,如果继续钝性分离,有可能会造成出血或损伤,此时宜小心仔细用剪刀或电刀锐性分离。锐性分离适用于界限清楚且粘连严重的分离。分离时注意用Allis钳夹起宫颈残端,使膀胱阴道间隙形成一定张力,这样可便于寻找间隙。在分离过程中要确认膀胱宫颈间隙的界限,粘连严重时,有时将膀胱壁误认为是膀胱宫颈间隙。如分离过程中渗血较多,没有见到正常的宫颈或阴道组织,要注意避免进入误区。如果解剖层次不准确,继续分离会造成不必要的出血和损伤。分离困难时,就要意识到是否进入膀胱肌层或浆膜层,避免误伤膀胱。

第二种方法是采用侧入逆行分离法。适用于粘连严重用顺行分离法无法分离膀胱宫颈阴道间隙时。手术按先易后难的原则,先从有间隙的地方入手,将严重的粘连减少到最低限度。可以从侧方入手,先尽可能把膀胱向下分离一部分到能够找到输尿管隧道出口,然后打开输尿管隧道,游离出输尿管下段,把输尿管向外侧推开同时分离出膀胱侧间隙,切断两侧主韧带。两侧主韧带切断后,残端宫颈可以提得更高。可以先从膀胱侧间隙处紧贴阴道旁组织的前方,用手指从两侧向中间分离,把膀胱后壁和阴道前壁之间的间隙打通。然后从下而上用钝性和锐性分离的方法,就可以把膀胱粘连附着处顺利分开。逆行分离法是利用了避开原手术粘连处的技巧来寻找正常的解剖间隙。因为次全宫切除术虽然分离了膀胱,但一般分离膀胱不会超过宫颈外口水平,术后形成的粘连也就到这个水平,在此水平以下即阴道上段处的膀胱阴道间隙一般仍存在。所以,绕过粘连处寻找正常解剖间隙就是手术容易成功的关键步骤。

2. **分离直肠阴道间隙**　一般来说,次全子宫切除术时因不需要切断宫骶韧带,没有分离过直肠阴道间隙,故此处一般没有致密的粘连。分离直肠阴道间隙并不困难。

直肠和阴道间隙解剖不清时,应直视肠管的走行,分离粘连宜以锐性和钝性相结合,特别是有炎症时组织糟脆,更应注意分离技巧。如果粘连严重,分离较困难,应寻找间隙,必要时先打开直肠侧腹膜,从两侧寻找阴道直肠间隙,避免损伤直肠。切开直肠侧腹膜,下推的技巧是示指沿着间隙,着力点置于宫骶韧带内侧,自内上向外下方分离,使直肠侧壁和宫骶韧带的内侧缘充分分离。然后再分离直肠阴道间隙的中间部分。

确认直肠阴道间隙上的腹膜,找准切入点是避免直肠损伤的关键。如在靠上位置选择切入点会损伤阴道筋膜引起出血。电刀切开腹膜宽度不宜太宽,切开直肠腹膜反折后,钳夹切开后的腹膜,在直肠阴道间隙内,紧贴阴道后壁用手指向下钝性分离直肠阴道间隙。着力点尽量放在直肠与阴道间隙之间,偏前损伤阴道筋膜引起出血,偏后会损伤直肠。

分离直肠阴道间隙中间部分之后,电刀切开直肠侧腹膜时应避免将直肠损伤。直肠侧腹膜如果不锐性分开,直肠侧方就难以下推到位,钳夹宫骶韧带时就有损伤直肠的危险。切开直肠侧腹膜,下推的技巧是示指沿着间隙,着力点在宫骶韧带的内侧,自上向下方分离,充分暴露宫骶韧带的浅层和深层。

3. **打开输尿管隧道**　宫颈残端癌手术的另一难点是膀胱宫颈韧带输尿管隧道段的处理,手术中一定要辨认清楚输尿管的走向及与临近组织的关系。因为前次手术后的粘连和瘢痕,致使解剖结构不清,往往膀胱分离不充分,导致暴露输尿管隧道出口的困难。此时不宜盲目追求一次就把输尿管隧道贯通,宜根据膀胱下推的程度分次贯通分离输尿管隧道,与下推膀胱交替进行。即先下推部分膀胱至无法下推时,打开部分输尿管隧道,再继续下推膀胱,再打开部分输尿管隧道至能够分离膀胱侧间隙,暴露主韧带并切断之,然后如上逆行分离法分离膀胱阴道间隙,把膀胱完全分离后再切除阴道旁组织。在切除阴道旁组织时,必须切断膀胱宫颈韧带前叶将输尿管游离,这样就能避免损伤输尿管。

第四节　妊娠合并宫颈癌手术

一、概述

妊娠期、产褥期和产后 6 个月内发现的宫颈癌都应归为"妊娠合并宫颈癌",发生率约为 1.2 : 10 000。有 1%~3% 的宫颈癌在妊娠期诊断。在发达国家中的病例主要为早期,特别是微小浸润癌,Ⅰ 期占 69%~83%。虽然妊娠期合并宫颈癌较少见,但其仍是妊娠妇女最常合并的恶性肿瘤,也是育龄妇女主要的死因之一。

传统认为,妊娠期间盆腔血流丰富,会促进宫颈癌的进展、加速癌细胞的转移。实际上,妊娠期间由 CIN 进展为浸润癌的概率极低。相反,妊娠期激素水平变化等因素使 HSIL 有很大概率转化为 LSIL、使 LSIL 转为正常。可见妊娠并不会提高宫颈癌的分期。妊娠合并宫颈癌患者的预后与同期别不合并妊娠宫颈癌患者相比较无明显差异。妊娠一旦合并宫颈癌,就会涉及产科、肿瘤科、新生儿科等多方面的问题。因此在诊治过程中,不但要积极治疗宫颈癌,提高其治愈率,更要兼顾到提高围产儿的存活率,因而在治疗方法上与非妊娠妇女有所不同。

二、妊娠期宫颈病理学特征及筛查

(一) 妊娠期宫颈病理变化

1. 宫颈间质的改变　妊娠期高水平的孕激素可引起宫颈间质发生改变,主要为间质水肿,并有炎细胞浸润,使宫颈体积增大,松软,甚至呈海绵状。约有 1/3 的妊娠宫颈间质细胞发生蜕膜反应,这些改变通常在产后两个月消失,临床上检查可见宫颈外口呈暗红色,质地脆软,呈息肉状或乳头状突起,易出血。

2. 宫颈内膜腺上皮的改变　妊娠期在雌激素的作用下宫颈可出现生理性外翻,使宫颈管内膜过度增生,并伸出至宫颈外口。在约 15%~20% 妊娠宫颈生理性外翻的颈管可发生鳞状上皮化生,也可由储备细胞增生向鳞状上皮分化。这些外生的鳞状上皮的底层细胞可表现增生活跃,核深染,核分裂象。少数增生的细胞异型性明显,极向紊乱,核分裂象多,易与原位癌相混淆。出现以上

这些改变的病例,约 3/4 以上可在产后 6 周左右恢复。

妊娠期宫颈管内膜腺体增生,增生的腺体可形成息肉状突起伸入宫颈管腔内。妊娠期也可发生腺瘤样增生,即在颈管内膜上皮出现增生倾向时,在原有腺体的腺腔内有新的腺体形成即套管现象,这些腺体被覆立方或扁平上皮。这种增生有时非常明显,其体积及组织学表现类似腺癌,易误诊为腺癌。

3. 宫颈阴道鳞状上皮的改变　妊娠期宫颈阴道部鳞状上皮厚度增加,基底和副基底细胞增生活跃,核深染。少数病例基底细胞增生活跃显著,甚至完全取代了复层鳞状上皮的镶嵌式结构,细胞极性消失,见核分裂象,细胞有不同程度的异型性,此时与宫颈原位癌相似。在宫颈脱落细胞学检查中也有相应的改变。

妊娠宫颈的一些生理变化难以与 CIN 鉴别,腺瘤样增生病灶增多且明显,易误诊为腺癌。储备细胞增生或鳞状细胞化生,可被疑为间质内鳞状细胞而被误诊为鳞形细胞癌。临床检查如发现宫颈异常应作宫颈脱落细胞学检查,如为 HSIL 和怀疑有浸润性病变时应行阴道镜下活检,首先除外癌。

(二) 妊娠期宫颈癌筛查及处理原则

1. 妊娠不是筛查的禁忌证,筛查方式与非妊娠女性基本相同。

2. HSIL 和怀疑有浸润性病变时应行阴道镜下活检。

3. 阴道镜检查应咨询有经验的阴道镜医生。

4. 妊娠期不行宫颈管搔刮术(endocervical canal curretement,ECC)。

5. 怀疑有浸润性病变时,才考虑诊断性锥切。

6. 若为 CIN,待到产后治疗。

三、宫颈癌诊治方法对妊娠的影响

(一) 宫颈薄层液基细胞学检查、宫颈活检和 ECC

由于妊娠期激素改变,使宫颈发生相应变化,某些改变与 CIN 或宫颈癌相似,必须予以区别。

故早孕期应常规做妇科检查,除了解子宫附件情况外,还应常规做宫颈细胞学检查。目前认为妊娠期行宫颈细胞学检查和阴道镜下宫颈活检是安全的。虽然在 NCCN、ASCCP 等指南中明确指出妊娠期禁用 ECC。然而至目前为止,仍没有明确的循证医学证据支持 ECC 与不良妊娠结局相关。

(二)宫颈锥切术

妊娠期行宫颈锥切术可能会发生一些手术并发症,如流产(7%~50%)、出血(5%~10%)、早产(12%)、感染。出血以妊娠最初 3 个月最为常见。在孕晚期行锥切术,则早产率明显增加。

妊娠期锥切需遵循如下原则。

1. 只有怀疑有浸润性病变时,才考虑诊断性锥切。

2. 为避免并发症,锥切应为诊断性而非治疗性。

3. 锥切术最好在孕 14~20 周进行。

4. 锥切伤口会使分娩过程中出血量增加,故分娩前 4 周内应避免行锥切术。

(三)放疗对妊娠的影响

妊娠期放疗会导致胎儿死亡、畸形、神经系统发育迟缓、白血病等肿瘤。

1. 孕 1 周内,放疗会导致着床失败、胚胎死亡。

2. 孕 2~8 周,放疗多会导致畸形。

3. 孕 8~25 周,每 1Gy 的放射量会降低新生儿 IQ 21 分、神经系统发育延缓 40%。孕 25 周后敏感性下降。

4. 放疗剂量达到 34~40Gy 会出现流产。

5. 接受放疗后发生流产的时间:Sood 等报道 3 例,流产发生在放疗后 24 天内;Prem 等报道,发生流产的平均时间为放疗后 34 天。

(四)化疗对妊娠的影响

已有明确的证据证明,所有化疗药均可通过胎盘进入胎儿体内。化疗引起的不良反应主要与孕周有关。

1. **孕 1~10 天为胚胎植入期** 存在"全或无"现象,化疗可杀死胚胎,胚胎也可以发育成正常胎儿。

2. **孕 10 天到孕 8 周为胎儿器官形成期** 是胎儿形成过程中最为敏感的时期。各器官主要在此阶段成形,此时化疗的使用极易导致各种畸形的产生。

3. **孕 8 周后为胎儿期** 胎儿对致畸因子的敏感程度降低。但 14 周前神经系统、血液系统、生殖系统、眼仍在发育。此阶段使用化疗致畸作用仍较强。

4. **孕 13 周后** 使用化疗是安全的,但其远期毒性现在暂时无人评估。目前一致认为妊娠合并宫颈癌时,为防止畸形产生,化疗应在孕 13 周后进行。

5. **妊娠期化疗药物的选择** 化疗药主要分为四类:烷化剂、抗代谢剂、有丝分裂微管抑制剂、拓扑异构酶抑制剂。目前较确定的致畸性较高的药物主要有:MTX、5-Fu、阿糖胞苷、白消安、环磷酰胺、苯丁酸氮芥。现有文献报道妊娠合并宫颈癌的化疗方案以铂类为主。

四、妊娠合并宫颈癌的治疗

对早期妊娠合并宫颈癌是否继续妊娠延缓治疗尚有争议,因为对妊娠期肿瘤是否进展尚不能取得一致意见。FIGO 指南指出根据诊断宫颈癌时的孕周,决定立即治疗或延迟手术或放疗。要求保留胎儿者,可酌情延期治疗使胎儿有存活能力。如胎儿珍贵,是否延缓治疗取决于肿瘤期别、病灶大小、组织类型、分化程度、妊娠需等待的周数、孕母对妊娠的决定以及家庭对孩子的期望等。在延迟手术或放疗期间,ⅠB₂ 期及以上可考虑化疗并促胎肺成熟。妊娠 13 周后使用顺铂和紫杉醇是安全的,推荐顺铂＋紫杉醇方案。分娩方式以剖宫产＋广泛全宫切除和盆腔淋巴结切除术为宜。

各期宫颈癌结合孕周的处理原则如下。

1. **ⅠA₁ 期者** 可行宫颈锥切,锥切切缘阴性者,观察至孕晚期并经阴道分娩。

2. **ⅠA₂ 期及以上者**

(1)孕 20 周前确诊者,不考虑推迟治疗,即行手术或放疗。

(2)孕 28 周后确诊者,等待胎儿成熟后再治疗。

(3)孕 20~28 周间确诊者,ⅠA₂、ⅠB₁~₂ 和 ⅡA₁ 期可以推迟至胎儿成熟再行治疗,不影响预后。ⅠB₃、ⅡA₂ 期可考虑化疗,待胎儿成熟时终止妊娠。ⅡB 期及以上不宜推迟治疗。

(4)所有终止妊娠的时间不应超过 34 周。

五、妊娠期根治性子宫切除术难点及手术技巧

妊娠期根治性子宫切除术有两种术式,一是不先娩出胎儿,连胎儿一起行根治性子宫切除术,该手术主要适应于妊娠 20 周以前不保留胎儿者。

二是先娩出胎儿，再行根治性子宫切除术，适应于延迟治疗胎儿能存活的患者，先做剖宫产，娩出胎儿及胎盘后，再行根治性子宫切除术。

下面介绍剖宫产同时根治性子宫切除术的手术方法和注意事项。

这些病例剖宫产的时机多选择在妊娠33~34周进行。此时子宫下段已形成，故一般可采用子宫下段剖宫产。娩出胎儿和胎盘后，子宫下段的子宫切口可以连续缝合止血，然后开始进行根治性子宫切除术（图5-4-1）。由于妊娠子宫较大妨碍盆腔侧壁的手术操作，故一般先切除子宫之后再切除盆腔淋巴结。

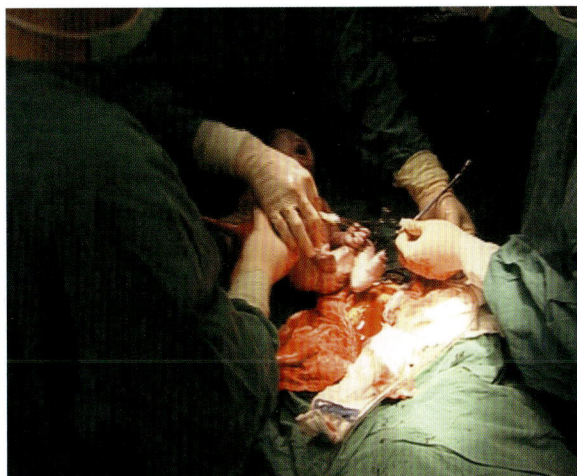

图5-4-1　剖宫产娩出胎儿

（一）手术难点

剖宫产同时行广泛性子宫切除术主要有两个特点，一是妊娠期盆腔充血、血管增粗，手术操作难度较大，手术时容易出血；二是子宫大、宫旁宽，妨碍手术操作，增加切除难度。所以，术中需注意止血，缝线结扎牢靠。切断组织时可能需要分次钳夹、切断。另外，因血管较粗，如有出血一般比较凶猛，故手术操作需快速、准确，方能顺利完成本手术。但其手术步骤和手术方法与非妊娠子宫的根治性切除术基本相同，故本节仅简要列出该手术的简要步骤，手术技巧请参见其他相关章节。

（二）手术步骤（视频5-4-1）

视频5-4-1
剖宫产同时广泛性子宫切除术

1. 处理左侧附件　首先扩大腹部切口暴露手术野（图5-4-2），在圆韧带中、外侧1/3处钳夹、切断、结扎左侧圆韧带（图5-4-3），沿圆韧带切口向患者头侧在髂腰肌表面阔韧带前叶的无血管区打开阔韧带前叶，暴露髂腰肌（图5-4-4）和左输尿管中下段（图5-4-5）。用手指在输尿管上方顶起阔韧带后叶（图5-4-6），剪刀或电刀向患者足侧切开阔韧带前叶腹膜至左侧宫旁（图5-4-7）。

该患者保留左侧卵巢。在输卵管系膜的无血管区打洞，分次钳夹、切断、结扎输卵管系膜至宫角处（图5-4-8、图5-4-9），钳夹、切断、缝扎左侧卵巢固有韧带（图5-4-10、图5-4-11）。至此，左侧附件已处理完毕，将保留的左侧卵巢连同漏斗韧带放置于上腹部。

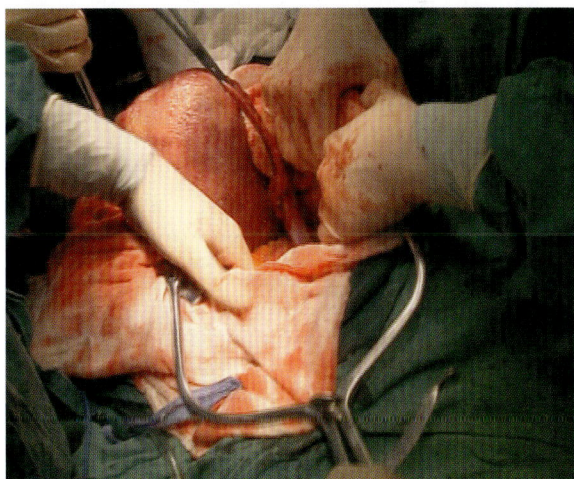

图5-4-2　暴露盆腔手术野

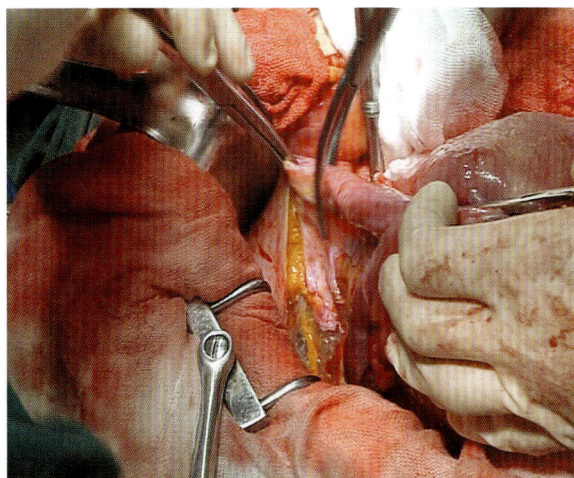

图5-4-3　切断左侧圆韧带

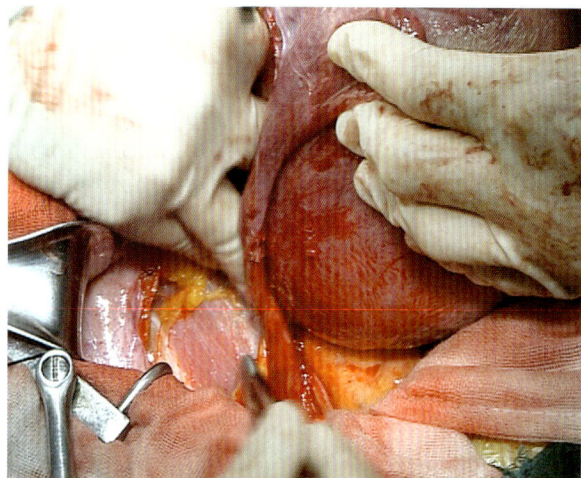

图 5-4-4 暴露左侧髂腰肌

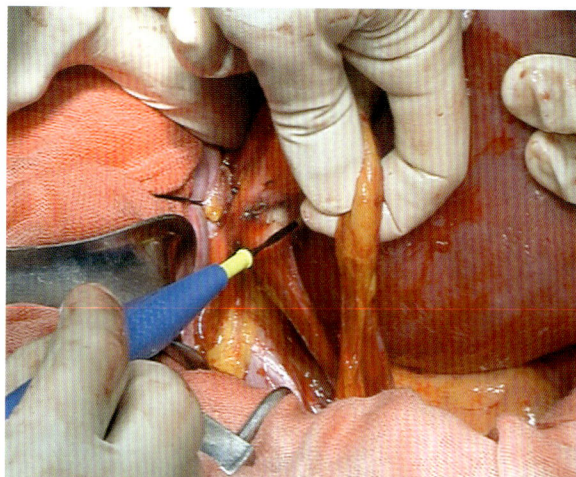

图 5-4-7 向下切开阔韧带后叶至左侧宫旁

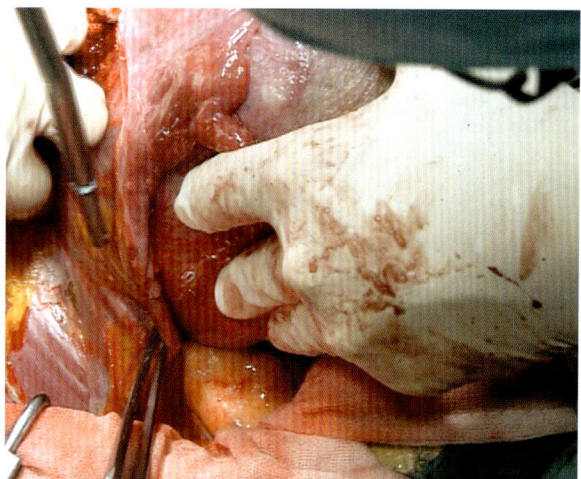

图 5-4-5 暴露左侧输尿管中下段

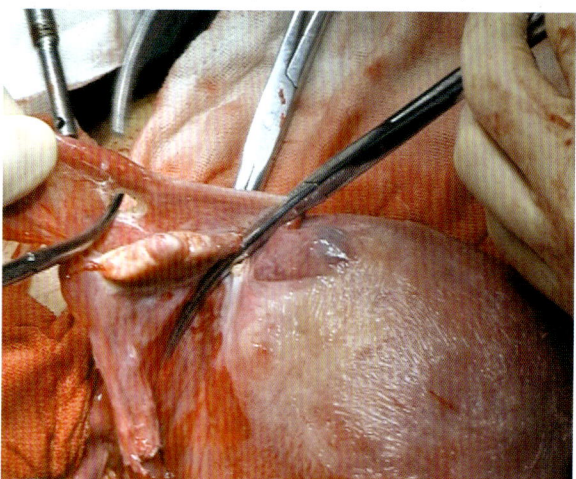

图 5-4-8 切断左侧输卵管系膜

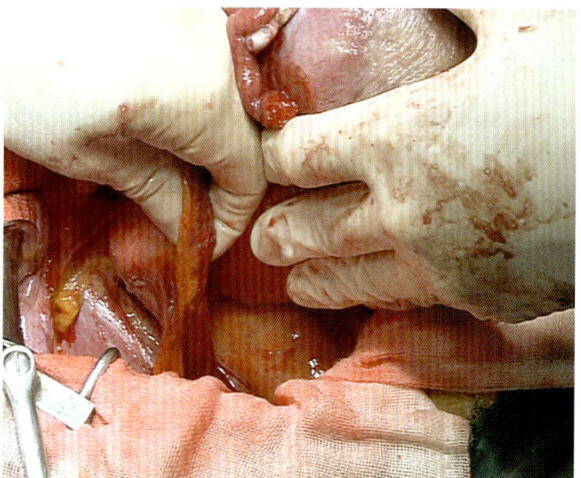

图 5-4-6 顶起输尿管上方阔韧带后叶

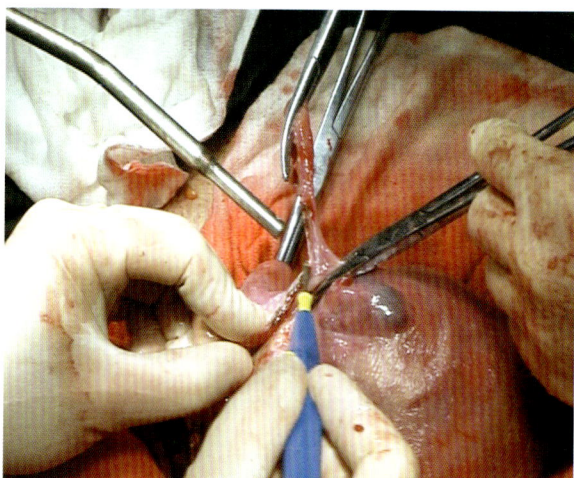

图 5-4-9 分离左侧输卵管系膜至宫角处

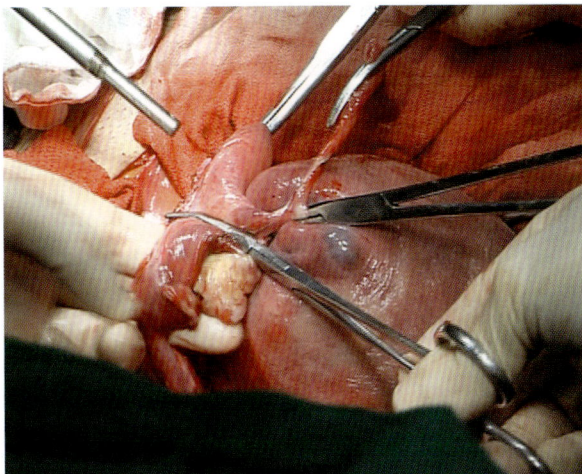

图 5-4-10　钳夹左侧卵巢固有韧带

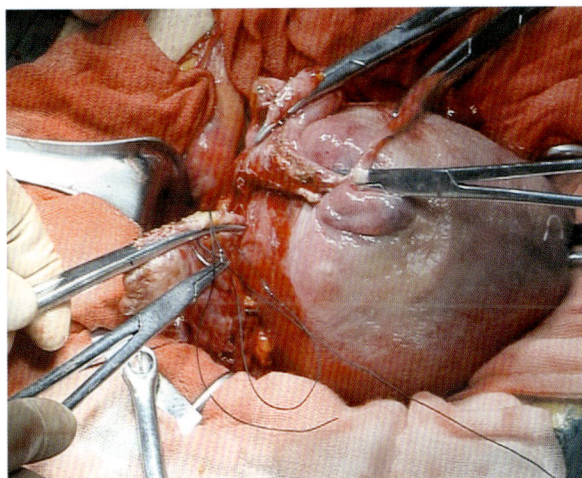

图 5-4-11　缝扎左侧卵巢固有韧带

2. 处理右侧附件　按处理左侧附件同样的方法处理右侧附件。在切开阔韧带前叶时，不要在靠近骨盆漏斗韧带的地方切开，因其后方有丰富的血管，应在髂腰肌表面的无血管区处切开腹膜（图 5-4-12）。向头侧延伸右侧阔韧带前叶切口（图 5-4-13）。向足侧切开阔韧带前叶腹膜至圆韧带边缘（图 5-4-14），在圆韧带中、外侧 1/3 处切断圆韧带（图 5-4-15）。结扎圆韧带断端，并保留缝线悬吊于腹腔外，便于暴露术野。继续向足侧切开阔韧带前叶腹膜和膀胱腹膜反折，与左侧阔韧带前叶腹膜切缘相接。向子宫角方向切开阔韧带前叶的圆韧带系膜至子宫角（图 5-4-16、图 5-4-17）。

分离阔韧带内疏松组织（图 5-4-18），暴露外侧的髂腰肌和内侧的输尿管中下段（图 5-4-19）。看清输尿管和骨盆漏斗韧带的解剖关系后，在输尿管上方和骨盆漏斗韧带内血管交叉处的无血

管区，用左手中指和示指向内侧分离阔韧带后叶。在无血管区剪开阔韧带后叶腹膜。在距离输尿管上约 2cm 处，与输尿管平行切开阔韧带后叶腹膜（图 5-4-20）。这时骨盆漏斗韧带已经充分游离。如果不保留卵巢，可在该处钳夹、切断骨盆漏斗韧带。该例患者准备保留右侧卵巢，故继续向足侧剪开阔韧带后叶腹膜至卵巢固有韧带边缘（图 5-4-21）。自输卵管伞端起分次钳夹、切断、结扎输尿管系膜至宫角处（图 5-4-22、图 5-4-23）。钳夹、切断、缝扎卵巢固有韧带（图 5-4-24、图 5-4-25）。注意保护卵巢和卵巢血管，分离时需注意保留一片完整的卵巢血管表面的腹膜，不能横断，否则卵巢动静脉容易损伤或被拉断。最后将保留的右侧卵巢放置于上腹部。

至此，两侧附件已处理完毕，如果患者需要切除盆腔淋巴结，此时即可开始进行盆腔淋巴结切除术或先行广泛性子宫切除术后再切除盆腔淋巴结。

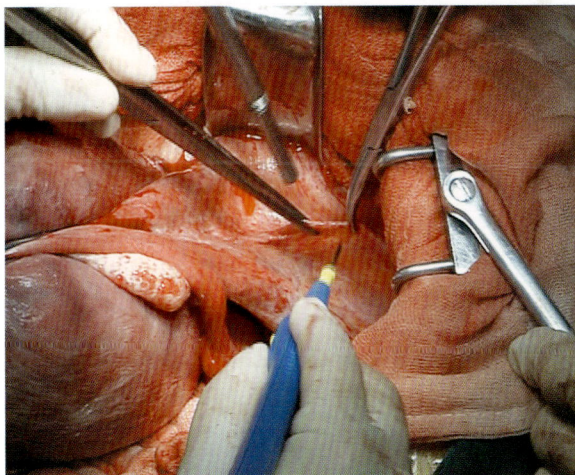

图 5-4-12　切开右侧阔韧带前叶无血管区

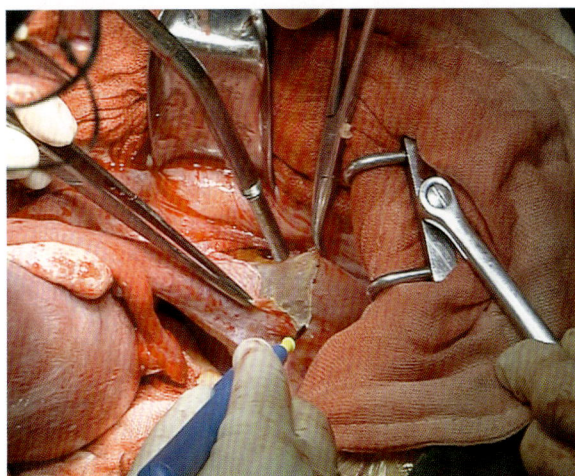

图 5-4-13　向头侧延长右侧阔韧带前叶切口

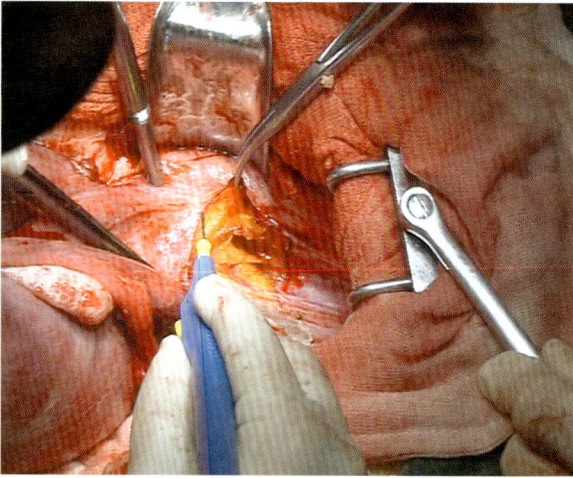

图 5-4-14 向足侧延长右侧阔韧带前叶切口至圆韧带

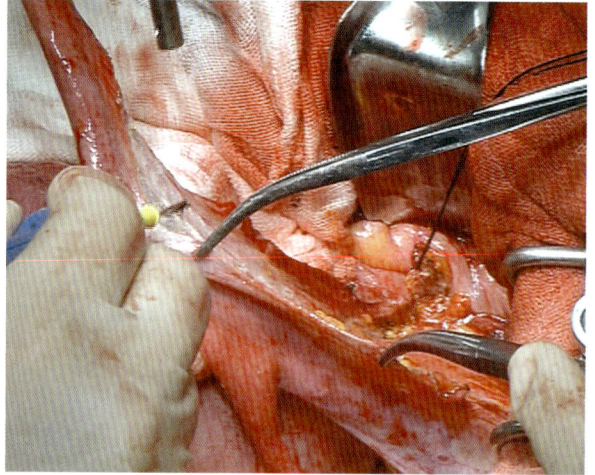

图 5-4-17 切开圆韧带系膜至子宫角

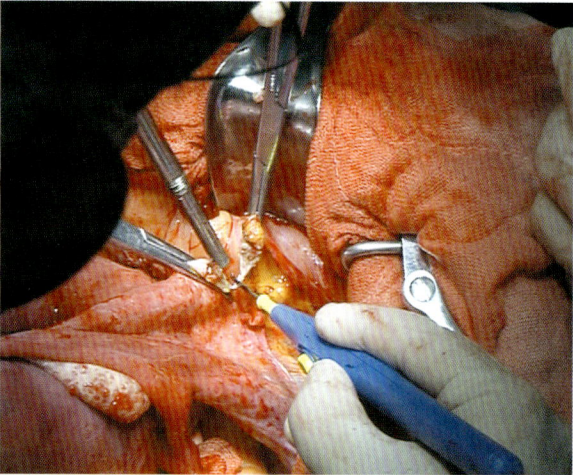

图 5-4-15 切断右侧圆韧带

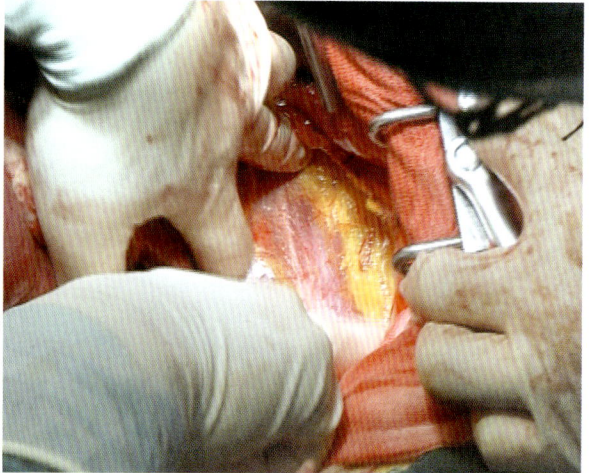

图 5-4-18 分离髂腰肌表面的腹膜后间隙

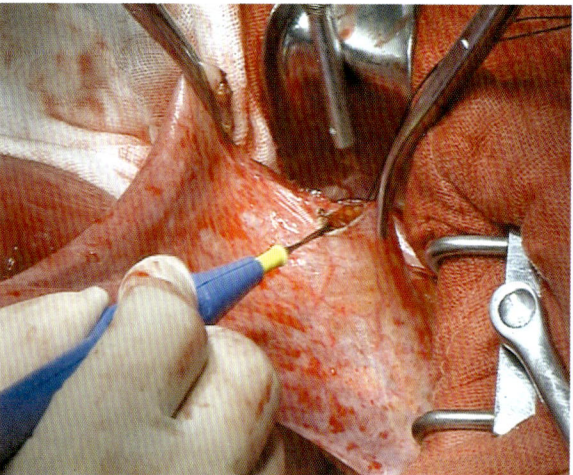

图 5-4-16 向子宫角方向切开圆韧带系膜的阔韧带前叶

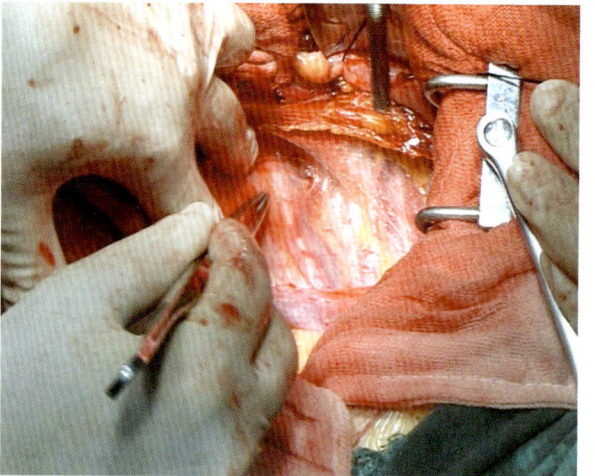

图 5-4-19 暴露右侧输尿管

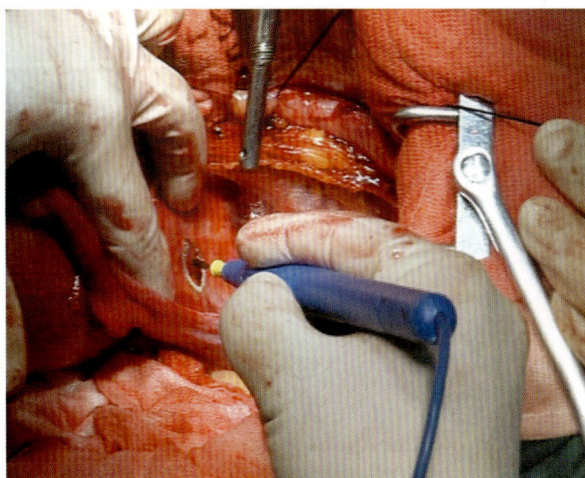

图 5-4-20 在距离输尿管上方约 2cm 处切开阔韧带后叶

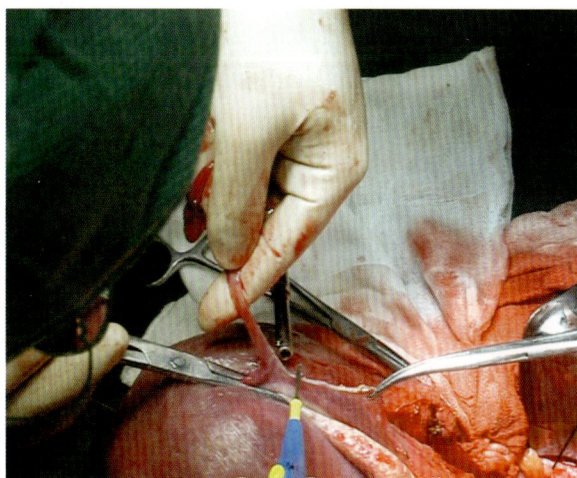

图 5-4-23 切断右侧输卵管系膜至子宫角

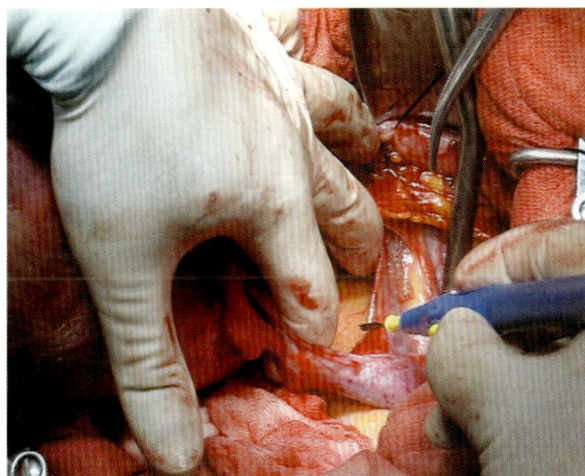

图 5-4-21 与输尿管平行向头、足侧切开阔韧带后叶

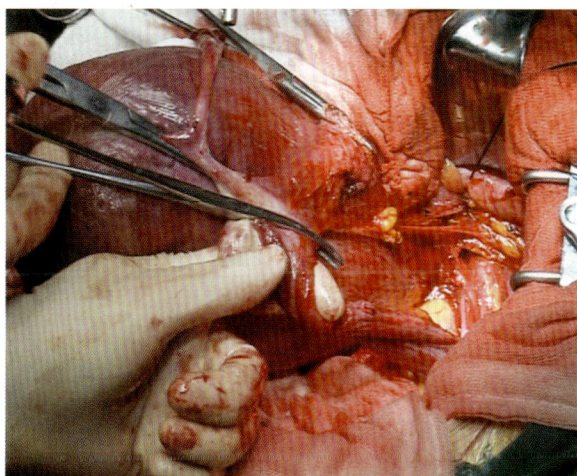

图 5-4-24 钳夹右侧卵巢固有韧带

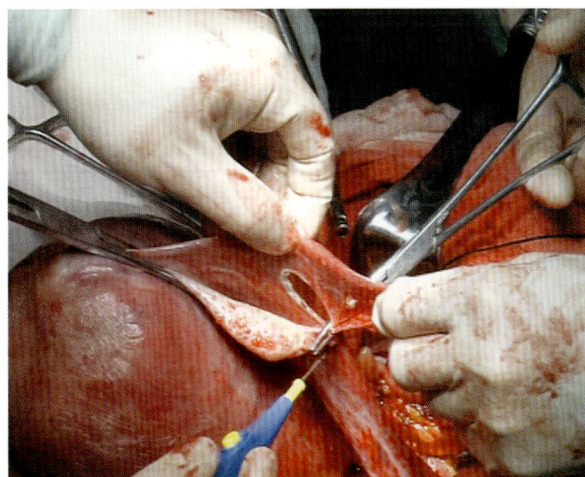

图 5-4-22 分离右侧输卵管伞端系膜并切断

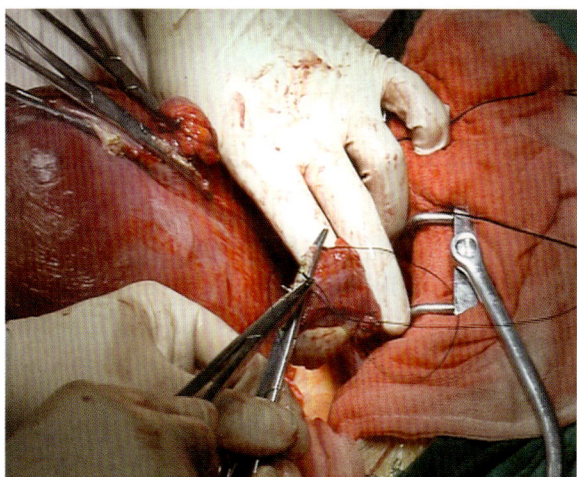

图 5-4-25 缝扎右侧卵巢固有韧带

3. 切除宫骶韧带 在切除宫骶韧带之前,首先要分离出两个直肠侧间隙和阴道直肠间隙。

分离直肠侧间隙(图 5-4-26~图 5-4-35)的目的是暴露宫骶韧带的外侧缘,与此同时将输尿管中下段与宫骶韧带分开。分离直肠侧间隙时,在输尿管的内侧,紧贴阔韧带后叶腹膜处分离可以减少出血而顺利分离出直肠侧间隙。然后用剪刀或电刀向足侧切开阔韧带后叶腹膜至直肠侧方。在切开阔韧带后叶腹膜时注意保护输尿管不受损伤。可以依术者习惯先分离左侧然后再分离右侧直肠侧间隙;或者先右后左。分离两侧直肠侧间隙的方法相同。

分离阴道直肠间隙的关键是找准解剖间隙。常见的错误是因过分担心损伤直肠而在子宫直肠腹膜反折之上切开了阴道后壁表面的腹膜,损伤阴道后壁造成出血。正确的方法是先用电刀或剪刀用锐性的方法,在疏松的间隙的表面切开腹膜,从正常的解剖间隙分离阴道后壁和直肠前壁(图 5-4-36)。分离出疏松间隙之后,再用手指紧贴阴道后壁向下轻轻钝性分离直肠前壁和阴道后壁之间的间隙(图 5-4-37、图 5-4-38)。分离的深度依阴道拟切除的长度而定,如果阴道拟切除 3cm,钝性分离 2~3cm 的长度已足够,因为在反折腹膜之上已有 2cm 左右的阴道。

宫骶韧带的内侧缘与直肠侧壁相邻,在切除宫骶韧带之前需先把直肠侧壁与宫骶韧带内侧分开。两者相邻处有直肠侧腹膜覆盖,故下一步骤是要先切开直肠侧腹膜。切开直肠侧腹膜的长度根据宫骶韧带的切除范围而定。如果拟贴近骶前切除宫骶韧带,则需完全切开直肠侧腹膜。如果是 II 型子宫切除术拟切除 1/2 的宫骶韧带,则只需切开 2/3 的直肠侧腹膜即可(图 5-4-39)。宫骶韧带分浅层和深层,浅层可以用电刀直接切断(图 5-4-40),切断后开始分离宫骶韧带的深层,用手指紧贴宫骶韧带的内侧钝性充分分离直肠和宫骶韧带,分离出宫骶韧带深层后,用两把直角钳钳夹,直角钳钳夹方向应与直肠平行(图 5-4-41),然后切断宫骶韧带深层,断端用 7 号丝线缝扎(图 5-4-42、图 5-4-43)。

同法切除左侧宫骶韧带(图 5-4-44~图 5-4-53)。

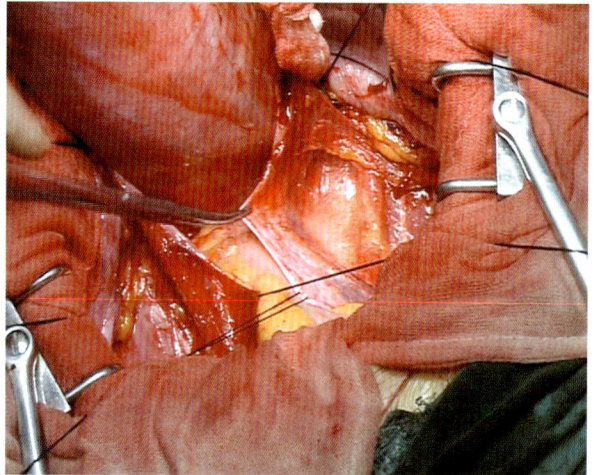

图 5-4-26 血管钳提起右侧阔韧带后叶腹膜并向内侧牵拉

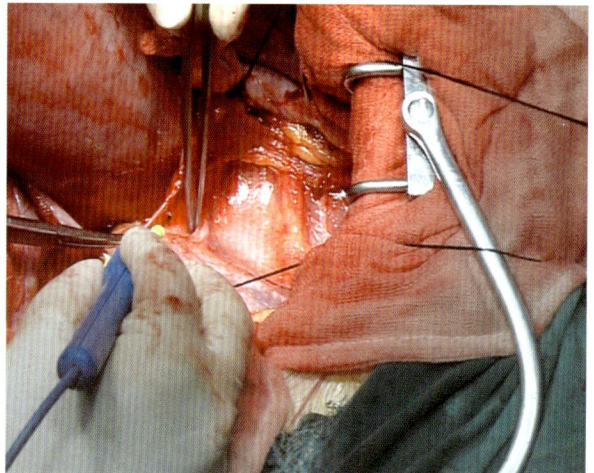

图 5-4-27 紧贴腹膜寻找间隙

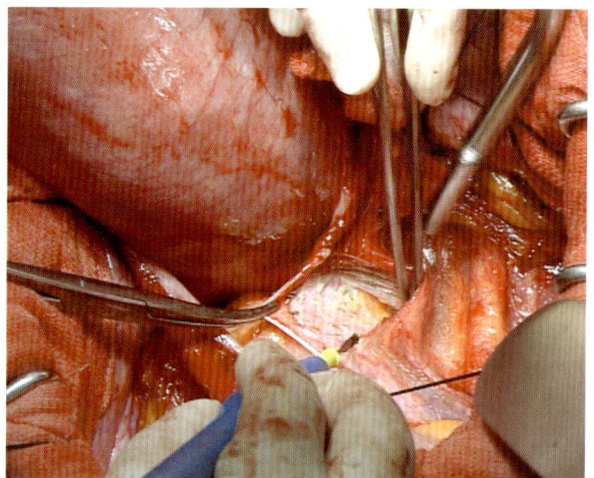

图 5-4-28 继续分离扩大右侧直肠侧间隙

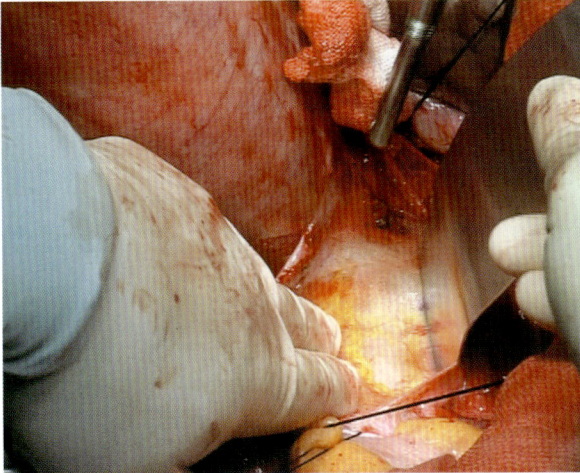

图 5-4-29　暴露右侧直肠侧间隙底部

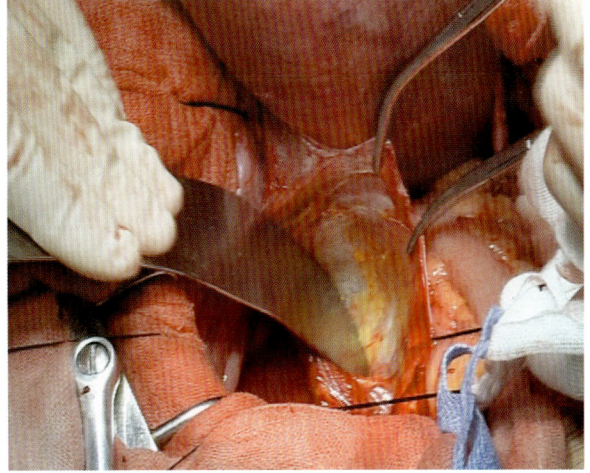

图 5-4-32　继续分离扩大左侧直肠侧间隙

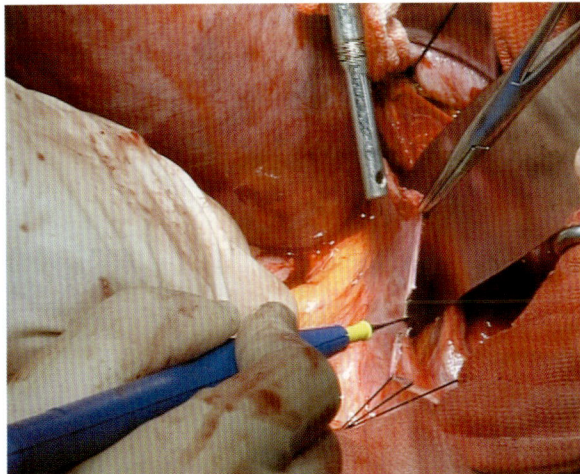

图 5-4-30　切除直肠右侧上方阔韧带后叶腹膜

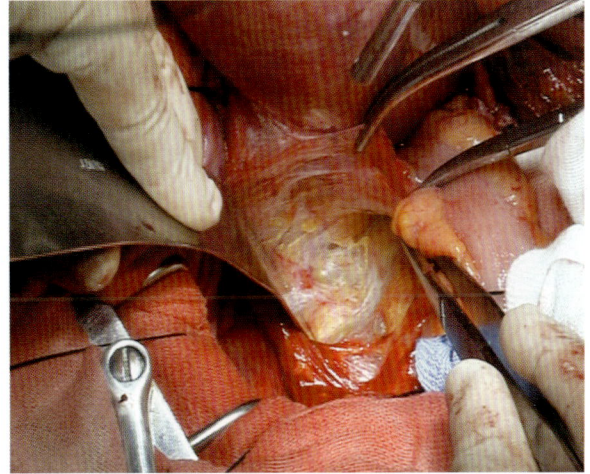

图 5-4-33　暴露左侧直肠侧间隙底部

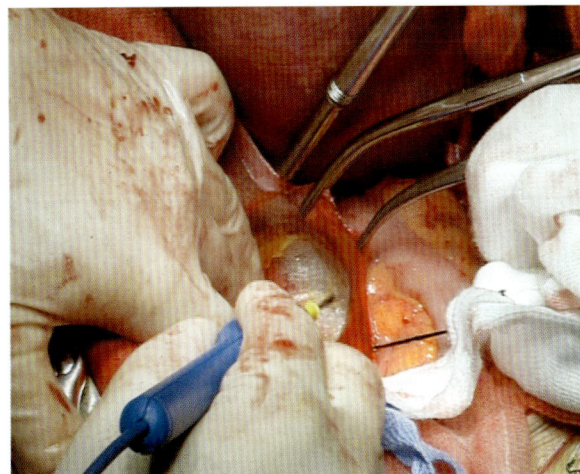

图 5-4-31　紧贴腹膜分离左侧直肠侧间隙

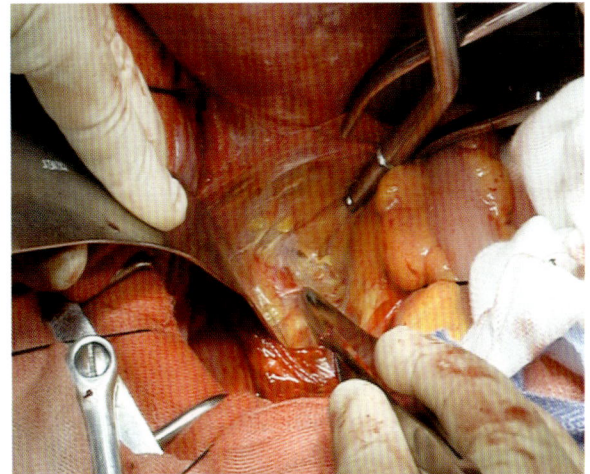

图 5-4-34　暴露左侧直肠侧间隙底部神经

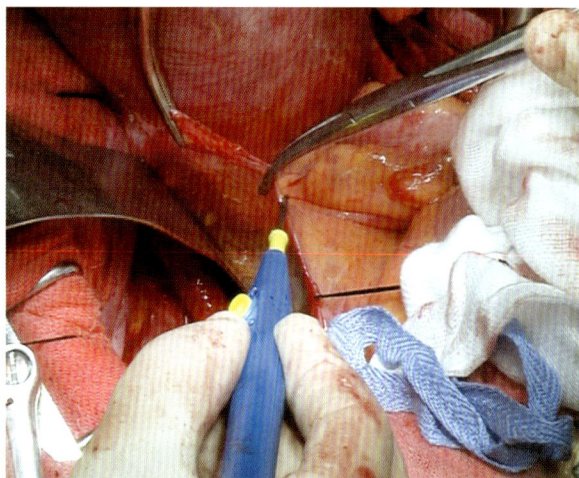

图 5-4-35 切除直肠左侧上方阔韧带后叶腹膜

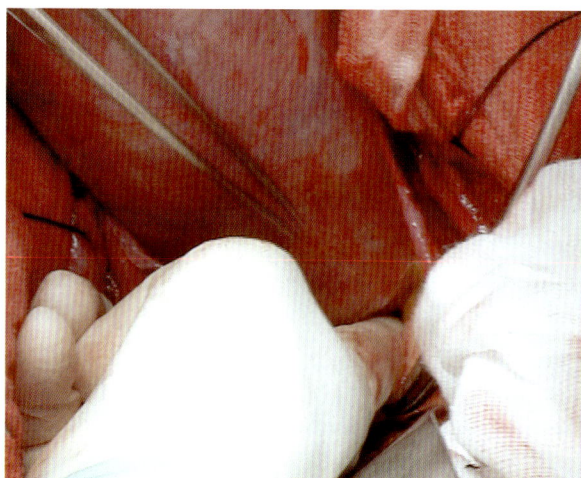

图 5-4-38 手指钝性分离直肠阴道间隙

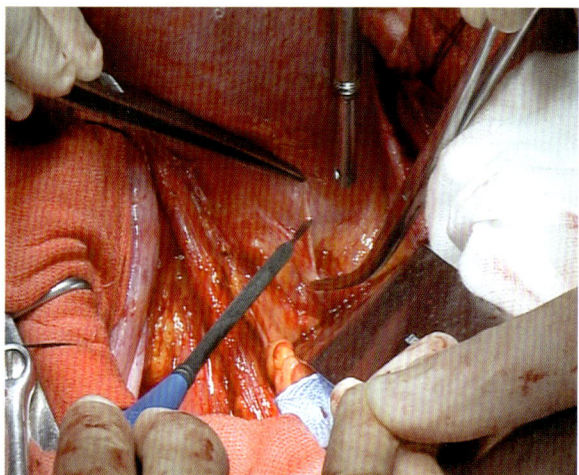

图 5-4-36 锐性切开直肠阴道间隙表面反折腹膜

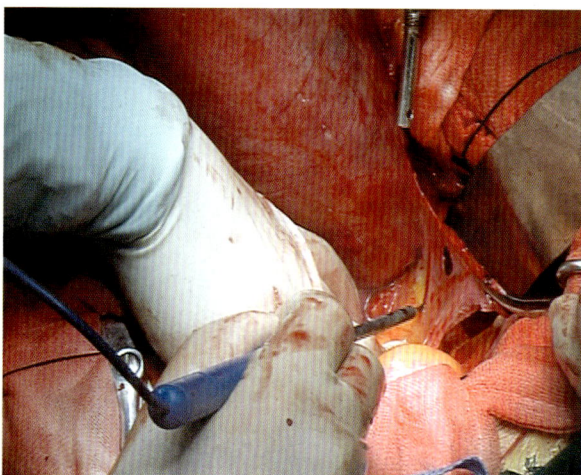

图 5-4-39 切开右侧直肠侧腹膜

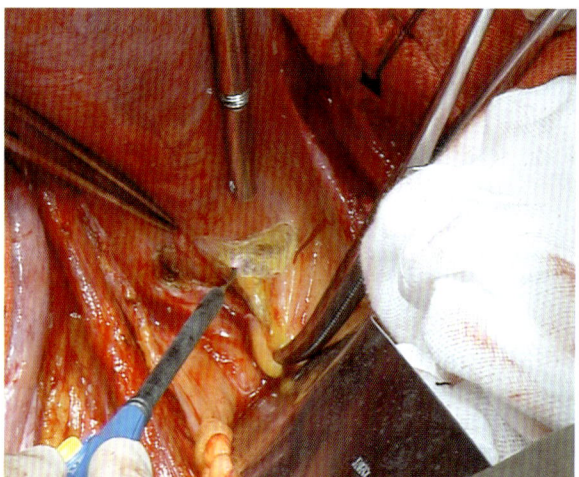

图 5-4-37 分离出直肠阴道间隙

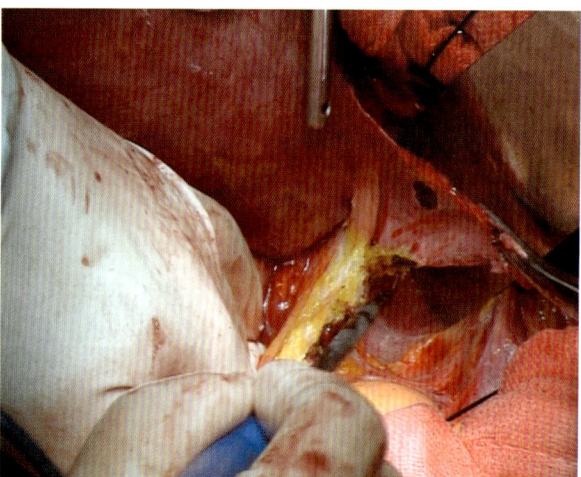

图 5-4-40 切除右侧宫骶韧带浅层

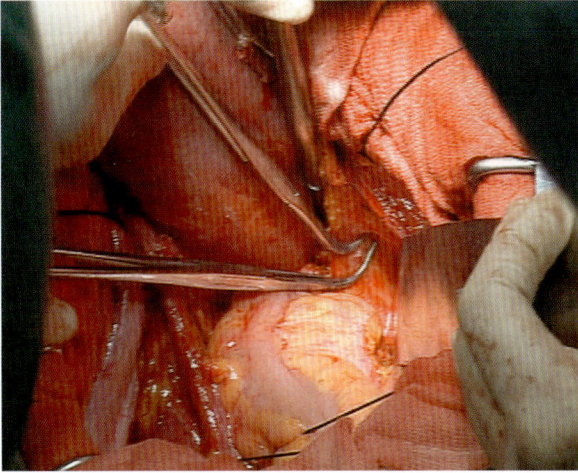

图 5-4-41　钳夹右侧宫骶韧带深层

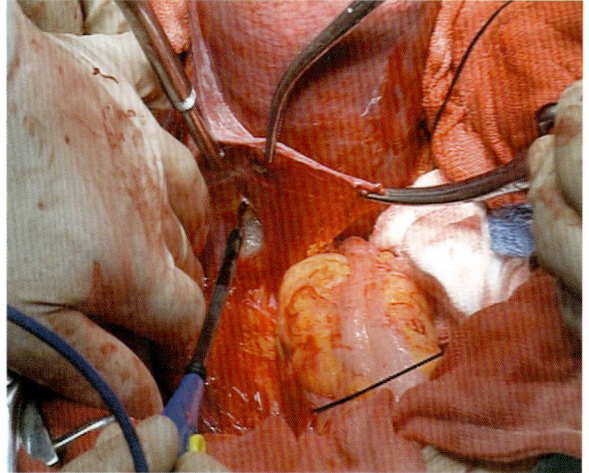

图 5-4-44　分离左侧宫骶韧带外侧缘

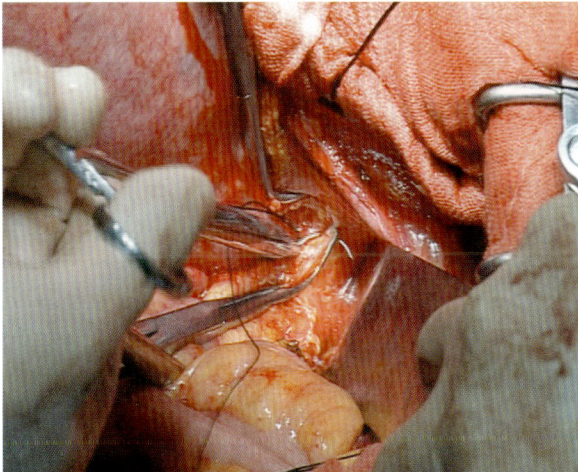

图 5-4-42　缝扎右侧宫骶韧带深层断端

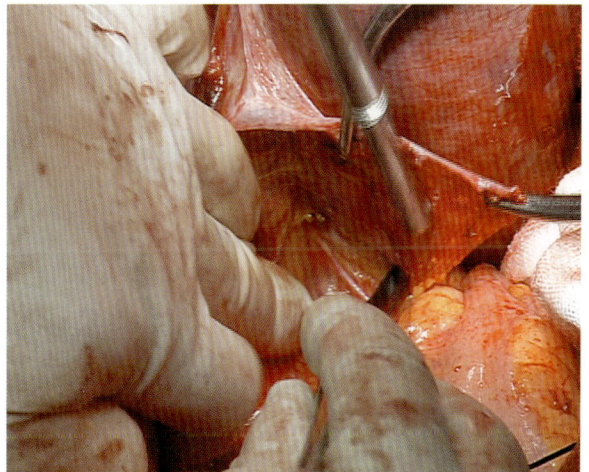

图 5-4-45　把下腹下神经丛向外侧分开

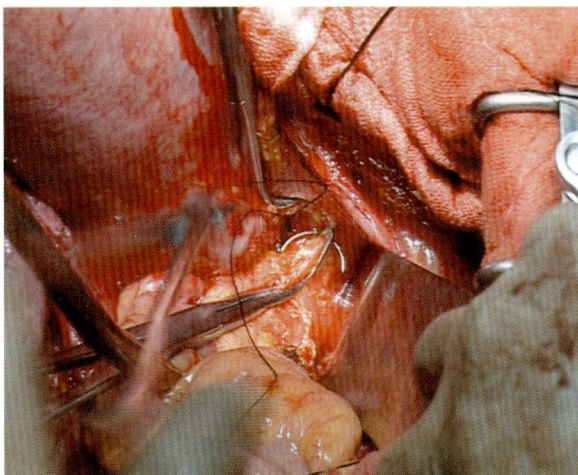

图 5-4-43　缝扎右侧宫骶韧带深层（进针方向示意图）

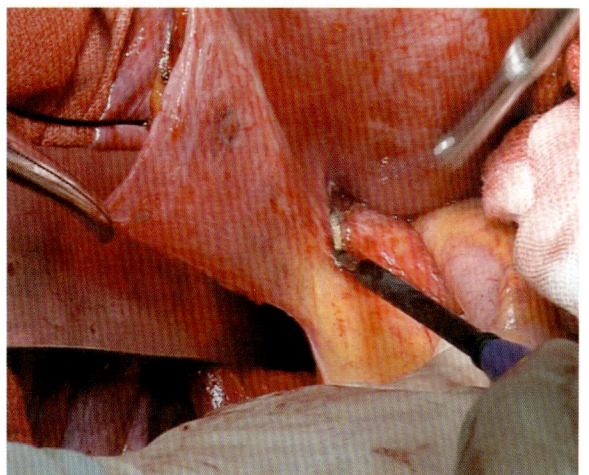

图 5-4-46　切开左侧直肠侧腹膜

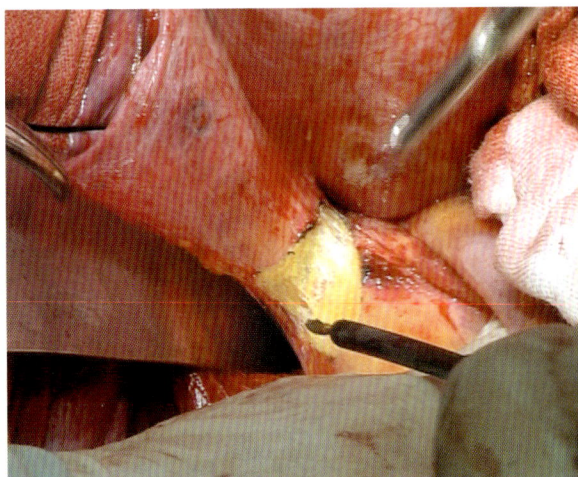

图 5-4-47 向头侧继续切开左侧直肠侧腹膜

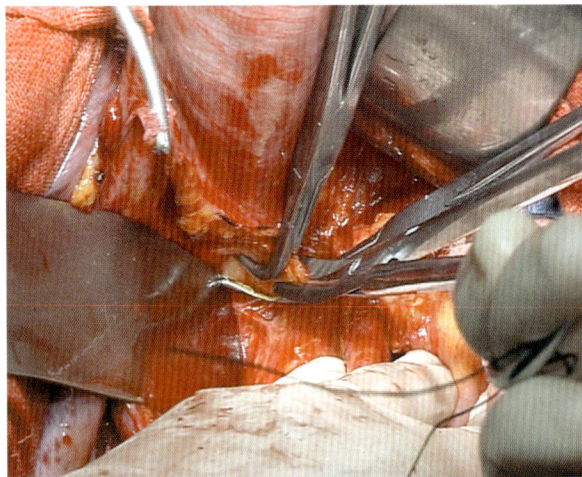

图 5-4-50 切断左侧宫骶韧带深层

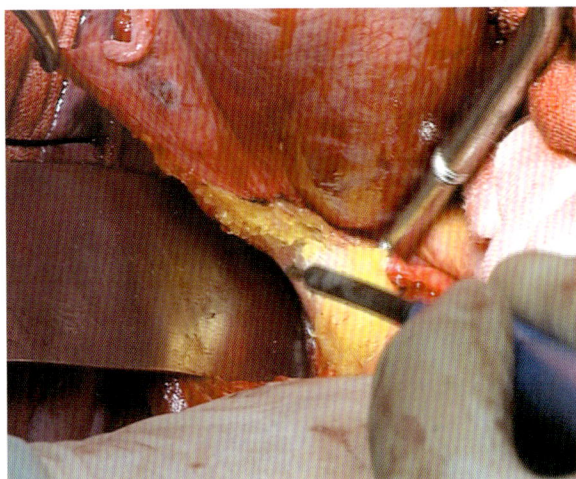

图 5-4-48 切除左侧宫骶韧带浅层

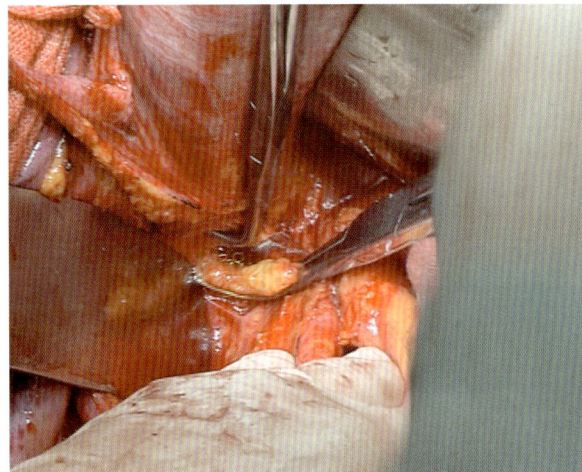

图 5-4-51 左侧宫骶韧带深层已切断

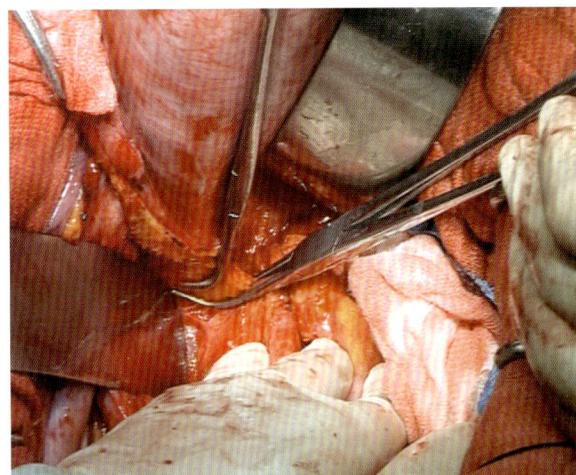

图 5-4-49 钳夹左侧宫骶韧带深层

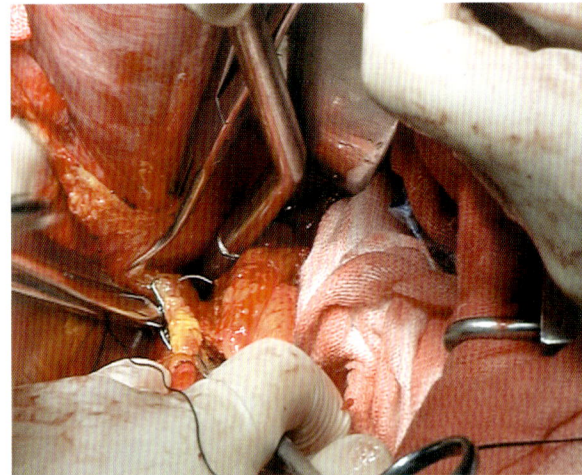

图 5-4-52 缝扎左侧宫骶韧带深层断端

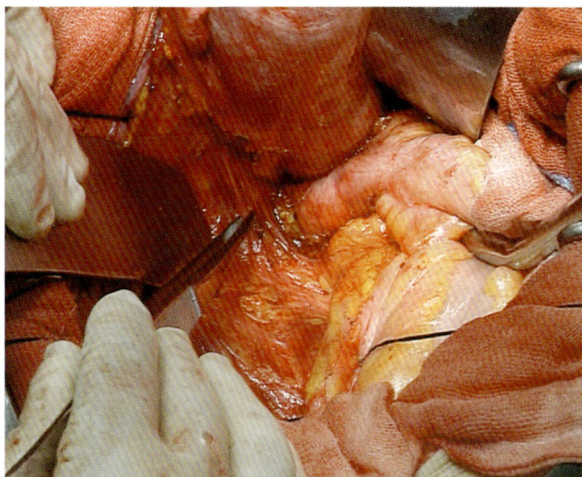

图 5-4-53　显示保留的下腹下神经

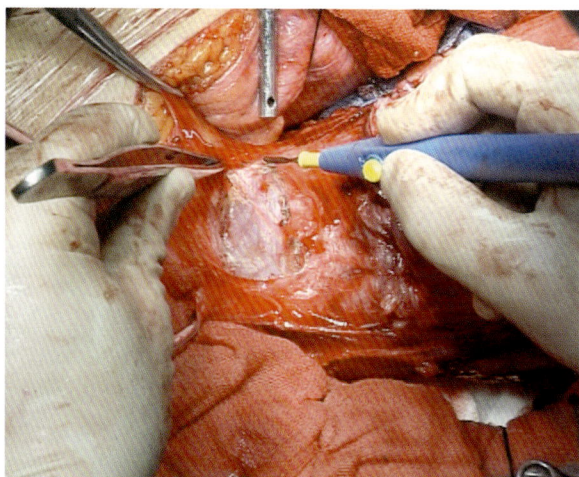

图 5-4-54　分离膀胱宫颈、阴道间隙

4. 切除左侧主韧带　切断宫骶韧带之后,子宫可以提得更高,有利于分离膀胱宫颈阴道间隙,进而打开输尿管隧道。

在切除主韧带之前首先要分离膀胱宫颈、阴道间隙和游离输尿管下段。分离膀胱阴道间隙以锐性分离较好,可用剪刀,也可用电刀。在疏松的地方,用电刀分离,其好处就是有一些小的出血点可以通过电凝止血,术野干净(图 5-4-54)。分离膀胱越充分,越利于打开输尿管隧道,膀胱的分离程度决定着下一步打开输尿管隧道的难易程度(图5-4-55)。

下面以切除左侧主韧带为例详述手术步骤。

(1)打开左侧输尿管隧道:打开输尿管隧道首先要找到隧道出口,可以看到子宫旁外侧的一些子宫血管,在血管束的内侧和膀胱的顶部上方寻找出口。找到出口后开始找入口。首先去除左侧输尿管入口周围疏松组织(图 5-4-56),紧贴输尿管表面分离就容易找到隧道入口(图 5-4-57),在退钳的时候撑开直角钳可减少出血(图 5-4-58)。如果分离入口有困难,可用镊子把输尿管拉直,就能清楚找到输尿管上方的入口(图 5-4-59)。分离部分隧道后,用镊子提起隧道上方的组织,有利于继续分离后半部分的隧道(图 5-4-60、图 5-4-61)。将直角钳向内、上方向打通隧道出口(图 5-4-62、图 5-4-63),两侧贯通后将输尿管向下推开,让输尿管远离隧道上方组织,要清楚地看到直角钳下方的输尿管整段确实已和其上方的膀胱宫颈韧带前叶完全分离才不会误伤(图 5-4-64)。确认输尿管与隧道前壁完全分离后,用两把长细血管钳一

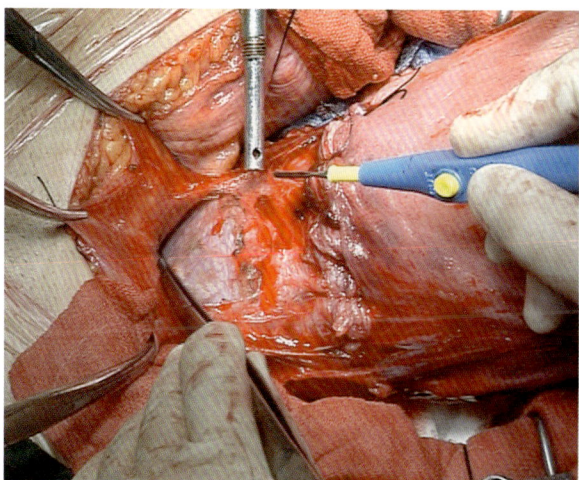

图 5-4-55　继续向下分离膀胱宫颈、阴道间隙

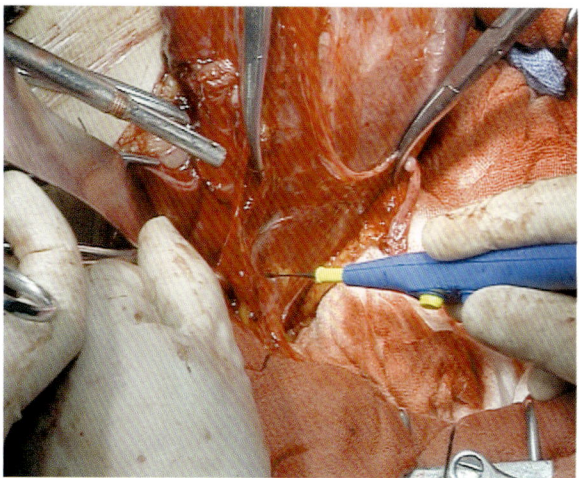

图 5-4-56　去除左侧输尿管入口周围疏松组织

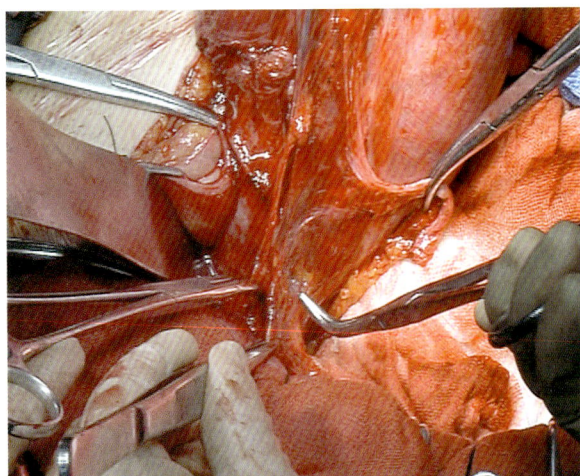

图 5-4-57 紧贴输尿管表面上方寻找隧道入口

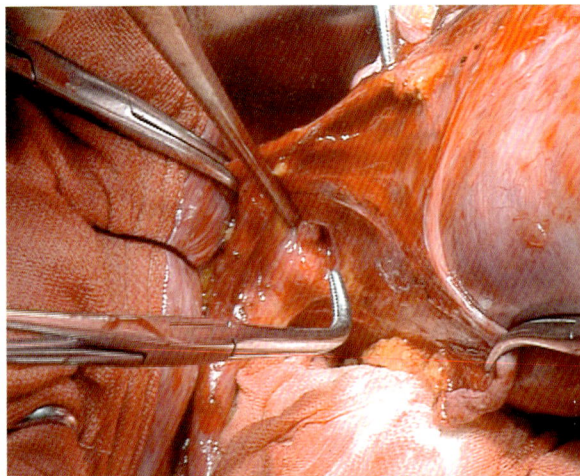

图 5-4-60 提起左侧膀胱宫颈韧带前叶

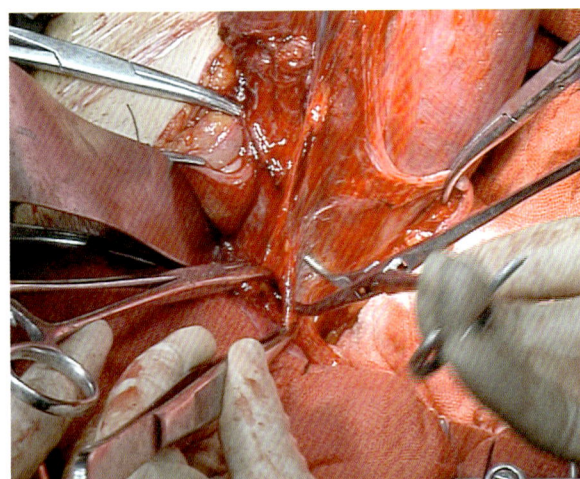

图 5-4-58 在退钳的时候撑开直角钳

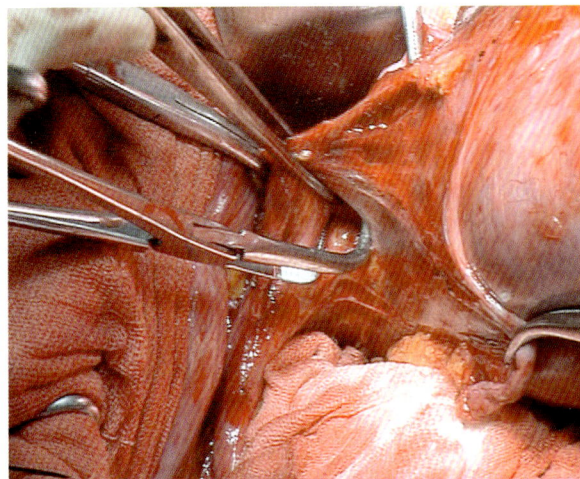

图 5-4-61 继续分离左侧输尿管隧道后半部分

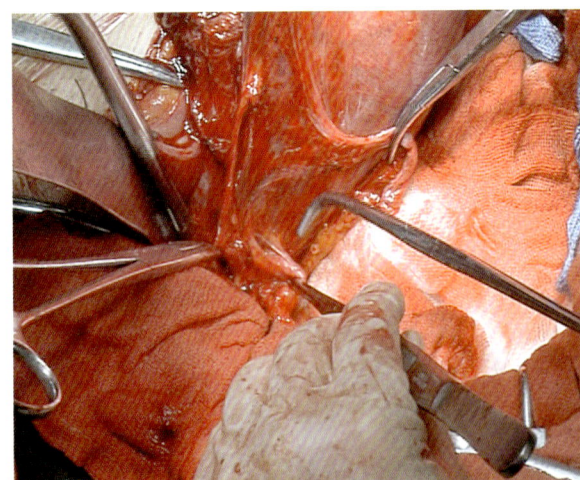

图 5-4-59 拉直左侧输尿管

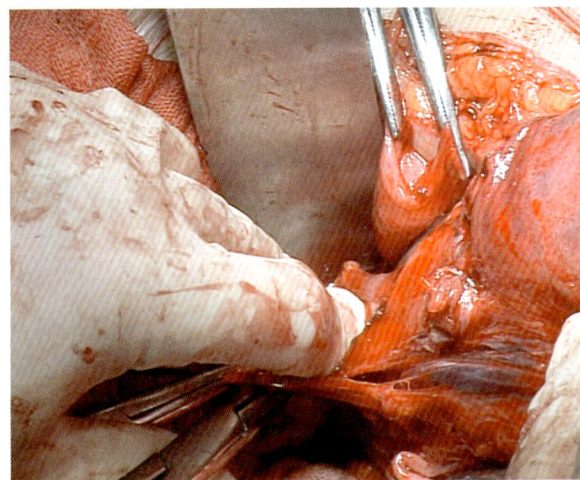

图 5-4-62 确定左侧输尿管隧道出口

次钳夹膀胱宫颈韧带前叶,里面包含子宫动静脉(图 5-4-65~ 图 5-4-67)。切断、结扎隧道前壁组织(图 5-4-68~ 图 5-4-70)。这里有三个要点:"先出后入、两侧贯通、一次钳夹。"即先定出口后找入口,贯通隧道两侧、才能一次钳夹。如果是分次钳夹,有可能钳尖钳夹部分血管,放开时血管回缩,可能会造成难止的出血。

(2)切断左侧膀胱宫颈韧带:打开输尿管隧道后,将输尿管下段游离。妊娠子宫由于宫颈被拉宽,往往不能一次就把输尿管隧道完全打通,需分次切断膀胱宫颈韧带,将输尿管完全游离至膀胱入口处(图 5-4-71~ 图 5-4-76)。

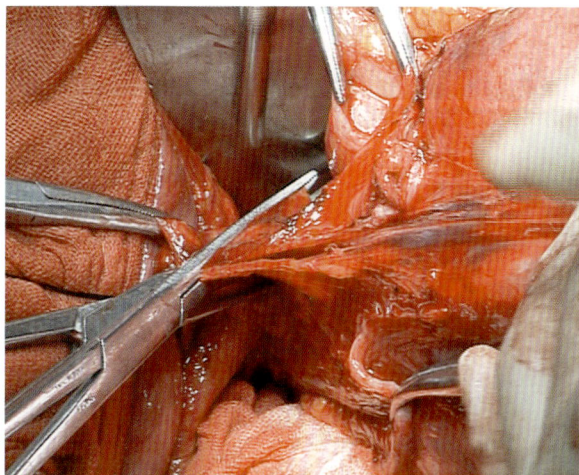

图 5-4-65　钳夹左侧膀胱宫颈韧带前叶

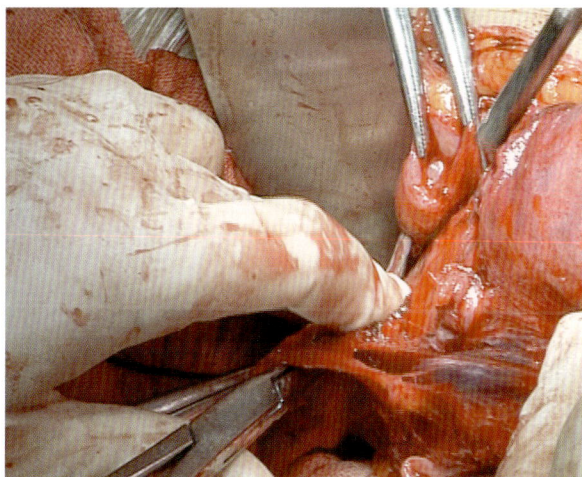

图 5-4-63　打通左侧输尿管隧道出口

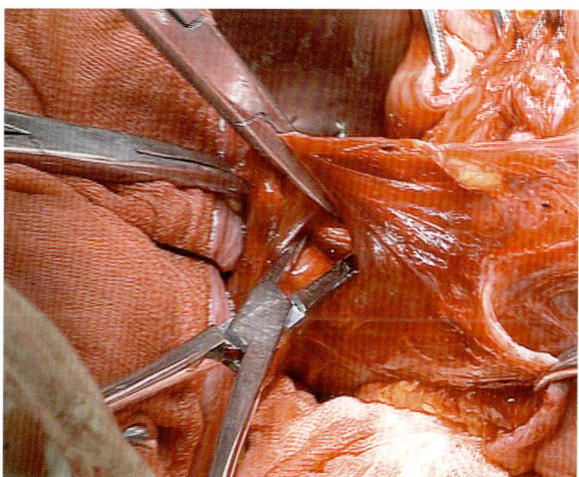

图 5-4-66　再次确认输尿管与膀胱宫颈韧带前叶完全分开

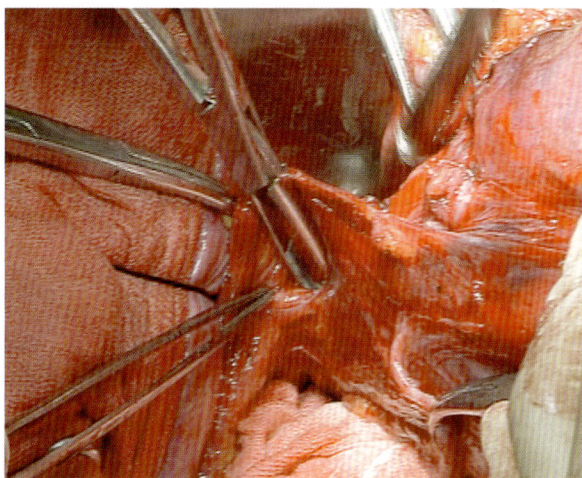

图 5-4-64　向下推开左侧输尿管

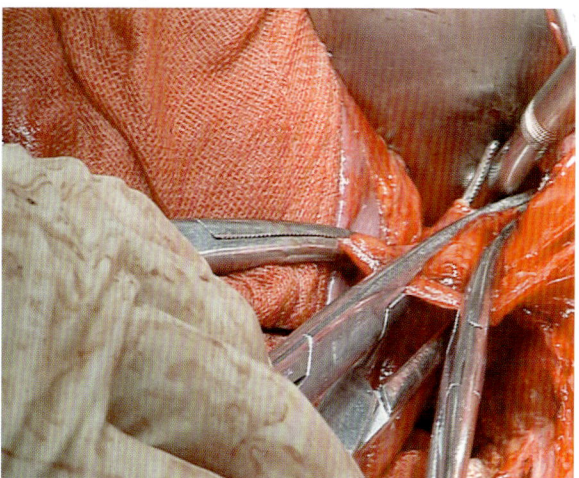

图 5-4-67　钳夹左侧膀胱宫颈韧带前叶近子宫端

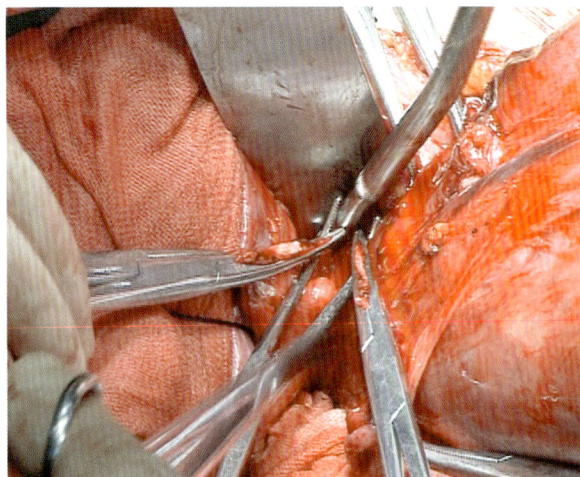

图 5-4-68 切断左侧膀胱宫颈韧带前叶

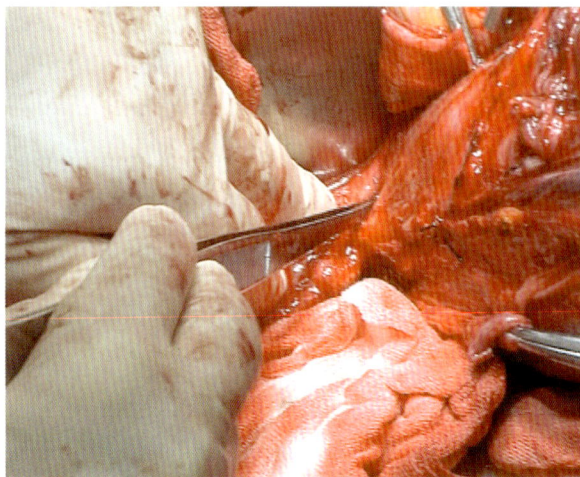

图 5-4-71 将左侧输尿管向下推开

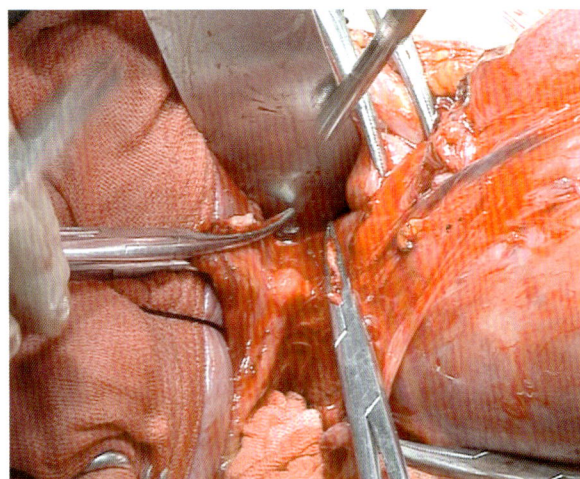

图 5-4-69 左侧输尿管隧道段已完全暴露

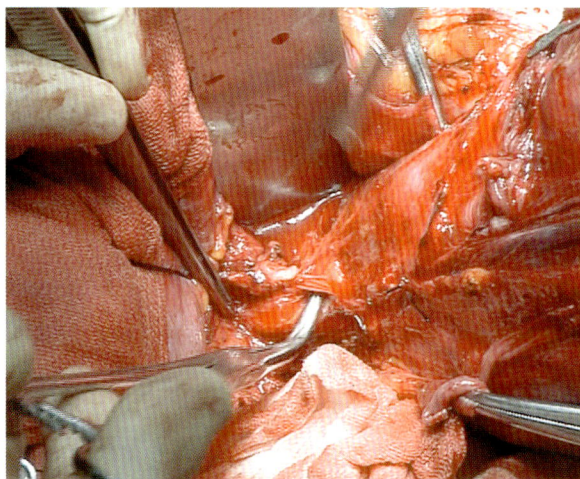

图 5-4-72 继续打隧道,寻找隧道入口

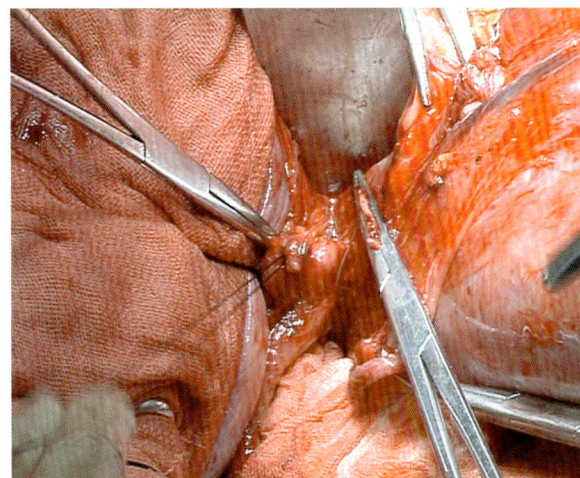

图 5-4-70 结扎左侧膀胱宫颈韧带断端

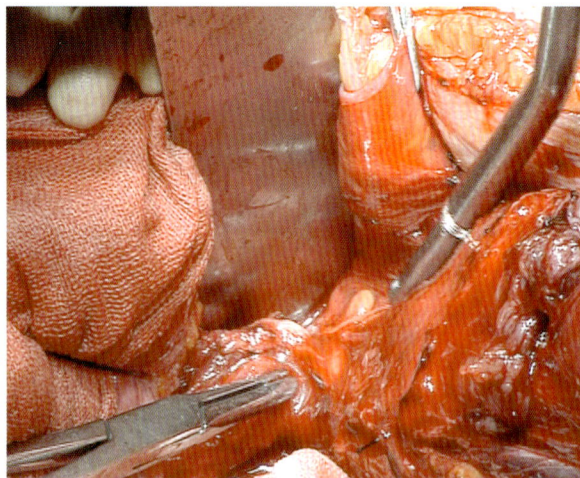

图 5-4-73 寻找隧道出口

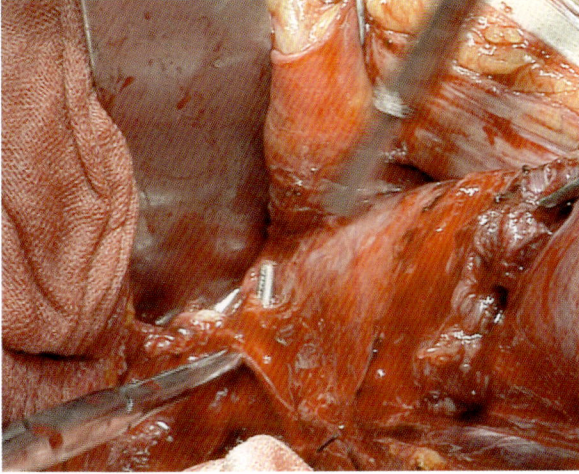
图 5-4-74　贯通左侧剩余部分隧道

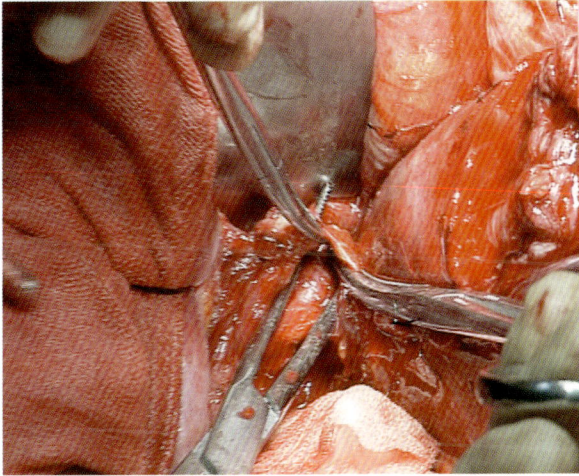
图 5-4-75　扩大左侧剩余部分隧道

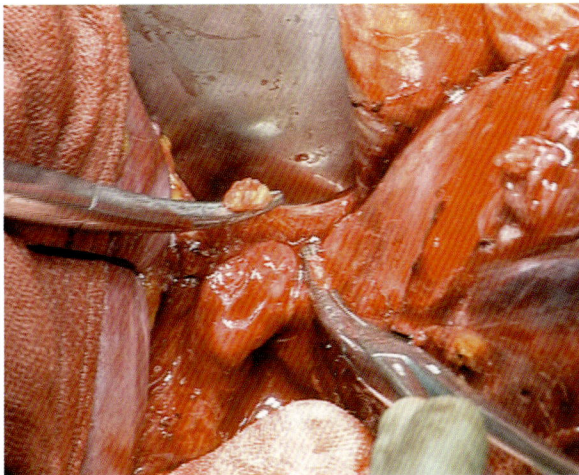
图 5-4-76　钳夹切断左侧剩余膀胱宫颈韧带

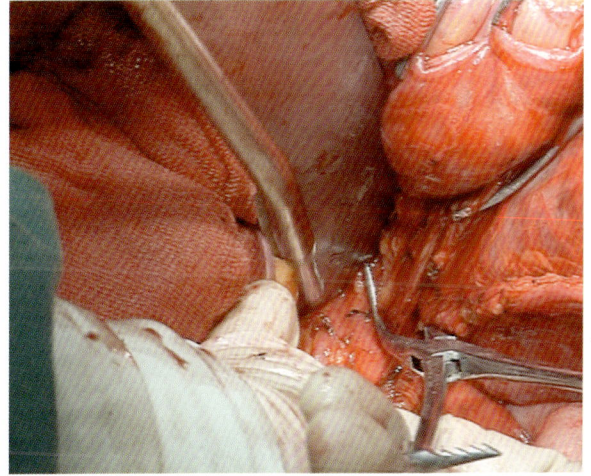
图 5-4-77　第一把钳钳夹左侧主韧带

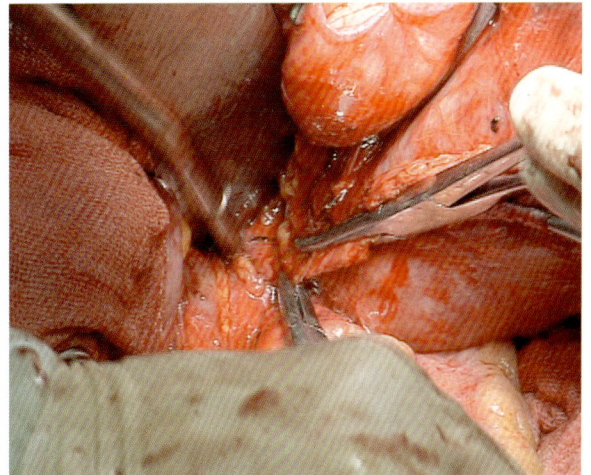
图 5-4-78　第二把钳钳夹左侧主韧带

（3）切除左侧主韧带：输尿管隧道打开后，可将输尿管向下推开，同时分离左侧膀胱侧间隙，在膀胱侧间隙和直肠侧间隙之间的结缔组织即为主韧带。处理主韧带非常重要，因内含血管相当丰富。处理不当会造成大量出血。Ⅱ型广泛性子宫切除术要求切除 1/2 的主韧带，Ⅲ型广泛性子宫切除术则要求贴近骨盆壁切断主韧带。用两把直角钳钳夹主韧带（图 5-4-77、图 5-4-78）。在两钳之间剪断主韧带（图 5-4-79），7 号丝线缝扎（图 5-4-80）。

5. 切除左侧阴道旁组织　继续向下推开输尿管和膀胱，暴露阴道旁组织。此时要注意"及时转向"，直角钳钳尖需指向阴道，刚好钳到阴道侧方。钳夹（图 5-4-81）、切断（图 5-4-82）、缝合（图 5-4-83）、结扎（图 5-4-84）阴道旁组织。

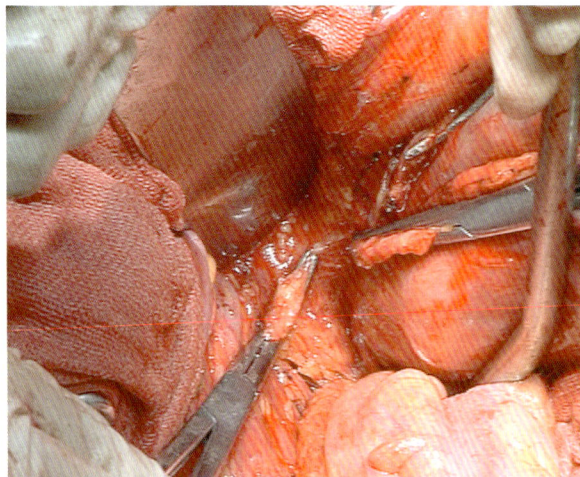
图 5-4-79　切断左侧主韧带

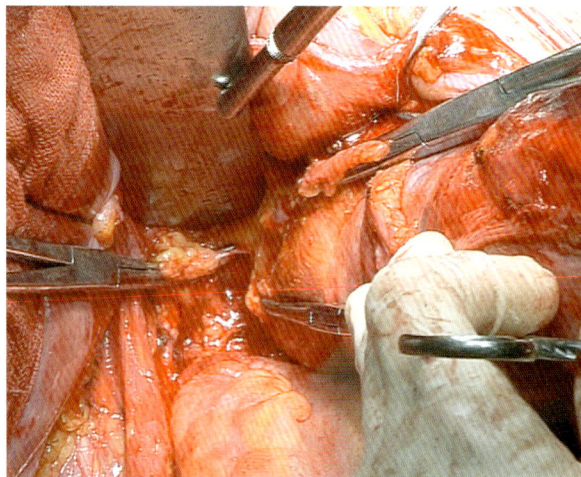
图 5-4-82　切断左侧阴道旁组织

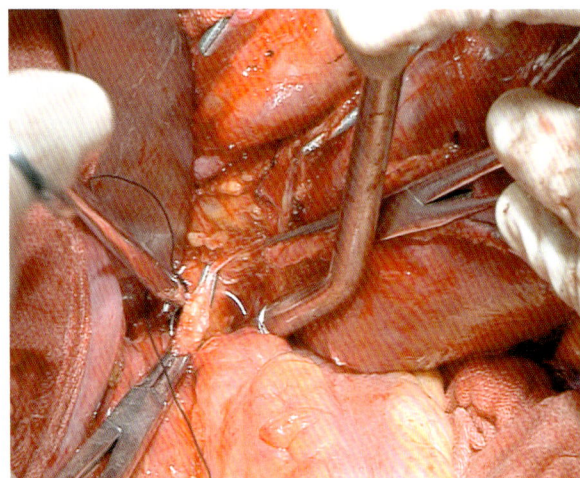
图 5-4-80　缝扎左侧主韧带

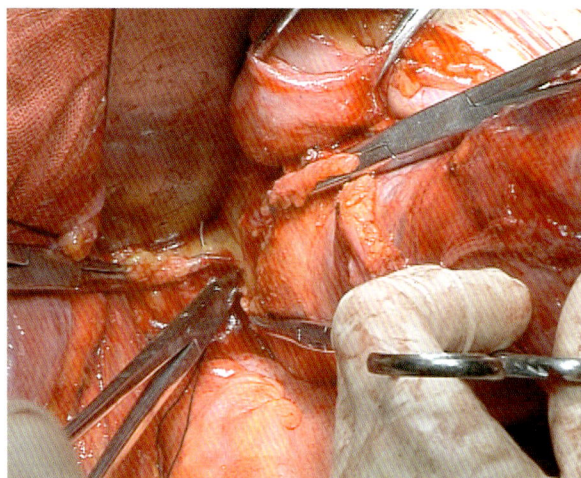
图 5-4-83　缝合左侧阴道旁组织

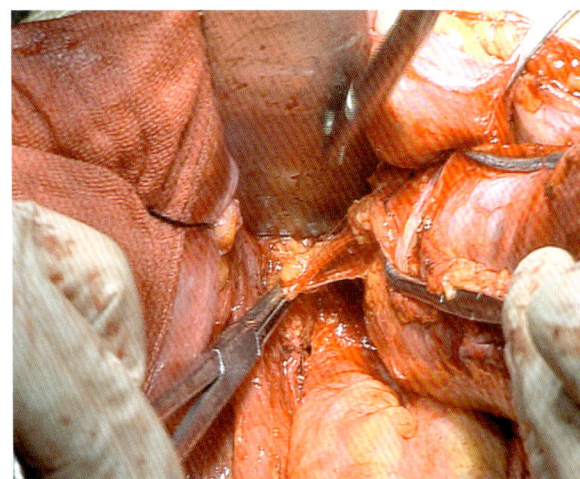
图 5-4-81　钳夹左侧阴道旁组织

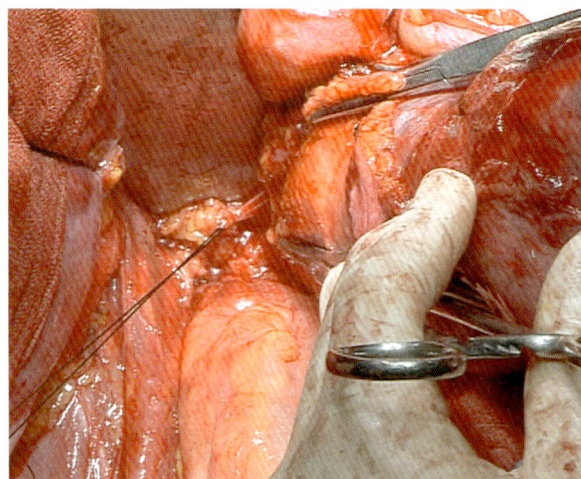
图 5-4-84　结扎左侧阴道旁组织

6. **切除右侧主韧带** 切除右侧主韧带的方法和左侧的方法基本相同。要经常检查直肠和输尿管,以免损伤。

(1) 打开右侧输尿管隧道:按打开左侧输尿管隧道的方法打开右侧输尿管隧道(图 5-4-85~图 5-4-91)。

(2) 切断右侧膀胱宫颈韧带:按切断左侧膀胱宫颈韧带的方法切断右侧膀胱宫颈韧带(图 5-4-92~图 5-4-96)。

(3) 切除右侧主韧带:按切除左侧主韧带的方法切除右侧主韧带(图 5-4-97~图 5-4-103)。

7. **切除右侧阴道旁组织** 按切除左侧阴道旁组织的方法切除右侧阴道旁组织,因妊娠子宫的阴道旁组织也较宽,需分几次钳夹、切断(图 5-4-104~图 5-4-112)。如果是非妊娠子宫,阴道旁组织一般只需一次钳夹。

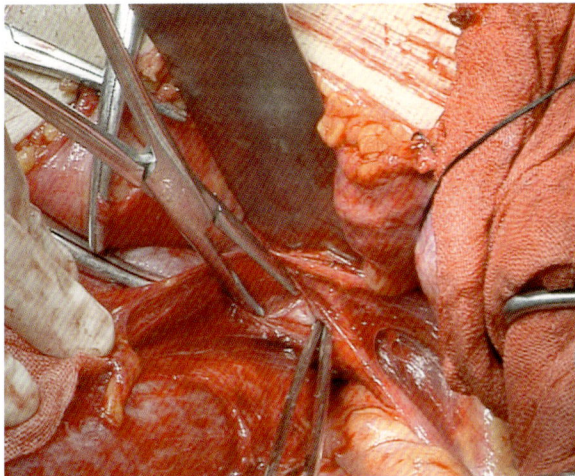

图 5-4-87 确认输尿管与隧道上方组织完全分开

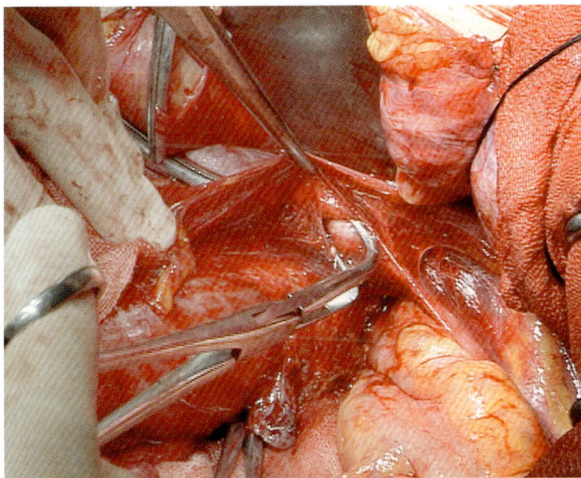

图 5-4-85 寻找右侧输尿管隧道入口

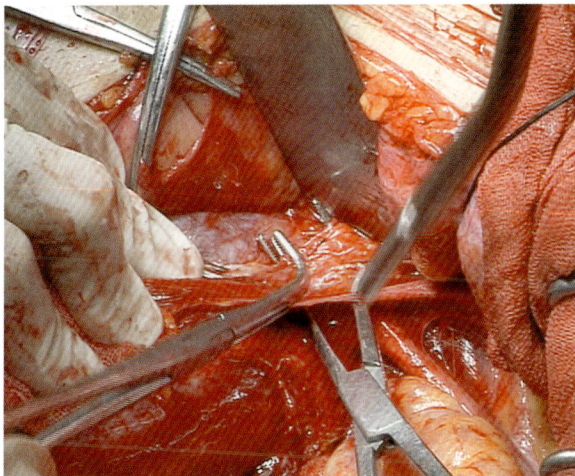

图 5-4-88 钳夹右侧膀胱宫颈韧带前叶近子宫端

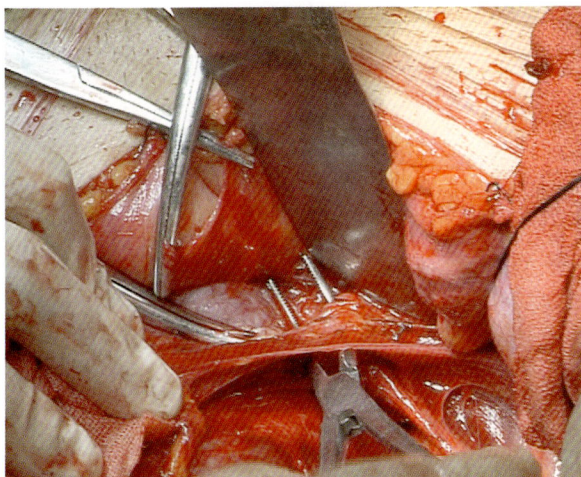

图 5-4-86 贯通右侧输尿管隧道

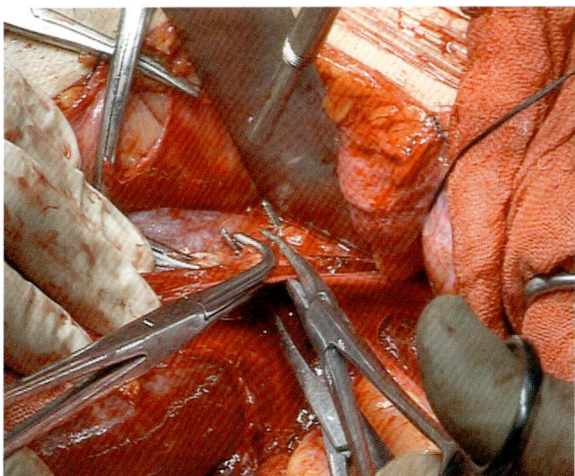

图 5-4-89 钳夹右侧膀胱宫颈韧带前叶近膀胱端

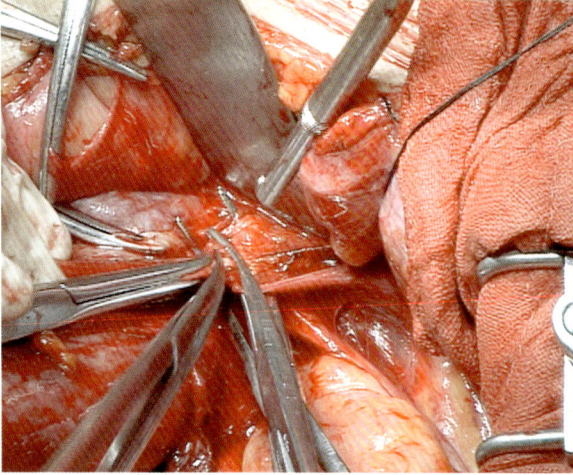

图 5-4-90　切断右侧膀胱宫颈韧带前叶

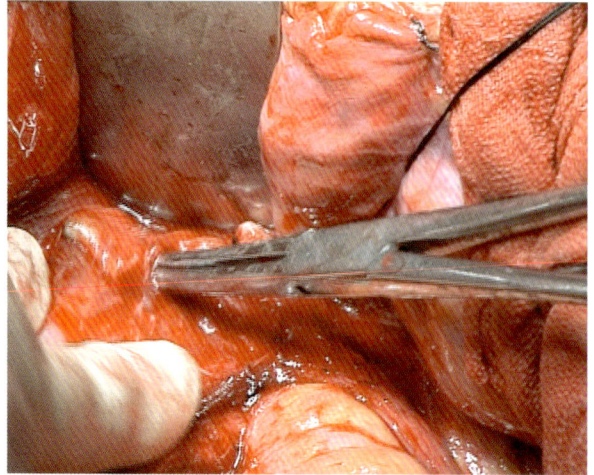

图 5-4-93　继续寻找右侧剩余隧道出口

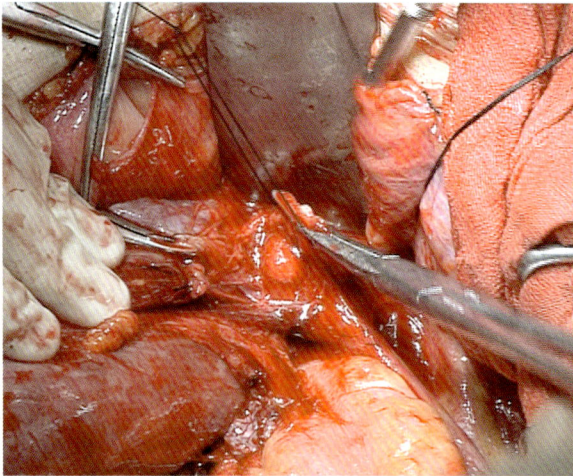

图 5-4-91　右侧输尿管隧道已打开

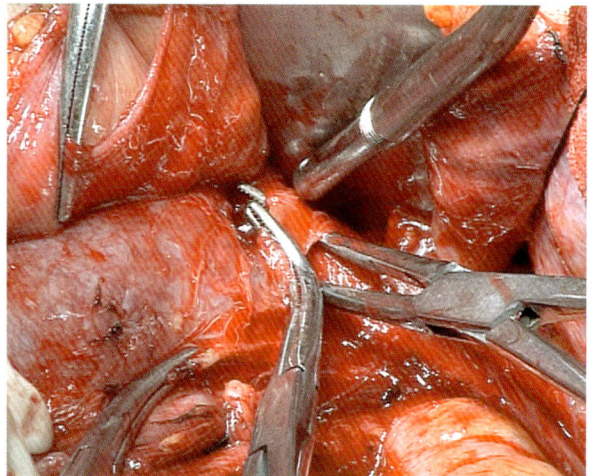

图 5-4-94　钳夹右侧剩余膀胱宫颈韧带近子宫端

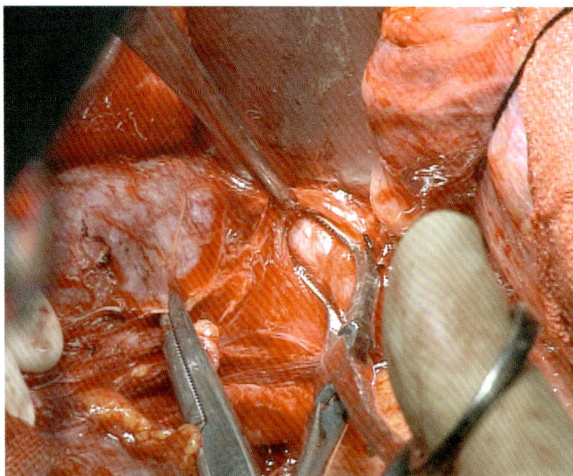

图 5-4-92　继续寻找右侧剩余隧道入口

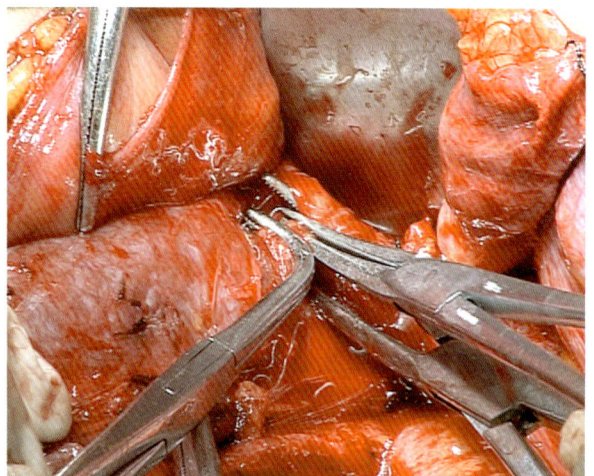

图 5-4-95　钳夹右侧剩余膀胱宫颈韧带近膀胱端

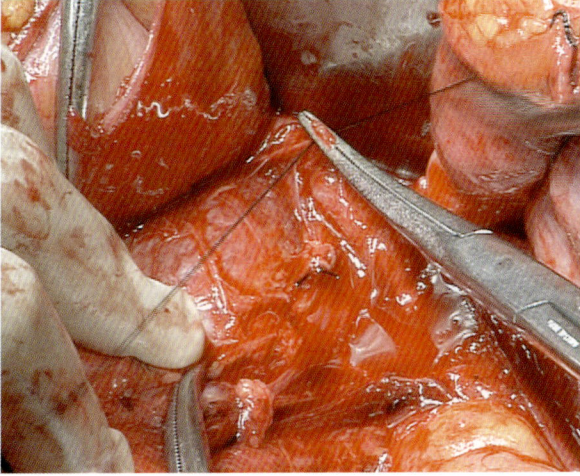

图 5-4-96　切断、结扎右侧剩余膀胱宫颈韧带

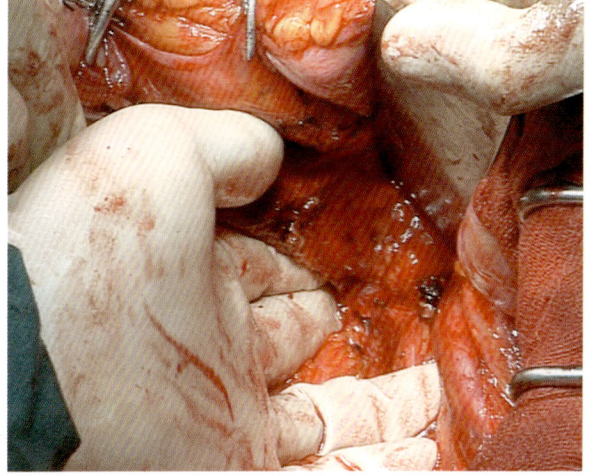

图 5-4-99　分离右侧主韧带后缘

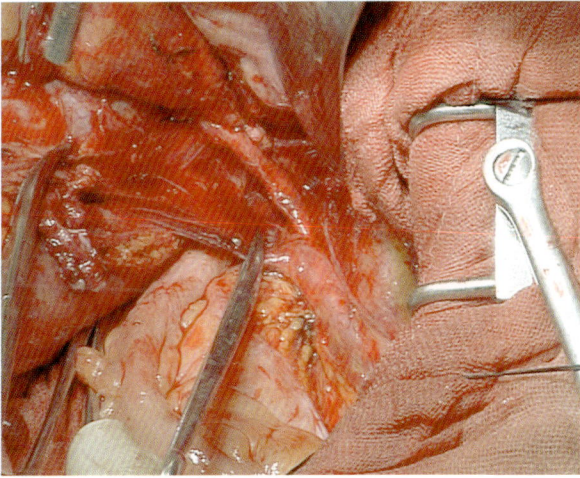

图 5-4-97　分离右侧膀胱侧间隙

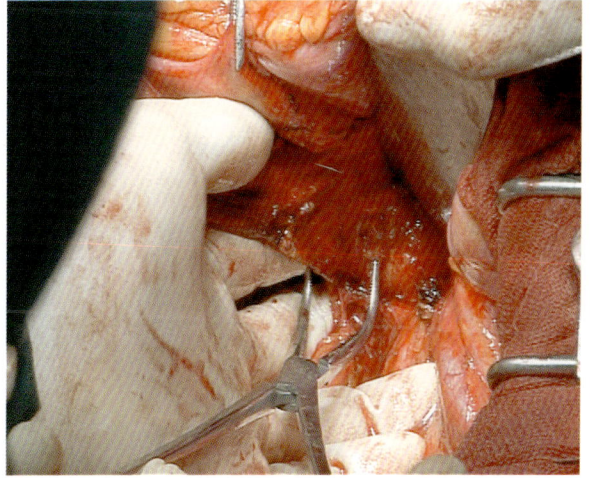

图 5-4-100　准备钳夹右侧主韧带

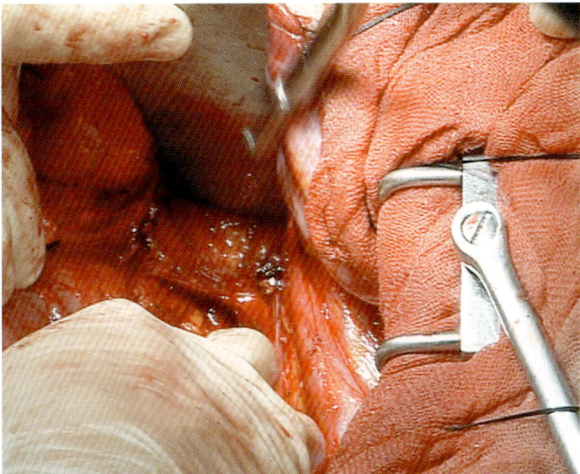

图 5-4-98　推开右侧输尿管

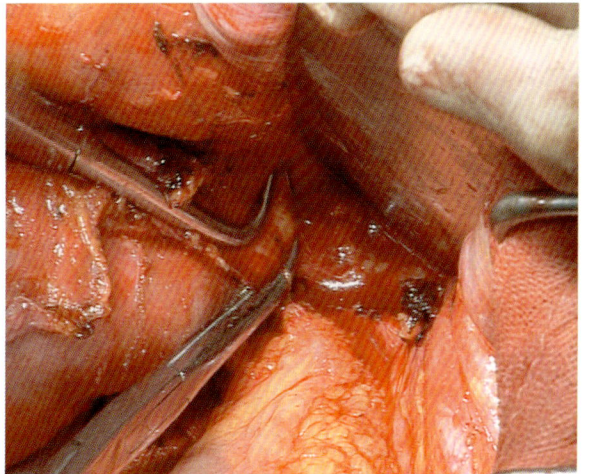

图 5-4-101　两把直角钳钳夹右侧主韧带

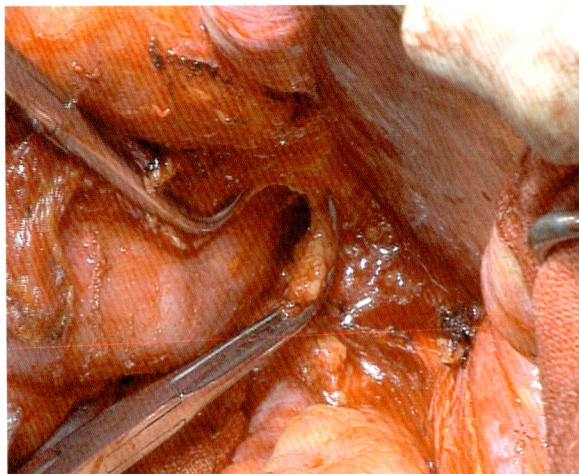

图 5-4-102　切断右侧主韧带

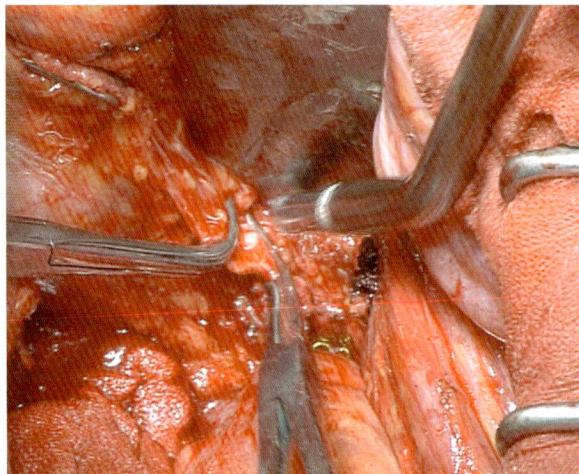

图 5-4-105　把右侧输尿管压开避免损伤

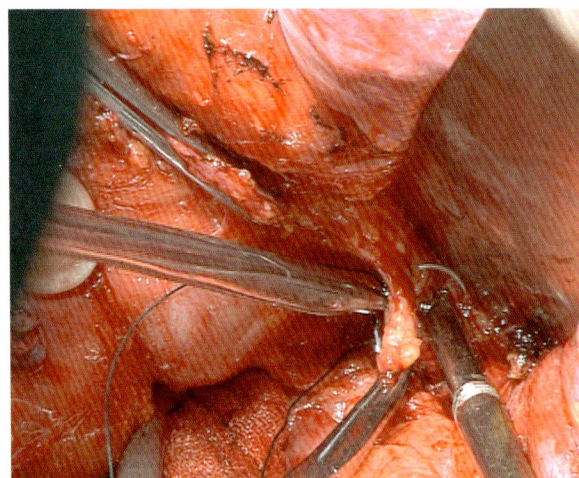

图 5-4-103　缝扎右侧主韧带

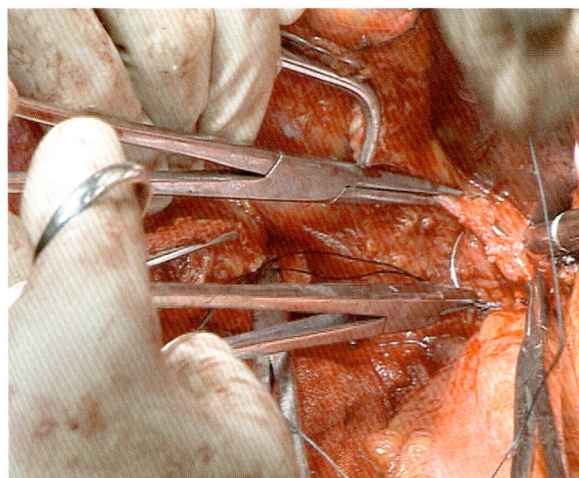

图 5-4-106　切开、缝扎部分右侧阴道旁组织

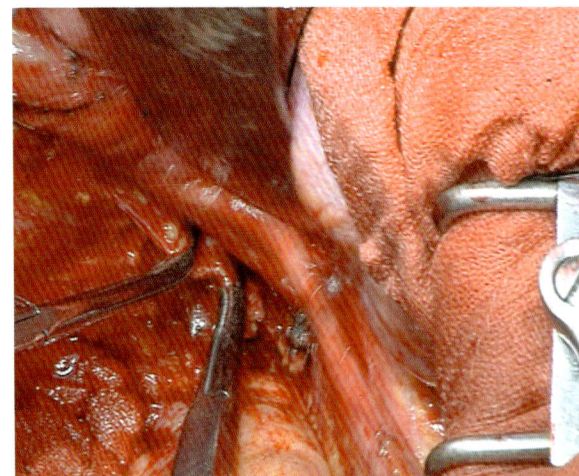

图 5-4-104　钳夹右侧阴道旁组织位置

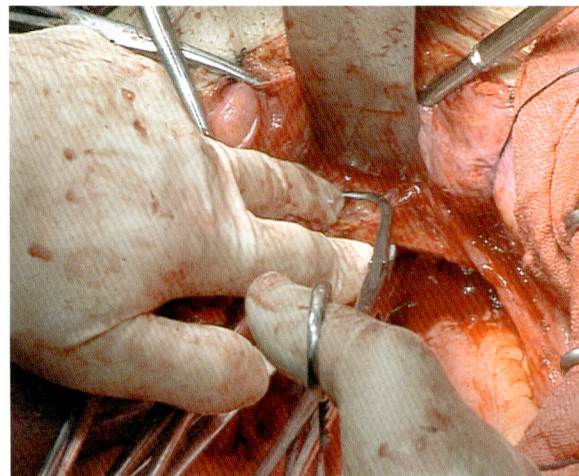

图 5-4-107　向阴道方向继续钳夹右侧阴道旁组织

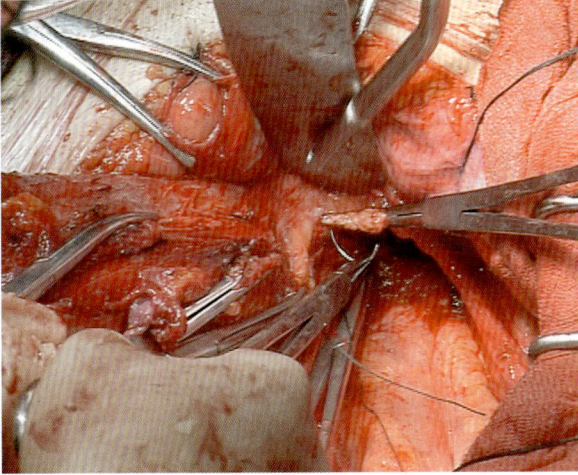

图 5-4-108 切断、缝合右侧阴道旁组织（进针）

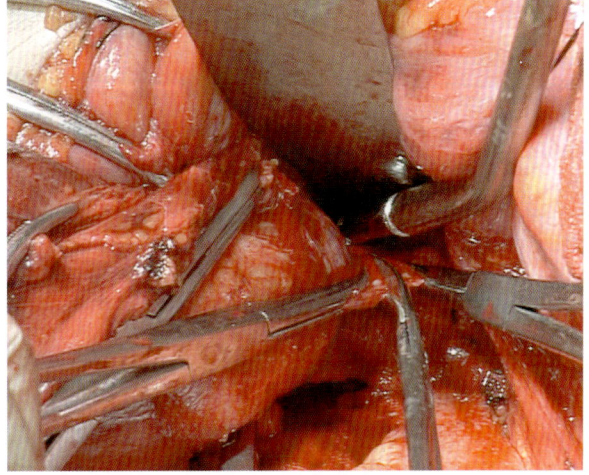

图 5-4-111 再次钳夹右侧阴道旁组织

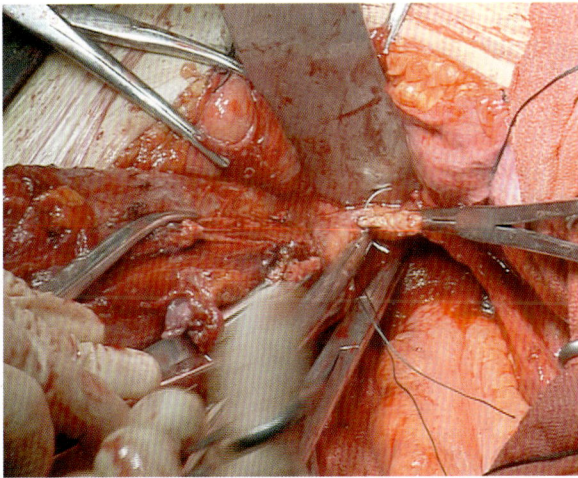

图 5-4-109 继续缝合右侧阴道旁组织（出针）

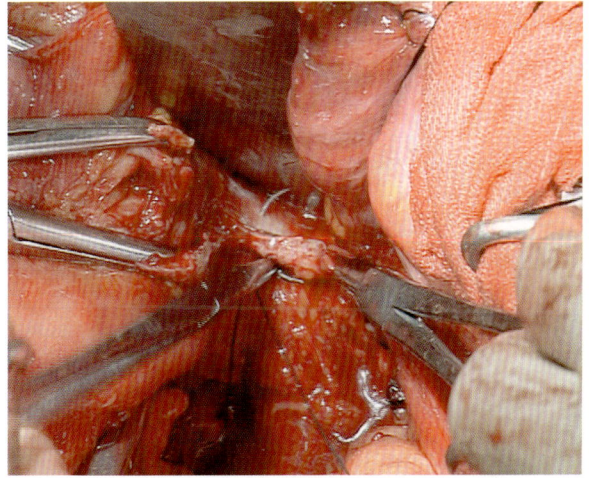

图 5-4-112 缝扎右侧阴道旁组织

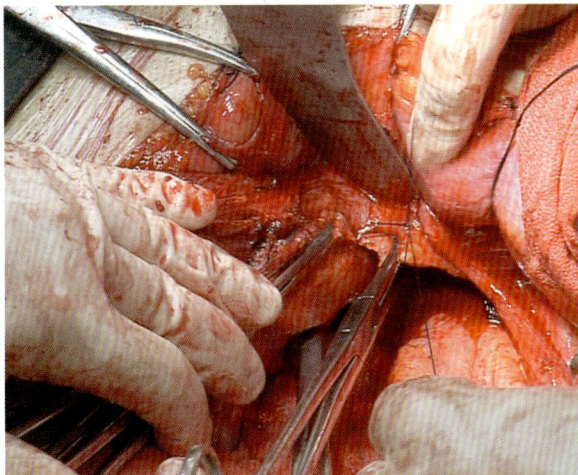

图 5-4-110 结扎右侧阴道旁组织断端

8. **切断、缝合阴道断端** 两侧主韧带和阴道旁组织切断后，子宫可以提得更高，此时可以根据拟切除阴道的长度确定是否需要继续向下分离膀胱或直肠。如需要继续下推膀胱，可用电刀在阴道前壁的表面浅浅凝断膀胱和阴道壁之间的疏松组织，配合压肠板贴着阴道把膀胱继续向下分离至拟切断的阴道断端水平以下（图 5-4-113）。切断阴道前，先用大直角钳在宫颈外口病灶的下方钳夹阴道前后壁（图 5-4-114），一方面可防病灶脱落种植于阴道，另一方面可作为指示点来计算切除阴道的长度。如果宫颈病灶没有侵犯阴道（即 I 期），一般需切除大约 3cm 的阴道和阴道旁组织。若宫颈病灶已侵犯阴道，则根据病灶侵犯阴道的部位,切除相应部位更长的阴道。此时需继续下推膀胱或直肠,然后按需要切除任何长度的阴道。

切断阴道可以采用闭合式方法。在拟切断的阴道段,在阴道两侧分别用一把长弯血管钳钳夹,钳尖相对衔接。在血管钳之上方切断阴道(图5-4-115~图5-4-118)。

广泛切除子宫后,剖视子宫标本(图5-4-119~图5-4-122)。观察切除范围是否足够、病灶大小及浸润宫颈深度,初步判断患者术后是否需要补充放疗。

阴道顶端消毒后,用2-0可吸收线缝合阴道断端。缝合时可以采用连续扣锁缝合,也可以采用间断"U"形的缝合方法,一般缝三针即可,中间一针,两侧各一针(图5-4-123~图5-4-125)。如果阴道较宽,可缝四针或五针,最后关闭阴道断端。如需引流,则经腹壁放置引流管。

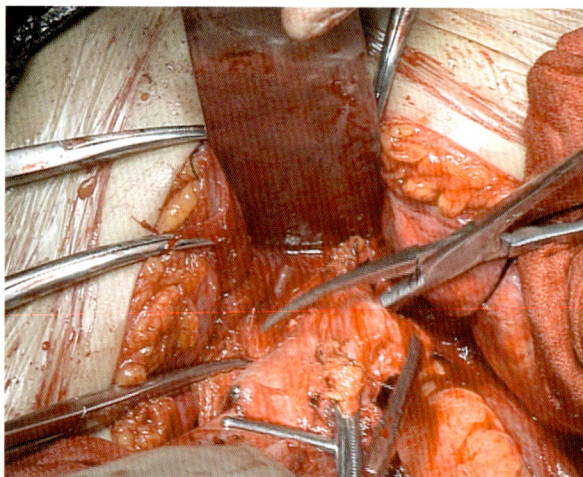

图 5-4-115 准备钳夹右侧阴道

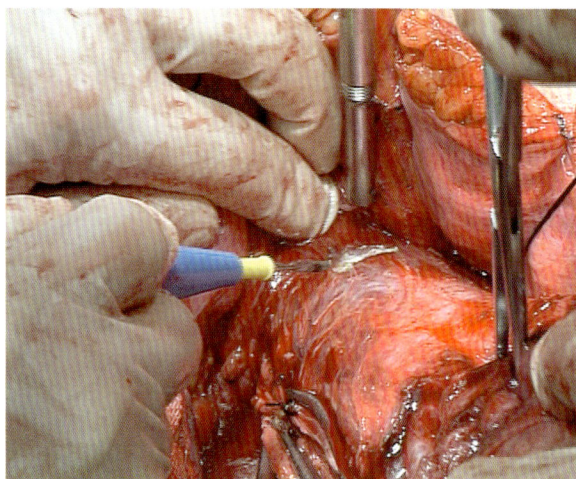

图 5-4-113 继续向下分离膀胱

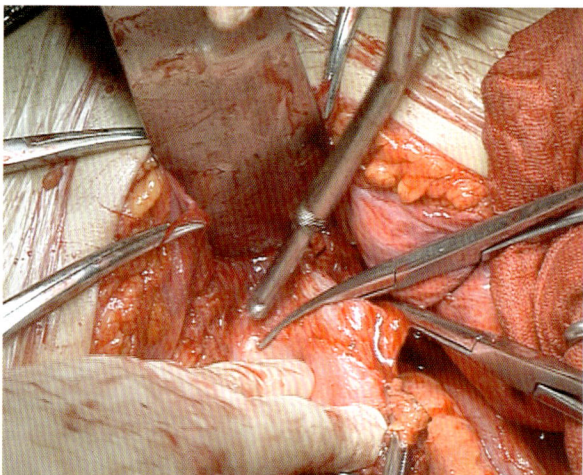

图 5-4-116 钳夹右侧阴道

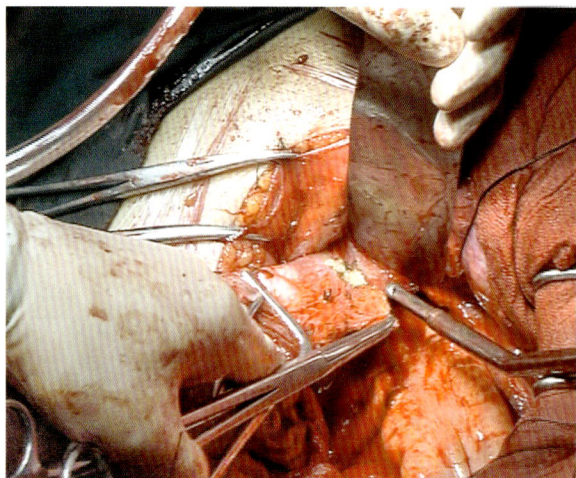

图 5-4-114 大直角钳钳夹宫颈外口病灶下方阴道

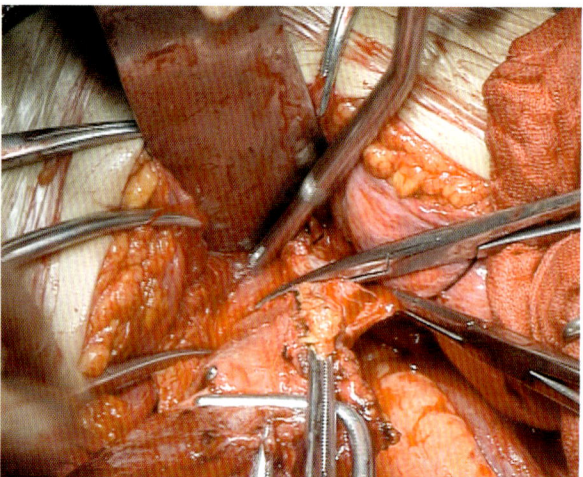

图 5-4-117 钳夹左侧阴道

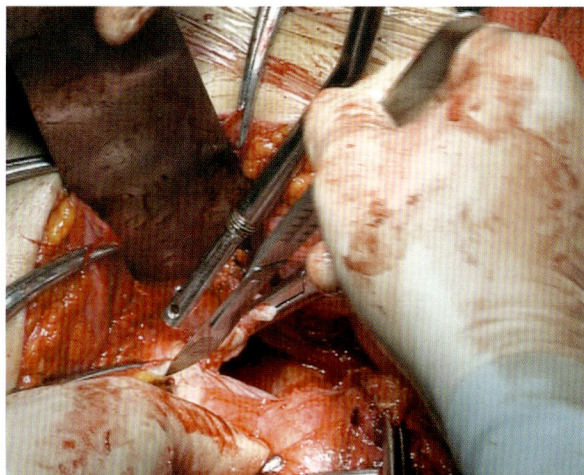
图 5-4-118　切断阴道

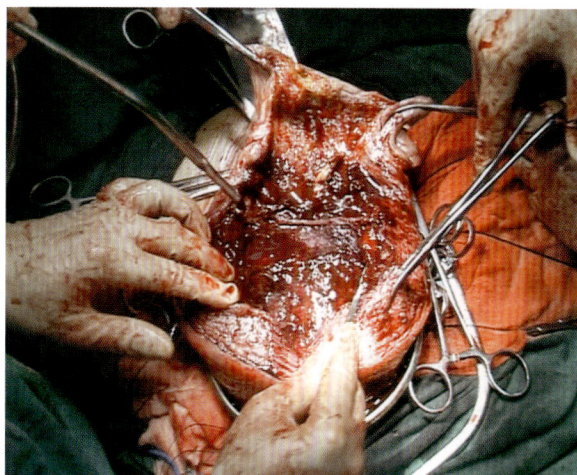
图 5-4-121　观察宫腔情况

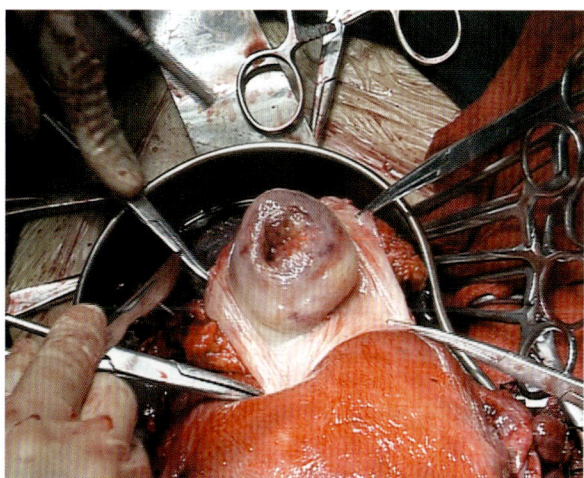
图 5-4-119　观察阴道切除长度

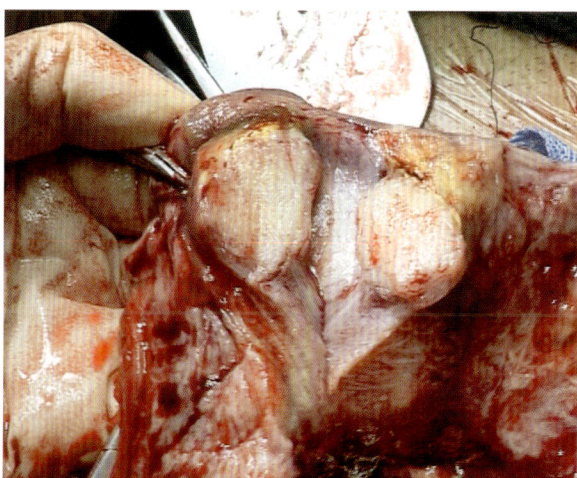
图 5-4-122　观察病灶大小及浸润深度（已接近浆膜层）

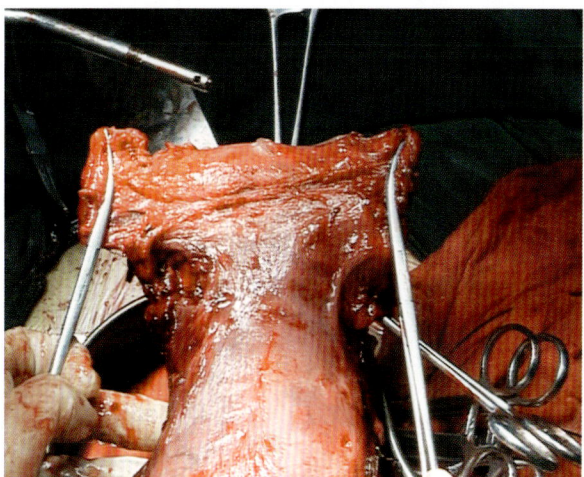
图 5-4-120　观察宫旁切除范围

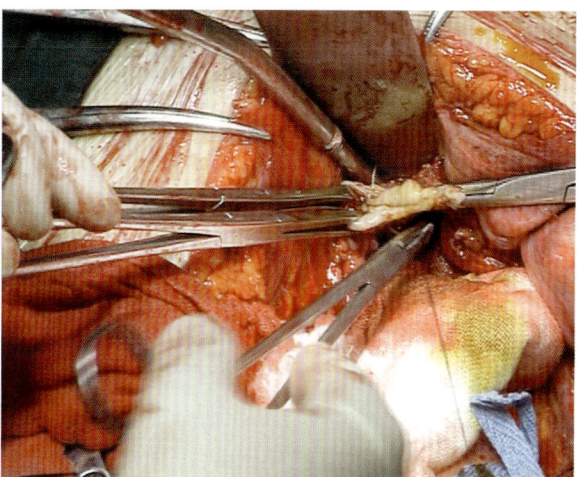
图 5-4-123　"U"形缝合阴道断端中间一针

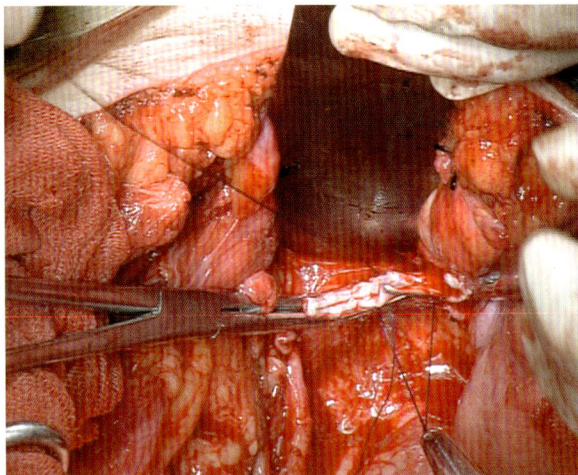

图 5-4-124　缝合阴道断端右侧

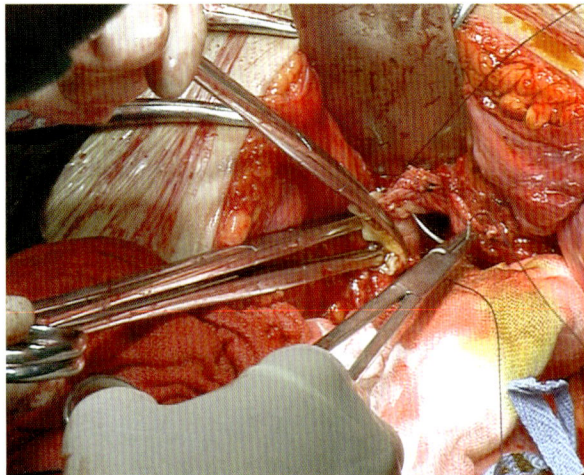

图 5-4-125　缝合阴道断端左侧

第五节　保留盆神经丛的根治性子宫切除术

一、盆部神经的组成及功能

(一) 盆神经丛的分布

1. **腰丛**　腰丛由第 12 胸神经前支的一部分、第 1~3 腰神经前支和第 4 腰神经前支的一部分组成,位于腰大肌深面,其分支主要支配腰方肌、髂腰肌。与宫颈癌解剖相关的分支如下。

(1)闭孔神经由腰丛发出,多始于腰 2~4 神经根部,从腰大肌内侧缘向下,在髂总动、静脉的后方,经骶髂关节进入盆腔,紧贴耻骨行向闭膜管内口处继续到达股部,配股内收肌群和闭孔内肌。闭孔神经将盆侧壁分为上部即裸露的耻骨,下部为闭孔内肌及其筋膜,但神经未穿该肌与筋膜,经闭膜管时,分为前后两支,出管后入股内侧区。闭孔神经内侧有髂内血管及输尿管,周围满布极为疏松的结缔组织,下面有盆底静脉丛。临床上宫颈癌行盆腔淋巴结清除术,在处理闭孔淋巴结时,不能越过闭孔神经的下方,否则会损伤盆底静脉丛,发生致命性出血。如果术中误伤该神经,则患侧大腿内收肌群瘫痪、内旋无力,并出现股内侧皮肤感觉障碍。

(2)副闭孔神经少部分人有,是一小支,多起

于第 3、4 腰神经前支,也有起自第 5 腰神经前支者,沿腰大肌内缘下行,跨过耻骨上支,在耻骨肌深面分为 3 支。分支入耻骨肌、髋关节,另一支与闭孔神经前支连接,有的该神经是唯一支配耻骨肌的神经。

(3)生殖股神经由第 1、2 腰神经前支组成。自腰大肌前面穿出后,沿腰大肌浅面,髂总动脉外侧下行,在输尿管的后方分为生殖支和股支。前者在女性与子宫圆韧带伴行,穿过腹股沟管,分支于大阴唇。后者至腹股沟韧带下方的股前部皮肤。临床上在切除髂外淋巴结时,注意勿损伤该神经,以免影响感觉功能。

2. **骶丛**　骶丛由腰骶干(L₄、L₅)及全部骶神经和尾神经的前支组成(图 5-5-1)。

骶丛位于盆腔内,在骶骨及梨状肌前面,髂内动脉的后方。在盆壁筋膜及髂内动脉多数分支的后方,输尿管于骶丛前面经过,其间隔以髂内血管的分支与属支。左侧骶丛前面有乙状结肠,右侧与回肠袢相接触。

骶丛的分支有臀上神经、臀下神经、闭孔内肌神经、肌神经、梨状肌神经、肛提肌神经、尾骨肌神经、肛门括约肌神经、阴部神经(又分出会阴神经、

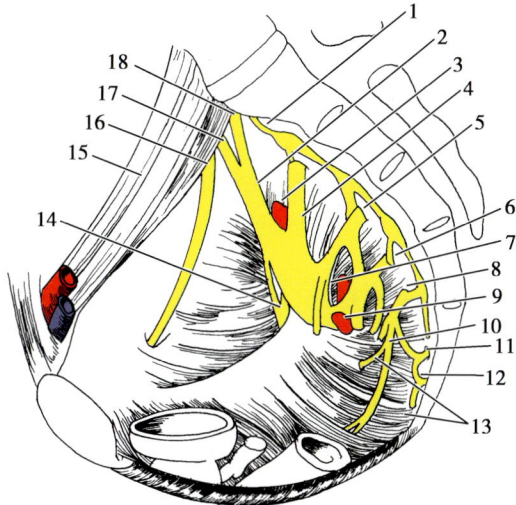

图 5-5-1　骶丛和尾丛

1. 骶交感干；2. 腰骶干；3. 臀上动脉；4. 第一骶神经前支；5. 第二骶神经前支；6. 第三骶神经前支；7. 臀下动脉；8. 第四骶神经前支；9. 阴部内动脉；10. 盆腔脏神经；11. 第五骶神经前支；12. 尾神经；13. 盆内脏神经；14. 臀上神经；15. 腰大肌；16. 闭孔神经；17. 第四腰神经前支；18. 第五腰神经前支。

阴蒂背神经、肛门神经）、骨后皮神经、坐骨神经、盆内脏神经等。

3. 尾丛　尾丛主要由第 5 骶神经及尾神经前支组成。这些小支从骶管裂孔穿出，从外侧绕至前面穿尾骨肌达盆面结合尾丛，发出肛尾神经分布于尾骨附近的皮肤。

（二）盆部自主神经及神经丛的分布

1. 上腹下丛　上腹下丛又名骶前神经，主要由交感神经组成。位于第 5 腰椎及骶岬前方，主动脉权之下，伴骶正中血管下行入盆。其纤维来自腹主动脉丛、肠系膜下丛及第 3、4 腰交感神经节的内脏神经。骶前神经主要有传导子宫、膀胱、乙状结肠及降结肠的传入纤维。上腹下丛向下分为左、右腹下神经（或丛），在直肠壶腹两侧，和盆内脏神经共同组成下腹下丛（图 5-5-2）。

2. 下腹下丛及盆内脏神经　下腹下丛又名盆丛。含有交感神经与副交感神经纤维及传入神经纤维。由上腹下丛分出的左、右腹下神经（丛）在髂内动脉内侧的腹膜外组织内下行，位于直肠壶腹外侧及宫颈两旁，其外侧为髂内动脉的内侧，某些支须穿过该丛才能到达支配的脏器。广泛性子宫切除术时注意勿损伤该神经丛。该丛包含有以下 3 个次级丛。

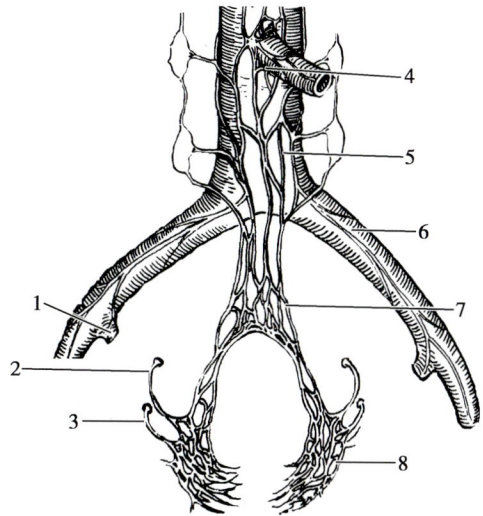

图 5-5-2　盆部自主神经系统

1. 右髂内动脉；2. 右骨盆神经 3（S_3）；3. 右骨盆神经 4（S_4）；4. 肠系膜下动脉周围神经丛；5. 腹主动脉前神经丛；6. 左髂总动脉；7. 上腹下神经丛（骶前神经丛）；8. 下腹下神经丛（盆腔神经丛）。

（1）子宫阴道丛（图 5-5-3）：子宫的神经来自盆静脉丛，由腹下丛、卵巢丛和盆内脏神经共同组成，即来自 S_{2-4} 的子宫阴道丛的子宫部。子宫阴道丛位于阔韧带基底部两层之间，宫颈和阴道上部的两侧，低位中枢属于混合性自主神经丛。来自腹下丛的交感神经的低位中枢在 T_{11}~L_2，来自盆丛副交感神经的低位中枢在 S_{2-4}，其既有节前纤维又有节后纤维，也包括子宫和阴道的传入纤维成分。

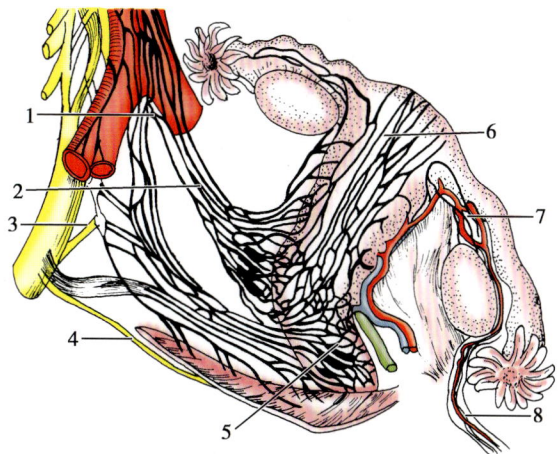

图 5-5-3　子宫阴道丛

1. 上腹下丛；2. 下腹下丛；3. 骶神经节；4. 阴部神经；5. 子宫阴道神经丛的神经节；6. 子宫神经丛；7. 卵巢输卵管丛；8. 卵巢血管丛。

子宫活动的神经支配：交感神经可引起妊娠子宫平血管收缩，而使非妊娠子宫舒张。副交感神经的作用则可能使子宫血管扩张。子宫活动的传导途径：盆神经丛→腹下神经丛→腹主动脉神经丛→腰内脏神经和内脏最下神经→子宫平滑 T_{11}~L_2 脊髓后角；来自宫颈的感觉神经纤维经盆神经丛→ S_{2-4} 节脊髓后角，均经脊神经传入中枢。子宫的感觉神经纤维传入脊髓节段分布比较分散，因此当行广泛性子宫切除术时，必须将上下两个节段的硬膜外阻滞麻醉，以达到止痛和肌松的效果。子宫平滑肌有自主节律活动，完全切除其神经后仍有节律收缩，还能完成分娩活动，临床上可见低位截瘫的产妇仍能顺利自然分娩。

(2) 膀胱丛：膀胱丛位于膀胱两侧，来自盆丛，并有第3、4骶节的副交感纤维经盆内脏神经至此丛内。由此丛发出的纤维分布于膀胱的上、下部。膀胱壁及内括约肌接受交感和副交感的双重支配；外括约肌受阴部神经支配。交感神经可使内括约肌紧张度加强，有阻止排尿的作用，还可使膀胱血管收缩；副交感神经传出冲动引起膀胱逼尿肌收缩和内括约肌松弛，引起排尿功能；阴部神经传出冲动则引起外括约肌收缩。引起膀胱尿胀的感觉由副交感传入纤维传导；膀胱过度膨大时的痛觉由盆内脏神经纤维传入；尿道的感觉则由盆内脏神经及阴部神经传入纤维传导 (图 5-5-4)。

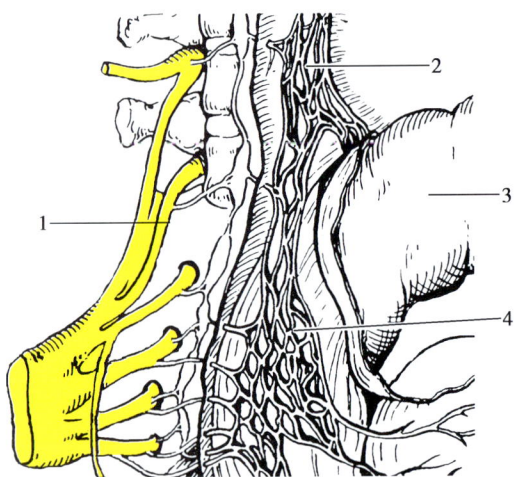

图 5-5-4　骨盆神经丛
1.骶交感神经干；2.上腹下神经丛(骶前神经丛)；
3.直肠；4.下腹下神经丛(骨盆神经丛)。

(3) 直肠下丛：直肠下丛来自盆丛的上部，伴直肠下动脉下行至直肠，并可与直肠上丛相连接。

纤维向下分布于肛门内括约肌。交感神经使直肠舒张，肛门内括约肌收缩；副交感神经使直肠收缩，肛门内括约肌舒张。直肠的刺激和疼痛冲动经盆内脏神经纤维传入脊髓。临床上行宫颈癌手术时，切勿损伤副交感神经纤维及传入神经纤维，否则会引发排便、排尿困难。

二、保留盆腔神经的利弊

宫颈癌根治手术治疗的发展史，经历着追求根治与保留功能相互制约、相互协调发展的过程。根治程度越高，保留功能的程度越低；根治程度越低，保留功能的程度越高。保留盆腔神经术式多少会牺牲部分宫旁切除范围。因此保留盆腔神经的术式选择要适度，切不可本末倒置。目前尚缺乏足够的循证医学证据来支持保留神经的安全性，因此应慎重对待保留自主神经术式的适应证。

三、保留盆腔神经的方法

(一) 预防腹主动前交感神经损伤

1. **腹主动脉神经丛的定位**　腹主动脉神经丛是交感神经系与椎前和椎旁神经节在椎体旁连路成纵行的神经干以后，形成腹腔动脉、肠系膜上、下动脉各个神经丛。在腹主动脉前形成一"V"字形间隙，成为腹下神经丛。"V"字形间隙为肠系膜下动脉起始部。腹下神经丛一般长4.2cm、宽0.5cm，略显白色的索状物，但也有变异。也有"U"形纤维走行在"V"字中间；腹下神经丛下端分为左右腹下神经。支配排尿功能的神经起于脊髓 T_{11}~L_2，其前根通过交感神经节进入肠系膜下动脉根部周围的腹主动脉神经丛 (图 5-5-5)。

2. **腹下神经与筋膜、血管及淋巴的关系**　腹主动脉旁神经丛位于腹膜下筋膜的深面，腹膜下筋膜是肾筋膜向盆腔伸展的前叶，一直贴在交感神经的表面，并随下肢神经进入腹膜反折下的盆神经丛后，成为直肠系膜的脏层筋膜。

神经丛是神经纤维交错的部分，神经节是神经细胞在此交换神经元的场所；神经丛和淋巴管、淋巴结相互交错，神经节和淋巴管、淋巴结可以整齐地相互邻接而存在；神经节和血管鞘与动脉紧密贴附，和动脉外膜之间没有淋巴结和淋巴管。因此在切除腹主动脉旁淋巴结时，区分神经丛和神经节，判断神经和血管及筋膜的位置关系，在考虑根治和保全功能方面非常重要 (图 5-5-6)。

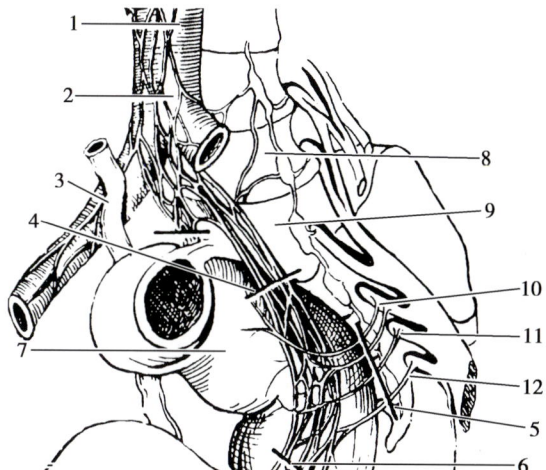

图 5-5-5 腹主动脉神经丛的定位

1.肠系膜下动脉周围神经丛；2.腹主动脉前神经丛；3.输尿管；4.下腹下神经丛(骶前神经丛)；5.骨盆神经；6.膀胱神经丛；7.直肠；8.L$_4$；9.L$_5$；10.S$_2$；11.S$_3$；12.S$_4$。

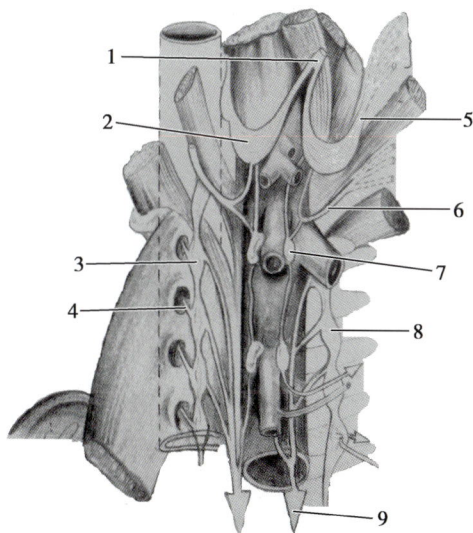

图 5-5-6 腹主动脉神经丛

1.迷走神经(后干)；2.腹腔神经节；3.交感神经节；4.交通支；5.内脏大神经；6.内脏小神经；7.肠系膜上动脉神经节；8.交感神经干；9.上腹下神经丛。

3. 腹主动脉旁交感神经的保留 不保留神经的淋巴结切除术也叫深层切除术，需切除血管鞘，露出血管外膜。这种切除方法，只要找准间隙，容易切除淋巴结，根治性好。缺点是切除了腹主动脉周围淋巴结，有损伤血管外膜的危险，成为术后出血的原因。

保留神经的淋巴结切除也叫浅层切除，保留血管鞘，暴露出神经纤维的剥离界面。这种方法临床上没有明确的解剖学标记，难以维持剥离界面。保留神经的同时减少了血管外膜损伤的危

险，提高了患者的生活质量，但是淋巴结切除不彻底。

4. 肠系膜下动脉周围神经的保留 以肠系膜下动脉神经节为中心，与其联系的神经纤维来自腹主动脉旁系膜间神经丛的纤维。这些神经丛不仅和肠系膜上神经节、腹腔神经节沟通，而且也接受左右肾动脉神经节和交感神经干神经节的纤维。肠系膜下动脉神经节分出的神经纤维群大部分作为肠系膜下动脉血管鞘，也有纤维从肠系膜下动脉神经节下行至腹主动脉前面与腰内脏神经和腹下神经联系。这些纤维都细，数量也不多。保留这些神经剥离的方法是：以肠系膜下动脉起始部周围，确定沿内脏神经的剥离分界线，首先沿右侧的腰内脏神经进行剥离，分离界线至腹下神经丛的表面，用镊子牵引剥离的组织，可以看到腹主动脉前组织，保留腰部内脏神经将淋巴结切除。

(二)预防盆腔神经丛损伤

1. 盆腔神经平面 腹下神经丛分为左右腹下神经，左右腹下神经在盆腔脏层筋膜中到达骨盆神经丛。骨盆神经丛位置在盆腔脏层筋膜的延长线上，在保留腹下神经丛的一系列手术操作中，可以到达盆神经丛，并可以加以保留骨盆神经丛。

盆腔内脏神经起源于S$_2$、S$_3$、S$_4$，成数支走行在盆底上，盆腔壁层筋膜下，进入骨盆神经丛后上角。因为该神经位于壁层筋膜外，手术剥离过程中如果未能进入壁层筋膜，便不会受到损伤。盆腔内脏神经和腹下神经丛，到达骨盆神经丛，全部神经系统都被脏层筋膜包缠而存在。由于筋膜和神经紧密相贴，因此精细处理神经系统时必须同时考虑慎重处理筋膜的问题(图 5-5-7)。

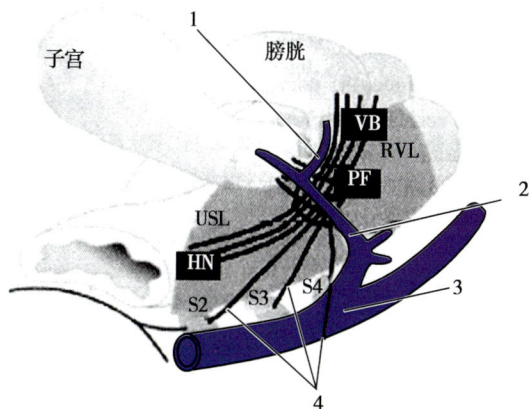

图 5-5-7 盆腔内脏神经

1、2.子宫深静脉；3.髂内静脉；4.盆腔内脏神经。

以骨盆神经丛为中心,可以清楚地描绘与其相连的腹下神经、盆腔神经及分出的膀胱神经纤维的轮廓。骨盆神经丛是以结缔组织包围的神经纤维群的网状集合体,可以理解为一个四边形。腹下神经与后上方相连,三条盆腔内脏神经与下方相连,并且向前位于腹膜下,从前上角到膀胱发出的数条膀胱神经纤维,是一个"T"字形结构。腹下神经通过骶骨韧带的外侧缘,在输尿管下方走行,三条盆腔内脏神经走行在盆底上的盆腔壁层筋膜下,进入骨盆神经丛的后上角,从前上角到膀胱发出的数个膀胱神经纤维成为一个"T"字形结构(图 5-5-8)。

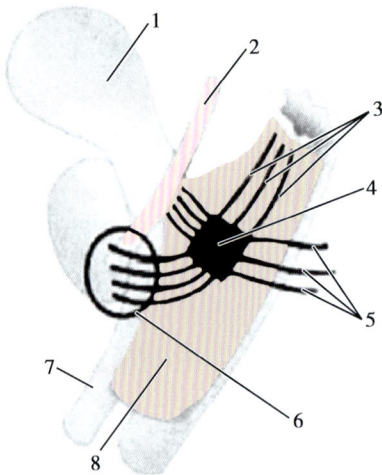

图 5-5-8 支配膀胱功能的自主神经示意图
1. 子宫;2. 输尿管;3. 腹下神经;4. 骨盆神经丛;5. 盆腔内脏神经;6. 骨盆神经丛膀胱分支;7. 阴道;8. 直肠阴道韧带。

2. 宫骶韧带外侧腹下神经的保留 从以上骨盆神经丛的组成可以看到,经过宫骶韧带外侧缘的神经容易保留,为腹下神经,内未包含副交感神经的成分。保留该处腹下神经丛的步骤:紧贴阔韧带后叶腹膜外侧用电刀打开直肠侧间隙,压肠板将输尿管外推,在输尿管的下方、直肠侧间隙的底部,即可见有白色条索状纤维,即宫骶韧带部的腹下神经。该神经将直肠侧间隙分为内外两侧,内侧称为岗氏窗,在岗氏窗内继续外推腹下神经。避免此处使用电刀,一是防止神经热损伤,二是直肠侧间隙的内侧防止直肠损伤,外侧防止输尿管损伤,向下防止髂内静脉及其大的分支损伤。由于直肠侧间隙没有大的动脉、静脉丛,术野清楚,间隙疏松,只有操作正确,腹下神经才容易保留(详细手术步骤参见第四章)。如果有超吸

刀(CUSA),将脂肪结缔组织吸掉,保留神经将更确实(图 5-5-9、图 5-5-10)。此时,将神经向外侧推开,避开神经钳夹切断宫骶韧带深层就可以将这部分神经保留下来(图 5-5-11)。

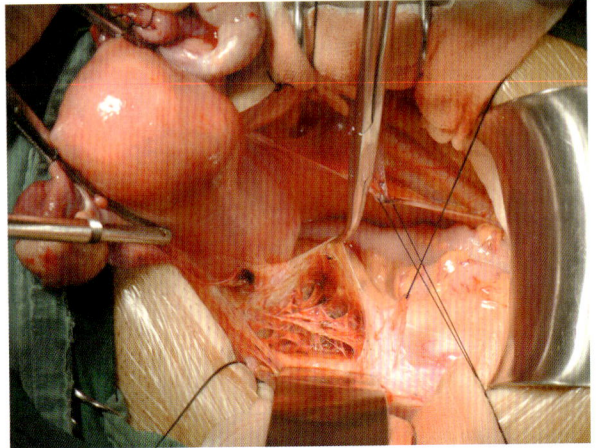

图 5-5-9 保留之左侧腹下神经

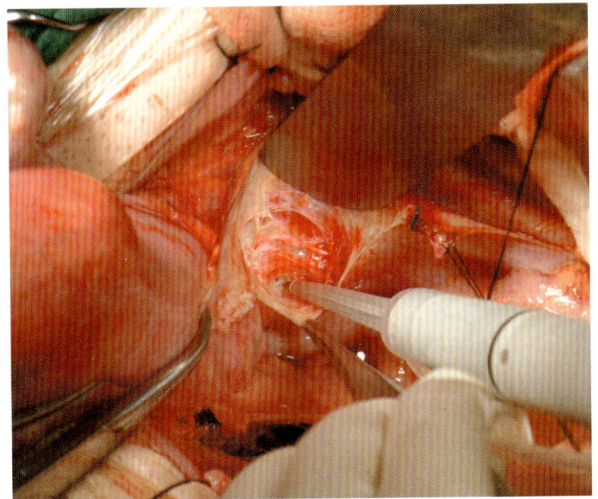

图 5-5-10 保留右侧腹下神经

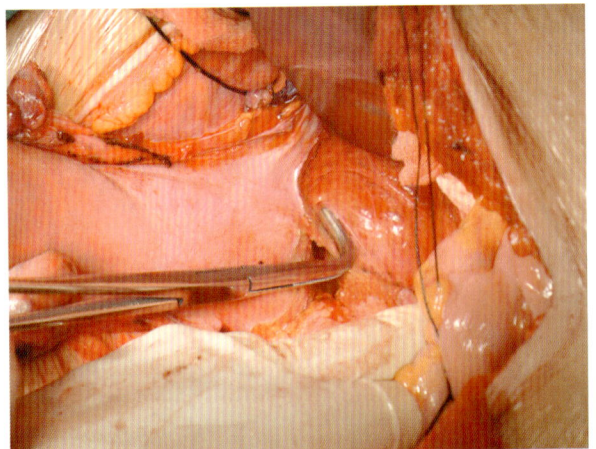

图 5-5-11 切断右侧宫骶韧带深层

3. 主韧带内盆腔神经的保留　主韧带为宫旁组织,按解剖分为血管部和索状部。盆腔内脏神经位于主韧带的索状部。因此要保留这里的神经组织,处理主韧带内的子宫浅静脉、子宫深静脉是手术的重点和难点。首先是暴露主韧带,将输尿管隧道完全打开,压肠板将输尿管外推,暴露膀胱侧间隙。充分分离直肠侧间隙,暴露主韧带的前后方,先用笔在主韧带拟切断的部位划线进行标记(图 5-5-12),再用超吸刀(CUSA)进行主韧带内血管的解剖(图 5-5-13)。

影响术野,或者按第四章的方法打开输尿管隧道钳夹、切断、结扎。再解剖子宫深静脉,子宫深静脉位于主韧带血管部,起源于髂内静脉,在宫旁组织内向子宫方向走行,在输尿管后方穿过,进入子宫。其分支有膀胱静脉注入。子宫深静脉也有变异,数条不等。游离暴露子宫深静脉,并一一结扎之(图 5-5-14~ 图 5-5-18)。对于子宫深静脉的处理,要求术者要有耐心、细心,避免静脉损伤出血使手术难以进行。将子宫浅、深静脉都游离切断。主韧带的神经纤维就暴露出来了,用示指向下、向外压保留的神经组织,来切断神经纤维内侧的主韧结缔组织(图 5-5-19~ 图 5-5-22)。

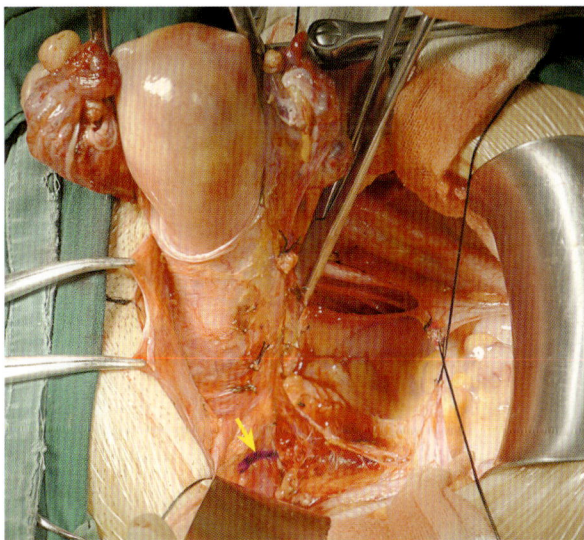

图 5-5-12　标记主韧带拟切断的位置

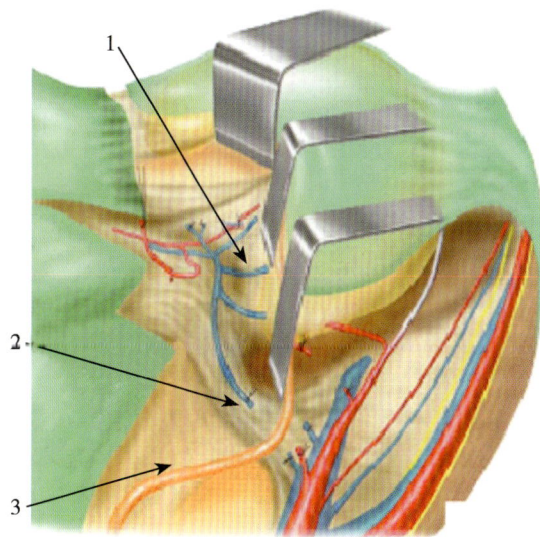

图 5-5-14　主韧带内盆腔神经保留
1. 主韧带; 2. 切断子宫深静脉的末端; 3. 输尿管。

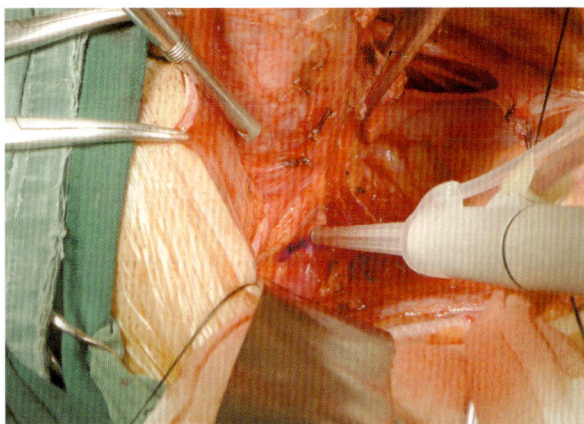

图 5-5-13　CUSA 解剖主韧带内血管

游离解剖子宫浅静脉,子宫浅静脉平行子宫动脉走行在输尿管隧道上,即输尿管的上方。主韧带的浅层,子宫浅静脉有变异。数量不多,多数 2~3 条,充分暴露好直视静脉下游离,避免出血,

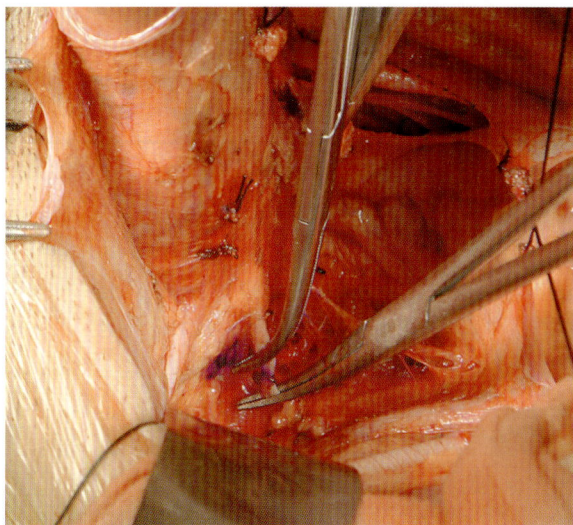

图 5-5-15　结扎左侧子宫深静脉

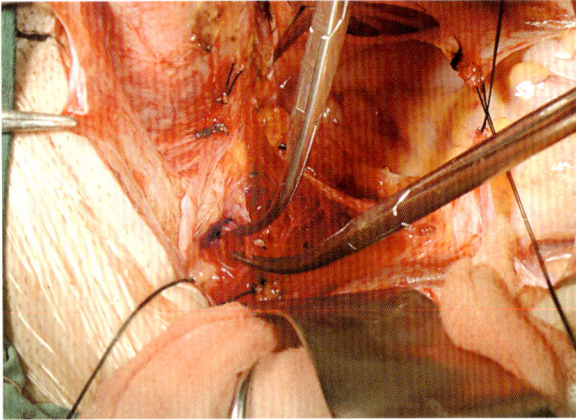
图 5-5-16　结扎左侧子宫深静脉另一分支

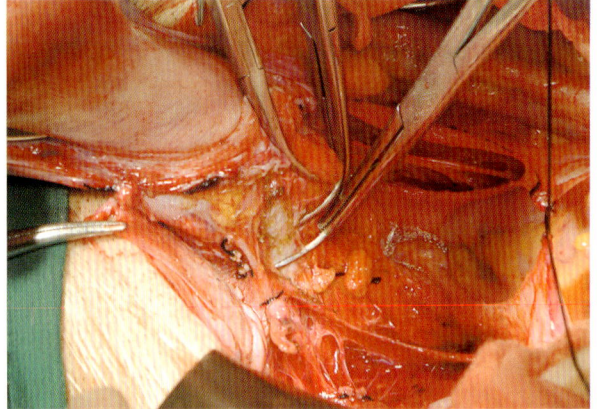
图 5-5-19　钳夹左侧神经内侧的主韧带结缔组织

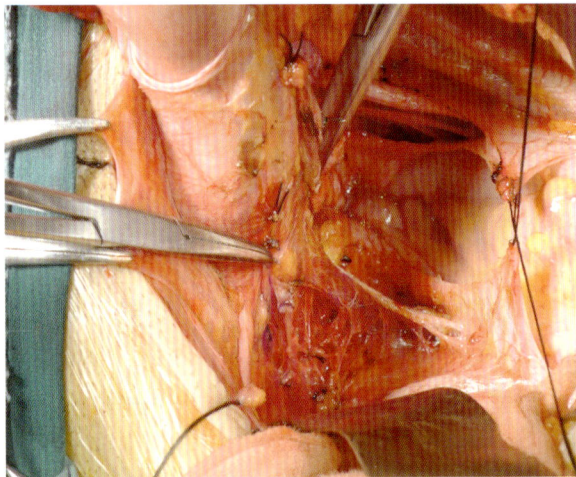
图 5-5-17　左侧子宫深静脉已切断

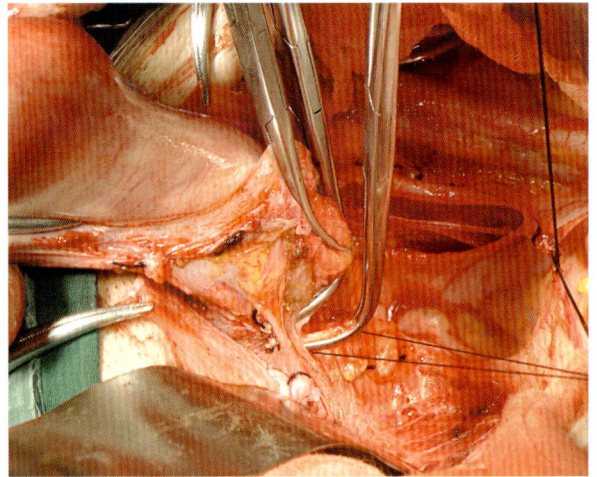
图 5-5-20　切断结扎左侧神经内侧的主韧带结缔组织

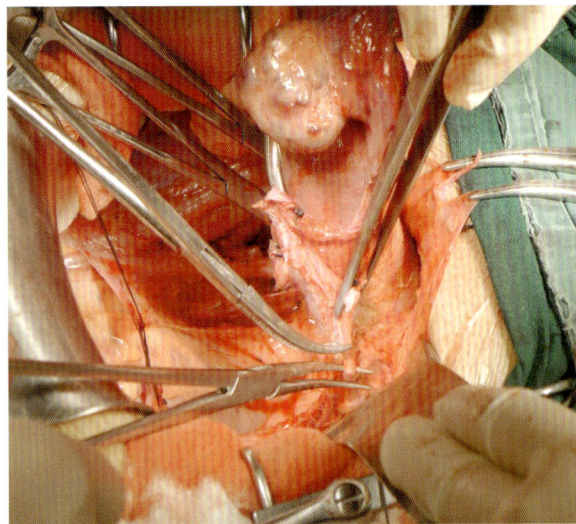
图 5-5-18　结扎右侧子宫深静脉

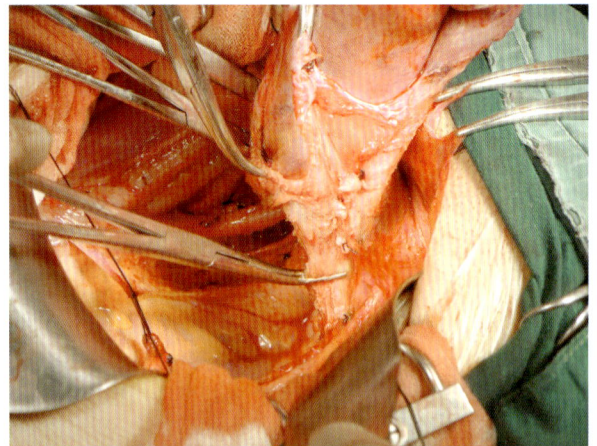
图 5-5-21　钳夹右侧神经内侧的主韧带结缔组织

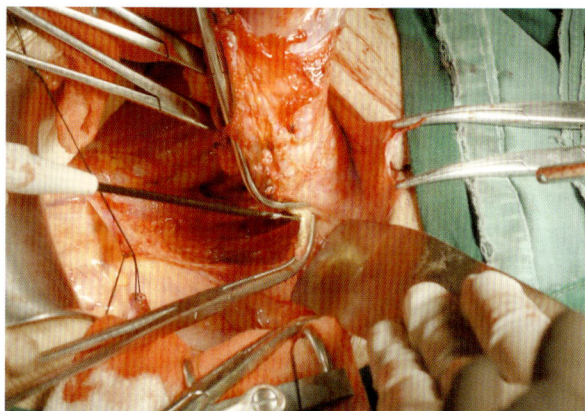

图 5-5-22 切断右侧神经内侧的主韧带结缔组织

4. 膀胱宫颈韧带处神经的保留 膀胱宫颈韧带处盆腔神经膀胱支的保留是难点,主要原因是膀胱宫颈阴道韧带内膀胱中、下静脉解剖较困难。手术的关键步骤就是要解剖结扎膀胱宫颈阴道韧带内的膀胱中、下静脉(图 5-5-23)。将盆腔神经丛到达膀胱支的神经解剖出来,在保留神经的平面头侧来切除阴道旁组织,这样才能起到保留神经的意义。如果将这个平面的膀胱支损伤,前面保留的骶、主韧带旁的神经就失去意义。

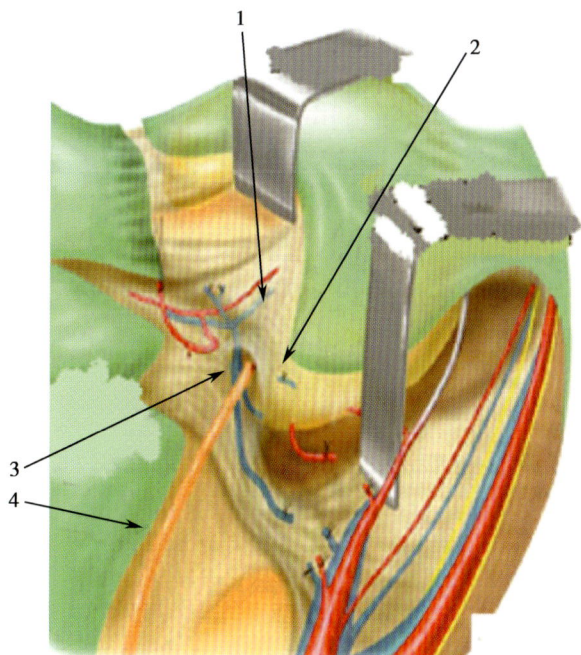

图 5-5-23 膀胱宫颈韧带处神经的保留
1.膀胱子宫韧带前叶;2.切断膀胱浅静脉末端;
3.输尿管隧道入口;4.输尿管。

首先游离输尿管,打开膀胱宫颈韧带前叶,同打开输尿管隧道一样,先找出口,再找入口,

找准间隙,偏内侧一步钳夹。此韧带内有膀胱宫颈动脉,应用丝线扎之,避免电凝效果不满意而出血。解剖膀胱中静脉和膀胱下静脉,膀胱中静脉位于膀胱子宫阴道韧带的后叶,由膀胱发出走行宫颈,汇入子宫深静脉。膀胱下静脉从膀胱下部发出走行与宫颈平行,二静脉都汇入子宫深静脉。支配膀胱的神经自盆腔神经丛发出。膀胱下静脉向下走向膀胱,手术关键是将膀胱中静脉、膀胱下静脉解剖并扎之。用剪刀分离暴露支配膀胱的神经,将游离出来的支配膀胱的神经向下向外推,在神经的上方钳夹阴道旁组织(图 5-5-24)。

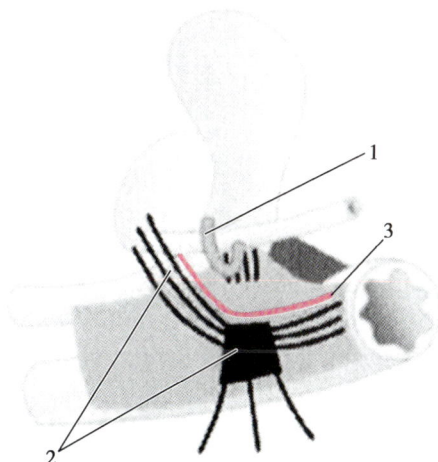

图 5-5-24 系统性保留自主神经及直肠阴道韧带、
阴道旁组织和阴道切除线示意图
1.子宫深静脉;2.保留的盆神经丛及其膀胱分支;
3.直肠阴道韧带、阴道旁组织 / 阴道切除线。

(三)保留神经的效果和评价

膀胱在胎儿时期就有排尿功能,约 20 分钟排尿一次。排尿功能受多因素的影响。在根治性子宫切除术中,除术中暴露出神经和牵拉神经外,盆腔创伤、血运受影响、瘢痕及精神因素等也会影响根治术后排尿功能的恢复。有文献报道,在根治性子宫切除术中,若在骶 3 平面的高度切断膀胱下动脉,即使是完全保留神经,膀胱的功能也会因血运障碍,不同程度受到损害,患者的排尿功能大多在术后数月以后才能恢复。目前尽管有超声测残余尿的多少来衡量,但难以准确判断膀胱的功能,多数依据复查和随访过程中患者的主诉做出判断。

未保留神经的Ⅲ型根治性子宫切除术,术后

3~4 周拔除导尿管,经 B 超测定残余尿多数在正常范围内。对保留盆腔神经丛的宫颈癌患者可以提早至术后 1 周拔除导尿管。但拔除导尿管膀胱功能的远期评价,目前没有统一的标准。临床上常以尿急、排尿困难等指标来衡量,缺乏科学的评判标准。

四、手术难点和手术技巧

位于宫骶韧带外侧的腹下神经容易保留,保留神经的难点在于主韧带内神经的保留。我们的体会是应用 CUSA 可较好地解决这个问题。用 CUSA 先从主韧带的外侧向内侧方向,把主韧带里面的疏松结缔组织吸走,保留神经纤维,在分离神经的过程中,神经上方的子宫深静脉逐步显露出来。将子宫浅、深静脉一一切断结扎,然后再切断神经内侧的结缔组织。这样主韧带内的神经和宫骶韧带外侧两部分神经的交汇处以及支配膀胱的神经丛就可保留下来。

第六节　卵巢移位、阴道延长术

一、卵巢移位术

由于宫颈癌的年轻化趋势,卵巢功能的保留和术后性功能的改善逐步受到重视。宫颈癌转移至卵巢者,鳞癌较低,腺癌较高。综合多篇文献报道,ⅠA~ⅢB 期宫颈鳞癌的卵巢转移率为 0~2.5%,腺癌则为 1.7%~28.6%。故除宫颈腺癌外,早期宫颈癌 45 岁以下者只要卵巢外观正常,术中可保留一侧或两侧卵巢。ⅡB 期以上采用放疗者,如患者年轻,放疗前可先用腹腔镜进行卵巢移位后再放疗。保留之卵巢需移至结肠旁沟中部并标记。

术中可以仅保留卵巢而切除输卵管,也可以保留附件。我们认为把输卵管切除较好,因为如果需要行卵巢移位,需把输卵管也同时移位。若以后输卵管发生积液或病变,处理起来比较麻烦。

1. 相关解剖

(1)输卵管的血供:输卵管的动脉来自子宫动脉的输卵管支和峡支、卵巢动脉的伞支。各支之间互相吻合。输卵管支是子宫动脉于子宫角处的分支,包围着输卵管壁分布。输卵管峡支是子宫底支的分支,分布于输卵管峡部,与输卵管支吻合。输卵管的静脉与同名动脉伴行,一部分汇成输卵管支与子宫动脉输卵管支伴行,再次汇合后注入子宫静脉丛;另一部分由输卵管静脉支汇入卵巢静脉丛。临床上行输卵管手术时,需注意勿损伤输卵管静脉,否则将导致子宫或盆腔脏器的静脉回流不畅,影响输卵管、卵巢功能或发生盆腔淤血(图 5-6-1)。

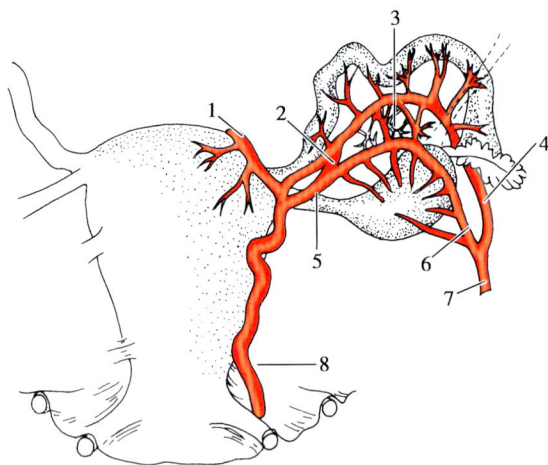

图 5-6-1　输卵管和卵巢的动脉

1.宫底支;2.输卵管支;3.输卵管与卵巢动脉吻合支;4.输卵管支;5.卵巢支;6.卵巢支;7.卵巢动脉;8.子宫动脉(升段)。

(2)卵巢的血供:卵巢的主要营养血管为卵巢动脉。卵巢动脉平肾动脉的下方由腹主动脉前壁发出,左卵巢动脉经肠系膜下静脉,左结肠动脉和乙状结肠等之后下行;右卵巢动脉越至下腔静脉之前,十二指肠第三部,右结肠动脉,回肠动脉和回肠末端后方下行。后左右卵巢动脉沿腰大肌前面斜向外下，于盆缘处跨过输尿管和右髂总动脉下段，经骨盆漏斗韧带向内横行，穿越卵巢系膜，经卵巢门进入卵巢内，并发出分支供应输卵管，内达子宫角旁，并与子宫动脉的卵巢支相吻合。

子宫动脉和卵巢动脉卵巢支，先从卵巢门进入卵巢髓质，在其周缘形成动脉丛。然后再发出细小分支穿入皮质内，在卵泡膜和黄体处形成毛细血管网，再从血管网集合成微静脉，进入髓质汇成小静脉，出卵巢门，并在卵巢系膜内形成卵巢蔓状静脉丛。最后集合成卵巢静脉，与卵巢动脉伴行。左卵巢静脉注入左肾静脉，右卵巢静脉注入下腔静脉，所以左侧较右侧易发生盆腔感染。

两侧卵巢静脉自盆侧壁上行，穿腹股沟管深环，进入后腹壁腹膜后方，并与同名动脉伴行，多为 2 支。它们经腰大肌和输尿管的腹侧上行，合为 1 支。右侧者斜行汇入下腔静脉，左侧者几乎垂直上升汇入左肾静脉。左侧卵巢静脉曲张较右侧常见，因为左侧卵巢静脉垂直汇入左肾静脉，经左肾静脉注入下腔静脉，流程较长，回流阻力较大；上行过程中有乙状结肠跨过，易受其压迫；左肾静脉经肠系膜上动脉根部与腹主动脉所形成的夹角处汇入下腔静脉，左肾静脉回流受阻亦可累及左卵巢静脉。

2. **卵巢移位方法和位置**　目前比较被认可和采用的方法是侧面卵巢移位术，卵巢移位前推荐用银夹标记。手术方法采用 Hodel 或 Belinson 法。Hodel 主张分离卵巢血管蒂后，将卵巢直接从结肠前方跨过后固定于结肠旁沟，将卵巢血管蒂固定于侧后腹膜。Belinson 主张将卵巢从结肠系膜穿过后，将卵巢血管蒂包埋于后腹膜下方，从腹膜打洞将卵巢放在腹腔内后固定于结肠旁沟。综合文献报道，采用 Belinson 方法，术后出现卵巢囊肿的发生率为 0~24%；采用 Hedol 方法为 5.8%。

我们多采用 Hodel 方法，症状性卵巢囊肿的发生率较低，未发现需要手术处理的卵巢病变或宫颈癌卵巢转移。

盆腔放疗会造成保留于盆腔原位的卵巢功能丧失。术后可能需要辅助放射治疗的患者，需要将保留的卵巢移位于盆腔放疗区域外，卵巢与盆腔放射野的距离是保留移位卵巢功能的决定性因

素。如果卵巢位于髂嵴之下，放疗后 50%~100% 的移位卵巢功能将丧失，移位卵巢位于髂嵴 3cm 之上，则 90% 以上的移位卵巢能保留正常功能（图 5-6-2）。

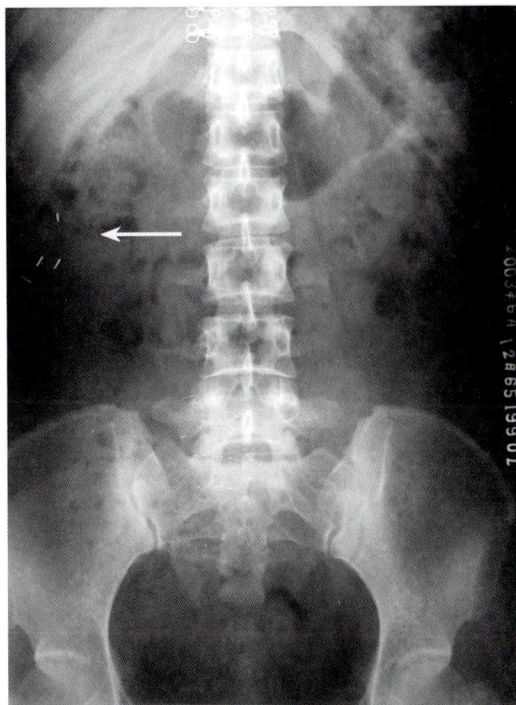

图 5-6-2　卵巢移位的位置
用 3~4 个银夹作标记便于术后 X 线拍片了解卵巢的位置及大小

3. **手术步骤**　分离骨盆漏斗韧带时需注意完整保留一片卵巢血管表面的腹膜，腹膜不能横断，否则卵巢动静脉容易损伤或被拉断。在保留输卵管卵巢血管弓的前提下切除输卵管。拟保留卵巢需先用银夹进行标记。每一侧卵巢用 3~4 个用银夹作标记，便于术后用 X 线拍片了解卵巢的位置及大小（图 5-6-3~ 图 5-6-5）。

用 7 号线缝合卵巢固有韧带断端（图 5-6-6），将此断端缝合固定在结肠旁沟外侧的中上部的腹膜上（图 5-6-7）。缝合腹膜的位置以移位后骨盆漏斗韧带无张力为标准。为了防止肠内疝，应将骨盆漏斗韧带腹膜边缘和附着的腹膜缝合数针固定（图 5-6-8）。

4. **手术难点**　卵巢移位术比较简单，困难的地方主要是暴露。想办法推开肠管，移动术者位置（即移位右侧卵巢时，术者站在患者左侧，移位左侧卵巢时，术者站在患者右侧）当能解决这些困难。

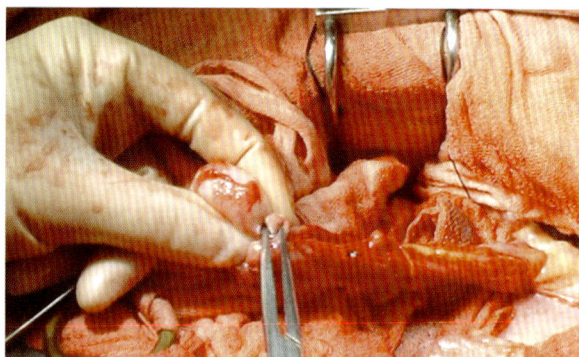

图 5-6-3 在输卵管伞端断端银夹标记

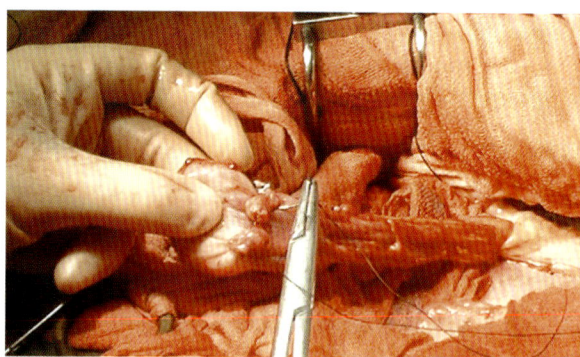

图 5-6-6 缝合卵巢固有韧带断端

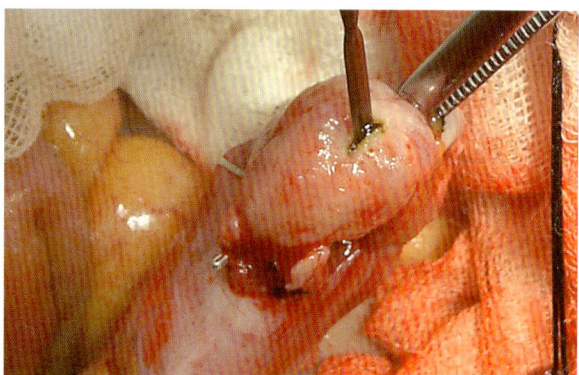

图 5-6-4 在卵巢游离缘制造银夹钳夹点

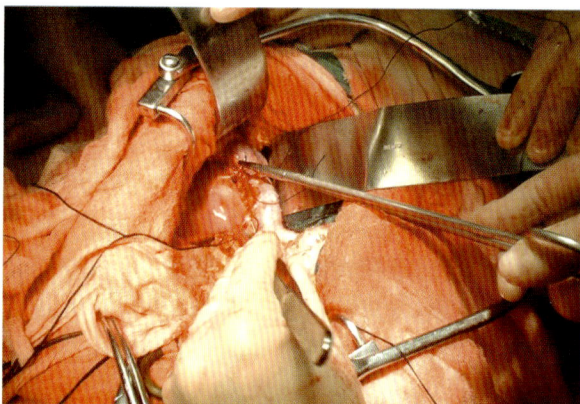

图 5-6-7 将卵巢缝合固定于结肠旁沟

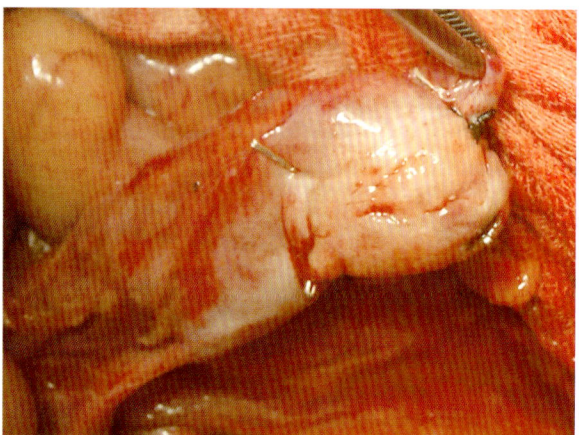

图 5-6-5 卵巢已标记好

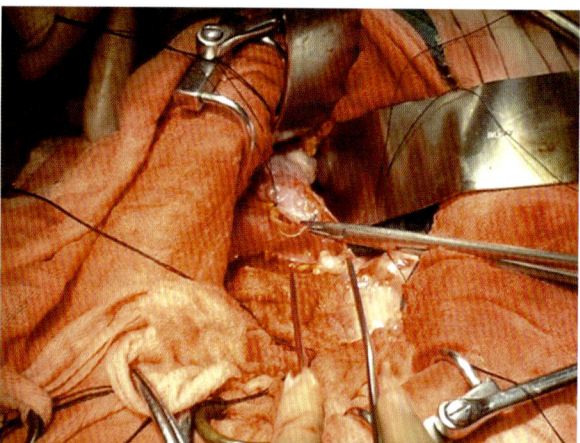

图 5-6-8 缝合骨盆漏斗韧带边缘和附着的腹膜

5. 移位术后的影响

（1）疼痛：移位卵巢部位出现疼痛的发生率为7.1%~10.5%。疼痛一般位于一侧中腹部和腰部，以持续性钝痛或牵拉痛为主，维持几个小时至2天不等，经休息后可自然缓解。可以通过口服避孕药、止痛药，注射 Gn-RHa 等治疗。

（2）卵巢单纯性囊肿形成：卵巢移位后最常见的并发症为症状性卵巢囊肿。卵巢单纯性囊肿的发生率为4.8%~7.9%。无须药物或手术治疗，随访观察即可，部分患者卵巢囊肿自然消退。

（3）对术后卵巢功能的影响：手术年龄是卵巢

功能是否保留的一个预后因素。我国妇女自然的绝经年龄为(49±3.7)岁。40岁前妇女自然绝经的概率为1%,45岁前自然绝经的概率小于5%。Ellsworth等报道接受保留卵巢的根治性子宫切除术和盆腔淋巴结切除术的妇女,术后80%保留了正常的卵巢功能,最长可达15年。我们的研究提示手术时年龄超过40岁的患者比手术年龄低于40岁的患者,卵巢移位术后更倾向于发生卵巢功能的丧失。

切除双侧卵巢会影响患者术后的性功能和性生活质量。Jensen等的回顾性研究报道,173例因早期宫颈癌行广泛全宫切除术,患者术后出现性高潮障碍、性交疼痛、性满意程度下降等问题。性欲减低即阴道干涩问题在术后两年十分常见。Flory等研究报道,卵巢切除术后的患者术后,由于体内低雌激素水平,性欲减退、性唤起障碍、高潮缺失以及抑郁症发生率均增高。有趣的是,Kuscu等发现卵巢切除术后予以激素替代治疗,并不能改善性功能障碍。可见,卵巢功能的保留对提高术后患者性生活的质量有重要意义。

二、阴道延长术

进行Ⅲ型及Ⅲ型以上子宫切除术者,术后阴道较短,将对性生活造成一定的影响。对年轻患者可在手术的同时进行阴道延长术,可采用腹膜反折阴道延长术或乙状结肠阴道延长术,前者较简单,后者效果较好。

(一)腹膜反折阴道延长术

腹膜反折阴道延长术是将膀胱腹膜反折和阴道前壁缝合、直肠腹膜反折和阴道后壁缝合,一般采用连续扣锁缝合(图5-6-9)。然后用4号丝线在距离阴道前后壁顶端约4cm的地方,将膀胱后壁浆肌层和直肠前壁浆肌层间断缝合。在阴道断端上方形成一段空隙,形成延长的阴道(图5-6-10~图5-6-13)。为了防止阴道顶端断端的粘连,可在该处放置凡士林纱布,术后7~10天取出。

(二)乙状结肠阴道延长术

乙状结肠阴道延长术因涉及肠道问题,手术较复杂,创伤较大。另外因为根治性子宫切除术

后患者仍有一段阴道,基本可满足患者术后性生活之需。故该手术较少采用。

手术方法是截出一段长度约6cm的带血管蒂的乙状结肠(图5-6-14),上端封闭、下端与阴道断端相接,保留之肠段端-端吻合。详细手术步骤可参考"乙状结肠法人工阴道成形术"。

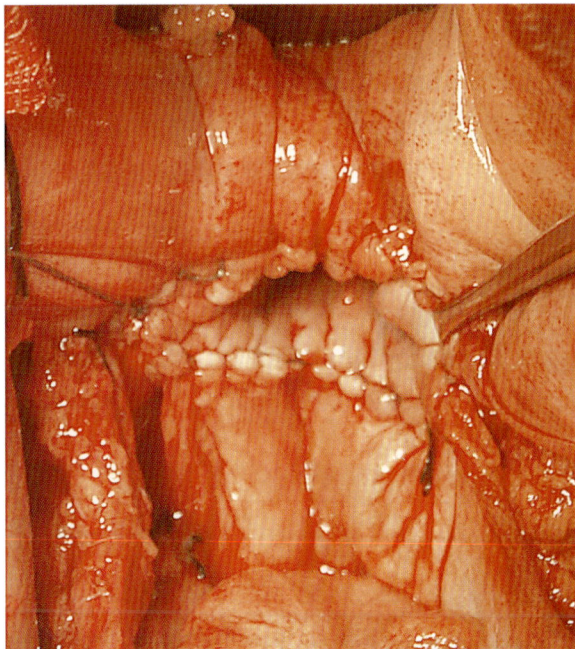

图 5-6-9　分别缝合膀胱、直肠腹膜反折于阴道前、后壁上

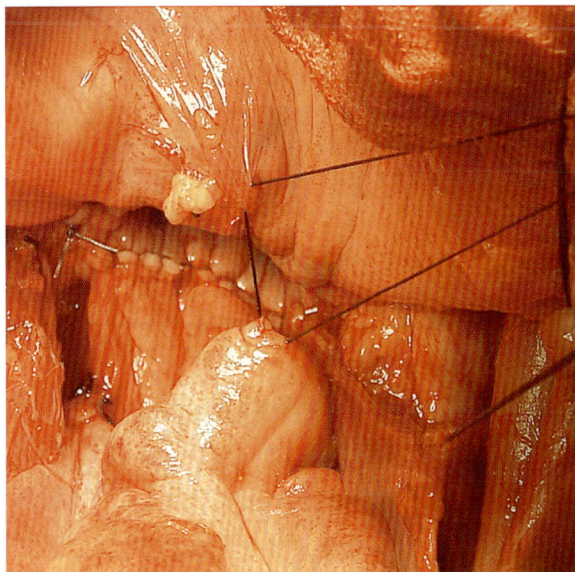

图 5-6-10　间断缝合膀胱后壁和直肠前壁浆肌层 1

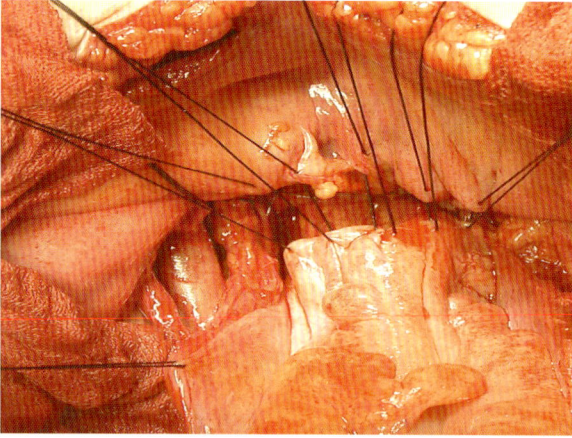

图 5-6-11　间断缝合膀胱后壁和直肠前壁浆肌层 2

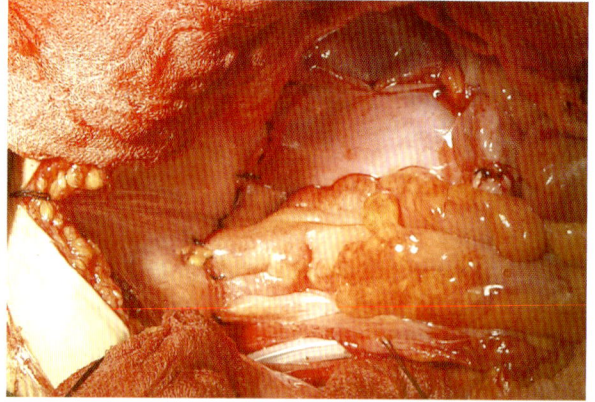

图 5-6-13　间断缝合膀胱后壁和直肠前壁浆肌层 4

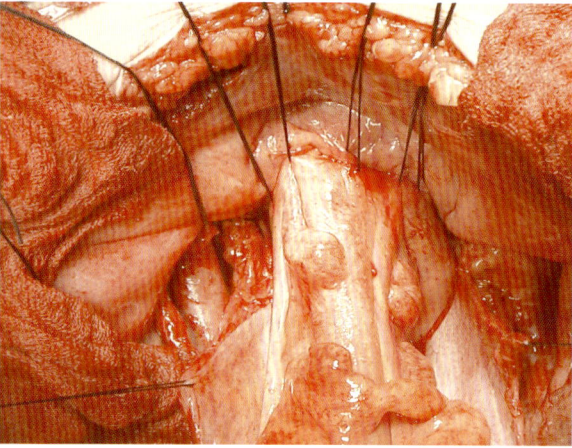

图 5-6-12　间断缝合膀胱后壁和直肠前壁浆肌层 3

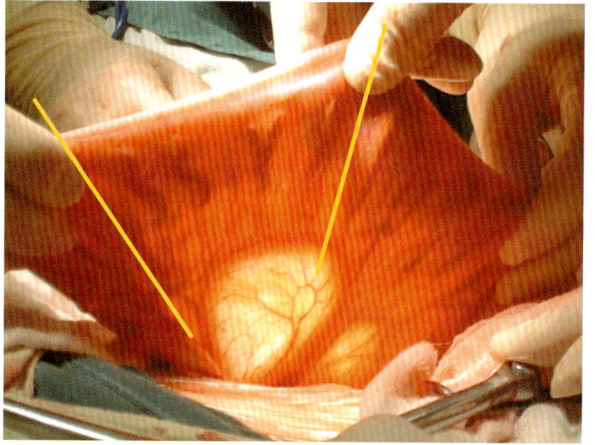

图 5-6-14　截出一段长度约 6cm 的带血管蒂的
　　　　　乙状结肠

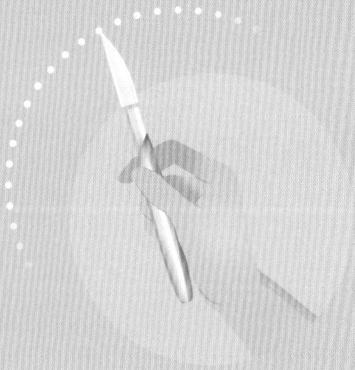

第六章

宫颈癌手术损伤的预防和处理

第一节 泌尿系损伤的预防和处理

根治性子宫切除术在盆腔操作,主要的毗邻器官是输尿管、膀胱和肠道。常见的手术副损伤也多见于这三个器官。

一、输尿管损伤

(一)输尿管的解剖

输尿管是一对肌性的圆索状长管,长约25~30cm,右侧输尿管较左侧短约1cm。输尿管起于肾盂末端,在腹膜后间隙,左侧输尿管(腹段)于十二指肠空肠曲的后面,沿腰大肌前侧下行至骶髂关节处,经乙状结肠的后面,与乙状结肠间隙隐窝的后壁内下降,从髂总动脉前跨过,进入盆腔。右侧输尿管(腹段),于十二指肠血管的前方越过,沿腰大肌前侧下行至骶髂关节处,经肠系膜根部的下方和回肠末端的后方下行,在经过髂外动脉的前方进入盆腔。并继续在腹膜后沿髂内动脉下行,经阔韧带基底部子宫主韧带前方,再向前内走行,于近宫颈外侧约2cm处,在子宫动脉下后方与之交叉,然后斜向内侧走行,又经阴道侧穹窿上方绕向前,穿越主韧带上方的输尿管隧道,进入膀胱底形成(盆段),在膀胱肌壁内斜行约1.5~2.0cm开口于膀胱三角底的外侧角(壁内段)。由于输尿管与子宫动脉、宫颈、阴道穹窿及直肠位置较近,故在施行附件切除或子宫动脉结扎时,要避免损伤输尿管(图6-1-1)。

输尿管隧道是指输尿管走行于膀胱宫颈韧带内的一段特殊的结构,包埋于子宫膀胱韧带的浅层和深层的间隙内,文献报道其长度通常不超过2cm,但临床实践通常发现其长度多数为2~3cm。临床上行广泛性子宫切除术时若处理不好输尿管隧道,会导致出血、输尿管损伤、膀胱损伤。

1. 输尿管的血供

(1)动脉:多源性。以髂内动脉、腹主动脉及髂总动脉的输尿管支的管径较粗,供血范围较大,而以肾动脉发出率最高。主要来源有:肾动脉、腹主动脉、髂总动脉、髂内动脉、膀胱动脉、卵巢动脉及子宫动脉。动脉进入输尿管的方向共有四种:内侧、外侧、前方与后方。腹部与盆部从内侧进入者最多,外侧次之,前、后最少。妇科肿瘤手术

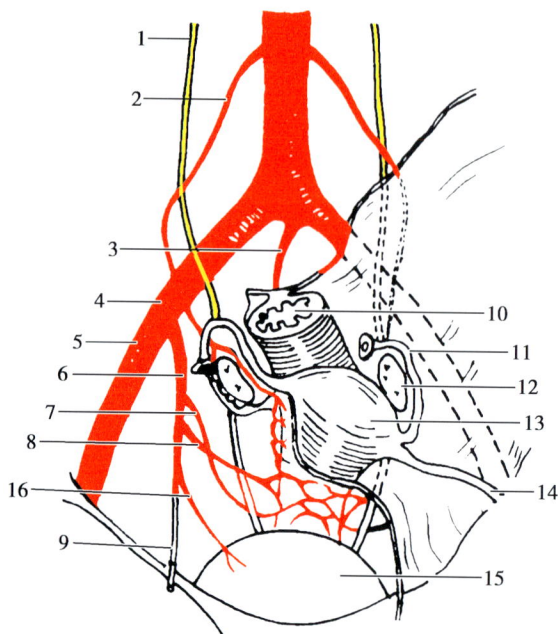

图 6-1-1 输尿管走行及与子宫动脉的关系

1. 输尿管；2. 卵巢动脉；3. 骶正中动脉；4. 髂总动脉；5. 髂外动脉；6. 髂内动脉；7. 阴道动脉；8. 子宫动脉；9. 闭锁脐动脉；10. 直肠；11. 输卵管；12. 卵巢；13. 子宫；14. 子宫圆韧带；15. 膀胱；16. 膀胱上动脉。

游离输尿管时,应尽量保护血管分支,避免损伤输尿管外膜,以防止发生缺血坏死形成输尿管瘘。

(2)静脉:输尿管的静脉伴同名动脉回流,通过黏膜下层、肌层回流到外膜后,伴右肾静脉、髂总静脉、卵巢静脉、子宫静脉和膀胱静脉等回流。

2. 支配输尿管的神经 输尿管的神经支配主要来自主动脉丛、肾丛、上腹下丛与下腹下丛,这些神经构成输尿管丛,含交感和副交感神经纤维。其低级中枢位于下3个胸髓节段,第1腰髓及第2~4骶髓节段。

(二)输尿管损伤的易发部位

1. 膀胱宫颈韧带输尿管段的损伤 此段输尿管血运差,如果下推膀胱不理想,膀胱宫颈韧带处理不好,因出血而盲目钳夹、止血、缝扎该段时易造成输尿管损伤。

2. 宫颈旁的输尿管损伤 特别是输尿管与子宫动脉交叉处。此处是手术出血的危险区,也是输尿管损伤的危险区,其损伤多系操作不当造成。

3. 输尿管膀胱连接部的损伤 ⅡA 期宫颈癌,肿瘤侵犯阴道前穹窿,手术分离阴道膀胱间隙时,分离过多达膀胱三角区,使输尿管进入膀胱处被剥离损伤,或损伤末段鞘膜。

4. 宫骶韧带外侧输尿管的损伤 多见于没有很好分离直肠侧间隙,或在钳夹宫骶韧带深层时没有外推输尿管。

5. 骨盆漏斗韧带高位结扎时损伤输尿管 有粘连,暴露不清或没有充分分开输尿管时易损伤。

6. 盆腔淋巴结切除时误损伤输尿管 将脐侧韧带误当输尿管钳夹损伤。中上段输尿管一般不会损伤,在清除腹主动脉旁淋巴结,暴露右侧后腹膜时,应注意上段输尿管的走行,预防损伤。

(三) 避免输尿管损伤的手术技巧

1. 重视保护输尿管的血运

(1) 避免损伤输尿管的鞘膜:损伤输尿管鞘膜营养血管是造成输尿管阴道瘘的主要原因。在根治性子宫切除术打开输尿管隧道及处理膀胱宫颈韧带时,由于手术操作不当最易损伤输尿管鞘膜的营养血管,形成输尿管阴道瘘。输尿管有独特的血液供应,上段输尿管血供来源肾动脉、主动脉及卵巢动脉分支,输尿管中段的血液供应来源于主动脉、髂动脉及卵巢动脉的分支,输尿管下段血液供应来源于膀胱上动脉及膀胱下动脉。输尿管血管分支在输尿管鞘中分为升支和降支,通过二级分支进入输尿管外膜,形成直接的相互吻合的动脉丛,延伸至整个输尿管壁;也有一部分无二级分支,直接进入输尿管外膜形成动脉丛。这种血管分布特点提示任何一段输尿管被切断,断段局部血供均无明显的影响。但在宫旁广泛切除术中,由于膀胱宫颈韧带部有粘连,在处理膀胱宫颈韧带时有可能造成输尿管外膜及肌层的损伤,而影响了输尿管的血运。此时预防输尿管损伤的手术技巧可以采用分次分离膀胱阴道间隙,打开部分输尿管隧道,然后再继续分离膀胱阴道间隙,再继续打开剩余部分的输尿管隧道的方法。

(2) 保留子宫动脉输尿管支的血运:在根治性子宫切除术中输尿管易发生血运差,主要在输尿管下段,特别是输尿管隧道段。因此保留该段输尿管子宫动脉输尿管支的血运有重要临床价值。采用的方法是处理子宫动脉时,不在髂内动脉分出的起始部钳夹切断,而是于输尿管内侧处理输尿管隧道,从而保留子宫动脉输尿管支的血运。

具体的方法是确定输尿管隧道的出口,即膀胱宫颈韧带的起始部,子宫动脉血管的内侧。再分离输尿管隧道的入口,于输尿管的内上方寻找输尿管和子宫动脉的间隙,用直角钳沿该间隙向出口方向,偏内上方一步钳夹输尿管上方子宫动脉及组织,这样就保留了子宫动脉输尿管支的血运。该术式经术后病理检查证实达到了手术根治的范围,并简化了手术操作步骤,在保护尿路功能方面也起到了积极的作用。

(3) 保留输尿管外侧疏松组织:膀胱宫颈韧带是固定输尿管入膀胱的韧带,膀胱宫颈韧带的外下侧,即输尿管的外侧有盆腔神经丛分布到膀胱的部分,有营养输尿管的动、静脉。宫颈癌根治术中,输尿管进入膀胱处最易形成输尿管瘘,造成瘘的原因主要是该处的血供差,以及支配输尿管的神经被切断,导致输尿管蠕动减少。另该段完全游离后易形成夹角,造成不全梗阻。因此手术中重视膀胱宫颈阴道韧带外侧疏松组织的保留,利于预防输尿管瘘的发生。正确的处理方法是:在输尿管内上方打开输尿管隧道,视膀胱宫颈韧带的情况,用直角钳继续于输尿管内侧贴阴道,将膀胱阴道韧带打开,避免在输尿管的外侧钳夹、电凝。将输尿管用压肠板外推,来切除阴道旁组织,尽量保留膀胱宫颈韧带输尿管外侧的疏松组织。由于保留了输尿管外的疏松组织,也保留了输尿管末端及膀胱动脉、静脉的血液供应,保留了支配输尿管的神经,可减轻或避免输尿管瘘的发生。

2. 预防不恰当的电凝、钳夹、缝扎损伤输尿管 电凝、钳夹、缝扎致输尿管损伤,往往是在术后才被发现,如果术后又需补充放疗,更是增加了输尿管瘘的发生率。因此一定要加以重视。输尿管周围有丰富的血管,在根治性子宫切除术中不恰地游离输尿管易引起渗血,渗血常见的部位是在处理输尿管隧道、膀胱宫颈韧带输尿管段,输尿管入膀胱段。

(1) 处理输尿管周围渗血:保证输尿管的血运,主要是防止损伤输尿管的环行血管。正确的处理方法是看清出血点,平行输尿管钳夹血管,1号线结扎止血,尽量减少直接电凝输尿管周围的出血点。

(2) 输尿管隧道的处理:输尿管周围有丰富的血管网,子宫浅静脉交叉分布在输尿管上面,平行子宫动脉进入子宫。如果输尿管隧道处理不恰当,间隙找得不准,往往损伤子宫浅静脉,引起渗血,影响输尿管隧道的暴露和钳夹。若盲目止血时有可能钳夹损伤输尿管。另外,在钳夹输尿管隧道上方组织时,直角钳应偏内偏上钳夹,并再次从入口、出口确认输尿管已外推,避免输尿管扭曲、成角而损伤。同样,切断膀胱宫颈韧带时也应该注意不切断输尿管。

(3)处理宫骶韧带时:首先要暴露好直肠侧间隙,使贴附于阔韧带后叶的输尿管随侧间隙分离而远离宫骶韧带外侧,钳夹宫骶韧带深层前,用压肠板将输尿管外推暴露,确认输尿管已充分分开再钳夹宫骶韧带。

(4)处理主韧带时:主韧带上层为血管层,外侧有子宫浅静脉及膀胱静脉,外推输尿管有可能损伤静脉出血,影响术野,如果输尿管还没有完全游离外推,这时应避免钳夹、电凝。正确的方法是找准出血点,直视输尿管,出血未控制时避免盲目电凝、缝扎。在缝扎主韧带断端时,如输尿管没有充分暴露,将输尿管部分缝扎,造成迟发性输尿管瘘。正确的缝扎方法是用压肠板将暴露出来的输尿管外推,缝合方法建议采用"反针缝合法",这样缝合视野好,避免输尿管损伤。另外,切断和结扎主韧带断端不能太短,否则会滑脱出血,一旦滑脱,血管退缩至宫旁组织内,多次钳夹、多次缝扎、盲目钳夹止血,不但渗血多,更易损伤输尿管。

3. **预防过度游离牵拉输尿管** 因为输尿管游离过度,牵拉时间过长,易使输尿管缺血坏死。很多医生喜欢在术中把将输尿管中下段完全游离出来,并用橡皮筋悬吊起来,这样输尿管的血供和支配输尿管蠕动的神经容易受到损伤,易发生血运障碍和输尿管蠕动差而引起输尿管瘘。实际上,宫颈癌根治术应倡导"适当暴露,适度切除"的观念,中上段输尿管一般不做游离,下段也只需游离内侧和上方,外侧和底部不需游离。在打开直肠侧间隙后,宫骶韧带外侧的输尿管不需游离也可完成宫骶韧带的处理。在钳夹宫骶韧带时,无需牵拉输尿管,用压肠板置于直肠侧间隙将输尿管向外分离,宫骶韧带外侧面的输尿管就能很好地被分开了。

4. **准确辨认输尿管是预防损伤的关键**

(1)在处理骨盆漏斗韧带避免损伤输尿管:当输尿管有粘连等病变时,刺激输尿管并不一定引起输尿管的蠕动,因此不能单独以此作为辨认输尿管的标志。在处理骨盆漏斗韧带暴露输尿管的方法与技巧:于髂腰肌外上方无血管区,将阔韧带前叶打开,沿盆腔侧壁剪开阔韧带内的疏松组织,暴露外侧的髂腰肌和内侧的输尿管中段。一般在阔韧带后叶下面疏松组织中可看到输尿管,但为了安全,在观察到输尿管蠕动的前提下,还要看清髂外动脉和髂内动脉,看清这三个结构,特别是年轻人的髂外动脉较细,需区别其与输尿管的形态,再钳夹处理骨盆漏斗韧带。在钳夹时,注意远离输尿管。

(2)准确辨认脐侧韧带和输尿管:在盆腔淋巴结切除过程中,一般需用钳钳夹提起脐侧韧带的下段,暴露其外下方侧的闭孔和髂内淋巴结。输尿管中下段和脐侧韧带平行且形态相似,有可能将输尿管误认为脐侧韧带。如长时间用血管钳误钳了输尿管,这段输尿管可能会缺血坏死。如果改用 Allis 钳,即使误钳了输尿管也不至于坏死。输尿管位于脐侧韧带内侧,术中先将输尿管向内侧分开,在其外侧找到髂内动脉根部,沿着髂内动脉向患者足侧追踪就可以准确找到脐侧韧带。

5. **合并盆腔粘连时预防输尿管损伤** 对于合并有泌尿系异常的患者,或合并有子宫内膜异位症,以及介入治疗后,全宫切除术后需行广泛手术的患者,应作充分的术前评估。可以通过超声、静脉尿路造影来判断有无尿路的梗阻,必要时术前先放置输尿管支架。另外对输尿管的活性应进行评估,输尿管失活的特征为输尿管周围纤维瘢痕、组织变脆及末端缺血。对输尿管的活力有质疑,术后可能需要补充放疗的患者,建议视输尿管病变范围的情况,选择放入支架或者彻底消除无活力的输尿管,以防止因放疗进一步诱发输尿管坏死。

(四)输尿管损伤的处理

1. **术中发现输尿管损伤的处理**

(1)术中发现输尿管损伤,处理的时机是术中即时修补。因其损伤的组织处于新鲜状态,修补的成功机会最大。因此,如术中发现切断组织的断端有输尿管样组织,或部分切断的管道中有水液溢出,应考虑是否有输尿管损伤。应即时诊断,即时处理。可游离远端输尿管,进一步确定损伤的部位及程度,做相应的修补。

分离输尿管隧道时,如果钳夹损伤,这种损伤的严重程度取决于钳夹范围的大小,受损时间的长短,以及钳夹组织的多少。如果未见破口,血运好,可以观察。如果是损伤长度仅几毫米,可植入双 J 型输尿管导管,用 0/6 可吸收线缝合一针,输尿管导管放置 2 周。如果损伤输尿管进入膀胱段的外膜,术后可能需要补充放疗者,建议放入双 J 管,防止迟发性输尿管阴道瘘的发生。

(2)损伤输尿管不同部位及程度的处理:宫颈癌根治术输尿管损伤部位多数在输尿管入膀胱段,该段输尿管暴露受限难于直接吻合,最好作膀胱输尿管植入术。而中、上段输尿管在宫颈癌根治术中损伤的可能性不大,如损伤可直接吻合。

(3)输尿管吻合的指征及技巧:两侧输尿管管腔完全显露出来才可以吻合,尤其是远端要游离出来,保证输尿管吻合无张力,以减少术后输尿管瘘的发生。输尿管吻合的技巧:吻合口径宜尽量大,以防狭窄,缝合要严密、适当,保证吻合口无张力。

(4)内外引流的放置:输尿管吻合后应在适当的区域放置外引流。当输尿管血供受影响,活性可疑,吻合后有张力,应放置内支架管。支架的留取时间:术后多长时间拔出输尿管支架,文献报道不一,输尿管黏膜的愈合时间是 6 天,肌肉的愈合时间是 6 周。因此输尿管吻合后一般内支架管放置 4~6 周以上,并根据临床判断作出恰当的选择。

2. 术后发现输尿管损伤的处理

(1)临床表现和诊断:术后发现输尿管瘘是宫颈癌根治术中严重的并发症。据报道,其发生率为 0.76‰~14.1‰。一般在术后 1~3 周出现,也有迟发至术后 5 周。若为电凝、钳夹、结扎输尿管及影响输尿管的血运,可出现迟发性尿瘘。临床表现在术后第 7~14 天,出现发热、腹胀、腰痛、阴道漏尿。阴道持续性水样排液,不明原因的发热,盆腔不适及局部包块,可能先于尿瘘出现,应引起警惕。

出现阴道漏液,不一定就是漏尿。宫颈癌手术术后手术创面渗液较多,在行广泛全宫切除的同时,多数同时切除了盆腔淋巴结,术后淋巴液渗出也比较明显,特别是现在术中使用电刀、电凝比较普遍,而少用了结扎淋巴管的方法,术后 7~10 天也正是淋巴渗液最多的时间。所以首先要鉴别是否是尿液,然后再鉴别膀胱阴道瘘和输尿管瘘。具体方法是用干纱布填充阴道,通过导尿管在膀胱内灌注亚甲蓝(美蓝)或靛胭脂,观察阴道纱布有无蓝染。见有蓝染为膀胱阴道瘘,纱布不染色则有可能为输尿管瘘。然后静脉注入靛胭脂,若阴道内纱布染成蓝色则提示为输尿管阴道瘘。如果经过膀胱注射亚甲蓝和静脉注射靛胭脂,阴道纱布均没有蓝染,那就不是尿瘘。当然还可以用膀胱镜、输尿管逆行插管、输尿管镜、静脉肾盂造影等检查进一步确诊。

输尿管吻合成功的关键,取决于组织状态。组织状态越好,修补成功机会越大。因此一定要把握手术时机,据发现尿瘘的时间长短来进行修补。术后发现输尿管阴道瘘的修补时间:若术后 2 周内发现且无明显不适,可以立即探查修补。术后 2~6 周发现输尿管阴道瘘应在 6 周后修补。如果是由于根治性子宫切除术后,放疗引发输尿管阴道瘘,则应延迟修补。

(2)放置内支架和引流管:如果术后 1 周后出现尿瘘,而术中未放置内支架,应即放置内支架。膀胱镜下逆行插入输尿管导管,能诊断损伤的部位和尿瘘的大小。如果膀胱镜下能成功逆行插管放置双 J 管,则瘘孔可能自行愈合,多数不需再行修补术。插管后应摄腹部平片观察双 J 管位置,防止导管从损伤处进入腹膜后间隙。如果膀胱镜下不能逆行插入内支架,就应顺行放置,必要时经皮放置引流管,促使消除输尿管水肿,应用输尿管镜也可以提高输尿管逆行插管的成功率。

(3)保持尿路远端通畅:输尿管远端梗阻会影响尿瘘的愈合。长时间梗阻可导致肾功能损害。据报道,一个月以上的梗阻,90% 发生肾功能损伤。因此保持尿路远端通畅非常重要。B 超属于无创检查,可以判断梗阻的情况。

二、膀胱损伤

(一)膀胱的解剖

膀胱是储存尿液的一薄壁空腔脏器,其形状、位置、大小及壁的厚薄等,均随尿液容量、性别及年龄而异。成人正常容量约 350~500ml,最大可达 800ml。膀胱前方为耻骨联合,后方为子宫和阴道,上方覆于腹膜,且与子宫之间形成一浅窝,即膀胱子宫陷凹(图 6-1-2)。依据解剖位置膀胱可分为膀胱尖、膀胱体、膀胱颈及膀胱底,四者之间无明显界线。膀胱顶端朝向前上,为膀胱尖,连接脐正中韧带。底部朝向后下,呈三角形,为膀胱底,相当于两侧输尿管末端和尿道内口间的区域。尖与底部之间的部分为膀胱体。膀胱的下部有尿道内口,与盆膈相接触,距耻骨联合 25mm,位于耻骨联合下缘水平上 10mm,这一变细的部分是膀胱颈,是膀胱较固定的部分。

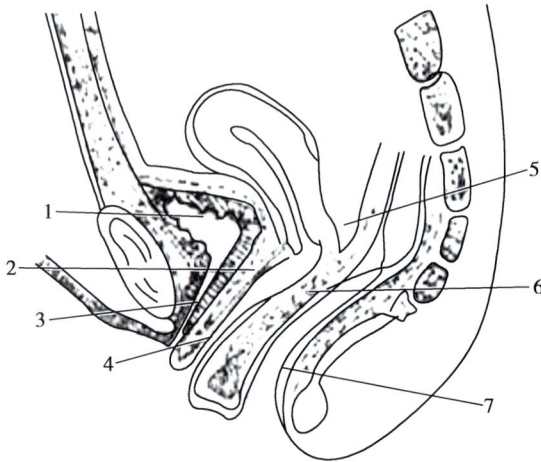

图 6-1-2 膀胱位置示意图
1. 膀胱;2. 膀胱阴道隔;3. 尿道;4. 阴道;
5. 直肠子宫陷凹;6. 直肠阴道隔;7. 直肠。

膀胱空虚时,全部位于盆腔内,膀胱尖不高于耻骨联合的上缘,充盈时,则可高过此界,膀胱尖上升突入腹腔,腹膜也上移,临床上可利用此点做膀胱穿刺或膀胱手术。

膀胱三角区:由输尿管开口和尿道内口形成的一个三角区域。输尿管开口为后侧方的小孔,两者间相距 2.5cm,距尿道内口 2~3cm。女性两输尿管开口间的突起不甚显著,形成输尿管间的皱襞;三角区的黏膜上皮下,有输尿管内纵向纤维,并延伸形成三角区肌和三角区内肌。膀胱三角区通过膀胱阴道隔与阴道前壁相连。在妊娠过程中,子宫下段的形成使膀胱三角区上升。

膀胱侧间隙:顶部为膀胱旁窝的腹膜及脐侧韧带;底部为盆膈上筋膜;足侧为骨盆耻骨的部分;头侧是子宫动静脉和疏松的结缔组织;内侧为膀胱宫颈韧带;外侧为髂内动脉的终末支即膀胱上动脉。此间隙在深部和闭孔窝只有一膜之隔,手术清除闭孔淋巴结后,两个窝可以合二为一。膀胱侧间隙内无重要的血管,偶可见副闭孔动脉。膀胱侧间隙是广泛性子宫切除术时切除子宫主韧带的重要解剖标志。

1. 膀胱的血供

(1)动脉:膀胱的血供丰富,主要由髂内动脉前干的膀胱上、下动脉供应,有时尚有来自膀胱上动脉或髂内动脉的膀胱中动脉,此外还有来自闭孔动脉及臀下动脉的膀胱支;在女性尚有子宫动脉与阴道动脉的分支。

(2)静脉:膀胱的静脉具有瓣膜,不与动脉伴行。在膀胱壁内及其表面形成丰富的静脉丛,向下汇集于膀胱下外侧面,在膀胱底部外面形成膀胱静脉丛,注入髂内静脉。向下与阴道前壁的静脉丛交通,合成膀胱阴道静脉丛,向后与子宫阴道丛相吻合。膀胱静脉丛在注入髂内静脉前,可与闭孔静脉相连,并借闭孔静脉耻骨支与腹壁下静脉交通。临床上若髂内静脉阻塞或手术切除时,盆腔静脉可经此循环途径,绕经股静脉和髂外静脉至下腔静脉,也是肿瘤血源性扩散的路径之一。

2. 膀胱的神经支配 支配膀胱的神经主要来源于下腹下丛的交感神经和盆内脏神经的副交感神经组成的膀胱神经丛,位于膀胱两侧及膀胱壁内。交感神经纤维来自脊髓胸部 11、12 节段和腰 1、2 节段,兴奋使膀胱逼尿肌松弛、膀胱括约肌收缩,使膀胱颈收缩而储尿;副交感神经起自骶髓 2~4 节,支配膀胱逼尿肌,兴奋使膀胱颈松弛,膀胱排空。膀胱的正常充盈及排空由受副交感神经的传入纤维传导,经骶 2~4 节进入脊髓,终于脊髓丘脑侧束。从膀胱神经丛发出纤维组成膀胱上神经和膀胱下神经,分布于膀胱上部和下部。临床上宫颈癌在行子宫切除术时,注意勿损伤下腹下丛和盆丛,否则会影响膀胱功能。

(二)膀胱损伤的常见原因

1. 有腹部手术史、盆腔炎病史,膀胱底与腹壁粘连,开腹时损伤膀胱,有时导尿管不通或不通畅,造成膀胱过度充盈,使膀胱底上移,开腹时不慎将膀胱损伤。

2. 行宫旁广泛切除手术时,膀胱和阴道严重粘连,膀胱壁组织糟脆,在分离膀胱宫颈、阴道间隙时分离层次不清而损伤膀胱。

3. 宫颈癌ⅡA期,因肿瘤侵犯阴道前壁(穹窿),在分离膀胱阴道上段时,因解剖不清,没有将膀胱充分下推,在钳夹、缝扎时损伤膀胱。

4. 在处理膀胱宫颈韧带时,过度分离输尿管进入膀胱处,由于膀胱输尿管内口处组织薄弱,手术损伤膀胱动静脉及支配膀胱支的腹下神经,如果术后又补充放疗,易造成膀胱阴道瘘。

(三)膀胱损伤的预防

1. **避免开腹损伤膀胱** 开腹时应对盆腔粘连与否进行评估,考虑盆腔内有粘连无法切开腹膜时,可将腹壁切口向上腹延长,在无粘连处将腹膜切开,进入腹腔再向下紧靠腹壁分离粘连。分离粘连时,可用手指进入腹腔探查,在确认无膀胱、肠管后再电凝分离,切勿盲目分离,造成损伤。分离的技巧是从正常腹膜向粘连移进,先分离粘连较轻、解剖相对清楚的地方。最后在视野清楚的情况下,分离粘连程度较重的组织结构。另外,在开腹前应常规看导尿管是否通畅,在确认导尿管通畅的前提下,再进行开腹。因为膀胱是个肌性器官,在充盈状态下,膀胱壁会变得很薄,且膀胱底上移,贴近下腹壁,若开腹时不注意就有损伤膀胱的危险。

2. **准确分离膀胱宫颈阴道间隙** 正常情况下膀胱宫颈间隙较疏松,容易分离。但在子宫切除术后不久,再行宫旁广泛切除手术时,分离膀胱阴道间隙就是手术的难点。分离时应尽量寻找膀胱阴道之间的间隙。准确辨认间隙是分离成功的关键。有时粘连严重时,会将膀胱壁误认为膀胱宫颈间隙。如果分离过程中渗血多,没有见到正常的宫颈或阴道组织,且分离困难时,就要意识到是否进入膀胱肌层和浆膜层,没有找到正常的间隙。另外,在确定膀胱宫颈、阴道间隙后,应用锐性分离方法。锐性分离适用于确定界限清楚的前提下粘连严重的分离,钝性分离适用于粘连比较疏松、部位较深的组织分离。

宫旁广泛切除术是容易损伤膀胱导致膀胱阴道瘘的一种手术方式。手术时分离膀胱阴道间隙有两种方法:一种是直接锐性分离,用 Allis 钳夹起阴道断端,使膀胱阴道间隙形成一定张力,细心、轻柔地顺着已分开的间隙逐步分离,避免损伤。第二种方法是采用侧入逆行分离法。适用于粘连严重,无法寻找膀胱宫颈间隙时。提倡先易后难的原则。从有间隙的地方入手,将粘连严重的留在可控的情况下才操作。间隙多数是人为创造的,从切开圆韧带的腹膜向外侧寻找间隙。从阴道旁间隙入手,分离阴道上段和膀胱粘连,最后

膀胱阴道间隙上下会合,在可控条件下将粘连逐渐分离。

3. **保护支配膀胱的神经和血供**

(1)保护膀胱三角区的血供和神经支配:在切除阴道旁组织时,要注意保护输尿管入膀胱处的膀胱壁。应适度分离,过分分离钳夹将使膀胱动静脉损伤,使膀胱三角区的血运受阻,又因损伤腹下神经膀胱支,膀胱三角区逼尿肌功能受影响。术后如果补充放疗,易造成膀胱阴道瘘。正确的分离方法是:处理膀胱宫颈韧带时,应该在输尿管的内侧钳夹输尿管隧道上方组织,保留少许输尿管内侧的腹膜组织,适度外推输尿管。钳夹阴道旁组织,钳尖指向阴道,与耻骨联合平行。另外要避免直接钳夹损伤膀胱壁,当两侧的膀胱阴道间隙下推不充分时提拉子宫,易将膀胱壁作为阴道旁的一部分钳夹而造成损伤。同样也应将阴道和膀胱分离有一定的距离,这样在缝合阴道前后壁时,可避免因缝合到膀胱黏膜而形成膀胱阴道瘘。

(2)避免过度电凝损伤膀胱组织:在分离膀胱阴道间隙时,要注意保护膀胱壁,避免过度电凝损伤膀胱组织,发生缺血坏死。正确的操作是:找准间隙,膀胱和阴道之间在有张力时,组织疏松变白,在疏松变白的地方用电凝锐性分离,减少电凝时对膀胱的热损伤。另外要注意避免损伤两侧膀胱柱的血管。膀胱阴道间隙两侧易出血,出血时盲目钳夹或电凝,也是损伤膀胱的原因之一。将膀胱柱的一部分作为输尿管隧道的一部分来处理,可以减少对膀胱的损伤。下推膀胱的深度越低越好,但如果继续下推困难,最低要求是能暴露输尿管隧道的出口。

(四)膀胱损伤的处理

发生膀胱损伤后,若术中已发现,即在术中修补,若术中没有发现,术后才出现漏尿,则术后择期修补。

1. **术中发现膀胱损伤的处理**(视频 6-1-1)

视频 6-1-1
术中膀胱损伤修补术

(1)在手术操作中,一旦术野持续有清亮液体

渗出,就要警惕有膀胱或输尿管损伤的可能性。可将原置于膀胱内的导尿管水囊向上拉起,在贴近膀胱底的部位移动,检查膀胱壁的完整性。如有疑问,则可通过导尿管向膀胱内注入亚甲蓝稀释液,观察有无蓝色液体外渗。一旦确认损伤,应及时修补。修补膀胱一般用两层缝合,第一层用 0/3 可吸收缝线连续或间断缝合膀胱壁全层,最好避开膀胱黏膜层。第二层用 1 号或 4 号丝线间断褥式缝合膀胱浆肌层,包埋第一层缝合创面。缝合的关键是避免遗漏缝合两个侧角。在缝合前先用两把 Allis 钳钳起两个侧角再缝合,可以防止这种情况的出现。术后需停留导尿管 7~10 天,保持尿管通畅。一般盆腔条件好,损伤部位无水肿、炎症,术中正确修补,术后多数可以一期愈合。如果在分离过程中只是损伤膀胱的浆肌层,且损伤范围<1cm,用 0/3 可吸收线"8"字缝合即可。

(2)膀胱三角区损伤的修补:宫颈癌根治术中膀胱损伤有时发生在膀胱三角区。修补前需先了解输尿管入膀胱的位置,避免缝合后影响了输尿管膀胱的开口。若膀胱损伤处紧靠输尿管入膀胱处,可先放入输尿管支架做指引,缝合后将支架取出或停留一个月后再取出。术后停留导尿管 10 天,同时腹腔内留置引流管。

2. 术后发现膀胱阴道瘘处理 膀胱阴道瘘多发生于术后 7~10 天左右,在 19 世纪报道发生率为 15%~20%,后来由于手术技术等方面的改进,其发生率不断下降,20 世纪下半世纪,各文献报道其发生率在 1% 左右。诊断明确后可根据患者的不同情况,确定即时修补或先积极抗炎及等待局部组织经炎症、坏死及水肿过程后恢复 3 个月后再择期修补。根据瘘孔的部位考虑行经腹手术修补或者经阴道手术修补。

(1)及时诊断膀胱阴道瘘:瘘管大小不同临床症状也各异。小的瘘管患者尚可正常排尿,但阴道内有排液。瘘尿多,不能正常排尿时,提示可能有大的瘘管。经导尿管膀胱内注入亚甲蓝液可以确诊,但需排除同时合并输尿管瘘。膀胱镜对确定瘘管的位置、大小、数目,以及决定手术方式和选择手术时机都有帮助。

(2)选择修补膀胱阴道瘘手术时机:直径<0.5cm 的膀胱阴道瘘的瘘口,留置导尿管并保持引流通畅 4~6 周,少数可以自愈。较大的膀胱阴道瘘,或者是术后 3 周以后出现的瘘,自愈的可能性很小,绝大多数需要手术修补。修补时机可以在发现瘘后即时修补,也可以在损伤后 3 个月后再行修补。我们推荐术后 3 个月后再行修补术。因为 3 个月后局部组织无炎性渗出、无充血水肿、无肉芽组织形成、瘘孔周围的瘢痕组织变软,此时修补的成功率较高。在等待修补术期间,应不停留导尿管。因长期停留导尿管,易致尿路感染。尿道长期有异物压迫刺激,导致组织水肿,将降低修补的成功率。修补前需要进行全面评估:通过病史了解有无接受放射治疗,确定瘘管的部位,瘘孔周围组织的厚薄等。术前行膀胱镜等检查进一步确诊。

(3)修补膀胱阴道瘘的方法及技巧:膀胱阴道瘘的修补方法主要有三种,分别是经腹壁腹膜外膀胱内修补,其主要手术步骤是切开腹壁各层至腹膜外,然后切开膀胱前壁,在膀胱内暴露膀胱后壁的瘘孔,从膀胱内修补瘘孔。近年来,有采用单孔腹腔镜经膀胱内入路进行修补的。还有一种经阴道修补瘘孔的方法,这种方法为妇科医生所擅长。下面介绍经阴道膀胱阴道瘘修补术的方法和手术技巧(视频 6-1-2、视频 6-1-3)。

视频 6-1-2
经阴道膀胱阴道瘘修补术

视频 6-1-3
妇科手术泌尿系损伤的预防和处理

1)麻醉和手术体位:可采用硬外、腰硬联合或气管插管全麻。一般采用硬外麻醉。体位采用胸膝卧位比较方便操作(图 6-1-3、图 6-1-4)。

2)暴露瘘孔:用 2~3 把 Allis 钳钳夹瘘孔下方的阴道壁并向下牵拉。注意钳夹的阴道壁要够厚、够多,否则容易撕裂。把瘘孔尽量往阴道口方向牵拉。用探针确认瘘孔后,在瘘孔周围进行水压分离,进针针尖在膀胱阴道间隙,将阴道壁和膀胱壁分开(图 6-1-5~ 图 6-1-7)。

3)环形切开瘘孔周围阴道壁:用镰刀片沿瘘

管口边缘外约 0.5cm 处环形切开阴道壁。阴道壁需全层切开至膀胱壁表面（图 6-1-8～图 6-1-12）。

4）分离阴道膀胱间隙：沿瘘孔四周分离膀胱阴道间隙，可根据手术操作方便，镰刀和小圆刀片交替使用。分离时刀片贴着阴道壁这一侧容易找到分离的界线，用手指从外侧顶起也方便找到分离间隙的界线。阴道壁的游离要充分，游离出来的四周阴道壁长度可达 2～3cm（图 6-1-13～图 6-1-23）。

5）去除瘘孔周围瘢痕组织：将瘘孔边缘的瘢痕组织切除或剪除，使瘘孔周围的膀胱壁为新鲜创面，利于愈合（图 6-1-24～图 6-1-28）。

6）缝合瘘孔：瘘孔缝合一般分两层。第一层为缝合瘘孔膀胱壁全层，用 0/3 可吸收缝线间断缝合。缝合时尽量不过膀胱黏膜层。注意不遗漏上下两个角，所以一般先缝合上、下两针，分别在平行瘘孔上下边缘的地方进针，缝合后先不打结，待瘘孔中间缝合后一起打结（图 6-1-29～图 6-1-36）。

第二层缝合膀胱壁浆肌层，可用 4 号丝线间断褥式缝合，包埋覆盖第一层创面。也可以在瘘孔的顶端和下端缝两个半荷包缝合，中间再间断褥式缝合 1～2 针（图 6-1-37～图 6-1-40）。

7）试漏：膀胱壁浆肌层缝合后可试漏。先把干净纱布放在瘘孔缝合处，从导尿管向膀胱内注入稀释的亚甲蓝液。需控制合适的膀胱内压力。如注液过多，膀胱内压力过大，会把缝合口胀破。如果注液过少，即使缝合不牢，也可能会出现假阴性结果，则起不到试漏作用。控制合适膀胱内压的方法是将导尿管置于水平位，注入亚甲蓝液 50～100ml 后用玻璃注射器边推边放手，看到玻璃注射器的内芯有回退后即停止注液，此即为合适的膀胱内压力。此时取出放置于阴道内的纱布，观察纱布上有没有蓝染，如无蓝染即为修补成功，可继续缝合阴道壁（图 6-1-41～图 6-1-43）。

8）缝合阴道壁：用 0/2 可吸收缝线连续扣锁缝合阴道壁，缝合时为上下进出针，使阴道缝合口与膀胱缝合口呈十字交叉（图 6-1-44～图 6-1-48）。

9）留置三腔导尿管：留置三腔导尿管的好处在于当术后发现尿液混浊或有血尿时，可以进行膀胱冲洗。术后需保持导尿管通畅并停留 10～14 天（图 6-1-49）。

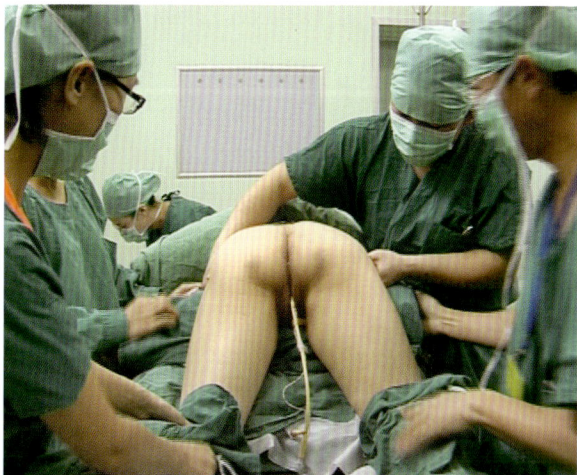

图 6-1-3　胸膝卧位

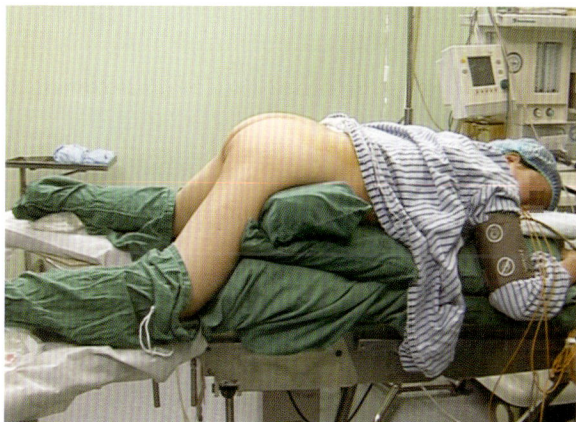

图 6-1-4　胸膝卧位侧面图

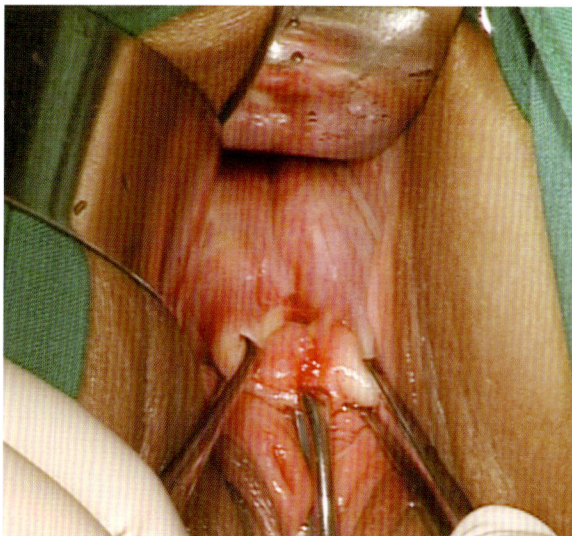

图 6-1-5　向下牵拉瘘孔

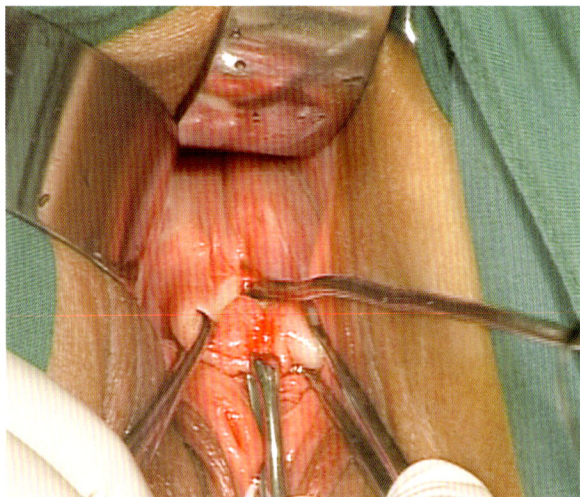

图 6-1-6 确认瘘孔

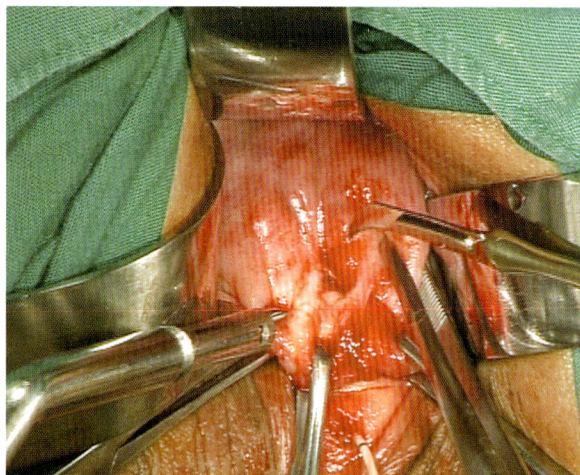

图 6-1-9 准备镰刀切开瘘孔周围阴道壁

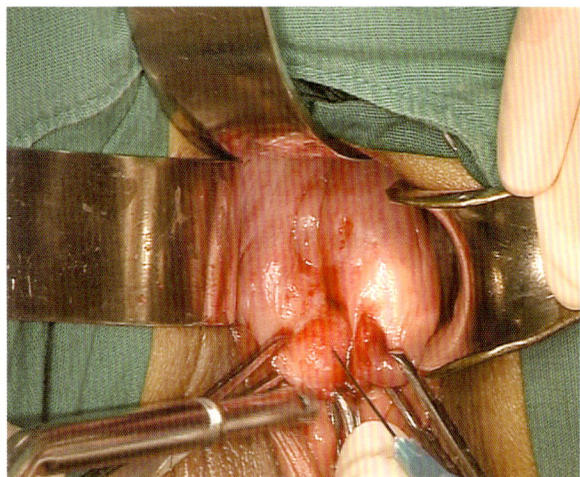

图 6-1-7 水压分离膀胱阴道间隙

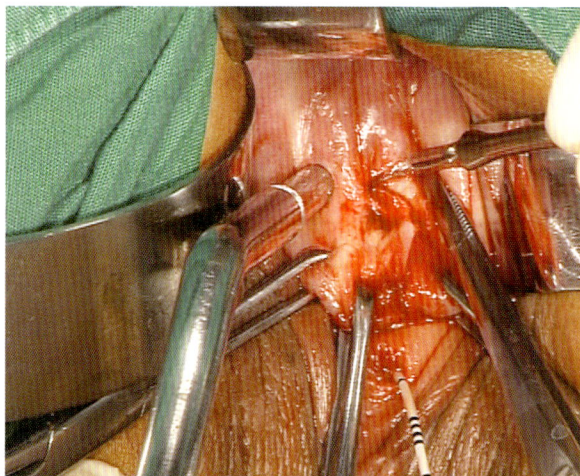

图 6-1-10 切开瘘孔左上方阴道壁

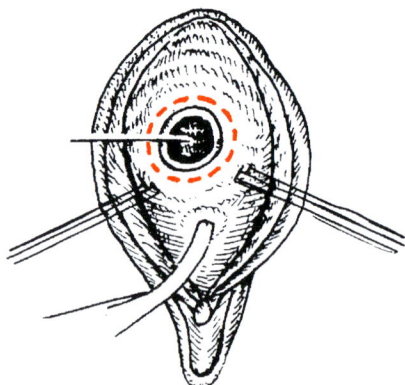

图 6-1-8 环形全层切开瘘孔周围阴道壁示意图

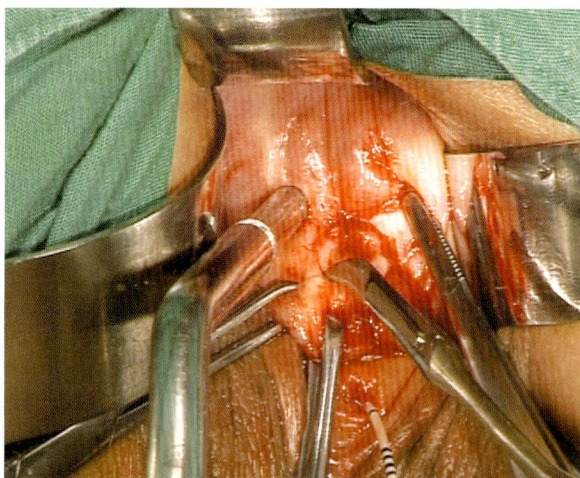

图 6-1-11 切开瘘孔右下方阴道壁

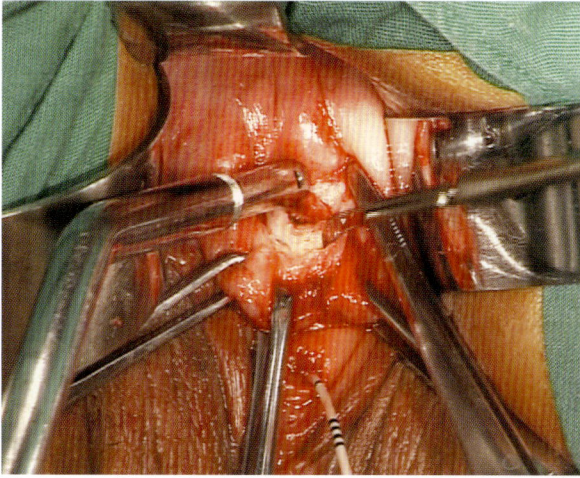

图 6-1-12　瘘孔周围阴道壁已环形切开

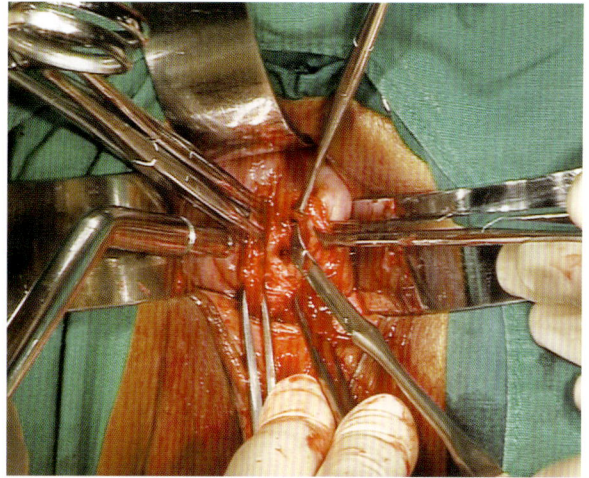

图 6-1-15　分离瘘孔左侧膀胱阴道间隙

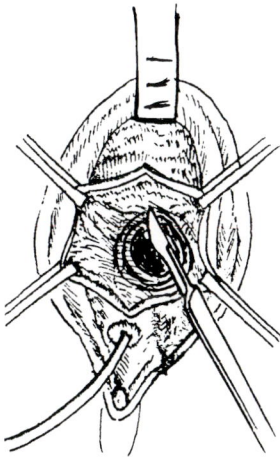

图 6-1-13　分离膀胱阴道间隙示意图

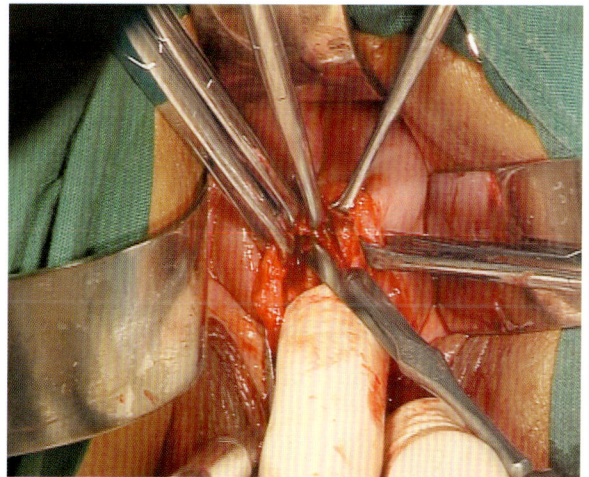

图 6-1-16　交替使用圆刀和镰刀

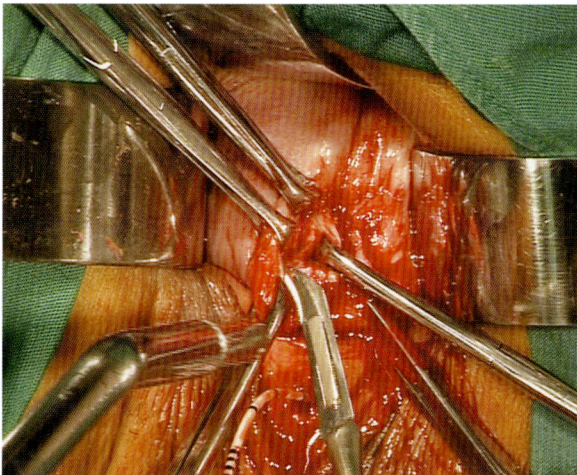

图 6-1-14　分离瘘孔右侧膀胱阴道间隙

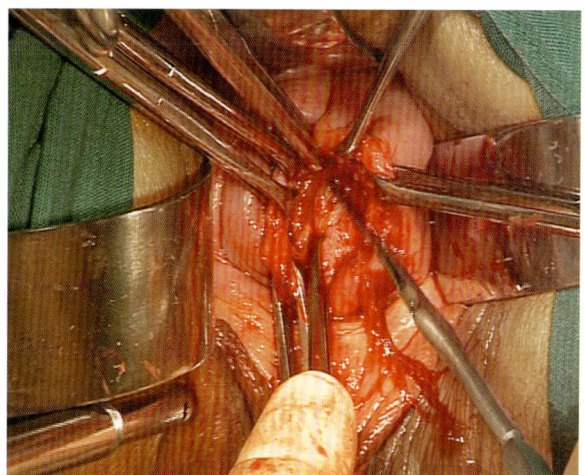

图 6-1-17　分离瘘孔上方膀胱阴道间隙

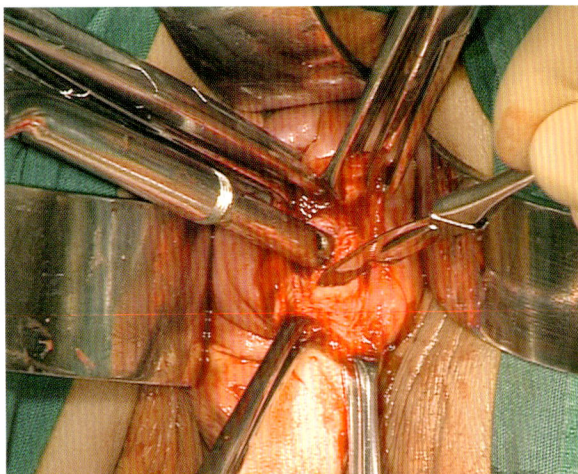

图 6-1-18 分离瘘孔下方膀胱阴道间隙

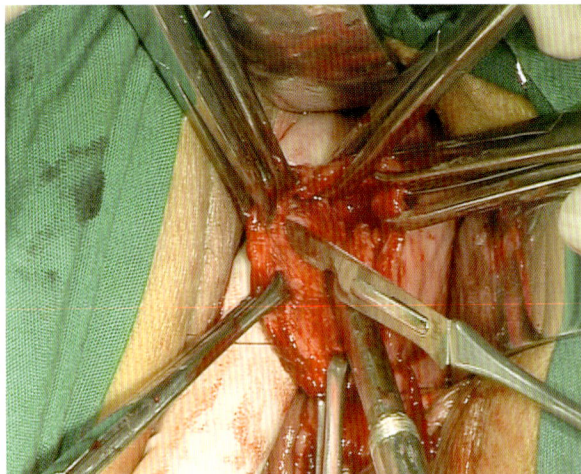

图 6-1-21 继续分离瘘孔右方膀胱阴道间隙

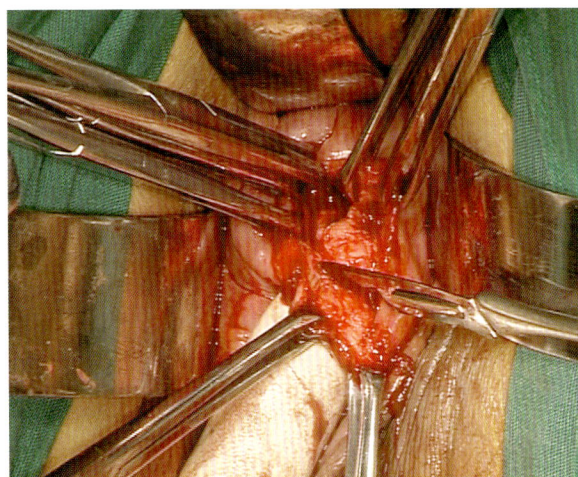

图 6-1-19 分离瘘孔右下方膀胱阴道间隙

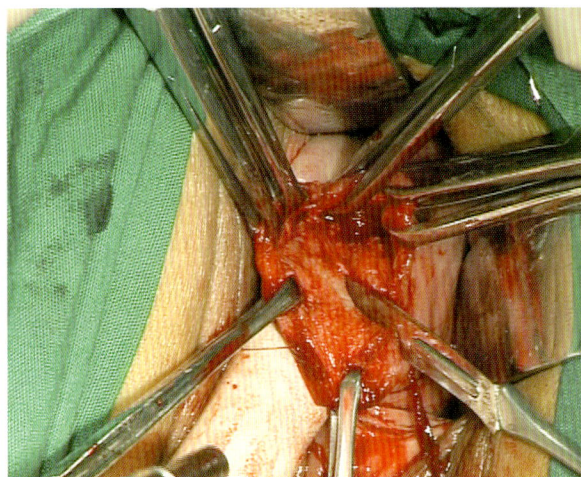

图 6-1-22 瘘孔右方阴道壁已游离出 2~3cm

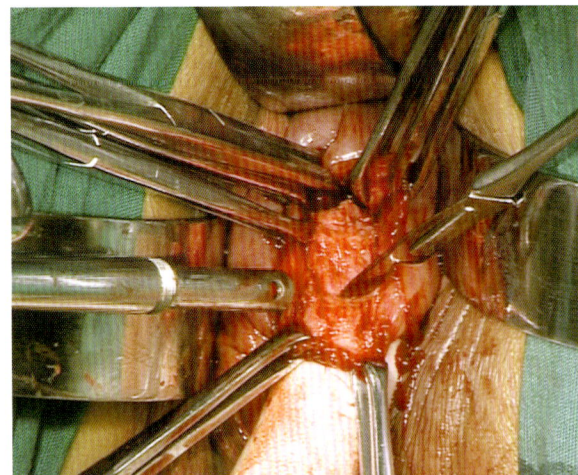

图 6-1-20 继续分离瘘孔下方膀胱阴道间隙

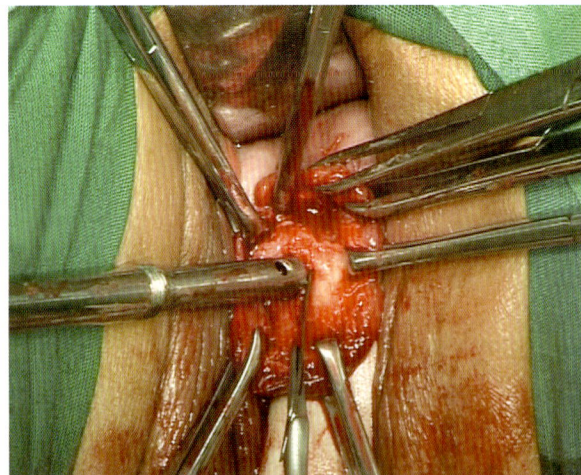

图 6-1-23 游离瘘孔左方阴道壁

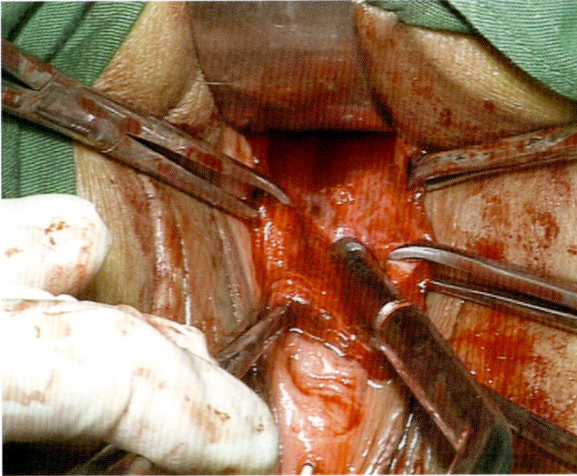

图 6-1-24 瘘孔已完全暴露

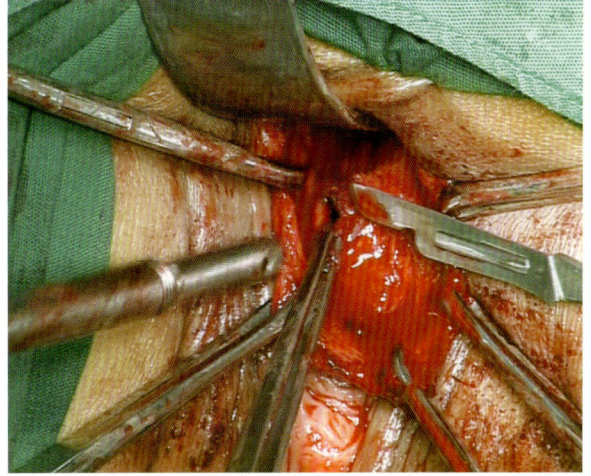

图 6-1-27 去除瘘孔边缘瘢痕组织 3

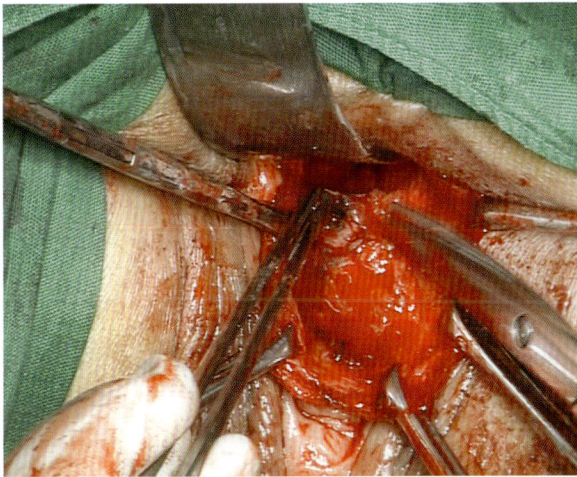

图 6-1-25 去除瘘孔边缘瘢痕组织 1

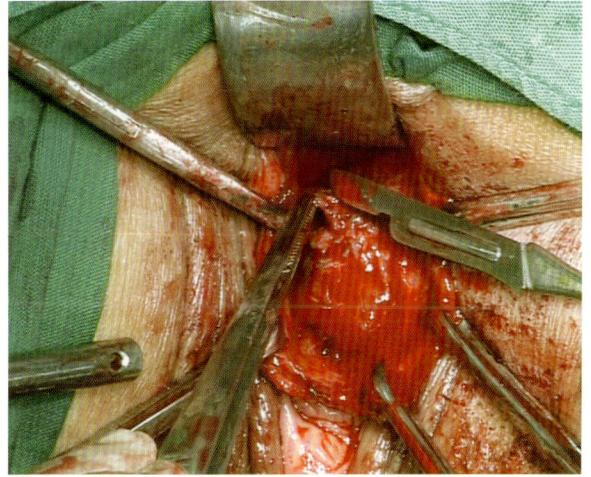

图 6-1-28 去除瘘孔边缘瘢痕组织 4

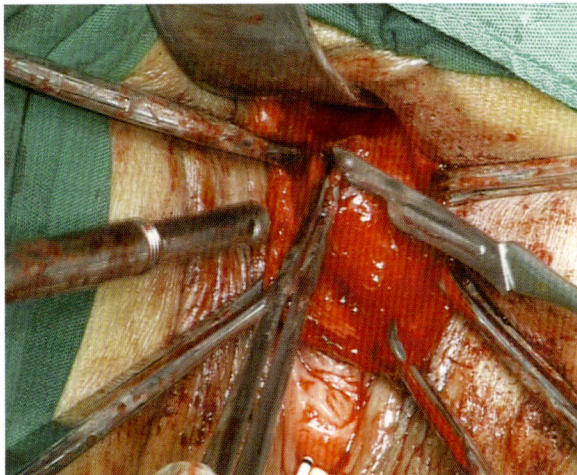

图 6-1-26 去除瘘孔边缘瘢痕组织 2

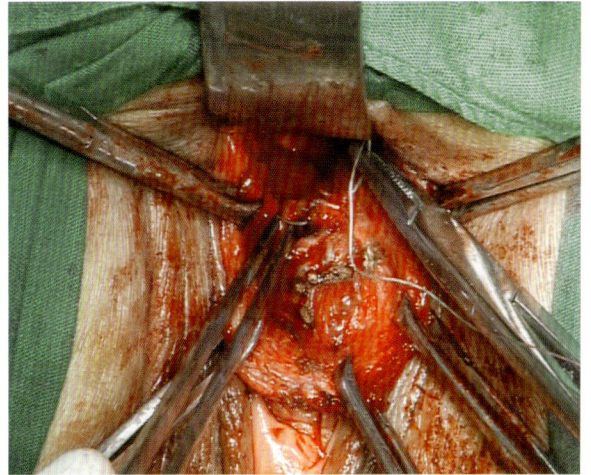

图 6-1-29 缝合瘘孔最顶端一针的进针

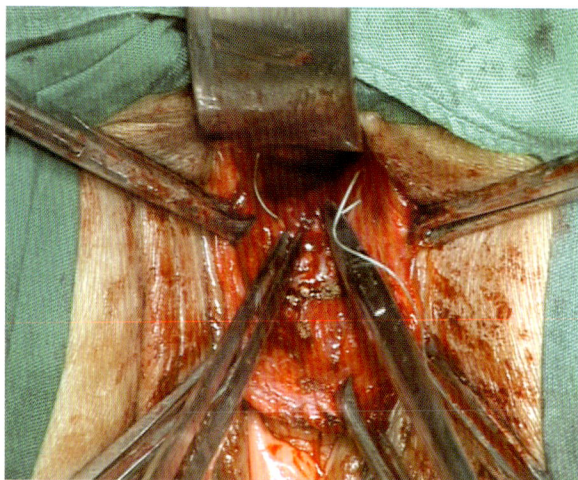

图 6-1-30 缝合瘘孔最顶端一针的出针

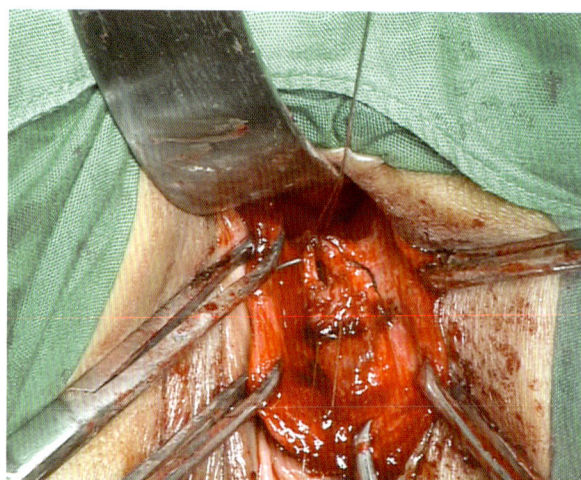

图 6-1-33 缝合瘘孔中间一针的进针

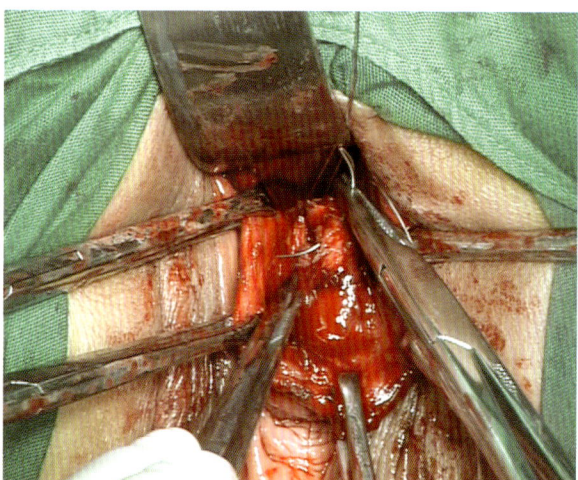

图 6-1-31 缝合瘘孔最下端一针的进针

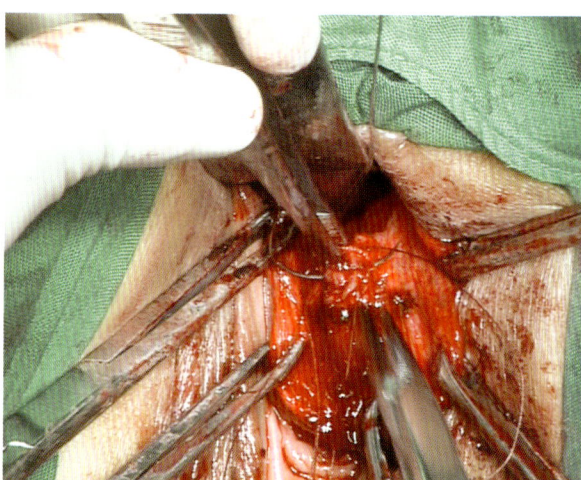

图 6-1-34 缝合瘘孔中间一针的出针

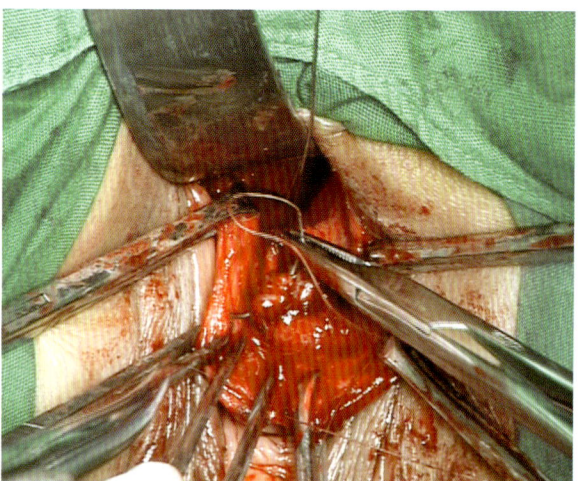

图 6-1-32 缝合瘘孔最下端一针的出针

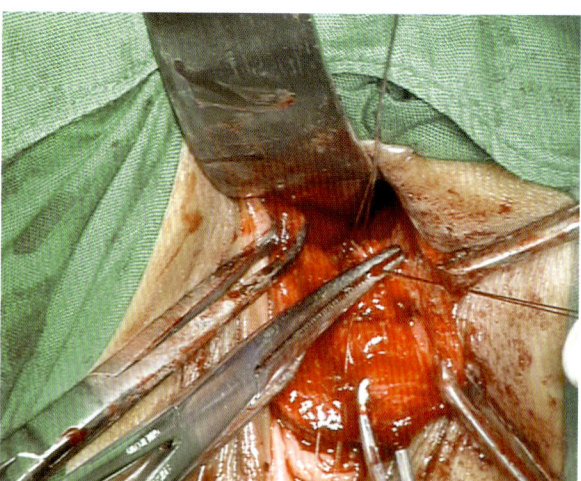

图 6-1-35 最后缝线一起打结

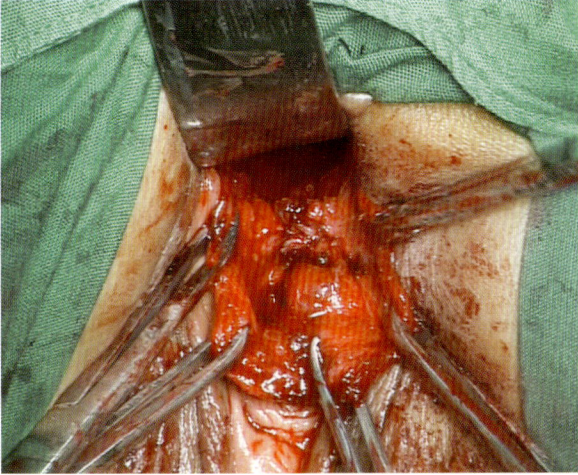

图 6-1-36　瘘孔第一层已缝合完毕

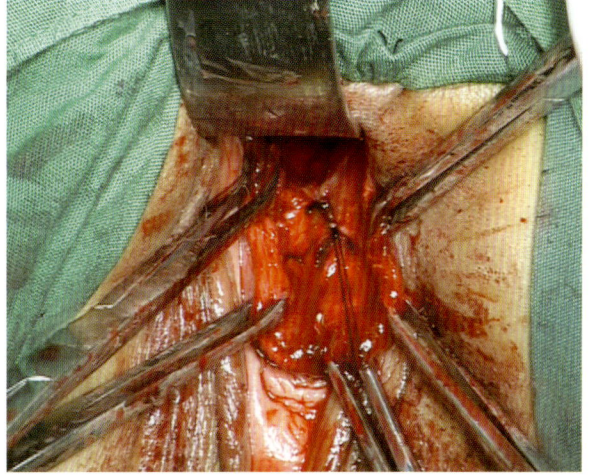

图 6-1-39　顶端半荷包缝线打结

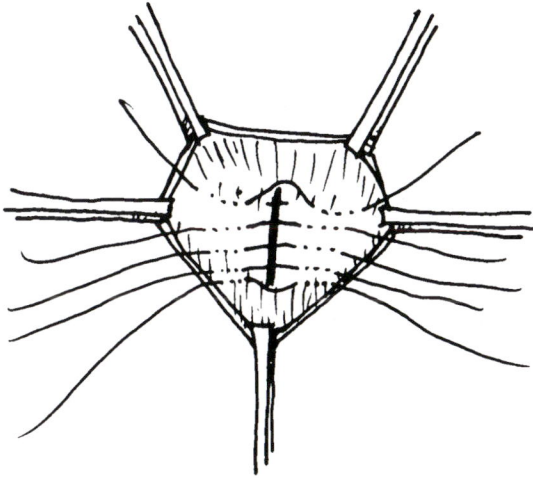

图 6-1-37　间断褥式缝合膀胱浆肌层示意图

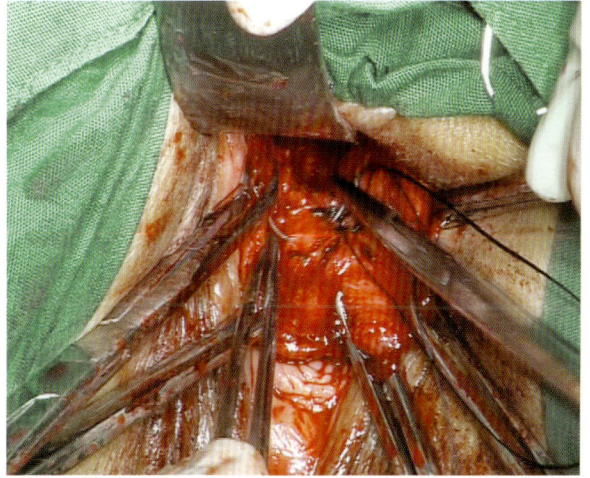

图 6-1-40　半荷包缝合瘘孔下端浆肌层

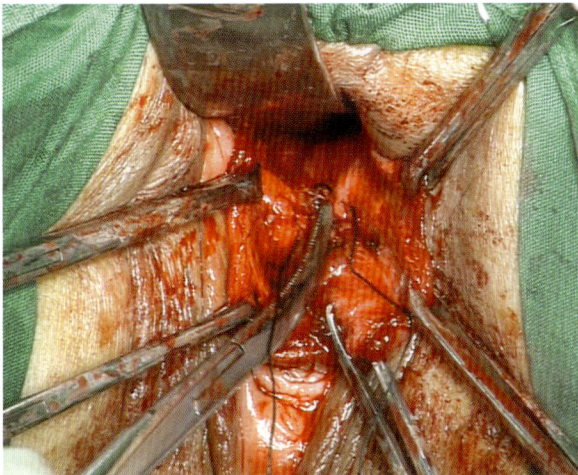

图 6-1-38　半荷包缝合瘘孔顶端浆肌层

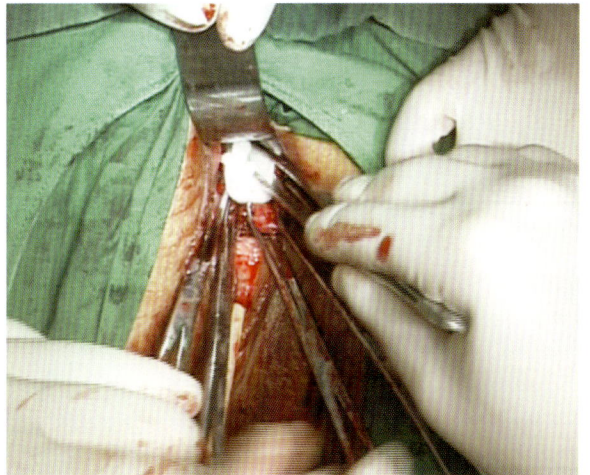

图 6-1-41　瘘孔缝合处放置干净纱布

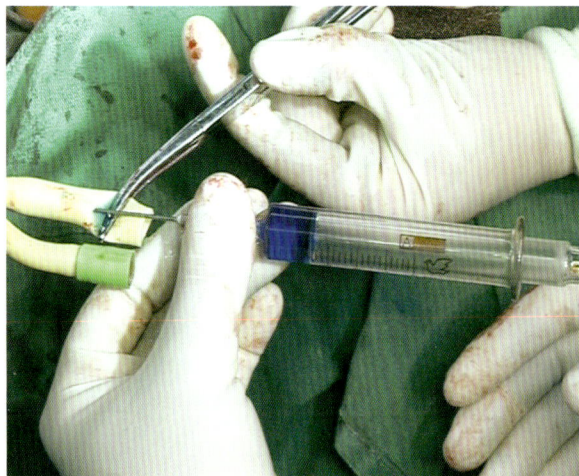

图 6-1-42 玻璃注射器测试膀胱内压力

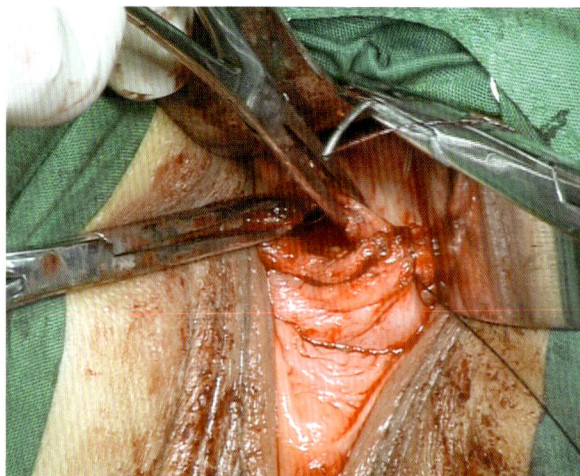

图 6-1-45 缝合阴道壁 2

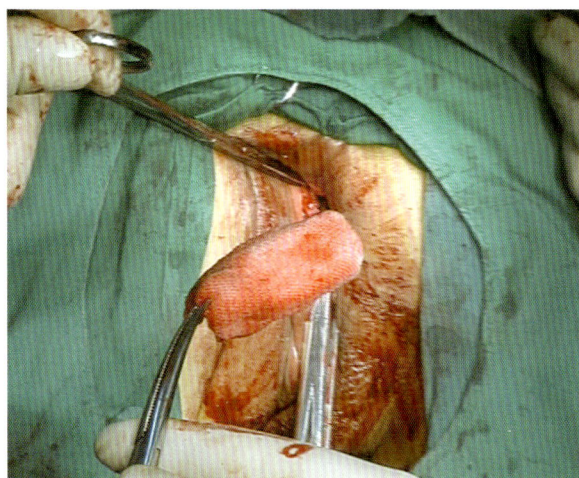

图 6-1-43 取出阴道内纱布观察有没有蓝染

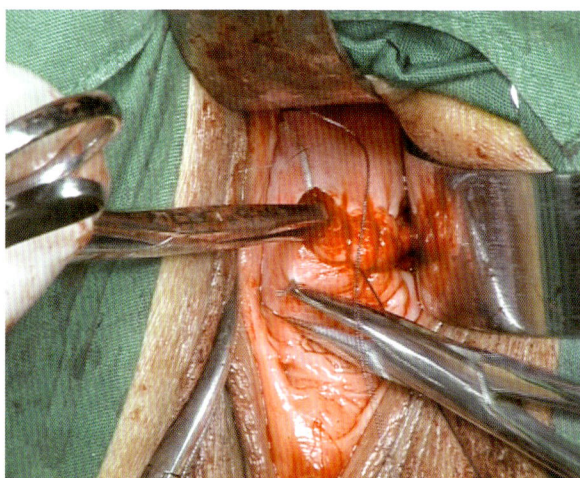

图 6-1-46 缝合阴道壁 3

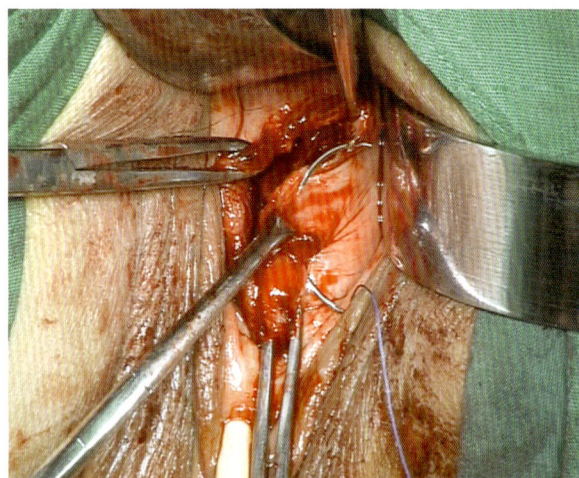

图 6-1-44 缝合阴道壁 1

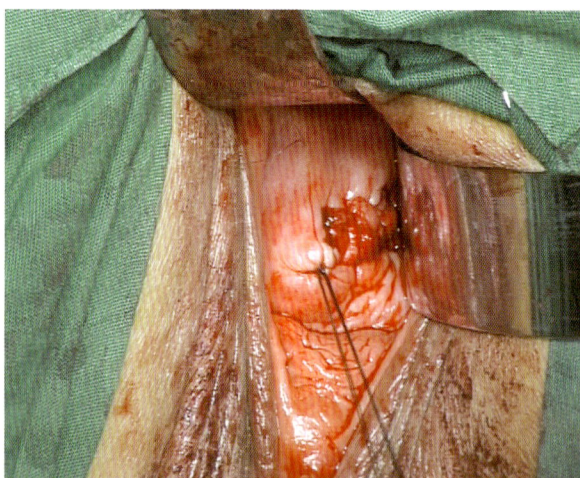

图 6-1-47 缝合阴道壁 4

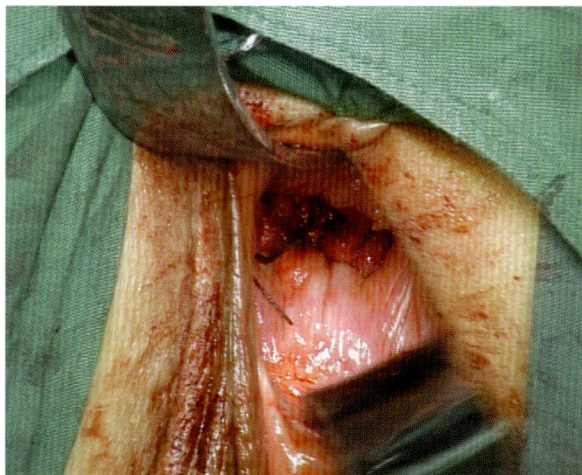

图 6-1-48　阴道壁缝合完毕

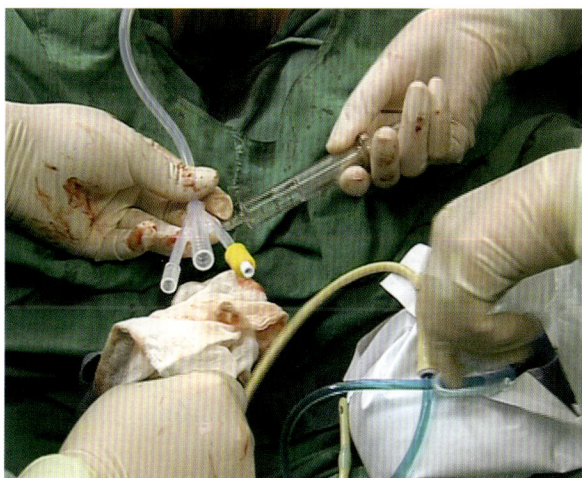

图 6-1-49　留置三腔导尿管

10）手术难点和技巧：决定修补术成功的难点和关键步骤有四个：一是要有良好的暴露，二是分层要准确，三是游离要充分，四是无张力缝合。

第一，良好的暴露：良好的暴露必须依赖于合适的体位。从解剖关系看，膀胱在阴道前面，膀胱后壁与阴道前壁之间有瘘孔，即使窥开阴道发现瘘孔在阴道穹窿的顶端，瘘孔总是在阴道的前壁。如果手术采用膀胱截石位，瘘孔在视野的上方，操作起来就很不方便。胸膝卧位把瘘孔变成在视野的下方，符合手术医师的手术习惯，也方便操作。

第二，准确分层：准确分层是指清楚分开膀胱壁和阴道壁两层。应先在膀胱阴道间隙注水进行水压分离，分离阴道壁和膀胱壁。打水压时注

意，因为瘘孔周围是瘢痕，不能在瘢痕处进针，必须在瘢痕外侧进针。首先环形全层切开阴道壁，需要强调两点：一是正确的位置，在瘘孔边缘外0.5cm 处做环形切口，因为越靠近漏孔就越接近瘢痕，所以必须要避开瘢痕，在瘢痕的外侧切开阴道壁；二是正确的深度，保证阴道壁全层切开、切透至膀胱壁表面，否则分离过程中会越分越薄而致缺血。另外，为了手术方便，交替使用镰刀或小圆刀，在膀胱阴道间隙分离就可准确分开膀胱壁和阴道壁。

第三，充分游离：充分游离的目的是无张力缝合。只有充分游离才能为膀胱壁两层无张力缝合创造条件。尽管有文献报道说阴道壁不能游离太多或阴道壁不能游离 1cm 以上，游离太多会导致阴道壁坏死。但据我们的经验，如能保留全层阴道壁，游离阴道壁 2~3cm 是不会坏死的。阴道壁足够游离后膀胱壁才能够暴露得更多。如果阴道壁游离太少，膀胱壁就没办法缝两层，更谈不上无张力缝合。游离的尺度以感觉缝合时没有张力为宜。游离阴道壁、暴露瘘孔后，要剪除瘘孔周围的瘢痕，新鲜创面利于愈合。

第四，无张力缝合：无张力缝合是最关键的一步，否则就会前功尽弃。分两层缝合瘘孔。打结后每一针均需无张力。如感觉有张力需继续分离膀胱阴道间隙，暴露更多的膀胱壁才能做到打结时无张力。

（4）巨大膀胱阴道瘘的处理：如果瘘孔太大直接缝合张力大，可以采用向心性缝合（图 6-1-50）。在离开瘘孔更远的地方游离阴道壁（图 6-1-51），游离以后不要剪除瘢痕，利用阴道壁，对合缝合后覆盖瘘孔（图 6-1-52、图 6-1-53），然后再把外围的阴道断端缝合，覆盖第一层创面。

第二种方法是利用瘘孔旁边的组织。如把球海绵体肌从外阴分离，然后转到瘘孔处置于膀胱瘘孔和阴道之间，然后把阴道壁缝起来。或者利用大阴唇皮瓣（图 6-1-54、图 6-1-55）。第三种方法，利用生物补片，把生物补片剪成相应大小固定好，覆盖在膀胱瘘孔上。至于放疗引起的瘘，无论是直肠瘘还是膀胱瘘，修补的成功率都很低，可以考虑改道。

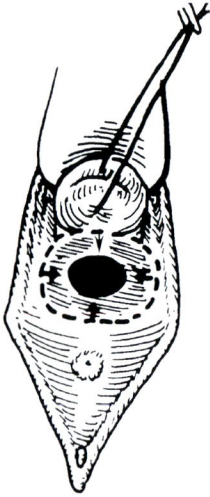

图 6-1-50 向心性缝合

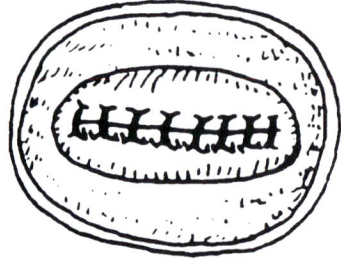

图 6-1-53 缝合完毕

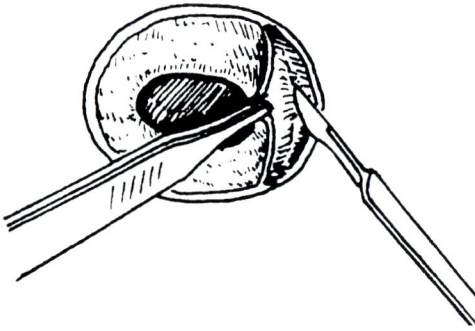

图 6-1-51 远离瘘孔游离阴道壁

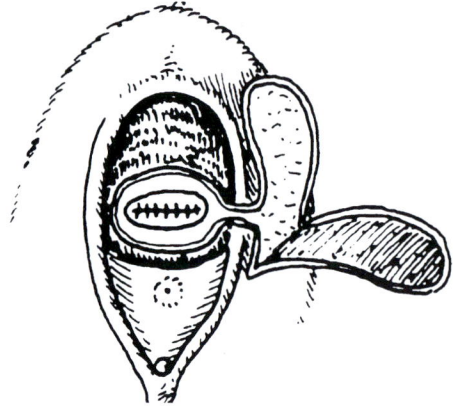

图 6-1-54 游离大阴唇皮瓣

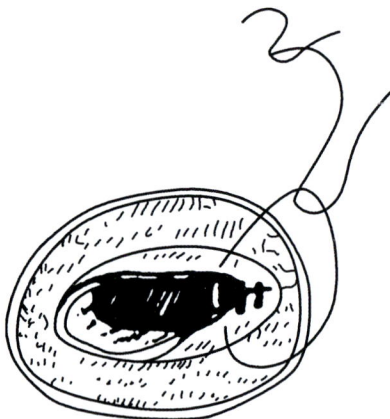

图 6-1-52 对合缝合阴道壁覆盖瘘孔

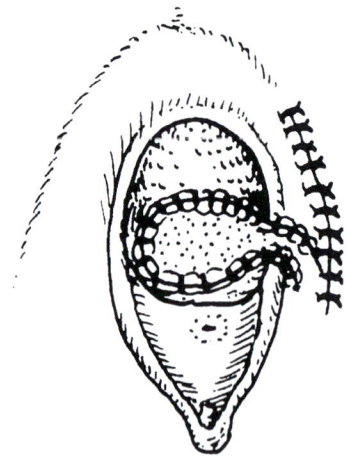

图 6-1-55 大阴唇皮瓣覆盖瘘孔

第二节　肠道损伤的预防和处理

广泛性子宫切除术主要的肠道损伤为直肠损伤,术中损伤小肠极少见。

一、直肠损伤

(一)直肠的解剖

直肠全长约 15~20cm,直肠前面与子宫及阴道后壁相邻,后面为骶尾骨,上于第 3 骶椎平面接乙状结肠,下连肛管。上 1/3 段为腹膜间位器官,中 1/3 段为腹膜外位器官,下 1/3 段全部位于腹膜之外。直肠中段腹膜折向前上方,覆于阴道后穹窿及宫体上形成直肠子宫陷凹。直肠触诊可触知女性内生殖器官的疾病。

直肠侧间隙:位于盆腔腹膜下方,前为子宫主韧带,后为直肠侧韧带,底为盆膈,有一些迂曲的小静脉;外侧上界为梨状肌,下界为肛提肌,内侧为宫骶韧带和直肠,骶骨形成直肠侧间隙的后缘,侧间隙的顶部贴着输尿管的腹膜,当进入主韧带的内侧以前,髂内动、静脉位于直肠侧间隙的深部。主韧带形成直肠侧间隙的尾部和侧缘。宫颈癌行广泛性子宫切除术时,必须暴露此间隙,才能保证切除 3cm 以上的子宫主韧带和宫骶韧带。

1. 直肠的血供

(1)动脉:主要由直肠上、下动脉,肛动脉及骶动脉的分支供应,且彼此之间吻合。直肠上动脉,起自肠系膜下动脉,约平第 3 骶椎处分为左右两个末支,沿直肠两侧下行,分支分布于直肠中部,向下至肛门括约肌,主要供给直肠上 2/3 段血液。直肠下动脉,主要起于髂内动脉前干,供给直肠壶腹部前下方及两侧部肠壁血液。肛动脉,又名痔下动脉,是阴部内动脉的分支。骶中动脉由腹主动脉分出,分布于直肠下 1/3 段的后壁,此分支有无不恒定(图 6-2-1)。

(2)静脉:直肠内外有较大的静脉支互相吻合,形成直肠壁内、外静脉丛,内外静脉丛又借交通支互相联络。直肠内静脉丛以齿状线为界分为上、下两部:上部静脉丛在直肠上段的后面汇集成直肠上静脉,经肠系膜下静脉汇入门静脉系;下部静脉丛汇入肛门静脉。直肠外静脉丛以肛提肌为界分为上、下两部:上部静脉丛一部分汇成直肠上

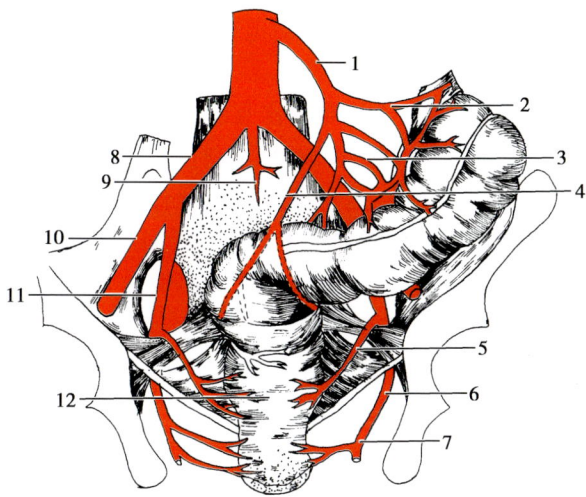

图 6-2-1　直肠和肛管的血管
1. 肠系膜下动脉;2. 左结肠动脉;3. 乙状结肠动脉;4. 直肠上动脉;5. 直肠下动脉;6. 阴部内动脉;7. 肛动脉;8. 髂总动脉;9. 骶正中动脉;10. 髂外动脉;11. 髂内动脉;12. 直肠。

静脉注入门静脉系,另一部分汇成直肠下静脉,注入髂内静脉;下部静脉丛汇成肛门静脉,注入阴部内静脉,再入髂内静脉。各部静脉丛有丰富的吻合交通。

2. 支配直肠的神经
直肠由交感神经和副交感神经支配。交感神经源自肠系膜下丛及盆丛,兴奋可抑制直肠蠕动并使肛门内括约肌收缩。副交感神经来自 $S_{2\text{-}4}$ 神经,其分支组成盆内脏神经,并与来自下腹下丛的交感神经纤维相互交织组成盆丛。副交感神经兴奋可增加直肠蠕动,促进腺体分泌,肛门内括约肌舒张。直肠的痛觉经副交感神经盆内脏神经传入,其中还含有一种对排便反射和意识控制排便作用的感觉神经纤维。临床上,宫颈癌行子宫切除时若不慎损伤盆丛,会导致一系列严重的并发症,故需警惕。

(二)直肠损伤的原因

1. 合并炎症、子宫内膜异位症
直肠阴道间隙有粘连,解剖不清,分离直肠阴道间隙时将直肠损伤。

2. 宫旁广泛手术分离直肠阴道间隙困难
子宫切除术时会造成直肠阴道间隙粘连,特别是第一次手术如果切除少许宫骶韧带,更易造成直肠

阴道间隙粘连,解剖不清,易损伤直肠。

3. 宫颈癌侵犯阴道 肿瘤侵犯阴道后壁,直肠阴道间隙粘连,分离直肠阴道间隙不充分,直肠没有从宫骶韧带内侧充分分离,在钳夹宫骶韧带时将直肠损伤,或在切除阴道时,直肠和阴道后壁没有充分分离,钳夹损伤。

4. 钳夹骶、主韧带损伤直肠 在处理宫骶韧带深层时,由于直肠侧腹膜没有打开,或者打开但下推直肠不充分,钳夹时血管钳没有注意与直肠平行,钳尖偏下,钳夹了部分直肠造成直肠损伤。同样在钳夹主韧带时,没有从主韧带后方充分分离下推直肠,造成直肠损伤。

(三)直肠损伤的预防

1. 分离直肠阴道间隙

(1)无粘连情况下分离技巧:盆腔条件好,盆腔无粘连,无子宫内膜异位症的情况下,直肠阴道间隙容易分离。正确的分离方法是:确认直肠阴道间隙上的腹膜反折,找准切入点。过高切开会损伤阴道筋膜引起出血,过低切开会损伤直肠前壁。寻找腹膜切入点的关键技巧是把子宫向上牵拉保持张力,用血管钳钳起直肠前壁并前后移动,就可以看到直肠阴道腹膜反折的最低点,在此疏松的地方用电刀或剪刀锐性切开就可找到直肠阴道间隙的入路。用血管钳钳夹切开直肠前壁表面的腹膜边缘,形成张力,用手指从刚切开的间隙入口钝性向下分离直肠阴道间隙。手指向着阴道后壁的方向下推,其作用力在阴道后壁上,不是向直肠阴道隔方向用力。下推深度视需要切除的阴道长度而定。术前若有阴道塞纱,纱布会把阴道后壁顶起变实,利于此时钝性分离直肠阴道间隙。

(2)有粘连情况下分离技巧:如果有合并症、盆腔炎症、子宫内膜异位症,或子宫切除术后再行宫旁广泛手术时,直肠和阴道间隙解剖不清,强行分离容易损伤直肠或阴道后壁。此时应视肠管的走向,先切开直肠侧腹膜,把直肠侧方和宫骶韧带内侧缘分开,从远端远离粘连的地方切断宫骶韧带。两侧宫骶韧带切断后,子宫可以提得更高,粘连处暴露更好,再用锐性和钝性相结合的方法,从两侧向中间逐步分离。最终将直肠前壁与阴道后壁分开到足够的阴道切除范围。

2. 分离直肠侧间隙 分离直肠侧间隙一般不会损伤直肠,而易损伤输尿管内侧的伴行血管造成出血。分离此间隙可用电切紧贴直肠侧间隙内

侧的腹膜切开,外推输尿管,就可以暴露直肠侧间隙下面的疏松组织间隙。

3. 切开直肠侧腹膜 在处理宫骶韧带时,要切除足够的宫骶韧带,必须先分离好直肠侧间隙和直肠阴道间隙。直肠阴道间隙的两侧有直肠侧腹膜,该腹膜将直肠外侧壁和宫骶韧带内侧面相连。直肠侧腹膜为腹膜组织,如果不用锐性分开,钝性下推会损伤直肠前侧壁。下推不到位就钳夹宫骶韧带会有损伤直肠的危险。所以,要充分暴露宫骶韧带的内侧缘,必须先将直肠侧腹膜切开,将直肠外侧和宫骶韧带内侧面充分分离。在已将直肠阴道间隙分开的情况下,沿着该间隙的侧方向两侧分离就可以找到直肠侧腹膜的切入点。切开直肠侧腹膜后,用手指贴着宫骶韧带的内侧下推直肠,就可以视需要切除宫骶韧带的长度确定分离直肠侧间隙的深浅。

4. 处理宫骶韧带深层 宫骶韧带内侧缘需充分分开,在处理宫骶韧带深层时才不易损伤直肠。用压肠板将直肠侧间隙中的输尿管向外侧推开,用手指从直肠阴道间隙向两侧沿宫骶韧带内侧面将直肠下压下推,充分暴露宫骶韧带深层的内侧缘。用直角钳平行于直肠钳夹骶韧带深层,钳尖稍向上翘,保证钳尖不损伤直肠。缝合时也应注意避免缝到直肠,可从宫骶韧带的内侧进针、向外侧出针。这样视野清楚,且外侧有压肠板保护不会损伤输尿管。

5. 充分分离暴露主韧带下缘 相对于处理宫骶韧带深层,处理主韧带时损伤直肠的机会较小。但由于宫骶韧带和主韧带是在一个平面切除,宫骶韧带被切除后,直肠的外侧就贴近主韧带的下缘。因此在钳夹主韧带时,要注意下压直肠,避免损伤。正确的处理方法:压肠板压开主韧带上缘外侧的输尿管,手指贴着主韧带下缘将直肠下压下推,采用一次钳夹主韧带的方法,钳夹、切断主韧带。

(四)直肠损伤的处理

1. 术中发现直肠损伤的处理

(1)小范围的浆膜损伤:直肠损伤在根治性宫颈癌手术中是一种少见但严重的并发症,若术中发现及时修补,一般不致严重后果。如果是小范围的浆膜损伤,直径在1cm之内,用4号线间断缝合浆膜层即可。如果术中没有发现,术后没有及时处理,没有保持肠道通畅,有可能发生严重的并

发症。

（2）无合并症的穿透性损伤：如果发生穿透性损伤，但直肠条件好，无感染存在，直肠组织血运好，且损伤的范围不大，术中修补即可，不必常规行肠造瘘。缝合前应用高效碘和大量抗生素溶液冲洗，将破损的肠管解剖缝合，肌层用 3/0 可吸收线，浆膜层用 4 号丝线间断缝合。缝合过程中保证缝合处无张力，不造成梗阻。术后坚持全身应用针对需氧菌和厌氧菌的广谱抗生素治疗，并且保持大便通畅。

（3）有合并症的穿透性损伤：对于盆腔内有感染灶、术前有放射性治疗史、直肠血运不佳、手术前无清洁灌肠而污染严重者，发生直肠损伤应慎重处理，必要时行肠造瘘。特别是对于低位直肠损伤，合并盆腔感染存在，更应考虑肠造瘘。视损伤程度选用缝合修补、切除损伤部位肠管人工缝合吻合或吻合器吻合。术后控制不排便 4~5 天，给予无渣半流饮食，适当补液及静脉营养。术后继续使用大便软化剂，保持肠道通畅。

2. 术后发现直肠损伤的处理

（1）及时诊断直肠瘘：直肠损伤部位的不同临床表现也不同。如果瘘口位置偏低，在盆腔腹膜外，可无腹膜刺激征表现，仅在阴道内出现粪便。小的瘘口仅在稀便时才有粪便从阴道溢出；如果瘘管位置偏高，粪便流入腹腔，可出现腹膜刺激征及感染、高热等表现。总之，只要有警惕性，通过病史和检查，不难诊断直肠损伤。可通过直肠镜等检查了解瘘管的开口位置，以决定手术方式的选择。

（2）直肠阴道瘘的修补时机：发生直肠阴道瘘后，部分小的瘘口经过保守治疗可以治愈。瘘孔小未能自愈者不必常规行肠造瘘，可等待 3 个月后再行修补。大的直肠阴道瘘需分期进行。先行肠造瘘以控制局部炎症和感染，可考虑肠道内放置支架引流以保证瘘口清洁，然后等待二期修补。

（3）经阴道直肠阴道瘘修补方法：修补术可经腹部进行，小的直肠阴道瘘也可经阴道修补。后者创伤小、恢复快。下面介绍经阴道途径直肠阴道瘘的修补方法（视频 6-2-1）。

1）麻醉和手术体位：可采用硬外、腰硬联合或气管插管全麻。手术体位采用膀胱截石位。

视频 6-2-1
经阴道直肠阴道瘘修补术

2）暴露瘘孔：用 2~3 把 Allis 钳钳夹瘘孔下方的阴道壁并向下牵拉。注意钳夹的阴道壁要够厚、够多，否则容易撕裂。把瘘孔尽量往阴道口方向牵拉（图 6-2-2）。用手指伸入直肠并用探针确认瘘孔后，在瘘孔周围进行水压分离，进针针尖在直肠阴道间隙，将阴道壁和直肠壁分开（图 6-2-3、图 6-2-4）。

3）环形切开瘘孔周围阴道壁：用镰刀片沿瘘管口边缘外约 0.5cm 处环形切开阴道壁。阴道壁需全层切开至直肠壁表面（图 6-2-5~ 图 6-2-7）。

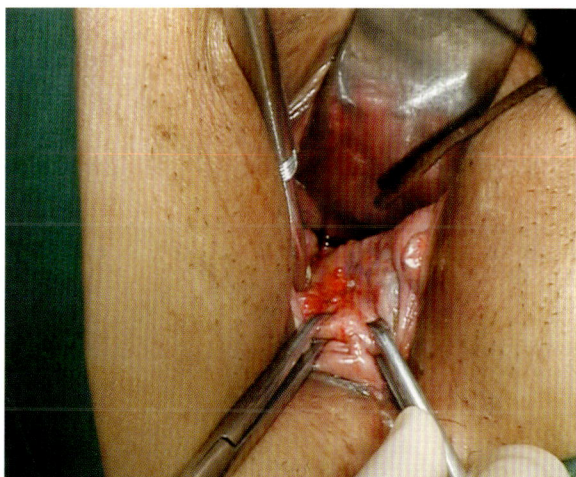

图 6-2-2　向下牵拉瘘孔

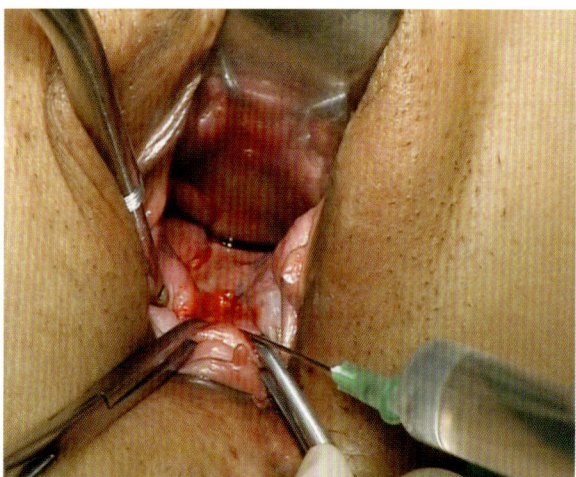

图 6-2-3　水压分离进针针尖在直肠阴道间隙

4）分离阴道直肠间隙：沿瘘孔四周分离直肠阴道间隙，可根据手术操作方便，镰刀和小圆刀片交替使用。阴道壁的游离要充分，游离出来的四周阴道壁长度可达 2~3cm（图 6-2-8~图 6-2-11）。

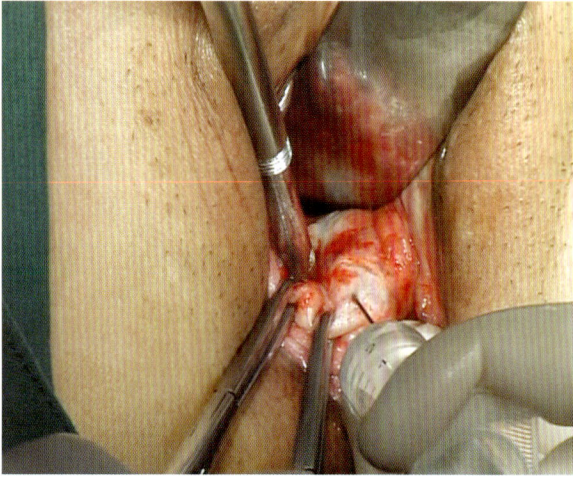

图 6-2-4 水压分离直肠阴道间隙

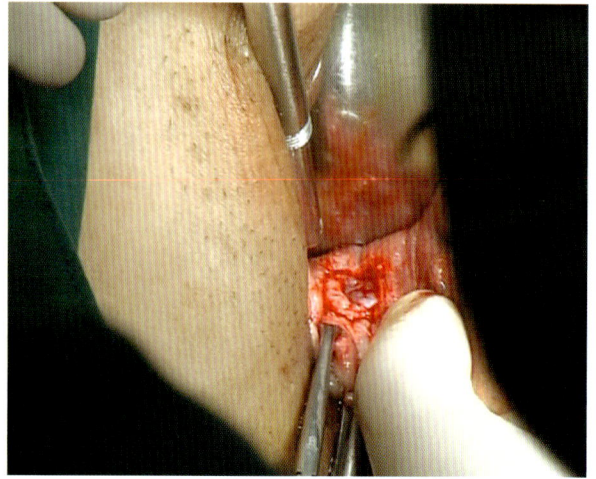

图 6-2-7 瘘孔周围阴道壁已环形切开

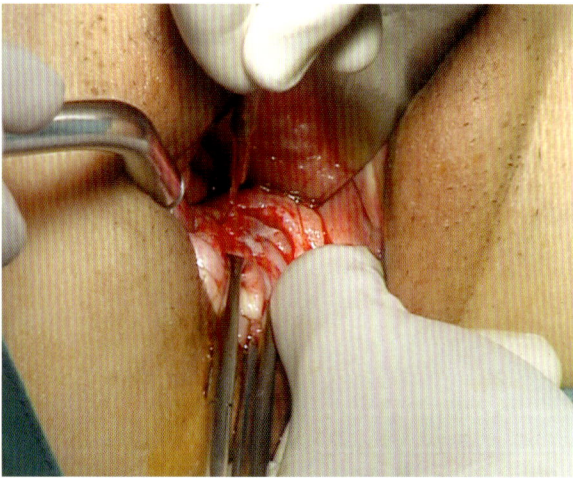

图 6-2-5 切开瘘孔左上方阴道壁

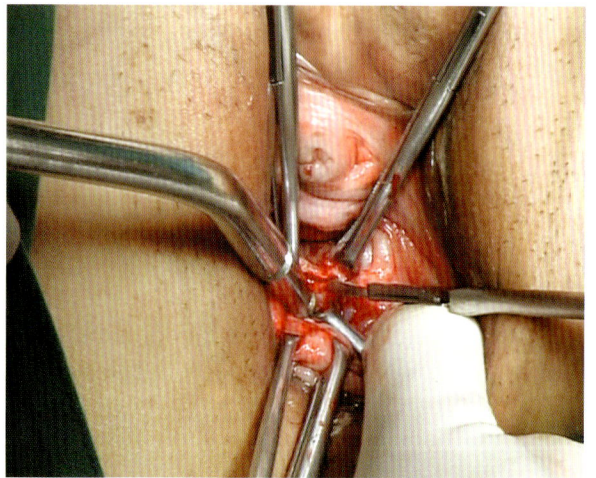

图 6-2-8 分离瘘孔上方直肠阴道间隙

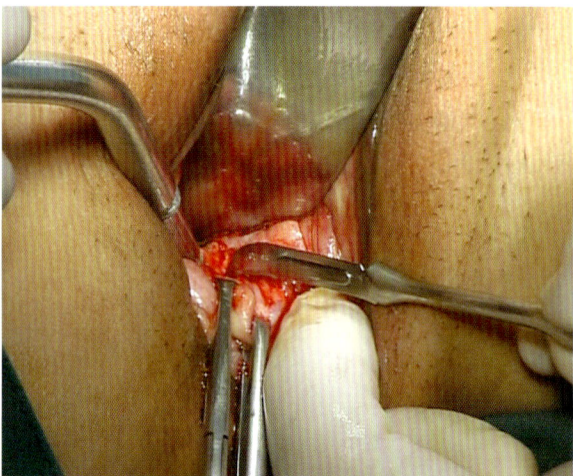

图 6-2-6 切开瘘孔右下方阴道壁

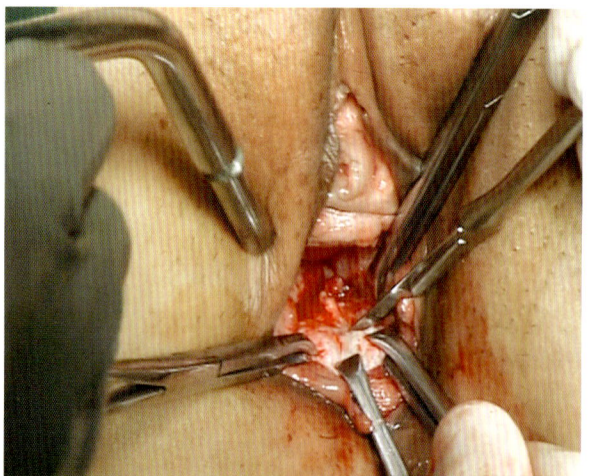

图 6-2-9 分离瘘孔下方直肠阴道间隙

一条线尾在体外,打外科结后用示指将另一线结往直肠内瘘孔处推进(图6-2-14~图6-2-24)。

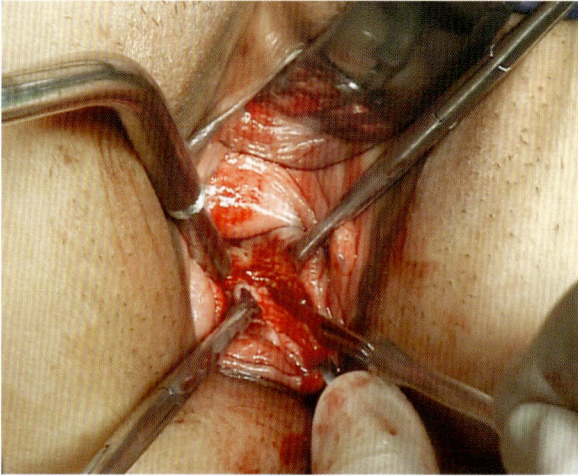

图 6-2-10　分离瘘孔左侧直肠阴道间隙

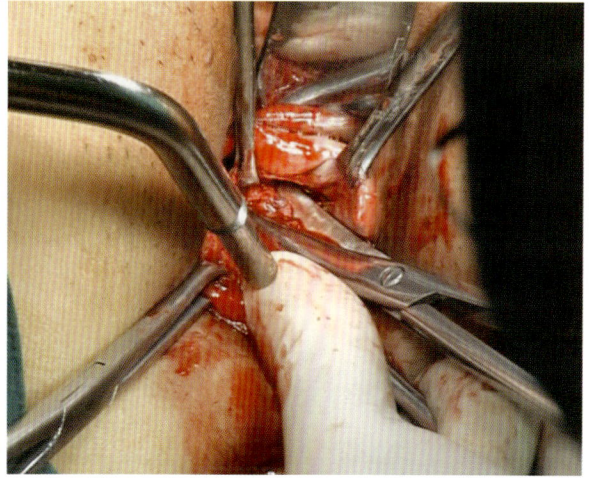

图 6-2-11　游离出来的四周阴道壁长度可达 2~3cm

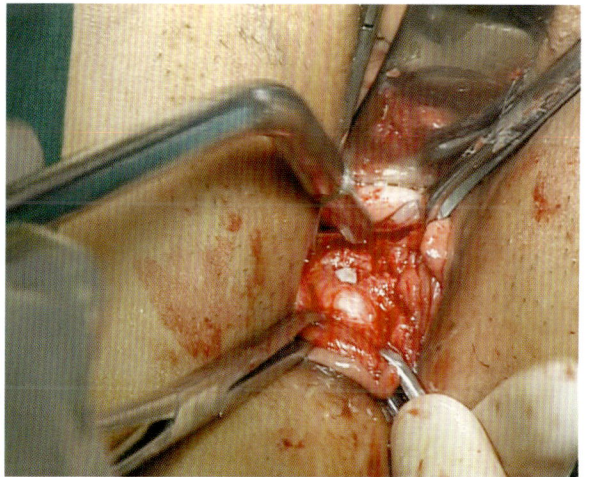

图 6-2-12　去除瘘孔边缘瘢痕组织

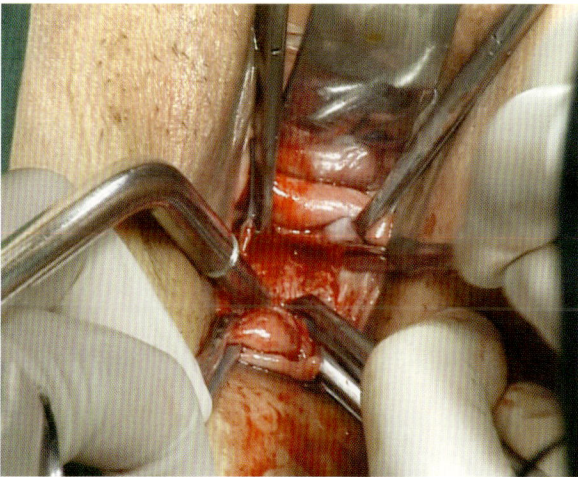

图 6-2-13　瘘孔已完全暴露

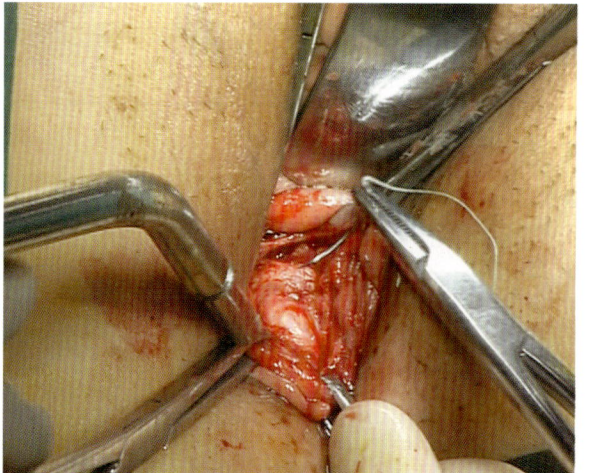

图 6-2-14　从瘘孔顶端右侧直肠侧进针

5)去除瘘孔周围瘢痕组织,暴露瘘孔:将瘘孔边缘的瘢痕组织切除或剪除,使瘘孔周围的直肠壁为新鲜创面,利于愈合(图6-2-12)。手指在直肠内可顶起瘘孔(图6-2-13)。

6)缝合瘘孔:瘘孔缝合一般分两层。第一层为缝合瘘孔直肠壁全层,用0/3可吸收缝线间断缝合。缝合时尽量不穿透直肠黏膜层。注意不遗漏上下两个角,所以一般先缝合上、下两针,分别在平行瘘孔上下边缘的地方进针。先不打结,待瘘孔中间缝合后一起打结。

为了减少直肠壁两层缝合组织之间的线结,可将这一层缝合的缝线线结打在直肠内。缝合方法是先从瘘孔右侧直肠侧进针、阴道侧出针,然后从瘘孔左侧阴道侧进针、直肠侧出针,将两条缝线线尾从瘘孔经直肠,再经肛门引出体外。打结时

第二层缝合直肠壁浆肌层,可用 0/3 可吸收缝线或 4 号丝线间断褥式缝合,包埋覆盖第一层创面。

也可以在瘘孔的顶端和下端缝两个半荷包缝合,中间再间断褥式缝合 1~2 针(图 6-2-25~ 图 6-2-28)。

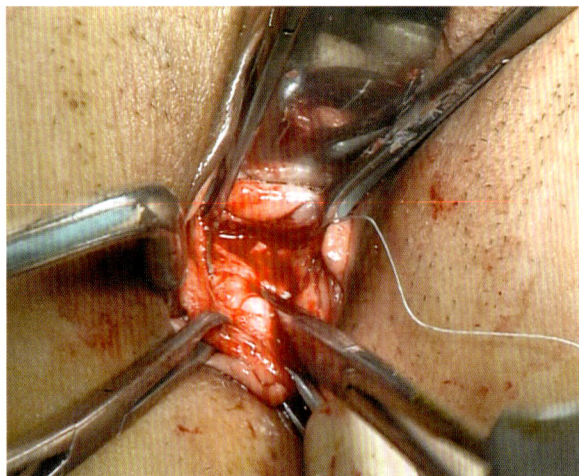
图 6-2-15　从瘘孔顶端右侧阴道侧出针

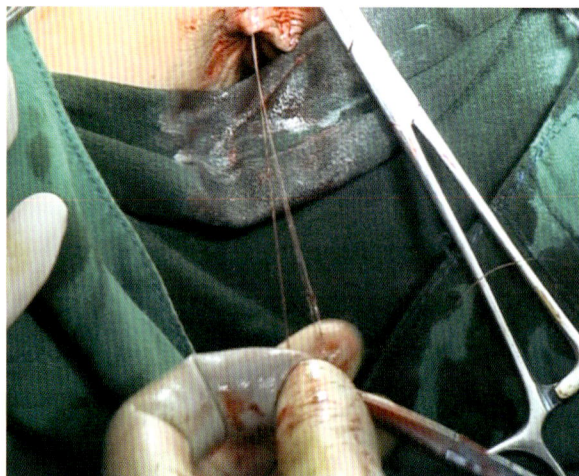
图 6-2-18　缝线从肛门引出体外

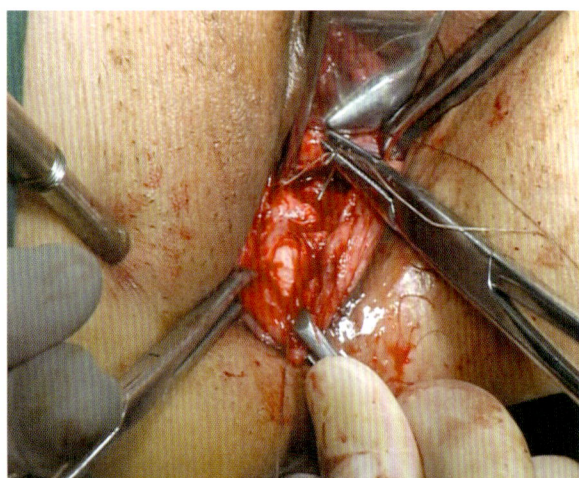
图 6-2-16　从瘘孔顶端左侧阴道侧进针

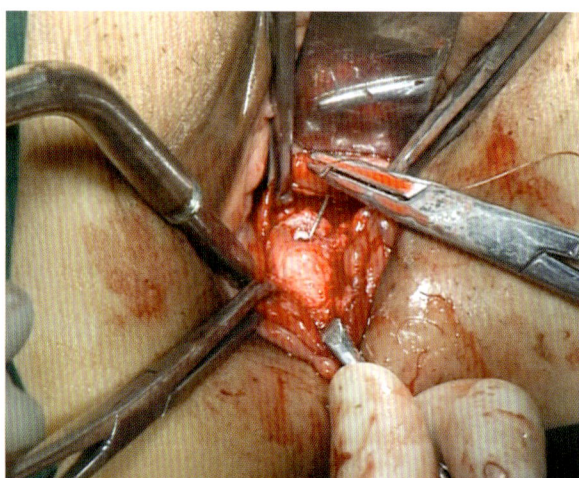
图 6-2-19　从瘘孔下端右侧直肠侧进针

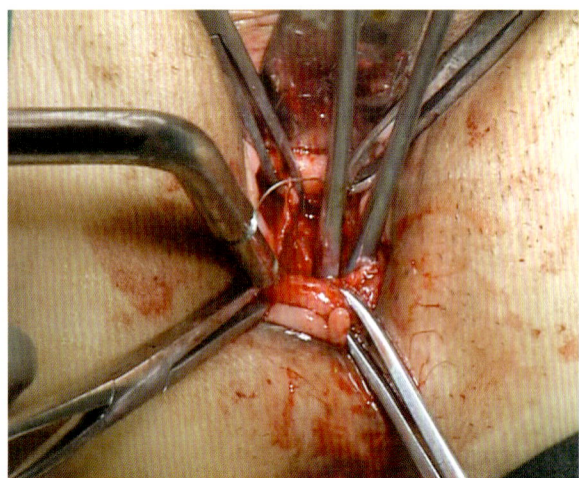
图 6-2-17　缝线经瘘孔推进直肠内

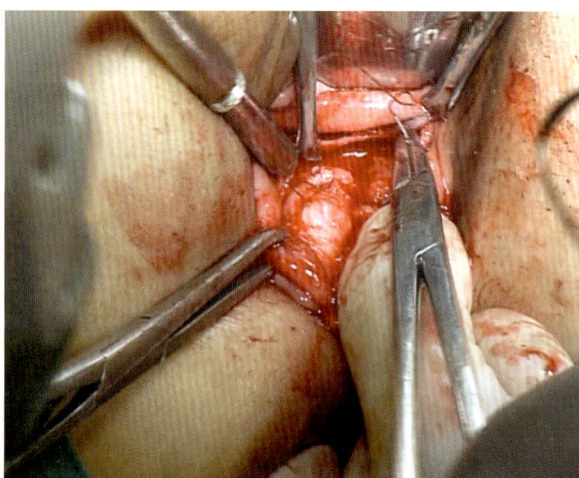
图 6-2-20　从瘘孔下端左侧阴道侧进针

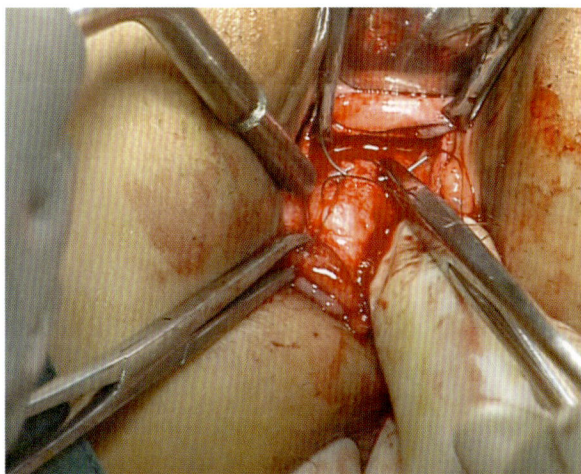

图 6-2-21 从瘘孔下端左侧直肠侧出针

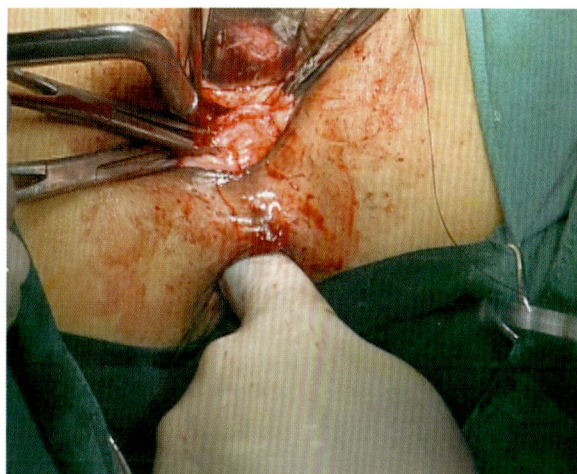

图 6-2-24 经直肠内打结

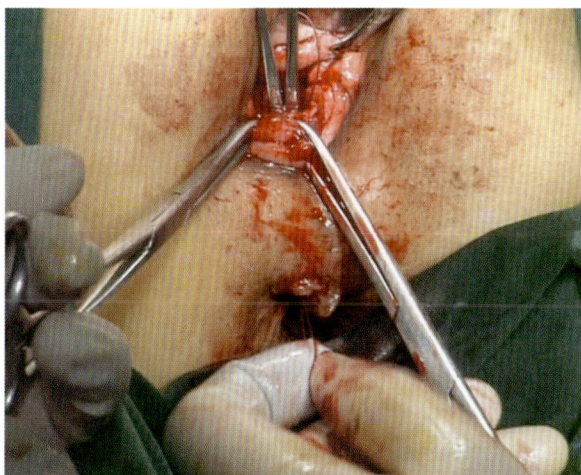

图 6-2-22 缝线经瘘孔推进直肠内从肛门引出

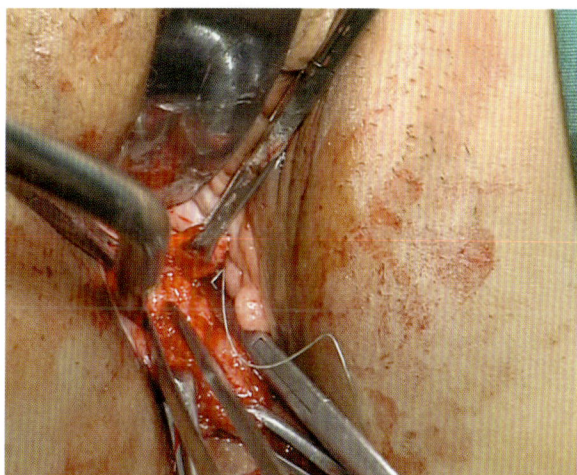

图 6-2-25 间断褥式缝合直肠浆肌层 1

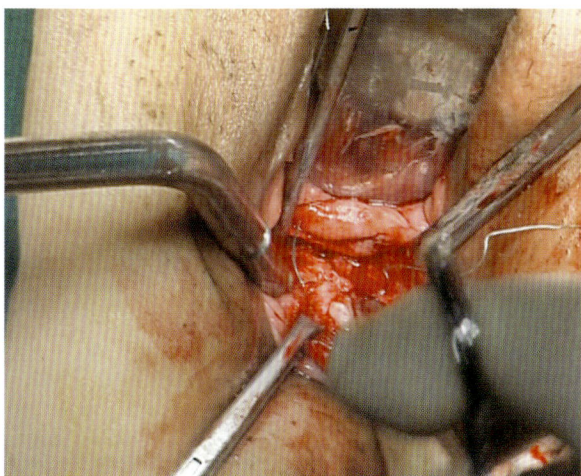

图 6-2-23 缝合瘘孔中间

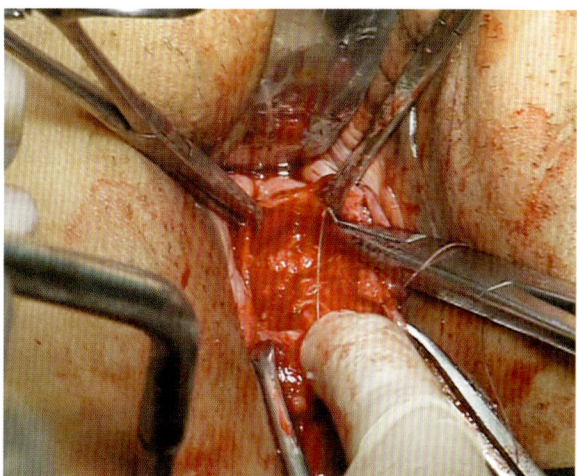

图 6-2-26 间断褥式缝合直肠浆肌层 2

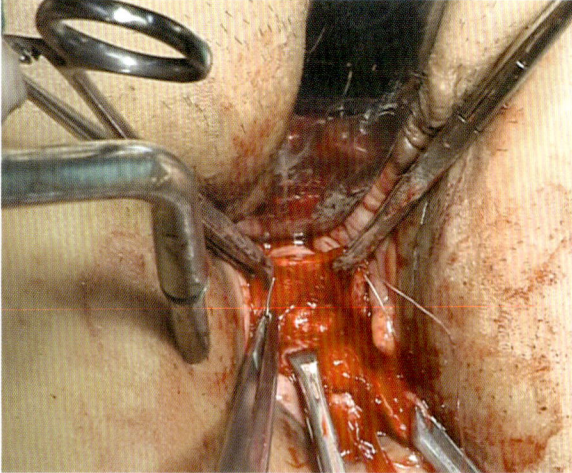
图 6-2-27 间断褥式缝合直肠浆肌层 3

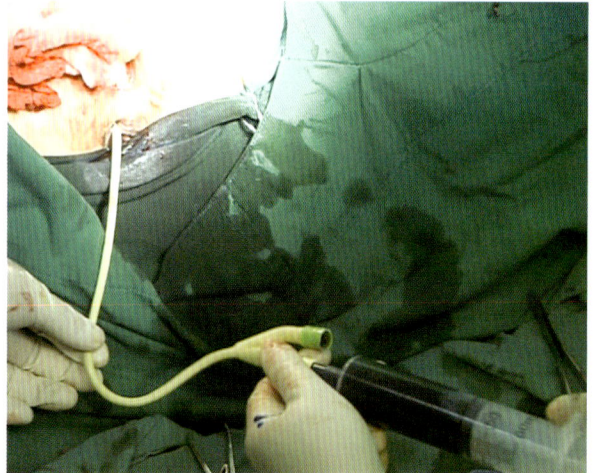
图 6-2-29 直肠内注入亚甲蓝液

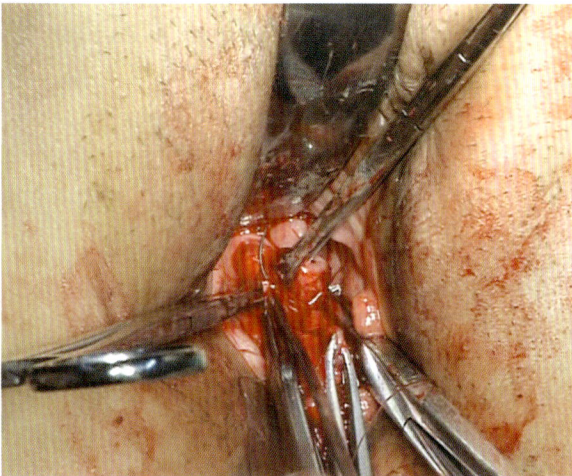
图 6-2-28 间断褥式缝合直肠浆肌层 4

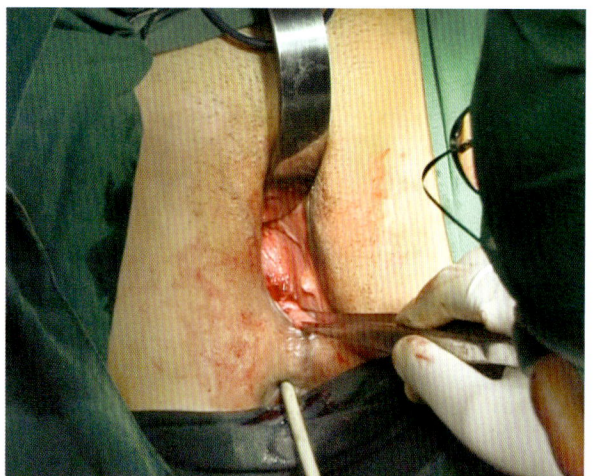
图 6-2-30 取出阴道内纱布观察有没有蓝染

7）试漏：直肠壁浆肌层缝合后可试漏。先把干净纱布放在瘘孔缝合处，把导尿管插进直肠内，导尿管气囊内注入 10~20ml 液体，将输尿管向外拉紧阻挡直肠内液体外渗。向直肠内注入稀释的亚甲蓝液。需控制合适的直肠内压力。如注液过多，直肠内压力过大，会把缝合口胀破。如果注液过少，即使缝合不牢，也可能会出现假阴性结果，则起不到试漏作用。控制合适直肠内压的方法是将导尿管置于水平位，注入亚甲蓝液 50~100ml 后用玻璃注射器边推边放手，看到玻璃注射器的内芯有回退后即停止注液，此即为合适的直肠内压力。此时取出放置于阴道内的纱布，观察纱布上有没有蓝染，如无蓝染即为修补成功，可继续缝合阴道壁（图 6-2-29、图 6-2-30）。

8）缝合阴道壁：用 0/2 可吸收缝线连续扣锁缝合阴道壁（图 6-2-31~图 6-2-33）。

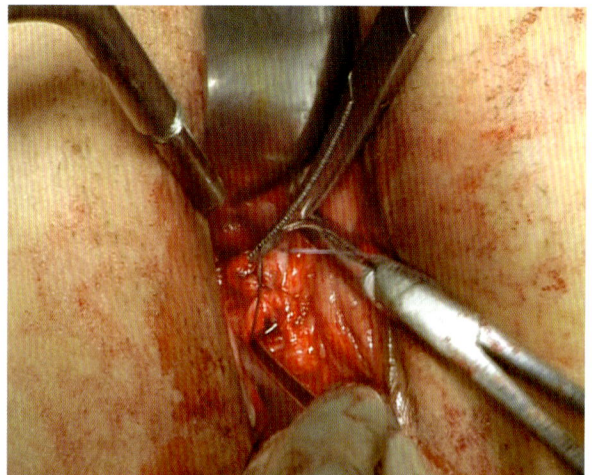
图 6-2-31 缝合阴道壁 1

9）阴道塞碘仿纱：阴道内填塞碘仿纱布条，48~72 小时后取出（图 6-2-34）。

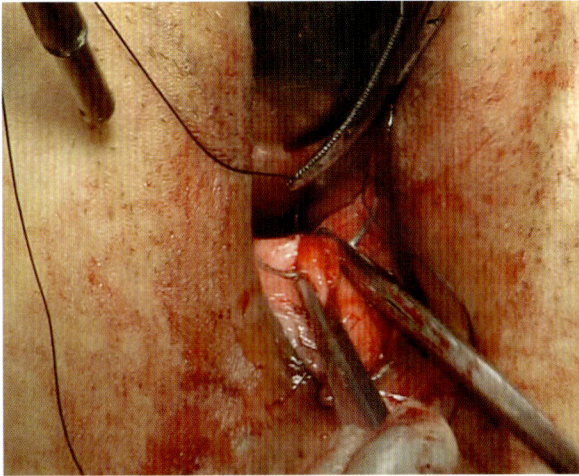

图 6-2-32　缝合阴道壁 2

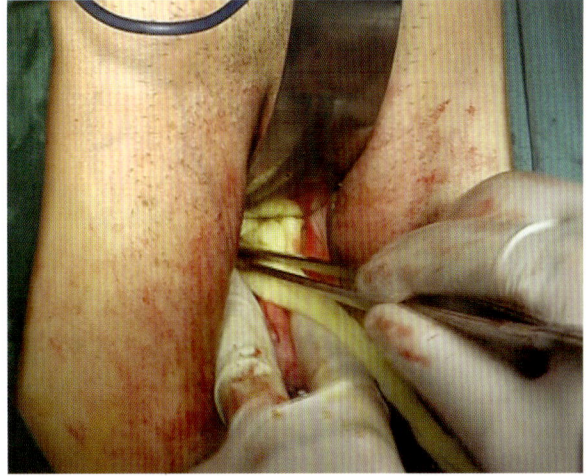

图 6-2-34　阴道内填塞碘仿纱布条

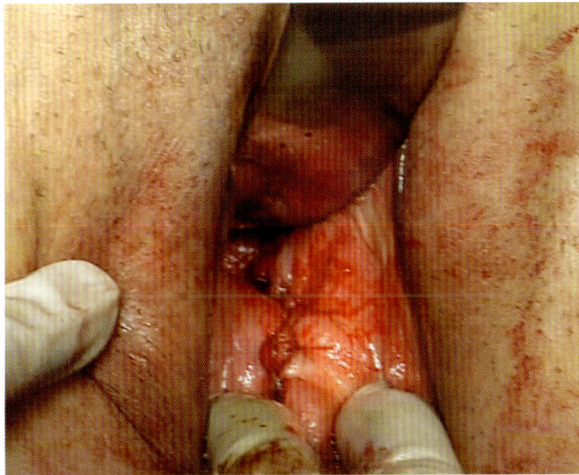

图 6-2-33　阴道壁缝合完毕

10）手术难点：经阴道直肠阴道瘘修补术与经阴道膀胱阴道瘘修补术的方法类似。手术难点和技巧也相同，即决定修补术成功有四个关键步骤：一是要有良好的暴露，二是分层要准确，三是游离要充分，四是无张力缝合。修补时如果发现有张力，或对肠管组织活力有怀疑，可经腹或腹腔镜在直肠浆膜层和阴道壁之间置入大网膜。这种大网膜置入的辅助填补手术，可以提高术后瘘口修补成功率。但必须注意辅助填补只是为了增加血运，促进组织愈合，而修补术中的分离、缝合等基本操作和手术技巧绝对不可忽视。

二、小肠损伤

小肠与宫颈癌手术的关系不密切，术中损伤很少见。偶然情况下，某段回肠可能与盆腔脏器有粘连，在分离粘连过程中造成了损伤。可根据损伤的情况行修补、切除吻合等手术，手术方法可参照外科肠道手术方法进行。

▶ 第三节　术中出血的预防和处理

宫颈癌根治术主要由广泛子宫切除和腹膜后淋巴结切除术两部分组成。手术两部分的术中出血各有不同。

一、切除腹膜后淋巴结时出血的预防和处理

腹膜后淋巴结切除术术中常见的出血是静脉损伤出血,动脉损伤较少见。

(一) 切除髂总淋巴结

1. 右侧髂总淋巴结 右侧髂总淋巴结位于髂总静脉表面,此处静脉壁薄,血管较粗大,静脉表面常有细小分支,极易损伤造成难以控制的大出血,故切除右侧髂总淋巴结是盆腔淋巴结切除术中最为关键的手术步骤。术中在右侧输尿管横跨右侧髂外动脉处,用"S"拉钩将输尿管向头侧拉开,压肠板将髂腰肌的腹膜外拉,就可以清楚看到右侧髂总淋巴结覆盖在髂总静脉上。

在确认髂总静脉的情况下,先分离髂总淋巴结的外侧。紧贴髂腰肌将淋巴脂肪组织和髂腰肌分开,分离好外侧缘。用示指和拇指轻轻提捏髂总淋巴结,将髂总静脉下压,将淋巴结的下界和髂总静脉分离,然后示指向内侧髂总动脉外侧方向顶起,在指尖处于疏松筋膜处找入口,形成淋巴桥。再使用长扁桃钳钳夹、切断淋巴桥。结扎淋巴桥上端残端,轻轻提起淋巴结,直视下电凝凝断淋巴结与血管之间的细小血管和淋巴管。电凝时注意远离髂总静脉,找准间隙,既能彻底切除右侧髂总淋巴结,而又不出血。

万一静脉损伤造成出血,可先用干纱布、止血纱等压迫止血5分钟以上,如仍不能止血,则需缝合血管破口止血(见后)。

2. 切除左侧髂总淋巴结 左侧盆腔血管的解剖与右侧略有不同,左侧髂总静脉位于髂总动脉的内侧,左侧髂总淋巴结位于髂总动脉与髂腰肌之间,所以切除左侧髂总淋巴结较右侧安全。但左侧髂总淋巴结的下方是骶骨,有时髂总静脉位于髂总动脉之下,需注意避免误伤或拉扯过度引起难止的出血,这是清除左侧髂总淋巴结应注意的关键点。

(二) 切除髂外淋巴结

髂外静脉下段前方有旋髂深静脉,后方有旋髂后静脉,旋髂后静脉常有变异,多数一支,少数两支,应避免损伤造成出血。髂外静脉上段内下有髂总静脉分出的髂内静脉,外侧有一无名静脉,收集髂腰肌静脉,是髂外静脉和髂总静脉的标记。手术分离时要注意静脉分支,避免损伤而出血。

先将髂外血管和髂腰肌分离,打开髂外静脉血管鞘,在向下解剖分离髂外静脉下段上方时,要注意前方的旋髂深静脉。解剖分离下段后方时,需注意后方的旋髂后静脉,避免损伤。旋髂后静脉的开口有高有低。如果开口较低,可沿着该静脉的表面向下分离至闭孔神经表面再转向上。如果开口较高,则该静脉水平以下部分仍有淋巴结需切除。保留静脉,在解剖静脉的同时把淋巴结切除比切断、结扎该静脉要安全。向上继续解剖髂外静脉后方中、上段时,应特别注意避免损伤髂内、外静脉交叉处的静脉以及下方的髂内静脉和闭孔神经,而且髂内外静脉分叉常有变异,手术的关键是在直视下操作较安全。

(三) 切除髂内淋巴结

在清除髂内淋巴组织时只需从髂内血管表面清除即可,不必像分离髂外血管那样完全游离髂内动静脉,但在切断闭孔窝上段脂肪组织淋巴组织时,需看清楚髂外静脉、髂内静脉和闭孔神经的解剖关系。髂内动脉前干分出的脐侧韧带将一侧盆腔分成两个区,输尿管、膀胱在脐侧韧带的内侧,脐侧韧带的外侧为血管区。在清除闭孔淋巴结时要注意髂内静脉及其大的分支变异。髂内静脉由髂总静脉分出后,走行常有变异,多数偏向内下行,少数偏向后下行,分叉的高低也不同。下行的开始是在闭孔神经的上方,下行后就在闭孔神经的下方。经闭孔神经中段分出大的分支,继续向闭孔神经下方形成闭孔静脉丛。直视下精细操作当能避免损伤。

(四) 切除闭孔淋巴结

闭孔神经是闭孔窝的标记。首先按分段分离的方法将闭孔神经全长分离出来,以神经为标记,神经上方一般没有细小血管,神经下方则有丰富的闭孔窝静脉丛。注意操作时电刀或剪刀不超过闭孔神经水平,提拉淋巴结动作要轻柔,防止撕拉出血。由于提拉淋巴结作用,用电刀在静脉上面操作切断的同时,也就将闭孔神经下面的淋巴组织切除。

(五) 腹主动脉旁淋巴结取样

1. 选择正确分离路径 腹主动脉右旁淋巴结大多覆盖在下腔静脉表面,一般采用直接切除法。腹主动脉左旁淋巴结位于下腔静脉侧方,如果淋巴结较大,部分位于后方,多用侧入法切除。切除左侧淋巴结时要注意腰动脉,必要时预处理切断,

避免损伤出血。腹主动脉左侧分出肠系膜下动脉，在切除淋巴结前需显示肠系膜下动脉的起始部，早期识别避免损伤。

2. **避免损伤下腔静脉**　沿右侧盆腔淋巴结切除的腹膜切口一直向上切开后腹膜，切开后可见到下腔静脉和腹主动脉，下腔静脉位于腹主动脉的右侧。用 7 号丝线缝吊后腹膜，以便更好地暴露术野。沿着右侧输尿管的方向向外侧平行分离其周围的疏松组织，分离过程中，下腔静脉的右侧缘自然显露。在切除下腔静脉与腰大肌之间的淋巴组织时，可用手指头轻压下腔静脉加以小心保护，以免损伤。

（六）血管出血的处理技巧

行腹膜后淋巴结切除的医生应具有高超的外科技术和控制血管出血的能力。预防出血比止血更重要。熟悉解剖精细操作是预防出血的关键。术中发生出血时，术者要保持冷静，处事不惊，迅速分析判断出血的原因并做出适当的处理，切忌惊慌失措，盲目止血，以免造成更严重的损伤。

盆腔静脉损伤：因静脉血流缓慢，细小静脉的损伤一般经较长时间的压迫止血大多数能够止血。较大的破口则需结扎或缝合止血。由于盆腔静脉可形成侧支循环，在盆腔静脉中，除了髂总静脉和髂外静脉主干外，其他静脉损伤均可结扎止血。如果髂总静脉和髂外静脉主干有明显的破口，应予缝合。可用 0/4~0/5 无创伤血管缝线 "8" 字缝合或连续扣锁缝合。

下腔静脉损伤：立即用纱布填塞压迫，同时用手将下腔静脉向椎体方向按压止血，并迅速建立可靠的血管通道。在输血补液，血管外科医生到位的前提下，缓慢取出填塞纱布，换用花生米局部压迫止血，寻找下腔静脉破口，视损伤的大小程度选择处理方式。如果小的点状出血，压迫可以止血，如果发现破口，用心耳钳将下腔静脉破裂处的侧壁夹住，用血管吻合器修补破口。

腹主动脉损伤：腹主动脉管壁厚，一般不易损伤，一旦损伤，血管压力大，常需阻断血流，再行修补。阻断血流的方法易行，有效，止血迅速。具体方法是：手指或者海绵钳压迫止血，应在肾动脉以下压迫腹主动脉近心端，但压迫 1~2 小时就有可能对下肢造成影响，中间需短时间放松以恢复血运。将橡胶手套或橡皮管套套过血管一周后上提，用手捏紧或用血管钳夹紧，在控制出血后，寻

找血管破裂口，稍加分离，于动脉侧壁夹住破口，以 0/4 无创伤缝线间断缝合，离裂口 0.5~1mm 处进针，针距 0.5~1mm。如果破口较大，可游离断端缝合，必要时血管移植。以上操作应由血管外科医生来完成。

二、根治性子宫切除术术中出血的预防和处理

按手术步骤顺序，根治性子宫切除术时容易出血的手术步骤有 5 个：分离直肠阴道间隙和膀胱阴道间隙时；打开输尿管隧道时；切断主韧带时；切除阴道旁组织时。

（一）切断宫骶韧带时出血的预防和处理

1. **分离直肠侧间隙**　沿输尿管内侧紧贴阔韧带后叶腹膜分离可以减少出血。方法是直视输尿管下紧贴腹膜，用电刀找直肠侧间隙，压肠板将输尿管外推，继续先底部分离。见到下腹下神经丛即停止继续向下分离。

2. **分离直肠阴道间隙**　在子宫直肠腹膜反折之上切开阴道后穹窿表面的腹膜，容易损伤阴道后壁造成出血。在子宫直肠腹膜反折之下切开则会引起直肠损伤。正确的方法是在疏松的腹膜反折表面切开，从正常的解剖间隙分离阴道后壁和直肠壁，找准间隙，用示指向阴道方向向下推，其作用力在阴道壁，不向直肠阴道间用力。另外，下推的深度视需切除阴道的长短来决定，不宜过深。

3. **宫骶韧带深层的钳夹和缝合**　宫骶韧带浅层无大的血管，一般用电凝切断；深层有大的血管，且紧贴骶骨，需钳夹和缝扎。正确的钳夹方法是直角钳平行肠管，钳尖上翘，将宫骶韧带深层一次钳夹并留足断端防止出血。

（二）打开输尿管隧道时出血的预防和处理

输尿管隧道周围有子宫动静脉及丰富的静脉丛，子宫浅静脉位于输尿管隧道上方。打开输尿管隧道容易造成出血，出血的原因主要是静脉损伤。损伤的原因有三：一是选择隧道入口不在输尿管的内上方，而选择在输尿管前面或外侧，这里正是子宫浅静脉穿过的地方，容易损伤出血。二是打隧道时没有找准隧道间隙，担心损伤输尿管，血管钳远离输尿管操作而误入静脉丛引起出血。三是分离隧道的直角钳撑开过度，撕裂静脉出血。

在处理输尿管隧道时要掌握技巧，避免静脉损伤。正确的处理方法是先找输尿管隧道出口，

在宫颈韧带起始部,再找输尿管入口,用直角钳紧贴输尿管表面向内上方打通隧道出口,撑开血管钳的时机不是在进钳的时候撑开,而是在退钳的时候撑开。隧道两侧贯通后,清楚地看到直角钳的下方是输尿管,上方是子宫血管,确认输尿管与隧道前壁完全分离后,再一次钳夹,切断,结扎隧道前壁组织,其内包含子宫动静脉。打开输尿管隧道的关键步骤:一是分离膀胱要充分,二是紧贴输尿管表面寻找解剖间隙,三是隧道出口的方向是内上。这样操作既可保证子宫动脉输尿管支不受损伤,又能避免损伤隧道外子宫静脉丛而引起出血。

(三) 切断主韧带时出血的预防和处理

1. 避免损伤主韧带表面的静脉 主韧带又称宫旁组织,是由含结缔组织、脂肪组织、血管及围绕血管的淋巴和神经组织构成,起于宫颈两端,止于坐骨大切迹的筋膜上。主韧带由浅层的血管部和深层索状部组成,其中血管部主要由子宫浅静脉、子宫动脉、子宫深静脉和子宫动脉分支组成。手术分离主韧带时要避免损伤主韧带浅层的血管层,特别是子宫浅静脉。子宫浅静脉位于主韧带表面,向宫颈方向行于输尿管上面,静脉壁薄,外推输尿管时可损伤子宫浅静脉而引起大出血。

2. 适度分离膀胱侧间隙 膀胱侧间隙底部有丰富的阴道静脉丛,是广泛性子宫切除术易出血的部位。若分离膀胱侧间隙太深,损伤了盆底的阴道静脉丛,就会引起出血。因该处渗血不易暴露,止血的方法是用湿纱卷填塞压迫止血。如果出血多,填塞时间需达 24~48 小时以上,术后从腹壁慢慢取出。分离膀胱侧间隙的手术技巧:将输尿管隧道完全打开后,用压肠板将输尿管外推,同时用手指贴着主韧带表面钝性分离至足够切除主韧带的深度即可。

3. 一次钳夹主韧带 在膀胱侧间隙和直肠侧间隙之间钳夹、切断主韧带。因主韧带含丰富血管,最好一次钳夹主韧带,避免分次钳夹造成血管分层引起出血。

4. 主韧带缝合技巧 若主韧带残端缝扎不牢,血管收缩,不易再次钳夹,出血难以控制。因此切断主韧带时要保留足够的断端,打结牢固,防止滑脱。

(四) 切除阴道旁出血预防和处理

主韧带切断后继续切除阴道旁组织。此时需继续下推膀胱和输尿管,暴露阴道旁组织。切除阴道旁组织的关键是"及时转向、端端相接",直角钳平行于耻骨联合,钳尖朝向阴道侧壁,一次钳夹,切断后用小"8"字缝合,外侧进针点与主韧带断端相接。避免主韧带断端和阴道旁断端之间遗漏组织而出现渗血。

第四节　盆腔淋巴囊肿的预防和处理

盆腔淋巴结切除术后腹膜后留有腔隙,回流的淋巴液滞留在腹膜后形成囊肿,即淋巴囊肿。国内外文献报道,其发生率在 5%~54% 之间。根据其存在的位置、大小会引起不同的症状,如压迫肠管、输尿管、血管可以引起肠梗阻、肾积水、下肢水肿、静脉血栓形成等。

一、盆腔淋巴回流系统

(一) 淋巴循环系统

淋巴系统是循环系统的重要组成部分,淋巴系统内流动着无色透明的淋巴,全身的淋巴终归注入大循环的静脉内。淋巴系统由各级淋巴管道、淋巴器官和散在的淋巴组织组成。根据结构和功能的不同,将淋巴管道分为四种:毛细淋巴管、淋巴管、淋巴干和淋巴导管。淋巴干汇合成两条大的淋巴导管,即右淋巴导管和胸导管,分别汇入右、左静脉角。淋巴器官主要由淋巴组织构成,包括淋巴结、扁桃体、脾及胸腺等。

组织间隙内的组织液大部分经毛细血管的静脉端吸收入静脉,小部分经位于组织间隙内的毛细淋巴管吸收称为淋巴液。淋巴液沿各级淋巴管向心流动,并经过许多淋巴结的过滤,最后汇入静脉（图 6-4-1）。

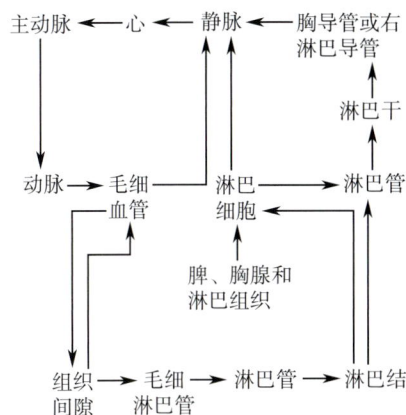

图 6-4-1 淋巴循环示意图

（二）腹部淋巴回流

腹壁的淋巴流向：腹壁浅淋巴在脐平面以下注入腹股沟浅淋巴结；腹前壁深淋巴管向上注入胸骨旁淋巴结，向下注入旋髂淋巴结、腹壁下淋巴结及髂外淋巴结；腹后壁的淋巴管注入腰淋巴结。

腹腔脏器的淋巴流向：腹腔成对脏器（肾及肾上腺等）的淋巴管注入腰淋巴结，不成对脏器（肝、胆囊、胰、膈以下消化管和脾被膜）的淋巴管首先注入各脏器附近的淋巴结，然后注入腹腔淋巴结和肠系膜上、下淋巴结。

（三）盆腔的淋巴回流

膀胱、宫颈和阴道上部的淋巴管及腹股沟浅、深淋巴结的输出管注入髂外淋巴结，再注入髂总淋巴结。

盆腔脏器、大部分盆壁、会阴深部、臀部及大腿后面的深淋巴管注入髂内淋巴结，其输出管注入髂总淋巴结。

盆后壁、直肠或子宫的淋巴管注入骶淋巴结，其输出管汇入髂内或髂总淋巴结。

髂总淋巴结输出管注入腰淋巴结。

二、盆腔淋巴囊肿形成的原因

盆腔淋巴囊肿是盆腔淋巴结切除术后常见的近期并发症。囊肿较小者多无自觉不适感，囊肿较大者患者最初的症状为下腹疼痛，并在腹股沟区能扪及大小不同的包块，大多边界清楚，张力较大，有压痛，伴感染时有发热，局部疼痛加剧，囊肿增长速度加快等。盆腔淋巴囊肿形成的具体原因目前尚不完全清楚，通常认为其形成的原因有以下几个方面。

1. **盆腔引流不畅** 盆腔淋巴切除术后，腹膜后留有腔隙，淋巴回流受阻，盆腔引流不畅可导致淋巴囊肿的形成。常见于髂总、髂外、闭孔及深腹股沟淋巴组织切除后，淋巴管残端未结扎或结扎不彻底，回流的淋巴液潴留于腹膜后，形成大小不等、边界清楚的包块。

2. **淋巴管通路被阻** 淋巴囊肿的成因可能是淋巴管通路被阻断，引起局部淋巴管内淋巴液集聚，淋巴管被动扩张所致。术中如果采用保留髂淋巴管的术式，由于保留了髂淋巴管主干，从而保证了髂淋巴管及其侧支循环的通畅，即使术中引起局部淋巴管的断裂或缺如，但由于淋巴管有很强的再生能力，在短时间内就可恢复淋巴管的通畅，从而防止淋巴囊肿的发生。

三、盆腔淋巴囊肿的诊断

盆腔淋巴囊肿大部分形成于术后第 5~8 天，最晚发生于术后第 2 个月。可发生于一侧或两侧，大小不等，边界清。根据其存在的位置、大小不同，会引起相应的临床症状。囊肿直径<5cm 时，患者没有明显的临床症状和体征；直径>5cm 时，可产生局部压迫症状，如压迫肠管、输尿管、血管可以引起肠梗阻、肾积水、静脉血栓形成、下肢水肿等。腹部触诊或双合诊时，在下腹部可触及张力较大且固定、大小不一的包块，可伴有不同程度的压痛。若淋巴囊肿继发感染，可引起发热。临床上结合患者症状、体征以及腹部 B 超检查结果可确诊，一般在术后复查 B 超时被发现。

四、盆腔淋巴囊肿的预防

盆腔淋巴囊肿，预防胜于治疗。目前用于预防淋巴囊肿的方法，效果相对肯定的主要有以下几种。

1. **结扎 5 处淋巴管，预防淋巴囊肿的形成** 盆腔淋巴结切除术切除髂外和闭孔淋巴时，可结扎腹股沟上部髂外区和闭孔神经出闭孔上缘的闭孔脂肪淋巴组织，减少淋巴液的渗出。我们通过前瞻性随机对照试验证实，在盆腔淋巴结切除术中结扎腹股沟深淋巴管、闭孔近端淋巴管、闭孔远端淋巴管、髂总淋巴管、髂内外静脉交叉处淋巴管共 5 处，能较好地预防术后短期内淋巴囊肿的形成，且不增加手术并发症。切除髂外和闭孔区淋巴结时,可用丝线结扎腹股沟上部髂外区和闭孔神经上缘闭孔区的脂肪淋巴组织,可减少淋巴漏的发生,用电刀烧灼不能有效地凝固淋巴管腔,易致淋巴漏。本观察显示,宫颈癌根治术中充分结扎淋巴管断端,能够明显降低淋巴囊肿发生率。特别是锐性剪剥后,淋巴管残端未结扎或结扎不彻底,回流的淋巴液潴留于腹膜后,汇同组织液、创面渗液容易形成盆腔淋巴囊肿。

2. **术后放置引流管** 选择引流管放置的部位、引流的方法、引流的时间、引流管是否通畅对预防淋巴囊肿的形成至关重要。文献报道经阴道较经腹部置盆腔引流管能明显降低淋巴囊肿的发生率,盆腔后腹膜两侧各置"T"形引流管一根,由阴道残端引出,彻底引流、减少渗液聚集,术后保持引流管通畅。根据术后引流量情况而定拔管时间,一般于术后3~5天拔除引流管,预防淋巴囊肿的发生。

具体方法是将引流管的一端放置于一侧或双侧闭孔窝处,另一端经腹壁(或阴道残端)引出。固定引流管并接通引流袋或负压引流器。临床上,使用负压引流器除了比普通引流袋能够更多地引流腹腔积液外,在后腹膜完整的情况下持续负压还可以使后腹膜紧贴盆壁,减少术后腹膜后腔隙形成。与此同时,互相贴附的腹膜还可以压迫淋巴管断端,防止淋巴液漏出,减少腹腔内积液,从而预防淋巴囊肿形成。广泛子宫切除加盆腔淋巴结切除术后采用双腔管负压加大引流,较

普通的单管引流有利于降低此手术后淋巴囊肿的发生率,表明负压引流对减少盆腔积液的聚集有积极意义。注意观察盆腔负压引流液的量、性质,保持引流管通畅,避免引流管扭曲、压折,影响引流效果。

3. **腹膜和阴道不关闭技术** 传统观点认为,腹膜完整是减少腹盆腔感染,避免肠粘连和腹壁切口疝等的重要因素。因为阴道与外界相通,不关闭盆底腹膜和阴道残端可能造成细菌逆行感染至盆腔,不利于术后恢复。然而,现在有观点认为,腹膜和阴道不关闭不仅不会增加术后并发症,反而有利于盆底积液的引流,减少术后并发症的发生。淋巴结切除术后开放后腹膜有助于降低淋巴囊肿的形成。

还有报道使用生物蛋白胶和网膜成形术和网膜固定术预防盆腔淋巴囊肿的方法。

五、盆腔淋巴囊肿的治疗

术后密切观察病情,如患者有一侧或两侧肢体肿痛、胀,腹股沟部触及有包块形成,说明已有淋巴囊肿形成,伴感染时体温可升高到38℃以上,应及时采取措施。

应根据患者症状及囊肿大小采用不同的处理。体积较小的囊肿可在囊肿区局部理疗或中药布袋外敷治疗。囊肿体积较大、患者症状明显、有下腹痛并伴有下肢水肿及腰腿疼时,应在超声引导下穿刺引流出囊液。已有感染者及时给予足量抗生素治疗,必要时切开引流、注射硬化剂等。

▶ 第五节 静脉栓塞的预防和处理

宫颈癌根治术后静脉血栓特别是下肢静脉血栓的发生率有增高趋势,需引起重视。

一、静脉回流系统

静脉是运送血液回心的血管,其起始端连于毛细血管,末端止于心房(图 6-5-1)。静脉在回心汇集的过程中,不断接受属支的血流,管径越合越

粗,而静脉管内的压力却逐渐降低。静脉内血流缓慢,压力较低,管壁薄而柔软,弹性小,可扩张性大,易受重力及血管外组织挤压等因素的影响。

静脉瓣是防止血液逆流或改变血流方向的重要装置。静脉瓣由管壁内膜形成,薄而柔软,呈半月形,其凸缘附着于管壁,凹缘游离。静脉瓣多成对排列,当血液向心流动时,瓣膜紧贴管壁,不阻

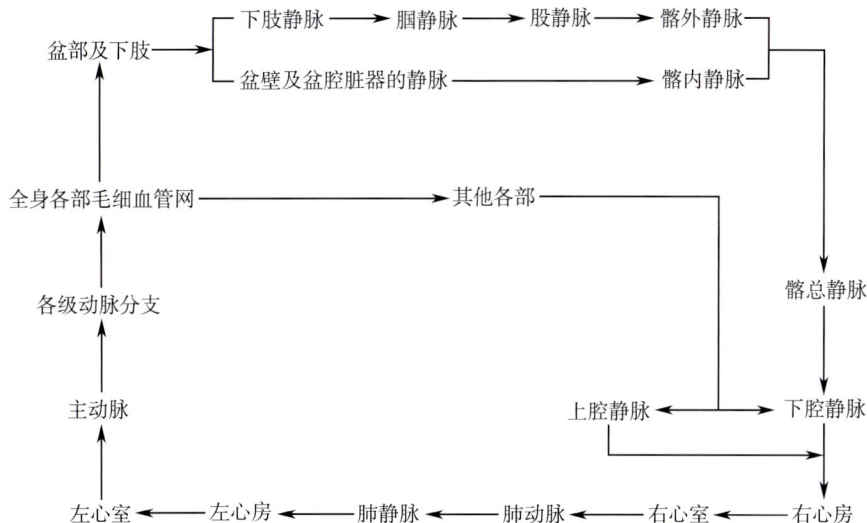

图 6-5-1　静脉回流示意图

碍血流前进；当血液发生逆流时，血流充满瓣窦（由瓣膜与管壁之间围成），瓣膜将管腔关闭，防止血流逆流。当瓣膜功能不全时，常引起静脉曲张。小静脉内一般无静脉瓣，中等静脉的静脉瓣较多，大静脉干内很少有瓣膜。腹部和盆部脏器的静脉一般无静脉瓣。

二、静脉血栓形成的原因

静脉血栓形成是一种多因素性疾病。19 世纪中期 Virchow 首先指出血栓形成的原因包括：影响血流的因素（如血液淤滞）；影响血液成分的因素（如高凝状态）；影响血管壁的因素（如动脉粥样硬化）。至今这个理论仍受到普遍的公认，高危因素表现在多个方面。

1. **盆腔解剖特点术后易形成静脉血栓**　盆腔静脉密集，相互吻合成丛，血容量大，静脉管壁薄，无静脉瓣，无筋膜外鞘，缺乏有力的支持组织，血流缓慢，膀胱、生殖器官、直肠静脉丛彼此相通。麻醉时静脉壁平滑肌松弛使内皮细胞受牵拉而胶原暴露，术中及术后盆腔静脉回流障碍，从而容易发生血栓栓塞。

2. **恶性肿瘤释放凝血活酶样物质**　恶性肿瘤释放凝血活酶样物质是深静脉血栓形成的危险因素。恶性肿瘤释放凝血活酶样物质，增加了血液凝血因子的活性及血小板的黏附性和聚集性，加之肿瘤浸润压迫周围组织和血管使血流缓慢，肿瘤细胞本身还可以表达和分泌一些与纤溶抑制有关的蛋白，如组织型纤溶酶原激活物和尿激酶型纤溶酶原激活物等，使血液处于高凝状态，促进了血栓形成。

3. **合并有高危因素**　妇科肿瘤尤其是恶性肿瘤患者多为中老年女性。老年人血液黏稠度高、高血压、高血脂、高血糖发病率高；加上术前禁食，肠道准备等使血液进一步浓缩，增加了血栓形成的风险。术中或术后下肢静脉穿刺损伤静脉壁，血管内皮损伤可激活外源性凝血系统。加上手术时间较长，极易导致下肢及盆腔深静脉血栓。对贫血和术中出血较多的肿瘤患者常需输入库存血，库存血所含的细胞碎片较多，黏稠度高，有利于血栓形成。有学者报道，术后输血尤其是输新鲜冰冻血浆会增加深静脉血栓和肺栓塞的发病风险。手术创面出血激活了全身及局部凝血系统，术后止血剂的应用也是导致血栓形成的一种因素。肿瘤患者具有血栓形成的基础，加之手术时间长，老年人术后禁食时间久，有继发栓塞的危险，因此对肿瘤患者术前评估有无高危因素，对预后有好处。血栓的评估、基础预防，有无血液系统疾病、高血压、动脉粥样硬化等病史，通过化验血常规的血细胞比容、血小板数量及凝血系列可以预测患者的血液浓缩状况。

三、深静脉血栓的诊断

深静脉血栓形成可发生于下肢、肝脏、盆腔及阴道旁等部位的静脉，发生于下肢及盆腔静脉的约占 90%，尤以下肢多见。下肢深静脉血栓形成可发生在下肢深静脉的任何部位，血栓栓子脱落可造成致死性的肺栓塞。由于左髂总静脉回流到下腔静脉的流入角大,同时受髂总动脉和乙状结肠的压迫,左侧下肢静脉血栓的发病率是右侧的2.5 倍。深静脉血栓形成最常见的临床表现为一侧肢体的突然肿胀疼痛。如果手术后一周出现下肢水肿,多数是下肢深静脉血栓。B 超检查基本可以确诊,对怀疑深静脉血栓形成患者,可采用多普勒血管超声或血管造影检查。应与有放疗史的或淋巴结肿大压迫所致的静脉回流受阻鉴别。

肺栓塞是指血栓堵塞肺动脉或分支引起肺循环障碍的临床和病理综合征。肺动脉栓塞的临床表现复杂,从无症状到猝死,程度变化很大,无特异性。因此临床容易漏诊、误诊。肺栓塞表现为突然出现呼吸困难、胸痛、发绀、休克、昏厥等症状,以及动脉氧分压低。临床上术后患者遇此情况,应考虑到本病的可能。

四、深静脉血栓的预防

深静脉血栓形成在临床上并不少见,在发达国家的发病率约为 0.1%。目前公认肺栓塞中80%~90% 是由深静脉血栓引起。因此,加强对深静脉血栓的预防、早期诊断和治疗,对降低深静脉血栓和肺栓塞的发病率和病死率至关重要。应从解决血液淤滞、高凝状态、减少下肢静脉血管壁的损伤三个方面采取预防措施。

1. **综合评估血栓形成的危险因素** 对妇科肿瘤患者术前综合评估血栓形成的危险因素,如恶性肿瘤、下肢静脉曲张和血栓史;老年、肥胖、高血压、糖尿病、动脉硬化;外源性雌孕激素应用史;盆腔巨大肿物等。对存在多种危险因素的高危人群及恶性肿瘤患者术前应全面查体,及时补充血容量,纠正因禁食、灌肠等引起的脱水,检测血凝状态,异常者术前可用低分子肝素预防性抗凝。减少血栓形成并发症的方法是预防性给低剂量肝素,如患者以往有血栓性静脉炎或肺梗死病史,术后第一天晨即应开始抗凝治疗,在住院期间需坚持每天少量注射肝素。患者术后常规给予低分子肝素约 5 000U。国外对于肥胖患者给予少许抗凝

剂预防血栓的形成。

2. **术中预防血栓形成** 手术时间长、下肢静脉长时间阻滞、手术中静脉壁创伤、凝血机制加速等导致下肢静脉血栓的形成。据统计,手术中形成的下肢静脉血栓占静脉栓塞症的 50%。Magrina 等报道广泛全子宫及盆腔淋巴结切除术后静脉血栓发生率为 0.3%。深静脉血栓和肺栓塞是手术后最危险的并发症。国外文献报告肺梗死发病率为 2%~5%。因此,术中操作要轻柔,减少不必要的血管损伤及机械性刺激,手术精准快速,减少出血,尽量避免输血,缩短手术和麻醉时间。妇科肿瘤患者手术常用硬膜外麻醉,该麻醉使麻醉平面以下静脉血管扩张,血流速度减慢,增加了下肢静脉血栓形成的风险。另有研究表明,全身麻醉的手术患者下肢血流显著减少,凝血因子Ⅷ等的激活显著高于硬膜外麻醉者,因此发生血栓的风险高于脊髓或硬膜外麻醉者。另外,麻醉时间超过 3.5 小时,也是术后发生静脉栓塞和肺栓塞的一个危险因素。因此,对全身麻醉下行妇科恶性肿瘤广泛性手术的患者更应注意血栓形成的风险。

3. **加强术后活动、按摩等治疗** 围手术期使用肝素有增加手术中出血的风险,并发生术后出血。所以有学者对以往无血栓性疾病病史的患者,认为围手术期不宜应用肝素,而是在手术后尽早下床活动,定时、间断压迫患者下肢,有良好效果。应用下列方法预防血栓性疾病发生,即术中术后均应防止静脉受压,术后患者通常取头低脚高位以利于静脉充分回流。采用硬膜外麻醉也可减少术后血栓性静脉炎的发生,因其可增加手术期间下肢循环血量。术后患者应于术后第 1 天开始早期锻炼,可鼓励他们在麻醉清醒后经常作屈腿运动,但术后 3~4 周内不主张患者屈腿支撑位置坐起。鼓励患者多食新鲜蔬菜和水果,保持大便通畅,避免大便干结,因排便用力致腹压增高,影响下肢静脉回流。现也有主张术后常规短期使用肝素预防血栓形成的。

主要参考文献

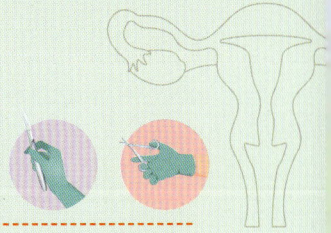

1. SCHMELER KM, PAREJA R, LOPEZ BLANCO A, et al. ConCerv: a prospective trial of conservative surgery for low-risk early-stage cervical cancer. Int J Gynecol Cancer, 2021, 31 (10): 1317-1325.

2. PLANTE M, KWON JS, FERGUSON S, et al. Simple versus Radical Hysterectomy in Women with Low-Risk Cervical Cancer. N Engl J Med, 2024, 390 (9): 819-829.

3. JONATHAN S. Berek and Novak's Gynecology. 14th ed. Philadelphia: Lippincott Williams & Wilkins, 2007.

4. QUERLEU D, MORROW C P. Classification of radical hysterectomy. Lancet Oncol, 2008, 9: 297-303.

5. International Federation of Gynecology and Obstetrics. FIGO Cancer Report 2021. International Journal of Gynecology & Obstetrics, 2021, 155 (Suppl.1): 28-44.

6. National Comprehensive Cancer Network. NCCN Clinical Practice Guidelines In Oncology, Cervical Cancer. Version 1. 2024.